ビジュアル 臨床看護技術ガイド

完全版

オールカラー

全51看護技術

【監修】坂本すが
【編集】木下佳子
【執筆】NTT東日本関東病院 看護部

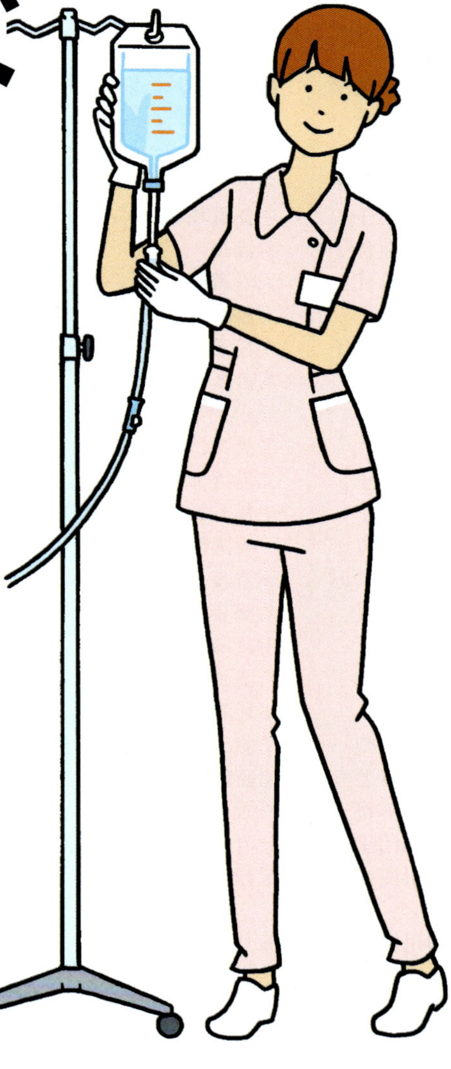

照林社

執筆者一覧

■ 監修
坂本すが　　　　東京医療保健大学/大学院 副学長・研究科長

■ 編集
木下佳子　　　　NTT東日本関東病院 急性・重症患者看護専門看護師

■ 執筆　　NTT東日本関東病院 看護部（執筆順）
縣 智香子　　　感染管理認定看護師
相馬泰子　　　副看護部長
谷村久美　　　元看護部
元吉砂知子　　看護師
中山美佐子　　看護師
坂田恭子　　　元看護部
濱田より子　　元看護部
藤田淑子　　　看護長
藤村智恵美　　副看護部長
小澤桂子　　　看護長、がん看護専門看護師
高橋恵子　　　看護長
宮崎由紀　　　看護長
佐藤美智子　　元看護部
宮 聖美　　　主任看護師
米山多美子　　副看護部長、集中ケア認定看護師
安田桃子　　　看護師
南保幸代　　　元看護部
吉中麻美子　　看護長
井上泉子　　　主任看護師、がん看護専門看護師
益田亜佐子　　看護長
中西雅代　　　元看護部
白浜伴子　　　看護長
小野寺智子　　主任看護師、摂食・嚥下障害看護認定看護師
青野ルミ　　　看護長
石塚いみ　　　集中ケア認定看護師
善村夏代　　　看護長、集中ケア認定看護師
村田誓子　　　元看護部
小林陽子　　　主任看護師、救急看護認定看護師
原田千夏子　　元看護部
井澤まゆみ　　元看護部
坂田貴代　　　看護長
雨宮ゆうこ　　看護師
吉田左知子　　看護長
小倉 愛　　　主任看護師
天野由梨　　　看護師、糖尿病看護認定看護師
妹尾みどり　　看護師
芹澤美帆子　　看護師
小林治子　　　元看護部、皮膚・排泄ケア認定看護師
堀川慶子　　　看護長

稲川利光　　　元リハビリテーション科部長、医師

序：看護技術と「守・破・離」

　私は、看護師の仕事をたとえて"間隙手（かんげきしゅ）"と呼んでいます。単なる調整役ではなく、患者さんの最も身近なパートナーとして医師や他職種に主体的に働きかけ、ともに問題解決を図る役割です。
　患者さんの生活支援をとおして問題を見抜き、先手を打って予防していくには、24時間患者さんに寄り添う「手」が重要です。それは患者さんの最善を考える献身的な心とともに、確かな技術によって確保されると思います。

　看護技術は、"看護師が行う看護行為"すべてを意味します。どのような行為も突然結果があらわれるのではなく、それに至るまでの過程があります。本書では看護技術を「看護手技」に限定していますが、その手技自体も、情報収集から観察、計画とその実施、評価、修正、記録まで、一連の看護過程に沿って展開しています。
　この看護技術の質を確保するためには、同じ施設の看護職員全員が同じように実施できるものでなければなりません。同時に、最新の技術を取り入れ、より効果的・効率的な技術を追究する努力が必要です。

　看護技術の維持・向上のためには、①技術を標準化すること、②体で覚えるまでに習うこと、身につけること、③そのうえで改善し、また新しい技術を取り入れること、④新しい技術を創造すること、が必要であると考えます。
　まずは、最も適した技術を選ぶことが必要です。そのためには、EBM（Evidence-Based Medicine：根拠に基づく医療）やEBN（Evidence-Based Nursing：根拠に基づく看護）など、最新の研究情報をもとにした技術の探索と学習が求められます。
　そこで、文章や絵・写真、ビデオなどを用いて技術をわかりやすく標準化し、それらのツールを活用して、看護師全員が同じようにできるまで訓練するのが効果的と考えます。
　また、医療安全の観点から、あるいは患者満足や効率性・効果性の観点から、その技術の問題点を見出し、さまざまな意見を取り入れながら見直しや改善を行うことも必要です。
　このようなサイクルを経て、"より質の高い看護技術"が生み出されていくのです。

　「守・破・離」という言葉があります。これは、歌舞伎など伝統芸能の継承者が技術を修練する場合のプロセスを指します。伝統的な型を守り、体に染みつかせる。そのうえで、自分らしさや時代性を、型の中に表現する。その先は型も離れ、人間的な熟成を生かした技術、創造的な境地に至る、というものです。
　専門的な技術には、この「守・破・離」を共通して見ることができるように思います。看護技術も同じではないでしょうか。技術は看護師の体の一部になり、生き方になり、自分の型を作り出すようになるでしょう。
　本書が、読者の皆さんの「守・破・離」をつくる一助になればと願います。

2015年1月

監修者代表　坂本　すが

完全版 ビジュアル臨床看護技術ガイド
CONTENTS

監修　坂本すが
編集　木下佳子
執筆　NTT 東日本関東病院 看護部

序 .... 坂本すが
本書の特徴：JCI国際規格にのっとった看護技術による解説 .... 木下佳子　iv
本書の注意点・表記について vi

Part 1　感染予防

- 01　標準予防策 .... 縣 智香子、相馬泰子　2
- 02　感染経路別予防策（空気予防策、飛沫予防策、接触予防策） .... 縣 智香子　13
- 03　滅菌物の取り扱い、使用済み器材の処理方法 .... 縣 智香子、相馬泰子、谷村久美　22

Part 2　バイタルサイン測定・採血・モニタリング

- 04　バイタルサイン測定（脈拍、血圧、呼吸／SpO₂） .... 元吉砂知子　30
- 05　モニター心電計の装着・記録 .... 中山美佐子　51
- 06　12誘導心電計の装着・記録 .... 坂田恭子　66
- 07　静脈血採血（真空管採血） .... 濵田より子、藤田淑子　80
- 08　血液ガス分析（検体採取の介助） .... 藤村智恵美　89
- 09　血液培養検査のための検体採取 .... 縣 智香子　99
- 10　疼痛評価 .... 小澤桂子　106

Part 3　与薬・注射・点滴

- 11　与薬①（内服薬、舌下薬、坐薬） .... 高橋恵子　118
- 12　与薬②（点眼薬・眼軟膏、貼付剤、医療用麻薬） .... 宮崎由紀　132
- 13　筋肉内注射・皮下注射・皮内注射 .... 濵田より子、藤田淑子　150
- 14　静脈内注射（ワンショット）・点滴静脈内注射（末梢静脈ラインの刺入） ... 佐藤美智子　163
- 15　点滴（輸液）の管理 .... 宮 聖美、縣 智香子、佐藤美智子　177
- 16　輸液ルートのロック .... 佐藤美智子　187
- 17　輸液ポンプ・シリンジポンプ .... 米山多美子　195
- 18　持続皮下注射（微量点滴）の管理 .... 安田桃子　215
- 19　中心静脈カテーテルの挿入介助と管理 .... 南保幸代、吉中麻美子　225
- 20　CVポート（中心静脈ポート）の管理 .... 井上泉子　239
- 21　血糖測定・インスリン注射 .... 益田亜佐子　254
- 22　輸血の準備・実施 .... 中西雅代　272

Part 4　呼吸管理・人工呼吸管理

- 23　酸素吸入療法 .... 白浜伴子　288
- 24　口腔・鼻腔吸引と口腔ケア（非挿管時） .... 小野寺智子　308
- 25　体位ドレナージ（排痰法） .... 青野ルミ　321
- 26　薬物吸入療法 .... 青野ルミ　332
- 27　人工呼吸器の回路組み立て・点検 .... 石塚いみ、善村夏代　351
- 28　人工呼吸器装着患者のケア .... 石塚いみ、善村夏代　370
- 29　非侵襲的陽圧換気（NPPV）の実施 .... 善村夏代、石塚いみ　382
- 30　気管吸引（開放式吸引、閉鎖式吸引） .... 米山多美子　387
- 31　気管切開部の管理 .... 村田誓子　400

Part 5　救命救急処置

32	救急蘇生法：一次救命処置（BLS）	小林陽子	420
33	AEDの使用	小林陽子	432
34	救急蘇生法：二次救命処置（ALS）	小林陽子	438
35	気管挿管の介助（経口的気管挿管）	原田千夏子	454

Part 6　ドレーン・術後管理

36	胸腔ドレーンの挿入介助と管理	藤村智恵美	470
37	低圧持続吸引システムによるドレナージと管理	井澤まゆみ	489
38	尿道留置カテーテルの挿入と管理	坂田貴代	502
39	腰椎穿刺	雨宮ゆうこ	516
40	深部静脈血栓症（DVT）の予防	木下佳子	529
41	PCA（患者調節鎮痛法）による術後急性疼痛管理（硬膜外カテーテルからの投与）	原田千夏子、雨宮ゆうこ	544

Part 7　摂食・栄養ケア

42	嚥下アセスメント・食事介助	小野寺智子	560
43	経鼻経管カテーテルの挿入と栄養投与	小野寺智子	577
44	胃瘻（PEG）の管理と栄養投与	吉田左知子、小倉 愛	589

Part 8　保清・皮膚・排泄ケア

45	保清ケア	天野由梨	606
46	浣腸、おむつ交換、陰部洗浄	妹尾みどり、芹澤美帆子	618
47	褥瘡予防・局所ケア	小林治子	634
48	ストーマの造設と管理（ストーマサイトマーキング、装具交換）	小林治子	652

Part 9　移動・移送・その他のケア

49	移動・移送介助① 車椅子・ストレッチャーでの移送、歩行介助	堀川慶子	670
50	移動・移送介助② 移動・移乗動作（トランスファー）	藤田淑子、稲川利光	680
51	死亡時のケア（エンゼルケア）	坂田貴代	695

資料

資料1	バイタルサインの評価	木下佳子	47
資料2	薬剤の確認	佐藤美智子	148
資料3	末梢静脈・中心静脈に用いる閉鎖式輸液システム	南保幸代、吉中麻美子	191
資料4	人工気道への酸素投与方法	木下佳子	305
資料5	人工呼吸器の換気モード・アラーム	善村夏代、石塚いみ	362
資料6	エアウェイ（経口・経鼻）の挿入	原田千夏子	467

- DTP製作・本文デザイン：明昌堂
- 表紙デザイン：関原直子
- 撮影：中込浩一郎、村越将浩
- カバーイラストレーション：白根ゆたんぽ
- 本文メディカルイラストレーション：村上寛人、村上正子、今﨑和広
- 本文イラストレーション：寺田久美、岸田砂都子

●本書で紹介している治療とケアの実際は、編者・執筆者の臨床例をもとに展開しています。実践により得られた方法を普遍化すべく万全を尽くしておりますが、万一、本書の記載内容によって不測の事故等が起こった場合、編者・出版社はその責を負いかねますことをご了承ください。
●本書に記載しております薬剤・機器等の選択・使用法は、出版時最新のものです。薬剤や機器等の使用にあたっては、個々の添付文書や取り扱い説明書を参照し、適応や使用方法等については常にご確認ください。

本書の特徴：JCI（Joint Commission International）国際規格にのっとった看護技術による解説

- NTT東日本関東病院では、2011年3月よりJCIの認証を受けています。JCIとは、国際的な病院機能評価機構です。
- JCIでは、国際患者安全目標が6項目制定されており、認証を受けた病院は、その6項目を満たすために病院の指針と手順を決め、医療者はそれに準拠する必要があります。
- 本書で紹介する看護技術は、すべてこの考え方に準拠して解説しています。以下にその概要を紹介します。

（木下佳子）

国際患者安全目標1
確実な患者確認

患者間違いを予防するために、2種類の方法を使用して患者確認を行います。

そのために、医療行為を行うときは、患者本人の「フルネーム」と「生年月日」で確認します。

国際患者安全目標2
良好なコミュニケーション

医師からの口頭指示や電話での指示受けなどの伝達によるリスクを予防するために、口頭指示を受ける際には、「必ずメモをとり、メモを見て復唱し、確認」します。

国際患者安全目標3
ハイアラート・ハイリスク薬品の安全管理

危険な薬の誤投与を防ぐために、ハイアラート・ハイリスク薬品を安全に管理します。塩化カリウム（KCl）製剤や塩化ナトリウム（NaCl）製剤など、濃厚電解質製剤は特に注意が必要です。

ハイアラート・ハイリスク薬品は、鍵のかかる場所に、他のものと区別して保管します。

国際患者安全目標4
手術時の部位・手技・患者確認の徹底

手術や侵襲性の高い手技（体内に異物を入れるような手技）は、正しい患者の正しい部位に適切な方法で行われる必要があります。

そのためには、左右がある手術部位には術前にマーキングを統一された方法で行うことと、手技を行う前にタイムアウトを実施します。タイムアウトの方法については、右図に示します。

国際患者安全目標5
医療関連感染リスクの低減

医療関連感染を予防するために、手指衛生をはじめとした、感染対策を徹底する必要があります。本書では主に「第1章」で解説しています。

国際患者安全目標6
転倒・転落による患者の負傷リスクの低減

患者の転倒のリスクを評価し、転倒リスクを低減するための措置、万一転倒した場合に負傷リスクを低減するための措置をとる必要があります。

タイムアウト

- ある時点で、一時、すべての作業を中止し、手術や手技について確認する作業である[1]。
- 手術や侵襲性の高い手技を行うとき、関係者がすべて集まり、確認作業をする。

〈引用文献〉1. 手術医療の実践ガイドライン作成委員会：手術医療の実践ガイドライン（改訂版）．日本手術医学会誌 2013；34（Suppl）．

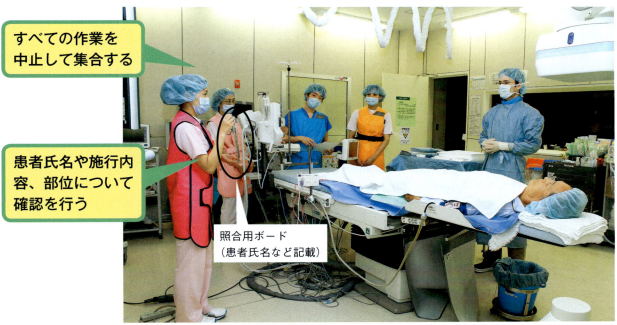

すべての作業を中止して集合する

患者氏名や施行内容、部位について確認を行う

照合用ボード（患者氏名など記載）

（血管検査室でのタイムアウトの一例）

タイムアウト内容（NTT東日本関東病院・全科共通）

①患者確認（氏名・フルネーム、生年月日）
②術者自己紹介
③介助看護師自己紹介
④他コメディカルスタッフ自己紹介
⑤同意書確認
⑥手術術式と部位確認または検査、治療内容と部位確認
⑦使用機器確認
⑧使用薬品確認
⑨埋入材料確認

本書の注意点

- 本書は、臨床で行われる看護師による看護手技、あるいは診療補助業務を、NTT東日本関東病院 看護部での方法をモデルに写真でわかりやすく解説しています。
- 手技の内容や根拠とするデータ、あるいは使用器材などは、医療施設によって異なります。学習の参考としてご覧ください。

手袋の装着

- 写真について、手袋・エプロン・マスク等の防護用具は、標準予防策（standard precaution：SP）に沿って解説していますが、前後に行う手技により、異なってくる場合があります。

薬剤の確認

- 薬剤の確認については、「薬剤準備時」「薬剤運搬時」「薬剤投与時」などに必ず確認します（「資料2：薬剤の確認」参照）。
- 解説の都合上、一部、言及されてない場合もあります。

患者確認

- 本書では、リスク管理として、手技などの前には患者に「フルネーム」と「生年月日」を名乗ってもらい、ネームバンドで確認することを原則として記しています。また、口頭で答えることができない入院患者には「ネームバンド」と「処方・注射指示書」で確認しています。

ベッドヘッド・ベッド柵

- 転落防止のため、ベッドヘッド・ベッド柵が必要な場合がありますが、撮影の都合上、一部省略されていることがあります。

表記について

指の表記

- 本書では、下記のように表記を統一しました。

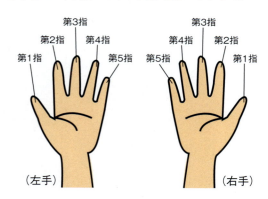

「必要物品」の表記

- 必要物品は、丸付数字（①〜）で物品名を示しました。
- このとき、頭に「●（黒丸）」がついているものは、写真に登場していない必要物品です。
- 商品名は各メーカーの記載に合わせ、「®」「™」「*」を表記しています（一部商品では、「®」「™」「*」がない場合もあります）。

注射器（シリンジ）

- 「注射器」（シリンジ）と表記されていて、特に指定のない場合は、シングルユースの、注射針を接続していない状態の注射器を指します。
- 使用される薬剤の種類によって、押し子部分（内筒）が着色されているものを使い分けることがあります。

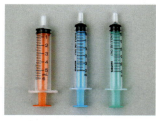

注射器（シリンジ）の内筒に色がついているタイプ

- 注射器のうち「カテーテルチップタイプ」とは、注射針に接続できない筒先（口）をもつものを指します。
- 経腸栄養剤の投与時など、静脈ラインと誤って接続しないために用いられます。

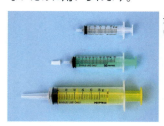

注射針に接続できない形状になっている

Part **1**

感染予防

01 標準予防策

02 感染経路別予防策
（空気予防策、飛沫予防策、接触予防策）

03 滅菌物の取り扱い、
使用済み器材の処理方法

01 標準予防策

縣 智香子、相馬泰子

標準予防策（standard precaution）とは、すべての患者に実施する"感染対策の基本的な考え方"であり、感染の有無にかかわらず、すべての患者の、血液・体液・汗を除く分泌物、傷のある皮膚、粘膜には感染性があるとして対応することである。

具体的には、手指衛生（手洗い・手指消毒）や個人用防護具（personal protective equipment：PPE）、咳エチケット、安全な注射法が含まれる。それぞれ遵守したいポイントについて示す。

クローズアップ手技
- 項目1　手指衛生（手洗い・手指消毒）
- 項目2　個人用防護具（PPE）の取り扱い
- 項目3　その他（呼吸器衛生／咳エチケット、安全な注射法、環境整備など）

項目1　手指衛生（手洗い・手指消毒）

ここがPOINT！
- 手指衛生が必要な場面やタイミングについての知識をもつ。
- 日常業務全般で行う「石けんと流水による手洗い」「速乾性手指消毒薬による手洗い」の手技を遵守する。
- 目に見える汚れがある場合は、「石けんと流水による手洗い」を先に行ってから「速乾性手指消毒薬による手洗い」を行う。

基礎知識

手指衛生が必要な場面

- 米国の疾病統計・疫学・予防を行う機関であるCDC（Centers for Disease Control and Prevention：米国疾病管理予防センター）が2007年に示した『隔離予防策のためのガイドライン』[1]では、手指衛生が必要な場面について表[2]のように示している。
- WHO（World Health Organization：世界保健機関）では手指衛生が必要なタイミングについて図[3]のように示している。

手指衛生が必要な場面（CDC：隔離予防策のためのガイドライン 2007年による）

① 患者と直接接触する前
② 血液、体液または排泄物、粘膜、傷のある皮膚、創傷のドレッシングに触れた後
③ 患者の傷のない皮膚に触れた後（脈を取る、血圧を計る、患者を持ち上げる時など）
④ 患者ケアの際、体の汚れた部位から清潔な部位へと手を移動させるとき
⑤ 患者のごく近辺にある（医療器具などの）無生物の物体に触れた後
⑥ 手袋をはずした後

訳文は文献2より引用

手指衛生が必要なタイミング（WHOによる）

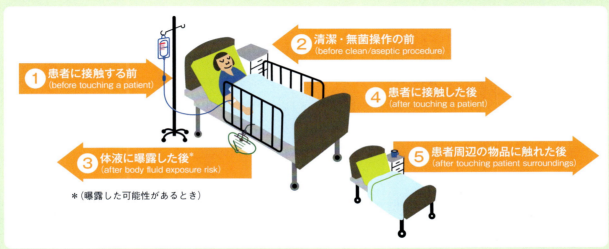

文献3より引用

基礎知識

手指衛生の分類

- 手指衛生は以下に分類される（表）。
  ① 流水と石けん（非抗菌石けん、もしくは消毒薬を含んだ石けん）による手洗い
  ② 速乾性擦式手指消毒薬を用いた手指消毒
  ③ 手術時手指消毒
- 手に汚れが付着している場合、血液や体液が付いている場合は「流水と石けん」で手を洗う。
- 目で見て汚れが付いていない場合、「流水と石けん」で見える汚れを落としたあとは、「速乾性擦式手指消毒薬」を使用する。
- 「流水と石けん」による手洗いの直後に、アルコール含有の「速乾性擦式手指消毒薬」を頻繁に使用すると、皮膚炎を起こしやすい。ケアの間は速乾性擦式手指消毒薬を使用し、カルテの記録に入る前に流水と石けんによる手洗いを行うなど、連続して行わないような工夫をする。

（次頁へつづく）

手指衛生（清潔度からの分類）

①**流水と石けん**（非抗菌石けん、もしくは消毒薬を含んだ石けん）**による手洗い** 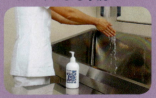	●流水と非抗菌石けん（もしくは消毒薬を含んだ石けん）を使って、15秒以上洗う。 ●消毒薬を含んだ石けんとは、クロルヘキシジンを指す（ヒビスクラブ® など）。
②**速乾性手指消毒薬を用いた手指消毒** 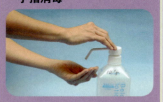	●手に目で見える汚れが付着していない場合に、速乾性手指消毒薬で擦式消毒を行う。 ●擦式消毒に用いられる速乾性手指消毒薬には、アルコールベースのクロルヘキシジングルコン酸塩含有エタノール（ヘキザック® ローションほか）や、ベンザルコニウム塩化物含有エタノール（ベルコム® ローションほか）などがある。
③**手術時手指消毒**	●手術時手指消毒にはスクラブ法とラビング法がある。

流水と石けんによる手洗い

1 手洗いの準備をする。

- 爪の内側は高度の細菌汚染の可能性があるため、爪は常に短くしておき、人工爪やマニキュアはつけない。
- 手首まで洗えるように、長袖の場合は袖を上げる。

リスクを防ぐ
- 装飾品の周りは、洗浄が不十分になりやすい。腕時計、指輪、アクセサリーは必ず外す。

2 流水で手指の表面を洗い流す。

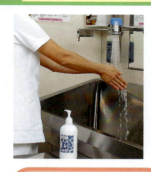

なぜ行う
●手に付いた汚れを先に洗い流すことで、洗浄も効果的に行える。

3 石けんをつける。

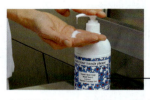

―― 液体石けん

- 固型の石けんは使用せず、液体石けんを使用する（ここでは非抗菌性の薬用手洗い石けん液・ウォシュボン®G、サラヤ株式会社、医薬部外品を使用）。
- 使用する製品の製造元が推奨している量を守る。石けんは一定濃度で使用しなければ、洗浄効果が発揮されない。ボトルには注ぎ足しをせず、使いきる。

4　15秒以上かけて、「手掌」「指の間」「手背」「爪・指先」「第1指」「手首」をごしごしと洗う。

1 手掌（手のひら）をこすり合わせ、よく泡立てる。

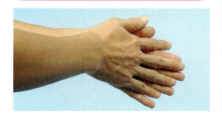

2 両手の指の間をこすり合わせる。

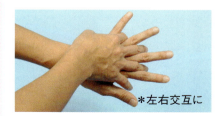
＊左右交互に

3 手背をもう片方の手のひらでこする。

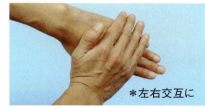
＊左右交互に

4 指先でもう片方の手のひらをこすり、爪と指先を洗う。

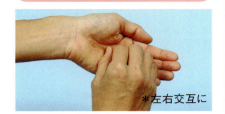
＊左右交互に

5 第1指をもう片方の手で包み、こする。

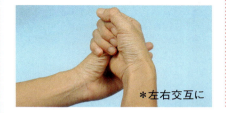
＊左右交互に

6 両手首までていねいにこする。

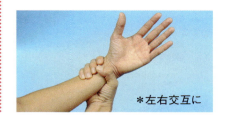
＊左右交互に

＊撮影上、泡は付けずに行っている。

7 流水で十分洗い流す。

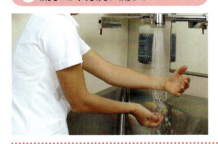

- 少なくとも15秒間[4]以上洗浄する。
- 特に第1指を忘れないよう注意する。
- 手術時には、2〜6分間前後[5]をかけて、前腕までよく洗う。

8 ペーパータオルで拭いて、しっかり乾かす。

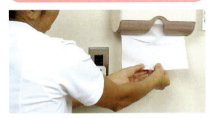

- ペーパータオルやディスポーザブルタオルなどで、水分を拭き取り、手を完全に乾かす。
- ペーパータオルは、上から下への引き出し式がよい。
- 水道がセンサ付きの自動栓でない場合は、使用したペーパータオルで栓を閉める。

もっと知りたい

効果的な手洗いを行うためには、適切な環境を整えよう！

手洗いの適切な環境は？

- 水道は「ペダル式」か「センサ式」
蛇口が汚染されている可能性があるので、開栓・閉栓に手を使わないほうが望ましい。

- 石けんは「液体石けん」を使う
固形石けんを清潔な状態で使用するのは難しいので、液体石けんを使うのが望ましい。また汚染を防ぐため、液体石けんの注ぎたしは禁物である。

- タオルは「ペーパータオル」を使う
多人数で使用するような吊り下げ型や巻きとり型の布タオルは、細菌感染の可能性が高く、医療施設では勧められない。

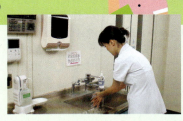

- ペーパータオルの位置に注意
シンク横に置いて使用すると汚染されやすいため、ペーパータオルはホルダーに入れ、下もしくは前に引き出し使用する。

速乾性手指消毒薬を用いた手指消毒

基礎知識

擦式消毒用アルコール製剤の例

＊量・時間の基準は、通常の手指消毒の場合を示す。
＊ゲル状の製品、保湿剤が配合された製品もある。

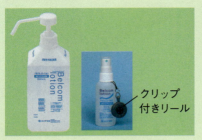

クリップ付きリール

- ベルコム®ローション（吉田製薬株式会社、医薬品）
- 100mL中、ベンザルコニウム塩化物を0.2g含む。
- 約3mLを手に取り、乾燥するまで摩擦する。
- 携帯用の80mL製品もある。

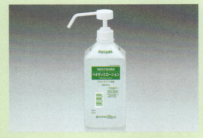

- ヘキザック®ローション（吉田製薬株式会社、医薬品）
- 100mL中、クロルヘキシジングルコン酸塩を0.2g含む。
- 約3mLを手に取り、乾燥するまで摩擦する。

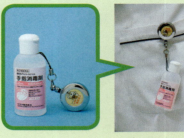

- ヒビスコール®Sジェル1（サラヤ株式会社、医薬品）
- 100mL中、クロルヘキシジングルコン酸塩を0.2g含む。
- 携帯用の40mL製品もある。

---

1 必要量の擦式消毒用アルコール製剤をとる。

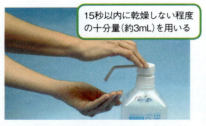

15秒以内に乾燥しない程度の十分量（約3mL）を用いる

- 使用する製品の製造販売元が推奨する量を確実に守って使用する。
- 残量が少なくなっても、注ぎ足しはせず使いきり、ボトルごと交換する。

2 指先から、まんべんなくすり込んでいく。

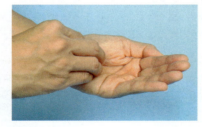

- 擦式消毒用アルコール製剤を行き渡らせながら行う。
- 流水による手洗いとは、順番が異なることに注意。

3 両手を15～25秒間[1]すりあわせる。使用量すべてが乾くまで行う。

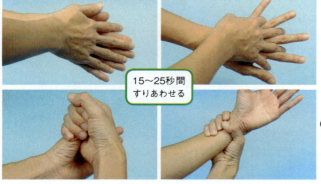

15～25秒間すりあわせる

- 両方の指の間、手背、第1指、手首も忘れずに行う。

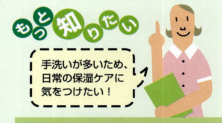

手洗いが多いため、日常の保湿ケアに気をつけたい！

日常的な手荒れ対策、どうしたらいい？

　医療者は頻繁に手を洗う必要があるため、手荒れが起こりやすい。
　手荒れを放置すると、荒れている部分に病原菌が定着しやすくなる。手洗い後や業務後に、ハンドローションなどを使用して手の表面を保護することで、病原菌の定着が防げるとともに、手洗いに関連した刺激性接触皮膚炎の発生を最小限に抑えられる。
　現在、保湿剤が配合されている擦式消毒用アルコール製剤も数多く出回っている。それらの商品を使用することも、手荒れ予防に有効である。

項目 **2** 個人用防護具(PPE)の取り扱い

01 標準予防策

標準予防策として用いられる個人用防護具には、「手袋」「ガウン(エプロン)」「マスク」「ゴーグル」がある。使用基準とポイントを示す。

ここがPOINT!

- ◆ 患者の血液、体液、排泄物、創部、粘膜に触れるような手技の間は、常に手袋を装着する。
- ◆ 患者の血液、体液、分泌物、排泄物が飛び散るような手技を行うときは、ガウン、マスク、ゴーグルを着用する。
- ◆ 飛沫が発生する手技(気管吸引、気管支鏡)を行うときは、フェイスシールド、またはマスクとゴーグルを使用する。

未滅菌手袋

製品例

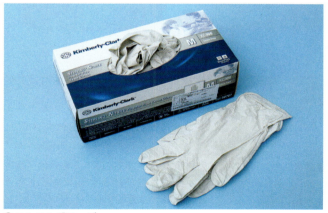
●ニトリルグローブ

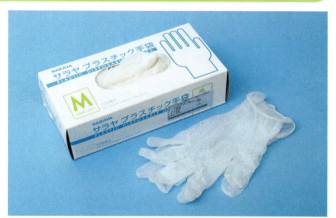
●プラスチックグローブ

使用基準

- ●患者の血液、体液、排泄物、創部、粘膜に触れるような手技の間は、常に手袋を装着する。
- ●採血など静脈穿刺のときは、必ず手袋を装着する。
- ●手袋には「未滅菌手袋」と「滅菌手袋」がある。特に滅菌的操作において、滅菌手袋が使用される。使用の詳細は「03:滅菌物の取り扱い、使用済み器材の処理方法」参照。

使用時のポイント

- ●使用後はすぐ外す。外すときに汚染面を内側に丸めて捨てる。
- ●外したあとは、清潔な物品や他の患者に触れる前に手指衛生を行う。
- ●処置ごとに交換する。1つの処置の間でも清潔操作に移る前には交換する(例えば、カテーテル刺入部のドレッシング交換で、手袋を装着しドレッシング材を剥がしたあとは、手袋を外し手指衛生を行い、新しい手袋を装着し消毒を行う)。

[01] 標準予防策 ◆ 7

使用後の外し方

1 手袋の外側をつまみ、裏返すように外す。

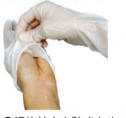
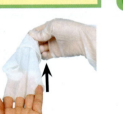

● 汚染拡大を防ぐため、手袋の表面は素手で触らないようにする。

2 手袋を外した手を、反対側の手袋の内側に入れる。

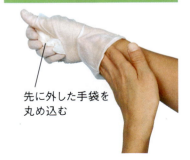

先に外した手袋を丸め込む

3 そのまま外側を内側に裏返す。

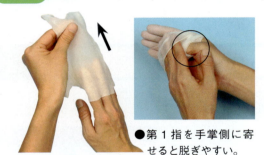

● 第1指を手掌側に寄せると脱ぎやすい。

4 感染性廃棄物として処理する。

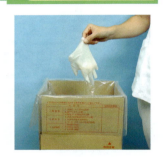

5 手袋を外したあとは、必ず手指衛生を行う。

リスクを防ぐ
● 手袋にピンホール（穴）があき、内部が汚染されている可能性もある。手袋を外したら、必ず手指衛生を行う。

未滅菌ガウン・ビニールエプロン

製品例

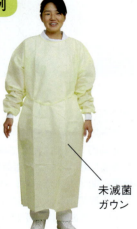

未滅菌ガウン

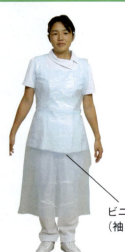

ビニールエプロン（袖なし）

● 撥水性の（水をはじく）製品を使用する。
● 膝下まできちんと覆う。
● 1処置につき1枚使用し、使用後は廃棄する。

使用基準

● 患者の血液・体液・分泌物・排泄物が飛び散るような手技を行うときに着用する。
● 疥癬のある患者のケアの際は、皮膚の直接接触によって感染するので、皮膚の露出がないよう長袖のガウンを使用する。
● 未滅菌ガウンかビニールエプロンかの選択は、ケアで汚染される範囲、直接接触する範囲で検討する。
● ガウンには「滅菌ガウン」もあり、手術等で使用される。

装着の方法・使用後の外し方

●使用後は、汚染が広がらないように、丸めて捨てる。

1 手指衛生を行う。

2 ディスポーザブルガウン、またはビニールエプロンを選択する。

3 ストッカーから引き抜いて着用する。

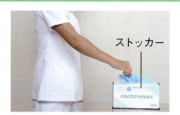

4 処置後は、汚染された外側を内側に巻き込むようして脱ぐ。

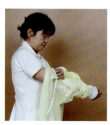
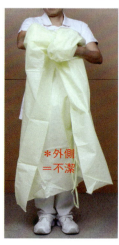

●汚染を拡大させない。
●使用したマスク・手袋と一緒に、汚染された外側に触れないように丸める。

＊外側＝不潔

5 ビニール袋などに入れ、すみやかに廃棄する。

●1処置につき1枚の使用を原則とする。
●汚染の拡大を避けるためにも、使い回しはしない。

マスク

製品例

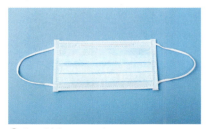

●サージカルマスク

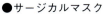

●N95マスク

使用基準

●患者の血液、体液、分泌物、排泄物が飛び散るような手技を行うときにサージカルマスクを着用する。
●飛沫が発生する手技（気管吸引、気管支鏡など）を行うときに使用する。
●マスクには「サージカルマスク」と「N95マスク」がある。結核、麻疹、水痘など、空気中に感染性病原体が長時間浮遊し伝播される疾患、またはその疑いがある患者に対してはN95マスクが使用される（使用の詳細は「02：感染経路別予防策」のうち「空気予防策」を参照）。

使用時の注意点

●鼻から顎の下まで覆う。
●使用後はすみやかに廃棄する。

装着の方法

1 プリーツを伸ばし、鼻から顎の下まで覆う。

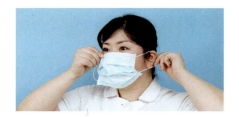

2 ノーズクリップを指で押さえ、顔の形に添わせる。

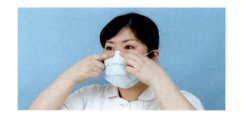

ゴーグル

製品例

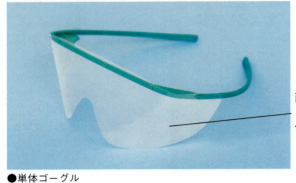

プラスチック面をつけかえられる（単回使用）

●単体ゴーグル

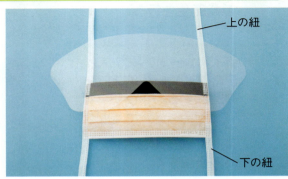

上の紐
下の紐

●フェイスシールド
●マスクと一体型になっている

使用基準

- 患者の血液、体液、分泌物、排泄物が飛び散るような手技を行うときに着用する。
- 飛沫が発生する手技（気管吸引、気管支鏡など）を行うときに使用する。

装着の方法（単体ゴーグル）

1 マスクを装着してからゴーグルをかける。

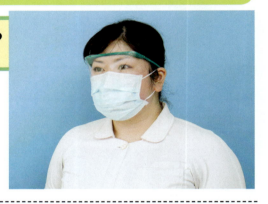

装着・外す方法（フェイスシールド）

1 装着する場合は上の紐からとめる。

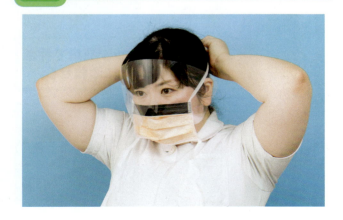

2 外す場合は下の紐からほどく。

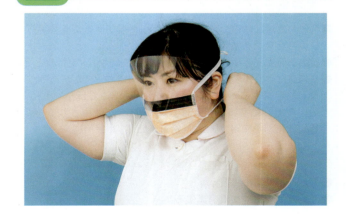

項目 3 その他
（呼吸器衛生／咳エチケット、安全な注射法、環境整備など）

標準予防策としてはほかにも、咳エチケットや安全な注射法について遵守する必要がある。ポイントを以下に示す。

ここが POINT!
- ◆ 咳エチケットを患者・医療者に伝え、遵守する。
- ◆ 針刺しに注意して手技を進める。
- ◆ 1つの注射器やバイアル、溶液を複数の患者に使用しない。

咳エチケット

- ●咳やくしゃみをするときは鼻と口をティッシュで覆う、もしくはサージカルマスクを着用する。
- ●ティッシュはすぐに廃棄し、手指衛生を行う。
- ●咳をしている患者は、他の患者から1m以上離す。

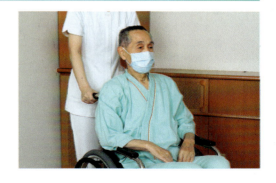

安全な注射法

- ●1つの注射器から、複数の患者に薬剤を投与しない。
- ●1回量のバイアルを、複数の患者に使用しない。
- ●静注溶液のバッグやボトルを、複数の患者への共通の供給元としない。

腰椎穿刺手技のための感染予防策

- ●脊柱管や硬膜外腔にカテーテルを留置したり、薬剤を注射するとき（脊髄造影、腰椎穿刺、脊髄・硬膜外麻酔など）は、サージカルマスクを着用する。

環境整備

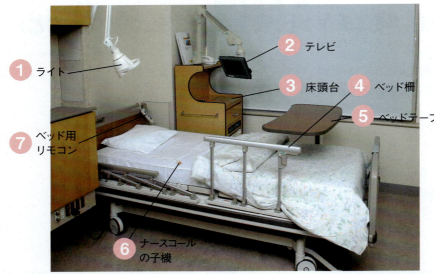
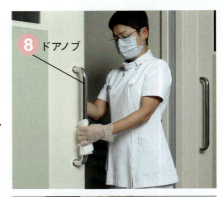
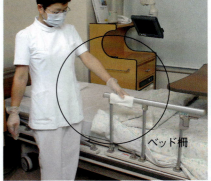

1. ライト
2. テレビ
3. 床頭台
4. ベッド柵
5. ベッドテーブル
6. ナースコールの子機
7. ベッド用リモコン
8. ドアノブ

- 消毒薬をガーゼや雑巾・モップなどにしみ込ませて、器材や環境の表面などを清拭する。
- 不織布にエタノールを含浸させたアルコールタオルを用いてもよい。
- 写真は製品例として、ショードック®スーパー（白十字株式会社）。

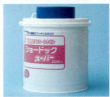

もっと知りたい

> 廃棄物の分別はどうする？

廃棄物の区分

医療施設から発生する廃棄物は、大きく「産業廃棄物」と「一般廃棄物」に分けられる。

産業廃棄物・一般廃棄物については、各自治体に定められた分別のもと廃棄する必要がある。

患者の体液などが付着する可能性のある「感染性廃棄物」については処理の方法が定められており[1]、それに準じた分別が必要となる。

＜引用文献＞
1. 特別管理一般廃棄物及び特別管理産業廃棄物の処分又は再生の方法として環境大臣が定める方法. 平成4年7月3日厚生省告示・第194号.

感染性廃棄物

鋭利なもの	その他
●各種針捨て容器	●専用段ボール（透明ビニール袋）

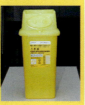

バイオハザードマーク
- 鋭利なもの…黄色
- 固形式のもの…橙色
- 液状または泥状のもの…赤色

＜引用文献＞
1. CDC. Guideline for Isolation Precautions：Preventing Transmission of Infectious Agents in Healthcare Settings；2007.
2. 満田年宏 訳：隔離予防策のためのCDCガイドライン 医療現場における感染性病原体の伝播予防 2007. ヴァンメディカル, 東京, 2007：89-90.
3. World Health Organization. WHO Guidelines on Hand Hygiene in Health Care；2009. http://whqlibdoc.who.int/publications/2009/9789241597906_eng.pdf（2014.12.15アクセス）
4. 大久保憲：手洗いと手指消毒. 小林寛伊 他編, エビデンスに基づいた感染制御 第2集―実践編, メヂカルフレンド社, 東京, 2003：4.
5. 大久保憲：手洗いと手指消毒. 小林寛伊 他編, エビデンスに基づいた感染制御 第2集―実践編, メヂカルフレンド社, 東京, 2003：5-6.

02 感染経路別予防策
（空気予防策、飛沫予防策、接触予防策）

― 縣 智香子

感染経路別予防策が必要と考えられる感染症が診断された場合、またはその疑いがあるときは、標準予防策に加え、経路別予防策を実施する。それぞれのポイントを示す。

クローズアップ手技
- 項目1 空気予防策
- 項目2 飛沫予防策
- 項目3 接触予防策

基礎知識

感染経路別予防策
- さまざまな感染源（細菌、ウイルス、真菌）は図の3つの感染経路から伝播する。
- 標準予防策（「01：標準予防策」参照）に加え、それぞれの経路に合った対策、「空気予防策」「飛沫予防策」「接触予防策」をとる必要がある（表）。

感染経路

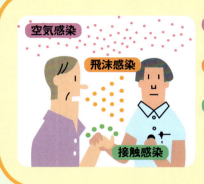

- **空気感染**（5μm[*1]以下の飛沫核に乗って空気中を浮遊し伝播）：結核など
- **飛沫感染**（5μmを超える飛沫に乗って伝播）：インフルエンザなど
- **接触感染**（手や器材を介して伝播）：MRSA（メチシリン耐性黄色ブドウ球菌）感染症など

[*1]【μm（マイクロメートル）】＝10^{-6}m。

（次頁へつづく）

主な疾患例（疑いを含む）[1,2]

空気予防策（空気媒介性飛沫核で伝播される疾患） → 項目1 参照	1) 結核 ●肺結核、気管・気管支結核、喉頭結核、喉頭結核の患者で、結核菌を他人へ感染させてしまう可能性の高い患者（喀痰塗抹陽性）は、指定医療機関の入院が必要となる	
	2) 麻疹	
	3) 水痘（播種性帯状疱疹を含む） ●接触予防策も行う	
飛沫予防策（大飛沫粒子で伝播される疾患） → 項目2 参照	1) 侵襲性インフルエンザ菌感染症（髄膜炎、肺炎、喉頭炎、敗血症を含む）	
	2) 侵襲性髄膜炎菌疾患（髄膜炎、肺炎、敗血症を含む）	
	3) 飛沫感染で広がる他の重症細菌性呼吸器感染症 　下記のものを含む 　①ジフテリア（喉頭）　②マイコプラズマ肺炎　③百日咳 　④肺ペスト　　　　　⑤溶連菌性咽頭炎、肺炎、猩紅熱（乳幼児における）	
	4) 飛沫感染で広がる重症ウイルス感染症 　下記のものを含む 　①アデノウイルス　②インフルエンザ　③ムンプス（流行性耳下腺炎） 　④パルボウイルスB19　⑤風疹	
接触予防策（直接患者に接触、あるいは患者周辺にある物品との接触によって伝播される疾患） → 項目3 参照	1) 多剤耐性菌（MRSA[*2]、VRE[*3]、MDRP[*4]、ESBLs[*5]など）による胃腸管、呼吸器、皮膚、および創部の感染症あるいは定着状態	
	2) 少量で感染する、あるいは環境での長期生存性を持つ腸管感染症 　下記のものを含む 　①クロストリジウム・ディフィシル 　②おむつをしているあるいは失禁状態の患者の場合は、 　腸管出血性大腸菌O157：H7、赤痢、A型肝炎、ロタウイルス	
	3) 乳幼児におけるRSウイルス、パラインフルエンザウイルス、腸管ウイルス感染症	
	4) 接触感染性の強い、あるいは、乾燥皮膚に起こりうる皮膚感染症 　下記のものを含む 　①ジフテリア（皮膚）　②単純ヘルペスウイルス（新生児あるいは粘膜皮膚の） 　③膿痂疹　　　　　　④大きな（封じ込められていない）膿瘍、蜂窩織炎、褥瘡 　⑤しらみ寄生症　　　⑥疥癬 　⑦乳幼児におけるブドウ球菌性せつ 　⑧ブドウ球菌性熱傷皮膚症候群 　⑨帯状疱疹（播種性あるいは免疫不全患者の）	
	5) ウイルス性／出血性結膜炎	
	6) ウイルス出血熱（エボラ、ラッサ、マールブルク）	

[*2]【MRSA】＝meticillin-resistant *Staphylococcus aureus*、メチシリン耐性黄色ブドウ球菌。
[*3]【VRE】＝vancomycin-resistant *Enterococcus*、バンコマイシン耐性腸球菌。
[*4]【MDRP】＝multidrug-resistant *Pseudomonas aeruginosa*、多剤耐性緑膿菌。
[*5]【ESBLs】＝extended spectrum beta（β）Lactamase(s)、基質特異性拡張型βラクタマーゼ。

空気予防策

項目 1

空気予防策の要点は、標準予防策に加え、「陰圧室への隔離」「入室者のN95マスクの着用」を行うことである。手順を示す。

ここがPOINT!

- ◆ 隔離に陰圧室を使用する場合は、複数の方法で陰圧を確認する。
- ◆ 空気予防策では、医療者・面会者は入室前にN95マスクを着用する。患者の陰圧室外への移動は最小限にし、部屋を出る場合は患者にサージカルマスクを着用して移送する。
- ◆ "陰圧室に入る人"全員が空気予防策を実施中であることを認識できるように標示を行う。

1 陰圧室の準備・点検を行う。

- ●空気予防策で使用する陰圧室は、室内空気の外部流出を防止するため、前室を設けることが望ましい。
- ●換気回数は全風量で12回/時以上とする[3]。

なぜ行う
- ●陰圧の確認には、「差圧計」「スモークテスト」などの方法がある。
- ●陰圧の保証のため、複数の方法で確認することが望ましい。

1 陰圧室のスイッチを入れる。

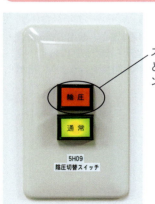

スイッチを押すと、「陰圧」にランプがつく

2 差圧計で陰圧であることを確認する[4]。

（通常＝等圧）

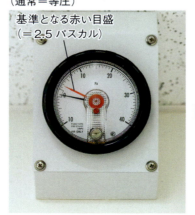

基準となる赤い目盛（＝2.5パスカル）

（陰圧後）

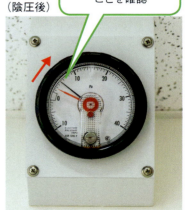

基準以上となっていることを確認

3 施設担当者による確認として、スモークテストを行う。あるいは、ティッシュペーパーを用いて確認する。

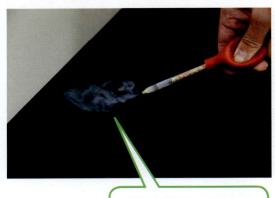

陰圧室内に吸い込まれる
＝陰圧

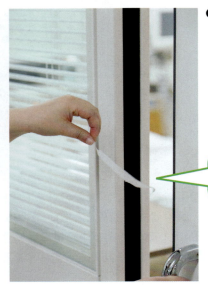

● 細く裂いたティッシュペーパーが陰圧室内へなびくことで確認する方法もあるが、スモークテストのほうがより正確に確認できる。

陰圧室内になびく
＝陰圧

2 患者へ隔離の必要性を説明する。

- 患者に、空気予防策が必要であること、感染経路と陰圧室隔離の必要性をよく説明し、同意を得る。
- 空気予防策実施中は、室外への患者の移動は、医学的に必要な目的に限ることを説明する。

3 患者に陰圧室に移動してもらう。

4 陰圧室への入室者(患者以外)は全員、必ずN95マスクを着用する。入室前には毎回フィットチェックを行い、入室中は常時着用する。

リスクを防ぐ
- N95マスクは部屋に入る前に着用し、部屋を出てから外す。

リスクを防ぐ
- 陰圧室に入室する可能性がある栄養部、検査部、清掃部門にも連絡し、注意を喚起する。
- 面会者の人数は最小限にする。乳幼児の面会は避ける。
- 面会者にはN95マスクの着用方法と、着用のタイミング(入室前に装着し、陰圧室から出たあとに外す)を説明する。入室・退室時は手指衛生を行うように指導する。

N95マスクの着用方法

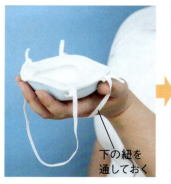 下の紐を通しておく

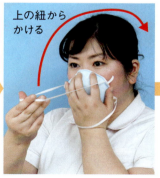 上の紐からかける

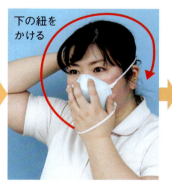 下の紐をかける

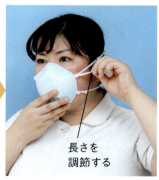 長さを調節する

フィットチェック

●装着の際は毎回行う。

1 マスクを両手で覆い、強く息を吐く。

2 このとき、マスクと口、鼻の隙間から空気が漏れていないことを確認する。

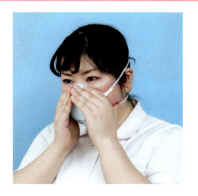

フィットテスト

- フィットテストとは、フィット性を確認し、自分に適切なN95マスクを選択するため漏れがないか確認するテストである。
- サッカリン液を用いたフィットテスト（定性的フィットテスト）のほか、専用機器を用いた定量的フィットテストがある。

サッカリン液を用いたフィットテスト

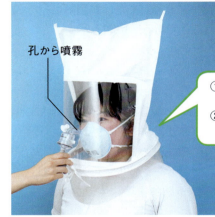

孔から噴霧

①フィットテスト用のサッカリン液を噴霧する。
②味を感じれば、空気が漏れていることになる。

| **5** | 「空気予防策」実施中であることを陰圧室入口に標示する。 |

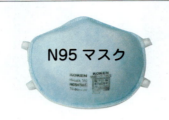

初めて入室される方はスタッフに声をかけてください

（標示例、NTT東日本関東病院の場合）

- ドアを常時閉め、入口に標示を掲示する。
- カルテ上でも空気予防策実施中であることを記載する。

| **6** | 患者が病室を出る場合は、患者にサージカルマスクを着用してもらい、移送する。 |

- 患者に鼻・口を完全に覆うように、サージカルマスクを着用してもらう。

リスクを防ぐ
- 検査・処置は、なるべく陰圧室内で実施し、室外への移動は医学的に必要な目的に限る。

| **7** | 患者の退院時は、ドアを閉め、窓を開けて換気する。十分な換気後、通常の清掃を行う。 |

なぜ行う
- 換気設定が12回/時の陰圧室であれば、35分後には99.9%の飛沫核が除去できるとされる[5]。

| 項目 **2** | # 飛沫予防策 |

飛沫予防策の要点は、標準予防策に加え、「個室への隔離（または集団隔離）」「入室者のサージカルマスクの着用」を行うことである。手順を示す。

ここがPOINT!

- ◆ 患者の病室は個室が望ましい。個室の数が限られる場合は、同じ病原体のみによる活動性の感染症に罹患している患者と同室にする（集団隔離）。
- ◆ 飛沫予防策では、入室時は医療者・面会者はサージカルマスクを着用する。患者の個室外への移動は最小限にし、サージカルマスクを着用してもらう。
- ◆ "病室に入る人"全員が飛沫予防策を実施中であることを認識できるように標示する。

1 個室を準備する。

●個室が利用可能な場合は、個室を選択する。

リスクを防ぐ
●個室が使用できないときは、感染管理担当に相談する。原則的には以下の観点で検討する。
　①咳嗽・喀痰の多い患者を、優先的に個室を選択する。
　②同じ病原体に罹患した患者を同じ部屋にする（集団隔離）。
＊飛沫予防策が必要な患者を、同じ感染症に罹患していない患者と同室にすることは避ける。

2 患者へ隔離の必要性を説明する。

●患者に、飛沫予防策が必要であること、感染経路と個室隔離（または集団隔離）の必要性をよく説明し、同意を得る。
●飛沫予防策実施中は、室外への患者の移動は、医学的に必要な目的に限ることを説明する。

3 患者に個室に移動してもらう。

4 入室者は全員、必ずサージカルマスクを着用する。入室中は常時着用する。

リスクを防ぐ
●サージカルマスクは、病室に入る前に着用し、病室から出たら外し、廃棄する。
●手指衛生を行う。

リスクを防ぐ
●個室に入室する可能性がある栄養部、検査部、清掃部門にも連絡し、注意を喚起する。
●面会者にはサージカルマスクを着用するよう説明する。入室・退室時は手指衛生を行うように指導する。

5 「飛沫予防策」実施中であることを個室入口に標示する。

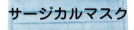

サージカルマスク
初めて入室される方はスタッフに声をかけてください

（標示例、NTT東日本関東病院の場合）

●多床室の場合は、ベッドボード（頭側）に貼る。
●飛沫予防策実施中であることをカルテに記載する。

6 検査・処置は、なるべく個室内で実施し、室外への移動は医学的に必要な目的に限る。

7 患者の退院時は、通常の清掃を行う。

02 感染経路別予防策（空気予防策、飛沫予防策、接触予防策）

項目 3　接触予防策

接触予防策の要点は、標準予防策に加え、「個室への隔離（または集団隔離）」「未滅菌手袋とガウン（ビニールエプロン）の装着」を行うことである。手順を示す。

ここが POINT!

- 患者の病室は個室が望ましい。血圧計、体温計などの物品は該当患者専用にする。専用にできない場合は使用のたび洗浄・消毒を行う。
- 接触予防策では、入室時は医療者は未滅菌手袋、ガウン（ビニールエプロン）を装着する。
- "病室に入る人"全員が接触予防策を実施中であることを認識できるように標示する。

1　個室を準備する。

- 個室が利用可能な場合は、個室を選択する。
- 特に伝播を助長する病状のある患者（封じ込められていない排膿、便失禁など）は、個室に収容することが望ましい。病原体の疫学も考慮し、検討する。

リスクを防ぐ
- 個室が使用できないときは、感染管理担当に相談するが、原則的には以下で行う。
  ①同じ病原体に罹患した患者を同じ部屋にする（集団隔離）。
  ②患者の状態、ADLを考慮し、手指衛生の遵守、個人防護具の使用を徹底できるかどうかで同室患者を選択する。

2　患者へ隔離の必要性を説明する。

3　患者に個室に移動してもらう。

- 患者に、接触予防策が必要であること、感染経路と個室隔離（または集団隔離）の必要性をよく説明し、同意を得る。

4　医療者は個室に入る際、未滅菌手袋とガウン（ビニールエプロン）を装着する。

- 医療者の「手指」が患者・患者周辺の環境表面に接触するときは、未滅菌手袋を装着する必要がある。
- 医療者の「衣服」が患者・患者周辺の環境表面に接触するときは、ガウン（またはビニールエプロン）を装着する必要がある。

リスクを防ぐ
- 未滅菌手袋、ガウン（ビニールエプロン）は退室時に外し、すみやかに廃棄する。

リスクを防ぐ
- 個室に入室する可能性がある検査部、清掃部門にも連絡し、注意を喚起する。
- 面会者には、入室・退室時に手指衛生を行うように指導する。

5 患者ケア用品は、該当患者の専用に使用する。

- 血圧計や体温計などは、患者の部屋に置き、専用で使用する。
- 専用で使用できない場合は、使用のたびに洗浄・消毒を行い、次の患者に使用する。

6 「接触予防策」実施中であることを標示する。

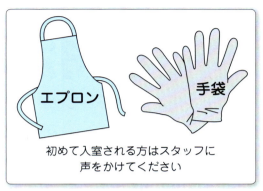

（標示例、NTT 東日本関東病院の場合）

- 多床室の場合は、ベッドボード（頭側）に貼る。
- カルテに接触予防策を行っていることを記録する。

7 患者が移動する際は、患者の体の感染部位、または保菌部位から排泄物や滲出液が出ないように確実に覆う。

- 患者に手指衛生を指導する。

<引用文献>
1. CDC. Guideline for Isolation Precautions: Preventing Transmission of Infectious Agents in Healthcare Settings; 2007.
2. 満田年宏 訳：隔離予防策のための CDC ガイドライン 医療現場における感染性病原体の伝播予防 2007. ヴァンメディカル，東京，2007.
3. 日本医療福祉設備協会：病院設備設計ガイドライン（空調設備編）（HEAS-02-2013）.
4. 満田年宏 監訳：医療施設における環境感染管理のための CDC ガイドライン．サラヤ株式会社 資料，2004.
5. Jensen PA, Lambert LA, Iademarco MF, et al. Guidelines for preventing the transmission of Mycobacterium tuberculosis in health-care settings, 2005. MMWR Recomm Rep 2005; 54 (RR-17): 1-141.

03 滅菌物の取り扱い、使用済み器材の処理方法

縣 智香子、相馬泰子、谷村久美

無菌的操作が必要な場面では、清潔操作で行う必要がある。
無菌的操作の手順と、使用済み器材の処理方法について示す。

クローズアップ手技

- 項目1 滅菌パック・滅菌物の取り扱い
- 項目2 使用済み器材の処理方法

項目1 滅菌パック・滅菌物の取り扱い

ここがPOINT!

- ◆ 操作前には必ず手指衛生を行う。
- ◆ 有効期限を過ぎたものや、操作途中で汚染されたものの使用は厳禁である。
- ◆ 操作時は、内側（清潔部分）に触れないよう留意する。

基礎知識

滅菌処理後の器材

- 滅菌法には、「加熱法（オートクレーブなど）」「ガス法（エチレンオキサイドガス、過酸化水素ガスプラズマ）」「照射法（ガンマ線、電子線）」などがある（表）。
- "滅菌済み"を示すサインの色が変わることによって、滅菌工程を通過したかどうかがわかる。
- 使用時は、「滅菌済みサイン」と「滅菌の有効期限」を必ず確認する（図）。
- 滅菌物取り扱いの際には、場所（清潔区域）を確保する。
- 操作前に必ず手指衛生を行う。

リスクを防ぐ

- 有効期限を超過している物品は使用しない。
- 使用時に汚染したり不潔になることを避けるために、十分な広さの場所を確保する。
- 操作途中で万一、内容物に手で触れるなどし汚染したと考えられる場合は、すみやかに新しいものと交換する。

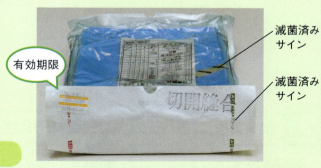

有効期限／滅菌済みサイン／滅菌済みサイン

一般的な滅菌法と特性

滅菌法	滅菌時間	滅菌温度	適応	適応外
高圧蒸気 AC: auto clave	●短い	●121～135℃	●鋼製小物　●リネン類 ●シリコン製品　●ガラス製品	●耐熱性のないもの ●耐水性のないもの

滅菌済みサインの例　──滅菌工程を通過→　──滅菌工程を通過→　──滅菌工程を通過→

滅菌法	滅菌時間	滅菌温度	適応	適応外
エチレンオキサイド （酸化エチレン）ガス EO: ethylene oxide	●長い ●滅菌後のエアレーション（空気置換）の時間が必要	●55～60℃	●プラスチック製品 ●紙（セルロース） ●ラテックス製品 ●軟性内視鏡　●鋼製小物	●55～60℃に耐えられないもの ●緊急に使用するもの

滅菌済みサインの例　──滅菌工程を通過→　──滅菌工程を通過→

滅菌法	滅菌時間	滅菌温度	適応	適応外
過酸化水素ガスプラズマ	●短い	●45℃	●プラスチック製品 ●ラテックス製品 ●鋼製小物	●植物繊維（セルロース） ●長い狭腔（きょうくう）を持つもの

滅菌済みサインの例　──滅菌工程を通過→　──滅菌工程を通過→

03　滅菌物の取り扱い、使用済み器材の処理方法

滅菌パックの開封と使用

1 無菌的操作で滅菌パックを開封する。

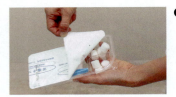

- 封を切るときやフタを開けるときは、内側（清潔部分）に触れないように注意する。

2 消毒薬を、滅菌パックに触れないように注ぐ。

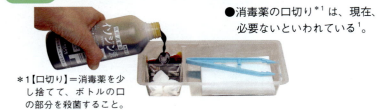

- 消毒薬の口切り*¹ は、現在、必要ないといわれている[1]。

*¹【口切り】＝消毒薬を少し捨てて、ボトルの口の部分を殺菌すること。

3 手で滅菌物に触れないよう、清潔に取り出す。

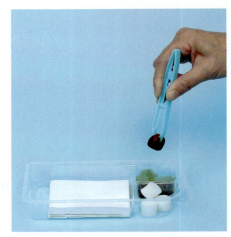

- 中の物品を取り出すときは、滅菌された鑷子（せっし）や滅菌手袋を使用する。

清潔区域の作成

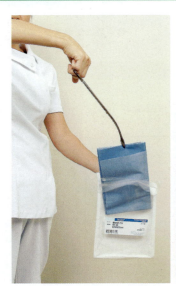

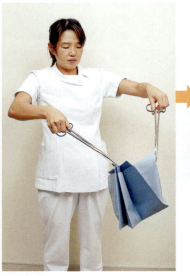

- 清潔区域を作るために、覆布（おいふ）とワゴンを準備する。
- 取り出す際は、接触面の大きい麦粒鉗子（ばくりゅうかんし）を用いると取り扱いやすい。または、滅菌手袋を着用して取り扱う。

- 覆布を広げる際に、床に触れたり、周囲の物品に接触しないようにする。

清潔区域

- 覆布をワゴンにかける。

滅菌セットの開封

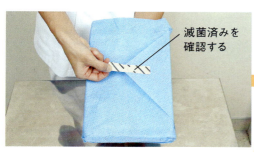

●滅菌シールを剥がす。
滅菌済みを確認する
●外側を広げる。
＊外側＝不潔

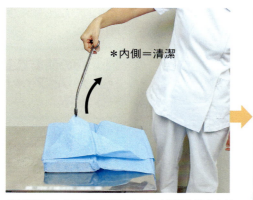

●滅菌布の内側（清潔部分）は、滅菌手袋または滅菌された鑷子などを使って無菌的に取り扱う。
＊内側＝清潔

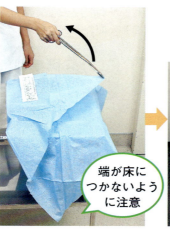

端が床につかないように注意

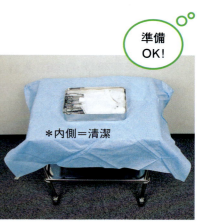

準備OK！
＊内側＝清潔

滅菌手袋を装着する

看護師が滅菌手袋を使う場面は、血液培養採取時に
皮膚消毒後血管を確認して穿刺する場合、あるいは手術室が多い。
装着と廃棄について示す。

1 手袋のサイズを選ぶ。

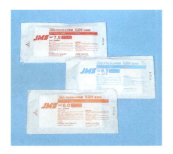

- 滅菌手袋のサイズには、5.5、6.0、6.5、7.0、7.5、8.0、8.5などがある。サイズが合わないと手の動きが阻害されるため、フィットするサイズを選択する。
- 「ラテックス製（パウダー付き）」「ラテックス製（パウダーフリー）」「非ラテックス製」がある。
- ラテックス（天然ゴムを構成するタンパク）によるアレルギー反応を「ラテックスアレルギー」と呼ぶ。危惧される場合は、「非ラテックス製」、あるいはラテックスの媒介となるパウダーが使用されていない「パウダーフリー」を選ぶ。

2 手を洗う。

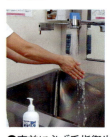

●事前に必ず手指衛生を行う。

3 外包装紙を開封し、内包装紙を開く。	**4** 右手で折り返し部分の内側をつかみ、左手を入れる。	**5** 手袋をはめた左手を、右手袋の折り返し部分の外側に入れる。
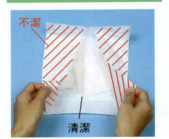 ●触れるのは内包装紙の外側のみ。	*内側＝不潔 *外側＝清潔 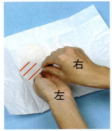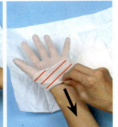 ●触れるのは折り返し部分のみ。 ●利き手により、どちらから装着してもよい。	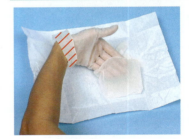 ●触れるのは折り返し部分（外側＝清潔）のみ。

6 右手を手袋の中に入れる。	**7** 両手の折り返し部分を伸ばす。	**8** 指の間まで、しっかりとフィットさせる。
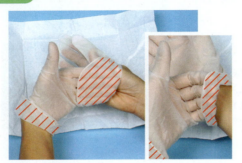 ●手袋を手首まで引き上げる際も、不潔部分に触れないように注意する。	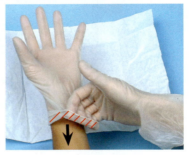 ●折り返し部分を、しっかり伸ばす。	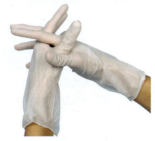 ●装着後、ほかの物品や白衣に触れないよう気をつける。

滅菌手袋を外す

*使用後は、外側＝不潔

1 指先部分を少し引っぱり、ゆるみをつける。	**2** 手袋の外側をつまみ、裏返すように外す。	**3** 手袋を外した手を、反対側の手袋の内側に入れる。
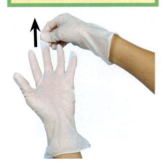	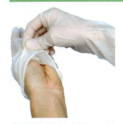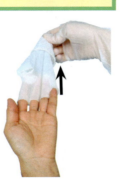 ●汚染拡大を防ぐため、手袋の表面は素手で触らないようにする。	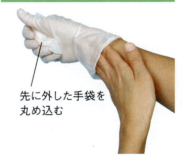 先に外した手袋を丸め込む

4 そのまま外側を内側に裏返す。

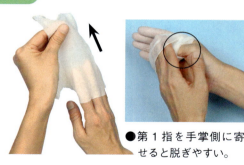

●第1指を手掌側に寄せると脱ぎやすい。

5 感染性廃棄物として処理する。

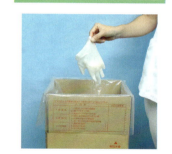

6 手袋を外したあとは、必ず手指衛生を行う。

リスクを防ぐ
●手袋にピンホール（穴）があき、内部が汚染されている可能性もある。手袋を外したら、必ず手指衛生を行う。

項目 2　使用済み器材の処理方法

ここがPOINT!
◆ 身体の対象部位に基づく感染の危険度を示すものが「スポルディングの分類」である。
◆ 消毒薬は「高水準」「中水準」「低水準」に分けられる。

基礎知識

スポルディング（Spaulding）の分類

● スポルディングの分類は、「その器材が使用されるときの、使用部位に対する感染の危険度」を示す概念である。

● どのような用途に使用する器材であるかを基準とし、リスク分類（表）に合わせて処理を行う。

文献2より引用、一部改変

リスク分類（器材）	用途（対象）	例	処理
クリティカル	無菌の組織や血管内に使用される	手術用器材、インプラント、血管内留置カテーテルなど	滅菌処理
セミクリティカル	粘膜や創傷のある皮膚と接触する	人工呼吸器回路、麻酔関連器材、内視鏡など	高水準消毒
		粘膜に接する体温計など	中水準消毒
ノンクリティカル	創傷のない皮膚と接触するもので、粘膜とは接触しない	モニタ類、血圧計のマンシェット、聴診器、便器、ベッド柵、床頭台、ドアノブなど	低水準消毒、または洗浄、清拭

基礎知識

消毒薬の分類

- 日常的に多くの消毒薬（表）が使用されるが、"すべての微生物に万能"なものはないといわれる。
- 副作用なく作用させるためにも、目的に応じた消毒薬を確認し、有効な方法で使用することが重要。
- 特に、グルタラールや次亜塩素酸ナトリウムなどの化学的残留物質による副作用や、業務上の曝露には十分注意し、防御する必要がある。

文献3を参考に作成

区分	一般名	商品名
高水準	グルタラール	ステリハイド®、サイデックスプラス®28 など
	過酢酸	アセサイド など
	フタラール	ディスオーパ® など
中水準	次亜塩素酸ナトリウム	ミルトン、ピューラックス® など
	アルコール	消毒用エタノール、イソプロパノール など
	ポビドンヨード	イソジン®液、ネオヨジン®液、ポピヨード液、ポピヨドン®液 など
低水準	第四級アンモニウム塩	オスバン®、ザルコニン®液、ハイアミン液 など
	クロルヘキシジングルコン酸塩	ヒビテン®液、マスキン®液、ステリクロン®液 など
	両性界面活性剤	テゴー51®、エルエイジー液、ハイジール®液 など

<引用文献>
1. 尾家重治：消毒薬や軟膏の「口切りはしない」．川西千恵美 編，今はこうする！看護ケア，照林社，東京，2014：56．
2. 小林寛伊，大久保憲，尾家重治：消毒・滅菌法―基礎と実際．小林寛伊 編，新版消毒と滅菌のガイドライン，へるす出版，東京，2011：21．
3. 小林寛伊，大久保憲，尾家重治：消毒・滅菌法―基礎と実際．小林寛伊 編，新版消毒と滅菌のガイドライン，へるす出版，東京，2011：19．

Part 2

バイタルサイン測定・採血・モニタリング

- **04** バイタルサイン測定（脈拍、血圧、呼吸／SpO_2）
- **05** モニター心電計の装着・記録
- **06** 12誘導心電計の装着・記録
- **07** 静脈血採血（真空管採血）
- **08** 血液ガス分析（検体採取の介助）
- **09** 血液培養検査のための検体採取
- **10** 疼痛評価

資料1 バイタルサインの評価

04 バイタルサイン測定
（脈拍、血圧、呼吸／SpO$_2$）

元吉砂知子

患者の変化を見抜くためには、バイタルサインの確認が重要である。
日常ケアの中では「脈拍」「血圧」「呼吸状態」のモニタリングを常に行うことが重要である。

クローズアップ手技

- 項目1 脈拍測定・動脈触知
- 項目2 血圧測定
- 項目3 呼吸状態の観察

基礎知識

バイタルサインに関する基礎知識

- バイタルサイン（vital signs、生命の徴候）は生きている証拠であり、人間がさまざまな環境の変化に適応するために重要な体内環境の状態を示す。
- バイタルサインを確認するために、「①体温」「②脈拍」「③血圧」「④呼吸状態」の4つをチェックする（「⑤意識状態」を含む場合もある）。
- 経過をみるため、温度板などに数値をグラフ化して記入することが多い（図）。
- バイタルサインの観察は、「一定の時間」「一定の部位」「安静」で測定し、経過をみることが重要である。
- 患者状態の変化があったり、検査などバイタルサインの変化が予測される場合は、その前後で測定する。
- 病棟によって一定の時間をめやすに計測することが多い（6時・10時・14時・19時の4回など）。

●温度板の例（NTT東日本関東病院）

BT	P	BP	R						
42	180	280	70						
41	160	240	60					④呼吸状態	
40	140	200	50					③血圧	
39	120	160	40					②脈拍	
38	100	120	30						
37	80	80	20					①体温	
36	60	40	10						
35	40	0	0						

① **体温**（body temperature、BT）　　➡「資料1：バイタルサインの評価」参照

- 人体ではエネルギーを恒常的に生成するため、一定の体温を維持する必要がある。
- 体温測定は生命維持に必要な臓器のある深部体温（核心温度）が望ましい。一般に腋窩での測定が選択される。
- 成人で「37℃以上」が発熱とされるが、患者個々によって違いがあるので、変化を確認することが重要である。

② **脈拍**（arterial pulse、P）／**心拍数**（heart rate、HR）　　➡ 項目 1

- 生命を維持するために血液を全身へ送り、酸素と栄養を供給する必要がある。
- 末梢の脈を触れることで、心臓から末梢に血液が十分に送られているか、体表面から観察する。
- 成人で「100回／分以上」が頻脈、「60回／分以下」が徐脈とされる。

③ **血圧**（blood pressure、BP）　　➡ 項目 2

- 血圧は、心臓から拍出された血液の圧力が動脈壁に及ぼす力である。
- 脈拍数・心拍数とともに検討することで、体表面から心臓・血管・循環の状態を把握し、異常を発見する。
- 成人での正常血圧は収縮期血圧（最高血圧）が「130mmHgより下」、拡張期血圧（最低血圧）が「85より下」とされる[1]。

④ **呼吸状態**（respiration、R）／**呼吸数、経皮的動脈血酸素飽和度**（SpO_2）　　➡ 項目 3

- 呼吸状態は、「呼吸回数」「呼吸パターン」などで観察する。
- 成人の呼吸数は16〜20回／分程度とされる。
- 低酸素血症[*1]の予防・早期発見が必須であるため、機器（パルスオキシメータなど）を用いて測定することが重要である。

*1【低酸素血症（hypoxemia）】＝動脈血中の酸素含量が減少している状態を指す。全身の組織が低酸素状態に置かれている「低酸素症（hypoxia）＝組織低酸素（tissue hypoxia）」と混同されがちだが、区別する必要がある。

項目 1　脈拍測定・動脈触知

ここが POINT!

- ◆ 脈拍測定は緊張などによる精神的な影響を受けるため、患者がリラックスした体位・状態で行う。
- ◆ 橈骨動脈触知は、看護師の第2指〜第4指の3指で行う。
- ◆ 看護師自身の動脈拍動と間違えて測定しないように注意する。

基礎知識

脈拍測定のポイント

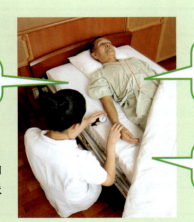

①脈拍数
脈は1分間に何拍打つか？

②脈のリズム
脈のリズムは整（一定）か？
不整（間隔がバラバラ）か？

③脈の大きさ・緊張
脈は緊張しているか？（力強いか？）

● 脈拍測定では、患者の触知できる動脈に看護師の手を触れ、「①脈拍数（回／分）」「②脈のリズム」「③脈の大きさ・緊張」を観察する。

脈を表す用語

	用語	成人	高齢者	小児
①脈拍数（回／分）	正常	60～80回／分	60～70回／分	80～90回／分
	徐脈	60回／分以下		50回／分
	頻脈	100回／分以上		120回／分
②脈のリズム	整脈	間隔が一定		
	不整脈	間隔が一定しない		
	結滞（欠代）	規則的に打っていた脈拍がとぶ		
	速脈	立ち上がりが急で速く触れ、急速に小さくなる		
	遅脈	ゆっくり立ち上がり、ゆっくり脈が消えていく		
③脈の大きさ・緊張	大脈	脈拍の触幅が大きい、ドクンドクンと大きく感じる（＝1回拍出量が多いほど、大きく感じる）		
	小脈	脈拍の触れが小さい（＝1回拍出量が少ないほど、小さく感じる）		
	硬脈	強く圧迫して測定しても脈が触れる（＝血管抵抗が強い）		
	軟脈	わずかな圧迫で脈が触れなくなる（＝血管抵抗が弱い）		

文献2，3を参考に作成

1 必要物品を準備する。

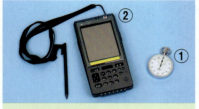

① ストップウォッチ
　（あるいは、秒針付きの時計）
② 記録用の筆記用具・用紙
　（ここでは電子カルテのPDA端末）
● （必要時）聴診器

2 患者に脈拍を測定することを説明し、同意を得る。

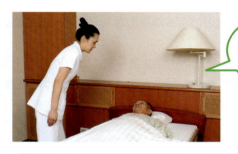

関東太郎さん、これから脈拍を測りますね

ここがコツ
● 患者の緊張により脈が速くなりやすい場合は、予告せず、一般的な会話をしながらそのまま行う場合もある。

3 患者に仰臥位または座位をとってもらう。

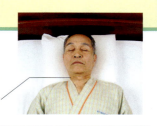

- 患者にリラックスしてもらうように伝える。
- 頸部は曲げないように、患者の姿勢に注意する。

頸部は曲げない

ここがコツ
- 看護師は手を温めておく。
- 手指が冷たかったり汗ばんでいると、患者の不快を招き、正確な脈拍数が得られないこともある。

なぜ行う
- 頸部を曲げていると鎖骨下動脈が圧迫され、拍動が弱くなる[4]。

4 看護師の3指をそろえ、患者の動脈に軽く当てる。

- 動脈は一般的に、橈骨動脈で触診することが多い。

橈骨動脈

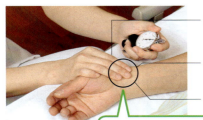

- 第1指を患者の手首のうしろに当て、支える
- 第2指〜第4指をそろえて軽く当てる
- 指の腹で測定する

橈骨動脈＝患者の第1指の延長上の内側

なぜ行う
- 看護師の第1指を用いない。第1指は動脈が太く、患者の脈拍と看護師自身の脈拍が混同されやすいため。
- 指を立てて測定しない。感覚が伝わりにくく、また、指先に力を入れると看護師自身の脈拍と混同する恐れがある。

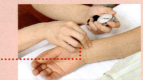

指を立てないように注意

リスクを防ぐ

- 心臓が衰弱し、脈の触知が難しい場合、あるいは手術時などで橈骨動脈での触知が消毒野である場合は、他の動脈で測定する。

上腕動脈
①患者に肩関節を外旋してもらう。
②患者の上腕動脈に3指をそろえ、軽く当てる。

肩関節を外旋

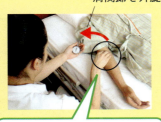

上腕動脈＝
肘関節の中央、または内側

総頸動脈
①患者に測定部位と反対側に軽く向いてもらう。
②患者の総頸動脈の片側に3指をそろえ、軽く当てる。

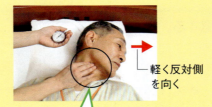

軽く反対側を向く

総頸動脈＝
頸部の下顎骨のすぐ下（左右）

足背動脈
①患者に仰臥位をとり両脚を伸展してもらう。
②患者の足側に立ち、足背動脈に3指をそろえ、軽く当てる。

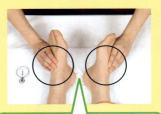

足背動脈＝
足背のほぼ中央部

5 触れた部分に脈を感じたら、「リズム」「大きさ・緊張度」を観察する。

リズム：整脈

リズム：不整脈

- **大きさ：大脈** — 脈拍の振幅が大きい
- **リズム：速脈** — 立ち上がりが急峻で、下降も急速
- **緊張度：硬脈** — 硬く緊張した脈（高血圧でみられる）
- **大きさ：小脈** — 脈拍の振幅が小さい
- **リズム：遅脈** — ゆっくり立ち上がり、ゆるやかに消えていく
- **緊張度：軟脈** — やわらかい脈（低血圧でみられる）

ここがコツ
- 圧迫しすぎると動脈を塞いでしまうため、強く圧迫しない。
- 脈拍が弱く触れにくいときは、手掌を数回握ってもらってから測定する。

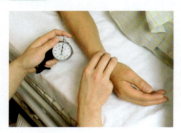

6 1分間かけて脈拍数を数える。

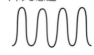

60秒＝1分　　20秒

特に結滞などがある場合は必ず1分以上かけて測定する

臨床上安定している患者では、20秒間の脈拍数を数えて3倍することもあるが、なるべく1分間数える

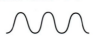

- 必ず1分間、「ストップウォッチ」「時計の秒針」を用いて計測する。
- 結滞などの不整脈は、一定の時間をかけて測定しなければ発見できないことがある。

ここがコツ
- 脈拍と同時に、腹部を見て呼吸数を測定することもある（「項目3」参照）。
- 患者が測定されていることに気づかず、自然な呼吸を測定できる。

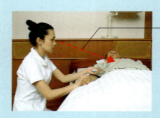

呼吸数を同時に数えることもある

7 反対側の脈拍数も確認する。

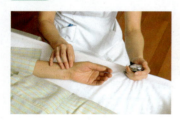

リスクを防ぐ
- 特に初めて測定する患者の場合、両腕を同時に測定し、左右差をみる。
- ただし総頸動脈では、脳への血流を妨げないよう一側ずつ測定する（両側を同時に測定しない）。

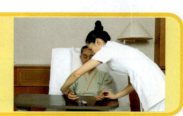

8 測定値を記録する。

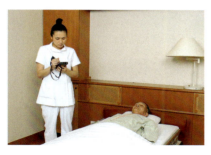

- 電子カルテのPDA端末での記録の例。
- 転記による間違いやメモの紛失を避けるため、ベッドサイドで記録することが望ましい。

リスクを防ぐ

- 心室の収縮が不規則となり、血液流量が少なくなると、脈拍として触知できない場合や、以前に記録された心拍数と差が出る場合がある。
- このような異常が認められる際は、聴診器を用いて心拍の聴取を行う。
- 差が生じる原因として、「期外収縮」や「心房細動」の可能性が考えられる。

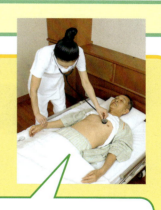

聴診器の適切な使用面

- **ベル側**：低音域の聴取に用いる（血管音、異常心音など）[5]
- **膜側**：高音域の聴取に用いる（腸音、肺音、正常心音など）[5]

項目 2　血圧測定

ここがPOINT!

- ◆ アネロイド血圧計では、上腕が心臓とほぼ同じ高さになるように設定する。
- ◆ マンシェットによる加圧が傷害につながることもあるため、注意して行う。
- ◆ 電子血圧計では、最高血圧での測定のタイミングがずれていないかどうか、橈骨動脈で確認しながら行う。

基礎知識

血圧測定のポイント

- 血圧測定は通常、血管をマンシェットで加圧して測定する間接血圧測定法（非観血式血圧測定法）で行われる。
- 血圧の測定方法は「リバロッチ・コロトコフ法」（コロトコフ音によって血圧を測定する：水銀柱血圧計、電子血圧計など）、「オシロメトリック法」（血管の振動によって血圧を測定する：電子血圧計）に分けられる[4]。
- 医療現場では水銀柱血圧計が使用されてきたが、WHO（World Health Organization：世界保健機関）の勧告により2020年までの全廃が求められている[6]。
- 電子血圧計を使用する際には、誤差に注意する。
- 血圧の測定値である「収縮期血圧」「拡張期血圧」を継続的にチェックする。
- 血圧は、「体位」「食事」「運動」「精神的興奮」「飲酒・喫煙」「気温」「発熱・入浴」などの影響により変動する。

1　必要物品を準備する。

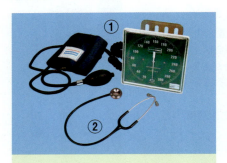

① 血圧計（ここでは大型アネロイド血圧計）
② 聴診器
● アルコール綿
● 記録用の筆記用具・用紙（電子カルテのPDA端末）

リスクを防ぐ

● 感染予防のため、マンシェットの布袋は定期的に洗濯し、清潔なものを使用する。
● 感染症のある場合、マンシェットはその患者専用とする。

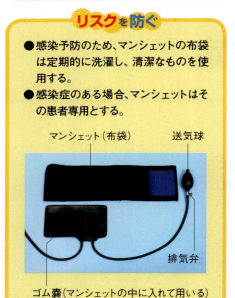

2　血圧計とマンシェットを確認する。

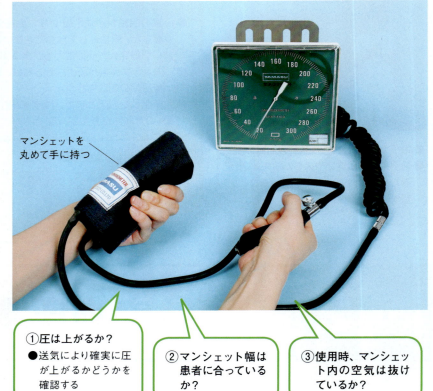

マンシェットを丸めて手に持つ

① 圧は上がるか？
● 送気により確実に圧が上がるかどうかを確認する

② マンシェット幅は患者に合っているか？

③ 使用時、マンシェット内の空気は抜けているか？

マンシェットのサイズのめやす

対象患者	上腕周囲(cm)	マンシェット(布袋)幅(cm)〈上腕周囲径×0.4〉	ゴム囊の長さ(cm)〈上腕周囲径×0.8〉
新生児	5〜7.5	3	5
小児	13〜20	8	13
成人	24〜32	12〜13	22〜24
肥満者	32〜42	17	32

文献7より引用、一部改変

3　患者に血圧を測定することを説明し、同意を得る。

● 患者には排尿を済ませ、5分以上安静にしていてもらう。

● 膀胱が充満していると、末梢血管が収縮するため、血圧上昇を招く。
● 血圧は運動・入浴・食事・精神興奮などで変動する。安定した値を得るため、変動因子はできる限り取り除く。

4	室温を20℃前後に調節する。

リスクを防ぐ
- 低温では皮膚血管が収縮し、血圧が上昇する場合がある。

5	患者に仰臥位（あるいは座位）をとってもらう。

なぜ行う
- 側臥位や腹臥位では血流が圧迫され、血流量が減少し、正しい測定値が得られない。

6	測定する側の上腕を、心臓と同じ高さにする。

- 通常は、右腕で測定することが多い。

仰臥位で測定する場合

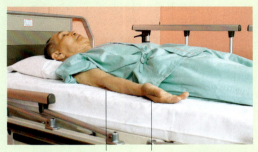

肘関節＝伸展させる　　手掌＝上に向ける

リスクを防ぐ
- 以下の場所での血圧測定は避ける。

乳がん術後（リンパ郭清後）	浮腫の原因になる恐れがある
シャント肢	シャントが閉塞する恐れがある
点滴を行っている上肢	測定時に疼痛が生じやすい

なぜ行う
- 上腕を心臓と同じ高さにするのは、高低差による血圧の変化を防ぐため。
- 座位で測定する場合は、オーバーテーブルなどを準備し、必要に応じて肘枕を使用し、測定する肘を自然に伸ばす。測定する上肢を肘枕の上に置き、心臓と同じ高さにする。

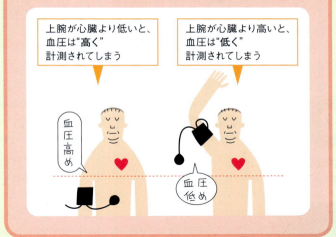

上腕が心臓より低いと、血圧は"高く"計測されてしまう

上腕が心臓より高いと、血圧は"低く"計測されてしまう

ここがコツ
- 初めて測定する場合は左右測定する。
- 2回目以降は血圧が高く出る側で測定する。

7	測定側の上腕が圧迫されないように、衣服を整える。

- 袖を肩まで引き上げる（あるいは、片袖を脱いでもらう）。

なぜ行う
- 上腕部が圧迫されることで、上腕動脈の血流が減少し、血圧が低くなる。
- 病衣程度の薄さであれば、服の上から測定してもよい。

| 8 | マンシェットの下縁が肘関節より2～3cm上にくるように巻く。 |

- ゴム嚢の中心が上腕動脈にかかるようにする。
- 指が1～2本入る程度の余裕をもたせる。

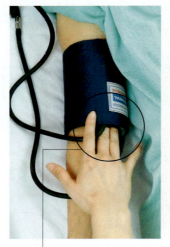

指が1～2本入る

リスクを防ぐ
- マンシェットに聴診器を入れすぎると、聴診器の厚みで動脈を均一に圧迫できず、正確な値が得られない場合がある。

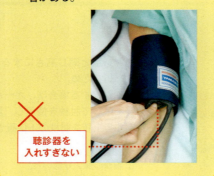

× 聴診器を入れすぎない

| 9 | 聴診器を上腕動脈に当て、送気球の排気弁を閉じる。 |

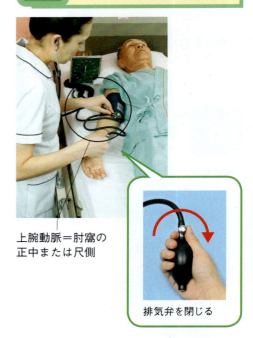

上腕動脈＝肘窩の正中または尺側

排気弁を閉じる

| 10 | 針の高さを見ながら、すみやかに加圧する。 |

- 前回測定時に得られた最高血圧よりも、20～30mmHg高い値まで加圧する。
- 遅すぎる加圧や余計な加圧は、測定に時間がかかり、患者に苦痛を与える。

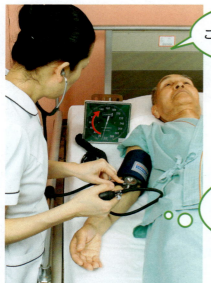

これから加圧しますね

前回の測定値（最高血圧）は130mmHgだから、150mmHg程度まで加圧…

ここがコツ
- 加圧前に前回の測定値を確認しておく。
- アネロイド血圧計は水平に置き、目盛りを水平の高さで見る。

リスクを防ぐ
- 血小板が減少している患者は、内出血の原因となるため、不必要な加圧は避ける。

11 血圧計の目盛りを見ながら送気球の排気弁を徐々にゆるめ、測定値を読む[6]。

①拍動が初めて聞こえた時点の目盛り＝ 収縮期血圧（最高血圧）
②さらに減圧を続け、拍動が聞こえなくなった時点の目盛り＝ 拡張期血圧（最低血圧）

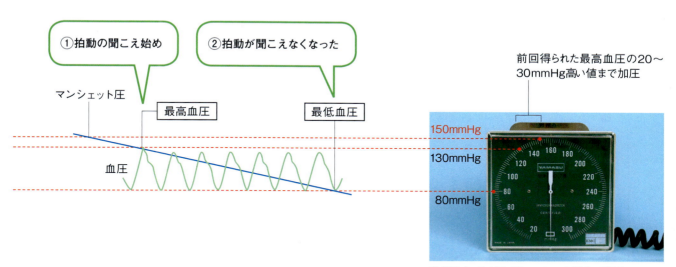

●例として 130/80mmHg の場合で示す

ここがコツ

- 拍動が聞こえにくい場合は患者に手掌を10～15回握ってもらい、末梢血管の緊張を高めてから測定する。
- 拍動が最後まで聞こえる場合は、最低血圧は、音が急に小さくなった時点での目盛りを読む。

成人における血圧値の分類（mmHg）

	分類	収縮期血圧		拡張期血圧
正常域血圧	至適血圧	<120	かつ	<80
	正常血圧	120－129	かつ／または	80－84
	正常高値血圧	130－139	かつ／または	85－89
高血圧	Ⅰ度高血圧	140－159	かつ／または	90－99
	Ⅱ度高血圧	160－179	かつ／または	100－109
	Ⅲ度高血圧	≧180	かつ／または	≧110
	（孤立性）収縮期高血圧	≧140	かつ	<90

文献1より引用

12 測定後、排気弁を全開にしてゴム嚢の空気を完全に抜く。

13 マンシェットを患者の腕から外し、衣類・寝具を整える。

14 血圧計・聴診器のあと始末を行う。

①マンシェット内の空気を完全に抜く。
②マンシェットと送気球を格納する。
③聴診器をアルコール綿で拭く。

15 測定値を記録し、手を洗う。

- 測定上の体位や測定部位の変更があった場合には、記録に記載する。
- 血圧の変化や推移について関心を持っている患者も多い。測定値を知らせる際には過剰な不安を与えないような配慮が必要である。

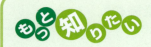

電子血圧計での測定上の注意点

- 不整脈がある場合、電子血圧計では最高血圧を拾わないこともある。
- 測定のズレがないよう、橈骨動脈で脈拍を数えながら行う。
- 脈拍が触れるのと同じタイミングで測定されない場合や、前回の測定値と大幅に異なる場合などは、アネロイド血圧計で再度測定する。

● マンシェット圧が下がってくるとき、最高血圧での「脈動の触れ始め」と、電子血圧計の「最高血圧の測定し始め」が、同じタイミングで現れているか？

マンシェット圧
最高血圧
血圧

① 脈が触れ始める
② 最高血圧の測定値が出る

この2つがずれていないかチェック

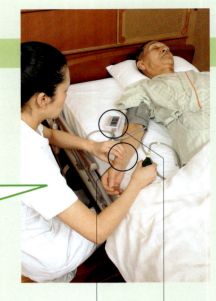

① 脈が触れ始める
② 最高血圧の測定値が出る

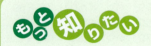

バイタルサイン測定：実際の流れ

通常の測定の順番は「体温（BT）」→「脈拍（P）」→「呼吸（R）」→「血圧（BP）」とされますが、臨床上、いくつかのバイタルサインを同時に測定する場合もよくある！

1. 体温の測定
2. 血圧の測定
→
3. 脈拍の測定
4. 呼吸数の測定
→
5. 聴診（座位の場合）

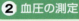

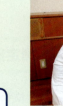
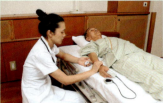

腋窩に体温計を入れる

40 ◆ バイタルサイン測定・採血・モニタリング

項目 3　呼吸状態の観察

> **ここが POINT!**
> ◆ ガス交換が確実に行われているか、まず呼吸状態を視覚的に確認することが重要である。
> ◆ 呼吸状態を数値で客観的に確認するために、呼吸数、パルスオキシメータなどを併用する。
> ◆ 最も注意したいのは低酸素血症である（SpO_2 値90％以下が指標）。

基礎知識

呼吸状態の観察

- 呼吸は、生命を維持するために必要なガス交換（二酸化炭素〈CO_2〉と酸素〈O_2〉の交換）を行う活動である。
- 呼吸の観察により、心身の健康状態を把握することができる。呼吸は脳幹によって制御されているため、生命維持にかかわる脳幹の観察にもつながる。

1 呼吸回数の観察

正常	●成人：16〜20回／分 ●小児：20〜25回／分
異常	●無呼吸：呼吸回数0回／分 ●徐呼吸：呼吸回数9回／分以下 ●頻呼吸：呼吸回数25回／分以上

2 呼吸数と呼吸の深さの観察

異常	状態	主な疾患
頻呼吸	呼吸は不変で、呼吸回数が増加（25回／分以上）	発熱、肺炎、呼吸不全、心不全など
徐呼吸	呼吸の深さは不変で、呼吸回数が減少（9回／分以下）	頭蓋内圧亢進、尿毒症、麻酔使用時など
過呼吸（過換気）	呼吸数は不変またはやや増加。深さ（1回換気量）が増加	過換気症候群
減弱呼吸	呼吸数・深さともに減少	脳死時、危篤時、鎮静薬使用時など
無呼吸	呼吸が一定時間停止	睡眠時無呼吸症候群、鎮静薬使用時など

3 呼吸のリズムの観察

異常	状態	主な疾患
チェーンストークス呼吸	小さく浅い呼吸→徐々に深く速い呼吸→浅くゆっくりした呼吸→無呼吸を繰り返す	脳出血・脳腫瘍、尿毒症
ビオー呼吸	浅くて速い呼吸→無呼吸を不規則に繰り返す	脳腫瘍・脳外傷など頭蓋内圧亢進時
クスマウル呼吸	深くゆっくりした呼吸が持続	糖尿病ケトアシドーシス[*2]、昏睡、尿毒症

＊2【糖尿病ケトアシドーシス】＝代謝性アシドーシスの一種。代謝性アシドーシスとは体内の HCO_3^- が低下する状態で、血液中に乳酸が増加して血液が酸性に傾くものと（糖尿病ケトアシドーシス、乳酸アシドーシス）、酸排泄障害によるものがある（尿細管性アシドーシス）。HCO_3^- の低下に対して、"呼吸回数を上げて PCO_2 を下げようとする" "pHを一定にしようとする" ために過呼吸となる。特に糖尿病ケトアシドーシスは強酸性のため、PCO_2 を下げるためにクスマウル大呼吸となる。

（次頁へつづく）

❹ 呼吸音の観察

- 呼吸音＝気道と肺胞を通過する気流の音

　①気管支呼吸音：空気が鼻腔・口腔〜気管支を通る音

　②肺胞呼吸音：空気が細気管支〜肺胞を通る音

　③気管支肺胞呼吸音：①と②の混ざった音

- 副雑音＝その他の呼吸音

副雑音の主な種類

種類		代表的な音	特徴
連続性ラ音	笛声音 （wheeze；ウィーズ）	高音 「ヒューヒュー」 「ピーピー」	●呼気時に聴取されることが多い ●気管支喘息発作時、気道内異物などによる気道狭窄時に聴取される ●笛性音が減弱や消失時は、狭窄の改善ではなく悪化の場合もあるので注意する
	いびき様音 （rhonchi；ロンカイ）	低音 「グーグー」 「ギーギー」	●吸気時に聴取されることが多い ●気管や比較的太い気管支での喀痰貯留、舌根沈下などが原因
断続性ラ音	水泡音 （coarse crackle；コース クラックル）	気道分泌物が破裂する音 「ブツブツ」	●気道分泌物が破裂する音 ●気管・気管支内で分泌物が貯留時に聴取される
	捻髪音 （fine crackle；ファイン クラックル）	高調音 「バリバリ」 「パチパチ」	●髪の毛を擦るような音が聞かれる ●間質性肺炎や肺水腫の初期、無気肺などで聴取される

基礎知識

酸素化の測定

酸素化に関連する用語

動脈血酸素分圧 PaO_2：arterial O_2 pressure	●血液中に溶け込んでいる"酸素の量"を分圧で示したもの ●血液の酸素化能力の指標
二酸化炭素分圧 $PaCO_2$：arterial CO_2 pressure	●血液中に溶け込んでいる"二酸化炭素の量"を分圧で示したもの ●肺の換気能力の指標
動脈血酸素飽和度 SaO_2：arterial O_2 saturation	●酸素を運搬するヘモグロビンのうち、"酸素に結合したヘモグロビンが何％を占めるか"を観血的に表したもの ●動脈血からの測定値
経皮的動脈血酸素飽和度 SpO_2：saturation of percutaneous oxygen	●酸素を運搬するヘモグロビンのうち、"酸素に結合したヘモグロビンが何％を占めるか"を経皮的に表したもの ●パルスオキシメータで測定した、SaO_2の近似値

動脈血酸素分圧（PaO_2）の測定

PaO_2測定の様子

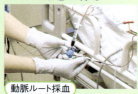
動脈ルート採血

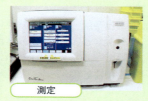
測定

- 動脈穿刺を行ってルートを留置し、観血的に動脈血酸素分圧（PaO_2）を測定する。
- ICUなどで行われることが多い。くわしくは「08：血液ガス分析」を参照。

- ガス交換が成立しているかを客観的に観察するために、動脈血酸素分圧（PaO_2）の値が用いられる。
- PaO_2を測定するためには、観血的な操作（血液採取による検査）が必要になる。そのため通常は、経皮的動脈血酸素飽和度（SpO_2）の値が代用される。

経皮的動脈血酸素飽和度（SpO_2）の測定

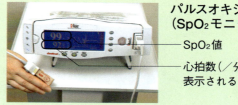

パルスオキシメータ（SpO_2モニタ）
- SpO_2値
- 心拍数（／分）も表示される

- 一般病床では、皮膚を通じて非侵襲的に測定できる機器（パルスオキシメータ、SpO_2モニタ）を用いて測定される。
- 経皮的に、動脈血酸素飽和度（SpO_2）を測定する。

- SpO_2値とPaO_2値の関係（酸素解離曲線）を示す。
- 最も注意したいのは低酸素血症である。
- 体内に二酸化炭素がたまっている状態（$PaCO_2 > 45mmHg$）で高濃度の酸素を投与すると、高炭酸ガス血症（CO_2ナルコーシス）を引き起こす恐れがある。

酸素解離曲線の見方

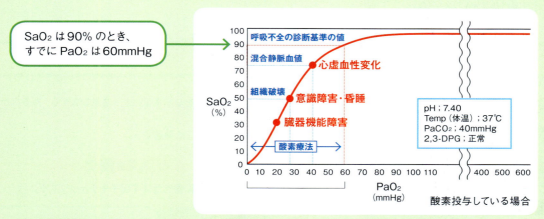

SaO_2は90％のとき、すでにPaO_2は60mmHg

酸素投与している場合

* 動脈血酸素飽和度（SaO_2）とSpO_2は、臨床上、ほぼ等しいと考える。

- 一般的にはSpO_2値「90％以下」が異常とされる。
- 注意したいのは、PaO_2値が60mmHg程度まで低下しても、SpO_2値は90％程度に維持されることである。

1 パルスオキシメータとプローブを接続する。

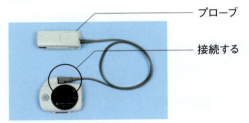
●携帯型パルスオキシメータ

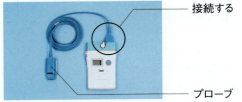
●ベッドサイド用パルスオキシメータ①
（モニター心電計を兼ねたタイプ）

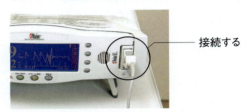
●ベッドサイド用パルスオキシメータ②

- プローブには指用、耳朶用、前額用、鼻用、足指用などがある。また、形態としてクリップ式、粘着式がある。
- クリップ式は簡易で携帯用・移動や搬送時に一時的に用いられることが多い。長時間の使用では体動などにより指から外れやすい。
- 粘着式はテープで固定するため指から外れにくく、長時間モニタリングが必要な場合に用いる。密着性が高いため、末梢循環が不良な場合クリップ式に比べ検出しやすい。
- 末梢循環不全が生じ、指先で測定できない場合、耳朶用・足指用のプローブを用いる方法もある。

プローブの選択

耳朶用	●末梢循環障害がある場合に用いる ●耳は指に比べヘモグロビンの量が少ないため、感度が指に比べて遅い
足指用	●手指での測定が困難な場合に用いる ●手の指より感度が遅いため、SpO_2の変化をとらえるのに時間がかかる
鼻用	●末梢循環障害がある場合に用いる ●臥床患者など、体動が少ない患者に向く

2 指用プローブを患者の指に装着する。

クリップ式プローブ — センサー（上側に）

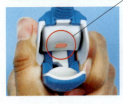 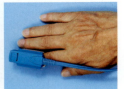

粘着式プローブ — センサー（上側に）

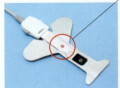 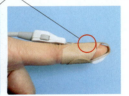

- センサー（光源）部分をつぶさないよう注意しながら、ゆるみがないように留める。
- センサーが上になるように装着する。

リスクを防ぐ

- SpO_2値の測定に影響を及ぼす因子をチェックする。

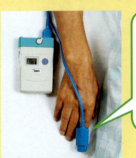

①マニキュア、爪の汚れはないか？
②末梢循環不全（ショック、低体温）はないか？
③色素製剤（試薬のメチレンブルーなど）が用いられていないか？
④外部光はさしこんでいないか？
⑤患者の体動はないか？

3 測定値を確認する。

●安定している値での数値を読む。

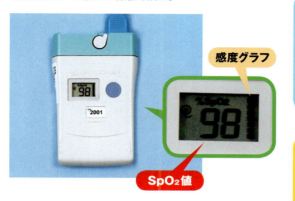

感度グラフ
SpO₂値

ここがコツ
- 低値（SpO₂値が90％以下）を示す場合は、あわてずに、「プローブがきちんと装着されているか」「プローブが本体に接続されているか」を確認する。
- 末梢循環が不良な場合、測定値が正確に出ないことが多いので、医師に報告する。必要時は、医師により動脈血採血による酸素化の評価が行われる。

リスクを防ぐ
- さまざまな要因を除外してもSpO₂値が90％以下であれば、「酸素マスクを用いた酸素投与」「バッグバルブマスクを用いた酸素投与」を行う場合がある。
- 酸素の投与に際しては、流量など、医師の指示のもとに行う。

4 指用プローブを外し、装着部を観察する。

●プローブの圧迫や熱により、皮膚障害（発赤、熱傷、壊死など）を起こす場合があるので注意する。

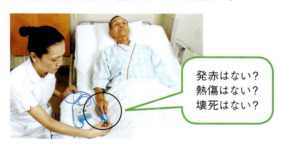

発赤はない？
熱傷はない？
壊死はない？

リスクを防ぐ
- 持続的にプローブを装着してモニタリングをする場合は、プローブによる皮膚損傷の可能性がある。
- 皮膚障害を予防するためにも、定期的にプローブ装着部位を観察し、1日1回はプローブを外して、別の部位に装着する。
- 痛みを訴えられない、または痛みを感じにくい、皮膚の弱い新生児や高齢者と、高熱・昏睡・末梢循環不全・皮膚に病変がある患者は、クリップ式（リユーザブルタイプ）は4時間以内、粘着式（ディスポーザブルタイプ）は8時間以内にプローブを外し、観察する。

5 パルスオキシメータとプローブのあと始末を行う。

●粘着式プローブは使い捨てのため、テープ部分を廃棄する。

6 測定値を記録し、手指衛生を行う。

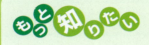

呼吸音の聴診

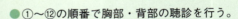
日常的なバイタルサイン測定に合わせて聴診も行いたい！

- 端座位で胸部・背部の呼吸音を聴取する。
- 聴診器を当てて、患者にゆっくりと深い呼吸をしてもらう。

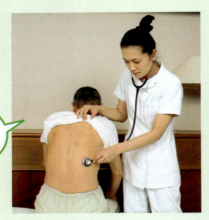

ゆっくりと深呼吸してください

- ①〜⑫の順番で胸部・背部の聴診を行う。

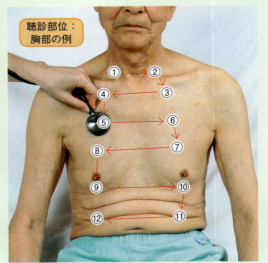

聴診部位：胸部の例

ここがコツ

- 聴診器を当てるときは、温めてから使用する。
- 起座位をとれない患者では、側臥位をとってもらい、背部の聴診音を聞く。

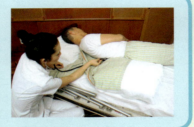

＜引用文献＞
1. 日本高血圧治療ガイドライン作成委員会 編：高血圧治療ガイドライン．ライフサイエンス出版，東京，2014：19．
2. 清村紀子，工藤次郎：根拠と急変時からみた フィジカルアセスメント．医学書院，東京，2014：36．
3. 香春知永，齋藤やよい 編：看護テキストNiCE 基礎看護技術 看護のなかで技術を理解する 改訂第2版．南江堂，東京，2014：105．
4. 安藤郁子 編著：根拠と写真で学ぶ看護技術2 観察・処置を支える援助．中央法規出版，東京，2011：5-19．
5. 横山美樹：はじめてのフィジカルアセスメント．メヂカルフレンド社，東京，2014：17．
6. 水銀体温計と血圧計の2020年までの全廃に関するWHOホームページ．http://www.who.int/mediacentre/news/notes/2013/mercury-medical-devices-20131011/en/（2014.12.15アクセス）
7. 澤田香代：血圧測定法とアセスメント．聖マリアンナ医科大学病院看護部 編，みるみる身につくバイタルサイン，照林社，東京，2014：63．

＜参考文献＞
1. 日本呼吸器学会 肺生理専門委員会：よくわかるパルスオキシメータ．日本呼吸器学会，東京，2014．

資料 1

バイタルサインの評価

木下佳子

バイタルサインをどのように活用するか

- バイタルサインは、患者の状態を予測し、患者に何が起こっているのかを考えるために測定する。
- バイタルサインの1つひとつを正確に測定することも重要だが、それらを組み合わせ、フィジカルアセスメントや看護師の直感も合わせて総合的に判断することが重要である。そして、患者の状態の変化、特に合併症の出現などに早期に気がつけるようにする。
- 患者の状態の変化を知るためには、バイタルサインの正常値を知っておくだけでなく、患者にとっての変化や患者の状況に応じた変化を考える必要がある。
- この項では、「ショックに気づくためのバイタルサインの考え方の例」を示す。

血圧を維持しようとする生体反応

- ヒトにとって、生きていくうえで非常に重要なのは「各臓器に酸素を運ぶこと」である。
- そのためには、「循環血液量」と「それを運ぶための心臓のポンプ機能」が適切にはたらいていることが要件となる。それが満たされていることを圧で表しているのが血圧である。
- さまざまなトラブルが起こったとき、生体反応は"血圧を維持する"方向ではたらく。
- 血圧は、「①心拍数」「②循環血液量（心拍出量）」「③末梢血管抵抗」で規定される。このいずれかに問題が起こると血圧が維持できなくなり、血圧を維持するために他の因子で補おうとする（図1）。

図1 血圧の維持

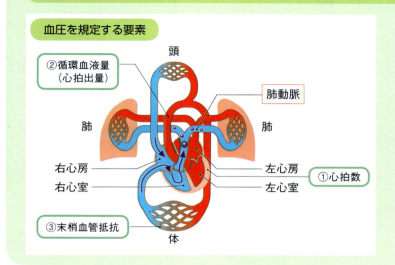

通常の場合
- 1回拍出量100mL
- 心拍数60回/分
→1分間の心拍出量は6,000mL

変化

腹腔内に出血が起こった場合

心拍出量低下
- 1回拍出量50mL（↓）
- 心拍数120回/分（↑）

頻脈

心拍数で補い、1分間の心拍出量6,000mLを保とうとする

- このように、見た目で血圧が下がっていなくても、じつは出血が起こっている場合がある。それは、頻脈（心拍数の増加）で予測することができる。
- この関係性を示しためやすの1つに、ショック指数（shock index：SI）がある。
- ショック指数と出血量の関係を表1に示す。出血量が循環血液量の15%程度なら血圧に変化が起こらないことがわかる。
- ショック指数が1を超える、つまり収縮期血圧と脈が同じ値になったら、かなり出血している、あるいは脱水状態になっていると考える必要がある。ただし、高齢者の場合は頻脈にもならない場合があるので注意する。
- また、生体反応として、末梢血管を収縮させて血圧を保とうとする。そのためにショックのときは、末梢が冷たくなる。
- このように血圧を維持しようとしても、それが維持できなくなったらショックに陥る。ショックの定義を表2[1]に示す。ショックは4つに分類される。
- ショックを見きわめるためには、バイタルサインだけでなく、ショックの特徴的理学所見（「ショックの5P」、表3）、尿量（0.5mL/kg/時以下）、患者の精神状態の変化なども考慮に入れる。

表1　出血の程度と生体反応

	Ⅰ	Ⅱ	Ⅲ	Ⅳ
循環血液量に対する出血量	15%まで	15〜30%	30〜40%	40%以上
体重47kgとして（体重×70mL）	約500mL以下	500〜1,000mL	1,000〜1,500mL	1,500mL以上
血圧（収縮期血圧＝SBP）	不変	不変から軽度低下	低下	著明低下
脈（P）	正常	100以上	120以上	140以上
ショック指数：SI（P/SBP）	P60/SBP120＝0.5	P100/SBP100＝1	P120/SBP80＝1.5	P140/SBP60＝2.3
呼吸数	正常	20以上	30以上	40以上
尿量	正常	減少	乏尿	無尿
意識	不安	不穏	混乱	昏迷・昏睡

表2　ショックの定義

生体に対する侵襲あるいは侵襲に対する生体反応の結果、重要臓器の血流が維持できなくなり、細胞の代謝障害や臓器障害が起こり、生命の危機に至る急性の症候群。収縮期血圧90mmHg以下の低下を指標とすることが多い。

典型的には交感神経系の緊張により、頻脈、顔面蒼白、冷汗などの症状を伴う。近年、循環障害の要因による新しいショックの分類が用いられるようになり、右記の4つに大別される。

分類	原因
循環血液量減少性ショック（hypovolemic shock）	●出血 ●脱水 ●腹膜炎 ●熱傷　など
血液分布異常性ショック（distributive shock）	●アナフィラキシー ●脊髄損傷 ●敗血症　など
心原性ショック（cardiogenic shock）	●心筋梗塞 ●弁膜症 ●重症不整脈 ●心筋症 ●心筋炎　など
心外閉塞・拘束性ショック（obstructive shock）	●肺塞栓 ●心タンポナーデ ●緊張性気胸　など

文献1より引用

表3　ショックの特徴的理学所見

ショックの5P

1. **p**allor
   ：皮膚・顔面蒼白
2. **p**rostration
   ：肉体的・精神的虚脱
3. **p**erspiration
   ：発汗・冷汗
4. **p**ulselessness
   ：脈拍微弱
5. **p**ulmonary deficiency
   ：不十分な呼吸

脈と心電図の関係

- 脈は、心臓の動きを末梢の動脈触知により知るための方法である。
- したがって、脈をとって心臓の動きを想像することを心がける。「血圧と脈」「心電図と脈」を関連づけて考えるとわかりやすい。
- 「血圧と脈」の関係として、血圧が高ければはっきり力強く触れるが、低ければ弱くしか触れない。触知の場所も心臓に遠いところ（橈骨や足背）で触れれば血圧は十分高いが、頸動脈でしか触れなければ60mmHgぐらいしかないことになる。
- 「心電図と脈」、つまり心臓のはたらきと脈との関係を表4に示す。

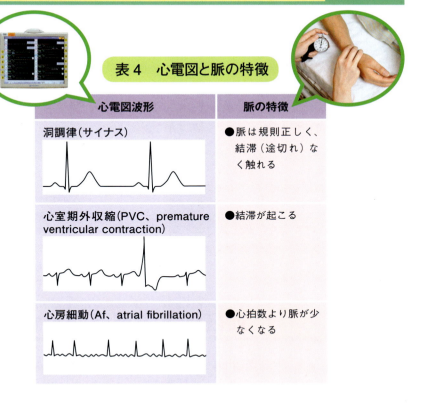

表4　心電図と脈の特徴

心電図波形	脈の特徴
洞調律（サイナス）	●脈は規則正しく、結滞（途切れ）なく触れる
心室期外収縮（PVC、premature ventricular contraction）	●結滞が起こる
心房細動（Af、atrial fibrillation）	●心拍数より脈が少なくなる

呼吸と全身状態の関係

- 呼吸は、呼吸の状態だけでなく、全身状態の悪化が著明に反映される。
- 何らかの理由で全身状態が悪化したとき、酸性に傾く（乳酸アシドーシス、ケトアシドーシスなど）。
- 生体は、酸塩基平衡を、腎臓での代謝のHCO_3^-と、呼吸での二酸化炭素（CO_2）分圧でコントロールしようとする。
- 二酸化炭素が蓄積すると酸性に傾き、HCO_3^-が減少しても酸性に傾く。そのとき恒常性を保とうとして、二酸化炭素を減少させて生体をアルカリにしようとする。そのために呼吸数が早くなる。
- したがって、頻呼吸のときには、他のバイタルサインを測定しフィジカルアセスメントを行い、ショック状態にないか注意を払うことが必要である。
- 日常的に呼吸数を測るよう習慣づけることは大切である。

体温異常で考えること

- 体温が高いときは、脈と呼吸数を必ず観察する。
- 感染性ショックの徴候としてSIRS (systemic inflammatory response syndrome：全身性炎症反応症候群）という病態がある（表5）。
- SIRSの状態にあると、感染性ショックを引き起こす可能性が高いので、診断基準（表6）に当てはまらないか考えてみる。もし当てはまるようなら、何らかの感染の原因や炎症の原因がないかを検討し、十分な観察を行う必要がある。
- 高体温だけでなく、低体温のときもSIRSの状態が進行している可能性があるため、注意が必要である。

表5　SIRS（全身性炎症反応症候群）とは

- 感染などの侵襲が加わり、宿主に全身性の炎症反応が起こり、発熱などの症状を呈した状態
- 侵襲により産生されたサイトカインによって引き起こされる

表6　SIRS診断基準項目

①体温＞38℃または＜36℃
②脈拍＞90回/分
③呼吸数＞20回/分　またはPaCO$_2$＜32Torr
④白血球数＞12,000/mm^3　か＜4,000mm^3　または10％幼若球出現

2項目以上の該当 → 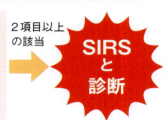 SIRSと診断

血圧低下で原因がわからないとき

- 血圧が低下しているが、出血もしていないし、脱水・感染もなさそうというとき、心外閉塞性ショックの可能性がある。
- 心臓のポンプ機能は問題ないが、心臓の収縮と拡張ができないように何らかの圧力がかかっている状態である。主な病態は3つ、「心タンポナーデ」「緊張性気胸」「重症肺血栓塞栓症（pulmonary thromboembolism：PTE）」である。表7にその概要を示す。

表7　心外閉塞性ショック

疾患	原因	バイタルサイン・徴候
心タンポナーデ	●心嚢内に水や血液が溜まって、心臓を圧迫することで起こる ●心筋梗塞などで心筋が薄くなり、心臓の中から血液が漏れ出すことで起こる ●心臓の手術ののち、心嚢ドレーンがうまく機能しておらず、術後の出血が心嚢内に溜まることによって起こる場合がある	①血圧の低下　④頻脈がある ②脈圧の低下　⑤奇脈（息を吸ったときに血圧の低下が起こる、あるいは脈が触れなくなる） ③心電図の低電位
緊張性気胸	●本来は陰圧であるべき胸腔内に空気が入り、胸腔内が陽圧になり、さらに空気の逃げ場がなくなり心臓を圧迫する ●何らかの原因で肺胞が損傷（主には人工呼吸による圧外傷、中心静脈カテーテル挿入時の合併症など）	上記①〜⑤に加え ●頻呼吸　●胸郭運動の低下 ●患側の呼吸音の消失
重症肺血栓塞栓症（PTE）	●肺動脈が血栓等で閉塞される	●血圧低下　●失神発作 ●呼吸困難　●チアノーゼ

- このように、バイタルサインとフィジカルアセスメントを組み合わせて、"患者に何が起こっているのか？"あるいは"起こっていないのか"をアセスメントし、今後起こるかもしれないことを予測する。
- 看護師として「何をすれば患者に益がもたらされるのか」を考えることが必要である。

＜引用文献＞
1. 日本救急医学会 医学用語委員会：医学用語解説集（2009年10月）．
http://www.jaam.jp/html/dictionary/（2014.12.15アクセス）

05 モニター心電計の装着・記録

中山美佐子

心電図モニターは「不整脈」「心拍数（HR）」「心筋虚血の有無」を知るために用いられる。
異常波形を見抜くために、確実な装着が求められる。

クローズアップ手技

- 項目1 モニター心電計（3点誘導法）の装着と記録
- 項目2 波形のモニタリングと対応

基礎知識

モニター心電計が装着される場面

- モニター心電計が装着される主な場面を以下に示す。
  ①重篤な不整脈が発現する可能性の高い場合
  ② ICU（集中治療室）やCCU（心臓病集中治療室）での集中治療を必要とする場合
  ③手術やカテーテル検査など生体侵襲を受けた場合
  ④急変が起こった場合のモニタリングとして
  ⑤重症患者の搬送時のモニタリングとして
  ⑥生命の危機状態にある患者（終末期を含む）のモニタリングとして

患者への電極装着（＋電極、－電極、アース）

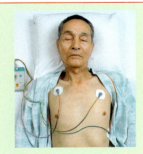

情報が送られる

ナースステーションでのセントラルモニター

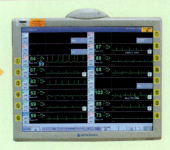

基礎知識

心電図波形の描出

● 心電図は心臓の電気刺激（興奮）を反映し、図1のように波形として表される。

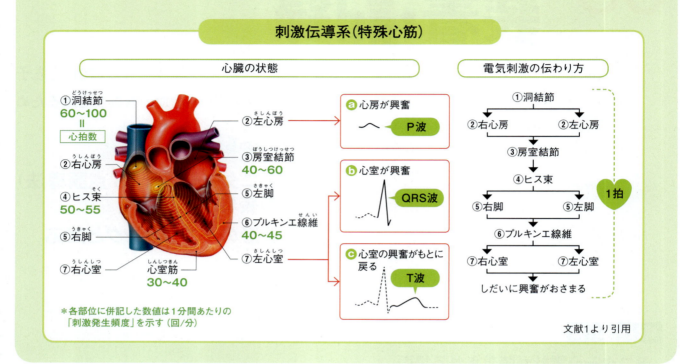

文献1より引用

基礎知識

心電図波形の読み方

● 心電図波形を観察する場合は、図の項目をチェックする必要がある。

● 心電図のリズムもチェックする。心電図波形に異常がない状態（P波・QRS波の波形が同じ、P-P間隔とR-R間隔が一定）は、洞結節が正しくペースメーカーとなっている状態であり、洞調律（sinus rhythm、サイナスリズム）と称される。

● 特殊な洞調律に、洞性頻脈（100回/分以上）、洞性徐脈（60回/分以下）、洞性不整脈（P波の出現が不規則）がある。

心電図の基本波形（波形はモニター心電図での例）

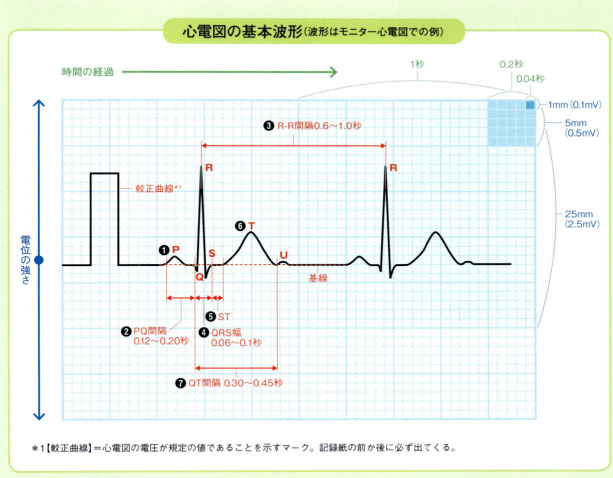

*1【較正曲線】＝心電図の電圧が規定の値であることを示すマーク。記録紙の前か後に必ず出てくる。

心電図を読むときの「正常・異常」

名称	「正常」の評価	「異常」の評価
❶ P波 ● 心房の興奮によって起こる	● 0.11秒未満 ● 電位は0.25mV*2未満 ● P波の形に異常がない ＝洞結節で起こった刺激が正しく伝わって心房が興奮している	● P波の形・向きの異常 ＝異所性（例：下位の房室接合部など）で起こった刺激により、心房に興奮が伝わってしまっている 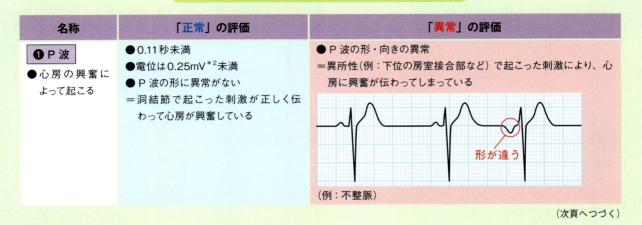（例：不整脈） 形が違う （次頁へつづく）

*2【mV】＝ミリボルト、電気信号の強さを表す単位。1mV＝1/1,000V。

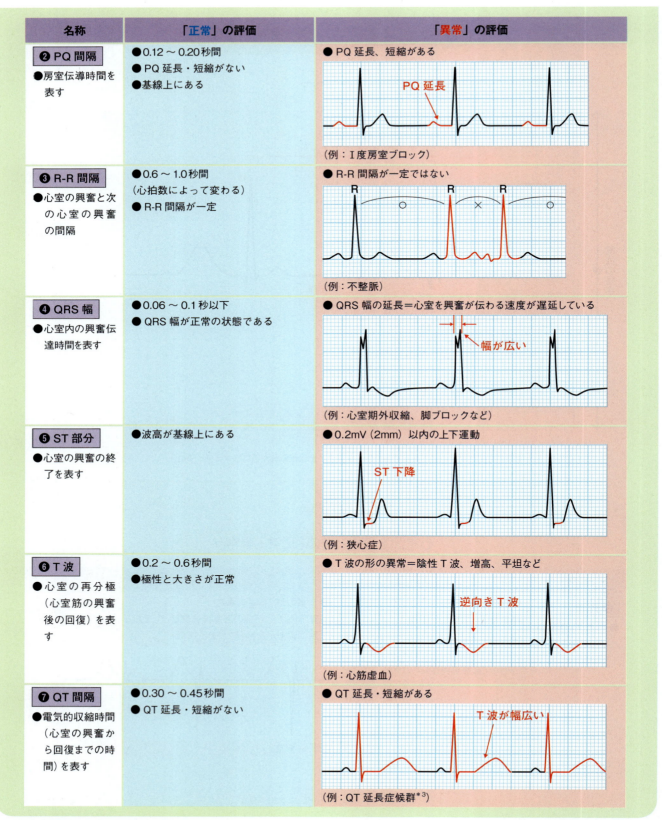

*3【QT延長症候群】=QT間隔は心室の脱分極の始まりから再分極が終了するまでの時間と考えられており、このQT間隔が生理的な変動を超えて延長した状態（QTc＞0.44秒）を指す。先天性のQT症候群のほか、薬剤使用や除脈に伴い発症する後天性QT症候群がある。

項目 1

モニター心電計（3点誘導法）の装着と記録

ここがPOINT!

◆ 波形を正しく読みとるため、電極装着前は貼付部位を清潔にする。
◆ 誘導法に合わせて、それぞれ適切な位置に電極を装着する。
◆ 誘導を変更した際は、情報共有の目的で必ずメッセージを貼る。

1 必要物品を準備する。

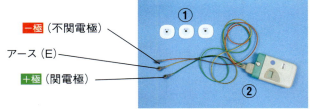

- 一極（不関電極）
- アース（E）
- ＋極（関電極）

①ディスポーザブル（パッチ）電極
②電極＋送信機
③セントラルモニター
● 濡れたタオルまたはアルコール綿

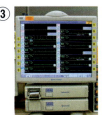

2 送信機の電池を確認する。

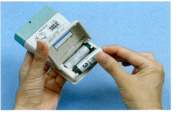

● 送信機に電池を入れる。
● 保管時は、電池を外して消耗を防ぐ。
● 電池が切れると送信機からアラームが鳴るため、その際には電池を交換する。

もっと知りたい

ディスポーザブル（パッチ）電極の種類（例）

＊いずれもX線透過性モニタリング電極

製品名・写真	特徴
● Gビトロード G-600（日本光電工業株式会社）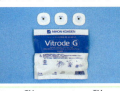	● 強粘着で薬液に強く、しっかり固定される ● 違和感が少なく、剥離時にゲル部分が肌に残りにくいソリッドゲルを使用
● 3M™ レッドダット™（スリーエム ジャパン株式会社）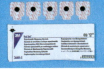	● 粘着部分が全面伝導 ● 最初に貼付した位置が不適切な場合に、貼り直し可能

● このほか、敏感肌の患者には皮膚に優しい製品もある。

3 セントラルモニターを設定する。

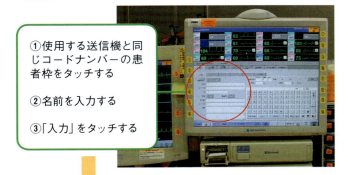

①使用する送信機と同じコードナンバーの患者枠をタッチする
②名前を入力する
③「入力」をタッチする

↓

この流れで入床させる

| **4** | 患者のベッドサイドで、モニター心電計の装着について説明し、承諾を得る。 |

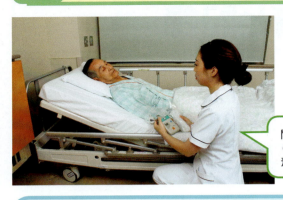

●患者・家族に心電図モニター装着の目的を説明し、同意を得る。

「関東太郎さん、これから心電図モニターを装着しますね」

ここがコツ
●交流障害の原因となるため、時計・指輪・ネックレスなどの金属類は外してもらう。

| **5** | 患者の胸元を開け、装着部位を観察し、濡れたタオルまたはアルコール綿で装着部位を清拭する。 |

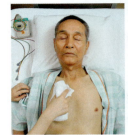

●手指衛生ののちに行う。
●乾燥などで皮膚の落屑がある場合は、濡れたタオルなどで拭き取っておく。
●装着部位の体毛が濃い場合は、患者の許可を得て除毛する。

なぜ行う
●皮膚の汚れ・湿潤・乾燥・皮脂などで電極が剥がれたり、浮き上がったりすると、波形が乱れて正しく読み取れなくなる。

リスクを防ぐ
●アルコール綿を使用すると皮膚が乾燥しやすくなるため、乾燥しやすい患者には濡れたタオルを用いる。

| **6** | 電極を接続し、ディスポーザブル（パッチ）電極を貼付する。 |

＊ここでは、最も一般的な「Ⅱ誘導」を選択。

●横隔膜上など、呼吸の影響を受ける部位は避ける。
●創部がある場合は、創部を避けた部位に貼付する。
●ペースメーカーや植込み型除細動器（ICD）を挿入中の場合は挿入部位を避け、肩に電極パッド（アース）を貼付する。

Ⅱ誘導（貼付位置）

①貼付前に、まず電極を接続する
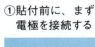

②裏面を剥がす

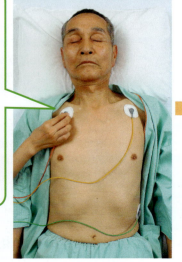

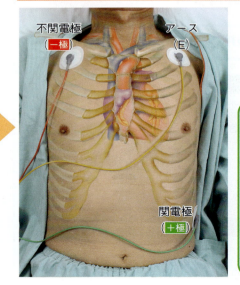

不関電極（－極）
アース（E）
関電極（＋極）

電極の貼付位置
●関電極（＋極）：左季肋部付近
●不関電極（－極）：右鎖骨下付近
●アース（E）：通常、左右の鎖骨下など邪魔にならない位置（動かしてもよい）

代表的な誘導法（3点誘導）

- 3点誘導とは、「関電極（＋極）」「不関電極（－極）」「アース（E）」の3点で行う誘導である。基本的に「四肢誘導法」を指す。
- 通常は、P波が目立ち、心室性不整脈が捉えやすいⅡ誘導を選択する。
- 電極は、心臓を挟む位置で患者の左腰の電極が「＋極（関電極）」、右肩の電極が「－極（不関電極）」、「アース電極」の位置はどこでもよいが、通常は、左右の鎖骨下など邪魔にならない位置に貼付する（①Ⅱ誘導）。
- 心臓の動きを観察したい部位によって、誘導の種類が変わる。前述のⅡ誘導のほかに代表的な誘導法として、ST波の変化をみるための「②CM_5誘導」「③CC_5誘導」、P波をみるための「④NASA誘導」がある。医師の指示を確認して行う。

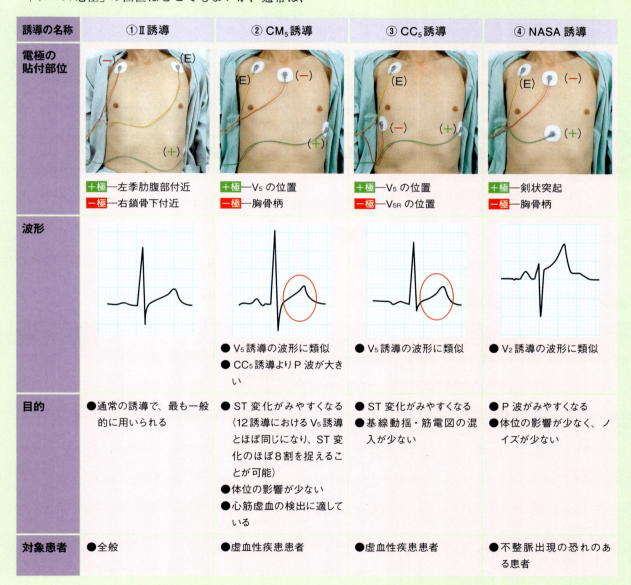

誘導の名称	①Ⅱ誘導	②CM_5誘導	③CC_5誘導	④NASA誘導
電極の貼付部位	＋極—左季肋腹部付近 －極—右鎖骨下付近	＋極—V_5の位置 －極—胸骨柄	＋極—V_5の位置 －極—V_{5R}の位置	＋極—剣状突起 －極—胸骨柄
波形		● V_5誘導の波形に類似 ● CC_5誘導よりP波が大きい	● V_5誘導の波形に類似	● V_2誘導の波形に類似
目的	●通常の誘導で、最も一般的に用いられる	●ST変化がみやすくなる（12誘導におけるV_5誘導とほぼ同じになり、ST変化のほぼ8割を捉えることが可能） ●体位の影響が少ない ●心筋虚血の検出に適している	●ST変化がみやすくなる ●基線動揺・筋電図の混入が少ない	●P波がみやすくなる ●体位の影響が少なく、ノイズが少ない
対象患者	●全般	●虚血性疾患患者	●虚血性疾患患者	●不整脈出現の恐れのある患者

7 電極を接続し、送信機の電源を入れる。

●電極パッドと接続したあとで軽く引っ張り、抜けることがないか確認する。

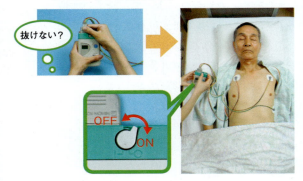

ここがコツ

- リード線用固定テープでループを作って固定すると、リード線の"揺れ""引っ張り"などによるアーチファクト[*3]を防ぐことができる[2]。
- リードを束ねて体に止めると、電極にテンションがかかりにくくなる[3]。
- 自立度の高い患者では、内ポケットにモニターを入れておくとよい。

*3【アーチファクト】＝筋電図や交流障害など、患者の心臓から発する波形だけでなく、別の原因が入り込んだ心電図波形に類似した波形、ノイズ。

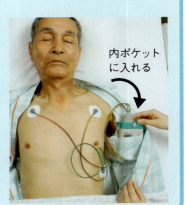

8 セントラルモニターで、波形がきちんと出ていることを確認する。

●筋電図（骨格筋の細胞外からの誘導・記録）などのアーチファクトが混入していないか、呼吸による変動がみられないかなどを確認する。

筋電図が出現！ → 貼付部位の確認、変更

電極の装着や環境が不十分で異常波形が出る例

原因	影響	対策
患者のシバリング（震え）	●基線が小刻みに震える（波形が読み取れない）	●室温を上げて、室内を温かくする ●バスタオルなどで患者を保温する
歯磨き、清拭など日常生活動作	●心室頻拍（VT）に見える波形が出ることがある	●発見したら、心電図の異常ではないか訪室して確認する
体位変換	●以前と異なる波形に変化する（電極の貼付位置や体の向きの違いで波形に変化が出ることがある）	●発見したら、心電図の異常ではないか訪室して確認する ●通常の波形のパターンを確認しておく

近くに電気毛布やテレビ、電動ベッド、蛍光灯などがある	●基線が規則正しく小刻みに震える(50回/秒、地域によっては60回/秒)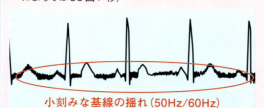小刻みな基線の揺れ (50Hz/60Hz)	●発見したら、心電図の異常ではないか訪室して確認する ●アースをしっかり装着する ●電気器具のコンセントを抜く ●ベッドを壁から離す
電波の届かない場所に移動、電極が外れた	●フラットな波形(心静止に見える)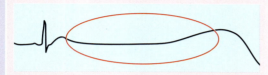	●発見したら、心電図の異常ではないか訪室して確認する ●電波の届く範囲や安静度を確認する ●電極の外れ・剥がれ、リードの断線がないか確認する ●患者が入浴や検査・リハビリテーションなどで病棟を離れる際には、セントラルモニターから一時退室させる(「検査中」「入浴」などの項目を選択、発信器をOFFにはしない) ●検査・入浴などが終了したら「解除」を選択し、モニター監視を再開する

9 その後も清拭などの際に、貼付部位を観察する。

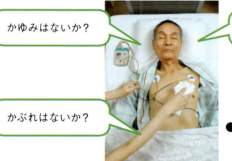

かゆみはないか？　　発赤はないか？　　かぶれはないか？

●通常は24時間継続して観察するため、貼付部位の異常がない限り、貼る位置は変更しない。

ここがコツ

●貼付部位に発赤が見られる場合は、貼付部位を変更して電極パッドを貼り替える。
●皮膚が弱く電極パッドでかぶれる場合、皮膚に優しい製品(導電性粘着ゲルを使用した製品など)を選択する。
●もし粘着物が残っている場合は、粘着成分除去剤を使用する。

リスクを防ぐ

●皮膚トラブルがみられる場合は、医師に確認し、別の誘導に変更する。
●誘導を変更した場合は、情報共有のために必ずメッセージを貼っておく。

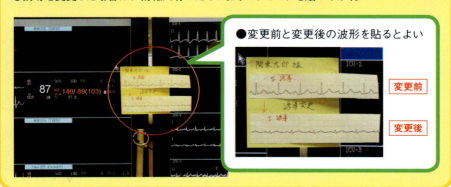

●変更前と変更後の波形を貼るとよい

変更前／変更後

リスクを防ぐ

●電極パッドの剥がれやゲルの乾燥などが見られたら、新しい電極パッドに交換する。
●小児や高齢者ではゲルを誤飲する恐れがあるため、電極パッド交換時には「皮膚にゲルが残っていないか」「使用数と廃棄数は一致しているか」確認する[3]。
●粘着ゲルタイプの電極パッドの場合、交換時にゲル面をしっかりつまんで剥がすとゲルがきれいに取れて誤飲を防ぐ[4]。

10 観察中、波形に異常が出た場合には、さかのぼって波形を確認し、異常部位をプリントアウトする。

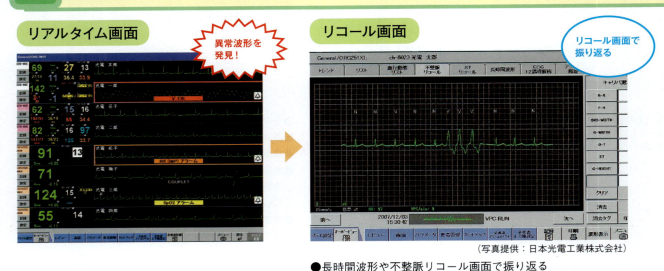

●長時間波形や不整脈リコール画面で振り返る

（写真提供：日本光電工業株式会社）

もっと知りたい

状況に応じて、他の誘導を選択することも…。おさえておきたい！

標準（双極）肢誘導

- 12誘導心電図の誘導法として、「標準（双極）肢誘導」がある。
- これは手足に電極をつけて測定し、2肢間の電圧差を記録する（Ⅰ誘導、Ⅱ誘導、Ⅲ誘導）。
- 詳細は、「06：12誘導心電計の装着・記録」を参照。

5点誘導

- 心臓外科の手術や虚血の心配がある場合は「5点誘導」を選択する。
- 5点誘導では、広範囲前隔の虚血を捉えることができる。
- 標準の四肢誘導と同じ関係で「Ⅰ」「Ⅱ」「Ⅲ」「aVR」「aVL」「aVF」の波形が得られる。
- あわせて、白の電極を任意の胸部誘導に貼付することで、1つの胸部誘導波形もモニタリングできる。

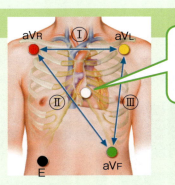

- 不整脈の観察＝「V_1」の位置を選択
- 心筋虚血の判定＝「V_5 ないし V_6」の位置が適当

項目 2　波形のモニタリングと対応

> **ここが POINT!**
> ◆ 異常波形が見られた場合は、危険度を予測して対応する。
> ◆ 危険度の高い波形が見られた場合は、すぐに訪室して医師へ報告する。
> ◆ 心電図に変化があったときは、必ずベッドサイドへ行き全身状態をアセスメントする。

基礎知識

経過観察が必要な波形（不整脈）

- ベッドサイドでよく見かける、経過観察が必要な波形について下記に示す（表）。
- モニター波形で変化がみられたときは、改めて12誘導心電図（「06：12誘導心電計の装着・記録」を参照）を用いて詳細に確認する必要がある。12誘導心電図は、より多方向から心臓についての情報を得られる。

注意！　症状の有無とバイタルサインをみる

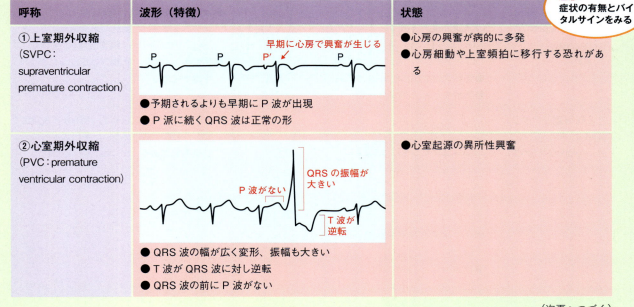

呼称	波形（特徴）	状態
①上室期外収縮 （SVPC：supraventricular premature contraction）	●予期されるよりも早期にP波が出現 ●P派に続くQRS波は正常の形	●心房の興奮が病的に多発 ●心房細動や上室頻拍に移行する恐れがある
②心室期外収縮 （PVC：premature ventricular contraction）	●QRS波の幅が広く変形、振幅も大きい ●T波がQRS波に対し逆転 ●QRS波の前にP波がない	●心室起源の異所性興奮

（次頁へつづく）

呼称	波形（特徴）	状態
③発作性心房頻拍 （PAT：paroxysmal atrial tachycardia）	●突然に始まる正常QRS波の頻脈で心拍数は140〜220/分 ●頻脈中のQRS間隔は一定	●房室結節二重伝達路や房室間副伝導路の存在による興奮旋回（リエントリー）に起因する
④心房細動 （Af：atrial fibrillation）	●不規則な基線の動揺として認められるf波 ●P波の欠如 ●R-R間隔が不規則	●心房の各部分がまったく無秩序に興奮し、心房全体の規則正しい興奮がなくなった状態
⑤心房粗動 （AF：atrial flutter）	●基線は規則的な動揺 ●一定のF波がみられる ●P波は欠如	●心房の1か所が250〜300/分の頻度で規則性をもって刺激を発生。頻度が早いために、いくつかの刺激が心室へ伝わる ●放置すると心拍が早くなりがちで、心不全に至ることがある
⑥発作性上室頻拍 （PSVT：paroxysmal supraventricular tachycardia）	●突然に始まる正常QRS波の頻脈（150〜220/分） ●頻拍中のR-R間隔は一定	●心房や房室結節から突然に頻拍が発生する ●異所性自動能亢進（洞房結節ではなく、心房のある部分が自動的に刺激を発する、あるいはリエントリー（興奮旋回）で生じる ●高カリウム血症、低酸素血症、ジギタリス中毒でも起こる
⑦Ⅰ度房室ブロック （first degree atrioventricular block）	●P-Q時間（洞室伝導時間）が0.21秒（5コマ＝1マス）以上 ●P波のあとに必ずQRS波がある	●血圧はほとんど変化せず、明らかな自覚症状を伴わないことが多い。原因の1つに冠動脈疾患がある。

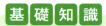

即時対応が必要な波形（不整脈）

●即時に医師への報告が必要な危険な波形について、表に示す。

> 危険！
> すみやかな対応、
> ドクターコールが必要

呼称	波形（特徴）	状態
①ショートラン	心室期外収縮の3連発（ショートラン） ●心室期外収縮が3つ以上連続する	●心室頻拍など、致死的な不整脈を引き起こす恐れがある → **対応** ●自覚症状がない場合は経過観察でもよい ●虚血性心疾患や心機能低下を伴った病的な心筋の可能性があり、精査が必要
② R on T	T波頂上付近に心室期外収縮出現（R on T） ●先行するT波の上に乗ったようにPVCが生じる	●心室頻拍など、致死的な不整脈を起こす恐れがあり、非常に危険 → **対応** ●抗不整脈薬の投与 ●心室細動につながることがあるため、電気的除細動が行えるように準備しておく
③心室頻拍 （VT：ventricular tachycardia）	リズムはほぼ等しく、波形もほぼ同じ ●PVCと幅の広いQRS波形が3個以上、連続で出現	●心筋が正常に動いておらず、十分な心拍出量が得られていないために虚血 ●放置すれば心室細動へ移行する可能性が高い、致死的な不整脈 → **対応** ●抗不整脈薬の投与と電気的除細動
④心室細動 （VF：ventricular fibrillation）	●幅広いQRS波を持った心室変形が不規則に続き、振幅は不規則となる	●心室壁のあちこちが小刻みに動くのみで心臓全体としての組織的な収縮は起こっておらず、血液ポンプとしての機能が失われた状態 ●最も危険な致死的不整脈の1つ → **対応** ●心肺蘇生(CPR)、ただちに電気的除細動
⑤洞不全症候群 （SSS：sick sinus syndrome）	●さまざまな徐脈性不整脈が生じる 　①洞性徐脈 　②洞停止または洞房ブロック 　③徐脈頻脈症候群 　の3型に分類される ●P波発現の遅れや消失がみられる	●洞結節自体の異常 ●洞結節から心房への刺激伝導異常 ●高度徐脈により、意識消失や全身けいれんを起こす恐れがある ●臨床的にめまい、失神発作が生じる → **対応** ●症状および今後不安定になる可能性があれば、徐脈原因の除去と薬物療法 ●高度に不安定な場合はペースメーカーの適応

（次頁へつづく）

呼称	波形（特徴）	状態	
⑥Ⅱ度房室ブロック ウェンケバッハ型 (Wenckebach second degree atrioventricular block)	● PQ間隔が徐々に延長しQRS波が欠落する	●房室結節が障害を受け、心房と心室の内で刺激伝導障害が起こる ●洞結節から房室結節までの伝導時間が1拍ごとに徐々に伸びて、刺激が心室に伝わらなくなっている → 対応 ●血行動態が安定している場合、治療は必要としない ●血行動態が不安定な場合は薬物療法を施行する	
⑦Ⅱ度房室ブロック モービッツⅡ型 (Mobitz type Ⅱ second degree atrioventricular block)	● PQ間隔は一定で突如としてQRSが欠落、再び正常に戻る ●完全房室ブロックへ進行する恐れがある	●ヒス束以下が広範囲に障害を受け、心室への刺激伝導障害を生じる → 対応 ●ペースメーカーの適応	①意識：著しい低血圧や高度ブロックが原因で脳に酸素が供給されないため、意識状態が悪化 ②呼吸：徐脈により血圧が低いため、肺の血流量が低下、低酸素状態に ③循環：徐脈により血圧が低いため、末梢の循環不全が出現
Ⅲ度房室ブロック			
⑧高度房室ブロック (advanced atrioventricular block)	●心室に伝導しないP波が2拍以上連続しQRS波が欠落、長期休止期が出現	●房室結節、またはヒス束以下が重度に障害されている → 対応 ●ペースメーカーの適応	
⑨完全房室ブロック (complete atrioventricular block)	● P波とQRS波は独自のリズムでバラバラに出現	●房室伝導が完全に途絶した状態 ●心房からの刺激がまったく心室に伝わらない → 対応 ●ペースメーカーの適応	

<引用文献>
1. 徳野慎一：モニター心電図見方のコツ．エキスパートナース 2008；24（11）：30-77．
2. フクダ電子株式会社：安定したモニタリングの為に．機械使い方ワンポイント．http://www.fukuda.co.jp/medical/treatment/monitoring/（2014.12.15 アクセス）
3. 酒井基広，宮崎歌津枝，中嶋真紀子：危険！"思い込み"心電図アラーム．エキスパートナース 2011；27（5）：24-43．
4. 日本光電株式会社：心電図用ディスポ電極を正しくお使いいただくために：誤飲を防止するために．http://www.nihonkohden.co.jp/iryo/point/dispo_electrode/prevention.html（2014.12.15 アクセス）
5. セントラルモニタ CNS-9601 取扱い説明書．

基礎知識

心電図のアラーム[3]

- 通常、モニター心電計には異常波形の警告が知らされる「アラーム」が設定されている（表）。
- 設定などからアラームで検出されない場合もあるため、波形の観察は常に必要である。
- アラームの原因が解消されないうちに、アラームを消音してはいけない。

アラームの種類（レベル別）

＊機種CNS-9601の場合[5]を示す

緊急アラーム（ピロピロ連続）	警戒アラーム（ピンポン連続）	注意報（ポーン 20秒または2分間隔）
赤色で点滅	**黄色で点滅**	**黄色で点灯**
患者が異常な状態（致死的な不整脈など）で、緊急に処置をしなければ患者の生命に悪影響を与えるときに発生	患者あるいは機器の異常、または操作が適切でない状態で、なるべく迅速な処置を要するときに発生	正常な計測ができないときに発生
●心停止、またはそれに近い病態と考える ●すぐに駆けつけ、すみやかに処置する必要がある	●徐脈や頻脈、ブロック波形も徐脈として検出している場合があるため、波形を読む ●心拍数の変化は、呼吸などが止まった場合、遅れて二次性に起こることも多いため、心臓だけでなく呼吸状態も考慮すべき ●原則、訪室する	●緊急性はないが、確実なモニタリングのためにも、いち早く解決する

アラームの種類（原因別）

心拍数アラーム	不整脈アラーム	テクニカルアラーム
上限・下限アラームであり、心拍数があらかじめ設定したアラームの上限・下限値を超えたときに発生	不整脈を検出したときに発生	装置本体や心電図の測定環境、または無線テレメータの送受信に関するトラブル時に発生

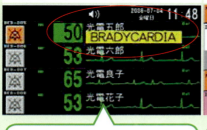

- ●上限の設定を超えたとき
- ●下限の設定を超えたとき　　など

緊急アラーム
- ●心静止のとき
- ●心室細動（VF）のとき
- ●心室頻拍（VT）のとき

警戒アラーム
- ●徐脈のとき（ブロックなどによる）
- ●頻脈のとき（心房粗動〈AF〉などによる）　　　　　　　　　　　　　　　　など

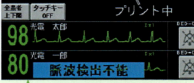

（写真提供：日本光電工業株式会社）

- ●アーチファクトのとき
- ●電極外れのとき
- ●電波切れのとき　　など

文献3、p.27より引用

06　12誘導心電計の装着・記録

坂田恭子

12誘導心電計は、心筋の壊死・虚血、あるいは不整脈などを知るために、必要不可欠な検査である。
診断・治療を迅速に進めるため、すばやく正確に設定する必要がある。

クローズアップ手技
- 項目1　12誘導心電計の準備
- 項目2　12誘導心電図をとる
- 項目3　12誘導心電図の障害の解消

基礎知識

12誘導心電計が装着される場面

- 12誘導心電計装着の指示が出る場面を以下に示す。
  ① 胸部症状出現時
  ② 不整脈出現時
  ③ モニター上の波形変化時の確認
  ④ 循環器疾患の診断
  ⑤ 不整脈の診断
  ⑥ 薬剤の作用・副作用の確認

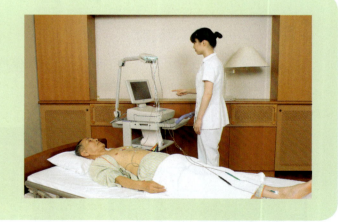

基礎知識

12誘導心電計に用いる物品

- 心電計とは、心臓で発生する電気的活動の動きを、心電図（electrocardiogram：ECG）に置き換えて記録するために用いる機器である。
- 心電計には、表の種類がある。12誘導心電計の構成を図に示す。

区分	名称	特徴
体表面心電図 ● 心筋細胞が興奮・弛緩するときに発生する活動電位を、心臓全体について、体表面から記録して心電図の波形として表す	12誘導心電計 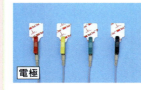 電極 本体	● 不整脈出現時や胸痛出現時、心臓負荷試験時やモニター心電図に変化があったときなどに実施する ＜心電図の指示がある例＞ 安静時、胸痛出現時、モニター上ST変化時、心臓負荷試験前・後、不整脈出現時、薬剤使用前・後
	モニター心電計 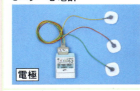 電極 本体	● 継続した観察が必要な患者に装着する（24時間心電図モニター） ● 不整脈や胸痛発作の出現する可能性がある患者、電解質異常や伝導障害がある
	ホルター心電計	● 携帯型で長時間連続で記録できる
	体表面マッピング計	● 不整脈などに用いる
	ベクトル心電計	● 心筋梗塞などに用いる
心腔内心電図 ● カテーテル電極を心腔内に挿入し、洞結節付近・ヒス束・右室・左房・左室の電位記録を行う	ヒス束電位図計	● 難治性不整脈などに用いる
	心腔内マッピング計	● 難治性不整脈などに用いる

12誘導心電計の構成

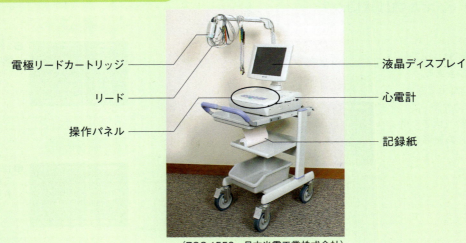

（ECG-1550、日本光電工業株式会社）

基礎知識

12誘導心電計使用時のチェック事項

- 医師の指示により、心電計を装着し、誘導法を選択する。
- 心電計を使用する際には、「指示」「使用する電極」「誘導」「設定」などを、以下①〜⑥に基づき確認する。

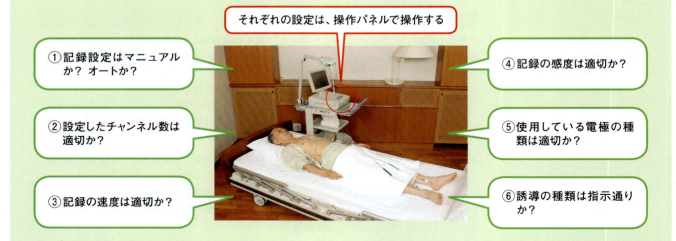

①記録設定はマニュアルか？オートか？
②設定したチャンネル数は適切か？
③記録の速度は適切か？
④記録の感度は適切か？
⑤使用している電極の種類は適切か？
⑥誘導の種類は指示通りか？

それぞれの設定は、操作パネルで操作する

1 記録設定はマニュアルか？オートか？

マニュアル
記録速度・感度・誘導を自由に選択できる

オート
記録スタートのスイッチを入れると自動的に誘導が切りかわり、心電図の記録ができる

- 一般的な12誘導心電計の記録を行う際には、オートが指示される。記録時間があらかじめ設定されている。
- 特に徐脈の場合、オートを使用すると感知される頻度が少なく、数拍しか記録できないため、記録時間を設定できるマニュアルを指示されることが多い。不整脈を記録するときや洞不全症候群の場合も、マニュアルを指示されることが多い。

2 設定したチャンネル数は適切か？

- 心電計の表示には、「1CH（チャンネル）」「3CH」「6CH」「12CH」のタイプがある。
- 6誘導を一度に表示できる、6CHを用いることが多い。
- 1つひとつの波形を大きく見たいときや、多くの波形を一度に見たいときは、チャンネル設定を変更する。

1つひとつの波形を大きく見たい

6CH
● 6誘導ずつ表示される

3CH
● 3誘導ずつ表示される

12CH
● 12誘導すべてが表示される

多くの波形を一度に見たい

3 記録の速度は適切か？

引きのばして細かく波形を観察したい

記録速度：通常(a)　25mm／秒
● 1mmが0.04秒

記録速度：遅い(b)　50mm／秒
● 1mmが0.02秒
● QRSの拡大解析に用いる

記録速度：速い(c)　10mm／秒
● 1mmが0.1秒
● 不整脈の長時間記録に用いる

長時間のなかで変化をとらえたい

- 記録速度は、一般的に25mm／秒に設定されている(a)。
- 詳細に観察する場合、記録速度を遅くして(50mm／秒など)、波形を拡大する(b)。
- 不整脈(頻脈など)の解析は、記録速度を速くして(10mm／秒など)長時間記録すると解析しやすい(c)。

4 記録の感度は適切か？

記録感度：通常(a)　10mm／mV

較正曲線で確認する（この場合は10mm）

心電図波形を縮小したい

記録感度：上げる(b)　5mm／mV

● 心電図波形が記録用紙からはみ出す場合：左室肥大など

較正曲線で確認する（この場合は5mm）

心電図波形を拡大したい

記録感度：下げる(c)　20mm／mV

較正曲線で確認する（この場合は20mm）

● 波形が小さくてよく見えない場合

- 通常、感度は1mV(10mm／mV)に設定する(a)。
- 記録用紙に表される心電図のサイズを変更したいときは、感度を調整する。縮小したいときは感度を上げ(b)、拡大したいときは感度を下げる(c)。
- 感度の設定を確認するときは、基準となる「較正曲線」の高さで確認する。
- 感度を変更した場合、記録した波形自体も、2倍や1／2になっている。そのため心電図を解析する際は、どの感度設定で記録したかを必ず確認する。

（次頁へつづく）

❺ 使用している電極の種類は適切か？

- 12誘導心電計に用いる電極には、ディスポーザブル（パッチ）電極を接続するタイプと、ゴム吸着式・ファストクリップ電極を接続するタイプがある。
- 12誘導心電計ではどちらの電極を用いてもよいが、病棟ではディスポーザブル（パッチ）電極を用いることが多い。

ディスポーザブル（パッチ）電極

胸部

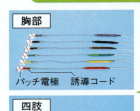

パッチ電極　誘導コード

四肢

- 貼るタイプのパッチに、電極を接続して用いる

電極の装着

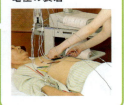

ゴム吸着式＋ファストクリップ電極

胸部
胸部吸着電極

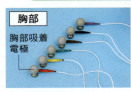

- 吸盤に電極を接続する胸部吸着電極と、挟むためのファストクリップ電極を用いる

四肢
ファストクリップ電極

電極の装着

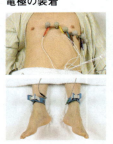

❻ 誘導の種類は指示通りか？

- 心電図は、体の指定の位置に電極の先端を当て、その間の電圧を測定して記録するものである。位置を間違えないよう注意する（詳細は「項目2」参照）。
- 12誘導の電極の当て方（誘導法）を一括化したものを、標準12誘導と呼ぶ。

項目 1　12誘導心電計の準備

ここが POINT!

- ◆ 12誘導心電計はいつでも使用できるよう、日ごろから充電しておく必要がある。
- ◆ 心電図の障害（筋電図、交流障害、基線の揺れ）を防ぐために環境を整える。
- ◆ 患者には前もって安静を促し、金属類を外してもらう。

1 必要物品を準備する。

＊ここでは12誘導心電計、ディスポーザブル（パッチ）電極を使用

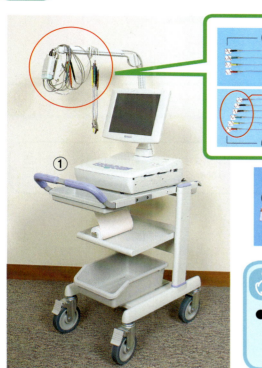

① 12誘導心電計＋電極
② ディスポーザブル（パッチ）電極（ここでは3M™レッドダット™心電図検査用電極）
③ 誘導コード（ここではワニ口・ディスポーザブル電極アダプタ）
④ アルコール綿
⑤ 記録用紙
⑥ （ゴム吸着式電極の場合）クリーム・ティッシュペーパー

（四肢）
（胸部）
ディスポーザブル（パッチ）電極（台紙から剥がして用いる）

ここがコツ

● 心疾患をもつ患者も多いため、状態の変化に備えてニトログリセリン（処方薬。ミオコール®スプレーなど）も用意しておくとよい。

ミオコール®スプレー

2 12誘導心電計と電極を準備し、点検する。

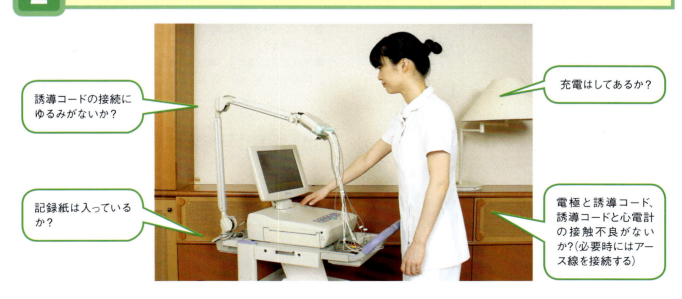

- 誘導コードの接続にゆるみがないか？
- 記録紙は入っているか？
- 充電はしてあるか？
- 電極と誘導コード、誘導コードと心電計の接触不良がないか？（必要時にはアース線を接続する）

06 12誘導心電計の装着・記録

3 患者に事前の安静を促す。

- 患者に安静を促す。
- 事前に排尿を済ませてもらう。

なぜ行う
- 活動により心負荷がかかり、心電図波形の変化が生じる可能性がある。

4 測定環境を整える。

- 室温が寒くないか確認する。
- カーテンを閉め、プライバシーの保護に配慮する。
- 周囲からの電磁的な影響を受けないよう、携帯電話やテレビなどの電化製品の電源は切る。
- 電気器具はベッドから遠ざけ、コンセントを抜く。

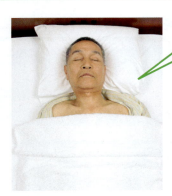

バスタオルやタオルケットを用意し、露出が最小限になるよう努める

なぜ行う
- 患者が冷たく感じること（振戦、悪寒）や四肢の緊張などは、筋電図（患者要因による心電図の乱れ）の原因となる（詳細は「項目3」参照）。

5 電極装着のため、患者の準備を行う。

- 時計・指輪・ネックレスなどの金属類は外してもらう。

なぜ行う
- 金属類は、交流障害の原因となる（詳細は「項目3」参照）。

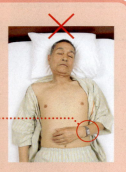

時計やアクセサリー類は外す

- 胸部が汚れている場合、発汗している場合は、アルコール綿でよく拭き取る。
- 皮膚が乾燥している場合は、アルコール綿でよく拭いてから電極をつける。
- アルコールにアレルギーのある患者では、胸部が汚れたり乾燥している場合、濡らしたタオルで拭き取る。
- ディスポーザブル電極の接着が剥がれた場合は、新しいものに貼り替える。
- 胸毛が多い場合は、電極がうまく装着できないことがあるため、除毛クリッパー等で除毛する。

なぜ行う
- 電極の接触不良により、基線の揺れが起こる（詳細は「項目3」参照）。

項目 2　12誘導心電図をとる

ここがPOINT!

◆ 12誘導心電図の電極位置を誤ると、正しい心電図がとれない。必ず位置を確認する。
◆ 指示通りの設定で行えているかどうか確認する。
◆ 正しい誘導や設定で行えたかどうか、記録紙を確認する。

基礎知識

12誘導心電図のしくみ

- 心電図は、体の2か所にプラス（＋）極とマイナス（－）極の先端を当て、その間の電圧を測定して記録するものである。
- 12誘導とは、その方向12通りをあわせたものである。標準（双極）肢誘導の種類が「Ⅰ・Ⅱ・Ⅲ」の3方向、単極肢誘導の種類が「aV_R・aV_L・aV_F」の3方向、単極胸部誘導が「V_1・V_2・V_3・V_4・V_5・V_6」の6方向である（図）。
- 電極では、必ずどれか1つがアースとなる。アースとは、ノイズ対策と感電防止のために余分な電気を逃がすための電極である。

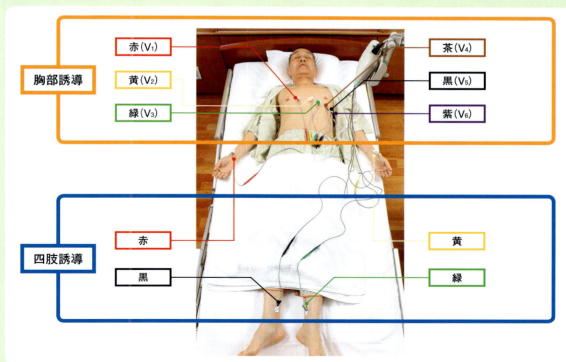

12 誘導心電図の分類

四肢誘導
手足(右手、左手、左足)に電極をつけて測定

標準(双極)肢誘導

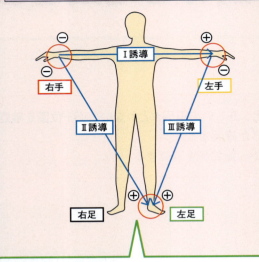

2肢間の電圧差を記録している
- I誘導 = 右手と左手との電圧差を左手方向からみている
- II誘導 = 右手と左足の電圧差を左足方向からみている
- III誘導 = 左手と左足の電圧差を左足方向からみている

単極肢誘導

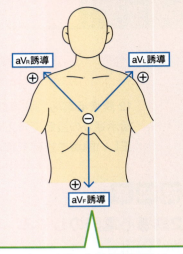

肢の電極から心臓の出す刺激を記録している
- aV_R誘導 = 右肩から心臓をみている
- aV_L誘導 = 左肩から心臓をみている
- aV_F誘導 = 真下から心臓をみている

単極肢誘導の名称
a (augmented):増幅した
V (volts):電圧
R (right arm):右手
L (left arm):左手
F (left foot):左足

胸部誘導
胸部(V_1〜V_6の部位)に電極をつけて測定

単極胸部誘導

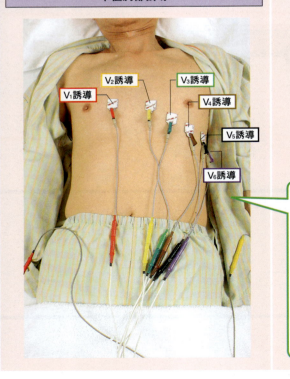

胸部の各電極から心臓の出す刺激を記録する
- V_1誘導 = 第4肋間の胸骨右縁→心臓
- V_2誘導 = 第4肋間の胸骨左縁→心臓
- V_3誘導 = V_2とV_4を結んだ線の中間点→心臓
- V_4誘導 = 第5肋間と左鎖骨中線の交差点→心臓
- V_5誘導 = V_4の高さの水平面と前腋窩線の交差点→心臓
- V_6誘導 = V_4の高さの水平面と中腋窩線の交差点→心臓

もっと知りたい

誘導と心臓部位

- それぞれの誘導は、心臓の各部位への刺激伝達をチェックするために設定されている。
- 心電図の異常が見られる誘導ごとに、心筋梗塞のおおよその部位診断が可能。

	梗塞部位	I	II	III	aVR	aVL	aVF	V1	V2	V3	V4	V5	V6
左心室前面	中隔							○	○				
右心室前面中央部	前壁									○	○		
右心室後面下1/3	前壁中隔							○	○	○	○		
	広範囲前隔	○				○		○	○	○	○	○	○
左心室側壁	側壁											○	○
左心室後壁	高位側壁	○				○							
（心突部）	後壁							△	△				
左心室下壁	下壁		○	○			○						
右心房・右心室	下側壁		○	○			○					○	○

△：R波増高（mirror image）

文献1、p.209より一部改変のうえ転載

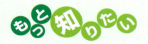

1. 心電図をとることを患者に説明し、同意を得る。

- 患者・家族に、心電図をとる目的を説明し、同意を得る。
- アルコールなどによる皮膚アレルギーの有無を確認する。
- 手指衛生を行う。

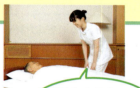

関東太郎さん、これから心電図をとりますね

2. 心電計をベッドの左側に設置する。

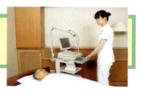

なぜ行う
- 特に胸部誘導では、左側に設置することで電極の装着がスムーズに行える。

3. 心電計の電源を入れ、設定を行う。

- 心電計は電源を入れてから正常に作動するまで10秒ほどかかる。
- 「記録速度」「感度」「マニュアルまたはオート」をそれぞれ設定する。

マニュアルで行う場合の設定方法
（設定の選択はp.68～70参照）

① 「マニュアル」を選択する
② 記録の「チャンネル数」を選択する
③ 記録速度を「25mm／秒」にセットする
④ 感度を「1mV」に合わせる
⑤ 「フィルタ」（交流障害などノイズを除去するために使用する）をオフにする
⑥ 指示された「誘導法」を選択する

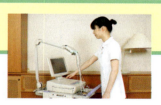

リスクを防ぐ
- 誘導法について、「電極の装着」と、「機器の誘導法の設定」が異なる場合、意図しない心電図が描出されてしまう。
- 指示に基づき、間違いないよう、誘導の種類を設定する。

4. 患者に電極を貼る位置を露出してもらう。

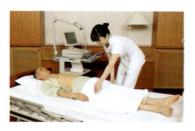

ここがコツ
- 筋電図の原因になるため、不要な露出は避けるように配慮する。

5　四肢誘導・胸部誘導に電極の装着を行う。

●ゴム吸着式（胸部吸着電極）の電極を使用する際は、装着部に薄くクリームを塗る。

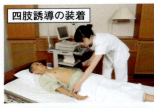
四肢誘導の装着

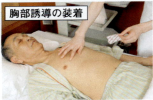
胸部誘導の装着

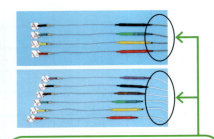

- 誘導コードは、「胸部用」と「四肢用」で異なる点に注意が必要。
- この機種では、四肢用がグレー、胸部用が白と色分けされている。

＊電極の装着位置は p.73 参照

ここがコツ

- 胸部誘導では、男性：乳頭とほぼ同じ高さ、女性：胸骨角から第2肋間を探し、そこから第4肋間を特定するとわかりやすい。

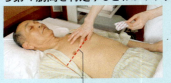

"乳頭とほぼ同じ高さ"をめやすに確認する

- 四肢に振戦がある場合は、筋電図の予防のため、四肢誘導を体幹近くに装着する。

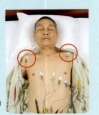
（四肢に振戦がある場合）

もっと知りたい

「ゴム吸着式」は胸部に、「クリップタイプ」は四肢に使用する！

吸着＋クリップタイプの電極装着の注意点

- ゴム吸着式電極で胸部誘導を行う場合は、6か所の位置をそれぞれ独立してクリームを塗る。
- 全部つなげて塗ると、誘導が融合してしまうため正しい心電図がとれない。

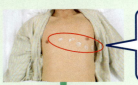
独立させて塗布する（一連につなげて塗らない）

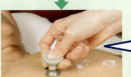
吸盤を押して、へこませた状態で装着する

- ゴム吸着式電極は、下記の場合は適さないため注意する。
  ・痩せている患者
  ・出血傾向のある患者
  ・安静を守れない患者（吸盤の不快感から外してしまう）
- クリップタイプ（ファストクリップ）の電極を使用する際は、電極を内側に装着する。

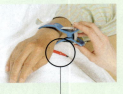
電極を内側に

6　患者に心電図を記録する説明を行う。

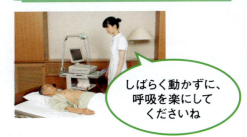
しばらく動かずに、呼吸を楽にしてくださいね

7　モニターで波形を確認する。

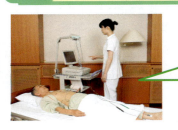

ここがコツ

- 呼吸に伴う心電図の揺れがある場合は、深呼吸をして息をゆっくり吐いてもらうとよい。

①筋電図はない？
②交流障害はない？
③基線の揺れはない？

＊筋電図、交流障害については「項目3」参照

8 スタートボタンを押し、記録を行う。

- 必要な長さ（1つの誘導で最低4拍程度）の記録をとる。
- 印刷されていることを確認する。

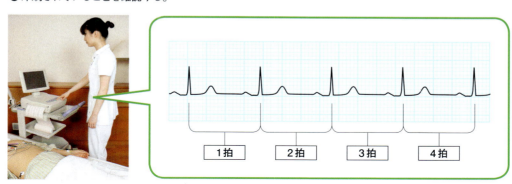

ここがコツ
- 不整脈の場合は、通常よりやや長く記録をとる。

9 用紙をカットし、記録された心電図に障害が出ていないか再度確認する。

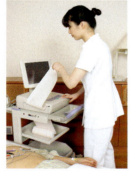
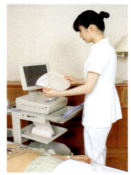

① 筋電図はない？
② 交流障害はない？
③ 基線の揺れはない？

10 心電図の検査が終了したことを患者に説明し、すみやかに電極を外す。

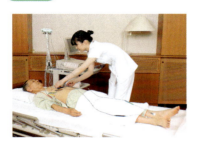

リスクを防ぐ

- ディスポーザブル（パッチ）電極の場合は、貼付部にかゆみが出る場合もあるため貼ったままにしない。

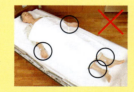

痛みのないように、ていねいに剥がす

- ゴム吸着式電極を使用しているときは、皮下出血のリスクがあるため、長時間の装着を避ける。

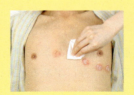

電極装着部位にクリームや汚れが付いている場合は、タオルやティッシュで拭き取る

11 心電計の電源を切り、あと始末を行う。

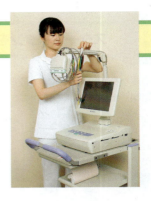

> **ここがコツ**
> ●心電計の保管にあたっては、誘導コードは四肢・胸部ごとに絡まらないよう1つにまとめておく。
> ●心電計は、使用していないときは充電しておく。

12 用紙に「患者名」「日付」「状況」「バイタルサイン」などを記入する。

- 12誘導心電図をとる際には、発作などが起こっている可能性が高い。
- 波形とあわせて解析するために、記録用紙に補助的な情報も書いておく。

①氏名・性別・生年月日
②日付・時刻
③自覚症状
④既往症
⑤血圧

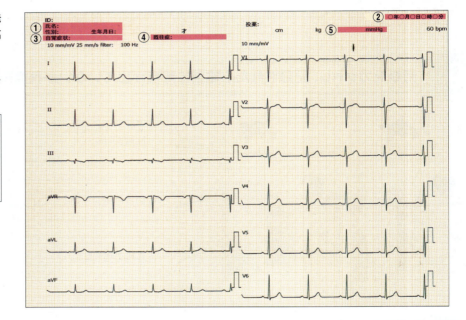

項目 3　12誘導心電図の障害の解消

> **ここがPOINT!**
> ◆「筋電図」があるときには、室温を調整し、患者に緊張を解いてもらう。
> ◆「交流障害」があるときには、患者のそばの機器を確認し、金属類を外す。
> ◆「基線の揺れ」があるときには患者に緊張を解いてもらい、電極の装着を確認する。

筋電図

- 筋電図とは、患者に起因する心電図の乱れのことである。
- 筋電図の主な原因は、四肢の緊張、悪寒、振戦、不随意運動、体動、痰貯留などである。

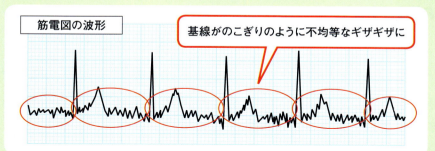

筋電図の波形／基線がのこぎりのように不均等なギザギザに

対策
- 力を抜いてリラックスさせる（深呼吸を促す）。
- 室温が寒くならないようにする、保温に努める。

交流障害

- 交流障害（ハム）とは、電灯や電気器具のコンセントなどからわずかに漏れた電流が、壁や床の湿気などを通ってベッドの足元から人体に入り、心電計に入り込むと生じる障害のことである。

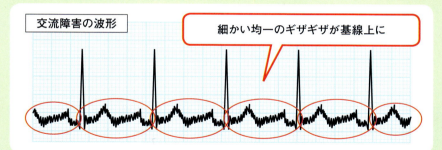

交流障害の波形／細かい均一のギザギザが基線上に

対策
- 電気器具のコンセントを抜く。
- 電極はペーストなどでしっかりつける。
- 他の機器をできるだけ離す。
- ベッドを壁から離す。
- 電源コードは動かないように束ねておく。

基線の揺れ

- 基線の揺れは、体動や呼吸による胸郭の動き、皮膚と電極の接触不良などが原因で発生する。

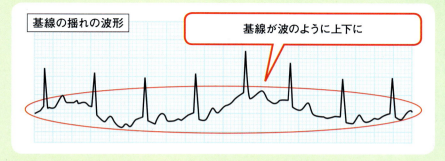

基線の揺れの波形／基線が波のように上下に

対策
- 体を動かさないように伝える。
- 呼吸によって胸郭が動く場合は、大きく息を吸ってからゆっくりと吐いてもらう。
- 皮膚の汚れがあるときは、アルコール綿で拭き取る。
- 皮膚の乾燥があるときは、電極の位置を動かす。

＜引用文献＞
1. 佐藤道代：心筋梗塞．中村恵子，柳澤厚生 監修，ナースのためのNEW心電図の教室．学研メディカル秀潤社，東京，2005：209．

＜参考文献＞
1. 田中喜美夫：ナースのためのアクティブ心電図．サイオ出版，東京，2014．
2. 竹尾恵子 監修：看護技術プラクティス．学研メディカル秀潤社，東京，2009．
3. 安田聡 総監修，国立循環器病研究センター看護部 編著：新版CCU看護マニュアル．メディカ出版，大阪，2013．
4. 石橋賢一：循環器疾患．医学書院，東京，2014．

07 静脈血採血
（真空管採血）

濱田より子、藤田淑子

疾病の診断、あるいは予防のための検査として、静脈血の採取は頻繁に行われる。基本的な手技であるが、感染対策など重要なポイントが多いため注意して進める。

クローズアップ手技
- 項目1 採血の準備
- 項目2 採血部位の決定
- 項目3 採血の実施と採血後のケア

基礎知識

真空採血管の種類

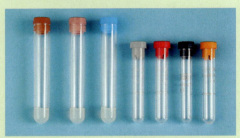

＊真空採血管の例。検査目的による種類や色分けは、医療機関により異なる。

順序A	順序B
①凝固検査用採血管	①血清用採血管
②赤沈用採血管	②凝固検査用採血管
③血清用採血管	③赤沈用採血管
④ヘパリン入り採血管	④ヘパリン入り採血管
⑤EDTA入り採血管	⑤EDTA入り採血管
⑥解糖阻害剤入り採血管	⑥解糖阻害剤入り採血管
⑦その他	⑦その他

文献3、p.27より引用

- 真空採血管（スピッツ）にはさまざまな種類がある（図）。採血後の血液検査の種類により、真空採血管内に添加されている薬剤なども異なるため、指示された検査用の真空採血管を用いる。
- 現在、国内で流通している真空採血管はすべて内部が滅菌されている[1]。
- 真空採血管は液状の抗凝固剤の蒸発等の可能性があるため、使用期限に注意する[1]。
- 1本の採血針で採血できる採血管本数は、原則6本までである[2]。
- 複数の採血管で真空管採血を行うとき、各採血管の間での内容物のコンタミネーション（汚染）による検査値への影響を防ぐために、望ましい採血の順序が検討されてきた。しかし、確実なエビデンスが得られているものは少ないため、個別の状況および検査項目の優先度などを考慮して行う。例として「順序A」「順序B」を示す（表）[3]。

項目 1　採血の準備

ここが POINT!

◆ 検査目的により使用される真空採血管は異なる。正しい検査結果を得るため、あるいは再度の採血で患者に過度の負担をかけないためにも、万全に準備する。
◆ 採血時には、針刺しによる血液曝露を予防するため、必ず未滅菌手袋を装着する。
◆ 真空採血管による採血では、血液逆流によるリスクを最小限とできるよう、手技に注意する。

1　必要物品を準備する。

- 採血を行う場合は、真空採血管を用いた採血が適切か否かを判断する。
- 易感染患者や、採血困難が予測される患者の場合は、翼状針や注射器による採血を選択する。
- 冷所保存の真空採血管は、室温に戻してから使用する（温度差によって圧力差が生じるのを防ぐため）。

真空採血管による採血

①防水シート
②採血用腕枕（肘枕）
③検体立て
④未滅菌手袋
⑤トレイ
⑥アルコール綿（単包が望ましい）
⑦駆血帯（ゴム製、ラテックスフリーのもの。汚染したら廃棄）
⑧採血ホルダー（注射器採血の場合は注射器）
⑨採血針（21、22G）
⑩真空採血管
⑪止血絆創膏
●止血バンド
●鋭利器材用の廃棄容器
●検査依頼書（検査指示書）
●検体ラベル（容器用バーコードシール）

リスクを防ぐ

- 真空採血管を用いた採血について、現状の手技では、採取した血液が患者の血管内に逆流することはほとんどないと考えられるが、間違いが起こることも考慮し、血液の逆流予防についてはできるだけ対策を講じることが重要である。具体的な予防策は以下の通り。
①内部が滅菌された真空採血管を用いる
②採血ホルダーを再使用しない
③真空採血管を抜いてから、駆血帯を外す（項目3「手順4、5」参照）

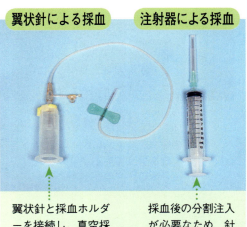

翼状針による採血
翼状針と採血ホルダーを接続し、真空採血管を用いて行う。

注射器による採血
採血後の分割注入が必要なため、針刺しに注意する。

2 手指衛生を行う。

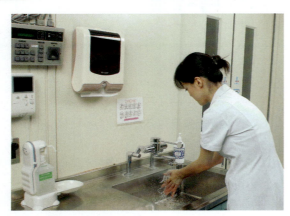

●爪は短くしておく。

3 検査依頼書を確認し、必要な検査の採血量を計算する。適切な真空採血管を準備し、検体ラベルを貼る。

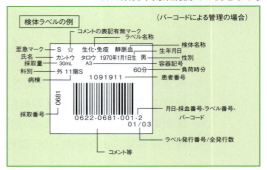

＊NTT東日本関東病院での例を示す。

●検査がバーコードで管理されている場合は、バーコード部分が読み取りやすいようにラベルを貼る。

4 検査依頼書と、真空採血管に貼ったラベルを照合する。

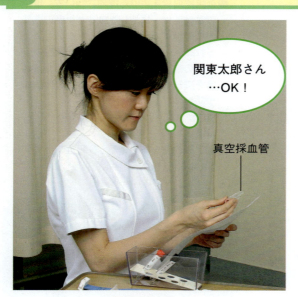

関東太郎さん…OK！

真空採血管

リスクを防ぐ
●患者氏名（フルネーム）と生年月日を答えてもらい、ネームバンドを確認する。

5 必要物品を準備し、患者のところへ持参する。検査について説明し、承諾を得る。

6 患者確認を行う。

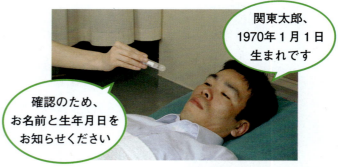

確認のため、お名前と生年月日をお知らせください

関東太郎、1970年1月1日生まれです

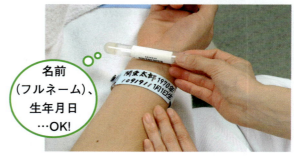

名前（フルネーム）、生年月日…OK!

7 患者の姿勢を整える。

●採血の姿勢は、外来では座位、入院環境では臥位で行われることが多い。

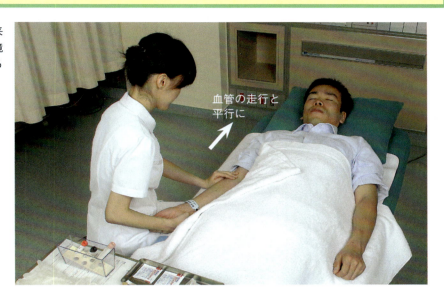

血管の走行と平行に

ここがコツ
●看護師は、血管の走行と並行に穿刺できる姿勢をとる。

8 未滅菌手袋を装着する。

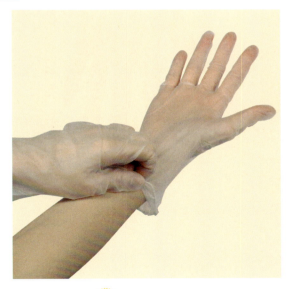

リスクを防ぐ
●採血の際は、必ず両手に未滅菌手袋を装着する。針刺しが起きた際に、血液にさらされる量を少なく抑えられるため。
●「手の感覚が悪くなる」と装着しないまま行わない。感染のリスクを防ぐため必ず使用する。

9 採血ホルダーに採血針をセットする。

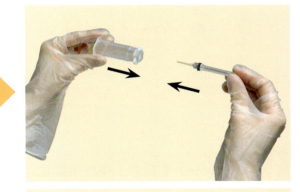

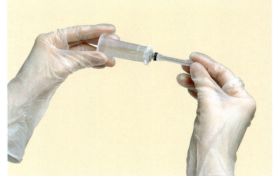

●採血ホルダーに採血針をまっすぐに差し込み、完全に取り付ける。

10 採血部位を選択する。

- 表在性で、弾力があり、蛇行していない、必要量が1回で採取できる血管を選択する。
- 一般的には、肘関節付近の正中皮静脈を選択する。
- 血管が見えにくいときは、橈側皮静脈や手背静脈を選択することもある。

ここがコツ
- できるだけまっすぐに走行する静脈を選ぶ。
- 真空採血管を何回か差しかえるため、しっかりと固定できる安定した場所を選ぶ。
- 血管の太さと弾力を確認する。

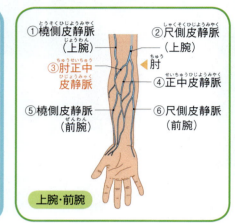

① 橈側皮静脈（上腕）
② 尺側皮静脈（上腕）
③ 肘正中皮静脈
④ 正中皮静脈
⑤ 橈側皮静脈（前腕）
⑥ 尺側皮静脈（前腕）

上腕・前腕

橈側皮静脈（前腕近位）：走行によっては、採血針の固定がしにくい。

橈側皮静脈（前腕）：採血針の固定がしにくいため、採取しづらい。

肘正中皮静脈：肘関節付近では血管が太く、固定しやすく、採取しやすい。

尺側皮静脈（前腕近位）：平らでまっすぐな走行で採取しやすい。しかし肘窩の近くは、刺入角度が深いと、上腕動脈を穿刺する恐れがある。

尺側皮静脈（前腕）：血管の走行がまっすぐであれば、固定しやすく採取しやすい。

＊血管の走行は個人によって異なる（参考）。

リスクを防ぐ
- 採血を避けるべき部位は以下の通り[4]。
  - 熱傷痕や、重症のアトピー性皮膚炎のある部位
  - 血腫や感染のある部位
  - 乳房切除を行った側の腕の血管
  （リンパ流うっ滞を生じる可能性がある）
  - 輸液が行われている部位の中枢側の血管
  - 透析用シャントのある腕の血管
  - 下肢の血管
  （血栓形成の可能性があるため、特に高齢者では避ける）

11 防水シートを敷き、採血用腕枕（肘枕）を置く。

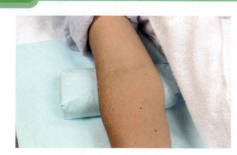

- 防水シートを用い、採血の際の血液飛散による汚染を防止する。

項目 **2**

採血部位の決定

ここが POINT!

◆ 血液の逆流による汚染・感染を防止するために、必ず真空採血管の底を採血部位より低く保つ。
◆ 採血する血管を決定するため、患者に"以前、採血しやすかった部位"を聞いて採血してもよい。
◆ 血管を怒張させるため手を強く握りすぎると、検査結果に影響を与えることがあるので注意する。

1 採血用腕枕（肘枕）に腕を乗せてもらうときは、真空採血管の底を採血部位より下位に保つ（アームダウン法）。

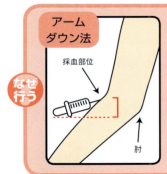

- 真空採血管の底を、採血部位より下位に保つ。
- 真空採血管を使用した採血法では、採取した血液が患者の体内に逆流する恐れがあるため。
- 腕を下向きにする採血台があるとよい。

（採血台）

2 採血部位を確認する。

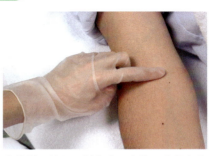

- 静脈に触れ、刺入する血管の走行を事前に確かめる。

もっと知りたい

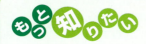

翼状針＋採血ホルダーを用いた真空採血

翼状針を接続した場合には何が変わる？

各種採血法の利点と欠点

　採血法にはいくつかの種類がある。この章では採血ホルダーに採血針を接続した方法で解説しているが、翼状針を接続した真空採血法の特徴は以下の通りである。
＜メリット＞
①採血管を適切な位置に保持すれば、アームダウン法が不要であるため、どんな場所でも採血が可能
②翼状針への血液流入が見えるため、血管刺入の確認が容易
③採血管交換時に衝撃が直接針に伝わりにくい
④採血針を用いた場合より"採血の不成功の頻度が低いこと"や"患者の痛み等の不快感が少ない"といわれる

＜デメリット＞
①針の固定や抜去時の操作が煩雑になる
②針刺し防止機能のない翼状針では針刺しのリスクが高まる恐れがある
③チューブ内に血液が残りデッドスペースができ、採血量が不正確になる

　採血法にはメリットとデメリットがあるため、各施設で採血の対象や目的により最も適した方法を選択することが必要である。

＜参考文献＞
1. 日本臨床検査標準協議会：標準採血法ガイドライン改訂版（GP 4 -A2）．学術広告社，東京，2011：34．

| **3** | 採血部位の上腕側を、駆血帯で駆血する。 |

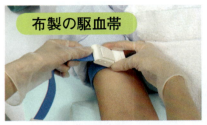
布製の駆血帯

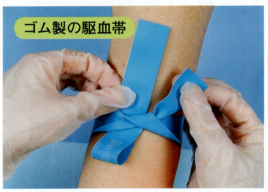
ゴム製の駆血帯

なぜ行う

● 心臓に戻ろうとする（求心性）静脈血液を、静脈圧よりも高い圧で阻止し、血液をとどめるために駆血する。

● 採血を行う部位よりも、5〜10cm上の部位（上腕側）を駆血帯で巻き、静脈を怒張させる。

● ゴム製の駆血帯では、結び目を上腕側にして、すぐにほどけるように巻く。
● 汚染したらすぐ廃棄する。

ここがコツ
● 駆血の強さは、「静脈圧よりも高く」「動脈圧よりも低く」。
● めやすは、静脈は怒張するが、橈骨動脈は触れる（脈がわかる）という駆血の強さ。

| **4** | 静脈が怒張しにくい場合は、採血される側の手を軽くにぎってもらうなどする。 |

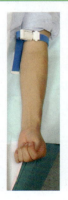

● 他の対処法として、「手首から肘に向けて前腕を軽くマッサージする」「いったん駆血帯を外し、40℃程度に温めた濡れタオルをビニール袋に入れたものなどで穿刺部位を温める」などがある[5]。

ここがコツ
● 静脈が怒張しにくい、わかりにくい場合は、患者の希望やいつもの採血部位などを聞きながら、どこから採血するかを患者と決めてもよい。

| **5** | 採血部位をアルコール綿で消毒する。 |

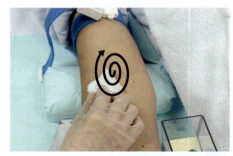

● 刺入部位を中心にして、中心から外側に、だ円状（5〜7cm）に消毒する。

項目 3　採血の実施と採血後のケア

ここが POINT!
◆ 注射器による採血の場合は、急いで血液を吸引すると、溶血する恐れがある。
◆ 真空管採血では、血液の逆流防止のため、駆血帯は真空採血管を抜いてから外す。
◆ 止血時は、血腫や皮下出血を防ぐため、もまないで3〜5分間しっかり押さえる。

1 静脈を皮膚の上から押さえて伸展させ、採血部位に採血針を刺入する。

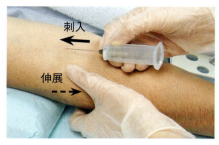

- 静脈の真上から、血管に採血針をゆっくり刺入する。
- 刺入の深さは、針の1/3から1/2程度（肥満の場合は、それ以上刺入することもある）。

ここがコツ
- 刺入しようとする場所より手前（患者の末梢側・遠位）へ伸展させる。
- 採血ホルダー、もしくは注射針の針基を確実に固定する。固定して行うと血管をとらえやすくなる。針管には触れない。
- 刺入角度は、体表から15～30°以内になるように行う。

リスクを防ぐ
- 穿刺予定の血管が深部を走行していなければ、20°以下の角度で刺入する（神経損傷のリスクを減らすため）。
- 刺入時に患者から電撃痛やしびれなどの訴えがあれば、神経損傷の恐れがあるため、すぐに採血針を抜き、医師の診察を受ける。

2 採血ホルダーに真空採血管を押し込み、採血を行う。

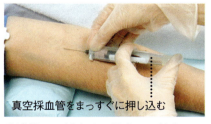

真空採血管をまっすぐに押し込む

- 連続して採血する場合は、採血ホルダーを片手で固定しておき、もう一方の手で流入が停止した真空採血管を抜き、次の真空採血管に差しかえる。

ここがコツ
- 注射器を用いた採血では、早く吸引すると、溶血（赤血球が破壊された状態）を引き起こす可能性がある。
- 溶血の場合は正確な検査ができないので、再度、採血が必要になる。

3 凝固促進剤や抗凝固剤入りの真空採血管は、すみやかに片手で5～6回、ゆっくりと転倒混和する。

転倒混和
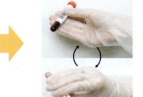

なぜ行う
- 十分に混和させないと、真空採血管内の血液が凝固する可能性がある。

- 上下に振らない。静かに手で返す。

4 必要量が採取できたら、真空採血管を採血ホルダーから抜く。

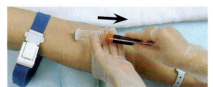

- 採血針は、刺入したまま留置しておく。

5 採血針を留置したまま、駆血帯を外す。

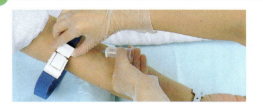

なぜ行う
- 真空採血管を採血ホルダーに差し込んだまま駆血帯を外すと、採取した血液が体内に逆流する恐れがあるため。

6　採血針をアルコール綿で押さえながら抜く。3～5分間、しっかり圧迫する。

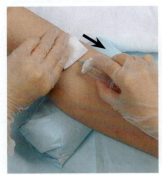

- 患者に3～5分間、しっかり圧迫してもらう。
- 止血を確認したら、止血絆創膏を貼る。
- 必要時、止血バンドを使用する。

7　採血ホルダーと採血針を接続したままの状態で、鋭利器材用の廃棄容器に捨てる。

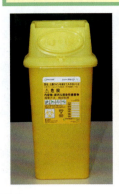

- 採血針を外さず、採血ホルダーごと、鋭利器材用の廃棄容器に捨てる。

リスクを防ぐ
- リキャップ（針に再度フタをかぶせること）はしない。
- 採血ホルダーは、汚染防止のため再使用はしない。単回使用で廃棄する。

8　採血後の症状に注意して観察する。

- 止血不良（圧迫時間不足や、不適切な止血方法）によって、「血腫」「皮下出血」などが起こったり、まれに疼痛が生じることがある。急性期には疼痛部位を冷やすとよい。

＜引用文献＞
1. 日本臨床検査標準協議会：真空採血管．標準採血法ガイドライン改訂版（GP4-A2），学術広告社，東京，2011：11．
2. 日本臨床検査標準協議会：採血量および採血管の本数．標準採血法ガイドライン改訂版（GP4-A2），学術広告社，東京，2011：19．
3. 日本臨床検査標準協議会：採血器具に関する諸注意 真空採血管の場合．標準採血法ガイドライン改訂版（GP4-A2），学術広告社，東京，2011：27．
4. 日本臨床検査標準協議会：採血を避けるべき部位．標準採血法ガイドライン改訂版（GP4-A2），学術広告社，東京，2011：16．
5. 日本臨床検査標準協議会：血管を怒張させる手技．標準採血法ガイドライン改訂版（GP4-A2），学術広告社，東京，2011：17．

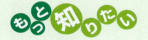

適正な検査値を得るために、ここに注意したい！

検査データに影響してしまう採血手技

●溶血による影響

赤血球の崩壊により、K（カリウム値）、LD（コレステロール）、AST・ALT（肝逸脱酵素）、ACP（酸性フォスファターゼ）の高値や、凝固因子の活性化を招きやすい。

予防法としては以下が挙げられる[1]。
- 皮膚の消毒後は消毒液が十分乾燥するまで待って穿刺する
- 23Gより細い採血針は使用しない
- 血腫部位からの採血は行わない
- 注射器採血の場合、気泡が混入しないように針が注射器にしっかりと接続されていることを確認する
- 注射器採血の場合、内筒を強く引きすぎない
- 採血管には規定量の血液を採取・分注する
- 採血管の転倒混和の際、血液を泡立てないようにする

●駆血による影響

駆血時間が長いと、血管内から間質へ水分や低分子物質が移動し、高分子化合物や細胞成分は血管に留まり、これらの血中濃度は上昇する。血球、タンパクなども濃縮し、凝固因子の活性化を招く。予防として以下がある。
- 駆血時間は1分以内とする
- 特に真空管採血法により1番目に血清用採血管に採血するとき、穿刺に時間がかかり、クレンチング＊が行われた場合には、偽K高値の可能性がある。不必要なクレンチングを避ける

●採血量の過不足

採血量の過不足により、検査値が不正確になる可能性がある。特に、凝固検査では、その影響は大きく、採血量の許容範囲は推奨量の±10%以内とされる。

採血量不足の場合は、採血管内圧が低いことなどにより溶血が生じる恐れもある。

＜引用文献＞
1. 日本臨床検査標準協議会：採血手技に関する諸注意 溶血の防止．標準採血法ガイドライン改訂版（GP4-A2），学術広告社，東京，2011：25．

＊【クレンチング】＝何度も手を握ったり開いたりを繰り返す動作。検査値に影響を与えることから、現在ではなるべく行わないとされる。

08 血液ガス分析（検体採取の介助）

藤村智恵美

血液ガス分析は、「肺胞換気」「酸素化」「酸塩基平衡」を評価する目的の検査である。
動脈ルートからの採取の介助、直接穿刺による採取の介助について示す。

クローズアップ手技
- 項目1 動脈穿刺による採血の介助
- 項目2 Aラインからの動脈血採取の介助

基礎知識

血液ガス分析・検査の目的

- 血液ガス分析は、酸塩基平衡やガス交換の評価のために行う血液検査の一種である。
- 動脈血ガス分析で実測できる測定項目は、「pH」「酸素分圧（PaO_2）」「二酸化炭素分圧（$PaCO_2$）」である。また、その値をもとに、計算して得られる値として「重炭酸イオン（HCO_3^-）」「酸素飽和度（SaO_2）」「BE（Base Excess）」があり、分析に用いられる（**図、表**）。
- 血液ガス分析のデータだけではなく、環境（吸入酸素濃度・F_1O_2、大気圧）、臨床検査データ（電解質、血糖、BUN、ヘモグロビン含有・ヘマトクリット、胸部X線検査、肺機能検査）、臨床症状（呼吸、バイタルサイン、精神状態、組織の血液還流の状態）を見ることも重要である。
- 本来はpHの値が正常であれば、ほかの値が多少上下していても、早急に対応する必要はない。経過観察を行う。

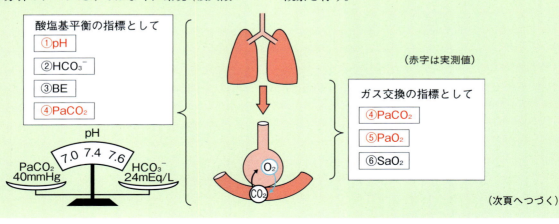

（次頁へつづく）

指標	データとしての意味	基準値	異常値
①水素イオン（pH）	●酸・塩基平衡を表す値	7.35〜7.45	●↓＝アシドーシス（アシデミア） ●↑＝アルカローシス（アルカレミア）
②重炭酸イオン（HCO_3^-）	●血液中の塩基の値 ●腎臓で排泄される	22〜26 mEq/L	●↑＝アルカローシス（アルカレミア） ●↓＝アシドーシス（アシデミア）
③BE（Base Excess、ベースエクセス）	●血液中の全緩衝塩基を正常化するには、どれだけの酸、または塩基が必要かを表す値	−2.0〜2.0 mEq/L	●↑＝代謝性アルカローシス（＋が↑） ●↓＝代謝性アシドーシス（−が↑）
④二酸化炭素分圧（$PaCO_2$）	●肺胞換気量の減少を示す値（$PaO_2$60mmHg以下＆$PaCO_2$45mmHg以上＝Ⅱ型呼吸不全）	35〜45 mmHg	●↑＝高二酸化炭素血症 ●↑＝CO_2ナルコーシス ●↓＝過換気
⑤酸素分圧（PaO_2）	●ガス交換障害を示す値（$PaO_2$60mmHg以下＝Ⅰ型呼吸不全）	80〜100 mmHg	●↓＝低酸素血症
⑥酸素飽和度（SaO_2）	●赤血液中のヘモグロビンの何％が酸素と結合しているかを表す値	96％以上	●↓＝低酸素血症（ヘモグロビンの値に注意が必要。Hb値が低値になればなるほど酸素飽和度値は正確さに欠ける）

注）ガス分圧の単位としてはmmHgとTorrという2つの表現方法がある。この項ではmmHgを用いる（1mmHg≒1Torr）。

項目 **1** 動脈穿刺による採血の介助

ここがPOINT!
- 直接穿刺では、エア混入を避け、垂直に採取できるように配慮する。
- 選択される動脈は、「橈骨動脈」「上腕動脈」「大腿動脈」が多い。
- 採血後は動脈を5分間は用手的に圧迫止血し、その後2時間程度、絆創膏による圧迫止血を行う。

1 必要物品を準備する。

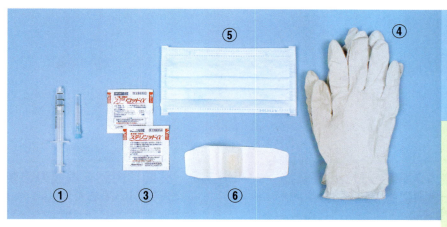

① 直接穿刺用血液ガス専用シリンジと穿刺針（ここではプレザパック® Ⅱ）
② 専用キャップ（採血後に使用するキャップ）
③ アルコール綿×2
④ 未滅菌手袋（医師用、看護師用）
⑤ マスク（医師用、看護師用）
⑥ 圧迫止血用絆創膏（ここではステプティ®）
● トレイ

2 動脈血採取の必要性について患者に説明し、承諾を得る。

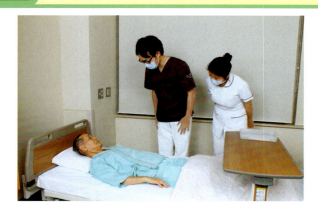

3 手指衛生を行い、未滅菌手袋とマスクを装着する。

● スタンダードプリコーションで行う。

08 血液ガス分析（検体採取の介助）

4 医師が採血部位を選択する。

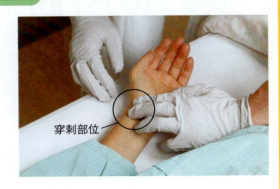
穿刺部位

リスクを防ぐ

- 採血部位の選択は、医師にもよるが、血圧が保たれ橈骨動脈において脈拍がしっかり触れていれば、「①橈骨動脈」「②上腕動脈」「③大腿動脈」の順に選択される。
- 橈骨動脈は皮膚表面に一番近いが細いため、第1選択として上腕動脈を選択する医師も多い。

採血部位の選択

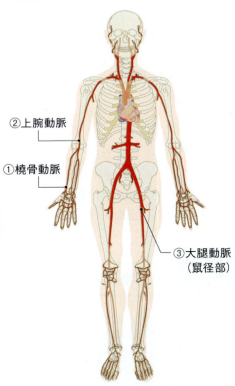

②上腕動脈
①橈骨動脈
③大腿動脈（鼠径部）

5 看護師は医師にアルコール綿を渡す。医師は穿刺部位を消毒する。

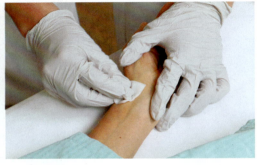

6 看護師は医師に血液ガス専用シリンジ（直接穿刺用）と穿刺針を清潔に渡す。医師はシリンジと穿刺針を接続する。

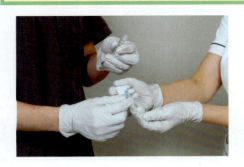

7 医師は内筒を採血の必要量まで引いておく。

必要量（例として1.0mL）

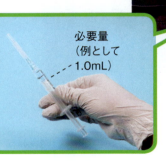

- 必要量まで内筒を引く（1.0mL程度が多い）。

8 医師は針を血管に対して垂直に、動脈血が逆流してくる深さまで挿入する。看護師は患者状態を観察する。

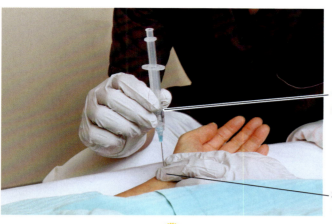

注射器は動脈に対して垂直を保つ

橈骨動脈では、5mm程度の深さで穿刺

なぜ行う
- 動脈の血管壁に対して最も侵襲が少ない挿入方法は垂直である。
- 傾けて空気が入ると、正確な血液ガスが分析できない（PaO_2値の上昇、SaO_2値の上昇を招く）。
- 看護師は、あらかじめ腕が水平になるように患者の体位を整えておくことも必要である。

リスクを防ぐ
- 動脈穿刺中は、出血が起こりやすい。
- 痛み刺激に対して、ショック状態に陥ったり、身体が動いてしまう場合もある。
- 看護師は、患者の状態（患者の言動、顔色、体動）に注意して常に観察する。

9 動脈圧により、動脈血が必要量まで流入する。

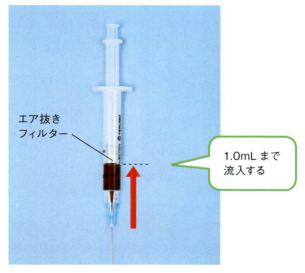

エア抜きフィルター

 1.0mLまで流入する

- 動脈血は血圧があるため、注射器の押し子を引かなくても、合わせた部位まで自動的に血液が流入する。
- エア抜きフィルターにより、空気は内筒を通じて排出される。

10 必要量が採取できたら、医師はすみやかに穿刺針を抜く。穿刺部を消毒綿で押さえ、圧迫止血を行う。

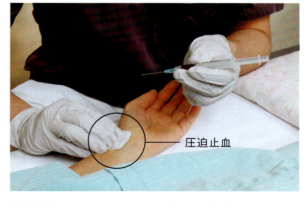

圧迫止血

- 消毒綿の上から、そのまま用手的に圧迫する。
- 少なくとも5分間は圧迫を継続する。

11 医師はシリンジを看護師に渡す。

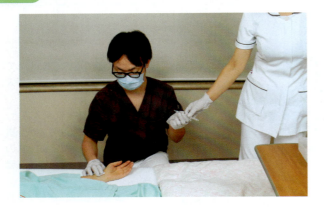

12 看護師はシリンジに、専用キャップでリキャップをする。

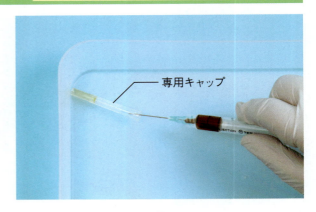

専用キャップ

なぜ行う
- 運搬中の針刺しを防ぐ。
- 専用キャップには、空気が入らないように針先が当たるところにエラストマーというゼリー状のものがあらかじめ入っている。

13 シリンジを回転混和させながら運搬し、すぐに検査室に提出する。

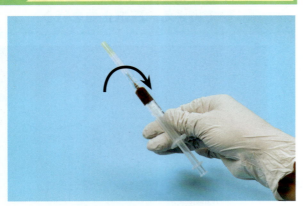

リスクを防ぐ
- 採血後は、数分以内で検査しなければ、PaO_2値が低下する。
- 血液ガスは必ず迅速に測定する。

なぜ行う
- シリンジ内は、動脈血が固まらないようにあらかじめヘパリンでコーティングされている。
- 回転混和することでヘパリンを行き渡らせ、凝血を防ぐ。

14 医師は止血されていることを確認したら、圧迫止血用絆創膏で圧迫止血を継続する。

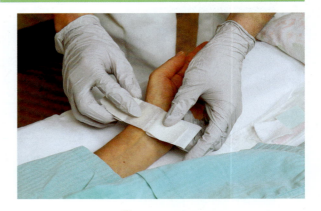

リスクを防ぐ
- 末梢循環不全を起こさないよう、2時間以上は貼らない。そのため、圧迫開始時刻を記入するとよい。
- 看護師は、末梢循環不全の徴候がないか観察する（脈拍、手先のしびれ、冷汗、冷感など）。

項目 2

Aラインからの動脈血採取の介助

ここがPOINT!

◆ Aライン留置の治療上の目的を知ったうえで、極力影響のないように血液ガス検査用の採血を行う。
◆ 血液採取時は、空気に触れさせないように行う。
◆ 採取後はすみやかに分析に提出する。

基礎知識

Aラインの構成とAライン採血の進め方

- A（動脈）ラインは、集中治療における重症者のモニタリングを目的として行われる、観血的血圧測定の一方法である。動脈に直接、針を挿入・留置して血圧を測定する。
- 動脈血にAライン（図）が挿入されている場合は、採血システム付きの種類であれば、直接そのラインから動脈血を採取し、動脈血ガスの分析ができる。
- 採血後は数分以内に検査しなければPaO_2値が低下するため、必ず迅速に測定する。

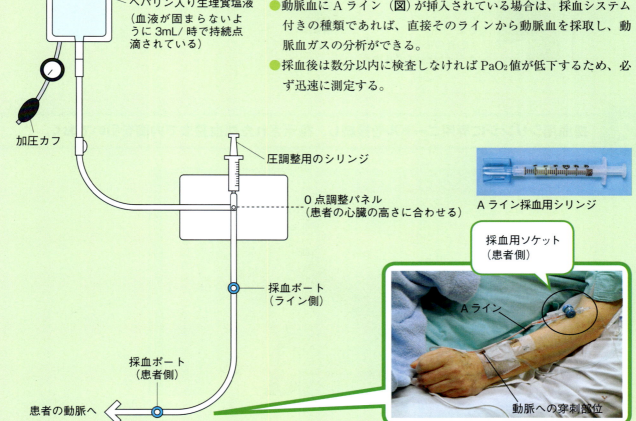

1 Aラインに組み込まれているシリンジで、Aライン内のヘパリン入り生理食塩液を一時的に引く。

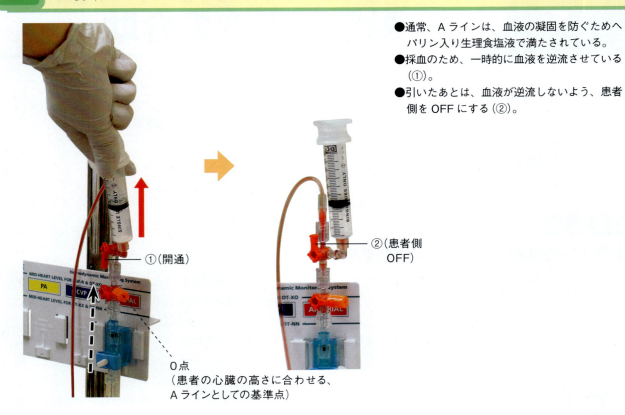

- 通常、Aラインは、血液の凝固を防ぐためヘパリン入り生理食塩液で満たされている。
- 採血のため、一時的に血液を逆流させている（①）。
- 引いたあとは、血液が逆流しないよう、患者側をOFFにする（②）。

①（開通）

②（患者側OFF）

0点
（患者の心臓の高さに合わせる、Aラインとしての基準点）

2 採血用シリンジに専用ニードルを接続し、指示された採血量まで内筒を引いておく。

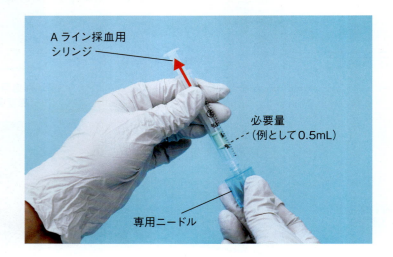

Aライン採血用シリンジ

必要量
（例として0.5mL）

専用ニードル

◆ バイタルサイン測定・採血・モニタリング

3 Aラインの採血用のソケットを開け、アルコール綿で消毒する。採血用シリンジを接続する。

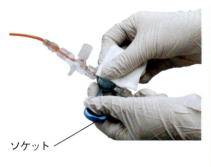
ソケット

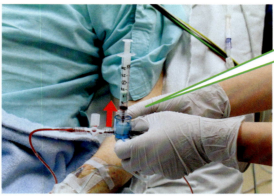
0.5 mLまで流入する

- カチッと音がするまで押してはめる。
- 血液ガス専用のシリンジを挿入すると、自動的に0.5mL血液がシリンジ内に逆流する（採血される）。

4 採血用シリンジの接続を外して、ソケットを再度アルコール綿で消毒し、キャップを元に戻す。

5 Aライン内のシリンジで引いたヘパリン入り生理食塩液は、動脈血内に戻す。

6 採血した血液は回転混和しながら運搬する。検査部にすぐに渡すか、血液ガス分析装置にセットする。

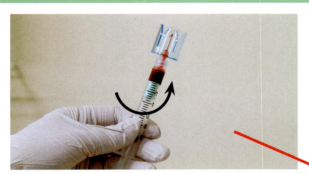

- シリンジ内は、動脈血が固まらないようにあらかじめヘパリンでコーティングされている。
- 回転混和することでヘパリンを行き渡らせ、凝血を防ぐ。

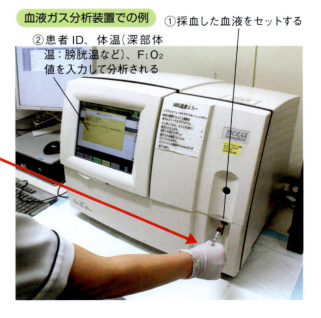

血液ガス分析装置での例
① 採血した血液をセットする
② 患者ID、体温（深部体温：膀胱温など）、F_IO_2値を入力して分析される

08 血液ガス分析（検体採取の介助）

[08] 血液ガス分析（検体採取の介助） ◆ 97

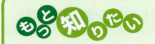

血液ガスの検査結果と疾患の見かた

血液ガスの数値は、身体の何を反映している?

●酸塩基平衡

酸塩基平衡とは、血液中の「酸」と「塩基」の量がバランスよく保たれている状態のことをいう。

血液中の酸には二酸化炭素が最も多く、塩基としては重炭酸イオン(炭酸水素イオン、HCO_3^-)が最も多く含まれる。

この酸と塩基の平衡状態は、肺と腎臓によって維持されている。肺では二酸化炭素(CO_2)の排出量を増減させ、腎臓では尿中に HCO_3^- の量を増減させることで、酸と塩基のバランスをとっている。

●アシドーシス・アルカローシス（図）

血液中の酸の濃度が増加した状態（塩基の濃度が減った状態）を「アシドーシス」、塩基の濃度が増加した状態（酸の濃度が減った状態）を「アルカローシス」という。

このとき二酸化炭素が増加していることによるアシドーシスを「呼吸性アシドーシス」、二酸化炭素が減少していることによるアルカローシスを「呼吸性アルカローシス」という。

また、二酸化炭素"以外"の酸（乳酸、ケト酸、アンモニア等）が増加、あるいは塩基が減少している状態を「代謝性アシドーシス」、二酸化炭素"以外"の酸が減少、塩基が増加している状態を「代謝性アルカローシス」という。

●代償反応

腎機能が悪化して「代謝性アシドーシス」となっている状態では、肺は二酸化炭素の排泄量を増加させて pH を維持しようとする（代償性呼吸性アルカローシス）。

一方、二酸化炭素が貯留して「呼吸性アシドーシスの状態」では、腎臓は HCO_3^- の排泄量を減らして、pH を維持しようとする（代償性代謝性アルカローシス）。

●データチェックのポイント

先に示したように、血液の pH は、肺で呼出される二酸化炭素(CO_2)と、腎臓で排泄される重炭酸イオン(HCO_3^-)の量で調節されている。

肺での代償反応は換気量を変えて二酸化炭素排泄量を調整することにより瞬時にできるものの、腎臓での代償反応は HCO_3^- の排泄量を変化させるために数日を要する。

よって、pH、BE、HCO_3^- の変化を、継時的にみていく必要がある。

一次性の酸塩基平衡障害（初期変化）

HCO_3^- ↑ ＝代謝性アルカローシス （アルカリ血症）	$PaCO_2$ ↓ ＝呼吸性アルカローシス （アルカリ血症）
HCO_3^- ↓ ＝代謝性アシドーシス （酸血症）	$PaCO_2$ ↑ ＝呼吸性アシドーシス （酸血症）

pH7.35〜7.45（基準値）

↑ アルカローシス（アルカリ性）
↓ アシドーシス（酸性）

<参考文献>
1. 大平整爾，伊丹儀友 編：11日間マスター！ 輸液処方の実践に活かす水・電解質・酸塩基平衡の基本．診断と治療社，東京，2010．
2. 白髪宏司：血液ガス・酸塩基平衡に強くなる 数値をすばやく読み解くワザと輸液療法の要点がケース演習で身につく．羊土社，東京，2013．
3. 大塚将秀：Dr.大塚の血液ガスのなぜ？がわかる 基礎から学ぶ酸塩基平衡と酸素化の評価．学研メディカル秀潤社，東京，2012．

09 血液培養検査のための検体採取

縣 智香子

血液培養検査は、感染症の早期診断・治療を目的として行われる。
適切に血液検体を採取し、血液培養検査を施行することで、起炎菌を特定して対応する抗菌薬を選択できる。
血液培養における検体採取と分注の手技を示す。

クローズアップ手技　項目1　**検体採取と分注**

基礎知識

血液培養検査の方法

- 血液培養検査のための採血は、シリンジと翼状針、またはシリンジと注射針で行う。
- 検査への提出は、「嫌気性菌検出用ボトル」1本＋「好気性菌検出用ボトル」1本で1セットとされる（図）。採取本数は医師の指示によるが、原則、異なる部位から計2セットを採取する。
- 血液培養は採取時に皮膚の常在菌の汚染を受けやすい。検体が汚染すると、汚染された菌が培養されてしまい真の菌血症かどうかの判断が難しく、診断に影響することもある。厳密な無菌的操作で行う。

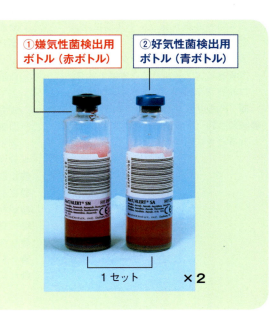

①嫌気性菌検出用ボトル（赤ボトル）
②好気性菌検出用ボトル（青ボトル）

1セット ×2

項目 **1** # 検体採取と分注

> **ここがPOINT!**
> ◆ 検体は培養検査へと進められるため、無菌的操作で行う。
> ◆ 分注時には針刺し防止のため、血液分注用器具を用いることが望ましい。
> ◆ 血液量が少ないと検査結果が不正確になるため、必要量を採血する。

1 必要物品を準備する。

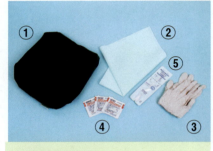

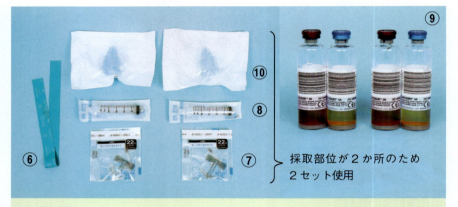

①採血用腕枕（肘枕）
②防水シート
③未滅菌手袋
④アルコール綿×3（ボトル清拭用、皮膚清拭用、止血用）
⑤消毒用クロルヘキシジングルコン酸塩含有エタノール（ここでは1％クロルヘキシジンエタノール含浸綿棒・ヘキザック®AL）
●滅菌手袋（皮膚消毒後に穿刺部に触れるときに用いる）

⑥駆血帯
⑦翼状針（21〜23G程度）×2（ここでは誤穿刺防止機構付きを使用）
⑧シリンジ（20mL）×2
⑨血液培養ボトル：嫌気性菌検出用、好気性菌検出用の1組を、指示された組数（ここではバクテアラート用培養ボトル〈好気用〉と同〈嫌気用〉、シスメックス株式会社）
⑩血液分注用器具*×2（ここでは血液培養ボトル セーフティーホルダー、シスメックス株式会社）
＊分注用器具がない場合は、シリンジ＋注射針（直針、21〜22G）で採取を行う
●止血バンド×2
●止血用絆創膏×2
●鋭利器材用の廃棄容器
●検査依頼書（検査指示書）
●検体ラベル（容器用バーコードシール）
●トレイ
●ビニール袋（運搬用）

採取部位が2か所のため2セット使用

リスクを防ぐ

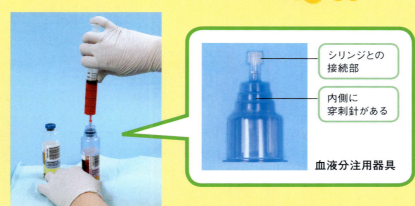

シリンジとの接続部
内側に穿刺針がある
血液分注用器具

- 分注時の針刺しを防ぐため、血液分注用器具を用いることが望ましい。
- 血液分注用器具を使用するためには、翼状針（または注射針）をシリンジから外す必要があるが、誤穿刺防止機構付き翼状針を使用することで、抜針時に針が格納され、安全に翼状針の取り外しができる（針刺しのリスクを低減できる）。そのため、極力、誤穿刺防止機構付き翼状針を用いる。
- 血液分注用器具がない場合は、採血時にシリンジ＋注射針（直針）で採取し、針は交換せず（採血で使用した針のまま）分注する。

---

2 手指衛生を行う。

3 患者確認を行う。

- 患者氏名（フルネーム）と生年月日を答えてもらい、ネームバンドを確認する。

4 未滅菌手袋を装着し、血液培養ボトルの蓋をとり、アルコール綿で消毒する。

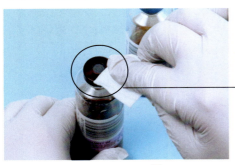

アルコール綿で拭いて消毒する

なぜ行う
- ボトル注入部は滅菌状態ではないので、必ず消毒を行う。

5 消毒したボトルは、トレイなど清潔な場所に置いておく。

6 翼状針をシリンジに接続する。

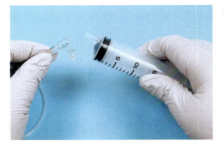

- 接続後は、トレイなど清潔な場所に置いておく。

7 患者の採血部位に触れて選択する。

- 採血部位については「07：静脈血採血」を参照。
- 輸液投与が行われている場合[1]など、一方の腕から2セット採取する必要があるときは、穿刺部位を変え、2か所から採血する。
- 穿刺の順番は中枢側→末梢側へと部位を変えるとよい。

8 駆血し、採血部位を2回消毒する。

> 以降は無菌的操作で行う（皮膚表面の細胞の混入が検査に影響しないよう）

1回目

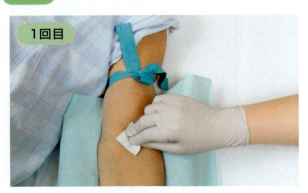

- まずアルコール綿で消毒を行う（皮膚の汚れを落とすのが目的。アルコール綿に目に見えて汚れがつくようなら、新しいアルコール綿で、再度消毒する）
- 十分に乾燥するのを待つ。

2回目

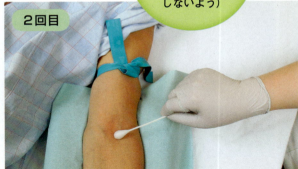

- 次に、消毒用クロルヘキシジンエタノール含浸綿棒（ここではヘキザック®AL）でもう一度、消毒を行う。
- 十分乾燥するのを待って採血に移る。

リスクを防ぐ
- 皮膚表面の細菌の混入が検査に影響しないように、皮膚消毒は確実に行う。
- アルコールが使用できない患者では、アルコールを含有しないクロルヘキシジングルコン酸塩水溶液（例としてワンショットプラス ヘキシジン™）による消毒を行い、その後、10％ポビドンヨードで消毒する。この場合も、十分乾燥するのを待ったうえで採血に移る。

9 翼状針を穿刺し、刺入部に触れないようにしながら、シリンジに最大量の20mLを採血する。

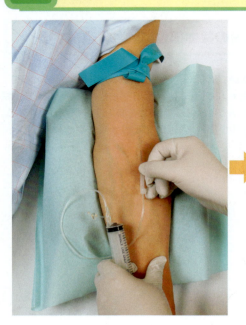

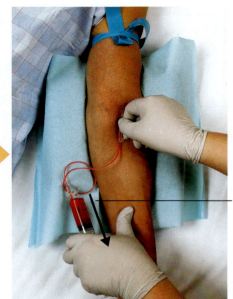

リスクを防ぐ
- 採血しにくい場合（発熱などで末梢血管が細くなっている、抗がん剤投与中、浮腫など）で、消毒後に穿刺部位にもう一度触れて血管を確認したい場合は、滅菌手袋を着用して行う。

シリンジをゆっくり引いて採取する

- 刺入部の汚染を避けるため、刺入部には触れないように行う。

10 駆血帯を外し、すみやかに抜針する。

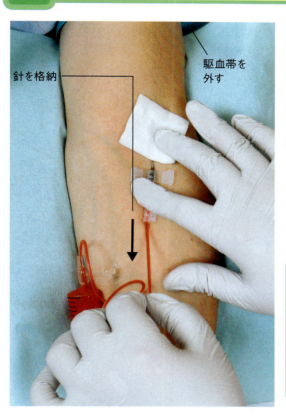

針を格納　　駆血帯を外す

- ここでは安全器材の翼状針を用いているため、先端をアルコール綿で軽く押さえながら、針基を押さえ、ルートを引いて抜針（針を格納）する。
- アルコールが使用できない患者には、アルコールを含有しないクロルヘキシジングルコン酸塩水溶液を使用する。
- 針刺し防止のため、翼状針は誤穿刺防止機構を確実に作動させる（格納する）。
- その後、この器材では、ルートをストッパーにかけ、血液の液だれを防止する。

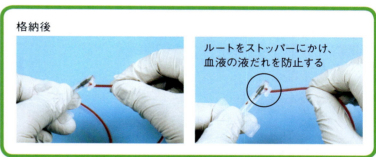

格納後　　ルートをストッパーにかけ、血液の液だれを防止する

11 アルコール綿で押さえ止血する。

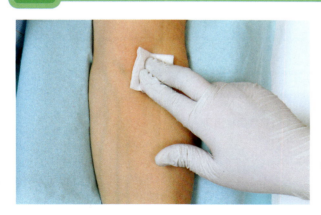

- その後、止血バンドを用いて固定し、のちほど絆創膏を貼る。

12　採血した翼状針のルートをシリンジから外し、分注用器具を接続する。

1 翼状針の接続部を外す。

2 分注用器具のキャップを外す。キャップの内側に触れないようにする。

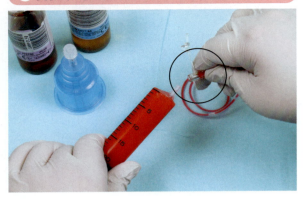
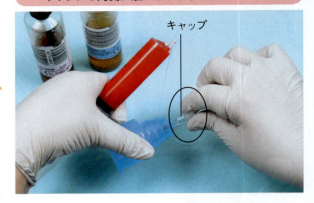

キャップ

3 シリンジと接続する。

4 分注用器具のインサートアダプターを外す。

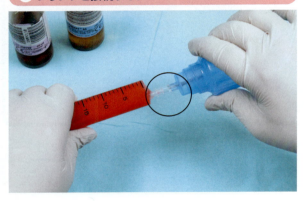
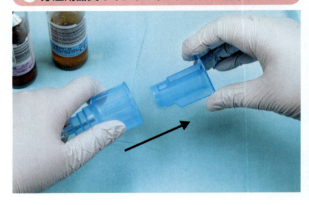

13　血液を分注する。

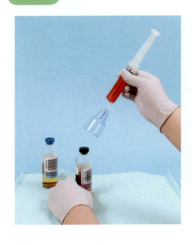
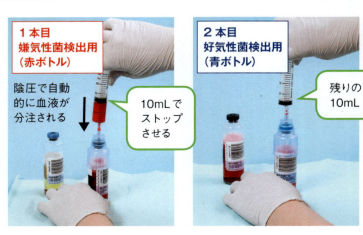

1本目 嫌気性菌検出用（赤ボトル）
陰圧で自動的に血液が分注される
10mLでストップさせる

2本目 好気性菌検出用（青ボトル）
残りの10mL

- 分注用器具内部の針で培養ボトルを穿刺して、2本の培養ボトルに同量（10mLずつ）を分注する。
- 分注時は、必ず赤ボトル（嫌気性菌検出用）→青ボトル（好気性菌検出用）の順番で注入する。

- ボトルには「嫌気性菌検出用」と「好気性菌検出用」の2種類がある。
- 嫌気性菌検出用では空気が入ると菌が死滅して検出できなくなる恐れがあるため、嫌気性菌検出用ボトルに血液を入れ（分注し）、空気が入らないようにする。

- 各ボトルの検体量は、10mL以下だと微生物の検出感度が低下するため10mLは必要。
- 各ボトルには15mL程度の血液が入る。陰圧がかかって血液が引き込まれやすくなっており、分注量が10mLを超過させないよう注意する。

09 血液培養検査のための検体採取

14 2セットの採取の指示がある場合は、別の穿刺部位で「4」以降の手順をもう一度行う。

- 微生物の検出率を上げるために、2セット採血（部位を変えて採取）する。

15 ただちに検査室へ提出する。

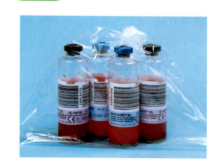

- 必要分が採取できたら、汚染防止のため、ビニール袋にひとまとめにする。
- 培養に影響が出ることを避けるため、血液の温度が変わらないうちに検査室へすぐに提出する。

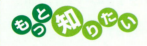

穿刺針で分注を行う場合

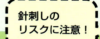 針刺しのリスクに注意！

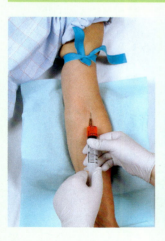 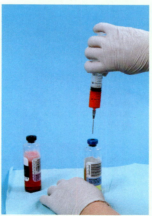

- 穿刺した注射針で分注する場合、血液培養ボトルへ注射針を刺すときの針刺しのリスクが高くなる。
- 針刺し防止のため、極力、分注用器具を用いて分注する。
- やむを得ず注射針で分注する場合（図）は、安定した台の上で、十分に注意しながら行う。
- 注射針で分注する場合に、注射針を新しいものに交換する必要はない。

〈引用文献〉
1. 日本臨床検査標準協議会：標準採血法ガイドライン 第2版（GP4-A2）．学術広告社, 東京, 2011：16.

〈参考文献〉
1. 松本哲哉, 満田年宏 訳：CUMITECH 血液培養検査ガイドライン. 医歯薬出版, 東京, 2007.

10 疼痛評価

小澤桂子

痛みは体験している本人にしかわからない、主観的・個人的な体験である。医療者が患者の痛みを理解し、痛みを緩和するには、患者自身も参画した、的確な疼痛評価が不可欠である。

痛みを系統的・包括的に評価することにより、痛みの原因やかかわる要因が明らかになり、適切な疼痛緩和や緊急対応を行うことができる。

身体面だけでなく、トータルペイン（Total pain）の視点で評価することが重要である。

クローズアップ手技
- 項目1 痛みの評価方法
- 項目2 緊急対応すべき痛みの評価
- 項目3 患者による疼痛評価

基礎知識

痛みの定義

- 痛みは"第5のバイタルサイン"ともいわれ、患者のQOLを左右する重大な要素である。また、痛みは生体にとっての危険信号の場合がある。痛みの原因のアセスメントは重要である。
- 国際疼痛学会（International Association for the Study of Pain：IASP）は、痛みを、「実際に何らかの組織損傷が起こったとき、または組織損傷が起こりそうなとき、あるいはそのような損傷の際に表現されるような、不快な感覚体験および情動体験」と定義している[1]。
- 痛みは他の人と共有できない主観的な体験であり、人それぞれ、痛みについての感じ方や表現が異な

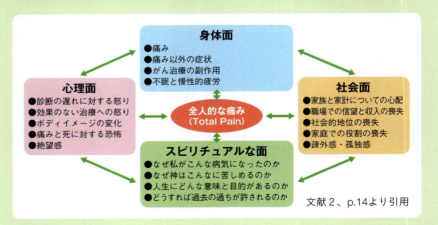

図1　トータルペイン（Total Pain）

文献2、p.14より引用

る。痛みをアセスメントするうえでは、「患者が痛いと言えば、痛みは存在する」と考えることが前提である。
● 痛みには身体だけでなく、「心理」「社会」「スピリチュアル」という側面があり、それらはお互いに関連しあっているといわれる。痛みをアセスメントするときには、トータルペイン（Total pain、全人的な痛み）の視点で考えることが重要である（図1）[2]。

基礎知識

痛みの分類

● 痛みはその発生機序により、「①侵害受容性疼痛」「②神経障害性疼痛」「③心因性疼痛」の3つに分類される（図2）。
● 神経学的には表1[1]のように分類される。
● 原因がわからない痛みの多くは、原因検索が不十分か、鎮痛薬の選択または用量が不適切であることによる[3]といわれている。原因がわからない痛みを安易に心因性疼痛と判断してはならない。

図2　痛みの分類（発生機序による）

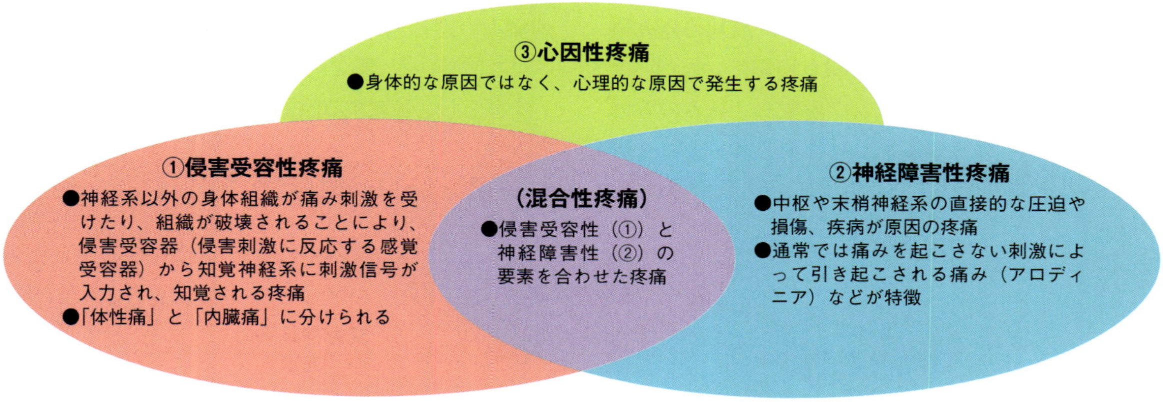

③心因性疼痛
● 身体的な原因ではなく、心理的な原因で発生する疼痛

①侵害受容性疼痛
● 神経系以外の身体組織が痛み刺激を受けたり、組織が破壊されることにより、侵害受容器（侵害刺激に反応する感覚受容器）から知覚神経系に刺激信号が入力され、知覚される疼痛
● 「体性痛」と「内臓痛」に分けられる

（混合性疼痛）
● 侵害受容性（①）と神経障害性（②）の要素を合わせた疼痛

②神経障害性疼痛
● 中枢や末梢神経系の直接的な圧迫や損傷、疾病が原因の疼痛
● 通常では痛みを起こさない刺激によって引き起こされる痛み（アロディニア）などが特徴

表1　痛みの神経学的分類

分類	①侵害受容性疼痛		②神経障害性疼痛
	体性痛	内臓痛	
障害部位	● 皮膚、骨、関節、筋肉、結合組織などの体性組織	● 食道、胃、小腸、大腸などの管腔臓器 ● 肝臓、腎臓などの被膜を持つ固形臓器	● 末梢神経、脊髄神経、視床、大脳などの痛みの伝達路
痛みを起こす刺激	● 切る、刺す、叩くなどの機械的刺激	● 管腔臓器の内圧上昇 ● 臓器被膜の急激な伸展 ● 臓器局所および周囲組織の炎症	● 神経の圧迫、断裂
例	● 外傷 ● 骨折や骨転移局所の痛み ● 術後早期の創部痛 ● 筋膜や筋骨格の炎症に伴う筋攣縮	● 月経痛や分娩時痛 ● 消化管閉塞に伴う腹痛 ● 肝臓腫瘍内出血に伴う上腹部、側腹部痛 ● 肝臓がんに伴う上腹部、背部痛	● がんの腕神経叢浸潤に伴う上肢のしびれ感を伴う痛み ● 脊椎転移の硬膜外浸潤、脊髄圧迫症候群に伴う背部痛 ● 化学療法後の手・足の痛み

（次頁へつづく）

分類	①侵害受容性疼痛		②神経障害性疼痛
	体性痛	内臓痛	
痛みの特徴	●局在が明瞭な持続痛が体動に伴って増悪する	●深く絞られるような、押されるような痛み ●局在が不明瞭	●障害神経支配領域のしびれ感を伴う痛み ●電気が走るような痛み
随伴症状	●頭蓋骨、脊椎転移では、病巣から離れた場所に特徴的な関連痛を認める	●嘔気・嘔吐、発汗などを伴うことがある ●病巣から離れた場所に関連痛を認める	●知覚低下、知覚異常、運動障害を伴う
治療における特徴	●突出痛に対するレスキュー薬*の使用が重要	●オピオイドが効きやすい	●難治性で鎮痛補助薬が必要になることが多い

＊【レスキュー薬】＝基本処方では抑えられない突発的な痛みに対して追加投与する鎮痛薬。

文献1より引用、一部改変

基礎知識

痛みに影響を与える因子

● 繰り返し痛みの刺激が加わると、痛覚神経終末（脊髄後角部）で伝達物質放出が増加し、最初の痛み情報が次に送られてくる痛み情報を増幅し、しだいに痛みが増強するワインドアップ現象や、痛みの悪循環が起こる（図3）。

● 痛みの感じ方に影響を与える因子がいくつか明らかになっている（表2）[2]。痛みの感じ方を増強する因子を減らし、軽減する因子を増やす援助が重要である。

図3　痛みの悪循環

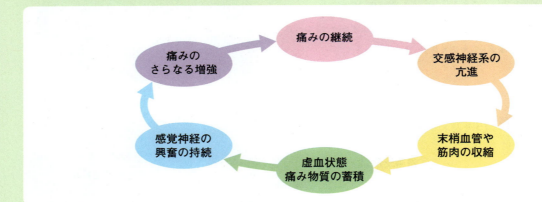

表2　痛みの感じ方に影響を与える因子

痛みの感じ方を増強する因子		痛みの感じ方を軽減する因子	
●怒り ●不安 ●倦怠感 ●抑うつ ●不快感 ●深い悲しみ	●不眠 ●疲労感 ●痛みについての理解不足 ●孤独感 ●社会的地位の喪失	●受容 ●不安の減退 ●緊張感の緩和 ●創造的な活動 ●気分の高揚 ●他の症状の緩和	●感情の発散 ●共感的な支援 　（カウンセリング） ●睡眠 ●説明 ●人とのふれあい

文献2、p.13より引用、一部改変

項目1 痛みの評価方法

ここがPOINT!

◆ 痛みについてがまんせず医療者に伝える必要性を患者に理解してもらう。また、患者が伝えやすいようなコミュニケーションを心がける。
◆ 痛みの評価を系統的・包括的に行い、継続的に観察することで、痛みの原因や経過を推測し、適切な疼痛緩和法につなげる。
◆ 痛みの情報については記録し、チーム内で情報を共有し、ケアプランに役立てる。

基礎知識

痛みの評価項目と内容

● 日本緩和医療学会は、痛みの評価を、以下に分けて行うことを推奨している（図4）[4]。
　①日常生活への影響
　②痛みのパターン
　③痛みの強さ
　④痛みの部位
　⑤痛みの性状
　⑥痛みの経過
　⑦増悪因子・軽快因子
　⑧現在行っている治療の反応
　⑨レスキュー薬の効果と副作用

● 痛みの評価を系統的・包括的、および継続的に行うことで、痛みの原因や経過を推測でき、適切な疼痛緩和法を実施することができる。

● 痛みの情報収集は、患者からの聞き取りだけでなく、視診や触診、検査データなどからの情報も取り入れて行う。

図4 痛みの評価シートの例

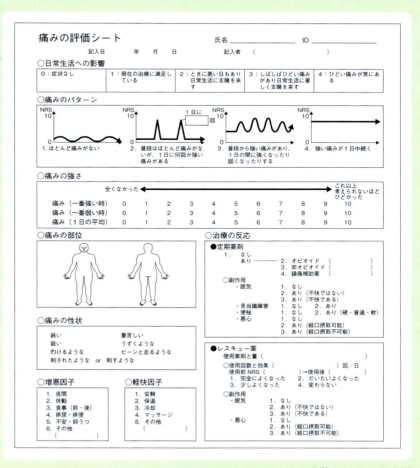

文献4、p.36より転載

1 痛みはがまんせずに、医療者に伝えるよう説明する。

- 痛みは主観的な体験であり、他の人と共有できない感覚のため、患者が痛みをがまんせずに伝えることで、医療者が適切な疼痛評価や緩和ができることを伝える。
- 痛みが必ずしも疾患の悪化や末期状態を示すものではないことを伝える。

なぜ行う
- 痛みの存在や増強は、患者に病状の悪化や再発・転移などを想起させる。
- 痛みについての患者の語りをよく聞くことで、患者の病気や痛みについての思い、疼痛の原因や治療についての誤解などを医療者が理解し、不安の軽減、誤解の解消を図ることができる。

2 痛みの病歴について情報収集する。

- 痛みに焦点を当てた情報収集を行う。
- 痛み以外の症状、不安などの精神面、社会生活が今まで通り行えているかなども確認する。

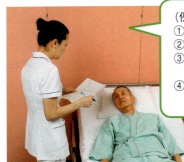

（例）
① いつから痛みがありますか？
② どう変化していますか？
③ 動きなどが痛みに影響を与えていますか？
④ 鎮痛薬は効いていますか？
　　　　　　　　　　など

3 痛みについて系統的・包括的に情報収集を行う。

1 痛みの強さ

- ペインスケール（図5）を用いて評価する。
- ペインスケールの特徴を把握し、患者に合ったものを継続的に使用する。

ここがコツ
- ペインスケールは患者自身の主観で評価するものであり、医療者が推測で当てはめて使用してはならない。
- 認知力低下などによりペインスケールで回答できない場合は、顔の表情やバイタルサイン等を参考に、痛みの有無や強弱を評価するとよい。

図5　代表的なペインスケール

● NRS スケール　numeric rating scale

0　1　2　3　4　5　6　7　8　9　10

- 自分の感じている痛みが「0：痛みなし」～「10：考えうる最悪の痛み」の11段階のどれに最も近いか、最も近い数字を患者に選んでもらう。
- 最も使用されている方法であるが、痛みを数値で置き換えるのが苦手な人には使いづらい。

● VAS（10cm）　visual analogue scale

痛みなし　　　　　　　　　　　　最悪の痛み

- 10cmの線の「左端：痛みなし」～「右端：考えうる最悪の痛み」とし、現在の痛みは直線上のどこになるか印をつけてもらい、「左端：痛みなし」からの長さを測定する。
- 細かく評価できるが、測定には筆記用具や定規などが必要。

● VRS　verbal rating scale

痛みなし　軽度　中等度　強度　最悪の痛み

- 「痛みなし」～「最悪の痛み」までの、痛みを表す言葉のどれに自分の痛みが当てはまるか示してもらう。
- 段階が少ないため選択しやすく、痛みを数値で置き換えるのが苦手な場合に適しているが、言語の選択肢が固定され、細かな変化は測定しづらい。

● フェイススケール

0　1　2　3　4　5

- 痛みを人間の表情で表したもので、現在感じている痛みがどの表情に近いかを選択してもらう。
- 小児でも使用できるが、痛み以外の気分を反映する可能性がある。

2 痛みの部位

- 患者は一番痛い部位を伝えることが多いが、痛みの部位が複数ある場合もあるため、ほかに痛みはないか尋ね、痛みがある部位すべてを確認する。
- 神経障害性疼痛の場合は、皮膚神経分布図（デルマトーム、図6）を用いると、痛みの部位に関係する脊髄の部位を特定しやすくなる。

図6　デルマトーム

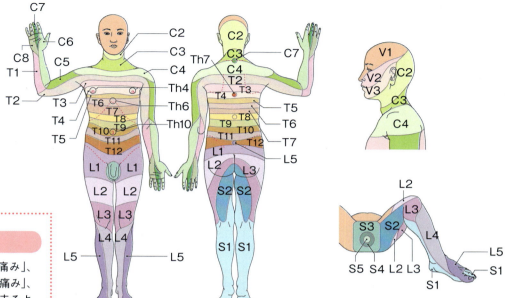

3 痛みの性状

- 体性痛は「うずくような痛み」、内臓痛は「鈍い、重苦しい痛み」、神経障害性疼痛は「電気が走るような、しびれるような痛み」と表現されることが多い。
- 患者の痛みの表現によって痛みの原因をある程度推測できる。

4 痛みのパターン

- 1日のパターンを知ることで、鎮痛薬の全体量が不足しているのか、レスキュー薬を効果的に使うほうが望ましいのかなども評価することができる。

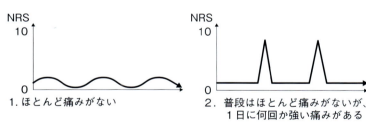

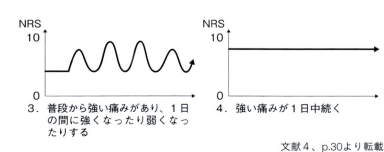

文献4、p.30より転載

5 痛みの日常生活への影響

- 痛みにより日常生活にどの程度支障をきたしているのかを確認する。
- 痛みによって睡眠が妨げられることのないことが疼痛緩和の第一の目標となる。

6 痛みの増悪因子・軽快因子

- 痛みが悪化する行動を避ける、患者が獲得している自分なりの動き方や、疼痛緩和方法をケアに取り入れるなど、痛みの増悪・軽快因子を知ることで、疼痛マネジメントやケアに役立つ情報を得ることができる。

4 トータルペインについて情報収集する。

- 痛みは身体的な原因だけで起こるとは限らない。心理・社会面やスピリチュアルな側面からも情報収集と評価を行う（図1参照）。
- トータルペインについて得られた情報から、鎮痛薬投与などの薬物療法と同時に、身体以外の側面へのアプローチも行う。

5 疼痛コントロール法の効果を評価する。

- 鎮痛薬などの疼痛コントロール法により、痛みがどの程度軽減したか、日常生活への痛みの影響が減少したか、鎮痛薬投与後どのくらいで痛みが再増強するか、などを評価する。

> **ここがコツ**
> - レスキュー薬投与後、最高血中濃度までの到達時間はだいたいわかっているため、その時間に痛みが緩和しているかを確認する。
> - 注射薬は投与後15〜30分、経口薬や坐薬は投与後30〜60分後が、多くの鎮痛薬の最高血中濃度到達時間である。

6 痛みの情報を記録し、患者、医療チームで情報を共有する。

- 患者の個人的体験である痛みを医療者が的確に把握したかどうか、記録などで患者に確認する。
- 収集した痛みの情報は記録し（図7）、チームメンバー間で共通認識ができるようにする。
- 継続的に同じ指標で評価を行うことで、痛みの変化や疼痛コントロール法の効果の情報を共有できる。

図7 痛みのアセスメント記録例

【疼痛】
左腹部〜背部に疼痛あり。○月○日に出現し、前医に緊急入院に至った原因でもある。
安静時は NRS 1。体動時は NRS 6。
前医では、腹部症状が悪化する恐れがあるという理由で鎮痛薬を使ってもらえなかったとのこと。そのため現在対処薬なし。
前回入院時あった圧迫骨折に対する疼痛は現在なし。

【疼痛テンプレート】
--- 疼痛の原因 ---
膵臓腫瘍による内臓痛
--- 発生時期 ---
10日前から
--- 程度 ---
NRS 6
--- 性質 ---
さしこむような
--- 1日のパターン ---
ふだんはほとんど痛みがないが1日に何回か強い痛みがある
--- 動きとの関連 ---
体動時に痛みがある
--- 疼痛が心身や生活面に与えている影響 ---
動くと痛みがあるので家の中でじっとしている
--- 疼痛の緩和因子 ---
入浴後は痛みが和らぐ
--- 疼痛の増悪因子 ---
特になし
--- 疼痛緩和治療およびケアに対する満足度 ---
10段階で5

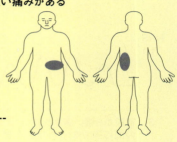

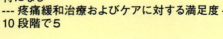

（NTT東日本関東病院での例）

項目 2　緊急対応すべき痛みの評価

> **ここが POINT!**
> - 緊急対応が必要な痛みの特徴を把握し、すばやい観察と対応を行う。
> - 発症当初は必ずしも激しい痛みでなかったり、バイタルサインに影響がないこともあることを念頭に置き、継続的に観察する。
> - 神経脱落症状（感覚異常、脱力、構音障害など）、自律神経症状（頻脈、冷汗、末梢血管収縮など）は重症徴候であり、特に注意が必要である。

基礎知識

急性期の痛みの例

- 急激な痛みが発生すると、交感神経-副腎系の活動が優位となり、心機能が亢進して心拍数・心拍出量の増加、血圧上昇、瞳孔散大、発汗などが見られる。
- 緊急対応が必要な痛みの共通する特徴は、急激な発症や激しい痛みである（表3）。しかし、必ずしも激しい痛みでないこともある。

表3　緊急対応が必要な痛み

頭痛	胸痛
緊急対応が必要な疾患： ● くも膜下出血などの脳血管障害　● 髄膜炎　など 症状・徴候： ● 突然の発症 ● 今までに経験したことがない激しい痛み ● 頻度と程度が上昇していく痛み ● 局所神経症状がある ● 5歳未満、または50歳以上での発症 ● 発疹、髄膜刺激症状、神経脱落症状、意識障害、嘔吐、頸部硬直、事故または外傷後、高血圧、感染徴候　など	緊急対応が必要な疾患： ● 急性心筋梗塞　● 不安定狭心症 ● 心タンポナーデ　● 解離性大動脈瘤　など ● 肺梗塞・塞栓症 症状・徴候： ● 激しい痛み　● 締めつけられるような痛み ● 放散痛　● 30分以上続く ● ショック症状、冷汗、手足の冷感、不整脈、頻脈、血圧に左右差がある、呼吸困難、悪心、発熱　など
背部痛	腹痛
緊急対応が必要な疾患： ● 解離性大動脈瘤　● 感染性心内膜炎 ● 重症急性胆嚢炎　● 重症急性膵炎 ● 腎梗塞　● 脊髄圧迫　など 症状・徴候： ● 激しい痛み　● 突然のショック状態 ● 血圧の上昇または低下、血圧に左右差がある、意識消失、片麻痺、臓器合併症　など	緊急対応が必要な疾患： ● 消化管出血・潰瘍穿孔 ● 絞扼性イレウス　● 腹部大動脈破裂 ● 感染性ショックを伴う腹腔内膿瘍　● 精巣捻転 ● 食道静脈瘤破裂　● 子宮外妊娠破裂　など 症状・徴候： ● 急激な発症　● 激しい痛み ● ショック症状、血圧低下、吐血、下血、悪心、嘔吐、冷汗、発熱　など

1 痛みが急激に起こったものか、慢性的なものかを確認する。

- 痛みが急激に発症したものであれば、緊急性の高いものである可能性が高い。

2 痛みの部位や程度、特徴を確認する。

- 緊急対応が必要な痛みは、刻々と変化し、急激な変化をきたすこともあるので、すばやく、ポイントを押さえて情報を収集する。
- 痛みの起こった部位が必ずしも病変とは限らない。関連痛（痛みの原因が生じた部位から離れた場所に感じる痛み）や放散痛である可能性も考慮に入れる。

> **リスクを防ぐ**
> - 緊急対応が必要な痛みであっても、最初は激しい痛みとは限らず、バイタルサインも問題がないことがある。
> - この場合、緊急対応が必要な痛みであることを見過ごされてしまうことがあるため、痛みの変化があるときは、必ずすぐに医療者に伝えるよう、患者や家族に伝えておく。

3 バイタルサイン、意識状態を確認する。

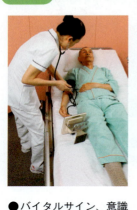

- バイタルサイン、意識状態は緊急対応が必要かどうかの最も典型的な指標である。
- 急激な変化の可能性があるため、注意を払う。

> **ここがコツ**
> - 「高血圧」「徐脈」「呼吸数低下」の場合は、頭蓋内に占拠性病変があるときの徴候であるクッシング（Cushing）現象の可能性があり、注意が必要。

4 痛み以外の症状を観察する。

- 並行して行われる検査結果とともに、痛み以外の症状を観察し、原因をアセスメントする。

> **ここがコツ**
> - 重症徴候である神経脱落症状（感覚異常、脱力、構音障害など）、自律神経症状（頻脈、冷汗、末梢血管収縮など）を見逃さない。
> - これらの症状があれば、すぐに医師、チームメンバーに伝え、治療を開始する。

5 患者・家族の心理状態に配慮した対応を行う。

- 急激な激しい痛みが発生すると、患者も家族も不安が増強したり、動揺することが多い。
- 観察・処置を行うとともに、患者・家族の不安が少しでも和らぐよう、言葉かけや状況説明を適宜行うなどの配慮を忘れないようにする。

項目 3　患者による疼痛評価

ここが POINT!

- 疼痛マネジメントにおいては、患者が主観的な痛みを自分自身で評価することが重要である。
- 患者用教材や記録ツールを用いて、患者が痛みを記録することで、患者と医療者が疼痛を共通認識できる。
- 患者が参画した疼痛評価にフィードバックを行い、疼痛マネジメントを成功させることは、患者のアドヒアランスや自己効力感の向上につながる。

1　医療者に痛みを伝え、情報を共有する必要性を説明する。

- 患者が疼痛評価を積極的にすることで、疼痛の詳細が医療者に伝わり、より細かなマネジメントやケアを行えるということについて説明し、患者の理解を深め、意欲が向上するようにする。

2　痛みや鎮痛薬の副作用についての伝え方を説明する。

- 痛みをどのように伝えると医療者と共有しやすいか、ポイントを説明し（図8）[5]、スムーズなコミュニケーションが図れるようにする。

図8　患者が医療者に痛みを伝えるポイント（例）

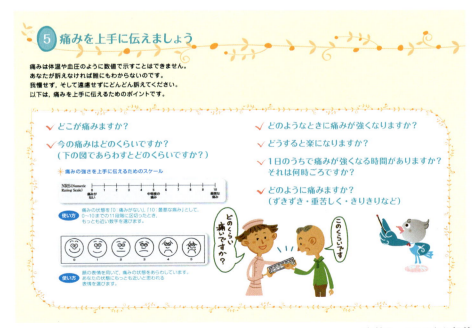

文献5、p.7-8より転載

[10] 疼痛評価 ◆ 115

3 痛みの記録法について伝え、患者が自分で痛みを記録・評価できるようにする。

● 患者が簡便に、また継続して痛みの記録をつけやすいよう、日記形式になっている用紙を渡すのもよい（図9）[6]。

図9 「痛みの日記」の記入例

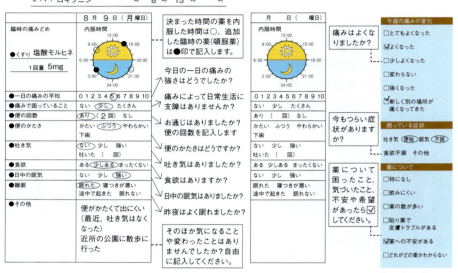

文献6より転載

- 患者が記録を負担に感じると、記録が長続きしなかったり、有効な記録になりにくい。
- 患者の記録に対する意欲を確認し、できるだけ患者の負担にならない時間や方法を検討する。

4 患者の記録を医療者が一緒に見て、自宅での痛みの経過や、鎮痛薬の使い方や効果等を話し合う。

● 記録を見て、医療者と話し合うことで、患者が、医療者が自分の痛みを理解していることや、自分も痛みのマネジメントに参画し、疼痛緩和に役立っていることを実感できるようにする。

＜引用文献＞
1. 北條美能留，高田正史，冨安志郎：がん疼痛の分類・機序・症候群．日本緩和医療学会 緩和医療ガイドライン作成委員会 編，がん疼痛の薬物療法に関するガイドライン2010年版，金原出版，東京，2010：14．
2. 下山直人 訳：2．痛みのマネジメント．武田文和 監訳，トワイクロス先生のがん患者の症状マネジメント 第2版，医学書院，東京，2010：13-14．
3. 益田律子：総論1 ナースが知っておきたい！ 病棟で遭遇する"痛み"の知識．有田英子 編：特集「痛み」にきちんと対処する，「鎮痛薬」を正しく使う，エキスパートナース 2013；29(12)：28-35．
4. 足立誠司，安倍睦美：痛みの包括的評価．日本緩和医療学会 緩和医療ガイドライン作成委員会 編，がん疼痛の薬物療法に関するガイドライン2014年版 第2版，金原出版，東京，2014：29-36．
5. シオノギ製薬株式会社：オキシコンチン®錠とオキノーム®散で痛みの治療をお受けになるみなさまへ（冊子），2011：7-8．
6. 的場元弘：私の痛みと治療の日記．春秋社，東京，2005．

Part 3

与薬・注射・点滴

- 11 与薬①（内服薬、舌下薬、坐薬）
- 12 与薬②（点眼薬・眼軟膏、貼付剤、医療用麻薬）
- 13 筋肉内注射・皮下注射・皮内注射
- 14 静脈内注射（ワンショット）・点滴静脈内注射（末梢静脈ラインの刺入）
- 15 点滴（輸液）の管理
- 16 輸液ルートのロック
- 17 輸液ポンプ・シリンジポンプ
- 18 持続皮下注射（微量点滴）の管理
- 19 中心静脈カテーテルの挿入介助と管理
- 20 CVポート（中心静脈ポート）の管理
- 21 血糖測定・インスリン注射
- 22 輸血の準備・実施

資料2 ● 薬剤の確認
資料3 ● 末梢静脈・中心静脈に用いる閉鎖式輸液システム

11 与薬①
(内服薬、舌下薬、坐薬)

高橋恵子

与薬は、医師の指示により看護師が実施できる。そのため、指示の確認は最も重要である。

与薬の目的を理解し、必要性を確認して行う必要がある。与薬方法を誤ると効果が得られないばかりか、人体に悪影響を及ぼす医薬品もある。

クローズアップ手技
- 項目1 内服薬（経口薬）の投与
- 項目2 舌下薬の投与
- 項目3 坐薬の投与

基礎知識

薬剤の分類例

- 臨床で用いる薬剤（医薬品）の分類の例として、「薬剤の形状」「適用方法」「法律」による分類がある（表）。
- 誤投与を防ぐため、あるいは管理のため、使用する薬剤の種類を確認することが重要である。

剤型による分類の例	●錠剤 ●カプセル剤 ●散剤 ●液剤	●軟膏薬 ●点眼薬 ●注射薬　など
適用方法による分類の例	●内服薬（経口薬） ●外用薬（坐薬など） ●注射薬 ●舌下薬　など	
法律による分類の例	●毒薬 ●劇薬 ●麻薬 ●向精神薬	●覚せい剤と覚せい剤原料・習慣性医薬品 ●指定医薬処方せん医薬品

基礎知識

与薬に共通する手順

1 投与前の準備

- 看護師には、薬剤の投与（与薬）について患者に説明する責任がある。
- その与薬を"なぜ行うか""どのように行うか"を確認し、それに伴うケアを理解しておく。
- 必ず事前に患者の状態を確認し、アレルギーの有無を確認する。
- 処方内容、処方量、投与方法について不明な点があれば、医師、あるいは薬剤師に確認する。

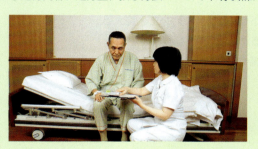

「8つのR」で確認する
1. **R**ight Patient：正しい**患者**か？
2. **R**ight Day：正しい**日付**か？
3. **R**ight Time：正しい**時間**か？
4. **R**ight Drug：正しい**薬剤**か？
5. **R**ight Dose：正しい**投与量**か？
6. **R**ight Technique：正しい**手技**か？
7. **R**ight Rate：正しい**速度**か？
8. **R**ight Route：正しい**経路**か？

2 投与の実施

- 各剤型を確認し、適切な方法で投与する。特に投与経路の誤りには注意する。
- 正確に投与できたか確認する。

3 投与後の観察・あと始末

- 投与後は、アレルギー症状ほか副作用症状が出現していないか観察する。
- バイタルサインの変化や、患者の訴えを見逃さないことも重要である。特に高齢者や循環が不安定な患者では、投与前・投与後に血圧測定を行うなど、バイタルサインの変化に注意する。
- 使用後の包装材は、誤飲を防ぐため、すぐ廃棄する。
- 廃棄の際は、再度、包装材と処方指示書を照合し、確認する。

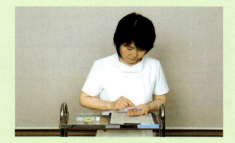

4 記録

- 与薬内容、患者の状態を記録する。

項目 1

内服薬（経口薬）の投与

ここが POINT!

- 内服薬では"誤嚥の可能性"を念頭に置き、嚥下しやすいよう体位を整える。
- 処方指示書をもとに、医師が指示した内容であるか十分に確認する。
- 認知症・精神疾患・誤嚥のリスクのある患者の場合、投与後に薬剤の残留や誤嚥がないか確認する。

基礎知識

内服薬（経口薬）のはたらき

- 経口的に投与する内服薬の形状には、「液体」「粉末」「錠剤」「カプセル」などがある。
- 与薬時間は「食前薬」「食直前薬」「食直後薬」「食後薬」「食間薬」などがある。一般的に、服用間隔は食事時間を基準に決められている（表）。
- 血中の濃度を一定に維持するために、時間を決めて与薬する薬剤もあり、特に飲み忘れに注意が必要である。

与薬時間のめやす

食前薬	食事のおよそ30分前
食直前薬	食事の直前
食直後薬	食事のすぐ後
食後薬	食事のおよそ30分後（または以内）
食間薬	食事のおよそ2時間後

内服薬の作用経路

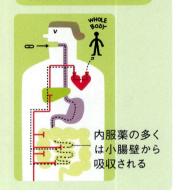

内服薬の多くは小腸壁から吸収される

＊日常生活動作は介助の必要がないが、服薬管理が困難な患者（看護師による管理）の場合

1 処方指示書を見ながら、指示薬と必要物品を準備する。

●処方指示書の例

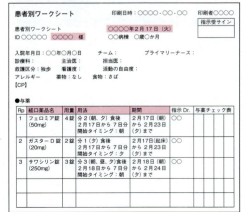

（NTT東日本関東病院での例）

- 処方指示書をもとに、医師が指示した内容であるか、十分に確認する。
- 「指示の薬剤が、患者状態に合っているか」「指示の薬剤が、患者に投与されるべき薬剤であるか」を常に考える。
- 医師からの口頭指示での与薬は、緊急時以外避ける。やむを得ず口頭指示を受ける場合は、指示をメモにとり、そのメモを見ながら復唱し、確認して与薬する場合がある。

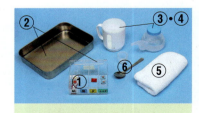

① 内服薬
② 与薬トレイ・ケース
③ コップまたは吸い飲み
④ 白湯または水
⑤ タオル
⑥ （必要時）スプーン・薬杯

リスクを防ぐ

- 意識のない患者には、経口での与薬は行わない。
- 内服薬投与を看護師の管理のもと行うかどうかは、患者の認知能力の有無で判断する。
- 退院に向けて、患者自身で管理が可能となるまで、患者指導のため看護師の管理とする場合もある。

2 患者・家族に、薬剤の効果と副作用、内服薬の与薬を行うことを説明し、同意を得る。

なぜ行う
- 与薬にあたっては、看護師には、"なぜ行うのか"という必要性を患者に伝える説明責任がある。

3 アレルギーの有無を確認する。

- アレルギーによって思わぬ副作用を生じることがあるため、安全に配慮する。
- 起こりうるアレルギーは発疹や掻痒感（かゆみ）である。
- アレルギーの徴候として、眠気、ふらつき、脱力感、めまい、胃腸障害、呼吸困難、咳嗽、食欲不振、嘔気などがある。

リスクを防ぐ
- アレルギー反応は、抗体ができる2回目以降から増強する。低用量でも非常に激しい反応が出る場合もある。
- アレルギーをもつ薬剤の再投与が起こらないよう注意する。

基礎知識

薬剤性アレルギーの確認手順

```
薬によるアレルギーの有無を患者に聞く（看護記録で確認する）
「今までにお薬を飲んで気分が悪くなったことはありませんか？」
「薬を飲んだことで、今までとは違った症状が出てきたことはありませんか？」
    │あり                              │なし
    ▼                                  （注意しながら投与）
アレルギーの起こった薬剤と症状を確認する
「どの薬でアレルギーが起こりましたか？」
「かゆみや、吐き気はありましたか？」
    │
    ▼
使用する薬に、アレルギー出現の可能性があるか確認する
    │可能性あり              │問題なし
    ▼
代用できる薬があるか医師に確認する
    │あり                    │なし
    ▼                        ▼
指示により代用薬を使用する    薬の使用の再検討が必要
```

文献1、p.48より引用（一部改変）

| **4** | 誤嚥の危険がないか確認する。 |

＊特に座位がとれない場合

1 吸い飲みで水を飲んでもらう。

2 口を開けてもらい、水がうまく飲めているか確認する。

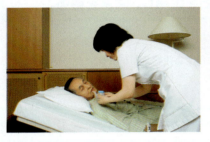
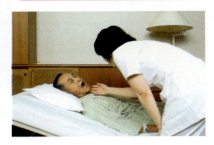

👍 ここがコツ

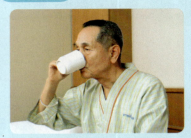

- 日常の場面でも、コップで水を飲む動作などを観察し、誤嚥のアセスメントを行う。

- 誤嚥の危険があると判断した場合は、内服薬の与薬を中止して報告する。
- 誤嚥の危険がある場合は、リスクを評価するための手技として、ベッドサイドで行うものに反復唾液嚥下テスト（RSST）、改訂水飲みテスト（MWST）、フードテスト（FT）がある。また、検査によって行うものに嚥下ビデオ造影検査（VF）、嚥下内視鏡検査（VE）がある（「42：嚥下アセスメント・食事介助」参照）。医師、言語聴覚士ほかと相談しながら進める。

| **5** | 与薬に伴う誤嚥を予防するため、体位を整える。 |

- 患者状態に応じて、30°以上ベッドを頭側挙上する。

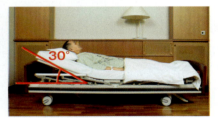

| **6** | 投与直前にも、処方指示書と薬剤を確認する。 |

リスクを防ぐ
- 処方指示書と準備した内服薬を、看護師2人で確認する。

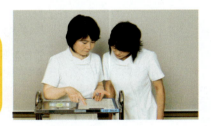

| **7** | 指示された処方に疑問があれば、必ず医師・薬剤師に問い合わせる。 |

| **8** | 患者確認を行う。 |

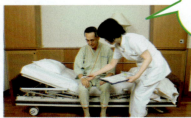

お名前をフルネームで教えてください

- 患者氏名（フルネーム）と生年月日を答えてもらい、ネームバンドを確認する。

リスクを防ぐ
- 「処方指示書と薬剤の照合」「患者確認」の両方で、薬剤が正しく投与されるための確認を行う。

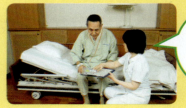

○○さん、このお薬□□を内服で飲んでいただきますね

9 内服薬の与薬を了承しているか確認する。

- 患者・家族に内服薬の与薬を行うことを説明し、了承しているか確認する。

10 手指衛生を行う。

11 薬剤を内服してもらう。あるいは口腔内に与薬して飲み込んでもらう。

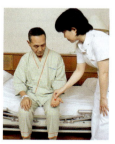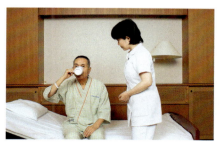

- 自分で包装材を開けることができない患者（高齢者、麻痺や振戦のある患者）には、包装材を開けて手渡すか、口腔内に与薬する。
- コップ1杯程度の水で飲み込んでもらう。

- 散剤が飲みにくいとき、「オブラートに包む」「ゼリーに混ぜて投与する」「溶かして増粘剤でトロミをつける」などの対処を行う場合がある。

なぜ行う
- 薬剤はコップ1杯程度の水や白湯で服用することが基本である[2]。
- 多くの場合、内服薬は小腸壁から吸収される。水なしで内服すると胃に長時間滞留し、胃の障害の原因となる。
- 少量の水で内服すると、食道粘膜に付着して潰瘍になることがある[3]。特にカプセル剤はゼラチン製のため、付着しやすい。
- 少量の水で服用することで、かえって誤嚥につながる場合がある。
- グレープフルーツジュースや牛乳、炭酸飲料やお茶・コーヒーなどのカフェインを含む飲料は、薬効に変化をきたすことがあるため避ける。

12 正確に内服したことを確認する。

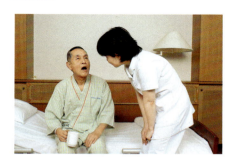

リスクを防ぐ
- 何らかの理由で内服できなかった場合、あるいは自己管理などで飲み忘れた場合は、医師へ報告する。
- 指示される対応は、薬剤によって異なる。対応の例を示す[2]。

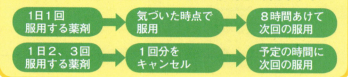

| 1日1回服用する薬剤 | → | 気づいた時点で服用 | → | 8時間あけて次回の服用 |
| 1日2、3回服用する薬剤 | → | 1回分をキャンセル | → | 予定の時間に次回の服用 |

13 投与後の観察を行う。

① 内服薬の効果は現れているか？
- バイタルサイン（血圧、その他の身体状態）に変化がないか確認する。
- 患者の訴えを聞く。特に鎮痛薬を投与した場合は、痛みの程度はどのように変化しているかを聞く。
- 薬剤を併用することにより、薬効に変化が生じる場合もあるので注意する。
- 食物と薬剤、アルコールと薬剤の内服で、薬剤の相互作用が生じることもある。

② 口腔内に薬剤が残っていないか？誤嚥はないか？
- 特に認知症、精神疾患、あるいは通過障害、誤嚥のリスクのある患者は、口腔内に薬剤が残っていないか、誤嚥がないか確認する。

③ アレルギー症状・副作用（発赤、搔痒感）は出現していないか？
- アレルギーの徴候として、眠気、ふらつき、脱力感、めまい、胃腸障害、呼吸困難、咳嗽、食欲不振、嘔気などがある。
- 内服後すぐ発現するとは限らない。長期服用で発現することもある。

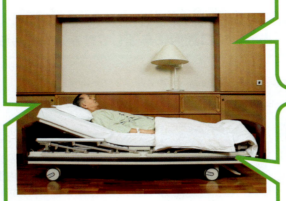

14 使用した物品のあと始末を行う。

リスクを防ぐ
- 認知症、精神疾患、誤嚥のリスクのある患者、および小児の周囲には、誤飲あるいは包装材のまま飲んでしまう危険があるため、薬剤や投与後の包装材を置いたままにしない。

- 間違いなく投与できたことを確認するため、使用後の包装材を捨てる際には、再度、処方指示書と照合し、確認する。

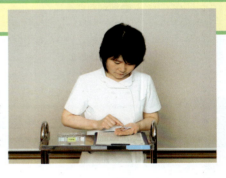

15 与薬内容、患者の状態を記録する。

なぜ行う
- 看護師は実施の責任者として、実践したことを記録として残し、情報を共有する。

項目 2　舌下薬の投与

ここが POINT!

◆ 舌下から薬剤を吸収させ、速効を期待する薬剤であるため、投与は確実に行う。
◆ 舌下錠は「飲まない」「噛まない」ように、患者に注意する。
◆ 速効性があるため、状態の変化に注意する。

基礎知識

舌下薬のはたらき

- 舌下（舌の裏側）に投与する薬剤の形状には、「舌下錠」「舌下スプレー剤」がある（図）。
- 内服薬の与薬で肝臓を通過し不活化されやすい（薬効がなくなりやすい）薬物に応用される。
- 舌下薬には、循環器疾患の治療薬が多い。胸痛発作の改善、あるいは発作を予防するために使用される。医師の指示がある場合、トイレ・入浴等の動作の前に、予防的に使用することがある。
- 循環器疾患の発作の改善・予防として使用されている場合は、"改善したかどうかを判断する"こともポイントである。「発作時に使用して効かない」「再度服用しても効果が得られない」場合、入院中は看護師へ、在宅では病院へ連絡してもらう。
- 舌下錠は、舌下からの吸収を早くさせるため、"小さい""崩壊がすみやかに起きる"という特徴をもつ。高温多湿を避けて保管されていることを確認する。

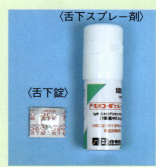

●舌下薬（ニトログリセリン）

1 処方指示書を見ながら、指示薬と必要物品を準備する。

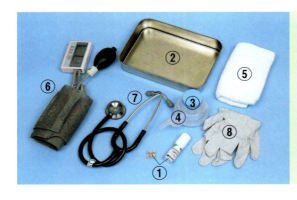

① 舌下薬（舌下錠、あるいは舌下スプレー剤）
② 与薬トレイ
③ 吸い飲み（コップ）
④ 白湯・水
⑤ タオル
⑥ 血圧計
⑦ 聴診器
⑧ 未滅菌手袋
●（必要時）スプーン・オブラート・薬杯

2 患者・家族に、薬剤の効果と副作用、舌下薬の与薬を行うことを説明し、同意を得る。

＊「項目1」手順2を参照。

3 アレルギーの有無を確認し、誤嚥の危険がないか観察し、体位を整える。

＊「項目1」手順3〜5を参照。

4 舌下薬の性状・破損の有無を確認する。

● 舌下錠は崩壊しやすい。破損が生じている場合は正確な投与ができなくなるため、十分に形状を確認する。

5 血圧を測定する。

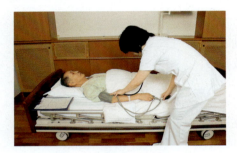

なぜ行う
● 舌下薬は循環器疾患の治療薬として用いられることが多い。状態変化を確認するため、必ず血圧を測定する。

リスクを防ぐ
● 胸痛発作時に舌下薬投与の指示がある場合は、以下の手順で行う。
① 血圧測定
↓
② 指示により心電図測定（12誘導を確認する）
↓
③ 舌下薬投与
↓
④ 再度、血圧・心電図測定

6 舌下投与について患者に説明する。

リスクを防ぐ
● 舌下錠は誤って嚥下（内服）すると、適切な効果が得られない。"舌の下に入れることで薬効を発揮できる薬"であることを、患者に十分説明する。

● 舌下錠は、内服薬（経口薬）と見かけが似ているので注意する。保管方法などを工夫する。

リスクを防ぐ
● 舌下に保持できない患者には、舌下薬の与薬は行わない。
● 意識のない患者には、舌下スプレー剤を使用する。

7 投与直前にも、処方指示書と薬剤を確認する。

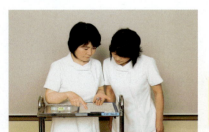

リスクを防ぐ
● 処方指示書と準備した内服薬を、看護師2人で確認する。

8 指示された処方に疑問があれば、必ず確認をする。

9 患者確認を行い、舌下薬による与薬を了承しているか確認し、手指衛生を行う。

＊「項目1」手順8〜10を参照。
● 看護師が口腔内への舌下薬投与を行う場合は、未滅菌手袋を装着する。

10 舌下薬を舌下の中央部の近くに入れ、口を閉じてもらう。

舌下錠の場合
- 舌下が荒れていないか確認する（荒れがある場合、その部位を避けて投与する）。
- 投与後、必ず舌下に錠剤が入ったかどうかを視認する。
- 何らかの理由で投与できなかった場合は、医師へ報告する。

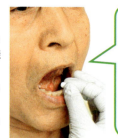
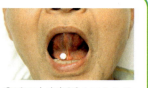
- 舌下中央部近くに入れる。
- 飲み込まないよう説明する。

舌下スプレー剤の場合
- 舌下錠に比べ、確実な投与が可能である。

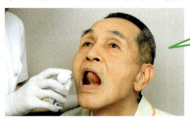

舌先を上顎前歯裏につけ、軽く息を止めてもらう

- 舌下に向けて、容器を垂直に立てた状態でスプレーを1噴霧する。
- 噴霧後、口を閉じてもらう（深く息を吸い込まない）。

ここがコツ
- 高齢患者は、老化や薬剤の副作用により唾液の分泌量が低下していることがある。口腔内が乾燥していると舌下錠が溶けにくいので、水で舌を湿らせてから舌の下に薬を置く。
- 溶けにくい場合には、噛み砕いてもらってから舌の下に置いてもらうようにする。

リスクを防ぐ
- 看護師が舌下スプレー剤で投与する場合、薬剤に曝露する危険があるため、マスクと未滅菌手袋を装着して行う。

11 投与後の観察を行う。

- 舌下が荒れていないかを観察する。
- 全身状態に変化はないかを確認する。
- 発作時の投与である場合は、発作が改善したか確認する。

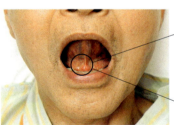

- 舌下錠が溶けたか？（残っていないか？）
- 舌下は荒れていないか？（荒れがある場合、その部位を避けて投与する）

12 使用した物品のあと始末を行う。

＊「項目1」手順14を参照。

13 与薬内容、患者の状態を記録する。

項目 3 坐薬の投与

ここがPOINT!
- 患者の羞恥心を考慮し、露出は最小限となるよう環境を整える。
- 坐薬の挿入時、患者に口で呼吸してもらうとスムーズにできる。
- 投与後の転倒のリスクについて、注意を促す。

基礎知識

坐薬のはたらき

- 経肛門的に投与する坐薬には、「解熱薬」「痔疾治療薬」などがある。
- 直腸から吸収される形状のメリットは、嚥下困難や意識障害のある患者、胃腸機能障害のある患者、咳嗽症状の強い患者、幼児など、経口投与が困難な患者へ適していることである。
- 坐薬の多くは肝臓を通過せず下大静脈に直接入るルートをとるため（図）、肝臓での分解を受けず、胃酸や消化酵素の影響もないため、的確な効果を現す。
- 静脈を通じて作用するため、静脈注射とほぼ同等の効果が得られる。坐薬投与後は血圧の変動に留意する。
- 坐薬は体温で溶解するため、触れる際には長く持たないなど、取り扱いに注意する。高温多湿を避けて保管する。

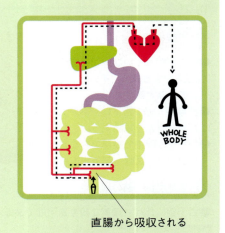

直腸から吸収される

---

1 処方指示書を見ながら、指示薬と必要物品を準備する。

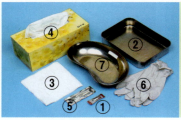

① 坐薬　② 与薬トレイ
③ ガーゼ　④ ティッシュペーパー
⑤ 潤滑剤（ワセリン・カテーテル用ゼリー）
⑥ 未滅菌手袋
⑦ 膿盆

2 坐薬の性状・破損の有無を確認する。

- 坐薬は溶解しやすい。形状があるものを直腸から吸収させるため、溶解すると効果を得られない。十分に形状を確認する。

リスクを防ぐ
- 溶解の危険性があるので、手で直接握らず、できるだけ包装材の端を持つ。

3 患者・家族に、薬剤の効果と副作用、坐薬の投与を行うことを説明し、同意を得る。

＊「項目1」手順2を参照。

4 アレルギーの有無を確認する。

＊「項目1」手順3を参照。

5 患者に、坐薬の投与に伴う注意点を説明する。

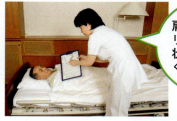

肩の力を抜いてリラックスした状態でいてくださいね

直腸を傷つけないように挿入する方法の説明の例

「左向きで横になってください」
「お口で"息を吸って""息を吐いて"を繰り返してください」など

転倒のリスクの説明の例

「ふらつく副作用が出る場合もありますので、いったんベッドの上に座ったあと、様子を見ながら立つようにしてください」
「服用後、トイレに立ったり、移動が必要な場合は、声をかけてください」など

ここがコツ
- 通常は入浴後、または就寝前に投与する。
- 便意がある場合には、排便を済ませてもらう。

リスクを防ぐ
- 特に解熱目的のボルタレン®坐薬の使用時は、血圧低下をもたらす可能性があるため、使用前後に必ず血圧を測定する。
- 必要に応じて、補液を行う。高齢で高熱・脱水状態の場合には、使用を避ける。

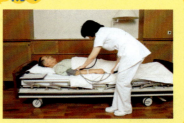

6 準備した薬剤を確認する。

リスクを防ぐ
- 処方指示書と準備した坐薬を、看護師2人で確認する。

7 指示された処方に疑問があれば、必ず確認をする。

8 患者確認を行い、坐薬投与による与薬を了承しているか確認する。

＊「項目1」手順8〜9を参照。

9 患者の羞恥心を考慮し、環境を整える。

- カーテンなどでプライバシーを保護するよう工夫する。

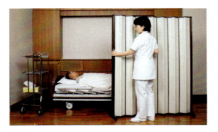

なぜ行う
- 不必要な露出は避け、羞恥心を抱かせないように配慮する。

10 患者の体位を整える。

- 側臥位を基本として慎重に実施する。

側臥位

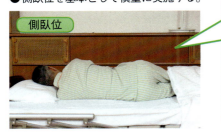

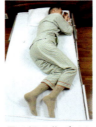

足は軽く曲げてもらうとよい

なぜ行う
- 直腸には3つの直腸横ひだがある。傷つけないように慎重に実施する必要がある[4]。

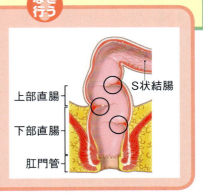

上部直腸／下部直腸／肛門管／S状結腸

11 手指衛生を行い、未滅菌手袋を装着する。

12 患者に口で呼吸をしてもらい、腹圧をかけないように説明する。

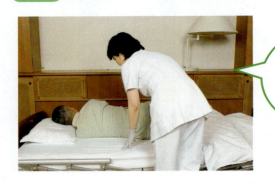

お口で"息を吸って""息を吐いて"を繰り返してください

なぜ行う
●患者が口で呼吸することで腹圧がかかりにくくなり、肛門括約筋を弛緩させ、スムーズに挿入できる。

13 坐薬を挿入する。

1 トレイの上にガーゼを広げ、包装材から坐薬を取り出す。

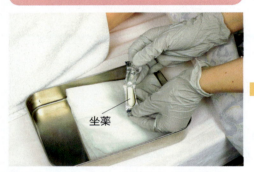

坐薬

●溶解させないよう、坐薬は手で直接持たない。
●清潔に取り出す。

2 坐薬に潤滑剤をつける。

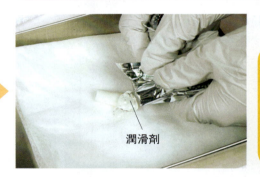

潤滑剤

リスクを防ぐ
●キシロカイン®ゼリーを使用する方法もあるが、ショックを起こす危険があるので、坐薬の投与では避ける。

3 挿入する。

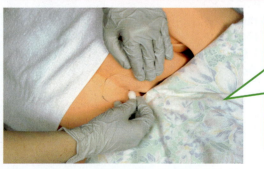

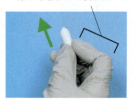

第2関節まで挿入する

挿入方向を上にして持つ

●挿入の深さは、看護師の第2指の第2関節（約3〜4cm）までをめやすに行う。
●挿入が困難な場合には、坐薬を温めて、少しやわらかくしたあと挿入する。

ここがコツ

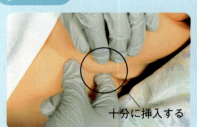

十分に挿入する

●浅い挿入は坐薬が押し出される可能性があるため、看護師の第2指の第2関節をめやすに、十分に挿入する。

14 肛門の周囲をティッシュペーパーで拭く。寝衣を整える。

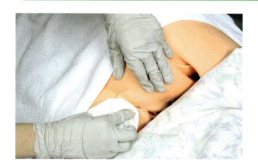

15 患者に坐薬挿入後の注意点を説明する。

- 挿入直後は、排便を控える。
- 坐薬の排出を防ぐため、挿入後20〜30分は運動を避ける。

16 投与後の観察を行う。

- 坐薬が確実に直腸に挿入されたか、直腸内に留まっているか（出てきていないか）を視認する。
- 効果の有無を確認する。

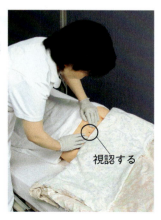

視認する

17 未滅菌手袋を脱ぎ、手指衛生を行う。

1 拭き取ったティッシュを、片方の手袋に丸め込む。

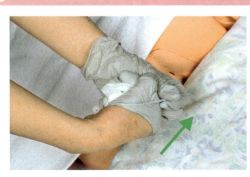

2 手袋を裏返しながら、両手とも脱ぐ。

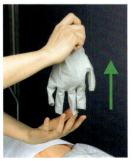

18 使用した物品のあと始末を行う。

＊「項目1」手順14を参照。

19 与薬内容、患者の状態を記録する。

- 血圧測定を行い、血圧の変動に留意する。

<引用文献>
1. 原田知彦：事前チェックとアセスメントで防ぎたい薬剤アレルギー．加賀谷肇 監修，特集 注射・点滴・内服で起こりやすい"薬"のトラブル 解決のポイント，エキスパートナース 2003；19（10）：48-50．
2. 信濃裕美：内服薬のQ&A．重点チェック！ナースが気をつけたい「くすり」，エキスパートナース 2009；25（2）：82-85．
3. 折井孝男 監修：説明力UP！臨床で役立つ薬の知識 改訂版．学研メディカル秀潤社，東京，2009：7．
4. 日本看護協会教育委員会 監修，髙屋尚子 編：安全で確かな与薬① 新人ナース・指導者必携！．インターメディカ，東京，2007：31．

<参考文献>
1. 西崎統 編：ここまで知っておきたい くすりとナーシングQ&A 第2版．総合医学社，東京，2013．
2. 守安洋子 編著：ヒヤリ・ハットにさようなら！早わかり薬の知識 事例で学べる薬剤・輸液・注射薬 改訂3版．メディカ出版，大阪，2012．

12 与薬② （点眼薬・眼軟膏、貼付剤、医療用麻薬）

宮崎由紀

与薬のうち、点眼薬・眼軟膏と貼付剤を用いる際の手技を示す。
特に貼付剤のうち医療用麻薬は、「麻薬及び向精神薬取締法」に基づいて厳重に取り扱う必要がある。
施用時だけでなく、管理にも細心の注意をもって扱う。

クローズアップ手技
- 項目1 点眼薬・眼軟膏の投与
- 項目2 貼付剤の貼付
- 項目3 医療用麻薬の管理・投与

項目1 点眼薬・眼軟膏の投与

ここがPOINT!
- 与薬時には、容器の先端が直接、眼球・眼瞼・睫毛に触れないようにする。
- 複数の薬剤を使用する場合には、5分以上間隔をあけて行う。
- 感染対策のため、点眼薬・拭き綿・ガラス棒は左右それぞれ別に使用する。

基礎知識

眼科用剤の種類と特徴

| ①点眼薬（例） | ②眼軟膏（例） | 眼球の構造 |

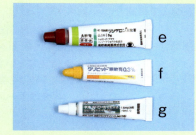

a：ヒアレイン®点眼液（角膜治療薬）
b：クラビット®点眼液（抗菌薬）
c：ミドリン®P点眼液（散瞳薬）
d：ベノキシール®点眼液（表面麻酔薬）

e：リンデロン®A軟膏（副腎皮質ステロイド）
f：タリビッド®眼軟膏（抗菌薬）
g：ネオ メドロール®EE軟膏（副腎皮質ステロイド）

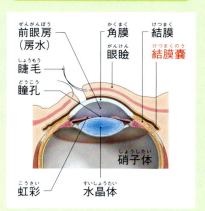

眼球の構造： 前眼房（房水）、角膜、結膜、眼瞼、結膜嚢、睫毛、瞳孔、硝子体、虹彩、水晶体

- 点眼薬（図-①）は、結膜嚢に直接投与する薬剤である。角膜や結膜より吸収させ、薬効を発揮させる。
- 眼科で使用する薬剤として、「点眼薬」「眼軟膏」「局所注射（結膜下注射など）」「全身投与（内服・点滴）」がある。
- 点眼薬には「角膜治療薬」「抗炎症薬」「抗菌薬」「抗アレルギー薬」「散瞳薬」「縮瞳薬」「局所麻酔薬」などがある。

- 眼軟膏（図-②）には「角膜治療薬」「副腎皮質ステロイド」「抗菌薬」「抗ウイルス薬」「抗真菌薬」などがある。軟膏は薬剤を長く停滞させるため、頻繁な点眼が不要で、表面の乾燥を防ぐ効果がある。
- 点眼薬は高温多湿を避け、直射日光の当たらないところに保管する。冷所保存のものは冷蔵庫に保管する。凍結した場合は、その点眼薬は使用せず、新しいものと交換する。

1 処方指示書を見ながら、指示薬と必要物品を準備する。

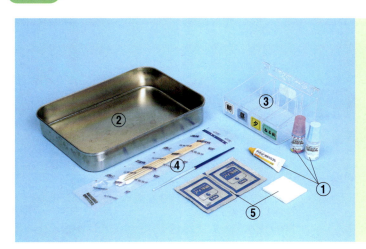

① 指示された点眼薬、眼軟膏
② 与薬トレイ
③ 与薬ケース
④ 滅菌綿棒（またはガラス棒）
⑤ 拭き綿
● 処方指示書
● 未滅菌手袋

2 投与前の準備を行う。

＊詳細は、「11：与薬①」の「項目1 内服薬（経口薬）の投与」手順2～10を参照。

- 投与前に、処方指示書と準備した薬剤を看護師2人で確認する。
- 指示された処方に疑問があれば、必ず医師・薬剤師に問い合わせる。
- 患者確認を行う（患者氏名＜フルネーム＞と生年月日を答えてもらい、ネームバンドを確認する）。
- 患者・家族に、薬剤の効果と副作用、点眼を行うことを説明し、同意を得る。
- アレルギーの有無を確認する。
- 薬効により点眼後に転倒・転落などのリスクが生じることを説明する。
- 手指衛生を行い、未滅菌手袋を装着する。

なぜ行う
- 点眼薬によっては、投与後、「散瞳」「霧視」「べたつきによる開眼困難」など見えにくくなることがあるため、投与に伴うリスクについて説明する。
- 特に片眼のみ散瞳（瞳孔を広げる）した場合は、遠近感の違いから、転倒・転落、あるいは物にぶつかるなどのリスクも高くなるので注意する。

リスクを防ぐ
- 点眼あるいは眼軟膏を用いる眼は、「右眼」「左眼」「両眼」のいずれかを、処方指示書とともに確認する。
- 患者間違いを防ぐため、名前の確認、および点眼する眼の確認の際は、本人に言っていただくか、言えない場合はネームバンドと処方指示書で確認する。

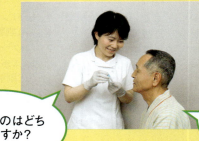

点眼するのはどちらの眼ですか？　　右眼です

3 患者を座位または仰臥位にして、顔を上向きにしてもらう。

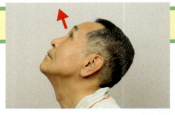

4 点眼薬・眼軟膏を与薬する。

点眼薬の与薬

1 点眼薬を準備する。

ここがコツ
- 水性点眼薬をはじくため、油性点眼薬は最後に点眼する（例：インドメロール®）。

リスクを防ぐ
- 懸濁性点眼薬など点眼薬には、使用前によく振ってから点眼する薬剤もある（例：エイゾプト®、ピマリシン、リボスチン®など）。使用方法を確認する。
- 下剤、抗真菌薬など、点眼薬に容器が類似しているものがあるので特に注意する。

- 誤薬に注意（内用液）：下剤（ラキソベロン®）

2 拭き綿を当てて、下眼瞼を軽く下に引く。

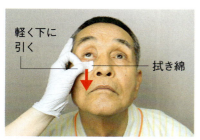

- 眼脂がある場合は事前にきれいに拭っておく。
- 拭き綿は新しいものを使用し、清潔に取り扱う。

3 点眼薬を1滴点眼する。

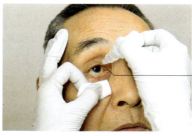

容器の先が眼球・眼瞼・睫毛に触れないようにする

- 点眼薬の容器の先が眼球・眼瞼・睫毛に触れてしまうと、薬液が汚染されてしまうので、触れないように行う。
- まばたきはしてよい。

 なぜ行う
- 点眼薬を滴下するのは1滴（およそ0.03〜0.05mL）でよい。
- 1回の点眼で結膜嚢に入るのは最大0.03mLである。1滴以上点眼しても、あふれたり、鼻涙管を通り鼻腔に流れてしまう[1]。

4 薬液が眼の周りに付いた場合は拭き取る。

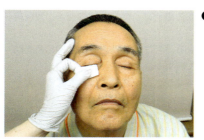

- 薬液が眼の周りに付いた場合は汚染されていると考え、再び眼内に入らないように拭き取る。

5 点眼後は眼を閉じ、涙嚢部を軽く押さえる。

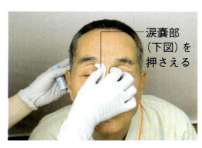

涙嚢部（下図）を押さえる

- 1分間程度押さえる。
- 眼球を強く圧迫しないように注意する。

 なぜ行う
- あふれた液が鼻涙管を通り鼻粘膜から吸収されると、薬液によって全身的な副作用を起こす可能性がある。
- 特にステロイドやβ刺激薬などに注意する。

眼球〜鼻涙管の構造

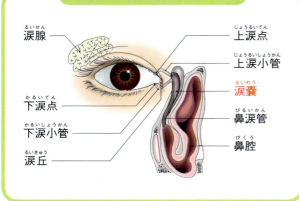

涙腺／上涙点／上涙小管／涙嚢／下涙点／鼻涙管／下涙小管／鼻腔／涙丘

6 点眼薬が複数処方されている場合は、①〜⑤を繰り返す。

リスクを防ぐ
- 2種類以上の薬剤を点眼する場合は、5分間以上の間隔をあけて点眼する。前の薬剤の効果が得られないうちに、次の薬剤で流すのを防ぐため[1-3]。
- 感染対策のため、拭き綿は使用ごとに新しいものに交換する。

眼軟膏の与薬

1 眼軟膏を準備する。
● 処方指示された内容と合っているか確認する。

2 滅菌綿棒、あるいはガラス棒に軟膏をとる。

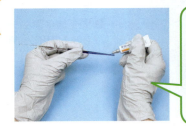
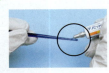
● 軟膏は「あずき大」を目安にとる

3 片手で下眼瞼を軽く下に引く。

4 滅菌綿棒、あるいはガラス棒の先につけた軟膏を、水平に動かすように塗布する。

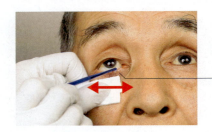
水平に動かす

リスクを防ぐ
● 滅菌綿棒で塗布する場合は、感染予防のため、滅菌綿棒は片方ずつ使い捨てにする。
● ガラス棒で塗布する場合は、結膜を傷つけることを防ぐため、使用前に破損がないか確認する。
● 両眼に塗布する場合は、ガラス棒では、両端に軟膏をつけて左右別々に塗布する。
● 個人処方された軟膏を患者本人のみに使用する場合は、直接、チューブから下眼瞼に塗布してもよい。その際には、チューブの先端が眼球・眼瞼・睫毛に触れないように注意する。

ここがコツ
● 眼球および結膜に傷をつけないように、水平に動かす。

5 ベッドサイドを離れる際に環境を整え、転倒・転落に注意するよう声をかける。

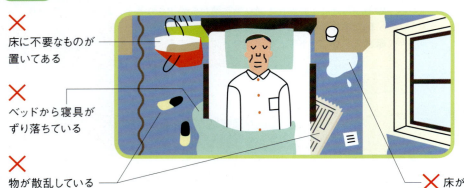
× 床に不要なものが置いてある
× ベッドから寝具がずり落ちている
× 物が散乱している
× 床が濡れている

なぜ行う
● 点眼薬によっては見えにくくなることもあるため、転倒・転落につながる要因を減らせるよう、環境を整える。

6 投与後の観察を行う。
● アレルギー症状が出ていないかを確認する。
● 散瞳薬の場合は、散瞳しているかなどを観察する。

リスクを防ぐ
● アレルギー症状が出現した場合は、すぐに点眼薬あるいは眼軟膏の投与を中止し、医師に連絡する。

| **7** 使用した物品のあと始末を行う。 | **8** 与薬内容、患者の状態を記録する。 |

● 次回投与に備え、点眼薬あるいは眼軟膏のフタを清潔に締める。

項目 2　貼付剤の貼付

ここが POINT!

◆ 貼付する皮膚を清潔にして行い、毎回、貼付部位を変更する。
◆ 患者自身が剥がしてしまう場合は、医療用テープやポリウレタンフィルムで固定する。あるいは手の届きにくい部分に貼付する。
◆ 薬剤の面に直接手で触れないよう、取り扱いに注意する。

基礎知識

貼付剤の特徴

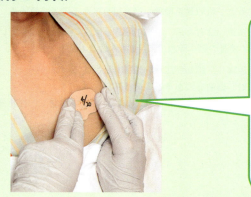

〈貼付剤の利点[2,3]〉
・肝臓での初回通過効果（投与された薬剤が全身循環血へ移行する過程で起こる分解や代謝）を受けにくい
・貼付により薬効が持続する
・除去することで与薬を中断できる
・経口摂取できない患者にも投与できる
・消化管に負担がかからない
・食事の影響を受けない

● 貼付剤は、皮膚から薬剤を吸収させ、血液循環により全身に作用させる目的で使用する。利点を表に示す。
● 現在使用されている主な貼付剤には、「血管拡張薬」「気管支喘息治療薬」「ホルモン剤」「局所麻酔薬」「がん性疼痛用麻薬」「禁煙補助薬」などがある。
● 皮膚を清潔にして貼付する。貼付部位は毎回変更し、創傷や皮膚トラブルのある部位は避ける。

● MRI検査、あるいは高周波療法の際は、貼付剤の温度上昇による熱傷を起こす可能性があるため、貼付剤を除去する。
● 自動体外式除細動器（automated external defibrillator：AED）を使用する際は、貼付剤の場合、AEDからの通電が遮断されたり、熱傷を起こす可能性があるため、妨げにならない部位に貼付するか、貼ってある場合は除去する。

代表的な貼付剤(例)

分類	薬剤の例	特徴
狭心症治療薬	●硝酸イソソルビド（フランドル®テープ）	●血圧低下、起立性低血圧、頭部外傷または脳出血のある患者では、頭蓋内圧上昇などを起こすことがあるため、貼付後は注意する ●硝酸薬は耐性を生じ、作用が減弱することがある。耐性の軽減を目的として休薬期間を設けることがあるため、貼付時間を確認する
	●ニトログリセリン（ニトロダーム®TTS®）（ミリステープ®）	●硝酸薬はホスホジエステラーゼ5阻害作用を有する勃起不全治療薬との併用で、過度の血圧低下が現れることがあるので併用禁忌 ●ニトロダーム®TTS®はMRI検査の際は除去する（金属が含まれるため）
気管支拡張薬（β₂刺激薬）	●ツロブテロール（ホクナリン®テープ）	●気管支喘息のほか、慢性気管支炎・肺気腫および急性気管支炎に基づく呼吸困難などの諸症状を緩解する ●気管支喘息の治療は吸入ステロイドなどの抗炎症剤の使用が基本である ●貼付剤の使用で症状が改善しても、自己判断で吸入ステロイド剤の使用を中止しないよう指導する
女性ホルモン製剤	●エストラジオール（エストラーナ®テープ）	●更年期障害、卵巣欠落症状を伴う血管運動神経症状（hot flush）に対して低用量で治療が可能 ●エストラーナ®は閉経後骨粗鬆症の治療に用いられる ●血栓塞栓疾患のある患者、エストロゲン依存性腫瘍（乳がんなど）のある患者には禁忌
局所麻酔薬	●リドカイン（ユーパッチ®テープ）	●静脈留置針穿刺時の疼痛緩和に用いる ●穿刺30～60分前に貼付し、除去後すぐに穿刺する ●アミド型局所麻酔薬過敏症には使用禁忌 ●ショック、アナフィラキシー様症状に注意する
がん性疼痛用麻薬	●フェンタニルクエン酸塩（フェントス®テープ）	（「項目3」を参照） ●貼付部位の温度が上昇すると、吸収量が増加し過量投与になるので注意する
禁煙補助薬	●ニコチン（ニコチネル®TTS®）	●使用前後ともニコチンを多量に含むため、小児の手の届かないよう、取り扱いに注意する ●ニコチネル®TTS®はMRI検査の際は除去する（金属が含まれるため）
アルツハイマー型認知症治療薬	●リバスチグミン（リバスタッチ®パッチ）	●アセチルコリンの分解を阻害し、認知症症状の進行を抑制する ●カルバメート系誘導体に対し過敏症のある患者には禁忌 ●原則、4.5mgから開始し、段階的（4週間ごと）に4.5mgずつ増量し、維持量として1日18mgを貼付する

各製剤の添付文書および文献2、4を参考に作成
＊各製剤の貼付部位については添付文書を参照

1 処方指示書を見ながら、指示薬と必要物品を準備する。

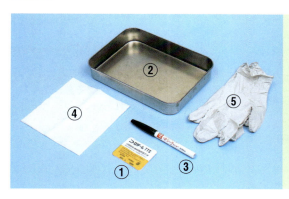

① 貼付剤（ここではニトロダーム®TTS®）
② 与薬トレイ
③ 油性マジック
④ ディスポーザブルタオル
⑤ 未滅菌手袋
● 処方指示書
●（必要時）医療用テープ
●（必要時）ポリウレタンフィルム

リスクを防ぐ
● 処方指示書をもとに、医師が指示した内容（「患者名」「日付」「薬品名」「投与時間」「投与量」「投与方法」）であるか十分に確認する。
● 指示の薬剤が、患者状態に合っているか考える。

2 投与前の準備を行う。

＊詳細は、「11：与薬①」の「項目1 内服薬（経口薬）の投与」手順2〜10を参照。

● 投与前に、処方指示書と準備した貼付剤を看護師2人で確認する。
● 患者症状による指示の有無を確認する（例：「収縮期血圧値100mmHg以下は除去する」など）。
● 指示された処方に疑問があれば、必ず医師・薬剤師に問い合わせる。
● 患者確認を行う（患者氏名＜フルネーム＞と生年月日を答えてもらい、ネームバンドを確認する）。
● 患者・家族に、薬剤の効果と副作用、貼付与薬を行うことを説明し、同意を得る。
● アレルギーの有無を確認する。
● 手指衛生を行い、未滅菌手袋を装着する。

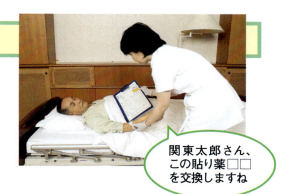

関東太郎さん、この貼り薬□□を交換しますね

リスクを防ぐ
● 急激な血圧低下、ショック、アナフィラキシー様症状などが起こる可能性があるため、貼付前にはバイタルサインをチェックし、いつもと違う徴候などがないか確認する。

3 古い貼付剤を剥がし、皮膚にトラブルがないか確認する。

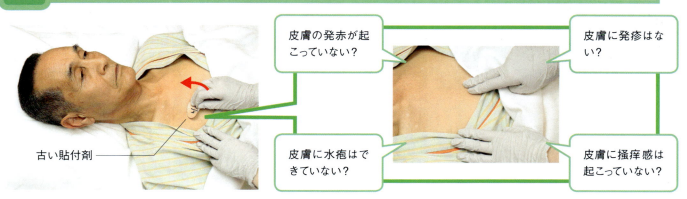

- 古い貼付剤
- 皮膚の発赤が起こっていない？
- 皮膚に発疹はない？
- 皮膚に水疱はできていない？
- 皮膚に掻痒感は起こっていない？

● 二重貼付を防ぐため、剥がしたことを必ず確認する。

4 貼付部位の皮膚を清拭する。

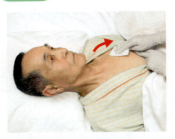

なぜ行う
● 皮脂・汗などの分泌物の除去を行うことで、貼付剤が剥がれにくくなる。

● 皮膚のトラブルがないことを、再度確認する。

5 新しい貼付剤を準備する。

● 「貼付した日時」をマジックで貼付剤に直接記入する。

（記入例）

リスクを防ぐ
● 貼付剤に直接記入することにより、貼付した日時が確認でき、貼り忘れや剥がし忘れを防ぐ。

6 新しい貼付剤を貼付する。

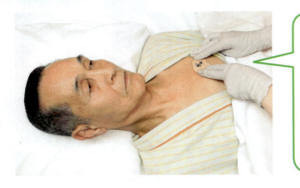

しわにならないように貼付

● 血管拡張薬における貼付部位は、「前胸部」「背部」「上腕部」「大腿部」「腹部」など。
● 自分で剥がしてしまったり、剥がれやすい場合は、上から医療用テープで固定するか、手の届かない場所に固定するように工夫する。
● 薬剤面が看護師の手に触れないように注意して貼付する。

ここがコツ
● 皮膚が乾燥しているなど、剥がれやすい状態のときは、さらに医療用テープ、あるいはポリウレタンフィルムで周囲を固定する。
● ポリウレタンフィルムで固定する場合は、貼付剤よりやや大きめにカットして固定する。
● デュロテップ®MTパッチなど、「貼付後、約30秒間手のひらでしっかり押さえる」[5]という指示のある薬剤もある。

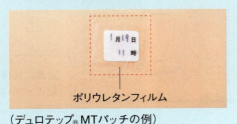

ポリウレタンフィルム

（デュロテップ®MTパッチの例）

リスクを防ぐ
● 貼付部位を毎回変えることで、皮膚刺激を減らすことができる。
● 薬剤の吸収率が変化するため、創傷のある部位には貼付しない。
● 自動体外式除細動器（AED）の妨げにならない部位に貼付する。

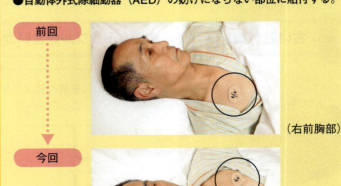

前回 → 今回

（右前胸部）

（左前胸部）

7 使用した物品のあと始末を行う。

- 貼付剤が「医療用麻薬」である場合は、病棟の金庫で管理し、使用済みのもの（不要となった未使用分も含む）はすべて薬剤部へ返却する。
- 「貼付用局所麻酔薬」（ペンレス®テープ、ユーパッチ®テープ）は金庫管理は不要。劇薬のため、枚数は管理する。使用済みのものは返却不要。

リスクを防ぐ

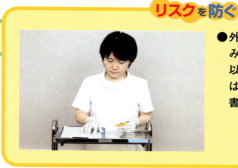

- 外包、あるいは使用済み貼付剤（医療用麻薬以外）を捨てる場合には、再度、処方指示書と照合する。

8 投与後の観察を行う。

リスクを防ぐ

- 急激な血圧低下、ショック、アナフィラキシー様症状などが起こる可能性があるため、貼付後のバイタルサインを、貼付前と比較する。

9 与薬内容、患者の状態を記録する。

項目 3　医療用麻薬の管理・投与

ここが POINT!

- 医療用麻薬を各部署（病棟）の金庫から取り出す際は、必ず看護師2人で確認する。
- 残った薬剤やアンプルは廃棄せず、適切な返却方法をとる。
- 破損・紛失した場合は現状を保ったまま、すみやかに麻薬責任者に報告する。

基礎知識

医療用麻薬の特徴

- 医療用麻薬（オピオイド）は、術後などの急性疼痛およびがん疼痛などの慢性疼痛に対して使用される鎮痛薬で、「アヘン」「モルヒネ」「コデイン」「オキシコドン」「フェンタニル」「ペチジン」などの種類がある。
- 医療用麻薬の剤型には、「①注射薬」「②経口薬」「③舌下錠」「④坐薬」「⑤貼付剤」がある（**表**）。
- 薬剤名が似ている、または同じ薬剤で量が違うものがあるため、投与の際は注意する。

（次頁へつづく）

医療用麻薬の種類（例）

剤型	一般名	商品名	製剤別・含量
①注射薬	モルヒネ塩酸塩水和物	●モルヒネ塩酸塩注	10、50、200（mg）
		●アンペック®注	10、50、200（mg）
		●プレペノン®注	50、100（mg）
	フェンタニルクエン酸塩	●フェンタニル注射液	0.1、0.25（mg）
	ペチジン塩酸塩	●オピスタン®注射液	ペチジン塩酸塩35、50（mg）
	ドロペリドール・フェンタニルクエン酸塩配合	●タラモナール®静注	1mL中フェンタニル0.05、ドロペリドール2.5（mg）
②経口薬	モルヒネ塩酸塩水和物	●モルヒネ塩酸塩	10（mg）
		●オプソ®内服液	5、10（mg）
	モルヒネ硫酸塩水和物	●MSコンチン®錠	10、30、60（mg）
		●カディアン®カプセル	20、30、60（mg）
		●カディアン®スティック粒	30、60、120（mg）
		●ピーガード®錠	20、30、60、120（mg）
	オキシコドン塩酸塩水和物	●オキノーム®散	2.5、5、10、20（mg）
		●オキシコンチン®錠	5、10、20、40（mg）
	コデインリン酸塩水和物	●コデインリン酸塩錠	5、20（mg）
	アヘン	●アヘンチンキ	モルヒネ0.93〜1.07（w/v%）
③舌下錠	フェンタニルクエン酸塩	●アブストラル®舌下錠	100、200、400（μg）
		●イーフェン®バッカル錠	50、100、200、400、600、800（μg）
④坐薬	モルヒネ塩酸塩水和物	●アンペック®坐剤	10、20、30（mg）
⑤貼付剤	フェンタニルクエン酸塩	●フェントス®テープ	1、2、4、6、8（mg）
	フェンタニル	●デュロテップ®MTパッチ	2.1、4.2、8.4、12.6、16.8（mg）

基礎知識

医療用麻薬の取り扱い規定

- 医療用麻薬の取り扱いは「麻薬及び向精神薬取締法」によって定められている。
- 医療用麻薬を"処方"する「麻薬施用者」は、医師・歯科医師・獣医師のいずれかで、都道府県知事に届け出て免許を取得する必要がある。
- 医療用麻薬を"管理"する「麻薬管理者」は、医師・歯科医師・獣医師・薬剤師のいずれかで、同様に免許を取得する必要がある。
- 医療用麻薬を使用中の患者が海外に行く場合は、「携帯輸入または輸出の許可申請書」が必要である。医師の診断書を添えて、地方厚生局長に申請する。

基礎知識

病棟での医療用麻薬の取り扱い

- 使用頻度の高い医療用麻薬（注射薬）は、各部署（病棟）で「定数保管」することができる。
- 定数保管していない場合は、使用のたびに「麻薬処方箋」を薬剤部に持参し、医療用麻薬を受領する。
- 薬剤部より受領した医療用麻薬は、各部署（病棟）の麻薬金庫に保管する。
- 麻薬金庫は施錠し、鍵は常に各部署（病棟）の責任者（一般に、部署・病棟の看護師長、あるいは看護チームのリーダーナース）が携帯する。
- 医療用麻薬の保管状況は、毎日、各部署（病棟）の責任者が数量を確認し、薬剤部に報告する。勤務終了時は、次の勤務者と保管数を確認して、鍵を手渡す。
- 破損・紛失が生じた場合、現状保存し、投薬実施者（ここでは看護師）はすみやかに部署の責任者に報告する。責任者は薬剤部の麻薬管理者に報告する。

基礎知識

病棟での医療用麻薬の管理記録

- 医療用麻薬を施用する際は、必ず「麻薬処方箋」(表-①)または「麻薬施用票」(表-②)で内容を確認してから使用する。「経口薬・貼付剤・坐薬」、あるいは「注射薬」で取り扱い方法が異なる。
- 万が一医療用麻薬が紛失した場合、確認するものが何もなくなることを防ぐため、さらに各部署(病棟)で「麻薬管理ノート」(表-③)を作成する。麻薬管理ノートは、医療用麻薬そのものや施用票とは別に保管する。

記録の種類	経口薬・貼付剤・坐薬 (複数日分が発行されることが多い)	注射薬 (麻薬注射箋として発行)
①麻薬処方箋・注射箋	●麻薬施用者が発行し、押印したあと看護師に手渡す	
	●経口薬・貼付剤・坐薬は、麻薬処方箋が発行されてから、必要数を受領	●使用する際に、麻薬注射箋を看護師2名で確認
②麻薬施用票(麻薬施用記録書)	●投薬実施者は、麻薬施用票に基づいて施用	
	●「使用日時」「使用量」「残量」「確認者サイン(2名)」を、使用のつど記入 ●終了した麻薬施用記録書は、薬剤部へ返却 ●中止・変更などで残量がある場合は、「返納量」「返納理由」「返納月日」「返納者名」を記載	●「使用日時」「使用量」「残量」「確認者サイン(2名)」を記入 ●麻薬施用票の「使用残液返納者欄」には、投薬実施した看護師が、「麻薬取り扱い責任者欄」には部署の責任者がそれぞれ氏名を記載
③麻薬管理ノート	●各部署で管理している医療用麻薬は、麻薬管理ノートにより管理する	
	●勤務交替時、現勤務帯の責任者と次の勤務の責任者の双方で、麻薬金庫に保管している麻薬と、麻薬管理ノートを確認し、「月日」「残数(各勤務帯ごと)」「確認者サイン(渡す人、受ける人の2名)」を記入 ●「患者氏名」「薬剤名」は毎回は記入しない	●麻薬記録(受領・実施・返納)で出納と使用状況を管理する。「日時」「薬品名」「受領数」「使用患者名」「使用量」「残数」「確認者サイン(2名)」を記入 ●勤務交替時、現勤務帯の責任者と次の勤務の責任者双方で、麻薬金庫に保管している麻薬と麻薬管理ノートを確認し、「月日」「薬剤名」「残数(各勤務帯ごと)」「確認者サイン(渡す人、受ける人の2名)」を記入

(NTT東日本関東病院での例)

医療用麻薬の投与

1 薬剤を金庫から取り出す。

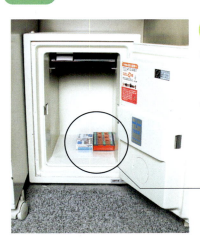

麻薬用金庫(病棟内)
- 必ず2人で確認し、「麻薬施用票」と「麻薬管理ノート」に記入する。
- 与薬は、「準備」→「投薬」→「記録」までを、1人の(同じ)看護師が一貫して実施する。

― 医療用麻薬

リスクを防ぐ
- 医療用麻薬の取り扱い中は、他の行為を行わない。

●麻薬管理ノート

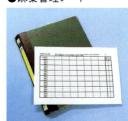

●麻薬施用票の例

麻薬施用票(注)			麻注
入院施用票(麻薬) 【臨時】○○○○-△△△△			

病棟：

患者ID		オーダー医師	
カナ		診療科	麻酔科
氏名	様	性別	
生年月日	. .	○歳	

発行年月日 ○○年○月○日	使用予定年月日 ○○年○月○日

薬剤名	払出本数
！塩酸モルヒネ注シオノギ 10mg/1mL	1A

施用数量	使用残量
mL	mL

病棟内	
使用残液返納者	
麻薬取扱責任者	

対薬局	
残液等返納者・補充麻薬受領者	
残液等受領者・補充麻薬交付者	

麻薬施用者免許番号　第 ―
麻薬施用者氏名
　　　　　　　　　(印または署名)＿＿＿＿＿

品名番号	整理番号	帳簿記入	麻薬管理者印

操作者
操作時間

(NTT東日本関東病院での例)

2 医療用麻薬を運搬する際には、専用ケースに入れて単独で持ち運ぶ。

- 経口薬・貼付剤・坐薬は、専用ケースに入れて単独で持ち運ぶ。
- 注射薬の準備・運搬時には単独の注射器を用い、他の薬剤と同時に準備・運搬しない。

●専用ケース
（NTT東日本関東病院の例）

3 医療用麻薬を与薬する。

リスクを防ぐ
- 初めて医療用麻薬を使用する場合や薬剤量を増量する場合には、呼吸抑制、嘔気などの副作用の出現に注意する。
- 医療用麻薬を使用すると便秘が起こりやすい。排便状況に注意し、早めに対処する。

ここがコツ
- 医療用麻薬の使用中は飲酒を控えるよう指導する（アルコールは医療用麻薬と同様に中枢神経を抑制するため）。
- アルコールとの相互作用で呼吸抑制が起こることもある。

注射薬の与薬
- 指示された投与経路（皮下、筋肉、静脈内、硬膜外）、投与方法（皮下注射、筋肉注射、持続注入、点滴内に混注、側管より投与）、投与量、投与速度を確認する。
- 接続部からの漏れがないか確認する。

経口薬の与薬
- 内服し終えるまでベッドサイドを離れない。

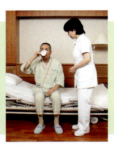

リスクを防ぐ
- 内服忘れ、紛失を防ぐため、患者が飲み込むところまで確認する。

坐薬の与薬
- 通常の坐薬の与薬方法（「11：与薬①」参照）に準じる。

貼付剤の与薬

1. 外包を手で開封する。 → 2. 貼付した日時を直接貼付剤に記入する。 → 3. 剥がれる恐れがあれば、医療用テープなどで固定する。

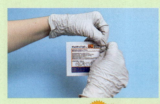

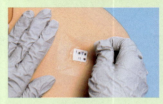

リスクを防ぐ
- 破損を防ぐために、ハサミなどの使用は避ける。
- 貼付部位の温度が上昇すると薬剤の吸収量が増加し、過量投与になる恐れがあるため注意する。

- ポリウレタンフィルムによる固定の例。
- 薬剤によっては、手のひらで約30秒間しっかり押さえることも必要[5]。

4 与薬内容と、患者状態を記録する。

- 「使用した薬品」「投与量」「投与時間」、注射薬の場合は「投与速度」も正確に記載する。

リスクを防ぐ
- 「投与実施者」と「記録記載者」は、必ず同一人物が行う。

医療用麻薬使用後の処理

1 使用後の薬剤、および残液などを金庫に保管する。

①使用後の「空のアンプル」「残液」「麻薬混注後の溶液」「貼付剤」は捨てずに、金庫に保管する。
②部署の責任者が、麻薬施用票とともに薬剤部に返却する。

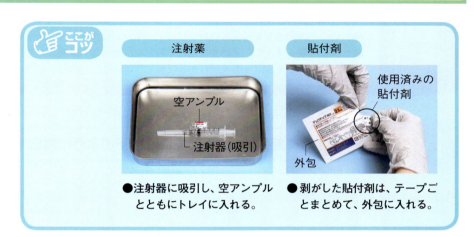

ここがコツ

注射薬
- 空アンプル
- 注射器(吸引)
- 注射器に吸引し、空アンプルとともにトレイに入れる。

貼付剤
- 使用済みの貼付剤
- 外包
- 剥がした貼付剤は、テープごとまとめて、外包に入れる。

2 中止・変更などで使用しなかった医療用麻薬は、報告後、薬剤部へ返却する。

- 中止日時・使用しなくなった理由をわかるようにカルテに記録し、部署責任者に報告する。
- 部署責任者が、麻薬施用票とともに薬剤部に返却する。

リスクを防ぐ

- アンプルカットしたあとに使用を中止した場合は、薬液を注射器に吸引する。
- 医療用麻薬が混注された輸液は、液がこぼれないように注意し、トレイに入れて保管する。

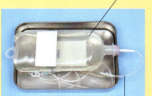

- 麻薬が混注されている
- ルートも外さない(ルートにも麻薬が混注された輸液が入っているため)

- 持続注入に使用し中止となった注射器などは、ルート内の残液を完全に吸い上げた状態でトレイに入れて保管する。

ルート内の残液を吸い上げておく

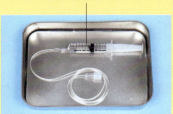

3 診療録に投薬実施者が記録する。

●中止・変更があった場合は、「中止・変更日時」「薬剤名」「残量」を記録する。

> **ここがコツ**
> ●医療用麻薬の注射薬が使用中止になった場合は、薬剤部に返却されたあと、残量が計算され報告される。
> ●残量は、カルテにも必ず記載する。

取り扱い上の注意事項

取り扱いの際に以下のトラブルが発生したときは、現状保存に努め、すみやかに各部署の責任者へ報告する。

●医療用麻薬の紛失（減失、盗難、所在不明も含む）、その他の取り扱い上の事故が生じた場合は、わずかな量であっても事故の届出をしなくてはならない。

> **重要！**
> ●特に、医療用麻薬を紛失した場合には、まず現状保存し、すみやかに報告する。
> ●作業に支障をきたし、そのままにしておけない場合は、破損したアンプルや薬剤などは別に保管しておく。その際は、できる限り現状がわかる状態で別に保管し、のちほど説明できるようにしておく。

1 投与前・準備時に起こったトラブルには以下のように対応する。

事例	対応
●経口薬を床に落とした。 ●落とした錠剤を踏んでしまった。 ●投薬時に落として行方不明になった。 ●薬液をこぼした。 ●準備中にアンプル・貼付剤を破損した。 ●薬液の量・薬品を間違えた。 ●ミキシング中に落としてアンプルが行方不明になった。	①現状を保存する。 ②薬液をこぼした場合は、ガーゼなどで吸い取り、ビニールに入れて保管する。 ③すみやかに各部署（病棟）の責任者に報告する。 ④麻薬金庫に保管するなど、指示に従う。

2 投与後に起こったトラブルには以下のように対応する。

> **〈ポイント〉**
> ●特に届出書類は不要。
> ●施用票の記載と、インシデントレポートの提出のみ。

事例	対応
●経口薬を服用後に吐き出した。 ●坐薬を挿入後に排泄されてしまった。	①すみやかに各部署の責任者に報告する。 ②麻薬施用票にその事実を記載する。 ③責任者に確認してから、麻薬管理者が他の職員の立会いのもと経口薬・坐薬の形状がわからないように破壊して廃棄する。

事例	対応
●貼付剤を貼付後、患者が無意識に剥がした。 ●貼付剤が意図せずに剥がれてしまった。 ●剥がれた貼付剤が紛失した。	①すみやかに各部署の責任者に報告する。 ②麻薬施用票にその事実を記載する。 ③剥がれた貼付剤は麻薬金庫に保管し、のちほど返却する。 ④新しい貼付剤を使用する。 ⑤貼付剤が紛失した場合は、状況がわかるように記録しておく。

3 部署の責任者は、麻薬管理者に報告する。

●麻薬事故報告書(医療用麻薬の「薬剤名」「数量」「事故の状況」を明らかにするため、必要事項を記入)を提出する。

4 事故当事者はインシデントレポートを作成し、すみやかに提出する。

5 麻薬管理者より、都道府県知事への届出を行う。

●場合によっては、麻薬取締官および警察署捜査官が立ち入ることがある。

事故報告のルート

麻薬取扱者(事故当事者である看護師) → 部署の責任者(病棟看護師長ほか) → 麻薬管理者(麻薬施用者) → 都道府県知事

- 麻薬取扱者→部署の責任者:インシデントレポート
- 部署の責任者→麻薬管理者:麻薬事故報告書
- 麻薬管理者→都道府県知事:所定の報告書(事故届、廃棄届、報告書、現状報告)

<引用文献>
1. 前田秀高:目薬についてよくある質問.根木昭 編, 眼科患者対応マニュアル よくある質問250への答えかた, 眼科ケア 2006;冬期増刊(78):29-38.
2. 浦部晶夫 編:今日の治療薬2014 第36版. 南江堂, 東京, 2008:393, 599, 684, 971.
3. 折井孝男:説明力UP! 臨床で役立つ薬の知識 改訂版, 学研メディカル秀潤社, 東京, 2009:51-53.
4. 日本医薬品情報センター 編:JAPIC 医療用医薬品集2015. 日本医薬品情報センター, 東京, 2014.
5. デュロテップ®MTパッチ添付文書.

<参考文献>
1. 東郷美香子:診療援助のための技術・与薬. 川島みどり 監修, ビジュアル基礎看護技術ガイド, 照林社, 東京, 2007:108-115.
2. 東京都福祉保健局健康安全部薬務課 編:麻薬取扱いの手引(麻薬診療施設用ー病院・診療所・飼育動物診療施設ー). 2014.

資料2

薬剤の確認

佐藤美智子

- 処方された薬剤は、取り違えないために、準備・投与時に必ず確認する。「8つのR」の視点でチェックするのが適切といわれている（8Rの確認）。
- 確認は以下の3回で行う。
  - A：ナースステーションで薬剤を取り出すとき
  - B：ナースステーションで薬剤を混注するとき
  - C：ベッドサイドでの投与前
- 下記に施行時の一例を示す。「点滴静脈内注射」の設定であるが、他の薬剤投与や輸血時も同様に行う。

8つのR
1. **R**ight Patient ：正しい**患者**か？
2. **R**ight Day ：正しい**日付**か？
3. **R**ight Time ：正しい**時間**か？
4. **R**ight Drug ：正しい**薬剤**か？
5. **R**ight Dose ：正しい**投与量**か？
6. **R**ight Technique ：正しい**手技**か？
7. **R**ight Rate ：正しい**速度**か？
8. **R**ight Route ：正しい**経路**か？

A：ナースステーションで薬剤を取り出すとき　B：薬剤を混注するとき

注）処方などの設定は架空のもの

PDA*を使用する場合

- 確認者の名札バーコードを読み取り、薬剤ラベルのバーコードを読み取る（確認者の登録）

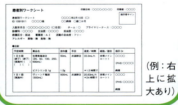

1 医師の指示が入った「注射指示書」
（例：右上に拡大あり）

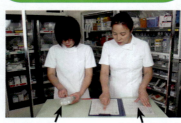
②患者用ラベルと ①注射指示書
③薬剤

2 処方された薬剤に貼る「患者用ラベル」
```
○○○○様
ID 1091911　男　○歳○か月　○○○○科
○○病棟　　○○号室

○月○日○回目　　　＊＊＊
ヴィーンF輸液（500mL/本）　500mL

（バーコード部分）
```
（例）

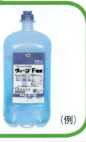

3 処方された「薬剤」

（例）

- 照合は、必ず2人で行う。
- 声を出し、復唱しながら「8つのR」を確認する。
- 薬剤の単位（薬剤の質量：g、mgなど、薬剤の液量：mL、Lなど）に注意して確認する。

1正しい患者か？	2正しい日付か？	3正しい時間か？	4正しい薬剤か？	5正しい投与量か？	6正しい手技か？	7正しい速度か？	8正しい経路か？
「患者番号1091911の関東太郎さんですね」「患者番号1091911の関東太郎さんです」	「2月10日の施行ですね」「2月10日の施行です」	「16時の投与開始ですね」「16時の投与開始です」	「ヴィーン®Fですね」「ヴィーン®Fです」	「総量500mLですね」「総量500mLです」	「点滴静脈内注射ですね」「点滴静脈内注射です」	「1時間あたり20.83mL、24時間で投与ですね」「1時間あたり20.83mL、24時間で投与です」	「末梢からの投与ですね」「末梢からの投与です」

*【PDA】＝Personal Desital Assistants（携帯情報端末）。電子カルテの情報と、薬剤、患者用ラベル、あるいは患者のネームバンドを照合するのに用いられる院内システム。

「注射指示書」のチェックポイント（例）

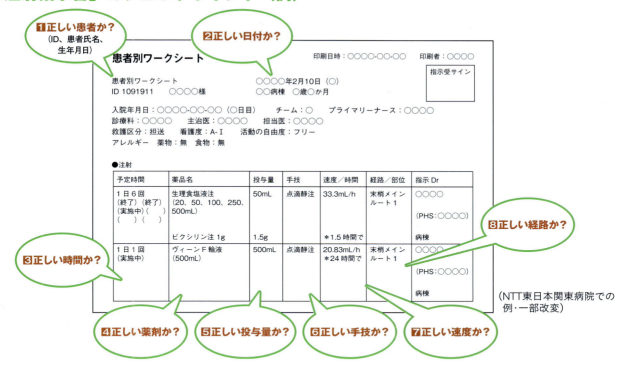

（NTT東日本関東病院での例・一部改変）

C：ベッドサイドでの投与前

注）処方などの設定は架空のもの。事前に、患者に確認を行うことを説明する

1 注射指示書をもとに、患者を確認

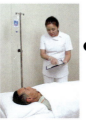

● 患者氏名（フルネーム）と生年月日を答えてもらう。

● ベッドサイドに薬剤を持ち運んだときに、「注射指示書」と「薬剤名」を、声に出して復唱しながら「8つのR」で確認する。看護師2人で行うのが望ましい。
● 次に、患者に話しかけ、復唱しながら行う。意識状態のよい患者であれば、ともに確認してもらう。
● 薬剤の単位（薬剤の質量：g、mgなど、薬剤の液量：mL、Lなど）に注意して確認する。

2 注射指示書と薬剤の患者用ラベルを患者に見せ、確認してもらう

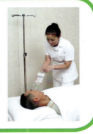

3 患者のネームバンドと薬剤の患者用ラベルを確認

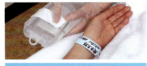

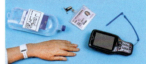

● PDAによる照合システムの場合はバーコード等で確認する。

［資料2］薬剤の確認 ◆ 149

13 筋肉内注射・皮下注射・皮内注射

濵田より子、藤田淑子

看護師の行う注射には、「筋肉内注射」「皮下注射」「皮内注射」「静脈内注射」がある。いずれも注射部位の解剖生理を理解して行うことで、神経損傷などのリスクを防ぎ、薬剤の正しい効果発現につながる。

クローズアップ手技
- 項目1 筋肉内注射の実施
- 項目2 皮下注射の実施
- 項目3 皮内注射の実施

基礎知識

注射による薬液の到達部位

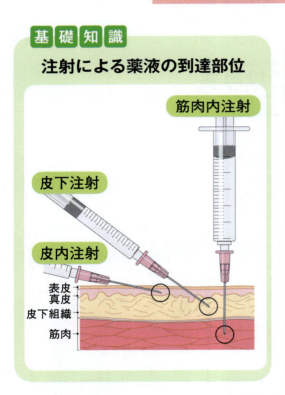

注射針の構造

針管（しんかん）
- 外径がゲージ数（G）で示される。
- ゲージ数が大きいほど、針管は細くなる。主に18〜27 Gを用いる。
- 感染防止のため、針管には触れないで操作することが重要。

針基（はりもと）
- ISO規格により各ゲージのカラーコードが決められている。
- 角度を決める際には、針基に指先を添えるとよい。

刃先、針先（はさき、はりさき）
- 先端部分。
- 刃面長（はめんちょう）が短いSB（ショート・ベベル）と、刃面長が長いRB（レギュラー・ベベル）がある。

SB（ショート・ベベル）
- 刃面の角度が18°であり、刃面長が短い。
- 比較的鈍角で、血管を突き破りにくい。

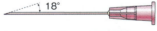

RB（レギュラー・ベベル）
- 刃面の角度が12°であり、刃面長が長い。
- 比較的鋭角のため、組織に入りやすい。

注射器と注射針の接続

1 手指衛生を行い、未滅菌手袋を装着し、注射器を取り出す。

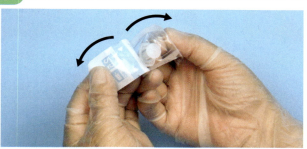

●外装を開封する。

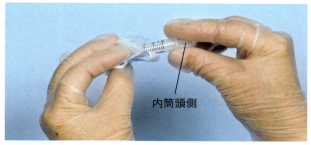

●筒先に触れないように、内筒頭側を持って、注射器を取り出す。

2 注射針を取り出し、注射器と接続する。

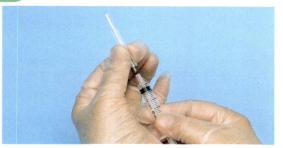

●注射針と注射器との接続は、まっすぐに行う。
●内筒を引き、動きがスムーズか確認する。

3 刃面と目盛りを合わせる。

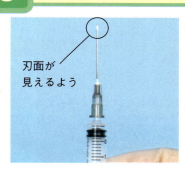

●刃面と目盛りを合わせるのは、与薬量の吸い上げや注射時に、用量を見やすくするため。
●接続が終了したら、清潔なトレイにいったん置いておく。

薬剤の準備（アンプルの場合）

1 アンプル頭部の薬剤を体部(本体)に移動させる。

アンプルの名称

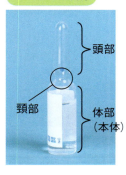

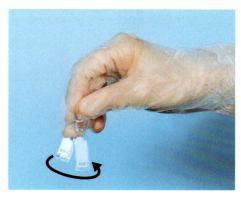

●アンプルの頭部を把持する。
●回転し、遠心力を用いて、薬剤を移動させる。

リスクを防ぐ
●アンプルの印を正面に向けて持ち、反対側の指ではじく方法もあるが、アンプルの頭部が折れて飛ぶことがあるので、なるべく行わない。

2 アンプルの頸部全体を消毒する。

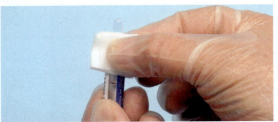

- アンプルの外側は不潔なため、アンプルの頸部など、注射針が触れる可能性のある部位をアルコール綿で消毒する。

3 新しいアルコール綿をアンプルの上側に置き、外側に倒して先端を折り取る。

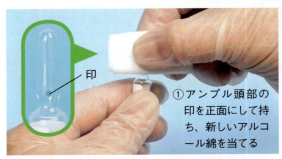

①アンプル頭部の印を正面にして持ち、新しいアルコール綿を当てる

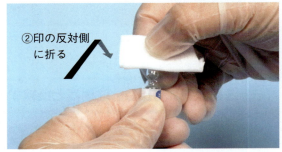

②印の反対側に折る

4 注射針を接続した注射器で、アンプルを傾けながら薬剤を吸い上げる。

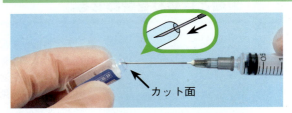

カット面

- 注射針がカット面に触れないように挿入する。

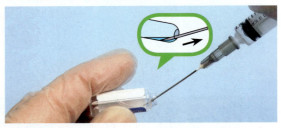

- 空気が入らないように、アンプルを傾けて吸い上げる。

5 気泡を抜き、規定量に調整する。

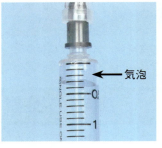

気泡

- 薬剤に気泡が入っている場合は、指先で軽く叩いてはじくなどして消しておく。
- 気泡が消えたら、再度、針管内・筒先に飛んだ薬剤を、内筒を引いて落とす。

6 薬剤を刃先まで満たし、1滴振り落とす。

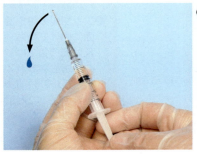

- 内筒を少し進めて、1滴振り落とす（注射針の先端まで薬剤を満たしておくため）。

7 リキャップをして、準備完了。

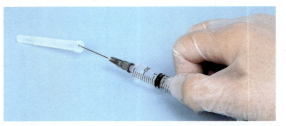

- 針刺しを防ぐため、スクープ法（すくい上げ法）でキャップを戻しておく。

項目 1　筋肉内注射の実施

筋肉内注射は、注射法のなかでも行われる頻度が高い。皮下注射より薬剤の吸収が速いため、局所刺激（痛みなど）が強い薬剤が筋肉内に投与される。また、「皮下注射」「皮内注射」と比べ、多い薬剤量を投与できる。
大血管への誤刺入や神経損傷、あるいは筋の短縮・拘縮を避けるため、注射部位は慎重に選択する。

基礎知識　筋肉内注射に用いる注射針

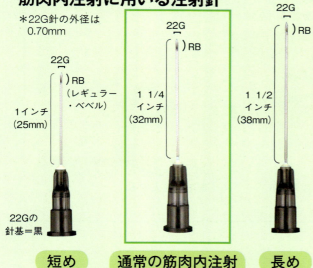

- 筋肉は皮下組織の下に位置するため、長い注射針を使う。
- 筋肉内注射では、径の太い（ゲージ数の小さい）注射針を使う。
- 刃面の角度は、RB（レギュラー・ベベル）を選択する。刃面長が長く鋭角で、筋肉組織に入りやすい。
- 患者の筋肉量に応じて、針管の長さを選択する。肥満の患者は脂肪量が多いため、長めの注射針を選択しなければ筋肉に届きにくいと考えられる。痩せている患者は筋肉量が少ないため、短めの注射針を選択する。ただし、注射針の選択は経験で行うのではなく、患者1人ひとりの筋肉量をアセスメントして行うのが望ましい。

基礎知識　筋肉内注射の選択部位

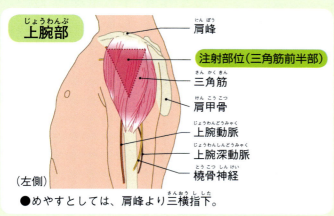

（左側）
- めやすとしては、肩峰より三横指下。

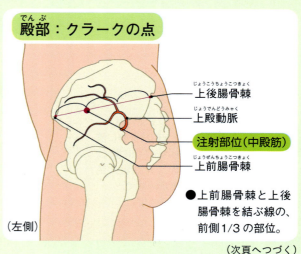

殿部：クラークの点

（左側）
- 上前腸骨棘と上後腸骨棘を結ぶ線の、前側1/3の部位。

（次頁へつづく）

殿部：中殿筋部（4分3分法による）

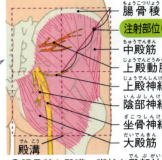

- 腸骨稜と殿溝、脊柱と殿部外側縁で作る四角形をイメージする。
- 外側上1/4のスペースの、対角線上の上から1/3の点がめやす。

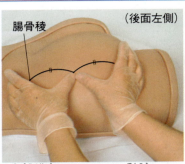

① 腸骨稜と殿部の下線（殿溝）を確認して、1/2の点をとる。

② 脊柱と殿部外側縁を確認して、1/2の①との交点をとる（Ⓐ）。

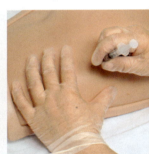
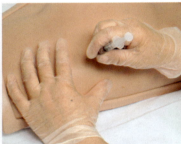
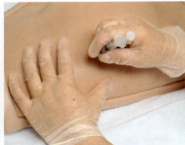

③ Ⓐ点から腸骨稜外側までの線を3等分する。

④ 上から1/3の点に刺入する。

⑤ 薬剤を注入する。

殿部：ホッホシュテッターの部位

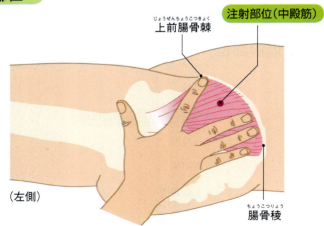

- 手掌を大転子部に置く。
- 第2指を上前腸骨棘に置き、指をいっぱいに開く。
- その際の、第2指と第3指の間がめやす。

> **ここが POINT!**
> ◆ 筋肉内注射で注射部位を厳密に選択するのは、筋肉内には大血管、太い神経が多いためである。また、筋の短縮・拘縮を防ぐためにも、注意して注射部位を選択する。
> ◆ 小児では筋肉量が少ないため、注射部位・回数の判断は慎重に行う。
> ◆ 刺入時に、患者から電激痛やしびれなどの訴えがある場合には、すぐに中止する。特に高齢者では、訴えが少ないことを念頭に置く。

1 必要物品を準備する。

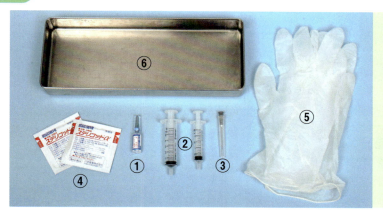

①投与する薬剤（ここではアトロピン硫酸塩注射液）
②注射器
③注射針（22G）
④アルコール綿
⑤未滅菌手袋
⑥トレイ
●注射指示書
●鋭利器材用の廃棄容器

2 手指衛生を行い、未滅菌手袋を装着する。

3 注射指示書と薬剤を照合する。

● ＜8つのR＞で確認する（「資料2：薬剤の確認」参照）。

4 患者確認を行い、投与する薬剤・投与方法について説明し、承諾を得る。

● 患者氏名（フルネーム）と生年月日を答えてもらい、ネームバンドを確認する。

5 刺入部位を選択する。

＊上腕部（左側）での例

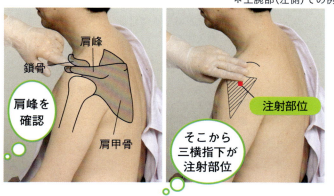

6 刺入部位を消毒する。

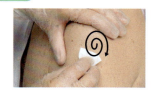

● 刺入部位から外側に向かって、だ円を描くように消毒する。

> **リスクを防ぐ**
> ● 殿部は成人でよく選択される注射部位だが、3歳以下の幼小児では殿筋の発達が不完全なため、行わない。
> ● 幼小児では大腿上部が選択されやすい。
> ● 高齢者では筋肉が萎縮し、薬剤の吸収が悪い場合がある。また、痛みを感じにくいこともあるので、患者状態に注意する。

7 筋肉を大きくつかみ、注射針を刺入する。

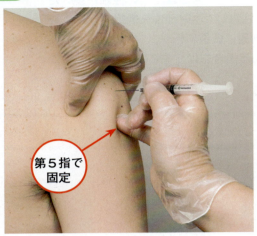

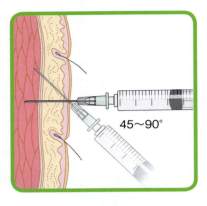

ここがコツ
- 注射器はエンピツを持つように把持する。
- 針先が動かないよう、第5指で支える。

- 刺入角度は45〜90°程度。
- 筋肉内に確実に針先が刺入され、薬剤を注入するために、皮下脂肪や筋肉の厚さによって注射針の角度を変える。

8 注射針を1/2〜2/3程度刺入する。

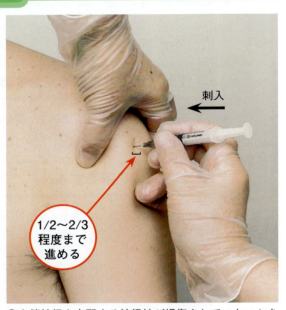

- 末梢神経を支配する神経枝が損傷されていないかを確認するために、「指先がしびれていませんか？」と聞く。
- 異常があれば、すぐに注射針を抜く。

9 刺入したら、必ず一度、血液の逆流がないことを確認する。

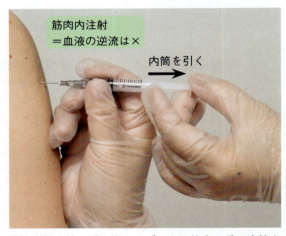

筋肉内注射＝血液の逆流は×

- 注射器を持つ手は動かさず、もう片方の手で内筒を引いて、血液の逆流がないことを確認する。
- 血液の逆流があった場合は、すぐに針を抜き、別の部位に刺入する。

リスクを防ぐ
- 血液の逆流があるということは、血管内に刺入してしまったということ。
- 薬効が急速に発現してしまうので、すぐに中止し、別の部位を選択する。

10 薬剤を注入する。

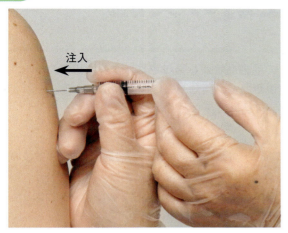

● 目で追えるぐらいのスピードで、ゆっくりと注入する。

11 薬剤を注入し終えたら、針を抜き、刺入部位をアルコール綿で押さえ、マッサージする。

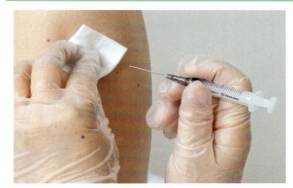

● 薬剤の筋肉内での吸収を促進するため、アルコール綿で押さえ、1～2分ほど刺入部位をマッサージする。
● 薬剤によっては、注射後、強くもまず軽く押さえる程度にとどめるものもある[1]。

12 注射後の観察を十分に行う。

● 薬剤によっては患者状態が急に変化（薬剤の副作用やショック症状が出現）することもあるので、患者のそばにいて症状を観察する。

13 使用した注射針・注射器を、鋭利器材用の廃棄容器に廃棄する。

● 注射針と注射器を接続したまま廃棄する。
● 針刺し防止のため、リキャップは行わない。

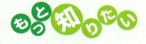

筋肉内注射で投与するには、理由がある！
注射方法を間違えないように注意しよう

筋肉内注射でなければ投与できない薬剤

● **注射に用いる薬剤の種類**

注射剤には、滅菌蒸留水を溶剤（薬を溶解する材料）とする「水性剤」、植物油に溶解した「油性剤」、植物油に一定の粒子径の微細粒子を懸濁した、白く濁って不透明な「懸濁液」などがある。

この油性剤と懸濁液が主に筋肉内に注射される。粒子径が大きいこと、非水溶性剤であることから、通常は懸濁性の注射剤を血管内または脊髄腔内に投与することはできない。

● **持続性の注射剤が、筋肉内注射で投与されることが多い**

一般に、筋肉内注射で注入できる1回量として、5mLぐらいまでが可能であるといわれる。皮内注射や皮下注射と比較し、筋肉内注射では多量の薬剤を注入できる。

また、主として持続性の注射剤を製造するには、非水溶性剤である植物油が用いられる。例えば婦人科系で投与されるホルモン製剤は、ほとんどが油性剤である。そのため、血管への流入や神経損傷の危険が少ない部位として、中殿筋が利用されることが多い。

注射剤によっては、薬剤の刺激性の強さやpH、浸透圧によって、痛みを強く感じるものがある。筋肉は、皮下組織に比べて神経の分布が少なく、痛みを感じにくいとされている。このような薬剤の場合は、筋肉内注射になる。

項目 **2**

皮下注射の実施

皮下注射では、薬剤は注射部位の毛細血管から吸収され、全身に行き渡る。ほかの注射方法よりやや効果発現が遅く、薬効が長いのが特徴である。
皮下注射は、ワクチン接種、インスリン投与などで行われる。

基礎知識

皮下注射に用いる注射針

＊22G針の外径は0.70mm
＊23G針の外径は0.65mm
＊24G針の外径は0.55mm
＊25G針の外径は0.50mm

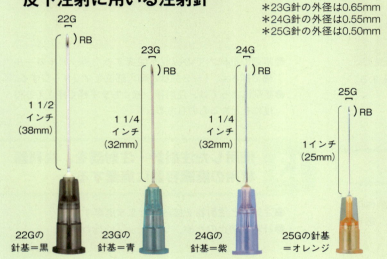

- 皮下注射では、一般的には22〜25Gの注射針を使用する（図）。
- 針管の長さは、皮下組織の厚さに応じて選択する。
- 刃面の角度は、皮下組織にすばやく刺入するために、鋭角のRB（レギュラー・ベベル）を用いる。

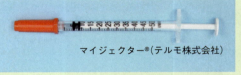

マイジェクター®（テルモ株式会社）

- インスリン注射用には、注射針をすでに接続してある注射器が使われることが多い（「21：血糖測定・インスリン注射」を参照）。

基礎知識

皮下注射の部位

- 「上腕伸側」「腹部」「大腿前面」などに行う（図）。
- 皮膚と筋肉の間にある皮下組織に刺入する。
- 糖尿病治療のインスリン注射では、「腹部」「大腿前面」が選択される。毎回部位を変えて行う。

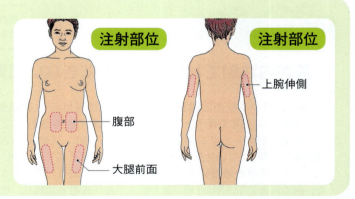

ここがPOINT!

◆ 皮下注射は必ず皮下組織に行い、血管の損傷や筋層への誤刺入がないようにする。
◆ 上腕・大腿に行う場合は、皮膚に対して10〜30°程度の角度で、針を2/3程度刺入する。
◆ 薬剤により「もむ」「もまない」の基準は異なる。作用機序を確認する。

1　必要物品を準備する。

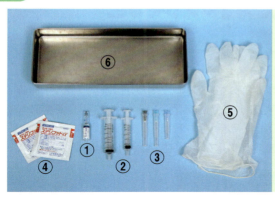

①使用する薬剤（ここではアンサー®皮下注）
②注射器（2.5〜5mL程度）
③注射針（22〜25G）
④アルコール綿
⑤未滅菌手袋
⑥トレイ
●注射指示書
●鋭利器材用の廃棄容器

2　手指衛生を行い、未滅菌手袋を装着する。

3　注射指示書と薬剤を照合する。

- ＜8つのR＞で確認する。

4　患者確認を行い、投与する薬剤・投与方法について説明し、承諾を得る。

- 患者氏名（フルネーム）と生年月日を答えてもらい、ネームバンドを確認する。

5　刺入する部位を選ぶ。

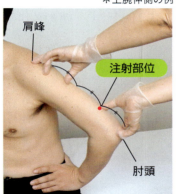

＊上腕伸側の例
肩峰／注射部位／肘頭

- 患者に、腰に手を当ててもらう。刺入部位は、肩峰と肘頭の間の、下1/3程度がめやす。

6　刺入部位を消毒する。

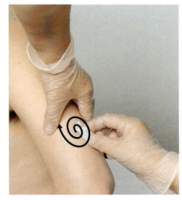

- 刺入部位から外側に向かって、だ円を描くように消毒する。

7　皮膚を少しつまみ上げ、注射針を2/3程度刺入する。

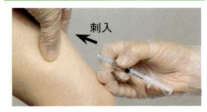

刺入

- 上腕に行う場合は、皮膚を少しつまみ上げ、上腕とほぼ平行に、注射針を2/3程度刺入する。

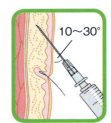

10〜30°

- 皮膚表面から、比較的浅い皮下組織への刺入に適した角度（10〜30°程度）で行う。
- 深層の神経、血管への損傷、筋層への刺入を防ぐ。

8　注射後は針を抜き、刺入部位をアルコール綿で押さえる。

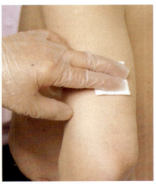

- 薬剤により、注射後「もむ」場合と「もまない」場合がある。作用機序を確認する。
- 例えばインスリンでは、注射部位のマッサージや注射後の入浴や運動で、吸収速度が速まり、低血糖を起こす原因となる。
- 使用した注射針・注射器は、接続したまま鋭利器材用の廃棄容器に捨てる。リキャップは行わない。

ここがコツ

- インスリンなど、何度も皮下注射を行う場合は、同じ位置に刺入しないようにする。
- 同じ部位に皮下注射を繰り返し行うと、薬剤の吸収が低下し十分な薬効を得られない。

項目3 皮内注射の実施

皮内注射は、ツベルクリン反応、アレルゲンテストなどの際に行う。
なお、注射用抗菌薬等については従来、投与前の皮内反応（皮内テスト）をみることが多かったが、皮内反応を実施する意義が乏しいと指摘され、厚生労働省によって2004年より"皮内反応の推奨"が削除された[2]。
そのため、注射用物質製剤等の皮内テストは、現在では廃止されつつある。

基礎知識 皮内注射に用いる注射針

- 皮内注射では、26～27Gを使用する（図）。
- 刃面を上に向けて、注射針をほぼ並行に刺入し、薄い表皮と真皮の間に、注射針を浅く刺入する。
- 刃面の角度はSB（ショート・ベベル）を選択する。深く刺入して皮下注射にならないように、鈍角の針を使用する。
- 注射器と注射針があらかじめ接続されている、皮内注射用の製品を用いることも多い。

26G
1/2インチ（13mm）
）SB
26Gの針基＝茶
＊26G針の外径は0.45mm

基礎知識 皮内注射の部位

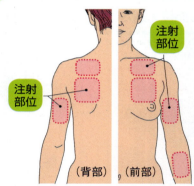

- 判定のために皮膚を露出することが多いので、観察しやすい部位を選ぶ。
- 前腕屈側の皮膚がよく用いられる（背中の皮膚もまれにある）。

（背部）（前部）

ここがPOINT!

◆ 皮内注射は、薬剤によってはアナフィラキシーショックを起こすことがある。ショックへの対応を想定し、救急薬剤なども準備する。
◆ 皮下まで達しないよう、肉眼で注射針が見える程度で針を止める。
◆ 注射後は、もんではいけない。自然な状態にして、反応を確認する。

1 患者のアレルギーの有無を確認する。

リスクを防ぐ

- 皮内注射によって、アナフィラキシーショックを起こすことがある。
- アナフィラキシーショックとは、抗原抗体反応によって引き起こされる重度の全身反応。呼吸困難、咽頭・喉頭の浮腫、冷感、悪寒、血圧低下、チアノーゼなどがみられる。
- 事前に患者にアレルギーの有無を確認し、ショック時も迅速な対応ができるよう、観察を怠らない。

2 必要物品を準備する。

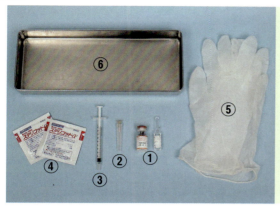

① 使用する薬剤（ここでは精製ツベルクリン＋ツベルクリン溶解液）
② 注射針（26G）
③ 注射器（1 mL程度）
④ アルコール綿
⑤ 未滅菌手袋
⑥ トレイ
● 注射指示書
● 鋭利器材用の廃棄容器

リスクを防ぐ
● アナフィラキシーショックに即時に対応するため、救急薬剤（副腎皮質ホルモン製剤、アドレナリンなど）も準備しておくとよい。

3 手指衛生を行い、未滅菌手袋を装着する。

4 注射指示書と薬剤を照合する。
● ＜8つのR＞で確認する。

5 患者確認を行い、投与する薬剤・投与方法について説明し、承諾を得る。
● 患者氏名（フルネーム）と生年月日を答えてもらい、ネームバンドを確認する。

6 刺入部位を選択する。
● 判定を見る必要があるときには、衣服を脱着しやすい場所を選択する。
● ここでは前腕屈側を選択している。

ツベルクリン反応
● ツベルクリン反応とは、結核感染の診断に用いられる、皮内注射による検査。
● 精製ツベルクリンを接種し、48時間後に発赤長径の最大径と、副反応をみる。

7 刺入部位を消毒する。

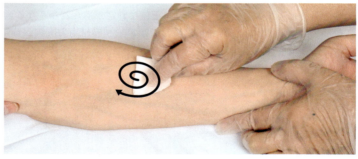

● 刺入部位から外側に向かって、だ円を描くように消毒する。

8 注射部位を伸展させ、注射器を寝かせ、注射針を2mm程度刺入する。
● 上腕とほぼ平行に、皮膚を薄くすくい上げるように刺入する。

ここがコツ ● 肉眼で皮膚を通して注射針が見えるぐらいで針を止める。

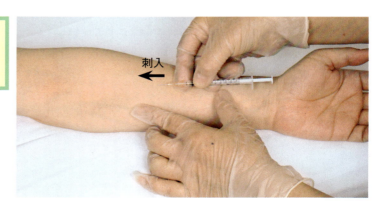

筋肉内注射・皮下注射・皮内注射

9 　薬剤を0.05〜0.1mLほど注入し、表皮が膨隆したら注入を止めて、針を抜く。

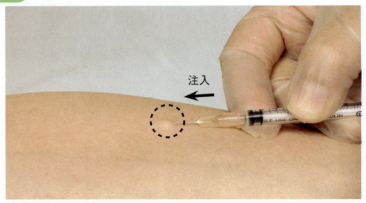

●表皮と真皮の間の皮内に膨隆を作る。

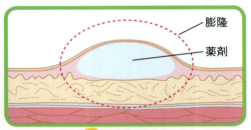

リスクを防ぐ
- ●誤って皮下に注射をしてしまうと（皮下にまで注射針を進めてしまうと）膨隆はできない。
- ●その際はすぐに注射針を抜く。

10 　注射後は、もまずにそのままに保ち、判定を待つ。

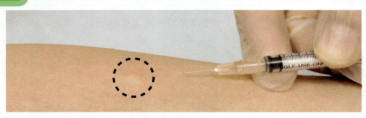

- ●注射後はもまない。刺激により、正確な判定が得られなくなる。
- ●使用した注射針・注射器を接続したまま鋭利器材用の廃棄容器に捨てる。リキャップは行わない。

11 　判定を行う。

- ●ツベルクリン反応は注射後48時間、アレルゲンテストは即時型アレルギーの場合、注射後15〜30分で判定する。
- ●薬物過敏症は、15〜20分後に即時反応を確認する。反応によっては、24時間後の遅延反応を確認する。

ツベルクリン反応の記載と判定

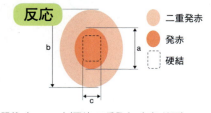

記載（　　mm）（硬結・二重発赤・水疱・壊死）
●硬結径を記載する場合には、横径(c)を記入する。

判定	
発赤長径が0〜9mm	陰性（−）
発赤長径が10mm以上で、発赤のみのもの	弱陽性（＋）
発赤長径が10mm以上で、硬結を伴うもの	中等度陽性（＋＋）
発赤長径が10mm以上で、硬結に二重発赤、水疱・壊死を伴うもの	強陽性（＋＋＋）

文献3、p.24より引用

＜引用文献＞
1. 厚生労働省医薬食品局：塩酸ヒドロキシジン（注射剤）による注射部位の壊死・皮膚潰瘍等について．医薬品・医療機器等安全性情報2009；256：3-6.
2. 厚生労働省：注射用抗生物質製剤等によるショック等に対する安全対策について．医薬品・医療機器等安全性情報No.264，2009年12月.
3. 宮坂勝之：ツベルクリン反応の動向．点滴・注射のABC，照林社，東京，2005：24.

＜参考文献＞
1. 日本薬局方解説書編集委員会：注射剤．第十六改正　日本薬局方解説書，廣川書店，東京，2011.

14 静脈内注射（ワンショット）・点滴静脈内注射
（末梢静脈ラインの刺入）

佐藤美智子

「静脈内注射」は静脈内に直接、薬剤を注入する方法である。注射後、5〜10分で全身に薬剤が行き渡る。
「点滴静脈内注射」は比較的大量の薬剤を持続的に注入する方法である。一度に静脈内注射をすると危険な薬剤について、血中濃度を一定に保つために選択される。

クローズアップ手技

項目1 静脈内注射（ワンショット）の実施
項目2 点滴静脈内注射（点滴）のための刺入

基礎知識

静脈からの薬剤投与方法

静脈内注射（ワンショット）

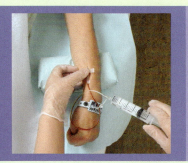

- 比較的少ない量の薬剤を、1回で静脈内に直接注入する方法。
- 薬効が強く、副作用も強く出ることが多いため、静脈内注射用の薬剤は限られる。

点滴静脈内注射（持続点滴、輸液）

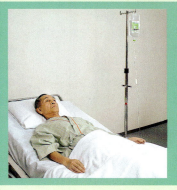

- 比較的大量の薬剤を、持続的に静脈内に注入する方法。輸液製剤を輸液ルートに接続して滴下する。
- 以下の目的で行われる。
  - 脱水時の水分補給
  - 体内の電解質バランスの補正
  - 血液量の回復
  - 栄養の補給
  - 治療に用いる薬剤の投与
  - 急変時のための血管へのアクセスルート確保
  - 検査に用いる薬剤の投与

項目 1　静脈内注射（ワンショット）の実施

ここがPOINT!

◆ 静脈内注射を安全に実施するためには、「①正しい患者か？」「②正しい日付か？」「③正しい時間か？」「④正しい薬剤か？」「⑤正しい投与量か？」「⑥正しい手技か？」「⑦正しい速度か？」「⑧正しい経路か？」（薬剤の8R確認）を、3回（薬剤を取り出すとき、薬剤を混注するとき、ベッドサイドでの投与前）行う。

◆ 薬剤の使用目的を理解し、作用・副作用を把握して準備する。

◆ 患者の苦痛を最小限にするために、使用する器材や、刺入する血管の部位に配慮する。

基礎知識

翼状針の種類（安全器材）

● 針刺しを防ぐため、安全器材の使用が望ましい。図に一例を示す。

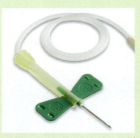

- BD バキュテイナ® セーフティロック™ ウィングコレクションセット（日本ベクトン・ディッキンソン株式会社）
- 刺入後、セーフティ・シールド尾部を押さえながらチューブを引くことで、抜針と同時にロックがかかる。

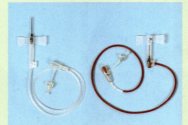

- 誤穿刺防止機構付 セーフティSVセット（株式会社ジェイ・エム・エス）
- 使用後、チューブを後方に引っぱると、針は収納ホルダー（シース）に収納され、ロックされる。

1　必要物品を準備する。

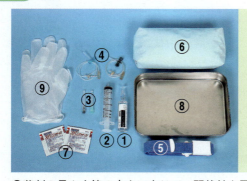

①指示された薬剤（ここでは強力ネオミノファーゲンシー®静注）
②注射器（薬剤量と血液逆流量を加算した容量の注射器）
③注射針（21〜22G、SB）
④翼状針セット（翼状針＋チューブ、ここではセーフティSVセット）
⑤駆血帯
⑥腕枕（肘枕）
⑦アルコール綿
⑧トレイ
⑨未滅菌手袋
● 注射指示書
● 防水シート
● 固定用テープ
● 鋭利器材用の廃棄容器
● 圧迫帯（ここではステプティ®）

● 薬剤の量や血管の太さに応じて、翼状針を用いず、注射針と注射器のみで行う場合もある。
● 刃面長が長いRB（レギュラー・ベベル）では、薬剤が血管外に漏出する危険性がある。血管内に挿入するため、刃面長が短いSB（ショート・ベベル）を選択する。

2 指示された薬剤を準備し、注射指示書とともに確認する。

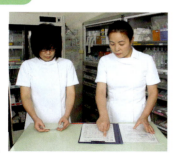

- 患者の状態・薬剤の種類から、看護師が実施するか、医師が実施する範囲かを判断する。
- 患者氏名（フルネーム）と生年月日を確認する。

リスクを防ぐ

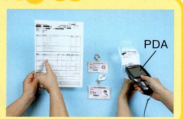

- 2人で声を出しながら確認する（ダブルチェック）。
- ＜8つのR＞で確認する。
- PDAを用いて行う場合もある。

3 手指衛生を行い、未滅菌手袋を装着する。注射器と注射針を清潔に接続する。

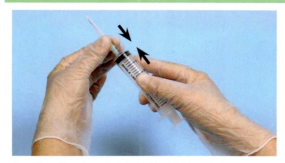

- 筒先に触れないように注射針を接続する。
- 注射器の目盛りと刃面の向きを合わせる。

4 薬剤を吸い上げる。

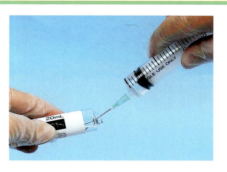

- 薬剤の有効期限が切れていないか、薬剤が変質していないかを確認する。
- アンプルのカット口に針管が触れないよう、清潔に行う（アンプルの取り扱いについては「13：筋肉内注射・皮下注射・皮内注射」参照）。
- 正確な量を、空気が入らないように吸い上げる。
- 気泡があれば、指で注射器をノックするなどして消す。その際、薬剤を噴出させない。

5 翼状針セットを接続し、チューブを薬剤で満たす。

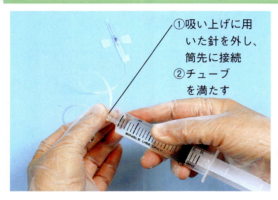

①吸い上げに用いた針を外し、筒先に接続
②チューブを満たす

- 汚染されるので、翼状針の先端のキャップから薬剤をあふれさせない。

6 患者のベッドサイドで、患者氏名を確認し、投与する薬剤・方法について説明し、承諾を得る。

A 薬剤を投与することと、担当者を説明する。

「今から○○の薬剤を投与します。担当の○○が行います」

B 患者確認を行う。

①注射指示書をもとに、患者を確認

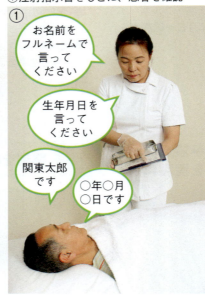

「お名前をフルネームで言ってください」
「生年月日を言ってください」
「関東太郎です」
「○年○月○日です」

②注射指示書と薬剤の患者用ラベルを患者に見せ、確認してもらう
③患者のネームバンドと薬剤の患者用ラベルを確認
- ＜8つのR＞で確認する。
- 患者氏名（フルネーム）と生年月日を答えてもらい、ネームバンドを確認する。

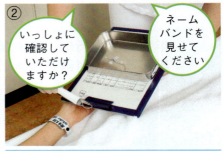

「いっしょに確認していただけますか？」
「ネームバンドを見せてください」

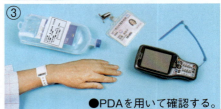

- PDAを用いて確認する。

C 薬剤投与の目的と方法、投与時間、合併症を説明する。

7 静脈内注射を実施する静脈を選ぶ。

- 1回で刺入でき、指示された薬剤量を注入できる血管を選択する。
- 血管の走行や深さが明確でない場合、左右の上腕を駆血し、うっ血させて確認する。
- よく選ばれる刺入部位は、「橈側皮静脈」「尺側皮静脈」「正中前腕尺側皮静脈」。
- 下肢の静脈は、血栓性静脈炎や塞栓症を起こしやすいため、避ける。

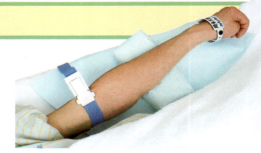

ここがコツ

- 皮膚に浮き出た感じがあり（表在性）、血管を押してみて弾力性があり、刺入するのに十分な太さがあり、蛇行がない血管を選ぶ。
- 寒冷時、末梢血管が収縮している場合は、事前に保温して血管を拡張させる。
- 温めた保温材をタオルに包んで用いたり、温めたタオルで保温するとよい。

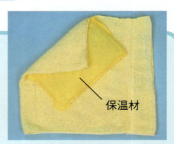

保温材

8 患者に手を握ってもらい、刺入する部位の上側を駆血し、アルコール綿で消毒する。

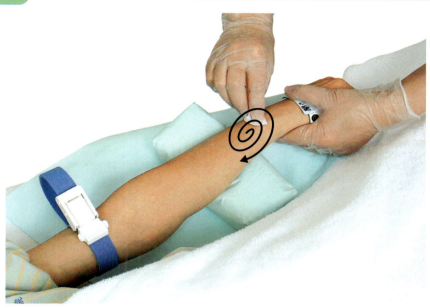

- 刺入血管に対して、正面に立つ。
- 刺入部位より中枢側（上腕部位）で駆血する（注射操作を妨げないため）。
- 駆血の強さは、動脈圧（80～120mmHg）より低く、静脈圧（20～30mmHg）より高くするといわれる。
- 刺入部を中心に、外へ向かってだ円を描くようアルコール綿で広めに消毒する。一度消毒したところに戻らない。

リスクを防ぐ
- 駆血時間が長すぎると、うっ血により血球が変化したり、毛細血管圧が上昇して障害を引き起こす。
- 2分以上は駆血しない。

9 皮膚を伸展させ、翼状針を刺入する。

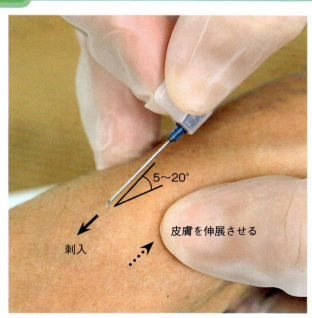

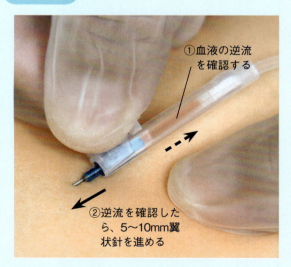

ここがコツ
①血液の逆流を確認する
②逆流を確認したら、5～10mm翼状針を進める

- 血管に刺入すると、注射器の針基の部分に血液の逆流が見られる（①）。
- 血液の逆流を確認したら、翼状針を確実に血管内に留置するため、5～10mm、針を進める（②）。

- 表在する静脈は皮下組織に支持されているため、刺入部位の手前から皮膚を伸展させ、血管が動かないように押さえる。
- 刺入する末梢血管を圧迫しない。
- 刺入部位の手前から、5～20°の角度で、血管の真上から刺入する。

> **10** 延長チューブ内に血液の逆流があることを確認する。駆血帯を外し、患者に手を開いてもらう。

- 駆血を解除する前には、必ず注射器の内筒を引き、延長チューブ内に血液の逆流があることを確認する。
- 血液の逆流があれば、翼状針が血管内に留置されたと確認できる。
- 確認後、駆血帯を外す。

> **11** 翼状針の刺入部を固定する。

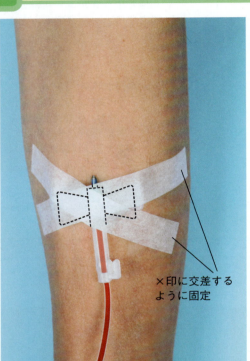

×印に交差するように固定

- 翼の部分を、固定用テープを×印に交差させ、固定する。

- 針基をテープで固定し、翼状針の深さ、角度が変わらないようにするため。
- 薬剤の注入中、針が血管を穿孔して（突き抜けて）、薬剤が血管外に漏れたり、組織を損傷することがあるため。

> **12** 注射器を確実に固定し、薬剤をゆっくり注入する。

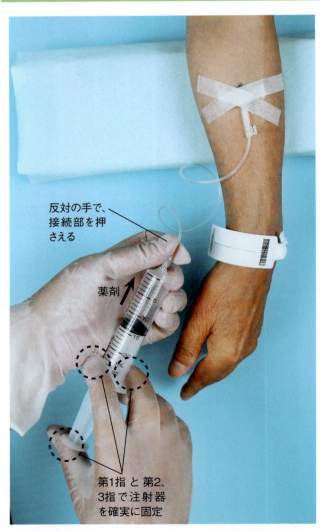

反対の手で、接続部を押さえる

薬剤

第1指と第2、3指で注射器を確実に固定

- 注射速度が速いと血管壁が刺激されて、痛みや熱さ、気分不快を感じる。
- ガスケット（内筒の黒い部分）が、注射器の目盛りを1つずつ進む様子が追えるぐらいの、ゆっくりとした速度で注入する。
- 患者の様子を観察しながら薬剤を注入する。変化があればすぐに中止する。

13 薬剤の注入が終了したら、針の角度を変えないように針を抜く。

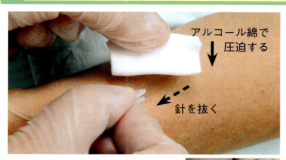

アルコール綿で圧迫する
針を抜く

- 組織損傷による痛みが発生しないよう、針の角度を保ったま ま、すばやく針を抜く。
- 針を抜いたのちアルコール綿で圧迫する。
- この安全器材の場合は、アルコール綿で圧迫しながら翼状針を固定し、チューブを引っぱって針を収納する。

15 注射手技や薬剤による反応を観察する。

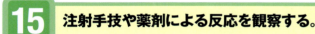

- 静脈内注射は、直接薬剤が血管に入るため、薬剤の反応は5分以内に現れる。
- 最低でも5～10分間は患者のそばにいて、薬剤の効果や、副作用（疼痛、熱感）を観察する。

14 もまずに止血をする。

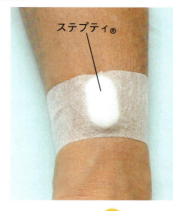

ステプティ®

- 3～5分程度圧迫して止血する。
- 止血の状態を観察し、患者の理解度に合わせた止血方法（圧迫帯装着など）を説明して行う。

リスクを防ぐ
- 刺入部位から出血したり、皮下出血を起こしたりするため、重い荷物を持つ、摩擦するなどの、静脈に圧をかける動作を行わない。
- 出血傾向がある患者では、確実に止血されたことを確認する。

16 使用した注射針・注射器を、鋭利器材用の廃棄容器に捨てる。

- リキャップは行わない。

もっと知りたい

輸液中の気泡は危険？

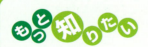

血管に入った空気が、塞栓症を引き起こすことも！

輸液ルートの途中に見られる「気泡」は、輸液用の薬剤が加温されることによって、溶解していた空気が析出したものであり、物理的な現象といえる。

ふだん行われている輸液で発生する程度の気泡は、肺で排出されてしまうため、あまり問題にはならない。

しかし、大量の空気がひとかたまりとなって注入されたり、吸い込まれたりした場合は肺空気塞栓の恐れがある。また、心内奇形があって一部の空気が冠動脈や脳循環系に入った場合には、問題を起こすこともある。

特に、輸液ポンプの使用を誤ると、大量の気泡が注入される場合があり、注意が必要である。

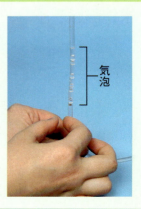

気泡

- 気泡を消すために、空気をしっかりはじいて点滴筒に戻す。

＜参考文献＞
1. 宮坂勝之：輸液中の気泡は問題ないの？ エビデンスは？. 点滴・注射のABC, 照林社, 東京, 2005：83.

項目 2

点滴静脈内注射（点滴）のための刺入

ここがPOINT!

◆ 点滴の目的、指示量、持続時間によって留置針を選択し、患者の苦痛を最小限にする。
◆ リスクを防ぐため、毎回＜薬剤の8R確認＞を「3回」行うことが重要である。
◆ 刺入部位の固定が確実でないと、汚染や感染の原因になる。固定には刺入部位を観察できる透明なドレッシング材を用いる。

基礎知識

静脈留置針の種類（安全器材）

- 薬剤の量や血管の太さに応じて、静脈留置針を選択する。
- 輸血が必要な場合は、20G前後の太い留置針を用いる。
- 末梢の輸液のみであれば、確実に1回で挿入できる20〜22Gを用いる。幼児では、24Gが選択されやすい。
- 静脈留置針についても穿刺時および終了時の針刺しを防ぐため、安全器材で行うことが望ましい。図に一例を示す。

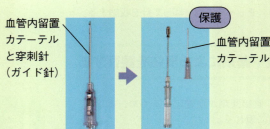

血管内留置カテーテルと穿刺針（ガイド針）

保護　血管内留置カテーテル

- シュアシールド®サーフロー®Ⅱ・20G（テルモ株式会社）
- 内筒を外すと、自動的に針先が保護される。
- このほか、穿刺後にボタンスイッチを押すと、スプリングにより安全カバーが2段階に伸びて、穿刺針を格納するタイプの製品などもある。

基礎知識

末梢静脈ライン・刺入部位固定のためのドレッシング材

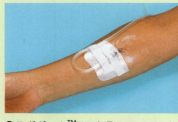

- テガダーム™ I.V. トランスペアレントドレッシング 1633（スリーエム ヘルスケア株式会社）

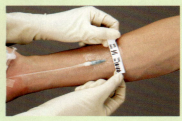

- IV3000 ドレッシング（スミス・アンド・ネフュー ウンド マネジメント株式会社）

- ドレッシング材（図）のうち、透明フィルム材は、挿入部が継続的に容易に観察できるメリットがある。
- 発汗が多い場合は、皮膚とフィルムの間に水分が貯留し、細菌が増殖する危険性もある。
- 末梢静脈カテーテルは72〜96時間で交換する[1]。また、ドレッシング材は48〜72時間ごとに交換することが推奨されている[2]。

1 必要物品を準備する。

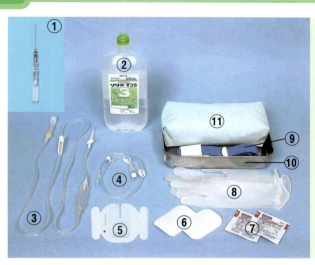

① 静脈留置針（ここではシェアシールド®サーフロー®Ⅱ・20G）
② 指示された輸液製剤（ここではソリタ®-T3号）
③ 点滴セット（小児用、成人用、ポンプ用など）
④ 延長チューブ（ここではシュアプラグ®、テルモ株式会社）
⑤ 刺入部固定用フィルムドレッシング材（ここではテガダーム™ I.V.コンフォート フィルム ドレッシング、スリーエムヘルスケア株式会社）
⑥ 幅の広いテープ（固定の補強用）
⑦ アルコール綿
⑧ 未滅菌手袋
⑨ 駆血帯
⑩ トレイ
⑪ 腕枕（肘枕）
● 防水シート
● 注射指示書
● 点滴スタンド
● 輸液ポンプ（必要時）
● 鋭利器材用の廃棄容器

2 指示された薬剤を準備し、注射指示書とともに確認する。

- 患者の状態・薬剤の種類から、看護師が実施するか、医師が実施する範囲かを判断する。
- ＜8つのR＞で確認する。
- 患者氏名（フルネーム）と生年月日を答えてもらい、ネームバンドを確認する。

リスクを防ぐ

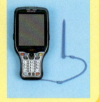

- 2人で声を出しながら確認する（ダブルチェック）。
- PDAを用いて行う場合もある。

3 手指衛生を行い、未滅菌手袋を装着。点滴セットと延長チューブを消毒し、清潔に接続する。

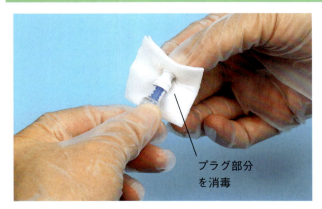

プラグ部分を消毒

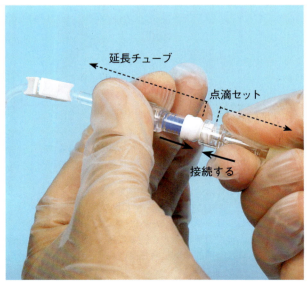

延長チューブ
点滴セット
接続する

- 点滴セットは接続部からの感染防止のため、できるだけ三方活栓を使わず、閉鎖式輸液システム（「資料3：末梢静脈・中心静脈に用いる閉鎖式輸液システム」参照）を使うことが望ましい。
- 三方活栓を用いる場合も、複数の接続は避ける。

> **リスクを防ぐ**
>
>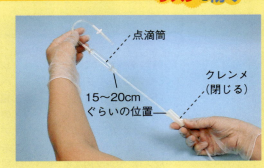
>
> - 点滴筒
> - 15〜20cmぐらいの位置
> - クレンメ（閉じる）
>
> ● 準備時に、点滴セット中のクレンメを、点滴筒から15〜20cmぐらいの位置に移動させておく。
> ● 接続後、点滴が落ちてしまわないように、クレンメを閉じ、確認する。

4 輸液製剤と輸液ルートを接続する。

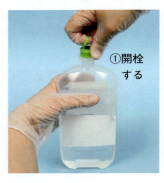

①開栓する

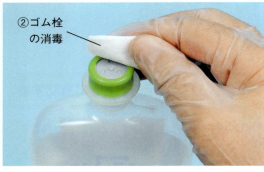

②ゴム栓の消毒

● 輸液製剤（点滴ボトル）のゴム栓部分は、開栓したあと、必ずアルコール綿で消毒する。
● 滅菌されておらず、汚染の可能性があるため[3]。

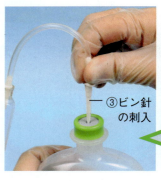

③ビン針の刺入

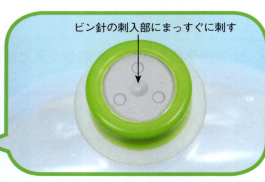

ビン針の刺入部にまっすぐに刺す

● 点滴セットのビン針を、点滴ボトルの指定された位置に刺入する。
● コアリングを防ぐため、まっすぐに刺す。

> **リスクを防ぐ**
>
> 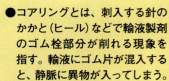 ゴム栓／輸液の口の部分／輸液
>
>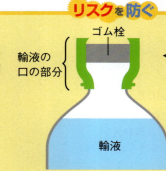
>
> ❌ コアリング　ゴム片
>
>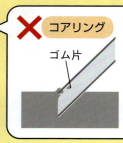
>
> ● コアリングとは、刺入する針のかかと（ヒール）などで輸液製剤のゴム栓部分が削れる現象を指す。輸液にゴム片が混入すると、静脈に異物が入ってしまう。
> ● コアリングを防ぐためには、ゴム栓に針をまっすぐ刺すこと。また、何度も刺し直さない。
> ● ななめに針を刺入すると、針のかかとによってゴム栓が削り取られ、輸液に混入する恐れがある。

ここがコツ

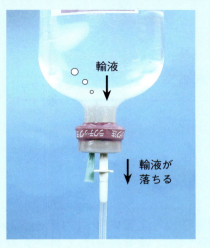

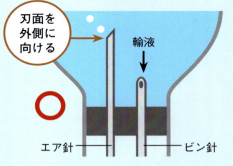

- ガラス製やハードプラスチック製の点滴ボトルを使用する場合は、エア針が必要である。
- 点滴ボトル内が陰圧になると、薬剤が滴下しないため。
- エア針を刺入するとき、刃面の向きは、ビン針の空気孔に空気が入らないように工夫する。
- エア針で通気孔を作ってしまうことによって、汚染の恐れがあるので、不要なエア針は用いない。
- エア針の刃面を外側に向け、ビン針から空気が吸い込まれないよう（輸液ルートに入らないよう）にする。

5 輸液ルートを輸液で満たす。

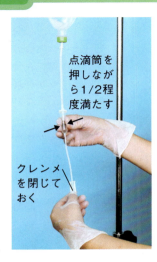

点滴筒を押しながら1/2程度満たす
クレンメを閉じておく

- クレンメが閉じられていることを確認し、輸液製剤を点滴スタンドにかける。
- クレンメを閉じたまま、点滴筒をゆっくりつぶして押す。点滴筒の1/2程度、薬剤を満たす。
- 点滴筒を逆さまにすると、空気が入りやすくなるため行わない。下を向けたまま、ゆっくり点滴筒をつぶして押す。
- さらに延長チューブの先まで輸液を満たす。
- クレンメを閉じ、輸液ルート内の空気をはじいて除去する。

6 延長チューブのプラグ部分やハブを消毒して、空気を注射器で抜く。

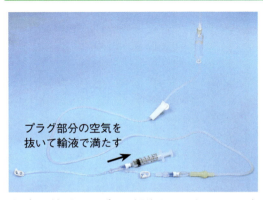

プラグ部分の空気を抜いて輸液で満たす

- プラグ部分やハブから汚染されやすいため、空気（エア）を除去し、輸液で満たす。
- 三方活栓が組み込まれている場合も、同様に行う。

7　刺入部位の近くを駆血し、消毒する。静脈留置針を刺入する。

●刺入部位より中枢側で駆血する。
●刺入部位を消毒する。

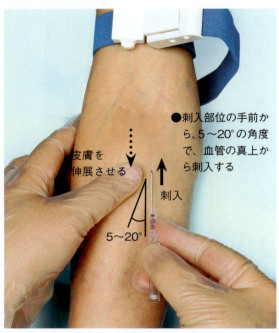

●刺入部位の手前から、5〜20°の角度で、血管の真上から刺入する

皮膚を伸展させる
刺入
5〜20°

血管の選択

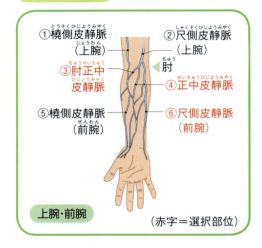

①橈側皮静脈（上腕）　②尺側皮静脈（上腕）
③肘正中皮静脈　肘　④正中皮静脈
⑤橈側皮静脈（前腕）　⑥尺側皮静脈（前腕）

上腕・前腕　（赤字＝選択部位）

8　血液の逆流を確認できたら、血管内留置カテーテルを血管内に進める。

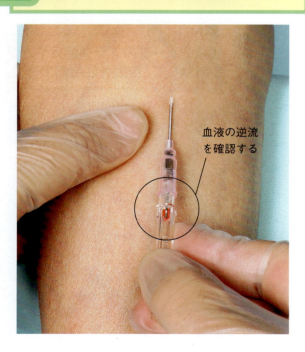

血液の逆流を確認する

9　血管内留置カテーテルの先の静脈血管を圧迫して押さえながら（①）、針基を押さえ（②）、穿刺針を抜く（③）。

●穿刺針は鋭利器材用の廃棄容器に捨てる。

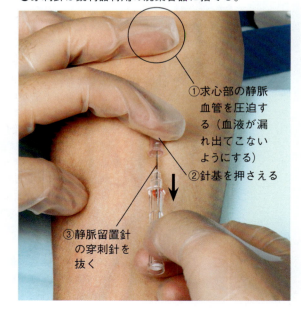

①求心部の静脈血管を圧迫する（血液が漏れ出てこないようにする）
②針基を押さえる
③静脈留置針の穿刺針を抜く

10 駆血帯を外し、延長チューブに接続する。刺入部をドレッシング材で固定する。

- 刺入が確認できたら、準備しておいた輸液製剤・輸液ルートを清潔に接続し、刺入部を固定・保護する。
- 透明なドレッシング材を用いて、点滴刺入部が確認できるようにする。
- ここでは、留置針を固定するための、専用の透明なドレッシング材で説明する。

①
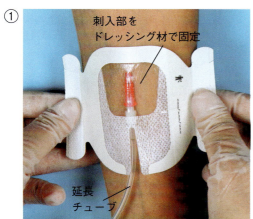
刺入部をドレッシング材で固定
延長チューブ

- 刺入部、留置針と輸液ルート接続部（ハブ）を覆うようにドレッシング材を貼付する。
- 空気が入らないように貼付する。

②
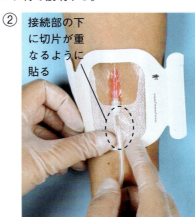
接続部の下に切片が重なるように貼る

- 留置針が直接、刺入部を圧迫しないように工夫する。

③
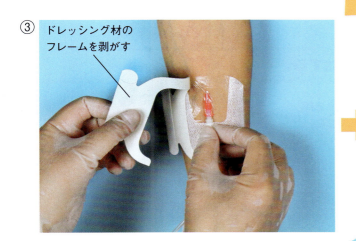
ドレッシング材のフレームを剥がす

④
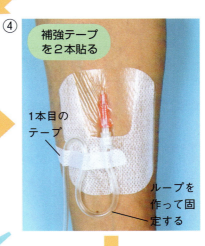
補強テープを2本貼る
1本目のテープ
ループを作って固定する

- 抜去を予防するために、輸液ルートはループ状にして固定する。

ここがコツ

- 輸液ルートのチューブに沿わせて、テープを固定する。

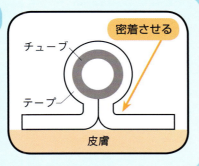
密着させる
チューブ
テープ
皮膚

⑤
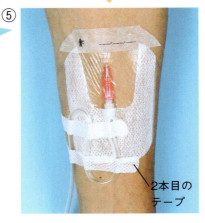
2本目のテープ

- 接続部に近い輸液ルートを固定する。

14 静脈内注射・点滴静脈内注射

11　輸液ルート全体の流れと、点滴ボトルの高さを確認する。

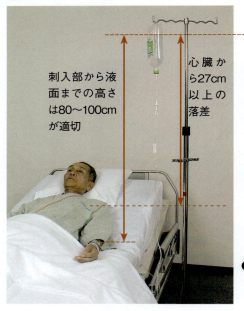

①点滴ボトルの液面は、心臓・点滴刺入部より高くする。
②末梢静脈は、10～20mmHgの圧があるため、心臓から27cm以上の落差がないと、滴下しない。そのため、27cm以上の落差をつける。
③点滴刺入部から液面までの高さは80～100cmが適切。

●点滴施行中に動いたり立ったりするときも、逆流のない高さにする。

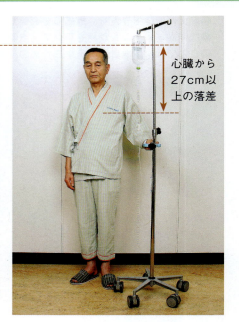

12　輸液ルートのクレンメを開き、滴下を開始する。

●接続後の点滴管理については、「15：点滴（輸液）の管理」を参照。

<引用文献>
1．武澤純，井上善文：カテーテル血流感染対策　末梢静脈カテーテルの衛生管理．小林寛伊，吉倉廣，荒川宣親　編，［改訂2版］エビデンスに基づいた感染制御　第1集―基礎編，メヂカルフレンド社，東京，2006：44．
2．武澤純，井上善文：カテーテル血流感染対策　末梢静脈カテーテルの衛生管理．小林寛伊，吉倉廣，荒川宣親　編，エビデンスに基づいた感染制御［改訂2版］第1集―基礎編，メヂカルフレンド社，東京，2003：45．
3．尾家重治：輸液を開封したら、やはりゴム栓（ビン針刺入部）の消毒が必要？．尾家重治　編著，ここが知りたい！　消毒・滅菌・感染防止のQ&A，照林社，東京，2006：92．

<参考文献>
1．日本臨床検査標準協議会，渡辺卓：標準採血法ガイドライン改訂版（GP4-A2）．学術広告社，東京，2011．
2．静脈採血時の駆血帯に関する注意点：ナースのホームページ．
http://nurse.fc2-rentalserver.com/yogosyuk2.html（2014.12.15アクセス）

3．臨床検査振興協議会：血液検査及び凝固検査における検査前過誤の要因　採血手技．
http://www.jpclt.org/01outline/tyuui_ketueki_01.html（2014.12.15アクセス）
4．日本薬剤医師会編：調剤指針　第12改訂増補版．薬事日報社，東京，2011．
5．橋本信也：静脈注射．戸倉康之　編，エキスパートナースMOOK SELECT［新版］注射マニュアル，照林社，東京，2004：50-52．
6．橋本信也：点滴静脈注射．戸倉康之　編，エキスパートナースMOOK SELECT［新版］注射マニュアル，照林社，東京，2004：53-54．
7．石塚睦子：静脈内注射．石塚睦子，黒坂知子，注射の基本がよくわかる本，照林社，東京，2005：117-132．
8．CDC：Guidelines for the Prevention of Intravascular Catheter-Related Infections，2011．
9．仁尾かおり：静脈内注射．竹尾惠子　監修，医療安全と感染管理をふまえた　看護技術プラクティス　第3版，学研メディカル秀潤社，東京，2014：278-280．
10．仁尾かおり：点滴静脈内注射．竹尾惠子　監修，医療安全と感染管理をふまえた　看護技術プラクティス　第3版，学研メディカル秀潤社，東京，2014：282-287．

15 点滴（輸液）の管理

宮 聖美、縣 智香子、佐藤美智子

末梢静脈への持続点滴が施行されている際は、常に患者の状態を観察する必要がある。
感染対策や副作用対策など、点滴施行中に注意したいポイントを示す。

クローズアップ手技
- 項目1 点滴（ピギーバック法）の施行と確認
- 項目2 点滴中のチェックポイント

基礎知識

一般的な輸液ルート（図）

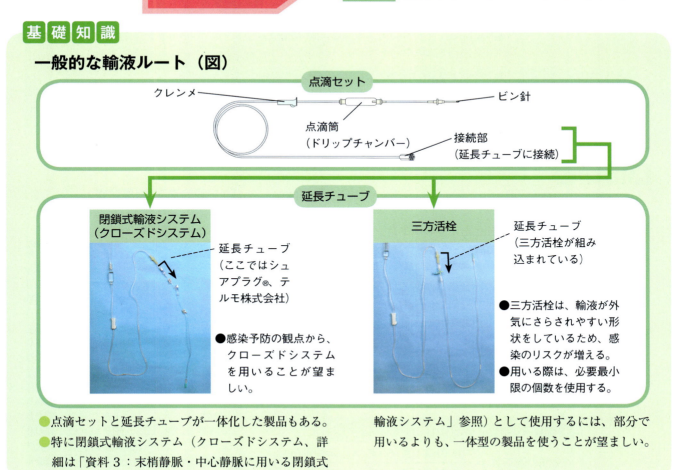

- 点滴セットと延長チューブが一体化した製品もある。
- 特に閉鎖式輸液システム（クローズドシステム、詳細は「資料3：末梢静脈・中心静脈に用いる閉鎖式輸液システム」参照）として使用するには、部分で用いるよりも、一体型の製品を使うことが望ましい。

基礎知識

点滴セットの種類

- 点滴セット（図）は、投与する薬剤や患者に合わせて選択する。
- 点滴セットは、滴下数や用途によってもいくつかの種類がある（表）。
- 特に「PVCフリー」「DEHPフリー」の輸液セットの使用が必要な薬剤があるので、使用前に確認する。

滴下数による違い

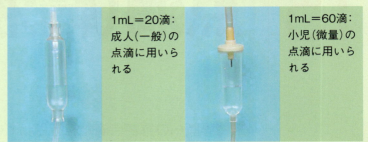

- 点滴セットには「1mL＝20滴」と「1mL＝60滴」の2種類がある。

1mL＝20滴：成人（一般）の点滴に用いられる

1mL＝60滴：小児（微量）の点滴に用いられる

用途による違い

名称（総称）	特徴・目的
ロック式シリンジタイプ	●輸液ポンプ、シリンジポンプに使用
通気孔の付いたタイプ	●ガラス製やハードプラスチック製の点滴ボトルにエア針を刺さなくても輸液が落ちる
定量筒の付いたタイプ	●大量輸液などに用いる
PVC フリー	●PVC（塩化ビニル）に吸着・収着する薬剤に対して使用する ●PVC 樹脂を使用しておらず、環境ホルモンの一種といわれる可塑剤、フタル酸ジエチルヘキシル（DEHP）が溶出する心配がない ●使用例：ニトログリセリン、ニトロール®（硝酸イソソルビド）、アンカロン®（アミオダロン塩酸塩）、サンディミュン®（シクロスポリン）
DEHP フリー	●DEHP が薬剤との接触により溶出してしまう薬剤に対して使用する ●塩化ビニルを使用しているが、可塑剤に DEHP の代わりにトリメット酸トリを使用している ●使用例：タキソール®（パクリタキセル）、イントラリピッド®（ダイズ油）、ディプリバン®（プロポフォール）、フルカリック®などの中心静脈栄養用キット製剤

基礎知識

滴下数の計算

- 使用する点滴セットの「1mLあたりの滴下数」を確認する。
- 使用する点滴セットの滴下数を確認し、「1分間の滴下数」を計算する（表）。
- ほかにも、1時間あたりの流量指示がある場合の計算式（例：1時間あたり100mLの輸液は、1分間で何滴落とすか？）などがある。

〔一般用〕 **1mL＝20滴の場合の「1分間の滴下数」**

$$1分間の滴下数 = \frac{1mLの滴下数（20滴）×指示総量（mL）}{指定時間（時間）×60（分）}$$

〔小児用〕 **1mL＝60滴の場合の「1分間の滴下数」**

$$1分間の滴下数 = \frac{1mLの滴下数（60滴）×指示総量（mL）}{指定時間（時間）×60（分）}$$

「1分間の滴下数」早見表

500mLの輸液を○時間で投与する際の、1分間あたりの滴下数（めやす）

輸液量	500mL	
点滴セット	20滴 /1mL	60滴 /1mL
30分	333.3	1000.0
1時間	166.7	500.0
2時間	83.3	250.0
3時間	55.6	166.7
4時間	41.7	125.0
5時間	33.3	100.0
6時間	27.8	83.3
7時間	23.8	71.4
8時間	20.8	62.5
9時間	18.5	55.6
10時間	16.7	50.0
12時間	13.9	41.7
24時間	6.9	20.8

（○滴/分）

基礎知識

三方活栓の開通・閉塞

- 三方活栓を使用する際は、コック（レバー）の「閉塞」「開通」の位置を間違えないように注意する（図）。
- 三方活栓の操作間違いによる与薬ミスが起こることがある。必ず開通確認を行う。

R型の三方活栓
- コックが3方向。
- コックが360°回転する。
- コックの向いている方向が「開通」となる。

パターン1（一方向）

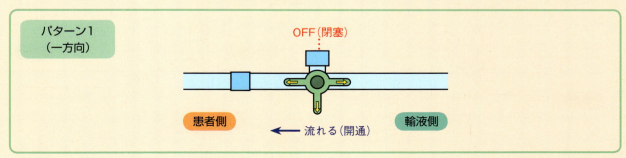

パターン2（側管注）

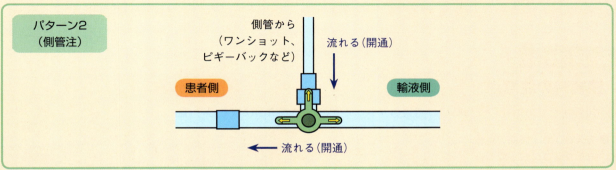

パターン3（患者側OFF）

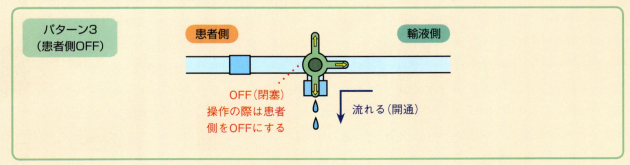

- 三連の三方活栓など、複数が連結されたタイプもある。

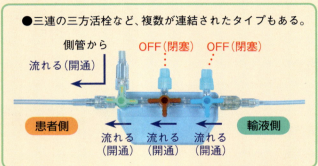

- 複数種類の輸液を使用する場合には、マニフォールドタイプも用いられる。

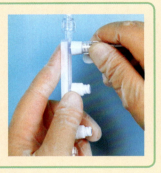

（L型の三方活栓については次頁）

[15] 点滴（輸液）の管理 ◆ 179

L型の三方活栓

- コックが1方向。
- コックが180°回転する。
- コックの向いている方向が「閉塞」となる。

パターン1（一方向）

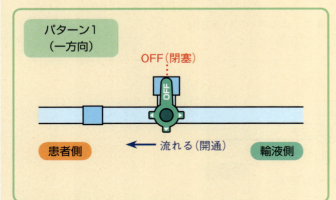

パターン2（側管注）

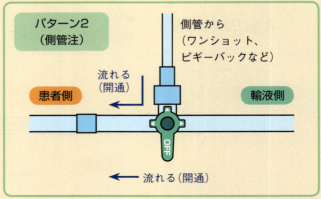

基礎知識

接続時の注意点

- 側管注や三方活栓の使用時は、感染のリスクが伴う。必ず清潔に取り扱う（図）。
- 接続時は必ず周囲の付着物をゴシゴシ拭き取る。

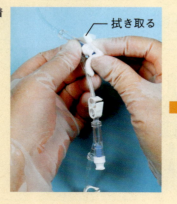

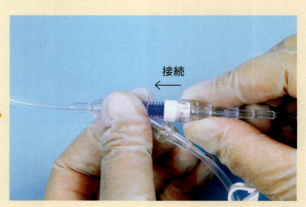

- 三方活栓への接続時も必ず、ハブの周囲の付着物を拭き取り、新しいフタを使用する。

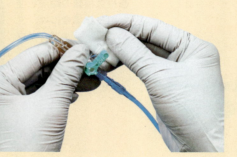

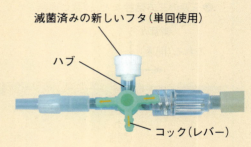

基礎知識

輸液の一時中断（クランプ）

- 点滴セットには、途中で輸液ルート内の流れを一時的に止めたり、滴下を調整するための「クレンメ」が付いている（図）。
- クレンメを閉じる動作を「クランプ」（閉塞）と呼ぶ。

点滴セットの ローラークレンメ

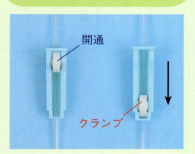

延長チューブの ワンタッチクレンメ

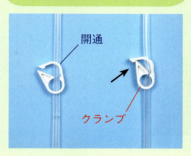

延長チューブの スライドクレンメ

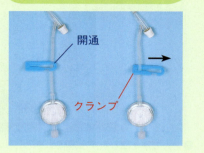

項目 1　点滴（ピギーバック法）の施行と確認

ここがPOINT!

- 点滴施行の際は、「①正しい患者か？」「②正しい日付か？」「③正しい時間か？」「④正しい薬剤か？」「⑤正しい投与量か？」「⑥正しい手技か？」「⑦正しい速度か？」「⑧正しい経路か？」を確認する（「資料2：薬剤の確認」参照）。
- 指示された投与量や流量に合わせて、「1分間あたりの滴下数」を計算し、ベッドサイドで調節する。
- 輸液開始時や施行中も、患者状態を観察することが重要である。

1 「メインの輸液」「側管から投与する輸液」の両方とも、注射指示書と輸液製剤のダブルチェックを行う。

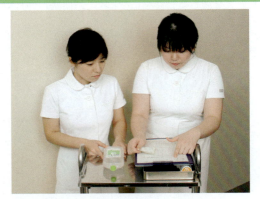

- 2人で声を出しながら確認する(ダブルチェック)。
- ＜8つのR＞で確認する。
- PDAを用いて行う場合もある。
- 患者氏名(フルネーム)と生年月日を確認する。

2 輸液の投与方法を確認する。

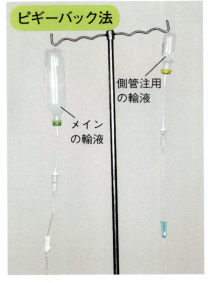

ピギーバック法

- 「どこからどのように接続するか」「フィルターは通すか」など、薬剤以外の条件も確認する。
- 「ピギーバック法」とは、メインの輸液ルートの途中から、側管を用いて別の輸液を並行して投与する方法。
- 並行投与の方法には、ほかに連結管を用いて2つの輸液を並列に投与する「タンデム法」がある。

3 注射指示書を確認し、滴下数を計算する。

4 輸液製剤を開栓し、ゴム栓部分をアルコール綿で消毒し、点滴セットのビン針を刺入する。延長チューブを清潔に接続する。

- 輸液製剤のゴム栓部分は滅菌されている保証はないため、必ず消毒を行う。
- 輸液ルートを輸液で満たしておく。

5 準備された輸液製剤・輸液ルートをベッドサイドに運び、患者確認を行う。投与する薬剤・方法について説明し、承諾を得る。

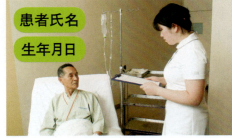 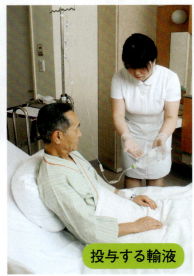 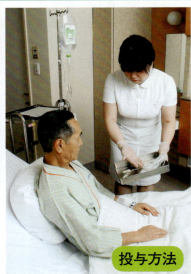

患者氏名　生年月日

- ＜8つのR＞で確認する。

リスクを防ぐ

- 照合方法は以下。
  ① 本人に氏名(フルネーム)、生年月日を答えてもらう。
  ② 点滴ラベルを患者に見せて、氏名を確認する。
  ③ ネームバンドと点滴ラベルを確認する。
- PDAを用いて行う場合もある。

投与する輸液　　投与方法

6 接続部を消毒し、メインの輸液ルートを清潔に接続する。

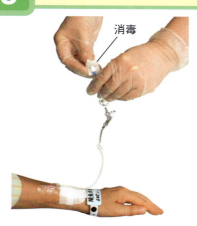
消毒

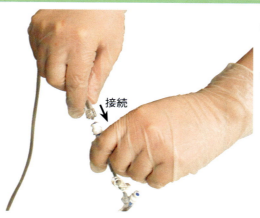
接続

- 接続部から感染が起こりやすいので、接続時には、プラグ部分を必ず消毒する。
- 今までの輸液ルートを外して交換するか、あるいは一時的にロックで中断されている場合は生理食塩液でフラッシュ(洗い流し)する(「16：輸液ルートのロック」参照)。

7 メインの輸液の、滴下数を調節する。

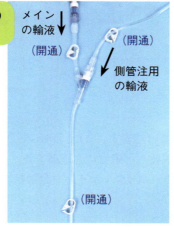

点滴筒　③　①　②　クレンメのローラー

- 秒針付きの時計を見ながら(①)、クレンメのローラーを動かし(②)、点滴筒の滴下速度を確認して調節する(③)。
- 1分間の滴下数を目で確認して調節することが望ましいが、10秒あたりの割合を計算して、滴下数を調節してもよい。

8 側管注用の輸液製剤・輸液ルートを準備する。

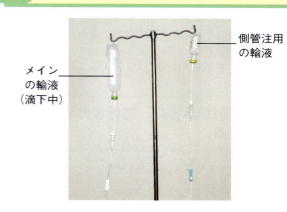

メインの輸液(滴下中)　側管注用の輸液

9 側管注用の輸液を清潔に接続し、開通を確認する。滴下数をもう一度確認する。

クローズドシステムの接続

- 接続前には、側管側をクランプしておく。
- 接続後、クレンメを開き、点滴を開始する。

メインの輸液(開通)　(開通)　側管注用の輸液　(開通)

三方活栓(L型)の接続

- 接続前に、側管注側をクランプする。
- 接続後、コックの位置を「開通」に合わせ、点滴を開始する。

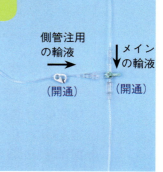

側管注用の輸液(開通)　メインの輸液(開通)

10 点滴開始直後は、ベッドサイドで患者状態を観察する。

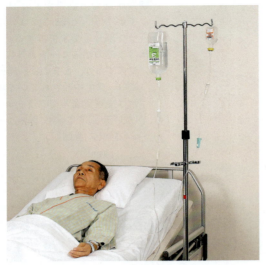

- 作用の強い薬剤は、滴下開始直後、強い影響を与えることがある。患者状態に変化がないか、必ず観察する。
- 観察のポイントは「項目2」を参照。

11 注射指示書に、施行者のサインをする。

- 流量なども看護記録に記入する。

リスクを防ぐ

- 輸液製剤の一部には、目盛りに「CLOSED」「OPEN」の2種類が併記されているものがある。
- エア針を入れない状態（CLOSED）で読む目盛りと、エア針を入れた状態（OPEN）で読む目盛りがある。読み間違えないように注意する。

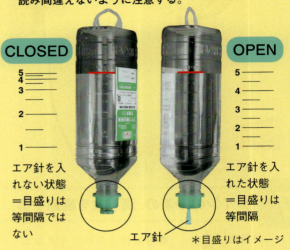

CLOSED：エア針を入れない状態＝目盛りは等間隔ではない
OPEN：エア針を入れた状態＝目盛りは等間隔
＊目盛りはイメージ

12 点滴施行中は、定期的にベッドサイドに行き、患者の様子を観察する。

- 患者のそばを離れる際は、患者の手が届く場所にナースコールを置き、気分が悪いなどの症状があれば、すぐに伝えるよう説明する。
- 時間あたりの予定投与量を計算し、計算と実際の残量に差が開いていないことを確認する。

項目2　点滴中のチェックポイント

ここがPOINT!

- ◆ 輸液ルートの閉塞は、輸液投与を確実に施行できず、また、刺入部の腫脹などを招く。
- ◆ 刺入部について、発赤や腫脹がないかを観察し、患者にも確認する。
- ◆ 副作用の出現を早期に発見・対応するため、バイタルサインや全身状態など、患者状態を常に観察する。

点滴中のチェックポイント

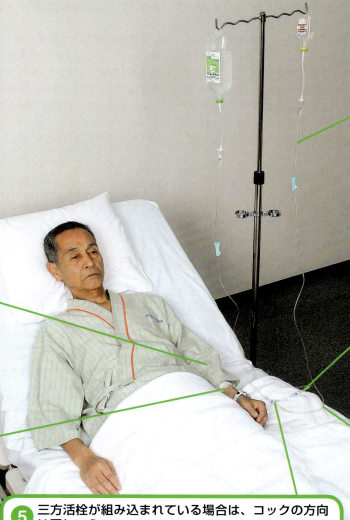

1 全身状態に異常はない？
- 点滴開始前後のバイタルサイン、全身の皮膚の状態、気分不快の有無を観察する。
- 点滴投与により、気分不快や発赤など、薬剤の副作用の出現がみられることがある。

2 患者の体位は？

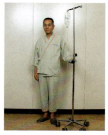

- 点滴ボトルの液面と刺入部位の落差（立位、臥位）で点滴速度が変わる。
- できれば、点滴開始から終了まで、同一体位で行うことが望ましい。

3 刺入部位が、関節や体で圧迫されていない？
- 刺入部位が関節に近い部位や手背などの場合、関節が屈曲されると滴下しにくく、腫脹などを引き起こす。
- 刺入部位が体の下敷きになっていないかどうかもチェックする。

4 刺入部位に発赤・腫脹はない？ ドレッシング材が剥がれていない？
- 輸液が血管外に漏出すると、刺入部周囲が発赤・腫脹し、痛みを伴う。
- 輸液開始時・開始後も、刺入部位を観察し、患者にも症状を確認する。
- ドレッシング材が剥がれていると、感染を起こす危険がある。

5 三方活栓が組み込まれている場合は、コックの方向は正しい？
- 薬剤を流す輸液ルートを確認する。
- 三方活栓のコックの向きが正しく開通・閉塞になっているかを確認する。

6 輸液ルート内に空気の混入はない？
- 輸液ルート内に入る程度の空気量であれば、たとえ血管内に入ったとしても、それほどの害がないともいわれる。ただし、患者の不安を考えると、気泡は除去したほうが適切である。
- ルートを指ではじくなどして、点滴筒に気泡を戻す。三方活栓の開通など、輸液ルートの途中を開放する気泡の除去方法は、輸液汚染の可能性があるのでなるべく行わない。

7 クレンメは開通になっている？
- 輸液ルートの交換などで一時的にクランプした場合は、開通時に必ずクレンメを開通させる。

8 接続部はゆるんでいない？
- 血液の逆流が起こったり、輸液が漏出したりして、適切な量が投与できない。

9 輸液ルートが屈曲・圧迫されていない？

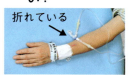

折れている

- 輸液ルートが「屈曲している」「圧迫されている」「引っ張られている」などの状態では、輸液を確実に行えず、輸液ルートからの漏出や、刺入部への漏出が起こりうる。
- 可能な患者には、屈曲・圧迫に注意するよう説明し、協力してもらう。

<参考文献>
1. 本庄恵子, 吉田みつ子 監修: 写真でわかる臨床看護技術① 注射・検査に関する看護技術を中心に!. インターメディカ, 東京, 2012.
2. 日本看護協会 編: 日本看護協会 看護業務基準集 2007年改定版. 日本看護協会出版会, 東京, 2007.

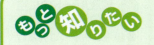

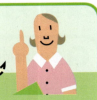
看護師の行う静脈内注射の基準は？

看護師の行う静脈内注射

看護師の行う静脈内注射（ワンショット、末梢静脈ラインの刺入）は従来、厚生省医務局長通知（昭和26年9月15日付医収第517号）等で、①薬剤の血管注入により身体に及ぼす影響が甚大であること、②技術的に困難であることから、看護師等の業務範囲を超えているとの行政解釈が示されていた[1]。

その後、厚生労働省は「新たな看護のあり方に関する検討会」での議論を受け、平成14（2002）年9月、看護師による静脈内注射の実施は「診療の補助行為の範疇として取り扱うもの」と行政解釈を変更した[2]。この変更の背景には、静脈内注射を安全に実施できる看護師の知識・技術の向上が認められたことがあると考えられる。

しかし、静脈内注射が「診療の補助行為の範疇」とされたことは、「看護師が静脈内注射を行っても違法ではない」という意味であり、「看護師が行わなければならない」という意味ではない。

看護師が静脈内注射を実施する場合は、医師の指示が必要である。また、その指示内容が、"自分の能力・責任で実施できる範囲であるか"という判断も含めて、高い倫理性と、高度な知識・判断・技術が求められる。

以上を踏まえ、日本看護協会より「静脈注射の実施に関する指針」[3]が出されている。それに基づき、各医療施設では院内ルールが定められていることが多い。

<引用文献>
1. 厚生省医務局長通知：医収517．昭和26年9月15日．
2. 厚生労働省：新たな看護のあり方に関する検討会中間まとめ．平成14年9月6日．
3. 日本看護協会：静脈注射の実施に関する指針．2003年4月．

●看護師における静脈注射の実施規定（NTT東日本関東病院）

①看護師が静脈注射を実施するための実施範囲、実施方法

注射針、血管留置針を用いた静脈穿刺の実施範囲	禁止行為 （看護師は実施しない行為）
□留置針を用いた末梢からの血管確保 □持続輸液ライン側管からの側管注 □循環動態・精神神経系への影響が大きい薬物・抗がん剤・麻薬の輸液静脈注射の接続およびピギーバック法	①切開、縫合を伴う血管確保、およびそのカテーテル抜去 ②中心静脈カテーテルの挿入、抜去 ③筋弛緩薬、試薬の投与 ④循環動態・精神神経系への影響が大きい薬物のワンショット ⑤抗がん剤のワンショット ⑥麻薬のワンショット ⑦麻酔薬のワンショット

②静脈注射実施における看護師の実施レベルおよび教育方法

レベル	静脈注射の実施レベル	レベル認定	静脈注射の教育段階
レベル1	医師またはレベル3看護師の指導のもとに上記の行為ができる	レベル1に必要な研修を受講し合格したもの	ステップ*I研修後期に血管穿刺、留置針による血管確保の技術訓練、試験を実施する
レベル2	自立して上記の行為ができる	レベル2に必要な研修を受講し合格したもの	ステップII研修の中で行う
レベル3	レベル1、2の看護師に対し上記の行為が指導できる	レベル3に必要な研修を受講し合格したもの（認定証を発行する）	レベル3に必要な研修および認定試験を設定する

*【ステップ】＝病院教育委員会看護部会が定めた継続教育の段階で臨床実践能力習得段階と研修から設定したもの

（2014年）

16 輸液ルートのロック

佐藤美智子

持続点滴を中断する際には、再度の静脈穿刺が難しいなどの理由で、刺入部をそのまま残しておく場合がある。
その際には、静脈内に留置した輸液ルートの血液が凝固するのを防ぐために、生理食塩液やヘパリン加生理食塩液を延長チューブに充填する。これを「輸液ルートのロック」と呼ぶ。

クローズアップ手技

項目1 末梢静脈ルートでの生食ロックの手技

基礎知識

輸液ルートのロック
- 輸液（末梢静脈、中心静脈）等の中断時には、カテーテル内に逆流した血液が凝固し、血栓を形成してカテーテルを閉塞させる恐れがある。
- これを防ぐために、「生理食塩液」あるいは「ヘパリン加生理食塩液」を用いてロックが行われる。
- 末梢静脈ルートにおいては生理食塩液によるロック（生食ロック）、中心静脈ルートにおいてはヘパリン加生理食塩液によるロック（ヘパリンロック）が行われることが多い（施設により異なる）。

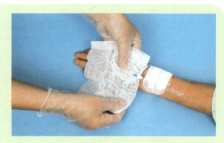

- 輸液ルートの開存・保持（輸液ロック）。
- 刺入部をそのまま留置し、延長チューブに生理食塩液、あるいはヘパリン加生理食塩液を満たす。

生食ロック（生理食塩液を用いたロック）

- 1996年の米国疾病管理予防センター（Centers for Disease Control and Prevention:CDC）ガイドラインの勧告には、「末梢静脈ルートのロックは、生理食塩液でルーチンにフラッシュすること。血液サンプルの採取目的で使用される場合のみ、希釈ヘパリン（10単位/mL）を用いるべきである」[1]とある。
- これは、0.9％生理食塩液は末梢静脈カテーテルを開存させ、静脈炎を減少させるのにヘパリン加生理食塩液と同様の効果があることがわかったためである。この報告は末梢静脈に限られており、その後のガイドライン[2]からは削除されている。
- 中心静脈カテーテルに関しては、生食ロックを支持する十分なエビデンス（根拠）はない。アメリカではヘパリンロックが実施されているところが多いといわれる。
- 末梢静脈での生食ロックでは、「陽圧フラッシュ」のテクニック[3]が必要である（図）。

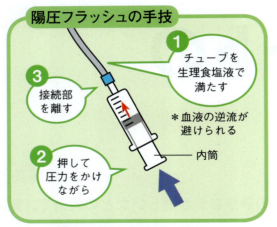

陽圧フラッシュの手技
1. チューブを生理食塩液で満たす
2. 押して圧力をかけながら
3. 接続部を離す

＊血液の逆流が避けられる

●生理食塩液の入った注射器を延長チューブに接続して、内筒を押しながら（陽圧をかけて）、接続部から離す。

生理食塩液（プレフィルドシリンジ）の例

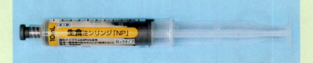

●生食注シリンジ「NP」（ニプロ株式会社）

ヘパリンロック（ヘパリンナトリウム製剤を用いたロック）

- ヘパリンロックでは通常、6時間までは10単位/mL製剤を、12時間までは100単位/mL製剤の使用を標準とし、最長24時間までの静脈内留置ルートの血液凝固防止（ヘパリンロック）に用いる。
- 小児では、いずれも1～10単位/mLの範囲で、濃度を最小限にする。
- ヘパリンの使用により、血小板減少症や血栓塞栓症、あるいは出血の合併症を引き起こすといわれる。
- ヘパリン加生理食塩液の医療施設内での作り置きの実態から、感染や医療事故の報告があり、問題になったことがある。しかし、これはヘパリンロックの問題ではなく、「作り置き」から起こった感染の問題と考えられる。
- 現在では、ヘパリン加生理食塩液のプレフィルドシリンジ（充填済みシリンジ）が製品化されており、コスト面からみても、その使用が推奨される。

血液凝固阻止薬／ヘパリンナトリウム製剤（プレフィルドシリンジ）の例

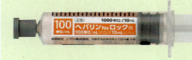

●ヘパフラッシュ®100単位/mL シリンジ10mL（テルモ株式会社）

●ヘパリンNaロック用100単位/mL 10mL「ニプロ」（ニプロ株式会社）

ここがPOINT!

◆ 静脈内留置針の刺入部に、異常がないか確認してから行う。
◆ ロック前に、閉鎖式輸液システムのプラグ部分や、三方活栓のハブの空気を抜いてから実施する。
◆ 陽圧フラッシュ操作で行う。

項目 1　末梢静脈ルートでの生食ロックの手技

- ここでは末梢静脈における、生理食塩液（プレフィルドシリンジ）を用いた輸液ルートのロックの方法を解説する。

1　必要物品を準備する。

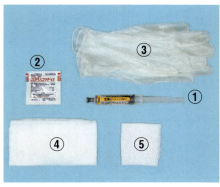

① 生理食塩液（ここでは生食注シリンジ「NP」）
② アルコール綿
③ 未滅菌手袋
④ 清潔ガーゼ
⑤ 固定用ネット
- 注射器（10mL）
- 三方活栓のフタ（三方活栓を使用する場合）

2　患者確認を行う。

- 患者氏名（フルネーム）と生年月日を答えてもらい、ネームバンドを確認する。

3　静脈内留置針の刺入部に、異常がないかを確認する。

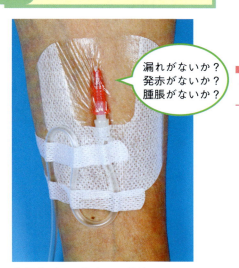

漏れがないか？
発赤がないか？
腫脹がないか？

- 異常がある場合は、輸液ルートのロックを中止する。

4　延長チューブのクレンメを止め、輸液ルートと延長チューブの接続部を外し、接続部をアルコール綿で消毒する。

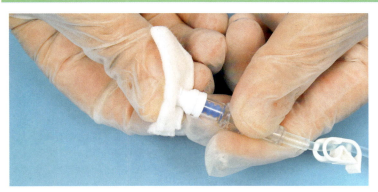

- 閉鎖式輸液システムのプラグ部分、または三方活栓のハブを、アルコール綿で消毒する。
- 清潔に取り扱う。

5　閉鎖式輸液システムのプラグ部分、または三方活栓のハブの空気を注射器で抜く。

なぜ行う

- プラグ部分やハブに、空気を残さないようにするため。
- 静脈内留置針の内腔に生理食塩液が充填されていれば、血管内留置カテーテルの閉塞は起こりにくい。空気などが注入されないようにする。

16　輸液ルートのロック

6 再度、接続部を消毒し、生理食塩液（プレフィルドシリンジ）を接続し、クレンメを開け、注入する。

- 血液の逆流、抵抗、漏出がないかを確認し、延長チューブを満たせる量を注入する。

リスクを防ぐ
- 接続する延長チューブが目的の静脈ルートかどうか、クレンメを開通する前に、再度確認する。

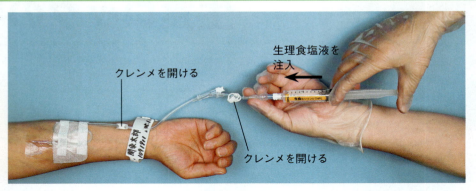

7 陽圧フラッシュ操作として、シリンジの内筒を押しながら（①）、クレンメを閉じて（②）、シリンジを外す（③）。

- 三方活栓の場合は、コックの向きは患者側をOFFにする。
- 静脈圧による逆流を防ぐために、患者側のクレンメは刺入部に近い部位でクランプする。

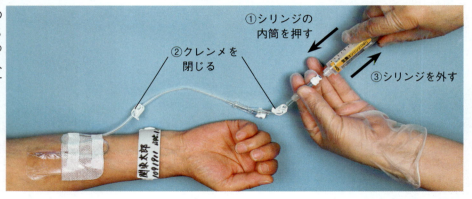

8 延長チューブ内に生理食塩液が充填されたのを確認し、チューブをまとめて包む。

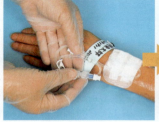
- 三方活栓の場合は、新しいフタをつける。
- 延長チューブをまとめる。

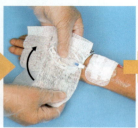
- まとめた延長チューブを、清潔ガーゼに包む。

- 包んだ延長チューブが折れ曲がらないよう注意しながら、患者側にガーゼごと折り返す。

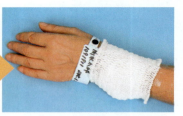
- 固定用ネットで固定して終了。
- 次の点滴を開始する際には、生理食塩液を用いてフラッシュ（洗い流し）を行い、輸液を接続する。

＜引用文献＞
1. CDC：1996 Guidelines for the Prevention of Intravascular Device-Related Infections.
2. CDC：2011 Guidelines for the Prevention of Intravascular Catheter-Related Infections.
3. 宮坂勝之：陽圧フラッシュテクニックって何？．点滴・注射のABC，照林社，東京，2005：87．

資料3

末梢静脈・中心静脈に用いる閉鎖式輸液システム

南保幸代、吉中麻美子

カテーテル関連血流感染（CRBSI）の発生

末梢静脈・中心静脈にカテーテルを挿入している状態では、接続部や刺入部からの菌の侵入・定着により、血流感染を引き起こしやすい。

カテーテル関連血流感染（catheter-related bloodstream infection：CRBSI）の起因菌の侵入経路には以下がある（図）。

❶ 輸液
- 医療施設内などで調合・混入操作を経て調製されることが多く、感染のリスクが増える。
- 輸液のロックを行う際、同一容器から多数の患者に使用してしまうと、集団感染の原因になる。

❷ 輸液ルート接続部
- 点滴ボトルのゴム栓へのビン針刺入部、三方活栓、ハブなどの接続部から侵入する。

❸ 血管内留置カテーテル挿入部位
- 血管内留置カテーテル挿入部位の皮膚常在菌や、医療従事者の手指などから伝播した菌が、血管内留置カテーテルの外壁を伝って侵入する。

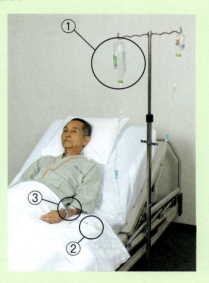

閉鎖式輸液システム（クローズドシステム）

- カテーテル関連血流感染を引き起こさないよう、接続部の管理は無菌的に行う。
- そのためには、三方活栓など輸液ルートの途中がオープン（開放）になる形式よりも、輸液ルート全体が空気にさらされずに管理できる、閉鎖式輸液システム（クローズドシステム）を用いるとよい。
- 接続による感染のリスクを減らすことを考えると、特に中心静脈では「側管」「輸液フィルター」「延長チューブ」があらかじめ一体化された製品が望ましい。
- プラグやコネクタなどを輸液ルートの途中に組み込んで用いる製品は、閉鎖式の管理という点では一体型の閉鎖式輸液システムに比べて劣る。しかし、三方活栓を用いるよりも死腔（デッドスペース）が少なく、感染対策として有利である。
- 輸液ルートを接続する際は、必ず接続部をアルコール綿などで消毒する。

一体型・閉鎖式輸液システム（クローズドシステム）の例

＊各社資料をもとに作成

●クローズドシステムについて、製品の一例とその特徴を示す。

ニプロフィルターセット（I-system®）（ニプロ株式会社）

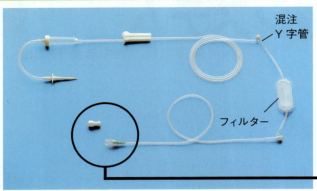
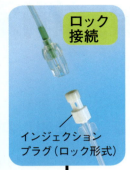

- 「フィルターセット」「アイセット（I-set®）」「インジェクションプラグ（I-plug®）」から成る。
- 21G導入針とゴム栓付きキャップの特殊接続により、薬剤を投与する。
- 感染のリスクが多い三方活栓を使用することなく、混注Y字管に輸液ルートが接続できる。接続は、はめ込んで右側にロックする形式で、外れにくく、事故抜去を防止できる。

インターリンク®システム（日本ベクトン・ディッキンソン株式会社）

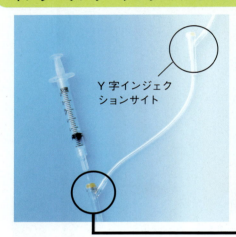
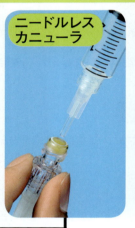
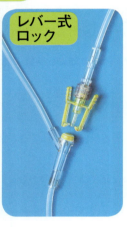

- Y字型インジェクションサイト（200回以上の穿刺が可能なスリット入り圧縮ゴムで構成）からは、専用のニードルレス（金属針なし）カニューラを接続して薬剤を投与できるため、針刺しの防止に有用。
- Y字型インジェクションサイトには、ニードルレスカニューラやニードルレスカニューラレバー式ロックを接続して使用する。

シュアプラグ®輸液セット（テルモ株式会社）

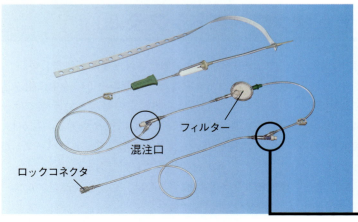
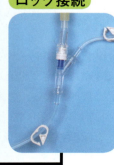

- シュアプラグ®（シリコンゴムで構成）は、一般の注射器の筒先をプラグに挿入することで、プラグ内のルートが開通され、注入できる。抜去と同時に密閉され、針を使用せずに薬剤が注入できる。
- プラグの表面は消毒しやすいようにフラットな形状になっており、拭き残しによる菌の汚染のリスクを低減することができる。一般のロック式の輸液ルートを接続できる。

プラネクタ® 輸液ラインシステム（株式会社ジェイ・エム・エス）

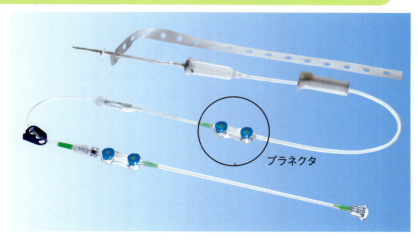

プラネクタ

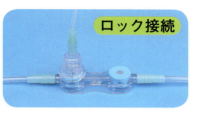

ロック接続

- 閉鎖式側注ポートであるプラネクタが、輸液ルートに組み込まれている。
- プラネクタ部分からの注入（下記参照）は、注射器が簡易的に保持される形。感染の原因となる死腔（デッドスペース）が最小限になるよう設計されている。

ニードルレスジョイントシステムの例

ニードルレス（金属針なし）ジョイントシステムとは、閉鎖式輸液システムの一部に採用されている、金属針を接続しないで側注・持続点滴ができる機構。

閉鎖したまま側管からの注入が可能で、三方活栓に比べて開放の機会が減り、感染を予防できる。

側管からの注入では、注射針を用いずに注射器で行えるので、針刺しを予防できる。図に一例を示す。

シュアプラグ®輸液セットでのニードルレスジョイントセット

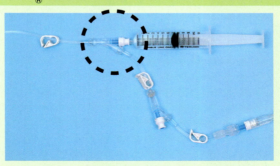

プラネクタ®輸液ラインシステムでのニードルレスジョイント

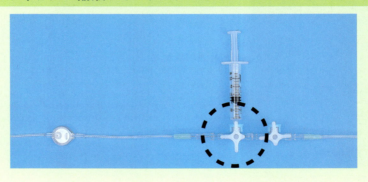

フィルター一体型輸液ルートの例

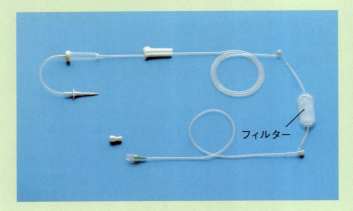
フィルター

ガイドラインでは中心静脈ラインにインラインフィルター（図）を使用することが推奨されている[1]。その理由は、輸液の調製が薬剤部でなく病棟で行われていることが多く、輸液バッグ、点滴ボトルの汚染の危険が高いからである。

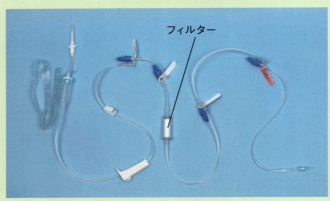
フィルター

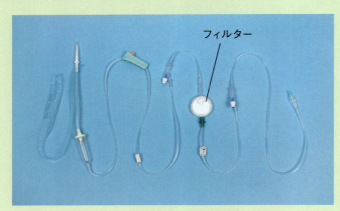
フィルター

<引用文献>
1. 日本静脈経腸栄養学会　編：Q15 インラインフィルターは用いる必要があるのか？．静脈経腸栄養ガイドライン 第3版, 照林社, 東京, 2013：80-81.

<参考文献>
1. CDC.Guidelines for the Prevention of Intravascular Catheter-Related Infections, 2011.
2. Lumpkin MM. Safety alert: hazards of precipitation associated with parenteral nutrition, *Am J Hosp Pharm* 1994；51(11)：1427-1428.

17 輸液ポンプ・シリンジポンプ

米山多美子

輸液ポンプ・シリンジポンプは、一定の速度で薬剤を持続的に投与するためのME(medical engineering)機器である。輸液療法を受けている患者に、より正確で確実な輸液管理を行うために用いられる。
確実に作動しているかをチェックすることが重要である。

クローズアップ手技

- 項目1 輸液ポンプの調整
- 項目2 輸液ポンプのアラーム対応
- 項目3 シリンジポンプの調整
- 項目4 シリンジポンプのアラーム対応

基礎知識

輸液ポンプの適応

- 輸液ポンプは、指示された輸液速度で、輸液を確実に管理したい場合に用いる(表)。
- 輸液ポンプの一例を示す(図)。

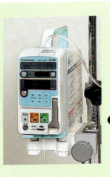
●テルフュージョン®輸液ポンプ TE-161SA(テルモ株式会社)

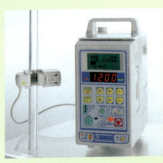
●ニプロ輸液ポンプFP-1200S(ニプロ株式会社)

目的	対象	理由・注意点
輸液の流量を厳密に管理したい	●化学療法　●中心静脈栄養(TPN) ●インスリン入りの輸液　●脳圧降下薬　など	●24時間で均等に投与したい場合(中心静脈栄養など) ●指示された速度で正確な投与が必要
輸液のバランス管理が重要な患者	●集中治療期にある患者　●高齢者 ●心疾患患者　●乳幼児　など	●出納(in-out)バランスに応じてコントロールしないと、容易に全身状態の悪化につながる可能性がある
輸液の流量を一定に保ちたい	●シリンジポンプを使用した微量点滴を、側管から行っている患者	●微量点滴の体内への投与速度に影響を与えるため、一定の速度を保つ必要がある
輸液ルートの、クレンメでの手動滴下管理が困難な場合	●末梢静脈ラインを関節付近に挿入している患者	●患者の体動で、滴下速度が極端に変化するため

基礎知識

輸液ポンプ・各部の名称

●輸液ポンプの構造の例を示す（機種により構造が異なる）。

リスクを防ぐ

- 輸液ポンプ・シリンジポンプは、マイクロコンピュータで制御された精密医療機器である。輸液ポンプやシリンジポンプを床に落下させてしまったり、衝撃を与えてしまったりした場合、誤作動の危険がある。たとえ外観上異常が認められなくても、担当部門に点検してもらってから使用する。
- MRI検査室には、輸液ポンプ・シリンジポンプを持ち込むことができない。MRIが発する強力な磁界によって故障・破損の原因になるとともに、ポンプ本体がMRIに引き寄せられ、患者が危険にさらされる恐れがある。MRI検査中の輸液管理方法については、あらかじめ医師の指示を確認する。

●**気泡検出部**：輸液ルート（チューブ）内の気泡を検出すると、ポンプが停止し、「気泡アラーム」が鳴る。

●**フィンガー部**：輸液ルート（チューブ）を押圧し、薬剤を送る。

●**チューブガイド**：輸液ルート（チューブ）の装着を補助する。

●**閉塞検出部**：輸液ルート（チューブ）の閉塞を検出するとポンプが停止し、「閉塞アラーム」が鳴る。

●**解除レバー**：チューブクランプを解除する。輸液ルート交換時などに使用する。

●**チューブクランプ部**：ドアが開くと自動的に輸液ルート（チューブ）をクランプ（閉塞）させ、輸液が落ちるのを防ぐ。

テルフュージョン®輸液ポンプ TE-161SA（テルモ株式会社）で説明

文献1を参考に作成

- 輸液ポンプの内部構造を示す（図）。
- 輸液ポンプは、ポンプ方式により「ローラー方式」（回転するローラーでチューブをしごいて押しつぶし送液する方法）、「ペリスタルティック（蠕動）・ローラー方式」（ローラーの周りに羽が付いたもので、チューブをしごいて送液する方式）、「ペリスタルティック・フィンガー方式」などがある。
- さらに、輸液の流量を制御する方式として、「流量制御タイプ」（投与したい流量を入力し、チューブの太さから薬剤を押し出した量を制御する）、「点滴制御タイプ」（点滴セットの点滴筒の滴下数を測り、薬剤を押し出した量を制御する）などがある。
- 機種により指定された点滴セットを用いる。特に流量制御タイプの機種では、専用チューブの径が一定であることが計算の前提であるため、専用の点滴セットが必要。

項目 **1**

輸液ポンプの調整

ここがPOINT!

- 輸液ポンプに、確実に輸液ルートを接続することが重要である。
- 輸液の流量と予定量の入力は、医師の指示に基づき間違いのないように行い、点滴中も常にチェックする。機器を過信してはいけない。
- 点滴中は、刺入部、輸液ルート全体、患者の全身状態に注意して、継続的に観察する。

＊以下の手順は文献1を参考に作成

1 必要物品を準備する。

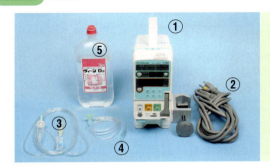

①輸液ポンプ（ここではテルフュージョン®輸液ポンプ TE-161SA）
②電源コード
③ポンプ用輸液セット（ロック式。必ず「ポンプ用」を使用する）
④延長チューブ（ここでは三方活栓を使用）
⑤輸液製剤（ここではヴィーン®D注）
●点滴スタンド　●アルコール綿
●注射指示書　●未滅菌手袋

2 輸液ルートをしっかりと接続する。

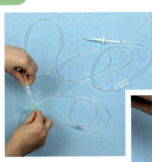

●ここでは、延長チューブに三方活栓が接続された輸液ルートを使用している。

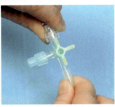

リスクを防ぐ

- 脱落、ゆるみなどを防止するため、ポンプ用の輸液セット、延長チューブなどはすべてロック式を用いる。
- 点滴の管理は、閉鎖式（クローズドシステム、「資料3」参照）が望ましい。

3 輸液製剤を開封し、消毒して、ビン針を刺入する。

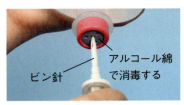

ビン針　アルコール綿で消毒する

- 点滴ボトルのゴム栓部分は、滅菌が保証されていないので、アルコール綿で消毒する。
- ゴム栓に、ビン針をまっすぐに刺入する。

4 点滴筒・輸液ルートに輸液を満たす。

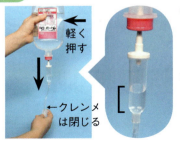

軽く押す　クレンメは閉じる

- クレンメが閉じているのを確認し、輸液ボトルを軽く押して、点滴筒の半分程度まで輸液を満たす。
- クレンメを一度開通させ、輸液ルートの先端部分まで輸液を満たし、クレンメを閉じて準備が完了。

5 輸液ポンプを、点滴スタンドに設置する。

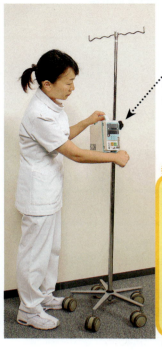

点滴スタンドのねじ部分より下に設置する

リスクを防ぐ
- 輸液ポンプは、製品にもよるが約2kgあるので、あまり上部につけすぎるとバランスが悪くなり、倒れる危険がある。

6 電源コードを輸液ポンプとコンセントに接続する。

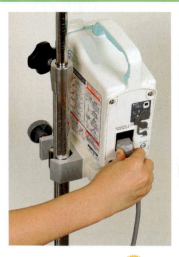
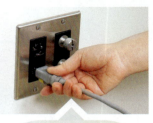
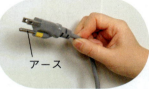

アース

- 必ずアース付きAC電源を使用する。

リスクを防ぐ
- 電源に接続しない場合でも内蔵バッテリが作動するが、あくまで非常用、移動時用である。
- 経時劣化するため動作時間は徐々に短くなる。

7 接続した輸液と輸液ルートをベッドサイドに運び、患者氏名と投与する薬剤・投与方法を確認し、承諾を得る。

- ＜8つのR＞（「資料2：薬剤の確認」参照）で確認する。

ここがコツ
- 点滴筒内の薬剤は、半分程度であることを確認する。
- 点滴筒内の薬剤の液面が高すぎると滴下の確認ができなくなり、低すぎると気泡の混入の危険がある。
- 輸液ルートや、側管プラグ内の気泡も取り除く。

8 静脈内留置針の刺入を行い、輸液ルートに接続する。

輸液ルート　　刺入して接続

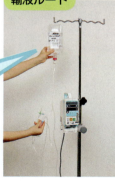
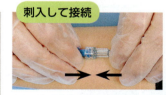

- 手指衛生を行い、未滅菌手袋を装着して、清潔に接続する。
- 末梢静脈ライン刺入の方法は、「14：静脈内注射・点滴静脈内注射」を参照。
- 輸液ルートのクレンメ、三方活栓が閉塞していることを確認する。

9 留置針を刺入し、ドレッシング材で固定する。

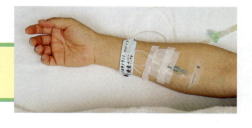

10 ドアロックレバーを解除し(①)、電源スイッチを長く押して(②)電源を入れる。

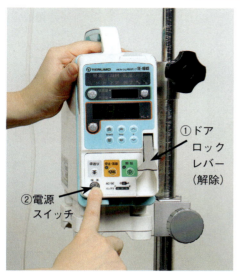

①ドアロックレバー（解除）
②電源スイッチ

● ドアロックレバーを解除してから電源スイッチを押し、電源をONにすると、内部ローラーが少し動いて起動する。

11 ドアを開けると、輸液ポンプの使用前点検（セルフチェック）が始まる。動作状況を確認する。

● 「セルフチェック」とは、機器が正常に動作し使用できる状態か、機器内でチェックされること。
● 正しい表示が出れば、セルフチェックOKである（機種による）。
● 「テルフュージョン®輸液ポンプ TE-161SA」でのセルフチェック終了の合図は、「バッテリランプ」の点灯。

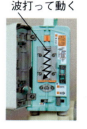
波打って動く

12 輸液ルート（チューブ）の上流・下流を確認する。

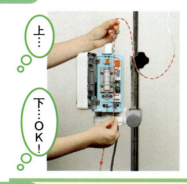

上…
下…OK！

リスクを防ぐ
● 輸液ルート（チューブ）が長いため、上下の取り違えに注意する。
● 輸液ルート（チューブ）の上下を逆にセットすると、血液が吸引されて逆流してしまう。

13 チューブクランプ部を解除する。

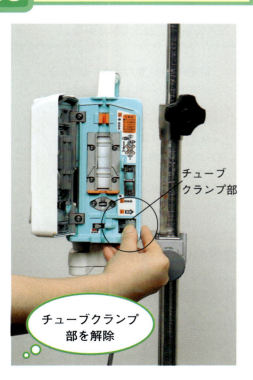

チューブクランプ部

チューブクランプ部を解除

14 輸液ルート（チューブ）を、溝に沿ってまっすぐにセットする。

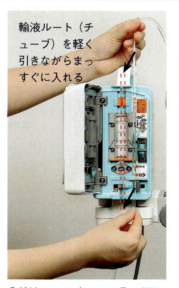

輸液ルート（チューブ）を軽く引きながらまっすぐに入れる

● 輸液ルート（チューブ）が正しくセットされていないと、薬剤の過量注入や未投与など、正常に投与されない危険がある。

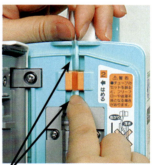

● それぞれの溝に強く押し込む。

ここがコツ
● このとき、点滴セットのクレンメは、輸液ポンプより下流側に配置する。
● 製品によっては、上流側の閉塞を検知できないため。

15 ドアを閉めてロックする。

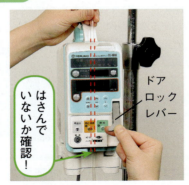

はさんでいないか確認！
ドアロックレバー

● ドアが閉まらない場合は無理に閉めず、いったん開けて、輸液ルート（チューブ）を確認する。

17 設定後に再確認する。

リスクを防ぐ

● 「流量」と「予定量」の入力ミスに注意し、設定後も再確認する。

18 滴下開始前に、輸液ルート全体の確認を行う。

● ＜8つのR＞で確認する
● 患者氏名（フルネーム）と生年月日を答えてもらい、ネームバンドを確認する。
● 点滴ボトルから末梢静脈ライン刺入部までの輸液ルート全体に間違いがないか確認する。

19 患者に点滴の目的や終了予定時間などを説明し、開始スイッチを押して、点滴を開始する。

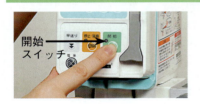

開始スイッチ

16 医師の指示に基づき、輸液の流量と予定量を設定する。

＊例として流量100mL/時、予定量500mLの場合の設定方法

流量設定

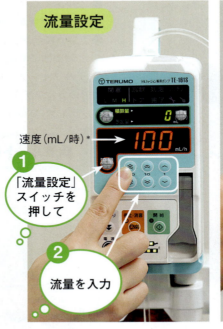

速度(mL/時)＊
1 「流量設定」スイッチを押して
2 流量を入力

予定量設定

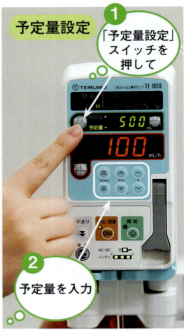

1 「予定量設定」スイッチを押して
2 予定量を入力

● この機種の場合は、「アップ」「ダウン」スイッチで数値を入力し、設定する。流量は1〜500mL/時の範囲で設定できる。
＊【mL/時】＝1時間あたりの滴下量(mL)。

20 滴下開始以降も、定期的に観察を継続する。

● 輸液ポンプ、輸液ルート全体、留置針の刺入部の状態を確認する。
● 設定通りに滴下されているか、点滴ボトルの残量を確認する。

リスクを防ぐ

● 患者には「アラームが鳴ったとき」「トイレに行きたくなったとき」「刺入部に痛みや異常を感じたとき」「誤って輸液ルートが外れたとき」など、あらかじめ想定される事態を説明し、何かあればすぐに看護師を呼ぶよう説明する。

21 滴下終了後は、機器の保守・点検を行う。

● 使用後は、汚れを拭き取り、ME機器センターに渡すなどしてメンテナンスを行う。
● 医療施設内に準備してある輸液ポンプについても、定期的に保守・点検を行い、常に安全な状態で使用できるように管理する。
● 次回の使用に備えて、使用していない間に充電しておく。

輸液ポンプ使用中のチェックポイント

1 輸液ポンプは作動している?
- 輸液ポンプが正常に作動しているか確認する（この機種では、「開始」表示ランプが、輸液中、緑色に点滅する）。
- 継続して使用する場合は、輸液ルート（チューブ）が変形すると、流量精度を維持できない。
- 最低でも24時間ごとに、輸液ポンプに装着されている部分の輸液チューブを15cm以上ずらして、装着し直す。

2 クレンメは輸液ポンプの下にある?
- 一部の輸液ポンプでは、クレンメが輸液ポンプの上流側にある状態で閉塞されていると、閉塞アラームが作動しないことがある。
- そのため、クレンメは必ず輸液ポンプの下流側に配置する。

3 輸液ルートは閉塞していない?
- 輸液ルートが体の下敷きになっていたり、閉塞していると、予定量の輸液が滴下されず、接続部が外れるなどの原因となる。

4 ポンプのドアを開けるときは、クレンメを閉じた?
- 警報アラームが鳴ったり、トラブルが生じて輸液ポンプのドアを開けるときは、フリーフロー（薬剤が全開で自然落下投与される）防止のため、必ずクレンメを閉じてから開ける。

5 点滴は正常に滴下している?
- 点滴筒を観察し、滴下しているか定期的に確認する。
- 機器を過信せず、設定通りに薬剤が滴下しているか、点滴筒と点滴ボトルの残量で必ずチェックする。

6 留置針刺入部に「発赤」「腫脹」「輸液の漏出」「疼痛」はない?
- 静脈ライン刺入部に、「発赤」「腫脹」「輸液の漏出」「疼痛」などの異常がないか観察する。
- 静脈留置針が静脈から外れ、血管外注入になっても、輸液ポンプでは検知されず注入が継続されてしまうので、注意する。
- 血管刺激性のある薬剤の使用や、長期間の留置によって、血栓性静脈炎を起こす可能性がある。
- 血管外注入による腫脹、血管走行に沿った発赤や疼痛が認められるようなら、ただちに医師に報告し、留置針を抜き、新たな末梢静脈ラインを確保する。

7 患者の全身状態は?
- 薬剤の効果や副作用の出現、患者の全身状態の変化がないかを、しばらく観察する。
「輸液が負荷になりすぎていない?」
「薬剤の副作用が出現していない?」
「全体の水分出納バランスは?」
「バイタルサインの変化は?」
- 点滴中は継続的に観察する。

項目 2　**輸液ポンプのアラーム対応**

ここがPOINT!

- アラームを止めることが重要なのではなく、何が原因で鳴ったのかを確認することが重要。
- アラームの種類と、その原因・対応策をチェックしておく。
- トラブルを防止するため、輸液ポンプの使用前の点検も欠かさずに行う。

基礎知識

アラームの確認

- アラーム（警報、ブザー）が鳴ったら、何が原因で鳴ったのかを必ず確認する（図）。
- 原因を確認したのち、アラーム停止スイッチを押して、アラームを止める。

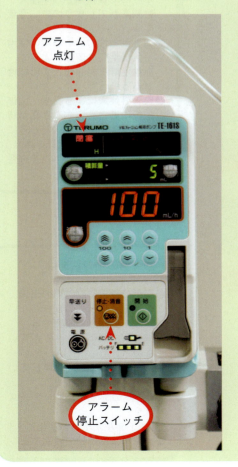

アラーム点灯

アラーム停止スイッチ

閉塞アラーム

	原因	対応
	クレンメ、三方活栓などにより、輸液ルートが閉塞している。	確認後、開通させる。
	輸液ルートの屈曲・圧迫によって閉塞している。	屈曲・圧迫を解除する。
	末梢静脈ライン内での凝固血液、薬剤の結晶などによる閉塞。	輸液ルートへの血液の逆流を確認し、完全に閉塞した場合は医師に報告し、静脈内留置針を入れ替える。

気泡混入アラーム

	原因	対応
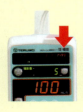	輸液ルート内に気泡（エア）が混入している。	停止スイッチを押し、クレンメを閉じる。

＊気泡への対応は、p.204を参照

電圧低下アラーム

	原因	対応
	AC電源コードが外れ、内蔵バッテリも充電されていない。	すぐにAC電源コードに接続する。輸液ポンプを使用していないときは、AC電源コードで内蔵バッテリの充電を行っておく。使用前には、内蔵バッテリの残量をバッテリランプで確認する。

基礎知識

フリーフローが起こるのを防ぐ

● フリーフローとは、薬剤が全開状態で自然落下投与されてしまうこと（図）。

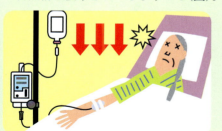

原因	対応
アラーム対応時にあわてて、クレンメを閉じないで輸液ルート（チューブ）を外した。	アラーム対応時は、必ず「クレンメを閉じてから」ドアを開け、輸液ルート（チューブ）を外すという手順を守る。
輸液ルート（チューブ）を輸液ポンプから外す際は、通常、安全機能としてクランプ機能がはたらく。しかし、点滴ボトルからの漏れなどが原因で機器が濡れて故障し、結果、フリーフローが起こる場合がある。	機器を濡らさない。

リスクを防ぐ

- フリーフローが起こるのを防ぐ補助機能が搭載されている機種もある。
- 例として輸液ポンプ TE-261（テルモ株式会社）の「アンチフリーフロー（AFF）機構」を示す。
- 輸液ポンプのドアを開けると、自動的に AFF クリップが閉じる（クレンメの閉じ忘れによるフリーフローを補助的に防止する）。

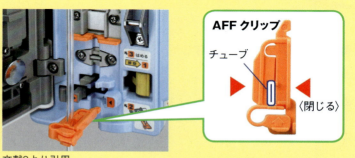

文献2より引用

基礎知識

輸液ポンプが作動していても点滴が入っていない状況を防ぐ

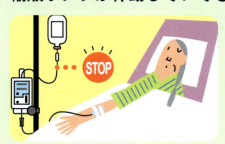

原因	対応
輸液ルート（チューブ）が正しくまっすぐに輸液ポンプにセットされていないと、輸液ポンプが正常に作動しているように見えても、実際は薬剤が送り込まれない。	輸液ルート（チューブ）は正しくまっすぐにセットする。点滴筒で滴下状態を確認し、きちんと薬剤が送られていることを確かめる。

基礎知識

アラームが反応しない状況に注意

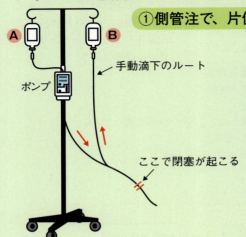

A / B
ポンプ
←手動滴下のルート
ここで閉塞が起こる

①側管注で、片側のルートだけ輸液ポンプを使用している場合

原因
- 輸液ポンプを用いて投与している輸液ルート（A）の側管から、輸液ポンプを使用せず投与しているルート（B）がある。
- ポンプで押している輸液が、手動滴下の輸液ルートに押し上げられ、逆流していく。
- よって、アラームが鳴らず、閉塞が検出できない。

対応
- 輸液ポンプの側管から投与する輸液ルート（B）にも、輸液ポンプをつけて使用する。
- 輸液ポンプを使用していない輸液ルートの滴下状況を、頻繁に確認する。

②輸液ポンプを用いて投与しているルートの接続部に、ゆるみがある場合

原因
- 輸液ポンプを用いて投与している輸液ルートの接続部にゆるみがある場合、ゆるんでいる部分から輸液が漏れ出てしまう。
- 輸液ポンプは作動を続けているため、アラームが鳴らず、閉塞が検出できない。

対応
- 輸液ポンプの輸液ルートを、ロック付きのタイプにする。

③血管外漏出している場合

原因
- 血管内留置カテーテルが、血液の凝集塊や、薬剤の結晶などでつまると閉塞アラームは作動するが、刺入部から血管外漏出が起こっていても、アラームは鳴らず、投与しつづけられてしまう。

対応
- 輸液ポンプ使用中は、特に刺入部からの漏れがないか、注意して観察する。

リスクを防ぐ

- 気泡は以下のように取り除く。なお、輸液ルートの開放（接続部を外すこと）は感染の原因となるため、極力行わない。
- 輸液ポンプのドアを開けてもフリーフローが起こらないよう、クレンメを閉じてから気泡を取り除く。

①クレンメを閉じ、輸液ポンプのドアを開けて、輸液ルート（チューブ）を外す。

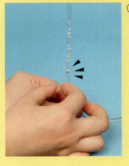

②指で輸液ルート（チューブ）をはじく。

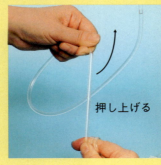

③または、指に輸液ルート（チューブ）をからませて圧排し、気泡を上の点滴筒まで押し上げて排除する。

押し上げる

- 輸液ルート（チューブ）のシリコンコーティングが剥がれる恐れがあるので、ボールペンなどで強く押し上げない。

④気泡が輸液ルート（チューブ）に残っていないことを確認して、再び輸液ポンプにセットし、クレンメを開き、滴下を再開する。

項目 **3** シリンジポンプの調整

シリンジポンプは、輸液ポンプ同様、一定の速度で薬剤を持続的に投与できる。輸液ポンプよりさらに精密に微量の薬剤を投与したり、高濃度の薬剤を投与するときに用いられる。

ここが POINT!

- ◆ シリンジは、クランプ、スライダーフックに確実に固定して行う。
- ◆ シリンジポンプで行われるような微量単位の薬剤は、高濃度で使用されているため、作用・副作用が早く出現する。
- ◆ 薬剤の投与開始前・中・後のバイタルサインを定期的に観察し、アセスメントを継続的に行う。

基礎知識

シリンジポンプの適応

- シリンジポンプは指示された薬剤をより精密に投与したい場合に用いる（表）。
- 0.1mL/時からの微量点滴が可能で、増減により薬効をコントロールしながら投与できる。シリンジポンプの一例を示す（図）。

目的	対象や薬剤の例
持続投与量を微量にコントロールする必要がある場合	●カテコラミン ●昇圧薬 ●強心薬 ●血管拡張薬 ●降圧薬 ●鎮痛薬・鎮静薬 ●高濃度の電解質（KCLなど） ●インスリン製剤 ●抗凝固薬
輸液の流量をきわめて厳密に管理したい	●新生児 ●乳幼児　など

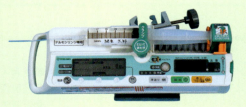

●テルフュージョン®シリンジポンプ TE-351（テルモ株式会社）

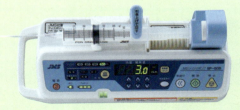

●JMSシリンジポンプ SP-505（株式会社ジェイ・エム・エス）

基礎知識

シリンジポンプ・各部の名称

●シリンジポンプの構造の例を示す(機種により構造が異なる)。

テルフュージョン®シリンジポンプ TE-351で説明
文献3を参考に作成

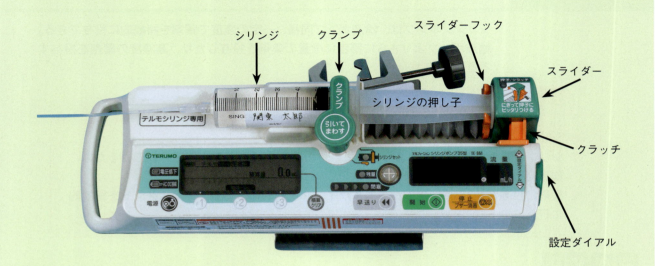

リスクを防ぐ

●輸液ポンプ・シリンジポンプは、マイクロコンピュータで制御された精密医療機器である。輸液ポンプやシリンジポンプを床に落下させてしまったり、衝撃を与えてしまったりした場合、誤作動の危険がある。たとえ外観上異常が認められなくても、担当部門に点検してもらってから使用する。

●MRI検査室には、輸液ポンプ・シリンジポンプを持ち込むことができない。MRIが発する強力な磁界によって故障・破損の原因になるとともに、ポンプ本体がMRIに引き寄せられ、患者が危険にさらされる恐れがある。MRI検査中の輸液管理方法については、あらかじめ医師の指示を確認する。

＊以下の手順は文献3を参考に作成

1 必要物品を準備する。

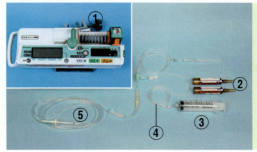

①シリンジポンプ(ここではテルフュージョン®シリンジポンプ TE-351)
②薬剤(アンプル)
③ロック式シリンジ(10、20、30、50mLの容量のディスポーザブルシリンジが使用可能。使用できるシリンジの型・メーカーは、各取扱説明書を参照)
④ロック式延長チューブ
⑤ロック式輸液ルート(輸液を併用するときに必要)

●点滴スタンド
●注射指示書
●未滅菌手袋

2 薬剤を充填したロック式シリンジ(以下シリンジ)に、ロック式延長チューブを接続し、薬剤を先端まで満たす。

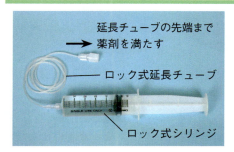

→ 延長チューブの先端まで薬剤を満たす
— ロック式延長チューブ
— ロック式シリンジ

リスクを防ぐ
● 脱落、ゆるみなどを防止するため、シリンジ、輸液ルートなどはすべて「ロック式」で行う。

3 シリンジポンプを点滴スタンドに設置する。

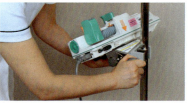
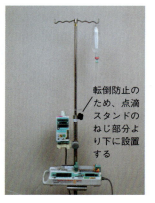

● 輸液ポンプより下側に設置する。
● 複数台を使用する場合は、バランスよく、間隔が一定になるよう工夫する。バランスが悪いと倒れる危険があるので注意する。

転倒防止のため、点滴スタンドのねじ部分より下に設置する

リスクを防ぐ
● シリンジポンプは、輸液ルートの患者側接続部との落差をできるだけ最小限にした高さで、スタンドに固定する。
● 薬剤が急速投与される「サイフォニング現象」(後述)を防ぐため。

4 電源コードをシリンジポンプとコンセントに接続する。

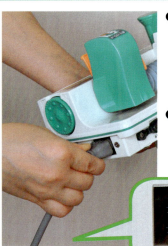

● 必ずアース付きAC電源を用いて使用する。内蔵バッテリでも作動するが、あくまで非常用、移動時用である。
● 延長コードを用いる場合も、必ずアース付きAC電源を使用する。

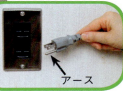
アース

リスクを防ぐ
● この機種では、新品でフル充電した場合、約3時間使用可能だが、経時劣化するため動作時間は徐々に短くなる。

5 電源スイッチを長く押して電源を入れ、使用前点検(セルフチェック)を行う。スライダーを動かして、残量警報ランプの作動を確認する。

セルフチェック

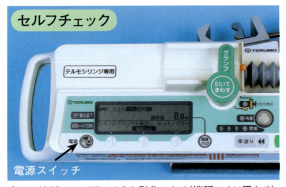

電源スイッチ

● この機種では以下のような動作になる(機種により異なる)。
①LEDがすべて点滅
②「セルフチェック中です」の表示

残量警報ランプの点滅

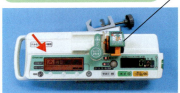

スライダーを左に寄せる

● スライダーを最も左に寄せたときに、「残量警報ランプ」が点滅することを確認する。

6 薬剤が充填されたシリンジを、シリンジポンプに設置する。

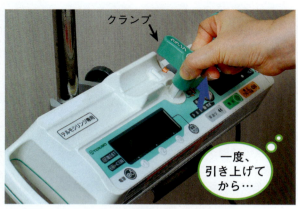
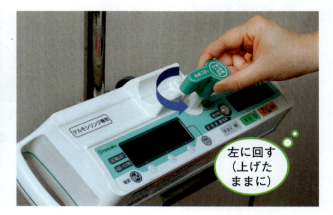

- クランプを引き上げ、左に90°回す。
- ここから先の作業は、各部分が確実に固定されたかをチェックしながら行う。
- 機種によっては、作業確認のためのメッセージが操作パネルの液晶表示部に表示される場合もある。

7 スリット部分に、シリンジのフランジを正しく押しつける。

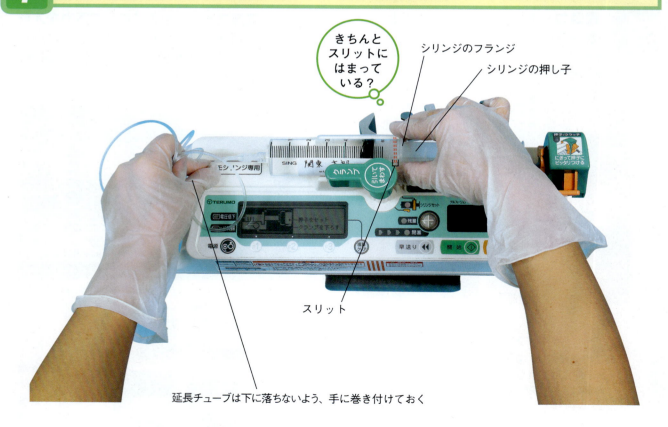

延長チューブは下に落ちないよう、手に巻き付けておく

8 クランプを右に回してゆっくりおろし、シリンジを固定する。

9 クラッチをつまみながら、シリンジの押し子の位置までスライダーを移動する。

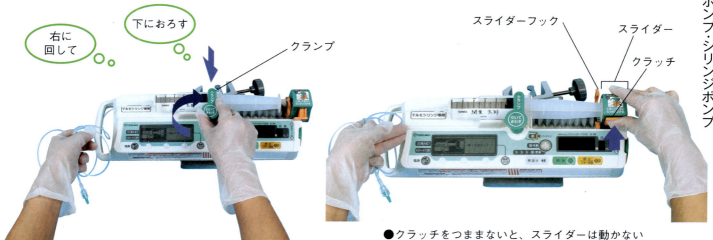

● シリンジが引っかかったら、正しくセットされていないということ。再度確認する。

● クラッチをつままないと、スライダーは動かない

10 スライダーフックで、シリンジの押し子を保持する。

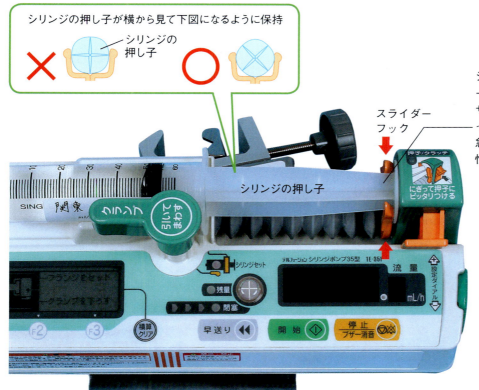

シリンジの押し子がスライダーフックから外れていると、サイフォニング現象（後述「もっと知りたい」参照）が生じて、急速に薬剤が投与される危険性がある。

11 延長チューブの先端まで薬剤を満たす(プライミング)。

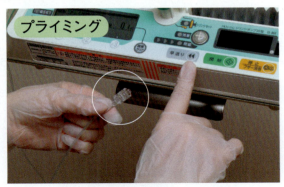

- シリンジを固定したときに、シリンジの押し子とスライダーの間にはわずかに隙間が生じ、シリンジポンプを作動させてもしばらく注入が開始されない。
- そのため、必ず輸液ルートに接続する前には「早送り機能」を使用し、シリンジに接続している輸液ルートの空白を満たし、輸液ルートの先端まで薬剤が満たされるようにしておく。これを「プライミング」という。

12 医師の指示に基づき、1時間あたりの流量を設定する。

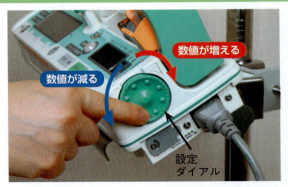

- シリンジポンプの設定ダイアルを回して、1時間あたりの流量(mL/時)を設定する。
- 流量設定は、設定ダイアルに指の腹を押し当て、回して行う(設定可能な流量は、シリンジの種類によって異なる)。

ロック式シリンジ(容量)	設定可能な流量
10、20、30mL シリンジ	0.1〜 300 (mL/時)
50mL シリンジ	0.1〜1,200 (mL/時)

13 流量の設定後、再確認する。

リスクを防ぐ
- シリンジポンプは、小数点以下の設定まで表示される。流量を設定する際には、数値のケタを間違えないよう注意し、設定後も再確認する。

14 患者に点滴の目的、予定時間などを説明し、承諾を得る。

リスクを防ぐ
- 患者には、「アラームが鳴ったとき」「トイレに行きたくなったとき」「刺入部に痛みや異常を感じたとき」「誤って輸液ルートが外れたとき」など、あらかじめ想定される事態を説明し、何かあればすぐに看護師を呼ぶよう説明する。

15 ロック式延長チューブを輸液ルートに清潔に接続する。

16 投与開始前に、輸液全体の確認を行い、開始スイッチを押す。

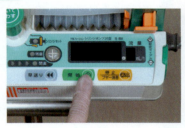

- <8つのR>で確認する。
- 患者氏名(フルネーム)と生年月日を答えてもらい、ネームバンドを確認する。
- 末梢静脈ライン刺入部までの輸液ルート全体に間違いがないか確認する。
- クレンメが開通されていることや、三方活栓がある場合にも開通されていることを確認する。

リスクを防ぐ
- シリンジポンプは微量点滴のため、3mL/時以下で末梢静脈ラインから単独使用すると、ライン内で血液が凝固し、閉塞する可能性がある。
- 必要に応じて医師の指示のもと、微量点滴をあと押しするための輸液を併用することも多い。

17 シリンジポンプ、点滴筒、輸液ルート全体、留置針の刺入部の状態を確認する。

- 特にシリンジポンプで行われる微量点滴は、高濃度で使用するものが多く、治療効果や副作用が早く出現する。
- 点滴開始前・中・後のバイタルサインを定期的に観察し、アセスメントを継続する必要がある。

18 注入開始以降も、定期的に観察を継続する。

- 「項目1」の「輸液ポンプ使用時の注意点」に準じる。設定時間通りに投与されているかを、一定時間ごとにシリンジの残量で確認する。

19 注入終了後は、機器の点検を行う。

- 使用後は、汚れを拭き取り、ME機器センターに渡すなどしてメンテナンスを行う。
- 医療施設内に準備してあるシリンジポンプについても、定期的に保守・点検を行い、常に安全な状態で使用できるように管理する。
- 次回の使用に備えて、使用していない間に充電しておく。

20 引き続き注入を行う場合、シリンジを入れ替えるときには、クレンメを閉じ、シリンジポンプの「停止／消音」ボタンを押して、機器をストップさせてから行う。

- 新しいロック式延長チューブを接続する際には、必ずプライミングを行う。

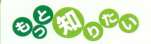

サイフォニング現象は非常に危険！

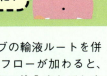
シリンジポンプで特に注意したい……サイフォニング現象ってなに？

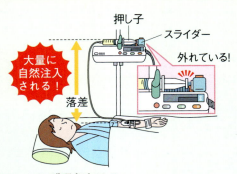

●サイフォニング現象とは？

「サイフォニング現象」とは、シリンジの固定不良によって起こる、薬剤の大量注入現象を指す。

特にシリンジポンプが輸液ルートの患者側接続部よりも高い位置にあり、落差ができた状態でシリンジの押し子がしっかりと固定されていない（外れた）場合、高低落差のため薬剤が患者の体内に大量に注入される危険がある。

さらに、メインの輸液ルートとサブの輸液ルートを併用しているケースで、輸液のフリーフローが加わると、強い陰圧が生じて薬剤が短期間に一気に注入されてしまい、生命の危険をきたす可能性がある。

●サイフォニング現象を防ぐために

現在、サイフォニング現象への注意勧告は、カテコールアミンなどの薬剤の添付文書にも明記されている。

サイフォニング現象が起こる原因を理解し、確実に予防策を実行し、未然に防ぐことが重要である。

ポイントは、以下の通り。

① シリンジポンプは、患者側接続部と高低差がない状態で使用する。
② シリンジポンプのセッティングは確実に行う。
③ シリンジポンプに加え、輸液を併用する際は、必ず輸液ポンプを使用する。

項目 4 シリンジポンプのアラーム対応

ここが POINT!

- ◆ シリンジポンプのアラーム時は、投与薬剤の特性を考慮し、安全を最優先して対応する。
- ◆ 閉塞アラーム時は、まず内圧を逃したあとで閉塞部を開放する。
- ◆ 合併症を防ぐため、残量アラーム後の継続投与時はあらかじめ別のシリンジポンプにセットしたうえで交換する。

＊基本的な考え方は、「項目2　輸液ポンプのアラーム対応」に準じる

基礎知識

主なアラームと対応

閉塞アラーム

原因
三方活栓など輸液ルートの閉塞、輸液ルートの屈曲、圧迫による閉塞。

対応
①輸液ルートの閉塞部を確認。
②輸液ルートの三方活栓やクレンメを閉じ、シリンジポンプのロック式延長チューブを外し、過負荷状態になっていた内圧を逃がす。
③再び接続し、閉塞部を開放する。

リスクを防ぐ
- 閉塞し、内圧が高くなったまま閉塞を解除すると、送られずに溜っていた薬剤が、一気に体内に注入される危険がある。
- シリンジポンプで使用する薬剤の特徴と、作用・副作用を十分に理解し、安全を最優先して対応する必要がある。

ここがコツ

- 過負荷（閉塞）解除の方法を示す。
- いずれの方法を行う場合でも、まず、最初に患者に一番近い部分にあるクレンメを閉じてから過負荷を解除する。
- 原因が特定・解決されてから、輸液ルートを開放して再開する。

①シリンジポンプのスライダー解除による方法	●クラッチを外し、スライダーを後方に引いて内圧を解除する ●内圧を解除後、再び押し子をクラッチでしっかり把持して再開する。ただしこのとき、プライミング作業を行わないと、押し子とスライダーの間にわずかな隙間が生じてしまうので注意する
②閉鎖式輸液システムの接続部を外して解除する方法	●閉鎖式輸液システムに接続しているシリンジのルートを外して、内圧を解放し、再びルートを接続して再開する
③三方活栓を開放して解除する方法	●三方活栓を開放して、そこから内圧を解除して再び三方活栓を正しく操作して再開する

残量アラーム

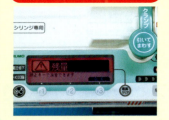

原因
薬剤の残量が少なくなったため。

対応
継続して薬剤を注入する場合は、あらかじめ次のシリンジに薬剤を準備する。薬剤が完全になくなってから、あわてて交換すると間に合わない。事前にもう1台のシリンジポンプに新しいシリンジをセットし、患者に接続しない状態で始動させておき、計画的に交換する方法もある。特にカテコールアミンの大量使用時は、切り替え時に一時的に投与されないことで、血圧低下、循環動態悪化などの合併症が起こる危険があるため、もう1台シリンジポンプを用意して交換する。

閉塞＋残量アラーム

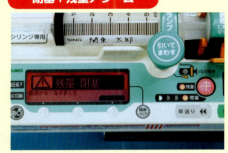

原因
シリンジ内の薬剤が完全に注入されて、シリンジを押し切った状態。

対応
循環動態に影響を及ぼす薬剤を継続して注入する場合は、次の薬剤を計画的に準備する。

押し子/クラッチ外れアラーム

原因
シリンジの押し子やクラッチが外れた。

対応
輸液ルートの三方活栓、クレンメを閉じて、シリンジの押し子をシリンジポンプにセットしなおし、輸液ルートの三方活栓、クレンメを開通させて再開する。

シリンジ表示ラインの点滅

原因
使用されているシリンジと、本体で設定されているシリンジの型が一致していない。

対応
取扱説明書を確認し、適合する型のシリンジを使用する。

＜引用文献＞
1. テルフュージョン®輸液ポンプ＜TE-161SA＞取扱説明書.
2. テルフュージョン®輸液ポンプ＜TE-261＞カタログ.
3. テルフュージョン®シリンジポンプ＜TE-351＞取扱説明書.

＜参考文献＞
1. 木下佳子, 北原啓 監修:事例でわかる輸液ポンプ・シリンジポンプ事故防止ガイド. エキスパートナース 2003;19(4):特別付録4-19.
2. 須藤恭子:シリンジポンプは「点滴架台のハンドルに合わせて設置しない」. 川西千恵美 編著, 今はこうする!看護ケア, 照林社, 東京, 2014:10.
3. 医薬品医療機器総合機構PMDA医療安全情報:輸液ポンプの流量設定時の注意について. No.21, 2011年1月.

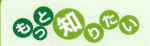

シリンジポンプの専用モードの使用：ディプリバン®投与のための「TCIモード」

麻酔・鎮静薬を投与する際の"専用モード"があるシリンジポンプも！

● 血中濃度を予測しながら投与できるシリンジポンプ

全身麻酔の導入・維持、ならびに人工呼吸中の鎮静の際、「TCIモード」を備えた輸液ポンプが使用されることがある。

TCIとはtarget controlled infusionのことで、TCIモードは薬剤の血中濃度を予測しながら投与する目的で用いられる。専用の薬剤充填シリンジ・1％ディプリバン®注キット（全身麻酔・鎮静用剤。一般名プロポフォール）を正しくセットした場合のみ使用できる。

● テルフュージョン®TCIポンプ TE-371（テルモ株式会社）
● 1％ディプリバン®注キット（アストラゼネカ株式会社）／輸液ラインを接続したもの

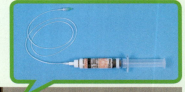

● TCIモード使用時のポイント

TCIモードをもつ「テルフュージョン®TCIポンプTE-371」では、投与方法により下図の3つの機能を使い分けることができる。機種の特性を確認し、間違いのないように設定する。

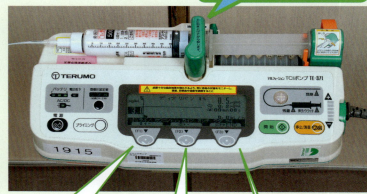

F1：TCI機能

＜使用方法＞
① シリンジをセットしない状態で電源をONにする。
② 1％ディプリバン®注キットの青い識別タグを、フランジの押さえの下に入り込むようにセットする。

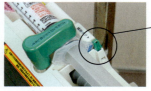

識別タグが認識されないと使用できない

③ 薬剤が認識されたらTCIモードを選択し、患者の「年齢」「体重」「血中濃度」を入力して使用する。
④ 入力が完了すると、目標血中濃度達成までの「初期注入量」と「投与時間の予測値」が表示される。

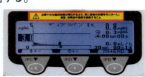

⑤ プライミング後に表示を確認。開始ボタンで投与開始すると、画面がグラフ表示になる。

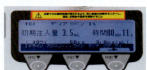

F2：体重あたりの投与量を計算して投与する機能

● 1％ディプリバン®（10mg/mL）をセットし、患者の体重を入力する。
● 体重あたりの投与量が自動計算され、「○mL/kg/時」で投与することが可能になる。

F3：通常のシリンジポンプ機能

● 投与量を入力し、「○mL/時」で投与することが可能。
● 通常のシリンジポンプと同様の機能であるため、ディプリバン®を投与する目的で使用する際には、患者の「体重あたりの投与量」をあらかじめ計算して流量を設定する必要がある。

18 持続皮下注射（微量点滴）の管理

安田桃子

持続皮下注射（微量点滴）とは、小型シリンジポンプを用いて皮下に持続的に薬剤を投与する方法を指す。
鎮痛・鎮静目的で、緩和医療における症状コントロール（がん疼痛、鎮静、死前喘鳴、呼吸困難感、全身倦怠感などの苦痛症状緩和）に用いられることが多いが、投与量の誤りが生命の危機に直結することもあるため、慎重な取り扱いが必要である。

クローズアップ手技
- 項目1 小型シリンジポンプの設定
- 項目2 皮下穿刺と固定・持続皮下注射

基礎知識

持続皮下注射（微量点滴）の適応・目的

- 持続皮下注射（微量点滴）は、経口薬が摂取困難となった患者に対し、薬剤を持続的に皮下投与する方法である。適応を表に示す。
- 投与には小型シリンジポンプを用いる。微量投与の薬剤や高濃度の薬剤を、一般的なシリンジポンプよりもさらに精密に、一定の速度で持続投与することが可能である。また、小型シリンジポンプは軽量・コンパクトで携帯に便利であり、シリンジポンプキャリングケースに入れれば肩や点滴台にかけて携帯することができる。
- 皮下に投与する利点として、投与速度・注入量を症状に合わせて細かく調節でき、静脈注射と比較して炎症・感染が起こりにくいことが挙げられる。
- 皮下投与の部位として、皮下脂肪が厚く、身体に固定しやすい部位が優先的に選択される（上腕部、腹部、大腿部）。穿刺角度の誤りなどによって筋肉組織の損傷をなくし、穿刺時の疼痛を軽減し、抜去リスクの軽減を図るためである。ただし、患者のADLを考慮して負担にならないような位置も選択されるため、前胸部などで行う場合もある。

目的		理由・注意点
鎮痛・鎮静	●高濃度の薬剤を一定の速度で正確に投与したい	●指示された速度での正確な投与が必要
	●手動滴下管理が困難な薬剤を微量で投与したい	
	●内服・間欠的な静脈投与では疼痛コントロールが不安定な場合	●急速な用量の調整を要する場合がある。投与量の変更に迅速に対応できる機器を用いる

基礎知識

持続皮下注射の注意点

- 一般的に、持続皮下注射投与量の上限は0.6mL/時程度と考えられる。これを超えると皮下吸収の効率が低下するため[1]、計画された投与ができない。その場合は薬剤の濃度変更が必要である。
- 小型シリンジポンプで投与するような薬剤は高濃度であるため、作用・副作用が早く出現しやすく、薬剤によっては命の危機に直結するものもある。副作用を踏まえながら、薬剤投与開始・中・後のバイタルサインを定期的に観察し、アセスメントを継続的に行う。
- オピオイド*の投与経路の選択においては、患者本人、もしくは家族に選択肢を示して話し合う必要がある。
- モルヒネやオキシコドンの持続静脈注射、持続皮下注射では、経口投与に比べて眠気や便秘をある程度軽減することが可能とされる[2]。
- 皮下投与が不可である表の薬剤については、小型シリンジポンプでは投与できない。

*【オピオイド（opioid）】＝麻薬性鎮痛薬や、その関連合成鎮痛薬などのアルカロイドおよびモルヒネ様活性を有する、内因性または合成ペプチド類の総称（文献3より引用）。

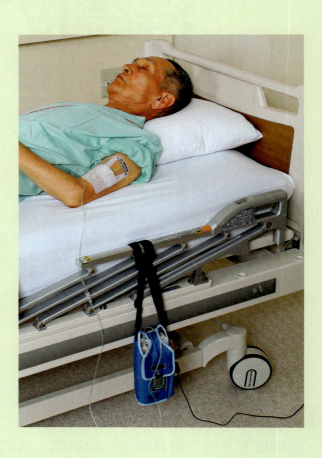

小型シリンジポンプで投与できない薬剤(皮下投与不可)
①抗菌薬：βラクタム系、モノバクタム系、クリンダマイシン、アミノグリコシド系
②パミドロネート（ビスホスホネート製剤）
③ジゴキシン（強心薬）
④フェニトイン（抗てんかん薬）
⑤ジアゼパム（向精神薬）　など

文献3より引用

項目 **1** # 小型シリンジポンプの設定

ここが POINT!

◆ シリンジの容量（5mL、10mL）により、設定可能な流量（上限）が異なる。
◆ 投与前には必ず2回のプライミングを行う（シリンジを小型シリンジポンプにセットしたとき、皮下穿刺後）。
◆ 持続皮下注射の穿刺部位は、皮下脂肪が厚く、固定しやすい部位を選択する。

基礎知識

小型シリンジポンプ・各部の名称

●小型シリンジの構造の例を示す（機種により構造が異なる）。

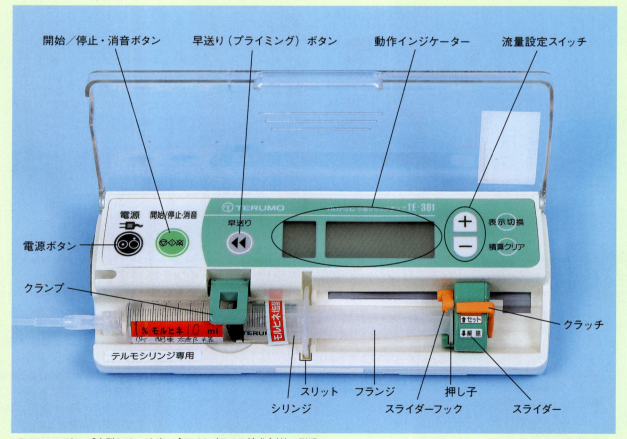

テルフュージョン®小型シリンジポンプTE-361（テルモ株式会社）で説明

文献4を参考に作成

1 必要物品を準備する。

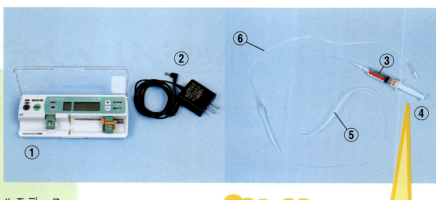

＜シリンジポンプ用＞
①小型シリンジポンプ（ここではテルフュージョン®小型シリンジポンプ TE-361）
②電源コード
③投与薬剤（ここではモルヒネ塩酸塩）
④ロック式シリンジ（ここではテルモディスポーザブルシリンジ 10mL。小型シリンジポンプごとに使用できるシリンジの型・メーカーは異なる。各取扱説明書を参照）
⑤ロック式輸液ライン
⑥ロック式延長チューブ（輸液を併用するときに必要）

リスクを防ぐ
● モルヒネ等のハイリスク薬では、施設の取り決めに則り、ラベル記載など特別の表示が必要になる場合がある。

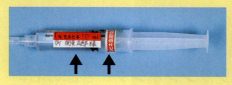

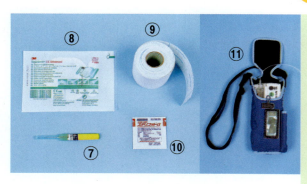

＜穿刺用＞
⑦静脈留置針（24G程度）
＊フェノバール®〈鎮静・抗痙攣薬〉では薬剤の特性として、細い針だと結晶化してしまうため、22G針を使用する
＊施設によっては27Gなど、より細い針を使用する場合もある
⑧固定用ドレッシング材（ここではテガダーム™ I.V.アドバンスド）
⑨固定用テープ（ここではシルキーポア®）
⑩アルコール綿
＊アルコールにアレルギーがある場合は、ヘキザック®コットンを使用
⑪シリンジポンプキャリングケース（ベッド柵や点滴スタンドにかけるために用いる）
● 未滅菌手袋
● 注射指示書

2 ロック式シリンジ（以下シリンジ）に薬剤を充填し、輸液ラインを接続する。

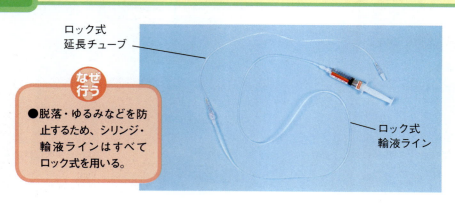

ロック式延長チューブ

ロック式輸液ライン

なぜ行う
● 脱落・ゆるみなどを防止するため、シリンジ・輸液ラインはすべてロック式を用いる。

リスクを防ぐ
● 薬液をこぼさないように注意して取り扱う。
● 投与にモルヒネ塩酸塩など医療用麻薬を用いているときは、こぼした場合、ガーゼで吸い取って薬剤部に返納するなど、インシデントとしての取り扱いが必要になる。

3 小型シリンジポンプの蓋を開け、電源スイッチを入れる。セルフチェックが行われる。

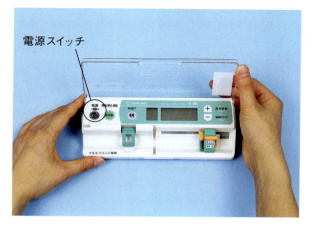

電源スイッチ

- 同機種におけるセルフチェックは、すべての動作インジケーターが「赤→緑」に交互に3回点滅し、ブザーが鳴り、閉塞圧設定値が表示される。
- その後、圧基準値 P500 と表示され、流量表示の点滅へと切り替わる。

5 投与流量（mL/時）を設定する。

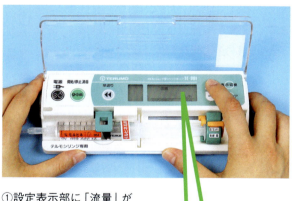

①設定表示部に「流量」が表示されていることを確認する。
②「設定」スイッチ（＋、－）を押して、1時間当たりの流量（mL/時）を設定する（「設定」スイッチを長押しすると、流量の増減が連続して行える）。

投与中の流量表示
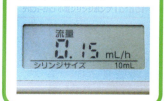

4 セルフチェックが終わったらシリンジを置き、確実に固定する。

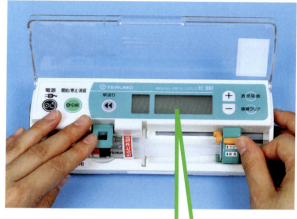

- シリンジのセット方法の詳細については、「17：輸液ポンプ・シリンジポンプ」を参照。
- スライダーのフック、および押し子をセットすると、警報表示部の「押し子」の点滅表示が消える。

シリンジのサイズがシリンジ表示部に表示される
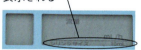

リスクを防ぐ
- シリンジがスリットに正しくセットされていない状態では、流量精度や警報機能が保証されない。
- フックから押し子が外れていた場合は、サイフォニング現象（自然落下による注入）、または逆流が発生する。確実に保持することが重要。

設定可能な流量	
5mL シリンジ	0.05 ～ 30.0mL/時
10mL シリンジ	0.05 ～ 60.0mL/時

リスクを防ぐ
- 停止状態では、設定流量が点滅で表示される。
- シリンジをセットし、流量設定が終了した時点から約2分経過しても注入が開始されない場合、ブザーが鳴る（投与開始忘れ警告）。

18 持続皮下注射（微量点滴）の管理

6 プライミングを行う。

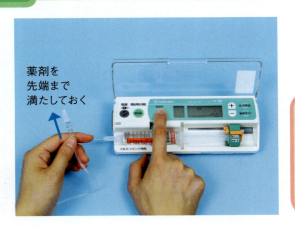

薬剤を先端まで満たしておく

- 点滴におけるプライミングとは、輸液ライン内に薬液を満たし、すぐに投与開始できるよう準備すること。
- 早送りスイッチを押し続け、輸液ラインの針先まで薬液を満たす。

なぜ行う

- 「シリンジの押し子とスライダーの間」「シリンジのフランジとスリットの間」には、見た目にはわからないほどわずかな隙間が必ずできている。量にすると約0.1〜0.15mL程度（当院による検討で算出された量）。
- 例えば0.1mL/時で投与すべき患者に対し、プライミングを行わずに注入を開始すると、約1時間は薬剤が投与されないという換算になる。プライミングは必ず実施する。

項目 2 皮下穿刺と固定・持続皮下注射

ここがPOINT!

- ◆ 穿刺部位は体動時に影響が受けにくく、皮下脂肪が厚い、固定しやすい部位を選択する。
- ◆ 投与後に閉塞アラームがなった際は、そのまますぐ閉塞を解除せず原因を確認する。
- ◆ 副作用リスクをふまえ、投与開始時・投与中・投与後は定期的な観察を行う。

1 シリンジをセットした小型シリンジポンプと、穿刺用の物品をベッドサイドに運ぶ。

- 患者確認を行い、投与する薬剤・投与方法について説明し、承諾を得る。
- 患者氏名（フルネーム）と生年月日を答えてもらい、ネームバンドを確認する。
- 注射指示書と薬剤を照合し、<8つのR>で確認する（「資料2：薬剤の確認」参照）。

2 皮下穿刺部位をアルコール綿で消毒する。

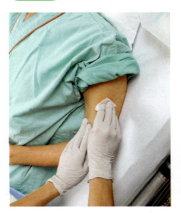

リスクを防ぐ

- できるだけ痛みを感じにくい部位を選択したいため、皮下脂肪が厚く、固定がしやすい部位で行う。
- 体動時に影響を受けやすく、日常生活に支障のある部位への持続皮下注射は避ける。例えば自力でトイレに行けるような患者に大腿部への穿刺・留置を選択してしまうと、下衣の上げ下げで引っかけてしまう恐れがある。

3 静脈留置針で穿刺する。

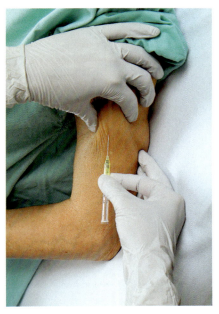

●皮下投与のため、皮膚を少しつまみ上げ、10〜30°の角度で穿刺する（「13：筋肉内注射・皮下注射・皮内注射」を参照）。

4 穿刺針を抜去して静脈カテーテルを皮下に留置する。輸液ラインのキャップをとって接続する。

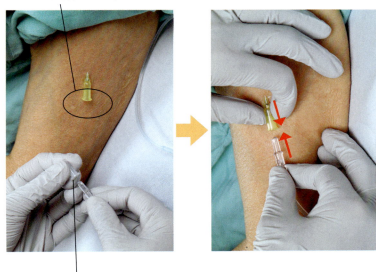

皮下穿刺のため、血液は流出しない（流出する場合は誤って血管を穿刺しているため、留置しない）

輸液ラインのキャップ

5 穿刺部をドレッシング材とテープで固定する。

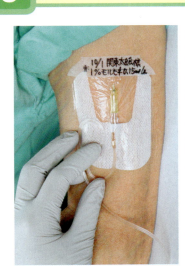
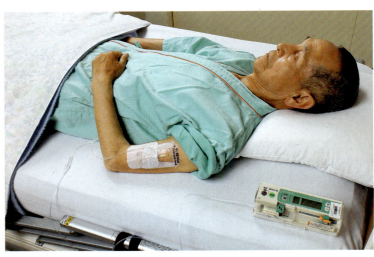

●ループを作って固定する。
●投与中の薬剤を記載する場合もある。

18 持続皮下注射（微量点滴）の管理

6 固定後、再びプライミングする。

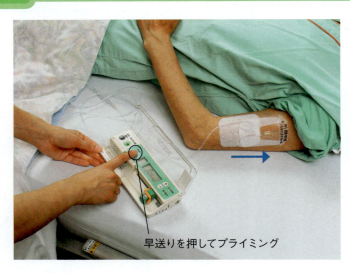

早送りを押してプライミング

- 穿刺した針先まで薬液を満たすため、0.15mL プライミングする。

7 投与ボタンを押し、注入を開始する。

動作インジケーター
- 投与中・早送り中＝ 緑点滅
- アラーム＝ 赤点滅 （閉塞アラーム、閉塞＋残量アラーム、押し子／クラッチ外れアラーム）
- 正常に一時停止（開始／停止・消音ボタンを押す）＝ 消灯

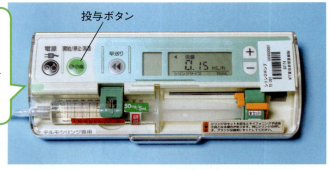

投与ボタン

- 正常に運転中の場合は「緑点滅」として表示される。
- 患者には「アラームが鳴ったとき」「トイレに行きたくなったとき」「刺入部に疼痛や違和感を覚えたとき」など、あらかじめ想定される事態を説明し、何かあればすみやかに看護師を呼ぶよう説明する。
- アラーム対応については「17：輸液ポンプ・シリンジポンプ」の、シリンジポンプのアラーム対応を参照。

リスクを防ぐ

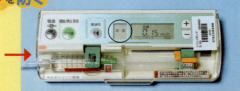

- 「閉塞アラーム」が鳴った際、閉塞し、内圧が高くなったまま閉塞を解除すると、送られずに溜まっていた薬剤が、一気に体内に注入される危険がある。原因によって以下の方法で解消する。

輸液ラインの閉塞・屈曲	輸液ライン全体に閉塞部がないか（ルートが体の下敷きになっていないか、屈曲がないか）確認して原因を除去
輸液ライン内の過負荷	輸液ラインのクレンメをいったん閉じ、延長チューブを外し、過負荷状態となっていた内圧を逃がす
刺入部の硬結	穿刺部位の変更

ここがコツ
- 「残量アラーム」はどのような場合でも、残量0.6mLの時点で作動する。患者が驚かないよう、前もって説明しておくとよい。

8 小型シリンジポンプをシリンジポンプキャリングケースに入れ、ベッド柵に吊す。

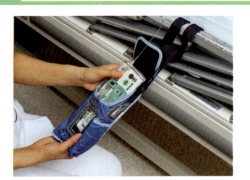

9 小型シリンジポンプに電源を接続し、ベッドサイドのコンセントに接続する。

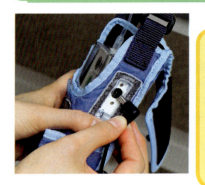

リスクを防ぐ
- 同機器では新品でフル充電した場合、内蔵バッテリにより8時間の充電で24時間連続使用できるが、内蔵バッテリは非常用・移動時用と考え、必ず電源に接続する。

10 残量が少なくなったら「開始/停止・消音ボタン」を押して投与を停止し、新しいシリンジを接続する。

- 小型シリンジポンプによる投与を停止した際は、動作インジケーターが消灯し、機器が停止していることを必ず確認する。
- 引き続き次のシリンジに交換して注入を行う場合も、機器を一時停止させたまま行う。
- 必ずプライミングを行ってから投与を開始する。

〈引用文献〉
1. 堀夏樹 編著:緩和ケアゴールデンハンドブック. 南江堂, 東京, 2010:14.
2. 日本緩和医療学会 緩和医療ガイドライン作成委員会:がん疼痛の薬物療法に関するガイドライン 2014年版 第2版. 金原出版, 東京, 2014:48-49
3. 日本緩和医療学会 緩和医療ガイドライン作成委員会:がん疼痛の薬物療法に関するガイドライン 2014年版 第2版. 金原出版, 東京, 2014:11.
4. テルフュージョン小型シリンジポンプTE-361取扱説明書.

〈参考文献〉
1. 武田利明:ここまで明らかになってきた!静脈注射による静脈炎・血管外漏出と"正しい"対処が必要な理由. 特集 静脈注射による静脈炎・血管外漏出への対応, エキスパートナース 2012;28(9):66-69.

持続皮下注射中のチェックポイント

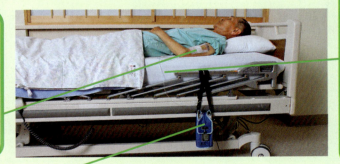

1 刺入部に異常はない?
- 感染徴候(発赤、腫脹、熱感、疼痛)がないか確認する。
- 刺入部周囲に結晶(薬液漏れによる)がないか確認する。

2 ルートの接続部に異常はない?
- 投与中は延長チューブも含め、必ず確実に接続されていることを確認する。
- 接続部のゆるみや外れ、そこからの薬液の漏出があったとしても、機器では検知されない。

3 投与速度に間違いはない?
- 注入速度と残量を計算して、「輸液は予定した注入量が投与されているか」「小型シリンジポンプの設定速度に間違いがないか」を確認する。

4 バイタルサインに変化はない?
- 小型シリンジポンプで投与するような薬剤は、高濃度で使用されているため、作用・副作用が早く出現しやすく、ものによっては命の危機に直結することもある。
- 投与薬剤によって起こりうる副作用を踏まえるとともに、薬剤投与の開始時・投与中・投与後を中心に、バイタルサインを定期的に観察する。

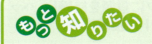

小型シリンジポンプのPCA機能の使用

鎮痛薬の持続投与に用いられる場合もある

● PCA（患者調節鎮痛法）とは
PCA（patient-controlled analgesia：患者調節鎮痛法）とは、専用装置を用いて、"患者自身で""痛みに応じた"鎮痛薬投与を行う方法である。主に術後やがんの痛みの緩和に用いられる。

投与ルートには「静脈」「硬膜外カテーテル」「皮下注射」がある。硬膜外カテーテルからの投与については、「41：PCAによる術後急性疼痛管理」を参照。

小型シリンジポンプは、PCA機能を併せもつ機種もあり、その場合、PCAポンプとしても活用できる。

一般的なPCAの利点・注意点について表[1]に示す。

● 小型シリンジポンプにおけるPCA機能
PCA機能とは、疼痛緩和目的において、患者が痛みを生じたときに、患者自らがPCAスイッチを押すことにより、あらかじめ医師が処方し設定した量を、追加投与できる機能を指す。

手順で紹介した「テルフュージョン小型シリンジポンプTE-361」の場合のPCA機能は、「PCAスイッチ」を接続した場合のみを指す（図）。

〈引用文献〉
1. 高橋正裕，古家仁：PCAの利点と欠点．日本臨床麻酔学会誌　2010；30（4）：662-668．

PCAの利点
①投与に対して即座に鎮痛薬を自分で投与できる（医療者に遠慮せずに済む）
②経口投与よりも迅速な疼痛コントロールが可能である
③頻回の疼痛がある場合に、そのつど、きめ細かく鎮痛薬を使用できる

＊特に①〜③から、鎮痛薬を迅速に投与でき、かつ微調整が可能になるため、その患者に適した薬剤量（鎮痛薬の必要性）をすみやかに測定することができる

文献1を参考に作成

PCAの主な注意点
● 認知機能、混乱、強い不安がある場合、疼痛以外の理由でボタンを押すことが増える可能性がある
● 点滴のルートが増え、身動きがとりづらくなる
● 入院期間中にPCAで対応している場合、退院時に経口薬や貼付剤を用いた鎮痛法に変更される場合が多く、継続につながりにくい

文献1を参考に作成

小型シリンジポンプを用いたPCA

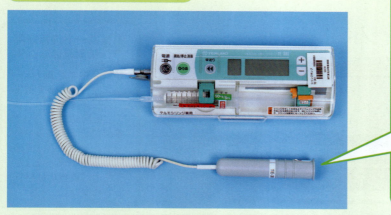

PCAスイッチ
● 患者がPCA投与を実行する際に使用するハンディー型スイッチ

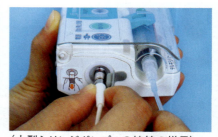

（小型シリンジポンプへの接続の様子）

PCAとしての設定項目	
1回投与量（追加投与量）	● PCA機能で投与できる鎮痛薬の1回量を、医師の指示に基づき設定する ● 設定流量が10.1mL/時以下の場合は、PCAスイッチを押しても追加投与されない ● PCA機能で投与できる1回の量は、流量設定値の1時間投与量
不応期	● 前回PCAから次回PCAまでの"投与禁止間隔"のことで、過剰投与を防止するために設定する ● 不応期中にPCAスイッチを押すと、スイッチ操作音は鳴るが、薬剤の投与は行われない

19 中心静脈カテーテルの挿入介助と管理

南保幸代、吉中麻美子

静脈から十分なエネルギー量を長期的に投与するには、「高濃度の糖質を用いる」「脂質の投与量を増やす」ことが必要である。

しかし高濃度の糖質は浸透圧が高く、仮に末梢血管に投与したとすると、血管傷害をきたす。そのため、血流が豊富であり瞬時に希釈される、心臓に近い中心静脈（鎖骨下静脈など）を用いることで、高濃度・高浸透圧の栄養が投与できる。この栄養法を中心静脈栄養法と呼ぶ。

クローズアップ手技
- 項目1　中心静脈カテーテル挿入の介助
- 項目2　中心静脈カテーテル挿入部の固定
- 項目3　中心静脈栄養施行中の観察

基礎知識

中心静脈栄養法（TPN）の特徴

- 中心静脈栄養法（total parenteral nutrition：TPN）とは、「高張・高浸透圧の糖質液」「アミノ酸液」「電解質」「ビタミン」などを持続的に注入する方法。栄養状態の改善・維持を目的に行われる。
- 適応は、「器質的変化によって経口的・経腸的に栄養摂取が不可能な場合」「経口的に栄養を摂取すると原疾患に悪影響を及ぼす場合」「手術前後の栄養状態の改善を目的とする場合」「末梢静脈栄養では栄養が保持できない場合」などである。
- 中心静脈栄養法（TPN）に用いる輸液製剤には、主に「糖質」「アミノ酸」「電解質」のほか、「脂質」「ビタミン」「微量元素」などを含む製剤もある。
- 使用直前に隔壁を開通して用いる「混注ダブル（トリプル）バッグ方式」のTPN製剤が多い。
- 混注ダブル（トリプル）バッグ方式は、糖質液・アミノ酸液が隔壁によって分けられている。輸液製剤の一例を示す（図）。

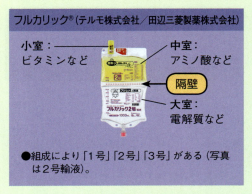

フルカリック®（テルモ株式会社／田辺三菱製薬株式会社）
小室：ビタミンなど
中室：アミノ酸など
隔壁
大室：電解質など
- 組成により「1号」「2号」「3号」がある（写真は2号輸液）。

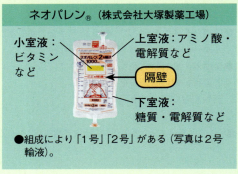

ネオパレン®（株式会社大塚製薬工場）
小室液：ビタミンなど
上室液：アミノ酸・電解質など
隔壁
下室液：糖質・電解質など
- 組成により「1号」「2号」がある（写真は2号輸液）。

基礎知識

中心静脈カテーテル（CVC）の刺入・留置

- 「鎖骨下静脈」「内頸静脈」「外頸静脈」「肘正中静脈」「大伏在静脈」などの太い血管に、中心静脈カテーテル（central venous catheter：CVC）を挿入して行う。
- 頸部に中心静脈カテーテルを挿入すると、気道分泌物の汚染を受けやすく、頭髪やヒゲによる汚染も多い。また鎖骨下に比べて常在菌数が多く、体の動きによりカテーテルが屈曲しやすいが、挿入時の合併症発生が少ないため、集中治療室などでの挿入に選択される。
- 大腿静脈は、陰部からの感染リスクが高く、下肢の動きによってカテーテルの屈曲などを起こしやすいため推奨されにくい。
- 鎖骨下静脈（図）は「感染の少なさ」「固定のしやすさ」「患者の快適さ」から最も推奨されるが、気胸などの重大な合併症を引き起こしやすい。
- 中心静脈カテーテルは無菌的操作が必要なため、挿入時に使用する物品とともにキット化されている。一例を表に示す。
- カテーテルが短いタイプは鎖骨下静脈や内頸静脈用に、カテーテルが長いタイプは大腿静脈に用いられることが多い。

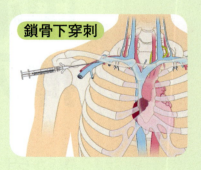

鎖骨下穿刺

●注目されるPICC
穿刺に伴う合併症がきわめて少ないPICC（末梢挿入式中心静脈カテーテル：peripherally ingerted ceneral catheter）は有用な選択肢とされている。PICCは肘静脈などの末梢静脈から中心静脈へ挿入するカテーテルである。

中心静脈カテーテルの例

マルチルーメンカテーテル		シングルルーメンカテーテル		グローション（末梢静脈用）
トリプルルーメンカテーテル	ダブルルーメンカテーテル	（大腿静脈用）カテーテルが長い	（内頸静脈・鎖骨下静脈用）カテーテルが短い	
●SMAC™ Plus・トリプルルーメン（日本コヴィディエン株式会社）	●SMAC™ Plus・ダブルルーメン（日本コヴィディエン株式会社）	●Argyle™ メディカット™ LCV-UK™ キット・シングルルーメン（大腿静脈用）（日本コヴィディエン株式会社）	●Argyle™ メディカット™ LCV-UK™ キット・シングルルーメン（鎖骨下静脈用）（日本コヴィディエン株式会社）	●グローション®カテーテル（株式会社メディコン）
●接続部が3つあるトリプルルーメンタイプ ●循環器や脳神経外科など血行動態の管理が必要な患者に使用されることが多い ●シングルルーメンカテーテルに比べて感染リスクが高い	●接続部が2つあるダブルルーメンタイプ	●接続部が1つのシングルルーメンタイプ		●4Fr、60cm。 ●末梢挿入式中心静脈カテーテル（PICC：上記）

隔壁開通と確認

- 混注ダブルバッグ（トリプルバッグ）方式の輸液製剤を使用するときは、隔壁開通をしっかり確認する。
- 隔壁開通を忘れ、製剤が分離された状態で接続・滴下すると、例えば高濃度の糖質と電解質のみが投与されてしまい、高血糖を引き起こす可能性がある。

＊隔壁開通の手技は、フルカリック®添付文書を参考に作成

1 小室部分のカバーを外す。

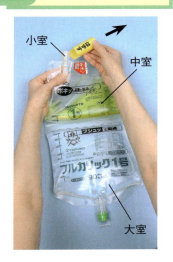

2 小室のストッパーを前後折って切り離し、小室と中室を開通する。

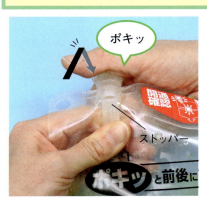

- ストッパーが分離していることを確認する。

3 両手で大室を絞り込むように押して、隔壁を開通する。

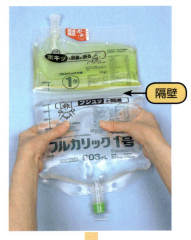

- 混合後、混合液が黄色であることを確認する。

4 両手でバッグを持ち、よく転倒混和する。

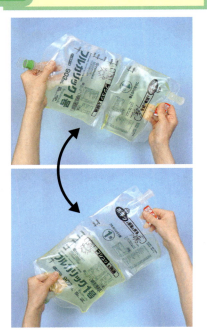

5 混和を確認したら、「開通確認シール」を剥がして輸液バッグの中央部に貼る。

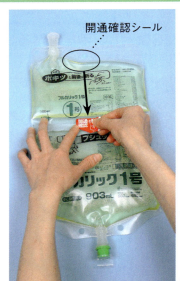

- 隔壁開通の手順を忘れないよう、輸液バッグの点滴スタンドに吊るす部分に、確認用のシールが貼ってある。
- 隔壁開通後はすみやかに使用する。

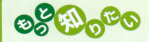

なぜTPNに用いる輸液製剤は
最初から混合されていないの？

TPN用輸液製剤で隔壁が必要な理由

　多くのTPN用輸液製剤で、糖質液とアミノ酸液が分けられている理由は、混合して数時間経過すると起こる化学変化（メイラード反応）や電解質の凝集をきたさないためであり、使用前に混合して用いる形状になっている。

　また、ビタミン剤が隔てられているのは、ビタミンの安定性を確保するためである。特に輸液中に混合すると、ビタミンは分解が早くなってしまう[1]。ビタミンの安定性を確保するために、投与中も遮光カバーをかけて、光の影響を防ぐ。

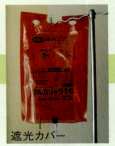

遮光カバー

<引用文献>
1. 原田知彦，大江洋一，加賀谷肇：TPNにビタミン剤が入った場合、輸液を遮光するのはなぜ？. 読んでナットク ギモン解決Q&A，エキスパートナース 2006；22(1)：12.

<参考文献>
1. 日本静脈経腸栄養学会 編：静脈経腸栄養ガイドライン 第3版. 照林社，東京，2013：123

項目 1　中心静脈カテーテル挿入の介助

ここがPOINT!

◆ 感染予防としてのマキシマルバリアプリコーション（マスク、キャップ、滅菌ガウンの着用と、大型の滅菌ドレープの使用）を徹底し、無菌的操作で行う。
◆ 挿入に適切な体位を患者に保ってもらう。
◆ 挿入前・挿入後は、広い範囲を確実に消毒する。

1　中心静脈栄養法の必要性を説明し、承諾を得る。入浴・シャワー浴を行う。

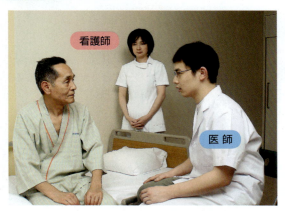

● 医師より、中心静脈栄養法の必要性と方法について説明し、承諾を得る。
● できるだけ事前に入浴・シャワー浴を行ってもらい、中心静脈カテーテル挿入部位の皮膚の清潔を保持する。
● 侵襲度の高い手技であるため、タイムアウト（施行者がすべての作業を中断して集まり、確認すること）を行う（JCI基準）。

2 必要物品を準備する*。

*同時に中心静脈カテーテル固定用の物品も準備する

＜中心静脈カテーテル挿入＞
- カテラン針（22G、または23G）
- 注射針（18G、23G） ●注射器
- 生理食塩液またはヘパリン加生理食塩液（ここではヘパリンナトリウム製剤・ヘパフラッシュ®シリンジ）
- 消毒薬（ポビドンヨードまたはクロルヘキシジン配合アルコール製剤） ●膿盆 ●防水シーツ ●中心静脈カテーテルキット ●局所麻酔薬（0.5％または1％キシロカイン）のバイアル、またはプレフィルドシリンジ
- シュアプラグ（ルーメン分）

＜輸液＞
- 生理食塩液（50～100mL）
- 中心静脈用閉鎖式輸液ライン

＜局所麻酔＋滅菌縫合キット＞
- トレイ ●ペアン
- 薬杯 ●クーパー
- 鑷子 ●シャーレ
- 持針器 ●縫合針・縫合糸

＜その他＞
- 消毒用キット ●キャップ ●エコー機器
- 滅菌穴あき覆布（大） ●未滅菌手袋 ●滅菌プローブカバー
- 滅菌手袋 ●ビニールエプロン
- 滅菌ガウン（長袖）
- マスク ●滅菌ガーゼ

*以下は鎖骨下穿刺の場合で解説

3 患者の体勢を準備する。

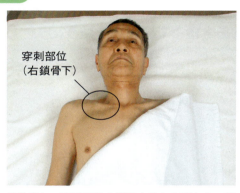
穿刺部位（右鎖骨下）

- 臥床し、穿刺部位を消毒するため寝衣を一部脱いでもらう。体のほかの部分は保温する。

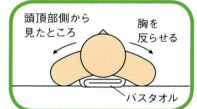
頭頂部側から見たところ／胸を反らせる／バスタオル

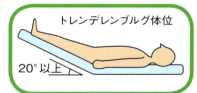
トレンデレンブルグ体位／20°以上

- 医師の指示によっては、頸部静脈や鎖骨下静脈の穿刺時に、穿刺部位側の肩甲骨下に小枕やバスタオルを折りたたんだものを挿入する。胸部を反らせ、顔を穿刺側と逆側に向けてもらうことで、穿刺しやすい体位をとる。
- 医師の指示によっては、トレンデレンブルグ体位（下肢を頭部より20°以上あげる体位）をとる。頸静脈をうっ滞させ、静脈を怒張させることで、穿刺しやすくなるとともに、穿刺時の空気の流入を防ぐ。

4 穿刺部位をアルコールで清拭する。

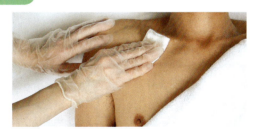

- 医師に穿刺部位（鎖骨下穿刺など）を確認する。
- 穿刺部位を中心に、アルコール綿や、エタノールを浸したガーゼなどで清拭する。
- 皮脂の完全除去にはならないが、事前に行ったほうが、菌の減少につながる。
- 鼠径部に挿入する場合は、必要があれば除毛を行う。

5 穿刺部位に合わせ、防水シーツを挿入する。

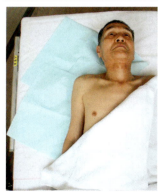

- 汚染防止のために行う。

6 穿刺部位をエコーガイド下で確認する。

- より安全に施行するため、医師がエコーで静脈を抽出し、穿刺部位を確認し、マーキングする。

7 医師は、キャップ（①）、マスク（②）、長袖の滅菌ガウン（③）、滅菌手袋（④）を装着する。

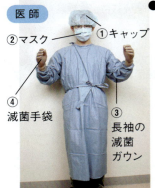

医師
① キャップ
② マスク
③ 長袖の滅菌ガウン
④ 滅菌手袋

- 介助者である看護師は、未滅菌手袋、キャップ、マスク、ビニールエプロンを装着する。

8 穿刺部位をイソジン®液で消毒する。

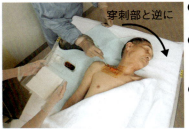

穿刺部と逆に

- 広範囲に、内から外に向けて消毒する。
- 患者には、医師が穿刺しやすいよう、顔を穿刺部と逆の方向へ軽く倒してもらう。
- 消毒薬はポビドンヨードまたはクロルヘキシジン配合アルコール製剤を使用する。

なぜ行う
- 中心静脈カテーテルの挿入時は、カテーテル関連血流感染を防ぐため、無菌的操作で行う。

9 穿刺部位を中心に清潔区域を確保するため、滅菌穴あき覆布で穿刺部を覆う。

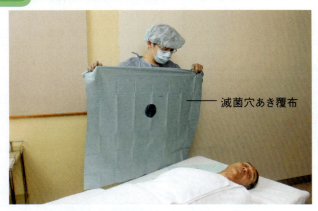

滅菌穴あき覆布

- カテーテルなど器具類の汚染を防ぐため、広範囲を覆う。

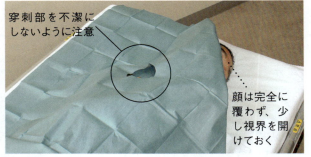

穿刺部を不潔にしないように注意
顔は完全に覆わず、少し視界を開けておく

- 手技のじゃまにならない程度に、患者の顔の部分は少し折り返しておくとよい。
- 覆布で完全に覆ってしまうと、患者は視界がさえぎられ、呼吸もしづらいため。

10 清潔区域を作り、看護師は必要物品を清潔区域の外から手渡す。

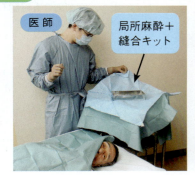

医師
局所麻酔＋縫合キット

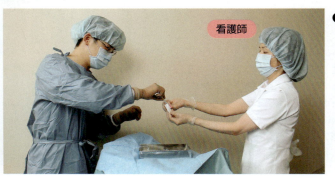

看護師

- 中心静脈カテーテル、縫合糸、ヘパリンナトリウム製剤、滅菌ガーゼなどは、医師の手の届きやすいところに準備し、清潔区域の外から無菌的操作で渡す。

11 中心静脈カテーテルキットや穿刺針に、ヘパリンナトリウム製剤※を準備する。

＊生理食塩液で行う場合もある

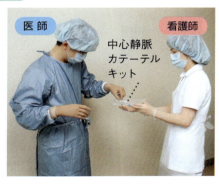
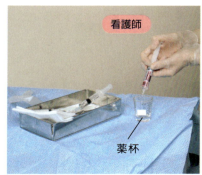
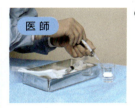

- 看護師は、中心静脈カテーテルキット（鎖骨下用）を開け、医師に清潔に取り出してもらう。
- 看護師は、ヘパリンナトリウム製剤を清潔に開封し、清潔区域の外から無菌的操作で清潔野に出す。
- 医師は、ヘパリンナトリウム製剤を穿刺針に吸い上げる。

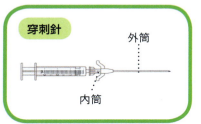

12 注射器に局所麻酔薬を準備する。

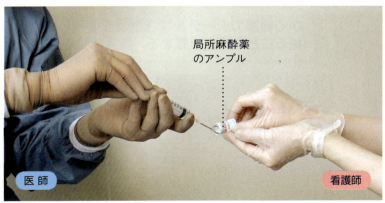

- 注射器は無菌的操作で取り扱う。
- 看護師は、アンプルに入った局所麻酔薬を清潔にカットする。
- カットしたアンプルを、医師が吸いやすいように傾ける。
- 医師は、5〜10mLの注射器に注射針を接続し、不潔にならないよう、局所麻酔薬を吸い上げる。
- プレフィルドシリンジの局所麻酔薬を用いる場合は、シリンジを清潔に渡し、医師が針を接続する。

13 局所麻酔を行う。

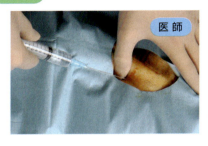

- 穿刺時は引き続き、患者に穿刺部位と逆側に顔を向けていてもらう。
- 医師は局所麻酔薬で穿刺部位と皮下組織に麻酔を行いながら、針を進める。鎖骨下静脈に行き当たったら、血液が逆流したことを確認する。
- 医師は、穿刺部位と、注射器の角度を必ず確認しておく。

介助時の立ち位置の例

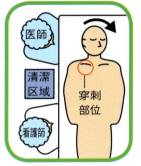

14 穿刺針で鎖骨下穿刺を行う。穿刺できると血液が逆流する。

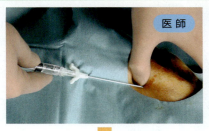

●穿刺針を、麻酔時と同じ角度で刺入する。

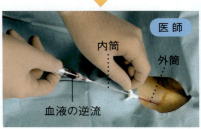

●血液が逆流したことを確認し、ヘパリンナトリウム製剤を注入する。
●穿刺針の内筒を抜き、穿刺針の外筒を留置しておく。

15 中心静脈カテーテルを穿刺針の外筒に挿入していく。

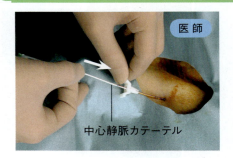

16 必要な長さの挿入ができたら、穿刺針の外筒を左右に引きさき、抜去していく。

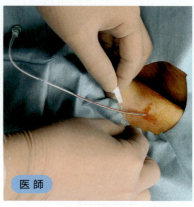

●挿入した中心静脈カテーテルが抜けないように、注意しながら外筒を外す。

17 中心静脈カテーテルに注射器を接続し、血液の逆流があることを再度確認する。挿入部位を縫合固定する。

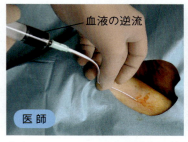 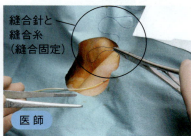

●カテーテルセット内の固定板を使用するか、2〜3か所を縫合固定する。
●カテーテルが何cm挿入され、何針で固定されたか、必ず確認する(のちの観察ポイントとなる)。

18 再度、穿刺部位を消毒し、挿入部を固定する。

●中心静脈カテーテル挿入部の固定については、「項目2」を参照。

19 生理食塩液の輸液製剤を、挿入した中心静脈カテーテルに接続する。

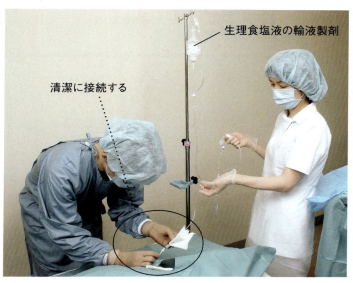

- 用意しておいた生理食塩液の点滴を、中心静脈用閉鎖式輸液ラインに満たし、挿入された中心静脈カテーテルに清潔に接続する。
- クレンメを一時的に全開にし、滴下することを確認する。
- 一度、点滴ボトルを患者の体より下に降ろし、血液が逆流することを確認する。

20 中心静脈カテーテル挿入後は、胸部X線検査を行う。

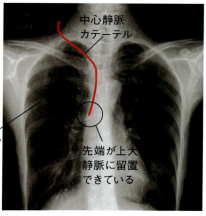

なぜ行う
- 中心静脈カテーテルの先端が誤って頸部側の静脈（内頸静脈）に挿入されていないことを確認するために行う。
- 気胸や血胸の有無を確認する。

中心静脈カテーテル挿入直後のチェックポイント

① 中心静脈カテーテル挿入部に出血はない？
- 中心静脈カテーテルの固定後も、挿入部に出血が続いていないか確認する。

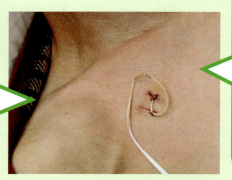

② 呼吸音や呼吸状態は正常？
- 中心静脈カテーテル挿入で、鎖骨下静脈を穿刺する際には、刺入角度によっては、胸膜が損傷され、気胸、血胸を引き起こすことがある。
- カテーテル挿入時は患者の呼吸音や呼吸状態、パルスオキシメータを確認し、施行後は胸部X線検査を行う。
- 気胸・血胸が起こった場合は、胸部にトロッカーカテーテル（胸腔ドレナージカテーテル）を挿入し、胸腔内を陰圧に保持できるよう、脱気、血液の排除を行い、肺の拡張を促す処置が行われる。

項目 2　中心静脈カテーテル挿入部の固定

ここが POINT!
- 中心静脈カテーテル挿入部の観察がしやすいように、透明なドレッシング材を使用する。
- ドレッシング材を交換する際には、消毒を確実に行う。
- 中心静脈カテーテルが抜けないように、患者の体の動きを考え、ループを作って固定する。

基礎知識　中心静脈カテーテル刺入部を保護するためのドレッシング材

- 挿入部位のドレッシング材は、透明のものを使用する（図）。挿入部位の「発赤」「腫脹」「滲出液の有無」などの感染徴候を観察するため。
- 固定した縫合糸が外れていないか、カテーテル挿入の長さが変わっていないかを観察し、事故抜去を防ぐ。

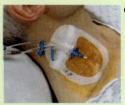

- テガダーム™ I.V. トランスペアレントドレッシング 1655（スリーエム ヘルスケア株式会社）
- IV 3000 ドレッシング（スミス・アンド・ネフュー ウンド マネジメント株式会社）

基礎知識　感染予防のための用品

- クロルヘキシジングルコン酸塩含有の円形フィルムパッド（図）。
- 刺入部位を保護し、感染を防ぐ。滲出液の吸収にもすぐれている。ポリウレタンパッドで刺入部の疼痛を軽減させる。
- 無菌的手技で貼付する。最長貼付期間は 1 週間。

バイオパッチ®（ジョンソン・エンド・ジョンソン株式会社）

1　必要物品を準備する。

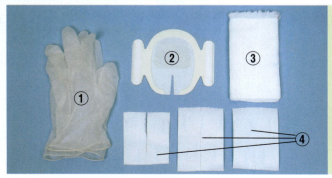

①未滅菌手袋
②ドレッシング材（ここではテガダーム™ I.V. トランスペアレントドレッシング 1655）
③滅菌ガーゼ
④固定用絆創膏（ここではシルキーテックス、アルケア株式会社）
- 消毒用キット
- 消毒薬（ここではイソジン®液）

2 未滅菌を装着し、縫合された中心静脈カテーテル挿入部を消毒する。

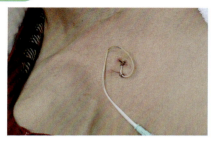 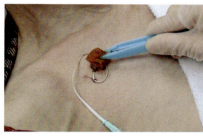 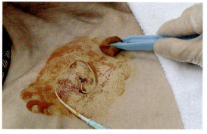

- ●挿入した中心静脈カテーテルが抜けないよう、また頸部にカテーテルがあると患者にとっても不快なため、円を１周描くようにまとめる。
- ●消毒薬（ポビドンヨード、クロルヘキシジン配合アルコール製剤など）を綿球にひたし、縫合部を消毒する。
- ●刺入部→縫合部へと、中心から外側に広げながら行う。
- ●広範囲に消毒する。

3 ドレッシング材で覆い、固定する。

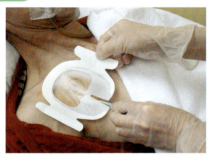 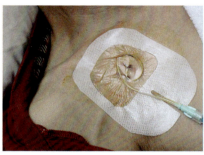 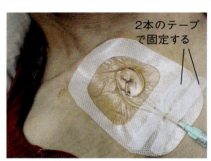

２本のテープで固定する

- ●消毒薬が乾いてからドレッシング材で覆う。
- ●ドレッシング材の切れ込みと、カテーテルの位置を合わせる。
- ●カテーテル挿入部を押さえて空気が入らないようにする。
- ●ドレッシング材のフレーム部分を剥がし、全体を貼付する。
- ●付属の固定用テープを２本貼る。

4 接続部を滅菌ガーゼで包み、固定用絆創膏で固定する。

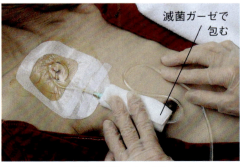 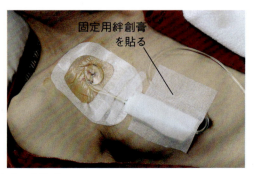

滅菌ガーゼで包む　　　固定用絆創膏を貼る

リスクを防ぐ
- ●ドレッシング材の固定は、カテーテルが患者の寝衣や体の動きで引っ張られて抜けないように、注意して行う。

- ●ドレッシング材が汚染したり剥がれたときは、すぐに交換する。
- ●中心静脈カテーテルに接続された輸液ルートを交換する際は、同時にドレッシング材も交換する。

5 事故抜去を予防するために、寝衣のボタンなどに固定する。

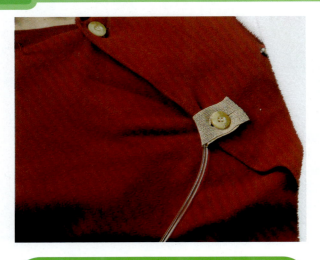

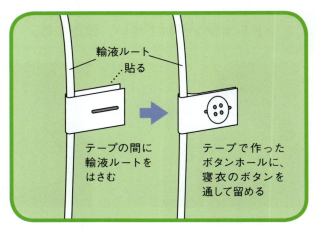

- 切り込み
- 折る
- ボタンホール

テープの台紙を剥がす前に、テープにハサミで切り込みを入れ、ボタンホールを作る

- 輸液ルート
- 貼る

テープの間に輸液ルートをはさむ

テープで作ったボタンホールに、寝衣のボタンを通して留める

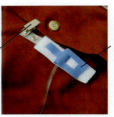

- マジックテープで輸液ルートを固定する
- 方向を変えられるクリップ

● カテーテルを服に固定する専用の製品もある（ホスピタルクリップ2、株式会社イマムラ）。

項目 3　中心静脈栄養施行中の観察

ここが POINT！

- ◆ 中心静脈栄養法では、特に中心静脈カテーテル挿入部位からの血流感染が起こりやすい。感染を防ぐための手技が重要である。
- ◆ 医療施設で使用されている輸液ルートのシステムに合わせ、消毒などの手技を確認する。
- ◆ 中心静脈カテーテル挿入部や全身の観察を継続的に行う。

基礎知識

刺入による合併症

合併症	主なチェックポイントと対策
①気胸	●鎖骨下穿刺時の最も重要な合併症 ●穿刺針で壁側・臓側（肺表面）胸膜を穿刺し肺実質を損傷することで発生 ●胸痛、咳嗽、呼吸困難の症状を呈する
②動脈穿刺	●動脈を誤穿刺した場合5分間以上圧迫する ●出血傾向の場合には皮下血腫の形成や重篤な血胸に注意する
③空気塞栓	●内針抜針時やCVC挿入時に胸腔内の陰圧で空気が吸い込まれ発生 ●予防第一で、特に脱水で静脈圧が低下した患者や呼吸不全で呼吸のコントロールが難しい患者では注意する
④感染	●挿入部・接続部・薬液の汚染によりCVカテーテル関連血流感染（下記参照）が起こる

中心静脈栄養施行中の合併症

合併症	主なチェックポイントと対策
①高血糖・低血糖	●高張糖質液の持続注入による高血糖、および高カロリー輸液の中断による低血糖発作が起こりうる ●医師の指示で血糖や尿糖の推移をみながら管理する
②水分・電解質異常	●電解質異常により嘔気・嘔吐、知覚異常などが起こりうる ●亜鉛不足による皮膚炎、脱毛、下痢、味覚異常のほか、総合ビタミン不足による脳症、ブドウ糖大量投与による低リン血症、カリウムの変動、消化吸収障害のある患者ではMg・Ca欠乏がみられる場合もある ●定期的な血液検査、投与水分量（in）と尿量（out）、体重を確認する
③肝機能障害	●絶食で消化管を使用しないことで胆のう収縮能が低下し、肝機能障害がみられる ●発熱や肝機能を示す数値の上昇を認める
④長期留置によるカテーテル先端移動や血管穿孔	●定期的な胸部X線撮影により確認する

基礎知識

中心静脈栄養法の感染経路

- 通常行われている中心静脈栄養法では、大血管を挿入部位としているため、全身への血流感染につながりやすい。
- カテーテル関連血流感染（catheter related blood stream infection：CRBSI）は、悪寒で始まる高熱などの症状として現れることが多い。以下に注意して管理する（図）。

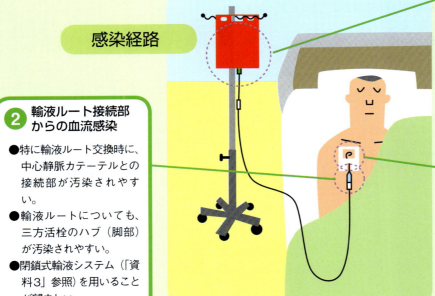

感染経路

1 輸液からの血流感染
●病棟で薬剤調製などの操作を行うと、輸液が汚染されやすい。薬剤部、あるいはクリーンベンチで調製されることが望ましい。

2 輸液ルート接続部からの血流感染
●特に輸液ルート交換時に、中心静脈カテーテルとの接続部が汚染されやすい。
●輸液ルートについても、三方活栓のハブ（脚部）が汚染されやすい。
●閉鎖式輸液システム（「資料3」参照）を用いることが望ましい。

3 カテーテル挿入部位からの血流感染
●常在菌の増殖による細菌侵入が多い。
●患者の易感染状態や発汗なども影響する。
●汚染予防のための管理を考えると、穿刺部位は鎖骨下が望ましい。

中心静脈栄養法・施行中のチェックポイント

- 中心静脈栄養法の施行中は、大量補液による高血糖、また滴下不良による低血糖などを未然に防ぐため、1〜2時間ごとに滴下速度を観察する。
- 必要時には輸液ポンプを使用する。
- 患者には、血液が逆流したり、滴下していないことに気づいたら、すぐに知らせてもらうよう説明しておく。

① 血液が輸液ルートに逆流していない？
- 中心静脈カテーテル挿入部から、血液が輸液ルートに逆流していないことを確認する。
- 輸液ルートに血液が逆流した場合、血液が凝固し、血栓が形成される。血栓が血流にのり、肺塞栓や、心筋梗塞、脳梗塞を引き起こす恐れがある。

② 輸液は、指示量が指示された時間で投与されている？
- 指示された点滴速度での滴下が守られていることを確認する。
- 輸液バッグの残量が減少していることを確認する。

③ 悪寒を伴う発熱はない？
「高熱が続いていない？」
「中心静脈カテーテル挿入部位に感染徴候（出血、発赤、腫脹、滲出液）はない？」
- 中心静脈カテーテルが大血管に持続的に挿入されているため、感染すると、全身への血流感染につながる。これを放置すると、敗血症を引き起こす。
- 悪寒を伴う発熱がある場合、高熱が持続する場合は、カテーテル関連血流感染（いわゆるカテーテル熱）を疑う。
- カテーテル関連血流感染の可能性がある場合は、医師に報告し、早期に抜去する。

④ 挿入部位の縫合糸は外れていない？
- 中心静脈カテーテルの脱出・抜去時は、再挿入となる。挿入部位と輸液ルートの観察を定期的に行う。

<引用文献>
1. 高森スミ 編著：中心静脈栄養法. 磯部文子 監修, 改訂版 内科的療法を受ける患者の看護, 学研メディカル秀潤社, 東京, 1999：239-240.
2. 横山清七：高カロリー輸液中の代謝合併症とその対策. 相川直樹 監修, 篠澤洋太郎 編, 臨床に生かす 体液管理・輸液マニュアル, 照林社, 東京, 2003：127-130.

<参考文献>
1. 日本静脈経腸栄養学会 編：静脈経腸栄養ガイドライン 第3版. 照林社, 東京, 2013：153-167.

20 CVポート(中心静脈ポート)の管理

井上泉子

中心静脈ポート(以下CVポート)は、短腸症候群や進行がん患者などにおいて、経口からの栄養が不十分な場合に長期的に栄養投与する目的で使用される。最近では、長期間の抗がん剤治療を行う場合に、静脈炎や血管外漏出による皮膚壊死を回避する目的で使用されることも多い。
CVポートからの薬剤投与と観察のポイントについて示す。

クローズアップ手技

- 項目1 必要物品の準備と穿刺部位の選択
- 項目2 ポートの穿刺と固定
- 項目3 ポート針の抜針とルートのロック

基礎知識

CVポートの特徴

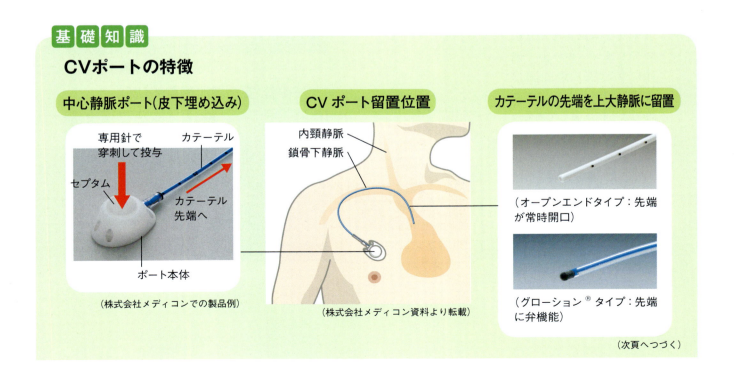

(次頁へつづく)

- CVポートとは中心静脈カテーテルの一種で、穿刺部位であるポート本体が完全に皮下に埋め込まれた中心静脈カテーテルである（図）。
- 正確には「完全皮下埋め込み式カテーテル：totally implantable subcutaneous infusion port」のことで、略して「ポート」と呼ばれている。
- CVポートの留置は、中心静脈カテーテルと同様に「鎖骨下静脈」「内頸静脈」「大腿静脈」などから挿入する。
- カテーテルの先端は、右心房に入らないよう上大静脈−右心房接合部より約3cm上の気管分岐部あたりに留置される[1]。
- CVポートの構造は、直径2〜3cmの円盤状の「タンク（ポート部分）」と、薬剤を血管内に注入する「カテーテル」の2つから成り立っている。
- ポートの中心部には「セプタム」というシリコンゴムが埋め込まれており、専用の穿刺針（以下、ポート針）でセプタム下部のタンクまで貫いて、タンクに接続されたカテーテルに薬剤を到達させる仕組みである。
- カテーテルの血管内側の先端部の形状は、「オープンエンドタイプ」と「グローション®タイプ」の2種類がある。カテーテルの先端の構造によって、輸液終了時や長期間使用しない場合の対応、管理方法が異なるため、どちらの種類を使用しているかを確認する。

基礎知識

薬剤投与時の注意点

- ポートの穿刺時（薬剤投与時）には、必ず専用のポート針を用いる。
- 採血針のような通常の針では、開口部が下向きのため、セプタムを穿刺するとセプタム自体をくり抜いてしまい、ポートの破損につながる。ポート針は先端開口部分が横向きになるように工夫してある。
- ポート針を抜く際に誤って手に針を刺してしまわないように、最近は安全機能付きの（針を格納できる）ポート針も発売されている。

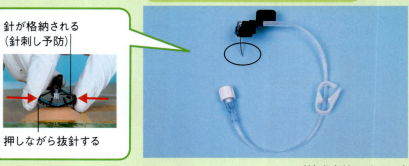

ポート針

ポート針では、先端形状が弯曲している（セプタムを削り取らないようになっている）

（株式会社メディコン）

ポート針（安全機能付きタイプ）

針が格納される（針刺し予防）

押しながら抜針する

（株式会社メディコン）

項目 1

必要物品の準備と穿刺部位の選択

ここがPOINT！

◆ ポートの位置が穿刺するときにずれないか、穿刺前に確認する。
◆ 薬剤投与前に、ポート針のルートに生理食塩液を満たしておく。
◆ ルートは清潔に取り扱う。

1 必要物品を準備する。

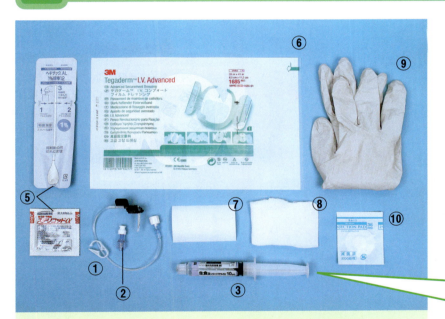

①ポート針（ここではヒューバー®針セーフティタイプ、22G程度）
②ロックコネクター（ここではシュアプラグ®クローズドジョイントシステム）
③生理食塩液＋シリンジ（ここではプレフィルド製品）
④オープンエンドタイプの場合：ロック用ヘパリン（ここではプレフィルド製品）
⑤消毒薬（クロルヘキシジンエタノール含浸綿棒またはアルコール綿）
⑥ポリウレタンフィルム（透明ドレッシングテープ。ここではテガダーム™ I.V. コンフォートフィルムドレッシング）
⑦固定用テープ
⑧滅菌ガーゼ
⑨未滅菌手袋
⑩止血用絆創膏

リスクを防ぐ

● CVポート製品の先端が「オープンエンドタイプ（常時開口）」か「グローション®カテーテル（弁機能付き）」かでロックに用いる輸液（③、④）が異なる。
● 治療のための薬剤を投与したのち、先端がオープンエンドタイプの場合は血液の逆流・凝固が考えられるため、終了時はヘパリン加生理食塩液を注入する（④）。
● グローション®カテーテル（弁機能付き）の場合は、弁により逆流防止機能があるため、生理食塩液を注入する（③）。

先端がオープンエンドタイプの場合（ロック用ヘパリン）

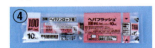

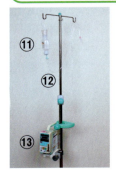

⑪投与する輸液（抗がん剤など）
⑫輸液セット（ポート針のルートに接続する）
⑬輸液ポンプ（特に抗がん剤の場合に使用される）
● マスク ● トレイ

| **2** | 薬剤投与の必要性を患者に説明し、承諾を得る。 | **3** | 患者確認を行う。 |

●患者氏名（フルネーム）と生年月日を答えてもらい、ネームバンドを確認する。

| **4** | 手指衛生を行い、未滅菌手袋を装着する。 | **5** | 投与する薬剤と輸液ラインを接続し、輸液ポンプにセットする。 |

●投与薬剤のボトルに輸液セットを穿刺し、輸液ポンプにセットして、ルート内をプライミングする（薬液で満たしておく）。

| **6** | ポート針のルートに、生理食塩液のシリンジを接続し、クレンメを開ける。 |

●投与時は針とルートをあらかじめ接続しておく。ポート部位に針を刺した状態でシリンジのつけ外しは行わない。

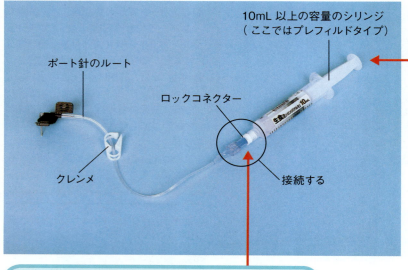

10mL以上の容量のシリンジ（ここではプレフィルドタイプ）
ポート針のルート
ロックコネクター
クレンメ
接続する

リスクを防ぐ
●ポート内のタンク容量は約0.5mL程度である。ここに10mL未満のシリンジを接続して圧をかけると、ポート内の圧力が上昇し、ポート本体やカテーテルの破損を引き起こす恐れがある[2]。
●接続するシリンジは必ず10mL以上のものを用いる。

ここがコツ
●ポート針と生理食塩液を接続する際に、扱いを簡易にするため、ロックコネクターを用いて閉塞ルートとする方法もある（以下はロックコネクターを用いた方法で示す）。

| **7** | ポート針のルートを、生理食塩液で満たす（プライミング）。 |

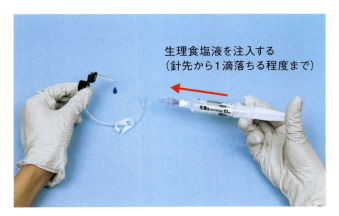

生理食塩液を注入する
（針先から1滴落ちる程度まで）

なぜ行う
●ルート内を生理食塩液で満たすことで、空気が入らないようにして塞栓を予防している。

| **8** | ポート針のクレンメを閉じ、針先が清潔に保てるようにトレイに準備しておく。 |

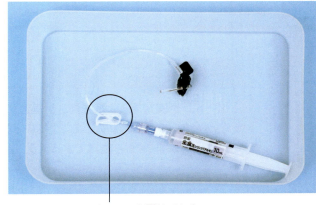

クレンメを閉じておく

| **9** | 投与する輸液と、プライミングしたポート針をベッドサイドに運ぶ。 |

| **10** | 患者にベッドに仰向けに寝てもらい、患者のポート部位がよく見えるように寝衣を調節する。 |

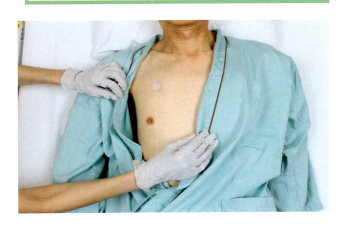

| **11** | ポート部位を確認し、穿刺部位のめやすを決定する。 |

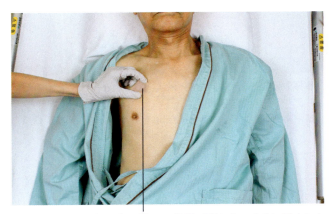

ポートを第1指と第2指で挟み、位置が動かないように固定しながら穿刺部位を確認する

リスクを防ぐ
●穿刺前にポートがどのくらい動いたりずれたりするかを、事前に確認しておく。

項目 2　ポートの穿刺と固定

> **ここが POINT!**
> ◆ ポート針が安定するよう把持し、垂直に刺入する。
> ◆ 薬剤投与前に、血液の逆流によりルートの開通（閉塞していないこと）を確認する。
> ◆ 投与中は、穿刺部を観察できるよう、透明のポリウレタンフィルムで全体を固定する。

1　ポート部位の皮膚を消毒する。

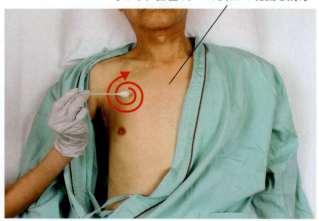

ポートの中心から外側に向かって円を描きながら、直径10〜13cmの範囲を消毒

- 挿入部位を、クロルヘキシジンエタノール含浸綿棒またはアルコール綿で消毒する。
- 消毒が完了するまで、消毒部位を触らないようにして待つ。

2　ポート部位を、利き手の反対側の第1指と第2指で動かないように固定する。

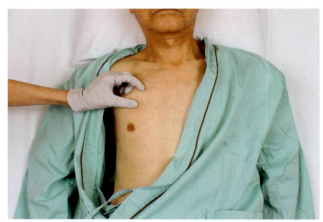

- 先に確認した穿刺部位のめやすを参考にする。

3 ポート針を利き手で持つ。

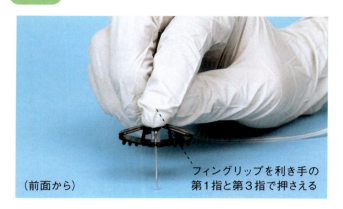

（前面から）
フィングリップを利き手の第1指と第3指で押さえる

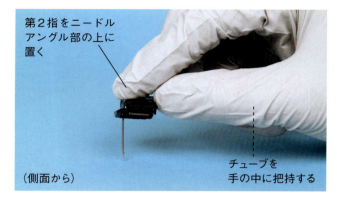

第2指をニードルアングル部の上に置く

（側面から）
チューブを手の中に把持する

ここがコツ

- 針がぐらつかないよう、第2指を添え、チューブ部分も把持して安定させる。
- 翼の端を把持すると、セーフティタイプでは安全装置が誤って作動してしまうため、翼部分は持たないように注意する。

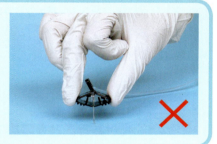

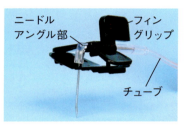

ニードルアングル部
フィングリップ
チューブ

（ヒューバー®針セーフティタイプでの各部位の名称）

4 ポートを固定したまま、セプタムに対して垂直にポート針を穿刺する。

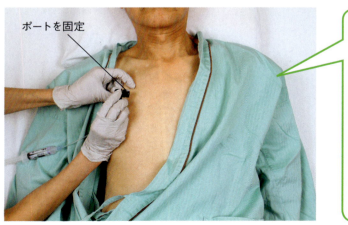

ポートを固定

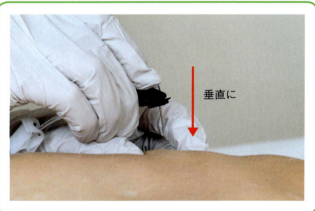

垂直に

リスクを防ぐ

- 穿刺位置は毎回少しずつ変える必要がある。
- セプタムは約2,000回の穿刺が可能だが[2]、これはセプタム全体をまんべんなく穿刺した場合であり、中心部のみでは寿命は短くなる。セプタムと皮膚保護のためにも、穿刺部位の変更に留意する。

5 針先がタンクの底に当たり、コツっという感触があるまで押し進める。

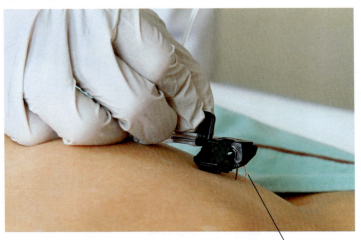

皮下脂肪の厚さによって、針先が底に達しても、翼と皮膚の間が離れている場合がある

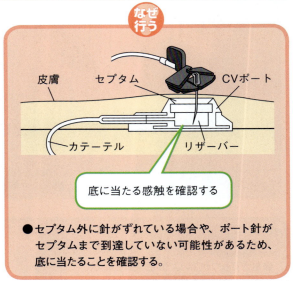

なぜ行う

底に当たる感触を確認する

● セプタム外に針がずれている場合や、ポート針がセプタムまで到達していない可能性があるため、底に当たることを確認する。

（株式会社メディコン資料より作成）

6 クレンメを開き、内筒を引く。血液の逆流があることを確認する。

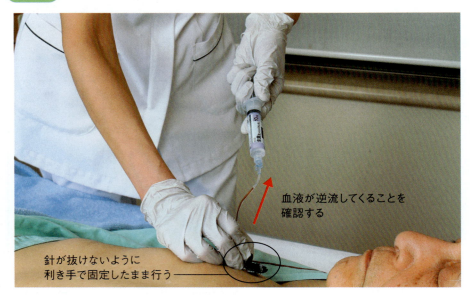

血液が逆流してくることを確認する

針が抜けないように利き手で固定したまま行う

ここがコツ

● オープンエンドタイプでは、血液の逆流が確認しやすい。

● グローション®カテーテルの場合は、バルブがあるため、血液の逆流を確認する際は、以下のように行う。
①ゆっくり陰圧をかけながら、1mL引く
②バルブが開くのを待つ（2秒程度）
③その後、さらにゆっくりと引いて血液の逆流を確認する

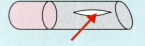

なぜ行う

● 血液の逆流確認により、タンク内に確実にポート針が入っていることを確認するため[2]。
● 同時に、カテーテルピンチオフやフィブリンシース形成（後述）などによるカテーテル塞栓がないか確認している。

7 血液の逆流を確認後、引いた血液とともに、生理食塩液を10mL程度注入して、ルート内をフラッシュする。

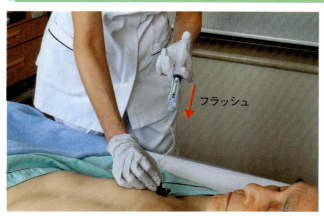

フラッシュ

●フラッシュ後はクレンメを閉じる。

8 ポート針を、ポリウレタンフィルムと固定用テープで固定する。

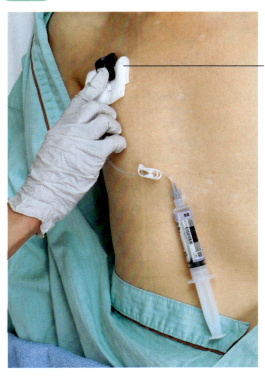

針が不安定な場合は、間に清潔なガーゼを挟んで安定させる

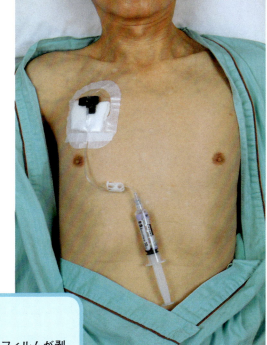

ここがコツ
●ポリウレタンフィルムが剥がれるのを予防するため、テープの隙間にできるだけ空気が入らないようにおさえながら貼付する。

●針を含めて、ポリウレタンフィルムで全体を覆う。
●穿刺部位が観察できるように、透明のポリウレタンフィルムを使用する。

20 CVポート（中心静脈ポート）の管理

9 ポート針のチューブにループを作り、体表に固定する。

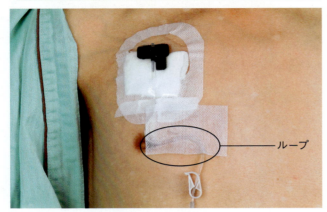

ループ

● 体動により針が引っ張られないよう固定する。

10 輸液ラインを接続し、滴下を開始する。

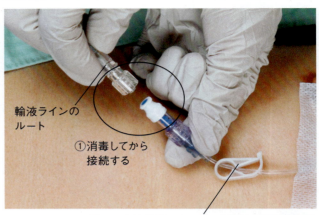

輸液ラインのルート
①消毒してから接続する
②ルート接続後、クレンメを開けて投与を開始

輸液投与中のチェックポイント

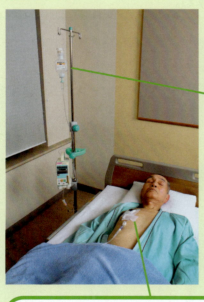

2 輸液の滴下速度に偏りはないか？
● 患者の体位によって滴下速度が変化しないか観察する。

1 滴下開始後に、ポート周囲の痛みや腫脹がないか？
● 定期的な観察が必要。
● 痛みなどの症状が出現したら早めに伝えるように、患者に説明しておく。
● 血管外漏出の場合は、薬剤により右表のように対応する。

CVポート外に漏出した際の対処方法

抗がん剤漏出時	● 抗がん剤漏出の場合は局所の障害が残り、広範囲の壊死につながる恐れがある。薬液の漏出が疑われた場合はすぐに抗がん剤の投与を中止し、可能な限り漏出部の薬液と血液を吸引してから静脈留置ルートを抜去して、すみやかに医師へ報告する。 ● 医師の指示に基づき、炎症を広めないために冷罨法を行う場合がある。 ● 早期対応が原則であり、発生1時間以内に適切な処置を行うことにより、組織障害を最小限に食い止めることができるとされる[3]。 ● ひとたび漏れてしまった場合は何らかの障害が残ることを疑い、皮膚科や形成外科に診察を依頼することも重要である。
栄養剤漏出時	● 漏出した薬液の吸収が促進されるよう、循環をよくするために一般的に温罨法を行う。

項目 **3** # ポート針の抜針とルートのロック

ここが POINT!

- CVポートからの薬剤投与後は、パルシングフラッシュ法によるフラッシュを行う。
- ポート針を抜く場合は、CVポートを固定しながら行う。
- 出血がある場合は圧迫止血を確実に行い、皮下出血を防ぐ。

1 必要物品を準備する。

- 生理食塩液（またはヘパリン加生理食塩液）
- シリンジ（10mL）
- アルコール綿（またはアルコールと綿球）
- 絆創膏
- 未滅菌手袋

2 手指衛生を行う。

3 未滅菌手袋を装着する。

4 薬液投与が終了していることを確認し、クレンメを閉じる。

5 生理食塩液（あるいはヘパリン加生理食塩液）を10mL充填したシリンジ（ないしはプレフィルドシリンジ）を、接続部を消毒して接続する。

- カテーテルの種類によってロックに用いる薬剤は異なる。オープンエンドタイプはヘパリン加生理食塩液、グローション®タイプは生理食塩液。

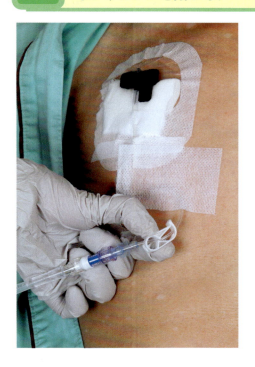

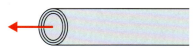

オープンエンドタイプ

ヘパリン加生理食塩液

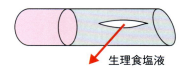

グローション®カテーテル

生理食塩液

6　クレンメを開き、生理食塩液（あるいはヘパリン加生理食塩液）を、数回に分けて注入する。

● ロック液を 2〜3mL ごとに「押して・止める」「押して・止める」を数回繰り返す。カテーテル内に波動を起こしてカテーテルの壁を洗浄するための方法であり、パルシングフラッシュ法と呼ばれる。

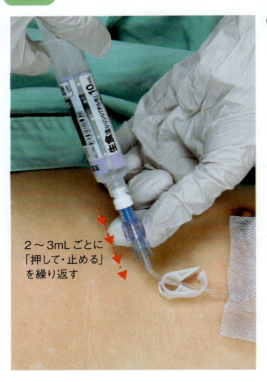

2〜3mLごとに「押して・止める」を繰り返す

7　固定用のテープを剥がす。

● 皮膚に傷害を与えないよう、順方向に引っ張りながら浮かせて剥がす。

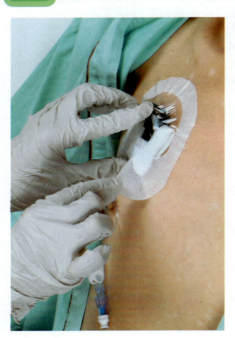

8　第1指と第2指でポートを挟んで固定しながら、ポート針を垂直に引き抜く。

安全機構付きポート針での例

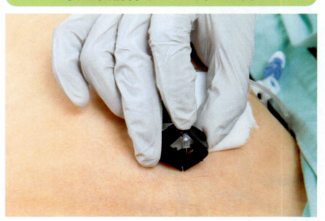

安全器材での針の格納方法

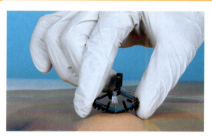
●抜針する際に、第1指と第2指の関節内側でウイングの両サイドを把持する。

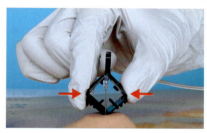
●ウイング部の両サイドを締めつける。

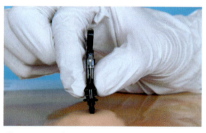
●パチッと音がするまでウイング部を完全にたたみ込み、針を格納する。

> **リスクを防ぐ**
> ●安全器材でない場合は、以下のように行う。
>   ①ポート周囲を片方の手で押さえる。
>   ②利き手で針の翼の部分を持って、ゆっくりと垂直に引っ張り、抜く。
>   ③ルートごと鋭利器材の針捨てに破棄する。
> ●ポート部分から針を抜くときに少し抵抗があるため、押さえている手を誤って刺さないように注意する。

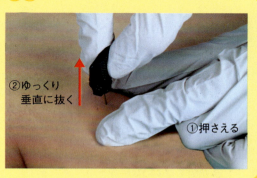
②ゆっくり垂直に抜く
①押さえる

9 穿刺部位に絆創膏を貼る。

> **リスクを防ぐ**
> ●出血の場合、抜針後の圧迫止血が不十分だと、皮下血腫ができる。

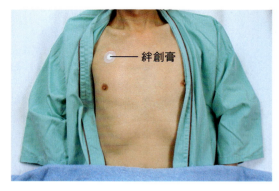
絆創膏

●出血がみられたときは、圧迫止血を行う。

日常生活で起こりうるトラブル

- CVポートに関連した合併症で最も多いのが、皮膚のトラブルに起因するものである。
- そのほか、穿刺手技に関するもの、感染、CVポート・カテーテルの破損や位置異常に関するものがある。
- 投与している薬剤の種類によっても異なってくる。CVポートに関連する合併症が発現した場合は、すみやかに医師に報告する。

体内でのイメージ

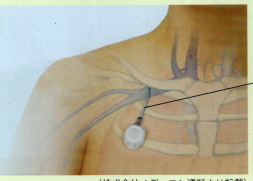

CVポートの、静脈内に留置されたカテーテルが「閉塞」「屈曲」「ピンチオフ」「離脱」する場合があることに注意

（株式会社メディコン資料より転載）

①皮膚トラブルはないか？	●トラブルの原因は、以下が考えられる。 ・組織傷害性のある薬液がポート外に漏出 ・局所感染による熱感・発赤・疼痛の影響
②局所の感染徴候はないか？	●決められた消毒薬を用いて適切に消毒し、清潔操作にて穿刺・固定することが重要。 ●皮膚は消毒を行っても"無菌"になることはない。皮膚を傷つけるような消毒は、かえって逆効果になる。 ●栄養障害や化学療法などで皮膚が荒れていたり、抗がん剤の漏出によりポート周囲に皮膚障害がある場合は、使用可能かどうか医師に確認する。また、それ以上皮膚を傷めないような対策や、日常のスキンケアも重要。 ●感染の場合は、敗血症に至ることもあるため、原則としてCVポートを抜去する。
③体内でCVポートのカテーテルが閉塞していないか？	●血液の逆流がなかったり、フラッシュができない場合は、カテーテルの閉塞を疑う。 ●カテーテルの閉塞は、血栓やフィブリンシース*が形成されることにより起こる。カテーテルが閉塞すると薬液の注入ができなくなり、無理に開通させようとするとカテーテルの破損や離断が起こる可能性がある。 ●過剰な圧での注入は避け、CVポートの入れ替えを検討する必要がある。
④体内でカテーテルキンク（屈曲）が起こっていないか？	●カテーテルキンクとは、体内でCVポートのカテーテルが屈曲している状態のことをいう。 ●徴候として以下がある。 ・血液の吸引が不良 ・薬液が注入できない ・体位によっては薬液が注入できる ●カテーテルキンクを疑った場合は、X線撮影による診断が必要になる。その場合、カテーテルに癖がついてしまっていることが多く、CVポートの交換が検討される。
⑤体内でカテーテルピンチオフ（カテーテル閉塞）が起こっていないか？	●CVポートのカテーテルが鎖骨と第1肋骨に挟まれた状態が続くことで、カテーテルの閉塞や損傷が起こる。これをカテーテルピンチオフと呼ぶ。 ●血液の逆流がなかったり、患者の体位によって注入するときの抵抗が異なる場合は、カテーテルピンチオフを疑う。
⑥体内でポート接続部の離脱が起こっていないか？	●過度の圧力で薬液を注入したことにより起こる場合がある。 ●CVポートのタンク内に過度の圧力をかけると、セプタムが破損し、セプタムとカテーテル部分が離脱する可能性がある。 ●注入困難な場合は、無理に薬液注入やフラッシュをしない。
⑦ポート反転	●まれなケースとして、CVポートの収まっている皮下ポケット内で、ポートの向きが反転することがある。 ●この場合、セプタムに穿刺することができなくなるため、外科処置で修正する必要がある。

*【フィブリンシース】＝カテーテルの周囲に形成されるコラーゲンからなる線維性の鞘のことで、カテーテルからの薬液流出を阻害する[4]。フィブリンシースが疑われる場合はシースの溶解を期待して血栓溶解剤を注入することがあるが、効果は完全とはいえない。

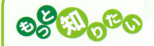

CVポート留置患者の日常生活のポイント

日常ケアも伝えておこう！

● 留置部位
　留置部位の皮膚には丸い盛り上がりができるが、投与時以外には特に日常的な消毒の必要はなく、保護の必要もない。
　ただし、鎖骨下留置の場合、留置部位に力がかかるようなことは避ける（リュックサックを担ぐ、上腕留置の場合に荷物を両腕で抱えるなど）。

● 入浴
　ポート針による薬剤投与時以外は、何の問題もなく入浴できる。連日薬剤を投与しているような場合は、穿刺部が濡れないようにフィルムなどで保護し、その部分が湯船に浸からないようにする。

● スキンケア
　感染を防ぐには、皮膚の状態を良好にしておくことが大切である。
　シャワーや入浴時はポート周囲の清潔の保持に心がけ、皮膚が乾燥する場合は、入浴後に保湿剤を使用する。皮膚トラブルがみられたときは早めに受診する。

● 感染徴候
　ポートを使用していないときでも、「発熱」「ポート周囲の痛み」「発赤」などの症状が出た場合は、ポート感染を起こしている可能性があるため受診する。

<引用文献>
1．吉田直矢，林尚子，渡邊雅之，他：CVポート造設法．特集 処置と小手術のコツと合併症，外科 2008；70(12)：1461-1464．
2．ヒューバープラス操作方法説明書．
3．小澤桂子：がん化学療法の症状管理④．がんの化学療法と看護 2004；7：4．
4．寺井美峰子：CVポートここに注意！．特集 輸液の安全管理，エキスパートナース 2013；29(5)：98-102．

<参考文献>
1．佐藤まゆみ，小澤桂子，遠藤久美 編，田墨惠子：中心静脈リザーバーで治療を受ける患者への支援．がん化学療法看護のいま～ケアの質を高めるためのエッセンス～，がん看護 2014；19(2)：156-161．
2．中谷裕子，土井聖子，四宮聡：目的別にポイントを押さえる！ 中心静脈ポートの管理と指導．飯島正平 監修，視野を広げる特集 化学療法／中心静脈栄養，プロフェッショナルがんナーシング 2011；1(4)：517-545．
3．株式会社メディコン 医療関係者向けサイトメディ助「ヒューバープラスを用いたCVポート取り扱いの実際」．http://medisuke.jp/intro/bas/vod/huber-4/cv4/（2014.12.15 アクセス）

21 血糖測定・インスリン注射

益田亜佐子

糖尿病では継続的に血糖を測定することで、血糖値を良好にコントロールし、合併症の予防につなげられる。また、インスリンの作用不足を補うためには、皮下注射でインスリンを投与し、血糖コントロールを行う。適正なインスリン注射の処方は、血糖自己測定により可能となる。合併症予防のために継続的に行うことを、患者自身に認識してもらうことが重要である。

クローズアップ手技

- 項目1 院内血糖測定の実施（看護師による）
- 項目2 血糖自己測定の実施（患者の指導）
- 項目3 看護師によるインスリン注射（注射器）
- 項目4 患者によるインスリン自己注射（インスリンペン型注入器）

基礎知識

血糖測定器

- 血糖測定器については、薬事法により「院内検査」と「患者自己検査」に関する分類が定められている（表）。
- 従来、血糖の測定値において「マルトースを含む輸液投与」「イコデキストリンを含む透析液の使用」「ガラクトース負荷試験を実施中・キシロース吸収試験を実施している患者」では、実際の血糖値よりも高い値を示すことが指摘されていた[1]。現在の院内検査用のグルコース分析装置（POCT）ではそれらへの対応がなされているため、医療者による血糖測定では、院内検査用のグルコース分析装置を使用する必要がある。医療者による血糖測定に自己血糖測定機器（SMBG）を使用することは不適切である。
- 血糖測定器は血液採取時に本体を血液汚染する場合があるため、血液汚染時にはアルコールなどで拭き取るなど、感染対策に努める。
- 穿刺具について、針周辺がディスポーザブルになっていないものは、針を交換してもキャップ内の血液などによる感染のリスクを否定できないため、個人使用のみに限定されることが厚生労働省により示された[2]。よって院内では「器具全体がディスポーザブルになっている穿刺具」「針周辺がディスポーザブルになっている（針と針周辺が一体型）穿刺具」を使用しなければならない。

分類	一般名称	役割
院内検査用 (一般的医療機器)	グルコース分析装置 (point of care testing：POCT)	●血液中の糖（ブドウ糖）濃度を測定する検査装置

製品例		
<穿刺具（穿刺針一体型ディスポーザブル）> LSランセット	<測定器> ニプロスタットストリップXP2	<測定用チップ> 専用チップ

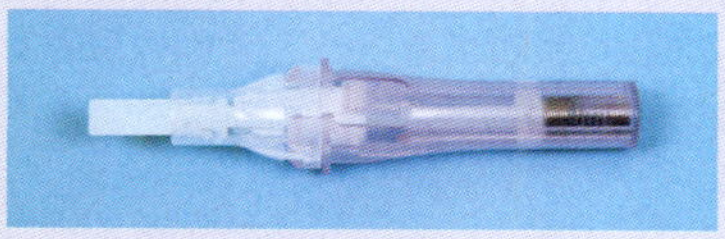

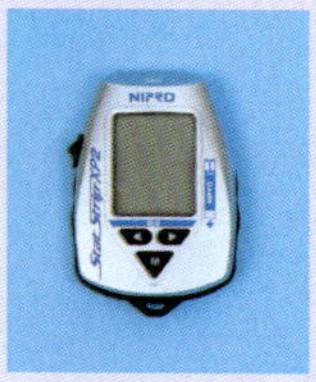

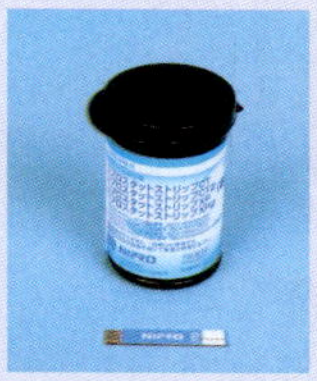

（以上ニプロ株式会社）

分類	一般名称	役割
患者自己検査用 (高度管理医療機器)	自己検査用[*2]グルコース測定器 (self monitoring of blood glucose：SMBG)	●患者自己検査用に血中グルコースまたは血中ケトンを測定する測定器

製品例		
<穿刺具＋穿刺針> メディセーフ®ファインタッチ®	<測定器> メディセーフフィット®	<測定用チップ> メディセーフフィット®チップ

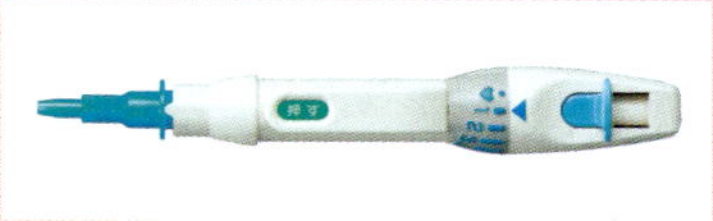

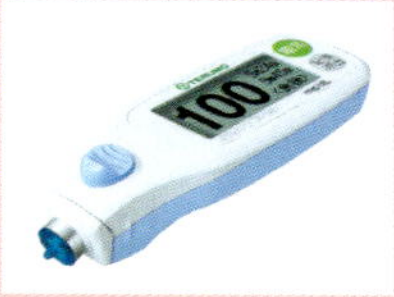

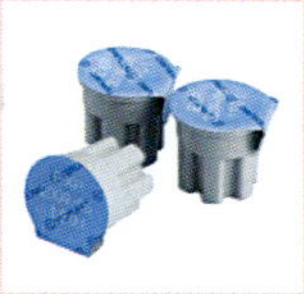

（以上テルモ株式会社）

項目1 院内血糖測定の実施（看護師による）

ここがPOINT!

◆ 医療者が血糖値を測定する場合は、対応製品（POCT）を使用する。
◆ 感染防止の考え方から、極力、ディスポーザブルの穿刺針を使用する。
◆ 針刺しに注意して行う。

＊以下の手順は、ニプロスタットストリップXP2取扱説明書を参考に作成

1　必要物品を準備する。

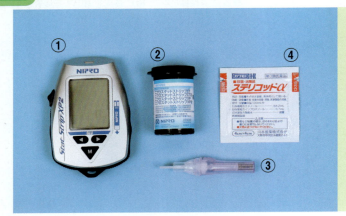

①血糖測定器（POCT、ここではニプロスタットストリップXP2）
②測定用チップ（ここではニプロスタットストリップ専用チップ）
③穿刺具・穿刺針（ここではLSランセット。針の太さには28G、25G、30Gがあるが、穿刺の深さはすべて1mm）
④アルコール綿

血糖測定器のセッティング

2　測定器に専用チップを挿入する。

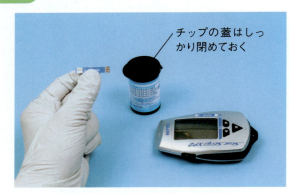

チップの蓋はしっかり閉めておく

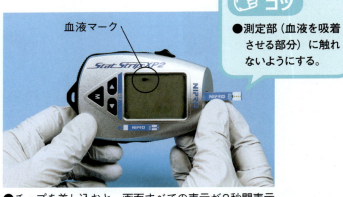

血液マーク

ここがコツ
●測定部（血液を吸着させる部分）に触れないようにする。

●チップを差し込むと、画面すべての表示が2秒間表示される。
●しばらくして、血液マーク（滴の絵）が点滅表示される。

穿刺・血糖値の測定

3　穿刺部位を消毒する。

- 指または耳朶をアルコール綿で消毒し、完全に乾かす。
- 看護師が行う場合は、日常生活のじゃまにならない耳朶を選ぶことが多い。

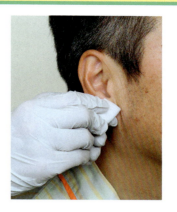

ここがコツ
- 消毒後はよく乾燥させること。
- 皮膚が消毒液で濡れていると、血液といっしょに吸引されて、正しい測定値が出ない。

4　穿刺具を準備する。

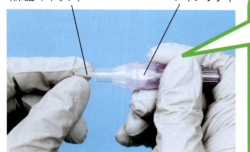

インサートパーツ（保護キャップ）　　メインボディ

- インサートパーツ（保護キャップ）を持ち、メインボディを2、3回回して外す。

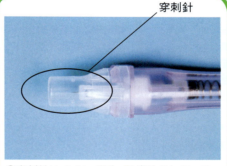

穿刺針

- 穿刺針はメインボディに格納されている。

ここがコツ
- インサートパーツを回してしまうと正しく作動しなくなるため、必ずメインボディを回す。
- インサートパーツを先に引っ張らない。

5　穿刺部位をマッサージする。

なぜ行う
- マッサージによって血行がよくなり、血液が出やすくなるため。
- 冬場など、手指が冷えているときには、特に血液が出にくくなる。その場合は、湯水で温めてもよい。

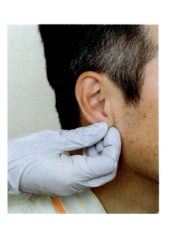

6 穿刺具を穿刺部位に当てて、ボタンを押す。

穿刺部の皮膚が丸く出るくらい押さえる（血液が丸く出てきやすくなり、チップに吸入しやすくなる）

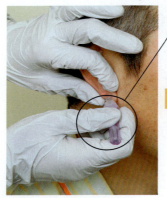 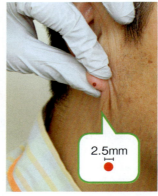 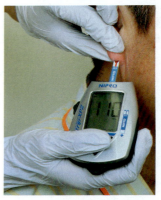

- ●穿刺具を第1指と第2指で持ち、親指を穿刺ボタンの上に当てる形で、穿刺部（耳朶や指先）に押し当てる。
- ●穿刺針が貫通する恐れがあるため、耳朶の裏側を直接指で支えない。

- ●採血量が、測定器指定の血液量のめやすに達していることを確認する。
- ●写真の製品では、1.2μL（およそ2.5〜3mm程度の球状）がめやす。
- ●ランセットは針捨て容器に捨てる。

- ●専用チップの血液吸入口先端を血液につけ、血液を吸入させる。
- ●この製品では、血液吸入が完了するとブザー音が鳴り、6秒後に測定結果が表示される。

リスクを防ぐ
- ●針刺しに十分注意する。
- ●ここで用いている穿刺具はランセット型であり、穿刺針が1mm程度だが、一部の穿刺具では針が看護師の手に貫通する危険性が高い。
- ●穿刺部位にかかわらず、必ず手袋を着用し、血液曝露を予防する。

リスクを防ぐ
- ●無理に血液を絞ると、皮下組織から細胞内液が出て血液と混じり、正しい数値が出ないことがある。

7 穿刺部の血液を、アルコール綿で拭き取る。

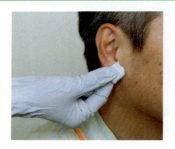

8 チップを取り外し、医療廃棄物として廃棄する。

捨て方①
手袋ごと捨てる

捨て方②
チップのみを医療用廃棄物入れに捨てる

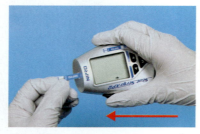 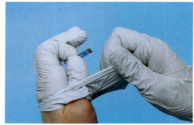

- ●この製品ではインジェクションレバーを押して外す。
- ●未滅菌手袋ごと、医療用廃棄物として廃棄する。

項目 2　血糖自己測定の実施（患者の指導）

> **ここが POINT!**
> ◆ アルコール綿での消毒後は、よく乾燥させる。濡れたままだと血液とともに消毒液が吸引され、正確な測定値が出ない。
> ◆ 血液は無理に絞り出すと、細胞内液が混じり、正確な数値が出ないので注意する。
> ◆ 測定した血糖値は必ず記録し、有効に用いる。

＊以下の手順は、メディセーフ®ミニ取扱説明書を参考に作成

1　必要物品を準備する。

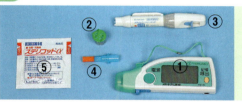

① 血糖測定器（SMBG、ここではメディセーフ®ミニ）
② 測定用チップ（ここではメディセーフ®チップ）
③ 穿刺具（ここではメディセーフ®ミニとセットで用いるファインタッチ®）
④ 穿刺針（ここではメディセーフ®針ファインタッチ®専用）
⑤ アルコール綿

血糖測定器のセッティング

2　電源を入れ、保護キャップを外す。

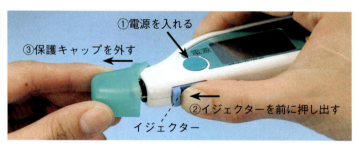

① 電源を入れる
② イジェクターを前に押し出す
③ 保護キャップを外す
イジェクター

● "ピー"と音が鳴ることを確認する（機種により異なる）。

3　測定用チップを、先端部に取りつける。

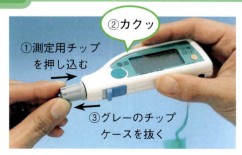

① 測定用チップを押し込む
② カクッ
③ グレーのチップケースを抜く

● メディセーフ®ミニでは、測定用チップのグレーのケースが外れ、青いチップだけが残る。

> **ここがコツ**
> ● 測定用チップは"カクッ"となるまで深く差し込む。
> ● メディセーフ®チップのシールを剥がして開封したら、すぐに使用する。チップが湿気を帯びると、正しく測定できないことがあるため。

4　「OK」の表示を確認。

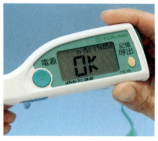

● 2分で自然に電源が切れるので注意する（機種により異なる）。

穿刺具のセッティング

5 穿刺具に穿刺針をセットする。

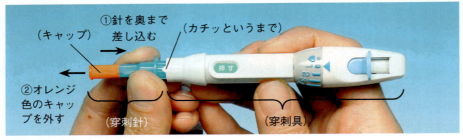

（キャップ） ①針を奥まで差し込む （カチッというまで）
②オレンジ色のキャップを外す
（穿刺針） （穿刺具）

●患者用：メディセーフ®ファインタッチ®での例

穿　刺

6 穿刺部位（指先、耳朶）を消毒する。

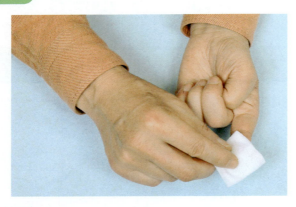

- 穿刺部位は、指の側面がよいとされているが、耳朶や指頭部、穿刺具によっては前腕部から穿刺できる製品もある。
- 患者が行う場合は、自分で穿刺部位を確認できる指先を選ぶことが多い。

ここがコツ
- 消毒後はよく乾燥させること。
- 皮膚が消毒薬で濡れていると、血液といっしょに吸引されて、正しい測定値が出ない。

7 穿刺部位をマッサージする。

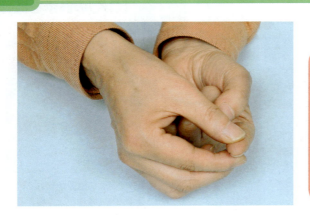

なぜ行う
- マッサージによって血行がよくなり、血液が出やすくなるため。
- 冬場など、手指が冷えているときは、特に血液が出にくくなる。その場合は、お湯で温めてもよい。

8 穿刺具を穿刺部位に当てて、プッシュボタンを押す。

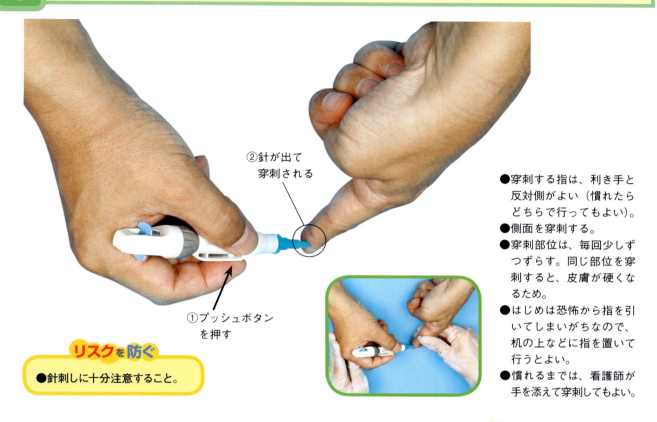

②針が出て穿刺される

①プッシュボタンを押す

リスクを防ぐ
● 針刺しに十分注意すること。

- 穿刺する指は、利き手と反対側がよい（慣れたらどちらで行ってもよい）。
- 側面を穿刺する。
- 穿刺部位は、毎回少しずつずらす。同じ部位を穿刺すると、皮膚が硬くなるため。
- はじめは恐怖から指を引いてしまいがちなので、机の上などに指を置いて行うとよい。
- 慣れるまでは、看護師が手を添えて穿刺してもよい。

9 穿刺後、指先を軽く押して、血液を出す。

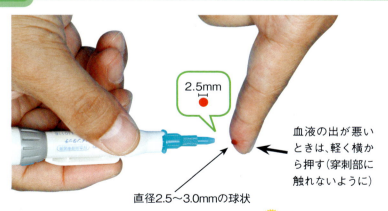

2.5mm

血液の出が悪いときは、軽く横から押す（穿刺部に触れないように）

直径2.5〜3.0mmの球状

● 採血量は、測定器ごとの血液量のめやすを参考にする。

リスクを防ぐ
● 無理に血液を絞ると、皮下組織から細胞内液が出て血液と混じり、正しい数値が出ないことがある。

リスクを防ぐ

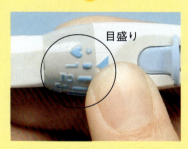

目盛り

- 穿刺の深さの調節は、穿刺具ごとの方法を確認して行う。
- ファインタッチ®では、目盛りの数字が大きいほど、深く穿刺される。
- ダイヤルを回し、目盛りと「◀」マークを合わせる。

皮膚の厚さ	目盛り
やわらかく薄い	♥〜1
平均的	2〜3
厚く、硬い	4

血糖値の測定

10 血糖測定器の測定用チップの先端を、血液に軽く押し当てて測定する。

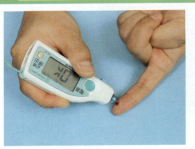

> **ここがコツ**
> ● チップの先端を皮膚に押しつけないように注意する。
> ● メディセーフ®ミニは、10秒で"ピー"と音が鳴り、測定結果が出る。

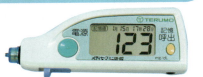

● "ピー"と音が鳴ったら、血液からすぐ離す。
● 測定結果は、必ず「血糖自己測定ノート」（管理用ノート）に記録するよう指導する。

11 穿刺部位をアルコール綿で押さえる。

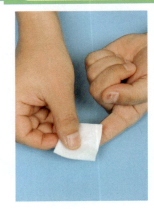

12 チップケースをかぶせ、測定用チップを外す。

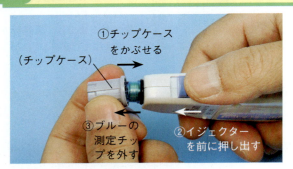

（チップケース）
① チップケースをかぶせる
② イジェクターを前に押し出す
③ ブルーの測定チップを外す

● チップケースを先端にかぶせたあと、イジェクターを押し出して、測定チップを外す。

13 血糖測定器の電源を切る。

14 血糖測定器に保護キャップをかぶせる。

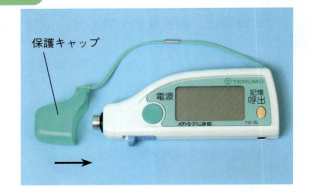

保護キャップ

15 穿刺具の針にキャップをかぶせて外す。

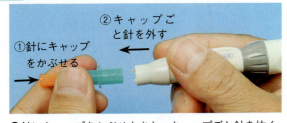

① 針にキャップをかぶせる
② キャップごと針を外す

● 針にキャップをかぶせたあと、キャップごと針を抜く。
● 使用済みの針は感染性廃棄物として処分する（一体型は、穿刺具本体とともに廃棄する）。

> **リスクを防ぐ**
> ● 使用済みの針は、ペットボトルなどキャップがある容器に入れるなどして病院に持参するよう、患者に説明する（病院では、決められた方法で廃棄する）。
> ● 測定用チップやアルコール綿など、感染性であるが鋭利でないものは、所属する自治体の廃棄様式に従って処分する。

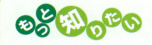

血糖自己測定が有用な場合

測定した血糖値を、セルフコントロールにうまく使ってほしい！

　血糖を自己測定する目的は、日常生活のなかで"血糖値がどのように変化するか"を知り、よりよいコントロールを行うためである（表）。

　血糖値を測定することで、患者は自分の糖代謝状態を把握でき、自分自身も"治療する側の一員"となるであろう。また、よりよいコントロールを維持しようとする意欲と行動の基礎ともなる。

　糖尿病疾患をもつ患者のなかでも、血糖自己測定が適応となるのは次の通り。

●臨床上、血糖自己測定が有用な患者
・インスリン治療を必要とする患者
・妊娠糖尿病、糖尿病妊婦、および妊娠を希望している患者
・強化インスリン療法を施行している患者
・通院が困難な患者

●血糖自己測定が行える患者
・糖尿病について十分理解している患者
・医師とコミュニケーションがとれている患者

●健康保険による適用
・インスリン自己注射を行っている患者は、血糖自己測定は保険適用

●血糖コントロール目標

目標	コントロール目標値[注4]		
	血糖正常化を目指す際の目標[注1]	合併症予防のための目標[注2]	治療強化が困難な際の目標[注3]
HbA1c（％）	6.0 未満	7.0 未満	8.0 未満

治療目標は年齢、罹病期間、臓器障害、低血糖の危険性、サポート体制などを考慮して個別に設定する。

注1）適切な食事療法や運動療法だけで達成可能な場合、または薬物療法中でも低血糖などの副作用なく達成可能な場合の目標とする。
注2）合併症予防の観点からHbA1cの目標値を7％未満とする。対応する血糖値としては、空腹時血糖値130mg/dL未満、食後2時間血糖値180mg/dL未満をおおよその目安とする。
注3）低血糖などの副作用、その他の理由で治療の強化が難しい場合の目標とする。
注4）いずれも成人に対しての目標値であり、また妊娠例は除くものとする。

<HbA1cの表記について（NGSPとJDS）>
●日本では従来、HbA1cの指標としてJDS値（Japan Diabetes Society、日本糖尿病学会）が用いられてきたが、日本以外のほとんどの国ではNGSP値（National Glycohemoglobin Standardization Program、国際標準値）が使用されているという状況があった（JDS値のほうが約0.4％低い）。
●2011年10月にNGSP値（％）＝JDS値（％）×1.02＋0.25％という換算式が確定し、2014年4月1日をもって、HbA1cの表記をすべてNGSP値のみで表記することになった。

（日本糖尿病学会 編著：糖尿病治療ガイド2014-2015．p10, 25, 文光堂, 東京, 2014より作成）

項目 3　看護師によるインスリン注射（注射器）

注射器を使用して行うインスリン注射について解説する。

ここが POINT!

- 白濁タイプのインスリンは、中身を均一にするために、事前に手掌でゆっくり転がして混和する。
- 血液の逆流がないか確認する。誤って静脈に刺入すると吸収が早まり、作用時間が変化する。
- インスリン注射後は、刺入部を絶対にもまないようにする。吸収に影響を与えるためである。

1　必要物品を準備する。

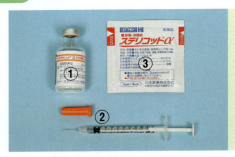

① インスリン（例としてノボラピッド®注100単位/mLバイアル）
② 注射器（ここではマイジェクター®注射器）
③ アルコール綿
● 注射指示書
● 鋭利器材用の廃棄容器
● 未滅菌手袋

2　手指衛生を行い、未滅菌手袋を装着する。

3　投与する薬剤と患者確認を行う。

● 患者氏名（フルネーム）と生年月日を答えてもらい、ネームバンドを確認する。

4　白濁タイプのインスリンの場合は、手掌にはさみ、ゆっくり転がして混和する。

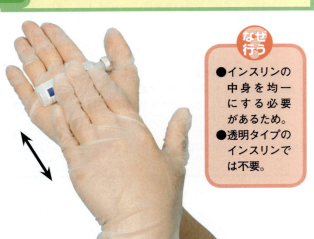

なぜ行う
● インスリンの中身を均一にする必要があるため。
● 透明タイプのインスリンでは不要。

5　バイアル瓶のゴム栓を、アルコール綿で消毒する。

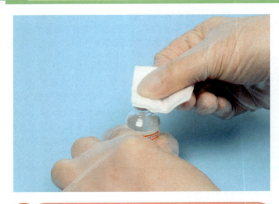

なぜ行う　● 通常、ゴム栓は未滅菌のため、消毒を行う。

6 注射器の内筒を引き、注射液と同量の空気を吸引する。

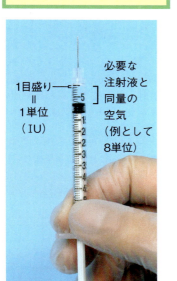

1目盛り＝1単位（IU）

必要な注射液と同量の空気（例として8単位）

- マイジェクター®注射器では1目盛りがインスリンの1単位（IU）となっている。

7 空気をバイアル瓶に注入する。

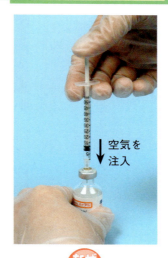

空気を注入

なぜ行う
- 単位量の空気を入れることによって、バイアル瓶の中が陽圧となり、インスリンが吸引しやすくなる。

8 バイアル瓶を逆にして、必要量のインスリンを吸引する。

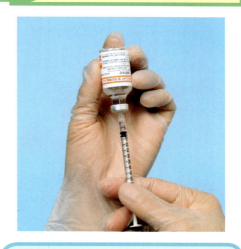

ここがコツ
- 慣れるまでは、必要量よりやや多めに吸引する。次の手技（気泡を除去する）を行っている間に、必要量より少なくなってしまうため。

9 注射器内の気泡を除去する。

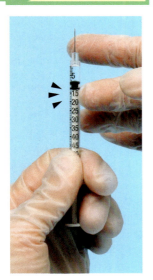

- 注射器を軽くはじいたり、内筒を上下すると、気泡が消えやすい。

10 患者の上腕をアルコール綿で消毒する。

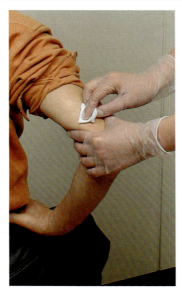

- アルコールが乾いてから注射する。

11 皮下脂肪をつまみ、45°程度で、注射針を1/2程度刺入する。

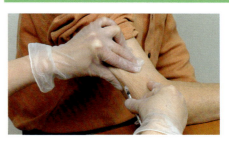

- ここでの注射部位は上腕の外側。橈骨神経を避ける。
- 血液の逆流がないか、必ず確認する。

リスクを防ぐ
- 血液の逆流がある場合は誤って血管に刺入しているので、すぐに針を抜き、別の場所に刺す。
- 血管内にインスリンが注入されると、吸収が早まり、作用時間が変化してしまう。

12 インスリンを注入する。

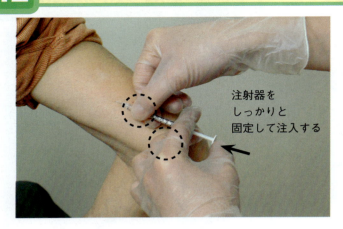

注射器を
しっかりと
固定して注入する

13 注入後は、もまずにアルコール綿で押さえる。

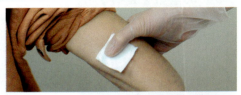

●使用した注射針・注射器を、鋭利器材用の廃棄容器に捨てる。リキャップは行わない。

リスクを防ぐ
●絶対にもまない。もむと吸収が早まり、作用時間が変化するため。

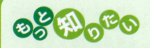

低血糖への対処

血糖コントロールで常に注意したいのが、低血糖発作への対処！

血糖値が、正常値以下に下がった状態を「低血糖」と呼ぶ。血糖値が80mg/dL以下になると、低血糖症状が出てくる場合がある。高血糖状態が持続していた患者では、血糖値が100mg/dL程度でも、低血糖症状が出現することがある。

なお、糖尿病に起因する低血糖は、インスリン治療や経口血糖降下薬を使用している患者にしか起こらない。

●低血糖症状とは？

人によってさまざまであるが、起こりやすい症状は「異常な空腹感」「イライラ感」「動悸」「ふるえ」「脱力感」「不安感」「頭痛」などである。低血糖を放置しておくと、意識障害・昏睡に陥ってしまうこともある。

血糖コントロールを良好に保つうえで低血糖は避けがたく、正しく対処することが重要である。まず患者自身に日常の血糖変動を理解してもらい、普段から、"自分が低血糖を起こしやすい状態"を把握しておくことが大切であると伝える。外出の際には、必ずブドウ糖を持参することも伝える。

●低血糖への具体的な対処方法

入院中は「ブドウ糖10g」を摂取する。10分経過しても症状が治まらない場合は、再度血糖値を測定し、重ねてブドウ糖10gを摂取する。

日常生活においては、必ずブドウ糖を携帯し、症状が出たときはすぐに内服する。最近では「グルコースサプライ®」など、携帯しやすいものもある（図）。

万が一、ブドウ糖がない場合は、ジュースや飴、チョコレートを摂取する。しかしこれらは吸収が遅く、本来、低血糖時の処置としては不適切である。また、カロリーオフのものは効果がない。

インスリン治療中で、α-グルコシダーゼ阻害薬（グルコバイ®、ベイスン®）を内服している患者は、砂糖を摂取しても低血糖症状は改善されない。これらの薬剤には、二糖類分解酵素であるα-グルコシダーゼの作用を阻害し、糖消化を抑制し、吸収を遅らせる作用があるためである。必ずブドウ糖を摂取する。

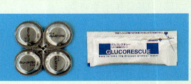

●左はグルコースサプライ®（大塚製薬株式会社）。低血糖対策用の固形タイプのブドウ糖。1粒で重量5.4g、20kcal。低血糖時は2粒を一度に摂取する。
●右はグルコレスキュー（アークレイ株式会社）。ゼリータイプのブドウ糖。1本でブドウ糖10g、40kcal。低血糖時は1本摂取する。

項目 **4** 患者によるインスリン自己注射（インスリンペン型注入器）

現在、患者が自分で行うインスリン注射は、ペン型注入器を用いるのが一般的。
ペン型注入器は、携帯に便利で、手技も簡便である。

基礎知識

インスリン注入器の種類

カートリッジ型

● イタンゴ®（サノフィ・アベンティス株式会社）

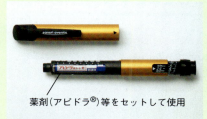

薬剤（アピドラ®）等をセットして使用
（耐用年数2年）

● ヒューマペン®ラグジュラ（日本イーライリリー株式会社）

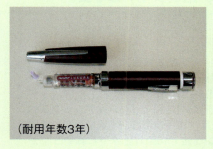

（耐用年数3年）

一体型（使い捨て）

● ノボラピッド®注イノレット®（ノボノルディスク ファーマ株式会社）

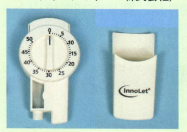

ペン型（使い捨て）／例として超速効型

● ノボラピッド®注フレックスペン®（ノボ ノルディクス ファーマ株式会社）
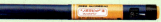

● ヒューマログ®注ミリオペン®（日本イーライリリー株式会社）
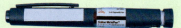

● アピドラ®注ソロスター®（サノフィ株式会社）

- インスリンペン型注入器の例を図に示す。
- 未使用のインスリン製剤は、冷蔵庫のドアポケットなどに入れて保存する。
- 直接冷風が当たる、吹き出し口付近での保管は避ける。一度凍結したものは、成分が変化しているため使用できない。
- 使用中（カートリッジ内に残量がある）のインスリン製剤は、室温（1～30℃）で保管する。
- 開封後の使用期限は、4週間程度がめやす。4週間を過ぎると、インスリン作用に変化が現れる可能性がある。
- 注射針は、必ず製品に準拠したものを使用する。

ここがPOINT!

◆ 白濁しているタイプのインスリン製剤は、手掌にはさんで転がす、上下に振るなどして、内容を均一化させてから投与する。
◆ 外見に異常があったり、品質が変化している徴候があれば、廃棄して新しい製剤を用いる。
◆ ペン型注入器の針は根元までしっかりと刺入し、インスリン注入後、しばらく刺入したまま保持することが大切である。

＊以下の手順は、ノボリン®30R注フレックスペン®使用説明書を参考に作成

1 必要物品を準備する。

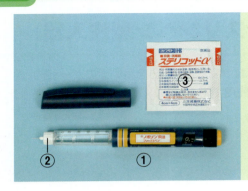

①ペン型インスリン製剤（ここではノボリン®R注フレックスペン®）
②専用注射針（ここではペンニードル®）
③アルコール綿

2 患者は手を洗う。

3 白濁タイプのインスリン製剤は、残量が12単位以上あることを確認する。

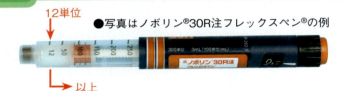

●写真はノボリン®30R注フレックスペン®の例

12単位以上

なぜ行う ●12単位以上ないとインスリンを攪拌できず、中身が均一化されないため。

4 白濁タイプのインスリン製剤は、注入器を10回以上振る。透明タイプは不要。

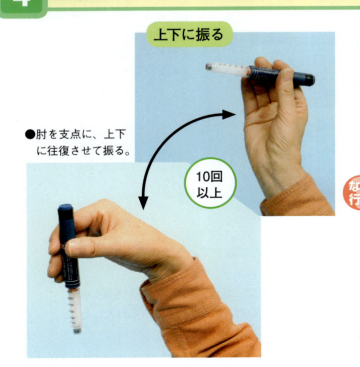

上下に振る
●肘を支点に、上下に往復させて振る。
10回以上

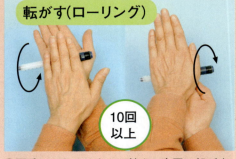

●カートリッジ内にガラス玉が入っていて、上下に振ったり、ローリングすることで、中身が均一化する。
●「ノボラピッド®30ミックス注フレックスペン®」では、初回使用時、室温に戻し、必ずローリング法で10回以上水平に転がしてから、上下に振る。

なぜ行う

転がす（ローリング）
10回以上
●両手のひらではさんで持ち、水平に転がす。

5 ゴム栓をアルコール綿で消毒する。

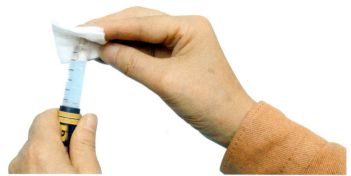

●ゴム栓が膨らんでいるときは、新しい製剤に替える。

リスクを防ぐ
●ゴム栓が膨らむ原因は「注射針を付けずに単位を設定して注入ボタンを押した」「注射針が正しく装着できていないときに、単位を設定して注入ボタンを押した」などが考えられる。

6 専用注射針をまっすぐにゴム栓に刺し、時計回りに回し、取り付ける。

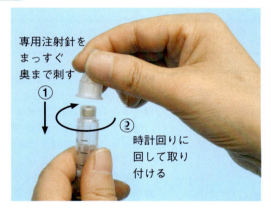

専用注射針をまっすぐ奥まで刺す ①
② 時計回りに回して取り付ける

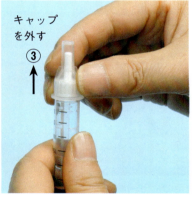

キャップを外す ③

ここがコツ
●このとき針を斜めに刺すと、うしろ側の針（インスリンのゴム栓に刺さる針）が折れて、ゴム栓を貫通しない。
●その結果、インスリンが出ず、注入ボタンが重くなる場合がある。

7 空打ちを行う。ダイアルを2（2単位）に合わせる。

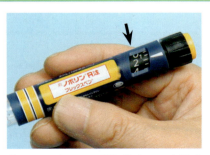

●フレックスペン®はダイアルを回すだけでよいが、ボタンを一度引っ張ってダイアルを回すタイプや、最初にボタンを押してから回すタイプなどもある。

8 針先を上に向け、空気を集める。

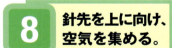
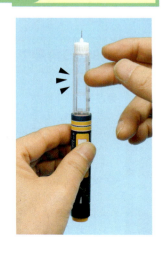

9 上に向けたまま注入ボタンを押し、インスリンが出ることを確認する。

空打ち

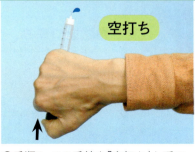

●手順7〜9の手技を「空打ち」と呼ぶ。
●カートリッジ内に空気が残っていると正しいインスリン量が注入できないため、注射する前に毎回必ず行う。

21 血糖測定・インスリン注射

10 空打ち後、ダイアル表示が「0」に戻っていることを確かめ、処方された単位をセットする。

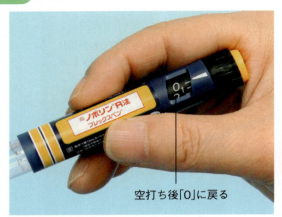
空打ち後「0」に戻る

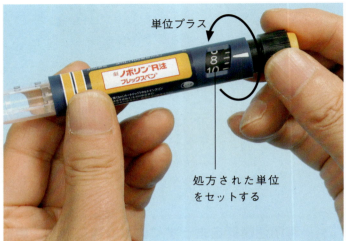
単位プラス
処方された単位をセットする

- 残量以上は設定できない。
- ダイアルを回しすぎた場合は、逆に回して戻す。

11 注射部位を消毒する。

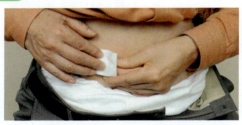

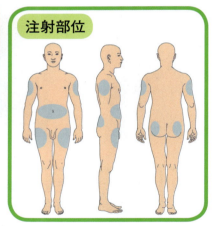
注射部位

- 右利きの患者の場合は、左手で皮下脂肪をつまみ、右手で消毒してもらう。
- 最近では、手指とインスリンのゴム栓部分の消毒を確実に行っていれば皮膚の消毒をしなくてもよい(感染を起こさない)という説もある。
- アルコールが乾いてから注射する。

- 注射部位は、上腕の外側部、腹部、殿部、大腿部など。
- インスリンの吸収速度は、腹壁＞上腕＞殿部＞大腿の順に遅くなる。吸収速度は運動や入浴などにより早まり、影響が強く出ることもある。
- 注射は同じ部位に行わず、2〜3cm程度の間隔を空けて行う。同じ部位に注射していると、皮下組織が硬結し、インスリンの吸収に変化が生じて、十分な効果が期待できなくなる。

12 皮下脂肪をつまみ、ペン型注入器を90°の角度で根元まで刺入する。

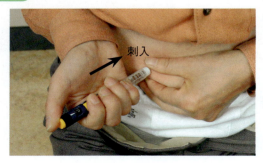
刺入

- 左手で皮下脂肪をつまみ、右手でしっかりと注入器を握ってもらう。
- 単位数を示すダイアル表示が指に隠れないように注意する。

ここがコツ
- ペン型注入器の針は、マイジェクター®の針と比べて細く短いため、必ず根元まで刺入する。
- 患者が怖がり、途中で針が抜けてしまうことがあるので、最初は看護師が手助けするとよい。
- 着衣を洗濯ばさみで止めると、じゃまにならず、刺入部も見やすい。

13 注入ボタンが「0」の表示になるまで押す。

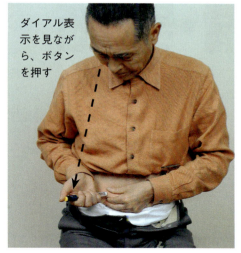

ダイアル表示を見ながら、ボタンを押す

●すぐに手を離さない。

リスクを防ぐ

- ●フレックスペン®は、注入ボタンを押すと、ダイアルが「0」方向に回りながら下がる仕組み。
- ●ボタンは、真上から押す。斜めに押すと指がダイアルにさわり、回転をブロックするため、正しいインスリン量が注入されない。

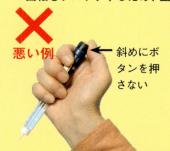

悪い例　斜めにボタンを押さない

- ●注入ボタンが押せない原因は、「注射針が斜めに刺さり、インスリンが出ないため、注入ボタンが重くなっている」「製剤を冷やしすぎて凍結させてしまった」などが考えられる。
- ●特に凍結後は、インスリンが溶けてもボタンが押せない場合がある。凍結した製剤は使用しない。

14 注入ボタンを押したら、6秒以上待って針を抜く。

- ●すぐに抜くと、インスリンが完全に投与できない。
- ●注入ボタンを押した状態で、必ず6秒以上針を刺したまま保持することを、患者に理解してもらう（保持時間の基準は製剤による）。
- ●針を抜くまで、注入ボタンを押している親指の力をゆるめない。

15 注射部位に、もまずにアルコール綿で押さえる。

- ●もむとインスリン吸収が早まり、作用時間が変動してしまうため。

16 使用したペン型注入器を片づける。

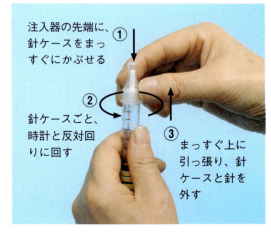

① 注入器の先端に、針ケースをまっすぐにかぶせる
② 針ケースごと、時計と反対回りに回す
③ まっすぐ上に引っ張り、針ケースと針を外す

●アルコール綿、使用済みのペン型注入器は、自治体の様式に従って処分する。

<引用文献>
1. 厚生労働省：簡易血糖自己測定器及び自己血糖検査用グルコースキット（グルコース脱水素法のうち補酵素にピロロキノリンキノンを使用するもの）の安全対策について．薬食安発第0207005号（平成17年2月7日）．
2. 厚生労働省：採血用穿刺器具（針の周辺部分がディスポーザブルタイプでないもの）の取扱いについて．薬食安発第0303001号（平成18年3月3日）．

<参考文献>
1. メディセーフミニ GR-102 とらのまき（取扱説明書）．
2. ノボリン®フレックスペンの使い方．
3. 日本糖尿病学会 編著：糖尿病治療ガイド2014-2015．文光堂，東京，2014．
4. 朝倉俊成：薬と注入器の特徴・選び方のコツが丸わかり！インスリン・インクレチン関連薬の自己注射 くすりとデバイス 第2版．メディカ出版，大阪，2013．

22 輸血の準備・実施

中西雅代

輸血療法とは、疾患の治療（化学療法や手術など）、または外傷によって欠乏した血液もしくは血液成分の一部を補うための治療方法である。
血液型やD型（Rho）の「陽性（＋）」「陰性（－）」の取り違えは重大な事故につながるため、徹底した確認が必要である。

クローズアップ手技

- 項目1 輸血の説明と同意、輸血用血液製剤の受け取り
- 項目2 輸血の準備
- 項目3 輸血の実施

基礎知識

ラベルの色

- 輸血用血液製剤は、血液型によりラベルの色が分けられている（図）。

A型・黄色
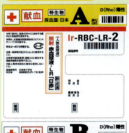

O型・空色
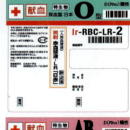

B型・白色
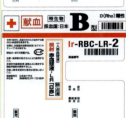

AB型・桃色
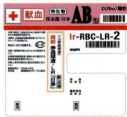

- ABO式の血液型によって色が分類されている

＊資料提供：日本赤十字社

基礎知識

輸血用血液製剤

- 準備や投与の際には、必ずラベルに印刷された以下の項目を確認する（図）。

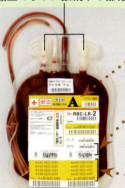

輸血口＝輸血セットに接続する部分

血液型
：ABO型血液、D（Rho）型抗原の陰性・陽性が表記されている

最終有効年月日
：西暦で記載。使用前に、有効期限が切れていないかチェックする

製造番号
：輸血の照合に用いられる。シール部分をはがして看護記録に貼ることもある

● 写真は照射赤血球液-LR「日赤」(Ir-RBC-LR-2)

＊資料提供：日本赤十字社

基礎知識

輸血用血液製剤の種類

● 成分採血由来の血小板製剤については2004年10月採血分より、全血採血由来の輸血用血液製剤については2007年1月採血分より、保存前白血球除去が実施されている。

文献1〜4を参考に作成

	種類*	貯法・有効期限	適応や注意点
全血製剤	人全血液 ● 人全血液-LR「日赤」 　（WB-LR-1／WB-LR-2） ● 照射人全血液-LR「日赤」 　（Ir-WB-LR-1／Ir-WB-LR-2）	● 2〜6℃で貯蔵 ● 採血後21日間	● 現在、全血輸血（血液成分をすべて他者に輸血すること）は、適応の根拠が明らかにされていない ● そのため、成分（赤血球、血漿、血小板）ごとの輸血が推奨されている
血液成分製剤	人赤血球液 ● 赤血球液-LR「日赤」 　（RBC-LR-1／RBC-LR-2） ● 照射赤血球液-LR「日赤」 　（Ir-RBC-LR-1／Ir-RBC-LR-2） ＊写真は照射赤血球液-LR「日赤」(Ir-RBC-LR-2、血液400mLに由来する血液量)	● 2〜6℃で貯蔵 ● 人赤血球液：採血後21日間	● 末梢循環の酸素供給と、循環血液量の維持のために用いる
	洗浄赤血球液 ● 洗浄赤血球液-LR「日赤」 　（WRC-LR-1／WRC-LR-2） ● 照射洗浄赤血球液-LR「日赤」 　（Ir-WRC-LR-1／Ir-WRC-LR-2）	● 洗浄赤血球液：製造後48時間	● 血漿成分に対して重篤な反応を起こす患者に用いる
	解凍赤血球液 ● 解凍赤血球液-LR「日赤」 　（FTRC-LR-1／FTRC-LR-2） ● 照射解凍赤血球液-LR「日赤」 　（Ir-FTRC-LR-1／Ir-FTRC-LR-2）	● 解凍赤血球液：製造後4日間	● 凍結した状態で10年間保存が可能 ● 希な血液型の赤血球を長期間保存することができる
	合成血液 ● 合成血液-LR「日赤」 　（BET-LR-1／BET-LR-2） ● 照射合成血液-LR「日赤」 　（Ir-BET-LR-1／Ir-BET-LR-2）	● 合成血液：製造後48時間	● 合成血液はABO血液型不適合による新生児溶血性疾患に用いる
	新鮮凍結血漿 ● 新鮮凍結血漿-LR「日赤」 　（FFP-LR120／FFP-LR240／FFP-LR480） ＊写真は新鮮凍結血漿-LR「日赤」240（FFP-LR240、血液400mL相当に由来する血漿）	● −20℃以下で貯蔵する ● 採血後1年間	● 凝固因子の欠乏による出血傾向を是正するために用いる ● **容量はFFP-LR-120が約120mL、FFP-LR-240が約240mLと、以前の新鮮凍結血漿「日赤」(FFP)の約1.5倍となっている。過剰投与に注意が必要**

＊全血採血由来製剤の略号の、末尾「-1」は血液200mLに由来する血液量、「-2」は血液400mLに由来する血液量を表す（実際の容量ではないことに注意）

（次頁へつづく）

血液成分製剤	人血小板濃厚液		
	●濃厚血小板 （PC-LR-1／PC-LR-2／PC-LR-5／PC-LR-10／PC-LR-15／PC-LR-20） ●照射濃厚血小板 （Ir-PC-LR-1／Ir-PC-LR-2／Ir-PC-LR-5／Ir-PC-LR-10／Ir-PC-LR-15／Ir-PC-LR-20） ●濃厚血小板・HLA-LR （PC-HLA-LR-10／PC-HLA-LR-15／PC-HLA-LR-20） ●照射濃厚血小板・HLA-LR （Ir-PC-HLA-LR-10／Ir-PC-HLA-LR-15／Ir-PC-HLA-LR-20） 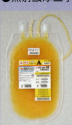 ＊写真は照射濃厚血小板「日赤」（Ir-PC-LR-10、10単位＝約200mL）	●20～24℃でゆるやかに水平振とうしながら貯蔵 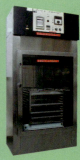（振とう器） ●採血後4日間	●血小板成分を補充することで止血を図り、出血を防止する ●静置保存しておくと、血小板の代謝で生じる乳酸によりpHが低下する。これに伴い血小板が傷害され、輸血効果が低下することを防ぐため、振とう貯蔵する。 ●血小板の入ったバッグを蛍光灯などにかざしながらゆっくりと撹拌したときに渦巻状のパターンが見られる現象をスワーリング（swirling）という。血小板の形態を目視で客観的に評価する方法として、スワーリング検査を行う。

＊資料提供：日本赤十字社

基礎知識

自己血輸血

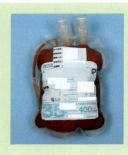

- 輸血用血液製剤のほかに、予定された手術前に、必要となる量の自分の血液を貯血しておき、手術時に使用する方法（自己血輸血）がある。
- 設備がある場合は、病院内にて採取・保管する。
- 保存期間は保存液の選択や貯血量にもよるが、全血CPD液で21日以内[5]。

もっと知りたい

輸血用血液製剤の略語・用語

> 輸血用血液製剤の種類を表す「略語」をチェックしよう！

輸血用血液製剤に表されている略語を示す。

なお、「照射済み（Ir）」血液とは、輸血後移植片対宿主病（GVHD：graft versus host disease）を避けるため、あらかじめ15～50Gy（グレイ）の放射線照射が行われた輸血用血液製剤を指す。

- BET ：blood for exchange transfusion（合成血液）
- CPD ：citrate phosphate dextrose（血液保存液）
- FFP ：fresh frozen plasma（新鮮凍結血漿）
- FTRC：frozen thawed red cells（解凍赤血球液）
- HLA ：human leukocyte antigen（ヒト白血球抗原）
- Ir ：irradiated（照射済み）
- LR ：leukocytes reduced（白血球を減少させた）
- MAP ：mannitol adenine phosphate（赤血球保存用添加液／MAP液）
- PC ：platelet concentrate（濃厚血小板）
- RBC ：red blood cells（赤血球液）
- WB ：whole blood（人全血液）
- WRC ：washed red cells（洗浄赤血球液）

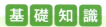

輸血に使用する輸血セット

赤血球製剤用・輸血セット（ろ過装置付き）

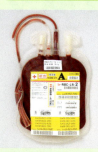
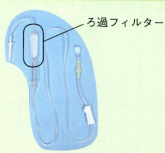

ろ過フィルター

- 赤血球液-LR「日赤」を投与する場合には、輸血セット（ろ過装置付き）を用いる[4]。
- 2007年1月採血分より、保存前白血球除去製剤の供給が開始となり、「大凝集塊（macroaggregate、マクロアグリゲート）」発生は抑えられている。それに伴い、赤血球製剤使用時の白血球除去フィルターは不要になった（下記参照）。

血小板製剤用・輸血セット

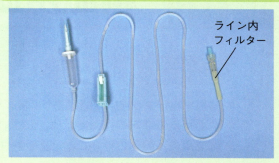

ライン内フィルター

- 凝集塊は少ないが、万が一のために、先端に血小板フィルターが付いている。
- 赤血球製剤用・輸血セットを用いると、血小板のロスとなってしまう。血小板製剤専用の輸血セットを用いる。

赤血球製剤用・輸血セット（微小凝集塊除去フィルター付き）

- 高流速・大量輸血を行う際に、微小凝集塊除去フィルターを接続する場合がある。
- 集中治療や周術期管理で、大量の急速輸血を行う場合、用手圧迫して使用するタイプ。

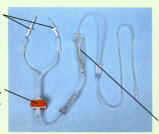

同時に2つの輸血バッグが接続できる
微小凝集塊除去フィルター
ポンピング可能な輸血チャンバー

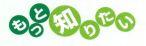

白血球除去フィルターは、なぜ必要なくなった？

以前は、赤血球製剤を投与する際に、白血球除去フィルターを使っていたけど…

　濃厚血小板製剤については、以前からすでに白血球除去が行われていたが、2007年1月採血分により、赤血球製剤についても、保存前白血球除去製剤に切り替えが行われた。
　このことで、保存に伴う凝集塊の予防と、発熱反応や同種免疫反応などの、輸血関連副作用の低減化が得られると考えられている。
　なお、切り替えに伴い、以前に使用されていた全血採血由来の製剤は、供給停止となった。

＜引用文献＞
1. 日本赤十字社血液事業本部医薬情報課：「輸血療法の実施に関する指針」（改定版）及び「血液製剤の使用指針」（改定版），平成17年9月（平成24年3月一部改正）．
2. 日本赤十字社血液事業部医薬情報課：血小板製剤の保存前白血球除去について．輸血情報0501-86（2005）．

項目 1　輸血の説明と同意、輸血用血液製剤の受け取り

ここが POINT!

◆ 輸血を施行する際は、同意書が必要。一連の輸血に対して1枚の同意書が必要となる。
◆ 輸血用血液製剤の運搬時には、間違いのないよう必ずダブルチェックを行う。
◆ 輸血用血液製剤の種類ごとの運搬条件を確認しておく。

1　医師から、患者に輸血療法についての説明を行う。

● 「説明するべき事項」は以下の通り。

（1）輸血療法の必要性
（2）使用する血液製剤の種類と使用量
（3）輸血に伴うリスク
（4）副作用・感染症救済制度と給付の条件
（5）自己血輸血の選択肢
（6）感染症検査と検体保管
（7）投与記録の保管と遡及調査時の使用
（8）その他、輸血療法の注意点

文献6より引用、一部改変

2　患者の同意が得られた場合は、輸血の同意書を作成する。

● 一連の輸血に対して、1枚の同意書が必要[7]（治療1週間程度で1枚の同意書が必要だが、疾患によって治療が継続する場合はその期間中に1枚でも可）。
● 同意書は、必ず患者用に1枚、カルテ保存用に1枚が必要。
● 医療機関保存用の同意書は、必ず入院カルテに「診療録控え」として保存しておく。
● 輸血の同意書は、法的書類であり、保存が義務づけられている（カルテの保存と同様、5年間）。
● 血液製剤、特定生物由来の使用の対象者の氏名、住所その他必要な事項について記録を作成し、20年間を下回らない期間、保存することが定められている（薬事法）。

● 輸血同意書の例（NTT東日本関東病院）

3 交差適合試験のための「パイロット採血」を行い、検体を検査室に提出する。

交差適合試験

主試験
- ⓐ 患者(受血者)の**血清** と
- ⓑ 輸血(供血者)の**血球** の反応

副試験
- ⓐ 患者(受血者)の**血球** と
- ⓑ 輸血(供血者)の**血清** の反応

2つの反応が陰性であること

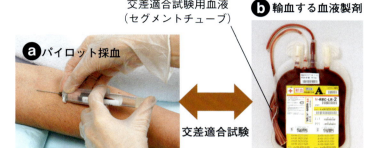

交差適合試験用血液（セグメントチューブ）
ⓐ パイロット採血
ⓑ 輸血する血液製剤
交差適合試験

- ●パイロット採血は、患者血と輸血用血液製剤が適合するかを検査するために行う。
- ●輸血時の交差適合試験用の血液を「パイロット血」、採血を「パイロット採血」と呼ぶ。
- ●交差適合試験では、左記の「主試験」「副試験」を行っている。

リスクを防ぐ
- ●採血時に、「ネームバンドでの患者氏名の確認」「患者自身にフルネームを名乗ってもらう」「検体ラベルの患者氏名の確認」を行う。

＊以下の確認書類のやりとりは、医療施設ごとに異なる。一例を示す。

4 「交差適合試験 結果報告書」あを確認する。

- ●患者氏名、月日、医師の指示通りの製剤か、交差適合試験の結果は、主試験・副試験ともに陰性かを確認する。

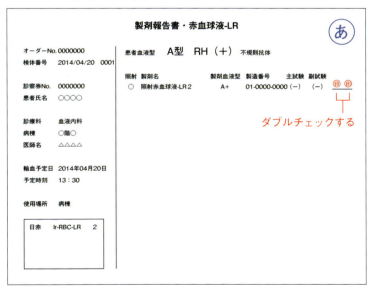

- ●「交差適合試験 結果報告書」の例
（NTT東日本関東病院では、「製剤報告書」という名称）

5 輸血部に、指示された輸血用血液製剤を受け取りに行く。

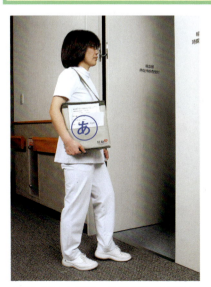

- ●「交差適合試験 結果報告書」あと、輸血用血液製剤運搬用の専用バッグを持って行く。

6 「払い出し伝票」ⓘを受け取り、「交差適合試験 結果報告書」ⓐと、輸血用血液製剤の計3点を確認する。

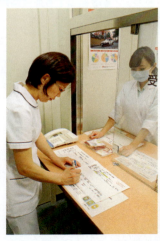 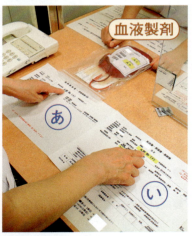 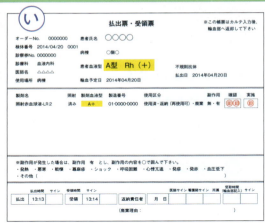

● 「払い出し伝票」の例。
（NTT東日本関東病院では、「払出票・受領票」）

- 輸血部からは、当日使用分の輸血用血液製剤のみを直接受領する。
- 受領の際は、輸血部と受領者での復唱確認（ダブルチェック）を行う。
- チェック項目は、「①患者氏名」「②生年月日」「③実施日時」「④血液型」「⑤血液製剤名」「⑥照射の有無」「⑦輸血量」「⑧製造番号」「⑨最終有効年月日（有効期限）」「⑩血液製剤の性状」。
- PDAが使える環境であれば必ず使用する。

7 運搬用のバッグに輸血用血液製剤を入れ、病棟へ持ち運び、すみやかに使用する。

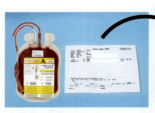 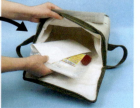

- 輸血用血液製剤に適した輸送方法で運搬する。
  - 赤血球製剤：運搬用バッグに入れて運搬する。
  - 血漿製剤　：凍結しているため保冷剤とともに運搬する。衝撃を与えないよう、落下に注意する。
  - 血小板製剤：常温で運搬する。
- 凍結している血漿製剤とほかの種類の輸血用血液製剤を、1つのバッグで運搬しない。
- 取り違え防止のために、一度に複数の輸血用血液製剤を運搬しない。

8 赤血球製剤を病棟などで保管する場合は、輸血用血液製剤専用の保冷庫に保存する。

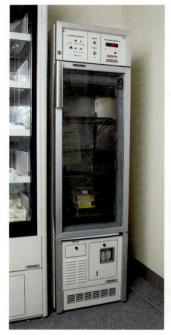

- 輸血用血液製剤専用の保冷庫は、厳密な温度管理を行えるようになっている。
- 二重の扉になっており、開閉時に庫内の温度が急激に変わらない。

リスクを防ぐ
- 温度設定が異なるため、一般の冷蔵庫は使用しない。
- 受領後はすみやかに使用する。

項目 2　輸血の準備

ここが POINT!

- 輸血用血液製剤によって、「恒温槽で融解して使用」「すぐに使用」など、準備方法が異なることに注意する。
- 輸血用血液製剤を準備する際は、取り違えないように十分に留意する。
- 輸血セットは、指定の輸血用血液製剤に適合するものを選択する。

1　必要物品を準備する。

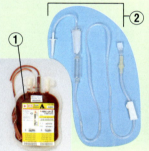

① 輸血用血液製剤（ここでは照射赤血球液-LR「日赤」）
② 輸血セット
- 「交差適合試験 結果報告書」あ
- 「払い出し伝票」い
- 「輸血指示書」う
- 点滴スタンド
- 未滅菌手袋

2　輸血用血液製剤を、使用可能な状態に整える。

赤血球製剤　：通常は、加温器は使わない。
凍結血漿製剤：ビニール袋に入れ、30～37℃の恒温槽に入れて融解し、3時間以内に使用。
血小板製剤　：すぐに使用可能。

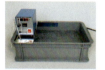

● 恒温槽。凍結血漿製剤を融解させる。

3　カルテで患者の血液型を確認し、「交差適合試験結果報告書」あ、「払い出し伝票」い、「輸血指示書」うと輸血用血液製剤の確認を再度行う。

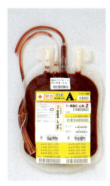
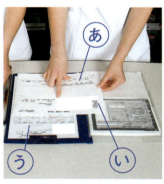

- 輸血用血液製剤と、あいうの書類計4点を、医療者2名で復唱確認（ダブルチェック）する。
- 「①患者氏名」「②生年月日」「③実施日時」「④血液型」「⑤血液製剤名」「⑥照射の有無」「⑦輸血量」「⑧製造番号」「⑨最終有効月日（有効期限）」「⑩血液製剤の性状」に、「⑪実施速度」を確認する。
- 確認後は、確認した者（2名）のサインをする。

4　輸血用血液製剤に、患者氏名ラベルを貼付する。

- 点滴使用時と同様に、ラベルを使用する。
- 転記によるリスクを回避するため、ラベルは印刷されたもので管理するのが望ましい。
- ラベルには少なくとも、「患者氏名」「使用する輸血用血液製剤」「使用量」「実施日」の記載が必要。
* NTT東日本関東病院では、輸血部ですでにラベルが貼付されている。

*以下の手技は、保存前白血球除去製剤を使用する場合の手技を示す
文献4を参考に作成

5 輸血セットを開封し、クレンメをすべて閉じる。

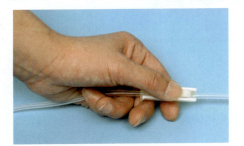

● 血液が流れてしまうのを防ぐ。

6 血液バッグを静かに振って、内容物を混和する。

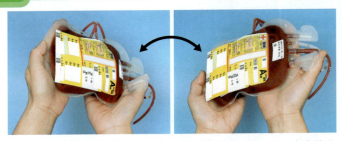

● 輸血用血液製剤を静かに左右、または上下に振って、内容物を混和する。

7 輸血セットを手に持ち、血液バッグのプロテクター（2口ある）のいずれか一方を強く引いて切り、輸血口を露出させる。

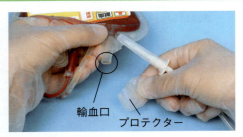

輸血口　プロテクター

● 未滅菌手袋を装着して行う。
● 赤血球製剤の輸血口には、写真のように羽根部を割いて輸血口を出す「プロテクタータイプ」と、タブを裂いて輸血口を出す「タブタイプ」がある[4]。
● 輸血口には触らず、清潔に保つ。

8 輸血セットのプラスチック針のカバーを外す。

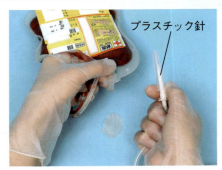

プラスチック針

● 清潔に取り扱う。

9 血液バッグを処置台に置いたまま、プラスチック針を輸血口に垂直に差し込み、根元まで入れる。

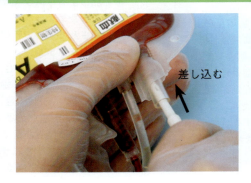

差し込む

ここがコツ
● プラスチック針を、少しひねりながら差し込む。
● 根元まで、確実に差し込む。

10 輸血セットを接続した血液バッグを、点滴スタンドに吊り下げる。

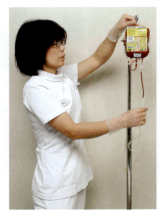

● 血液バッグにエア針は不要。

11 輸血セットのクレンメを閉じた状態で、ろ過筒内全体に血液を満たす。

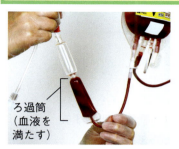

ろ過筒（血液を満たす）

● ろ過筒内にあるフィルター全体に血液を行き渡らせる（輸血セットの製品によって異なる場合がある）。

12 点滴筒を押しつぶし、半分まで血液を満たす。

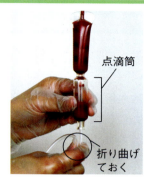

点滴筒

折り曲げておく

● 点滴筒をゆっくり押しつぶし、指を離して血液を満たす。

👉 ここがコツ

- ろ過筒・点滴筒に血液を満たすときに、空気が混入しやすい。
- 点滴筒の下側のルートを折り曲げておくと、空気が混入しにくい。

13 クレンメをゆっくりと開く。輸血セットの先端まで血液を満たしたら、再びクレンメを閉じる。

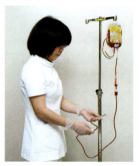

- クレンメを徐々にゆるめ、輸血セットの先端まで血液を満たす。
- 最後に必ず、再度クレンメを閉じる。

14 輸血セットを点滴スタンドから下ろし、患者別のトレイに乗せて、ベッドサイドまで運ぶ。

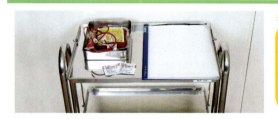

リスクを防ぐ
● 患者別のトレイを作成し、取り違えを防ぐ。

もっと知りたい

加温器は、輸血セットのチューブを通して赤血球製剤を温める装置。ふだんは使用しなくてもいいけれど…

ベッドサイドで加温器を使う場合って？

● **赤血球製剤は通常は加温しない**

赤血球製剤は、通常は温める必要はない。加温により、溶血（血球が破壊されること）のリスクが高まるからである。

42℃以上に加温すると、赤血球の溶血が起こる[1]。傷害を受けた赤血球は輸血効果が低下するだけでなく、患者にも副作用が出る。

● **例外的に加温が必要な場合**

加温が必要なのは、以下の場合である[1]。
① 100mL/分を超える急速輸血
② 30分以上にわたる50mL/分を超える成人の急速輸血
③ 心肺バイパス術の復温期における輸血
④ 新生児の交換輸血
⑤ 15mL/kg/時を超える小児の輸血
⑥ 重症寒冷自己免疫性溶血性貧血患者への輸血

<引用文献> 1. 日本赤十字社：輸血用血液製剤取り扱いマニュアル，2010年11月改訂版．

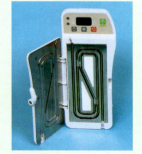

● 血液・輸液用加温器。写真はアニメックAM-301（エルテック株式会社）

項目 3

輸血の実施

ここがPOINT!

◆ ベッドサイドでも、必ず正しい輸血用血液製剤か確認する。患者にも確認してもらう。
◆ 輸血開始から5分間はベッドサイドで患者のバイタルサインを測定し、状態を観察する。輸血開始から15分後にもバイタルサインを測定し、再度、患者の状態を観察する。
◆ リスク管理のため、「輸血の施行準備」「輸血の実施」「副作用の確認」の際は、施行した医療者の氏名と施行した時間を記録する。

1 必要物品を準備する。

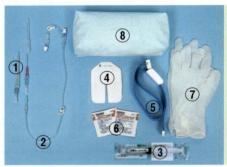

①静脈留置針（成人では16～20G）
②延長チューブ（ここではシュアプラグ®延長チューブ）
③生理食塩液（ここではプレフィルドタイプ）
④ドレッシング材（ここではテガダーム™ I.V.トランスペアレントドレッシング1633）
⑤駆血帯
⑥アルコール綿
⑦未滅菌手袋
⑧腕枕（肘枕）
●払い出し伝票（い）
●輸血指示書（う）
●固定用テープ
●点滴スタンド

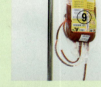

⑨輸血セットを接続した輸血用血液製剤

2 必要物品をベッドサイドに運び、医療者2名で照合する。患者確認を行う。

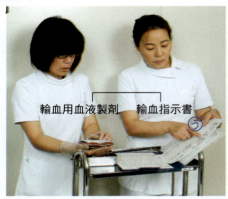

輸血用血液製剤　輸血指示書

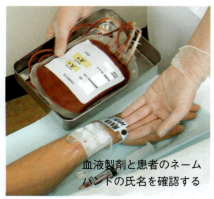

血液製剤と患者のネームバンドの氏名を確認する

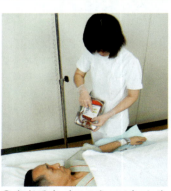

● 「①患者氏名」「②生年月日」「③実施日時」「④血液型」「⑤血液製剤名」「⑥照射の有無」「⑦輸血量」「⑧製造番号」「⑨最終有効年月日（有効期限）」「⑩血液製剤の性状」「⑪実施速度」を確認する。

● 患者氏名（フルネーム）と生年月日、血液型を答えてもらい、ネームバンドを確認する。
● PDAが使える環境であれば必ず使用する。

3 輸血専用の末梢静脈ラインの刺入を行う。

- 原則として、単独の静脈血管を確保する。ライン確保に適切な部位は、前腕の静脈である。
- 輸血用のライン確保に適切な留置針は、成人で通常16〜20G。
- 刺入部位の固定は、常に観察できるよう、透明フィルムのドレッシング材を用いる。
- やむをえず輸液ルートから輸血を行う場合には、輸液ルートの切り替え部分から留置針までを短くし、輸液から輸血の切り替え時には生理食塩液で輸液ルートをフラッシュ（洗い流し）する。ルートをフラッシュする際の容量は、（カテーテルの容量＋付属パーツの容量）×2が必要。
- 薬剤を投与している留置針から、輸血用血液製剤の投与を行ってはならない。併用できるのは、生理食塩液のルートのみ。

4 延長チューブと輸血セットを接続する。

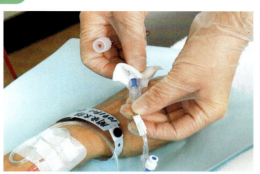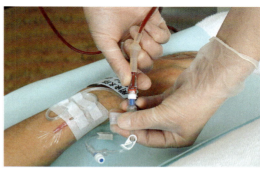

- 末梢静脈ラインの刺入の手技については、「14：静脈内注射・点滴静脈内注射」を参照。
- 接続プラグ部分をアルコール綿で消毒して、清潔に接続する。

5 クレンメを徐々にゆるめ、滴下速度を調整する。輸血用血液製剤を接続した担当者のサインを血液バッグに記載する。

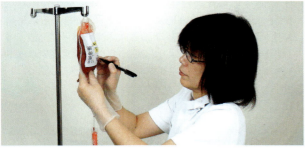

- 輸血用血液製剤のラベルに印鑑を押すなどの方法もある。

- 滴下速度は、通常、開始から10〜15分間は1mL/分程度[4]。
- その後は、医師の指示に従う（成人の場合、通常5mL/分程度）[4]。

6 輸血開始後5分間は、ベッドサイドで患者状態を観察する。

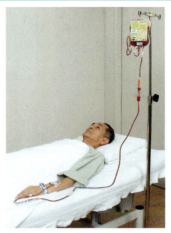

- さらに、5分間の観察後から15分が経過した時点で、再度、患者の状態を観察し（アナフィラキシーショックに注意）、その後も適宜、観察を続ける。

7 輸血確認者2名の氏名を記録に記載する。輸血開始時は「5分間」観察しバイタルサインを測定する。また、「15分後」「終了後」に、それぞれ観察しバイタルサインを測定した結果を記録する。

- NTT東日本関東病院では、電子カルテ上に記録を残す方式になっている。

<引用文献>
1. 日本赤十字社血液事業本部医薬情報課 編：照射赤血球濃厚液-LR「日赤」．血液製剤添付文書集，日本赤十字社，東京，2014：25-28.
2. 日本赤十字社血液事業本部医薬情報課 編：新鮮凍結血漿-LR「日赤」．血液製剤添付文書集，日本赤十字社，東京，2014：53-56.
3. 日本赤十字社血液事業本部医薬情報課 編：照射濃厚血小板-LR「日赤」．血液製剤添付文書集，日本赤十字社，東京，2014：65-68.
4. 日本赤十字社血液事業本部医薬情報課：輸血用血液製剤取り扱いマニュアル：1-26.
5. 日本自己血輸血学会：貯血式自己血輸血実施指針（2014）．
6. 厚生労働省医薬食品局血液対策課：「輸血療法の実施に関する指針」（改定版）及び「血液製剤の使用指針」（改定版），平成17年9月（平成24年3月一部改正）
7. 社会保険研究所：第10部・手術 第2節・輸血料．医科点数表の解釈 平成26年度4月版，社会保険研究所，東京，2014：849.

<参考文献>
1. 日本赤十字社：保存前白血球除去を実施した全血採血由来輸血用血液製剤の製造販売承認取得のお知らせ＜改訂版＞．2006年12月．
2. 日本輸血・細胞治療学会I＆A委員会：I＆Aのための輸血療法基準 第3版．2006：9.
3. 製品情報・輸血用血液製剤の製剤写真及び製剤ラベルの更新．2008年8月．

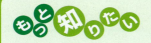

輸血後の重大な副作用は？

輸血には重大な副作用が伴う。知っておきたいポイントは？

● 溶血性副作用

急性の副作用として、血液型不適合による血管内溶血がある。症状は、背部痛・悪寒戦慄・発熱・ヘモグロビン尿・体液貯留・浮腫・息切れなどである。

遅発性の副作用には、輸血後24時間以降から数日経過してから見られる、血管外溶血による遅発性溶血性輸血副作用（delayed hemolytic transfusion reaction：DHFR）がある。

いずれの場合も、死亡例が報告されている。

● 非溶血性副作用

1. 急性の副作用
① アナフィラキシーショック反応：輸血後10分以内に発症する。症状は、チアノーゼ・皮膚の紅潮・血管浮腫・喘息様症状・腹痛・頻脈・血圧低下など。
② 細菌感染症：細菌汚染血による菌血症やエンドトキシンショック。
③ 輸血関連急性肺障害（transfusion-related acute lung injury：TRALI）：輸血後6時間以内（多くは1～2時間以内）に起こる、非心原性の肺水腫を伴った呼吸困難を呈する重篤な障害。心不全との鑑別が重要で、利尿薬の使用は症状を悪化させることがある。主な症状は、低酸素血症・両側肺水腫・発熱・血圧低下など。
④ 循環不全：溶血によりK^+が上昇し、高カリウム血症により不整脈・心不全を引き起こす。

以上のような副作用が出現したときは、ただちに輸血を中止し、医師に報告、適切に処置する（輸血を輸液に切りかえ、使用した輸血は廃棄せずそのまま保存しておく）。

2. 遅発性の副作用

輸血後数日から数か月後に発症する副作用を、遅発性の副作用と呼ぶ。
① 輸血後移植片対宿主病（post transfusion-graft versus host disease：PT-GVHD）：輸血後7～14日ごろに発熱・紅斑・下痢・肝機能障害・汎血球減少症を伴って発症する。放射線照射の予防策により、2000年以降確定症例はない。
② 輸血後ウイルス感染：B型肝炎ウイルス・C型肝炎ウイルス・HIV・HTLV などがある。

<参考文献>
1. 厚生労働省医薬食品局血液対策課：「輸血療法の実施に関する指針」（改定版）及び「血液製剤の使用指針」（改定版），平成17年9月（平成24年3月一部改正）．
2. 日本赤十字社血液事業本部学術情報課：赤十字血液センターに報告された非溶血性輸血副作用－2013年－．輸血情報1410-140（2013）．
3. 日本赤十字社血液事業本部学術情報課：輸血関連急性肺障害にご注意下さい＜修正版＞．輸血情報1304-135（2013）．
4. 日本赤十字社血液事業本部学術情報課：輸血用血液製剤との関連が高いと考えられた感染症症例－2013年－．輸血情報1410-139（2014）．

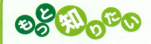

輸血用血液製剤による感染対策のため、献血時の手技が変わった！

初流血除去について

● 献血時・輸血用血液製剤の細菌感染対策

輸血用血液製剤は献血によりまかなわれている。従来より、輸血による細菌感染症を予防するためには、下記などのさまざまな手段が講じられてきた[1]。
　①献血受付時の問診内容の充実（発熱、下痢等の確認）
　②採血時の皮膚消毒の徹底
　③輸血用血液製剤出荷時の外観の確認
　しかし、まれに細菌感染事例の報告がある。

● 初流血除去の導入
・成分採血由来血小板製剤（2006年10月）
・全血採血由来製剤（2007年3月）
・成分採血由来血漿製剤（2008年1月）
　現在、以上すべての製剤で初流血除去を行った輸血用血液製剤が供給されている[2,3]。

● 初流血除去の手技

初流血除去とは、血液の採血にあたって、最も細菌が混入する可能性が高い最初の血液約25mLを別のバッグに採血し、その後に、輸血の本バッグに採血する方法[1]のことである。別のバッグに採取された初流血は、検査用血液として利用される。

初流血除去は、従来より懸念されていた、「針が皮膚を穿刺する際に皮膚毛嚢を通過する」「切り取られた小皮膚片が輸血バッグ内に混入する」への対応として考えられている。

なお、初流血除去については、輸血用血液製剤のうち血小板製剤から供給が開始される。これは、血小板製剤の保存条件が20～24℃であり、他の製剤よりも菌の繁殖速度が速いと考えられるためである。

＜引用文献＞
1．日本赤十字社：輸血用血液製剤の採血時における初流血除去について．2007年4月．
2．日本赤十字社：血液製剤の安全性の向上について．2008年11月．
3．日本赤十字社：血小板製剤への初流血除去導入の効果について．2009年3月．

Part 4

呼吸管理・人工呼吸管理

- **23** 酸素吸入療法
- **24** 口腔・鼻腔吸引と口腔ケア（非挿管時）
- **25** 体位ドレナージ（排痰法）
- **26** 薬物吸入療法
- **27** 人工呼吸器の回路組み立て・点検
- **28** 人工呼吸器装着患者のケア
- **29** 非侵襲的陽圧換気（NPPV）の実施
- **30** 気管吸引（開放式吸引、閉鎖式吸引）
- **31** 気管切開部の管理

資料4 ● 人工気道への酸素投与方法
資料5 ● 人工呼吸器の換気モード・アラーム

23 酸素吸入療法

白浜伴子

酸素吸入療法は、組織中の酸素が欠乏している状態（低酸素症）に対して行われる治療法である。
酸素吸入に関する器具を理解し、安全かつ確実に酸素投与を進める必要がある。

クローズアップ手技

- 項目1 **中央配管による酸素吸入**（酸素マスクによる）
- 項目2 **酸素ボンベによる酸素吸入**（ベッド搬送時）
- 項目3 **酸素吸入中の観察**

基礎知識

酸素吸入療法の適応

酸素吸入が必要な病態

病態	症状（一例）
ストレス	●ヒステリー ●激痛
体液異常	●糖尿病 ●尿毒症によるアシドーシス
呼吸中枢の障害	●脳動脈硬化症 ●脳腫瘍
呼吸筋の障害	●肋骨骨折 ●脊髄損傷 ●腹水 ●便秘
気道・肺障害	●肺炎 ●喘息 ●肺腫瘍
心臓・血管障害	●心不全
血液の障害	●貧血 ●出血
体温調節障害	●発熱

文献1、p.27より引用

- 大気中の酸素濃度（約21％）では生命維持に必要な酸素が補えない場合、酸素吸入療法を行う。
- 低酸素症の患者のほか、酸素消費量が正常よりも多い患者（術後、高熱など）に対しても行われる（表）[1,2]。
- 一般的に室内気にて PaO_2 が60Torr 未満あるいは SaO_2 90％以下の急性呼吸不全が酸素投与の適応となる[2]。

＊1【PaO_2】＝動脈血酸素分圧。
＊2【Torr】＝圧の単位、トール。Torr またはmmHg×0.133＝kPa。
＊3【SaO_2】＝動脈血酸素飽和度。

基礎知識

酸素投与方法

- 酸素供給システムには、主に「中央配管」と「酸素ボンベ」の2種類がある（図）。
- 中央配管からの酸素供給は、患者が居室時にベッドサイドで使用する。一方、酸素ボンベからの酸素供給は、酸素吸入中の患者が検査などで移動する際に使用する。
- いずれの場合においても、必ず火気のないところで行う。

中央配管での酸素吸入

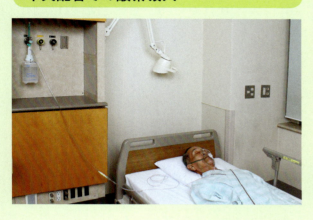

酸素ボンベでの酸素吸入

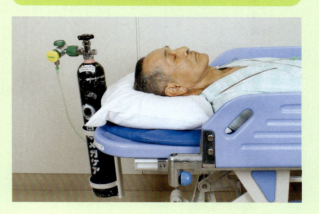

基礎知識

酸素流量計の種類

- 中央配管から酸素吸入療法を行う際に接続する酸素流量計は、「大気圧式」（大気による圧力方式）と「恒圧式」（配管による圧力方式）の2種類がある（図）。

大気圧式酸素流量計

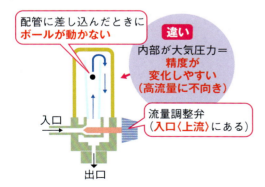

- 低流量システムでのみ使用可
- 使用する方法：経鼻カニューレ、簡易酸素マスク、リザーバー付き酸素マスク
- 流量計内部に配管圧はかからない

恒圧式酸素流量計

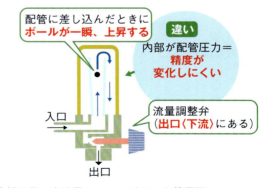

- 低流量・高流量システムどちらも使用可
- 使用する方法：大気圧式と同様（左記）のほか、ベンチュリーマスク、ネブライザー付き酸素吸入装置
- 流量計内部に常に配管圧がかかっており、使用しないときに配管に接続したままにすると破損の恐れがある

基礎知識

酸素投与システムの分類

● 酸素投与システムには「低流量システム」「高流量システム」「リザーバーシステム」の3種類がある（表）[3]。

低流量システム
患者の1回換気量より酸素投与器具からの総流量が少なく供給され、不足分はマスク周囲の室内気で補われる方式
＝吸入酸素濃度は1回換気量に左右される

主な酸素投与器具の種類と特徴

	酸素投与器具	酸素濃度(%)のめやす	適応酸素流量(L/分)													
			1	2	3	4	5	6	7	8	9	10	11	12	13	14	15
低流量システム	経鼻カニューレ		24	28	32	36	40	44									
	簡易酸素マスク							40	40〜50	50〜60	60						
	経皮気管内カテーテル[*1]		経鼻カニューレによる酸素投与法に比べ、酸素流量を40〜50%減量することが可能													
	オキシアーム®（開放型酸素送流システム）		21〜27	28〜31		32〜35		36〜39		40〜43		42〜47					
	リザーバー付きマスク							60	70	80	90	90〜	90〜	90〜	90〜	90〜	90〜

リザーバー付きシステムは、リザーバーバッグ内の酸素を吸入するため、高濃度の酸素吸入が可能

*1【経皮気管内カテーテル】＝気管内に直接経皮的にカテーテルを挿入して酸素投与を行う方法（経皮気管内酸素投与法、transtracheal oxygen：TTO）[3]。

加湿機能の有無	特徴	使用上の注意
なし	●安全かつ簡便 ●顔面への接触面積が狭く、違和感や閉塞感が少ない ●酸素を吸入しながら、会話や食事ができる	●酸素流量 6L/分を超える場合は使用しない(鼻粘膜を損傷させる可能性がある) ●常時、口呼吸の患者には使用不可 ●鼻の下、耳介上部で摩擦による皮膚障害のリスクがある
なし	●簡便に中濃度の酸素を投与できる ●呼気に含まれる湿気によって、鼻腔・口腔粘膜の乾燥が起こりにくい	●マスク内に溜まった呼気ガスを再呼吸しないように通常 5L/分以上で使用する ●5L/分以下で使用する場合は、患者の $PaCO_2$ 上昇に注意する ●耳介上部のゴムによる圧迫・摩擦による皮膚障害のリスクがある
なし	●経鼻カニューレに比べ、酸素流量を 40〜50%減量することが可能で、外見上も目立ちにくい[3]	●挿入にあたり、外科的処置が必要[3] ●毎日カテーテルを洗浄する必要がある[3]
なし	●非接触型で、圧迫感や鼻粘膜の乾燥等の障害が起こりづらい ●酸素流量が 6L/分以上であっても、鼻腔への刺激はない	●ヘッドセットを装着したままの就寝は難しい[3]
なし	●高濃度の酸素投与に適している ●酸素流量が少ないと呼気ガスを再吸入するため、$PaCO_2$ が上昇する可能性がある	●マスク内に溜まった呼気ガスの再吸入を防ぐため、酸素流量は 6L/分以上にする ●リザーバーバッグが十分に膨らんだ状態で使用する

(次頁へつづく)

高流量システム

患者の1回換気量より酸素投与器具からの総流量が多く供給される方式
＝吸入酸素濃度は安定的に設定できる

	酸素投与器具		適応酸素流量（L/分）														
				1	2	3	4	5	6	7	8	9	10	11	12	13	14	15
高流量システム	ベンチュリーマスク 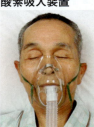	吸入酸素濃度（％）					24・28		31		35・40		50					
	ネブライザー付き酸素吸入装置 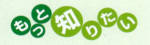																	

総流量30L/分以上確保するための酸素流量が、設定酸素濃度別にダイリューターに記されている

35、40、50、70、100
＊インスピロン®ネブライザーの場合
＊70、100は乳幼児や小児用の設定
＊吸入酸素濃度に合わせてトータル流量が30L/分となるように調整する

もっと知りたい

リザーバー付きマスク使用時のポイント

リザーバーバッグが膨らまないとき、どうする？

● リザーバー付きマスクを使用時、患者の1回換気量が多いときはリザーバーバッグが空になり、ふくらまなくなる。その場合、流量を上げて対応するか、流量を上げたくない場合にはマスク側方の一方弁（ゴム弁）を片側だけにして使用する。

【例】
標準体重60kg（吸気時間1秒、呼気時間3秒、呼吸数15回/分）の患者のとき
● 1回換気量：10（mL）×60（kg）＝600（mL）
● 酸素流量：6L/分（1秒間に流れる酸素量100mL）
● 呼気中にバッグにたまる酸素量：300mL（＝100mL×3秒）

次の吸気に患者が吸い込む酸素量は、リザーバーバッグの300mL＋吸気の1秒間に流れてくる酸素（100mL）＝400mLとなり、1回換気量のうち400mLを吸い込んだ時点でそれ以上息が吸えなくなる。

このような場合に、弁を片方外すことで、室内気がマスク内に混入する[4]（ただし、この場合は吸入酸素濃度が低くなる）。

＊酸素流量に伴う一方弁の取り外しについては、取扱説明書を参考にする。

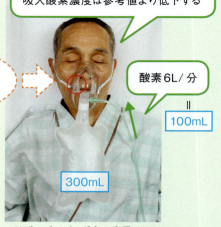

マスク側方のゴム弁を片側外すと、室内気で足りない吸気量を補うため、吸入酸素濃度は参考値より低下する

一方弁を片方外すと…
室内気が 200mL 入る

酸素 6L/分
＝
100mL

300mL

＊リザーバーバッグ内の容量は600mL

加湿機能	特徴	使用上の注意
なし（ただし、ヒューミディファイヤーと接続して側方より併用可。製品によってはリユースタイプを併用）	●患者の呼吸パターンに左右されず、吸入酸素濃度を一定に保つことができる	●吸入酸素濃度が低下するため、酸素流量は推奨流量を維持する ●加湿する場合は、付属器を取り付ける必要がある（ただし、酸素療法ガイドライン[3]では「酸素流量に関係なく酸素濃度40％まではあえて酸素を加湿する必要はない」とされている）
あり	●患者の呼吸パターンに左右されず、吸入酸素濃度を一定に保つことができる ●十分な加湿が必要な開胸術後で喀痰喀出困難な患者などに適している	●装置の酸素濃度調節ダイヤルに表示されているような高濃度酸素吸入は成人患者にはできない ●加湿用蒸留水の汚染による感染リスクがある ●蛇管内に結露が発生するため、ウォータートラップ内の水を適宜廃棄する

基礎知識

高流量システムで用いられるベンチュリー効果

● ベンチュリー効果とは、高速で流れる流体が周りの物を引き付ける効果である（図）。

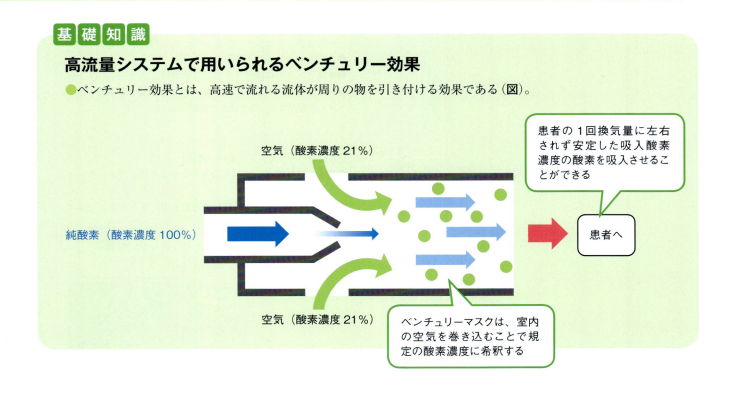

空気（酸素濃度21％）

純酸素（酸素濃度100％）

空気（酸素濃度21％）

患者へ

患者の1回換気量に左右されず安定した吸入酸素濃度の酸素を吸入させることができる

ベンチュリーマスクは、室内の空気を巻き込むことで規定の酸素濃度に希釈する

基礎知識

加湿の方法

- 酸素吸入療法を行うことにより、配管から供給される乾燥した酸素を吸い込むことになる。
- その影響で気管内の線毛上皮細胞の障害、線毛運動の低下、気管内分泌物の排出困難を引き起こすリスクがある。
- これらのリスクを防ぐために、酸素吸入時の加湿が重要である。
- 主な加湿方法として、「①加湿ボトル」「②ヒューミディファイヤー方式」「③ネブライザー方式(ネブライザー付き酸素吸入装置)」などがある(表)。
- 加湿ボトルにはリユースタイプもあるが、感染予防のためディスポーザブル製品を用いることが望ましい。患者ごとに交換する。

加湿方法	特徴
①加湿ボトル(リユースタイプ) 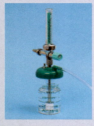	●滅菌蒸留水を用いて加湿する。 ●低流量・高流量システムで使用可(製品による)。 ●短時間使用の場合、コスト面では経済的。
②ヒューミディファイヤー方式 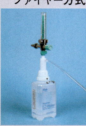	●乾燥酸素を蒸留水中で気泡としてくぐらせ加湿する。 ●主に低流量システムで使用可(製品によっては高流量システムでも使用可)。 ●15L/分以上の使用で容器本体が破裂するリスクがあるため注意する。 ●無菌的に交換可能なディスポーザブル閉鎖式製品、ソフトバッグ製品など、さまざまな種類がある。
③ネブライザー方式 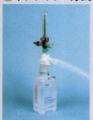	●酸素の吹き出す力を利用して、空気を巻き込みエアロゾルを発生させて加湿する(「基礎知識:高流量システムで用いられるベンチュリー効果」参照)。 ●高流量システムで使用可。 ●専用ヒーターに接続することで加温可。 ●無菌的に交換可能なディスポーザブル閉鎖式製品、ソフトバッグ製品など、さまざまな種類がある。
【その他の製品例】 ●インスピロン®ネブライザー	【ウォータートラップ併用時の接続】 ●加湿時は蛇管内に水滴が溜まらないように、ウォータートラップを併用する。 ●ウォータートラップは回路内で最も低くなる位置に設置することが重要。

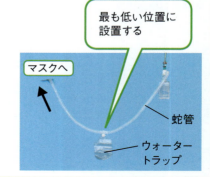

最も低い位置に設置する / マスクへ / 蛇管 / ウォータートラップ

基礎知識

加湿の必要性を検討する

- 酸素吸入時は、酸素投与器具や酸素流量、患者状態などから、加湿の必要性を検討する（表）。
- 1回換気量に占める配管からの酸素（乾燥酸素）の割合が少ない場合は、酸素を加湿しないことにより気道から失われる水分量は少なく、自覚症状にも差がないという報告がある。
- そのため、米国呼吸療法協会（AARC）[5]では「4L/分以下」、米国胸部学会（ATS）の慢性閉塞性肺疾患（COPD）ガイドライン[6]では「5L/分以下」のとき、あえて加湿する必要はないとされている。
- 日本呼吸管理学会では、加湿しなくてよい理由を下記の通りに示している。
  - 生理的な加湿器である鼻腔を介して呼吸している
  - 1回換気量に占める中央配管からの酸素（乾燥酸素）の割合が少ない
  - 酸素を加湿しないことにより気道から失われる水分量は少ない
  - 酸素加湿の有無で自覚症状に差がない場合が多い
- このことから、「経鼻カニューレは3L/分まで」「ベンチュリーマスクでは酸素流量に関係なく酸素濃度40％まで」はあえて酸素を加湿する必要はなく、むしろ室内気の湿度に注意すべきである[3]。ただし、口渇や違和感などを訴えたときは加湿を検討する。

酸素投与器具・患者状態による加湿の必要性

酸素投与器具・患者状態	加湿の有無
経鼻カニューレ	4L/分以上で必要
簡易酸素マスク	必要（5L〜の使用であるため）
リザーバー付きマスク	必要（6L〜の使用であるため）
ベンチュリーマスク	50％のみで必要
ネブライザー付き酸素吸入装置	必要
挿管・気管切開中	必要（人工気道であるため）
鼻腔の加湿能力が低い	必要

基礎知識

加湿時の流量設定

- 流量を設定する際、インスピロン®とレスピフロー™など、ネブライザー付き酸素吸入装置の製品によって流量早見表の数値は多少異なるため、製品ごとの表を使用する（表）[4]。
- 成人患者において、以下の理由から、ネブライザー付き酸素吸入装置の酸素濃度調節ダイヤルに表示されているような「70％」「100％」の高濃度酸素吸入はできない。
  - 健常成人の平均吸気流量＝30L/分（＝1回換気量500mL、吸気時間1秒のときの平均吸気流量に相当：500mL/秒×60秒＝30L/分）となる。
  - 通常、患者の最大吸気流量以上の総流量となるように、酸素流量とダイヤル目盛り酸素濃度を設定する必要がある。

インスピロン®ネブライザーにおけるトータル流量早見表

O_2流量(L/分)	4	5	6	7	8	9	10	11	12	13	14	15
100％	4.0	5.0	6.0	7.0	8.0	9.0	10.0	11.0	12.0	13.0	14.0	15.0
70％	6.4	8.1	9.7	11.3	12.9	14.5	16.1	17.7	19.3	21.0	22.6	24.2
50％	10.9	13.6	16.3	19.1	21.8	24.5	27.2	30.0	32.7	35.4	38.1	40.9
40％	16.6	20.8	24.9	29.1	33.3	37.4	41.6	45.7	49.9	54.1	58.2	62.4
35％	22.6	28.2	33.9	39.5	45.1	50.8	56.4	62.1	67.7	73.4	79.0	84.6

例：O_2流量11L/分でネブライザーのO_2濃度ダイヤルを50％に合わせるとO_2濃度50％の混合ガスが30.0L/分で供給される。ただし、この表はトータル流量が30L/分以上になる場合（成人患者の場合）。

> 同じ酸素流量で酸素濃度ダイヤルを上げてしまうと、実際の吸入酸素濃度は低下するため注意する

文献4より引用

項目 1

中央配管による酸素吸入
（酸素マスクによる）

ここがPOINT!

◆ 酸素流量計と加湿ボトル、中央配管との接続は、酸素漏れのないよう確実に行う。
◆ 酸素流量計の読み方は、種類によって異なるため注意する。
◆ 長期にわたる場合は、皮膚障害予防のためクッション材やガーゼなどを用いて固定する。

＊ここでは、酸素流量6L/分で投与する設定

1 必要物品を準備する。

● アダプターは酸素流量に合わせて、高流量用／低流量用を選択する。

①酸素流量計（恒圧式もしくは大気圧式）
②滅菌蒸留水（加湿ボトルもしくはディスポーザブルの加湿水、ここではイージーウォーター、日本メディカルネクスト株式会社）
③アダプター（ここではイージーウォーターヒューミディファイヤーアダプター、日本メディカルネクスト株式会社）
④酸素投与器具（医師の指示にて用意、ここでは簡易酸素マスク）
⑤（必要時）酸素チューブ（エクステンション用）
⑥コネクター（ここではサフィード®コネクター200、テルモ株式会社）
⑦パルスオキシメータ
● 指示書
●（必要時）クッション材（スポンジやガーゼ）

リユースタイプの加湿ボトルを使用する場合
⑧滅菌蒸留水
⑨加湿ボトル

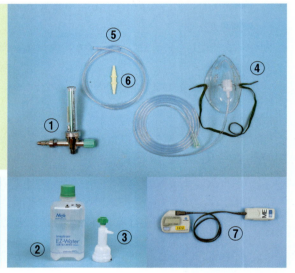

2 加湿ボトルにアダプターを接続する。

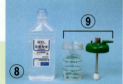

アダプター
加湿ボトル

リユースタイプの場合

● 加湿ボトルに滅菌蒸留水を入れて用いる。
● 酸素漏れの原因となるため、酸素流量計の裏ブタにゴムパッキンは装着されているか、古くなっていないか確認する。

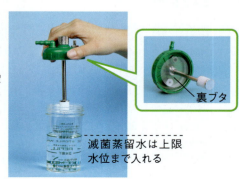

裏ブタ

滅菌蒸留水は上限水位まで入れる

3 酸素流量計とアダプター付き加湿ボトルを接続する。

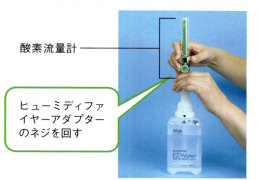

- 酸素流量計
- ヒューミディファイヤーアダプターのネジを回す

リユースタイプの場合

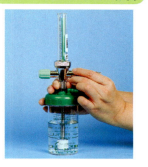

リスクを防ぐ
- 接続がゆるんでいると、酸素が供給されていないことがある。

4 酸素投与の指示を確認し、患者に説明、承諾を得る。

- 指示書の「患者氏名」「酸素吸入方法」「酸素流量」「開始時間」を確認する。
- 患者氏名（フルネーム）と生年月日を答えてもらい、ネームバンドを確認する。
- 酸素吸入を行うことを説明し、同意を得る。
- 周囲に火気がないことを確認する。

5 加湿ボトルを接続した酸素流量計を中央配管（酸素）に接続する。

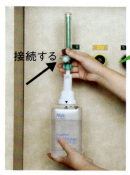

- 接続する
- カチッと音がするまで差し込む

リユースタイプの場合

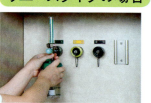

- 接続時は、酸素流量計あるいはアダプタプラグのピンを確認し、「カチッ」と音がするまで酸素流量計を差し込む。
- 酸素流量計にゆるみ、ぐらつきがないか確認する。

リスクを防ぐ
- 病室の配管内には、医療施設内にある液体酸素タンクから約0.4MPaまで減圧された気体酸素が供給されている[7]。
- 災害やトラブルなどが発生した場合、「供給の中断」「供給圧力の低下による停止」が起こりうることを想定しておく。
- 医療施設内に設置されている圧力計の警報装置が作動した場合は、供給源を酸素ボンベに変更するなどすみやかな対応が求められる。

加湿を行わない場合の接続例

- 酸素流量計
- コネクター
- 酸素チューブ
- 酸素流量計にコネクターを取り付け酸素チューブを接続し、中央配管（酸素）に差し込む

6 加湿ボトルに簡易酸素マスクの酸素チューブ（またはエクステンション用酸素チューブ）を接続する。

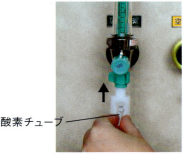

- 酸素チューブ

ここがコツ
- 酸素チューブは、患者が動いたとき引っ張られないよう十分余裕をもたせる。
- 酸素投与器具に付属した酸素チューブの長さが十分でない場合は、コネクターを用いてエクステンション用酸素チューブを接続する。

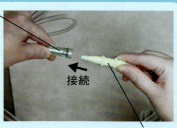

- 簡易酸素マスクのチューブ
- 接続
- コネクター

7 酸素流量計のつまみ、あるいはダイヤルを回し、指示された流量（6L/分）に設定する。

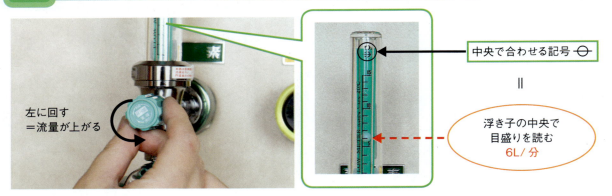

リスクを防ぐ

● 酸素流量計の目盛りの読み方は、種類によって異なるので注意する。

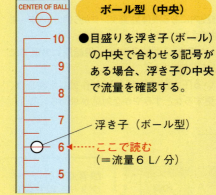

ボール型（中央）
● 目盛りを浮き子（ボール）の中央で合わせる記号がある場合、浮き子の中央で流量を確認する。

浮き子（ボール型）
ここで読む（＝流量6L/分）

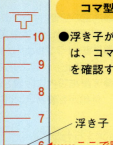

コマ型（上端）
● 浮き子がコマ型の場合は、コマの上端で流量を確認する。

浮き子（コマ型）
ここで読む（＝流量6L/分）

数字

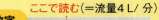
ここで読む（＝流量4L/分）

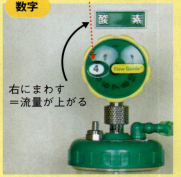

右にまわす
＝流量が上がる

● ダイアル式では、流量が数字で表示される。

8 酸素投与器具から酸素が流れているか手をかざしたり、耳で聞いたりして確認する。

酸素は出ている？

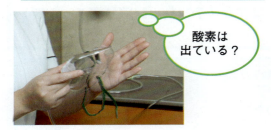

リスクを防ぐ

● 加湿ボトル内に生じる水泡だけを見て判断せず、必ず吹出口での酸素の流れを確認する。

9 簡易酸素マスクを装着する。痛みがないか、発赤・潰瘍となっていないか、確認を適宜行う。

● 酸素チューブの屈曲や閉塞がないか確認する。

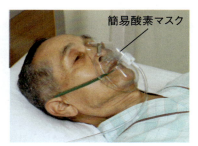

簡易酸素マスク

リスクを防ぐ

● 長期にわたり装着する場合は、ゴムをかける耳介部やマスクと接触する鼻梁（経鼻カニューレの場合は鼻孔中隔軟骨部）、頬などの皮膚障害予防のため、ガーゼやクッション材を用いて保護する。

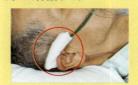

項目 2　**酸素ボンベによる酸素吸入（ベッド搬送時）**

> **ここがPOINT!**
> ◆ 検査や治療などで酸素吸入中の患者を移送時、一時的に酸素ボンベによる酸素吸入を行う。
> ◆ 医療用酸素ボンベには7,000L、1,500L、500Lの3種類があるが、移送用に用いるのは500Lのものである。
> ◆ 酸素ボンベを取り扱う際は、火気のないところで行う。

＊ここでは、酸素流量3L/分、短時間の移動のため加湿せずに投与する設定

1　必要物品を準備する。

①酸素ボンベ
②酸素ボンベ専用酸素流量計（ここではフロージェントルプラスG型、株式会社小池メディカル）
③コネクター
④酸素投与器具（医師の指示にて用意、ここでは経鼻カニューレ）
⑤（必要時）酸素チューブ（エクステンション用）とコネクター（チューブ用）
⑥（必要時）スパナ
●パルスオキシメータ
●酸素ボンベ用架台（ベッド用）
●指示書

リスクを防ぐ
● 酸素ボンベを取り扱う際は、火気のないところで扱う。
● 酸素流量計は減圧弁の代わりとなるため、流量計が装着されていない充填済みボンベは倒したりしないよう、慎重に取り扱う。
● 速乾性手指消毒薬（アルコール）を使用した場合は、完全に乾燥してから扱う[8]。
● ハンドクリーム（油脂類）を使用直後に酸素ボンベや酸素流量計に触れない[8]。

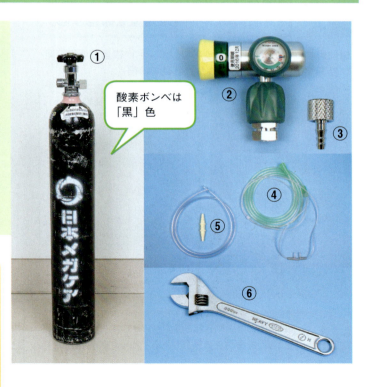

酸素ボンベは「黒」色

2 酸素ボンベを酸素ボンベ用架台（ベッド用）に取り付ける。

リスクを防ぐ
- 酸素ボンベを固定するため、酸素ボンベ用架台のネジを締める。
- 特に横向きに取り付けるタイプは、移動中に動くことのないよう確実に締める。

横向きに取り付けるタイプ

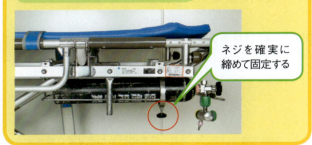

ネジを確実に締めて固定する

3 酸素流量計と酸素ボンベを接続する。

- 接続前に酸素流出口に付着したほこりを拭き取る（断熱圧縮で火花が出る可能性があるため、アルコール綿は使用しない）。

手でネジを締めるタイプ

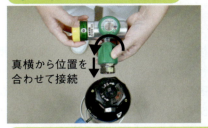

真横から位置を合わせて接続

スパナでボルトを締めるタイプ

無理な方向に接続すると、金属粉が出るので注意する

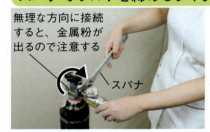

スパナ

ここがコツ
- フロート（浮き子）式酸素流量計は、床面に対して垂直に設置する（ストレッチャーに酸素ボンベを斜めに差し入れて使用する際も）。

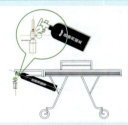

文献8、p.9より引用

4 開閉ハンドルをゆっくりと開け、圧力計で酸素ボンベ内の残量を確認する。

- 使用するうちに残量が減るので、ボンベ内残量と使用可能時間を把握する（次頁、残量計算表を参照）。

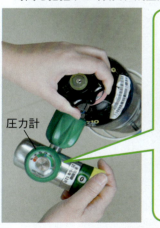

圧力計

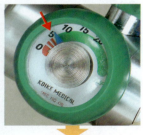

一般的に、残量が5MPa以下の場合は交換したほうがよい

交換

なぜ行う
- ボンベ内には圧縮された酸素が入っているため、急に開けると爆発発火の恐れがある。ゆっくり開ける。

リスクを防ぐ
- 開けた際に万が一圧力計が破損しガラスが飛散する危険があるため、圧力計の正面に顔を向けない。

リスクを防ぐ
- すでに酸素流量計を接続した状態で酸素ボンベを交換する場合、開閉ハンドルを「開」のまま酸素流量計を外すと、酸素が噴出して事故の原因になる。
- 以下の点を確認してから交換する。

②圧力計が「0（ゼロ）」になっているか？

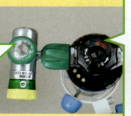

①開閉ハンドルは「閉」になっているか？

リスクを防ぐ

- 圧力計には、「単位表示（MPa*、①）（kgf/cm²、②）」と「分数表示（0・1/4・1/2・FULL、③）」の3種類がある。

*1 MPa（メガパスカル）≒10.2kgf/cm²（重量キログラム毎平方センチメートル）
*1999年10月より、圧力の単位は国際単位であるパスカル（Pa）に統一

① Mpa 表示　② kgf/cm²　③ 分数表示

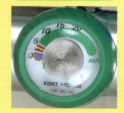
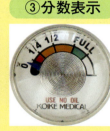

ここがコツ

- 酸素ボンベの使用可能時間は、以下の使用時間計算式から概算できる。

$$T(使用可能時間；分) = \frac{V \times P \times 10}{F}$$

V＝ボンベに刻印されている内容積（L）
P＝圧力計の示す圧（Mpa）
F＝1分間の流量（L/分）

【例】
- 500L 酸素ボンベの内容積：3.3L（＝V）
- 圧力計の表示：8 MPa（＝P）
- 指示流量：3 L/分（＝F）

$$T = \frac{3.3 \times 8 \times 10}{3} = 88（分）$$

酸素ボンベの残量計算表

計算式の数値に安全係数（0.8）をかけた値（分）になっている

		ボンベの圧力（MPs）										
		14	13	12	11	10 (3/4)	9	8	7 (1/2)	6	5	4	3 (1/4)
酸素流量（L/分）	0.5	760	700	650	595	540	485	435	380	325	270	215	160
	1	380	350	325	295	270	240	215	190	160	135	105	80
	2	190	175	163	145	135	120	105	95	80	65	54	40
	3	125	115	105	95	90	80	70	60	54	45	36	27
	4	95	85	80	70	65	60	54	47	40	34	27	—
	5	75	70	65	59	54	48	43	38	32	27	—	—
	6	60	58	54	49	45	40	36	31	27	—	—	—
	7	54	50	46	42	38	34	31	27	—	—	—	—
	8	47	44	40	37	34	30	27	—	—	—	—	—
	9	42	39	36	33	30	27	—	—	—	—	—	—
	10	38	35	32	29	27	—	—	—	—	—	—	—

*安全係数をかけた値（分）
■ 使用可能時間（分）が60分以下、■ 使用可能時間（分）が45分以下、■ 使用可能時間（分）が26分以下

5　接続後の点検を行う。

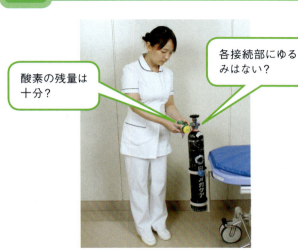

酸素の残量は十分？
各接続部にゆるみはない？

リスクを防ぐ

- すでに酸素ボンベに接続されている酸素流量計を用いる場合、圧力計の圧が上がっていても、その数値が残量を示しているわけではない。
- 開閉ハンドルが「閉」となっている場合、すぐに酸素供給が途絶えるため、以下の予防策を行う。

① 酸素ボンベの開閉ハンドルを「閉」にする
② 酸素流量計のつまみを開き、圧力計が「0（ゼロ）」になるまで酸素を放出する。
③ 酸素流量計のつまみを閉める。
④ 酸素ボンベの開閉ハンドルを「開」にし、残量を確認する。
⑤ 指示された酸素流量に設定し、酸素が流れていることを確認する。

| **6** | 酸素流量計にコネクターを接続し、酸素投与器具（必要時はエクステンション用酸素チューブも）を取り付ける。 | **7** | ベッド移送することを患者に伝え、承諾を得る。 |

●コネクターはネジを締めて、確実に接続する。

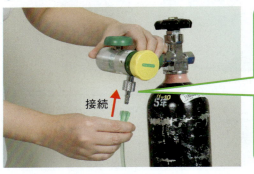
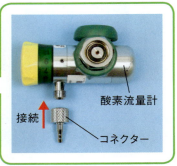

- 患者氏名（フルネーム）と生年月日を答えてもらい、ネームバンドを確認する。
- 酸素吸入を行うことを説明し、同意を得る。
- 周囲に火気がないことを確認する。

| **8** | 指示書で確認し、酸素流量計のつまみ（またはダイヤル）を回し、指示された流量に設定する。 | **9** | 酸素投与器具から酸素が流れているか手をかざしたり、耳で聞いたりして確認する。 |

●「酸素吸入方法」「酸素流量」「開始時間」を確認する。

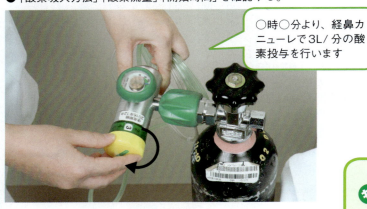

○時○分より、経鼻カニューレで3L/分の酸素投与を行います

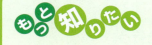

流出音は聞こえる？

もっと知りたい

酸素ボンベの持ち方

- 酸素ボンベ交換の際は、空のボンベを保管場所まで運んでから交換するようにする。
- 患者が近くにいる状況で交換すると、万が一酸素が吹き出し、コントロール不能な状態となった場合に危険。

| **10** | 酸素投与器具を装着し、移送する。 |

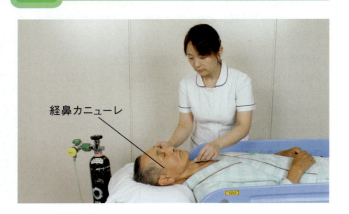

経鼻カニューレ

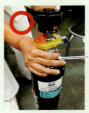
接続口の下を持つ

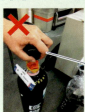
まれに開く可能性があるため、バルブ部分は持たない

項目 3　酸素吸入中の観察

> **ここが POINT!**
> ◆ 酸素吸入療法による合併症を防ぐため、不必要な酸素投与は避ける。
> ◆ 酸素中毒、CO_2 ナルコーシス等の合併症を早期発見するため、患者状態の観察が重要である。
> ◆ 加湿用水の継ぎ足しは感染原因となるため、ディスポーザブルタイプを用いるか、加湿ボトルごと新しい滅菌蒸留水と交換する。

基礎知識

酸素吸入療法の合併症

- 酸素吸入療法によって高濃度酸素を長時間吸入することにより、表に示す合併症のリスクがある。
- これらの合併症を防ぐため、不必要な酸素投与は避けるべきである。

酸素吸入療法の主な合併症

症状	特徴	注意したい症状
酸素中毒	●気管支粘膜および肺胞上皮に障害を生じ、肺機能障害を招く ●100％酸素吸入は6時間以内、70％酸素吸入では24時間以内、それ以上の長期投与は45％以下が望ましい[9]。	●胸骨下の不快感 ●悪心・嘔吐　●四肢の知覚鈍麻 ●疲労　●呼吸困難
呼吸中枢の抑制 （CO_2 ナルコーシス）	●肺胞低換気を原因とする高二酸化炭素血症により、呼吸性アシドーシス、意識障害や自発呼吸の減弱が出現する ●COPDなどの患者に対して不用意に高濃度酸素を投与すると誘発される	●頭痛、頭重感　●自発呼吸の減弱 ●呼吸困難　●生あくび ●意識障害　●脈拍上昇 ●動悸　●血圧上昇 ●発汗　●皮膚の紅潮
無気肺 （吸収性無気肺）	●窒素濃度が低下した肺胞内は酸素の血液への拡散により虚脱しやすく、無気肺を起こしやすい ●予防策として、吸入酸素濃度をできる限り50％以下にする ●100％酸素吸入では6時間以内、70％酸素吸入では24時間以内の投与が望ましい	●呼吸困難 ●頻呼吸
感染	●加湿用水（滅菌蒸留水）の継ぎ足しにより、蒸留水が汚染され感染源となる ●加湿ボトルを用いる場合は予防策として、継ぎ足しは行わず、新しい滅菌蒸留水に入れ替える ●ネブライザー付き酸素吸入装置の場合、蛇管の汚染リスクも考慮する	●呼吸音（副雑音） ●気道分泌物の性状の変化 ●気道分泌物の増加 ●体温の上昇

酸素吸入中の観察ポイント

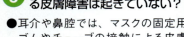

2 指示された酸素流量が投与されている?
- 酸素流量は、訪室時やケア前後に必ず確認する。
- 鼻カニューレや酸素マスクの供給口に手をかざし、酸素が流れていることを確認する。

1 患者の呼吸状態・全身状態は?
- 指示された酸素流量が設定されていても、接続部からの漏れや酸素チューブの閉塞があると、酸素が投与されていない場合がある。期待される SpO_2 値が維持されているかモニタリングする。
- 酸素吸入による副作用(CO_2ナルコーシス、酸素中毒、無気肺、肺水腫など)が現れる場合がある。

3 酸素チューブの接続部は閉塞していない? ゆるみ・外れ・閉塞はない?
- 体位変換時、ベッド柵の操作時、トイレ歩行の前後などに、酸素チューブが外れたり閉塞することが多い。

4 加湿ボトルの水量は?
- 酸素投与中は、口唇・口腔・鼻腔が乾燥しやすいため、加湿ボトル内の水量が適正な範囲内にあるかを確認する。
- 加湿ボトルがリユースタイプであれば、滅菌蒸留水が足りない場合は、感染防止のため追加注入しない。残液は廃棄し、加湿ボトルごと全量を交換する。

6 吸入器具は清潔?
- 喀痰や鼻汁などによる汚染が見られたら、吸入器具を交換する。

5 吸入器具の長期的圧迫による皮膚障害は起きていない?
- 耳介や鼻腔では、マスクの固定用ゴムやチューブの接触による皮膚障害が起きやすい。
- ガーゼやクッション材を使用するとよい。

<引用文献>
1. 野中廣志:酸素が投与されるのはどんなとき?、看護の「なぜ・何」Q&A、照林社、東京、2013:27.
2. 日本呼吸器学会肺生理専門委員会/日本呼吸管理学会酸素療法ガイドライン作成委員会編:急性呼吸不全への対応方法.酸素療法ガイドライン、メディカルレビュー社、東京、2007:12.
3. 日本呼吸器学会肺生理専門委員会/日本呼吸管理学会酸素療法ガイドライン作成委員会編:酸素療法の実際.酸素療法ガイドライン、メディカルレビュー社、東京、2007:27-41.
4. 日本メディカルネクスト株式会社:インスピロンQ&A「より安全にお使い頂くために」.宮本顕二監修.http://www.j-mednext.co.jp/library/inspiron_faq_safe_ans.html (2014.12.15 アクセス)
5. AARC:AARC clinical practice guideline. Oxygen therapy in the home or alternate site health care facility--2007 revision & update. Respir Care. 2007;52 (8):1063-1068.
6. American Thoracic Society:COPD Guidelines. 2004.
7. 阿曽洋子:酸素療法.阿曽洋子、井上智子、氏家幸子、基礎看護技術 第7版、医学書院、東京、2011:355-363.
8. 株式会社小池メディカル:Check point 4 酸素ボンベを正しく使用できる.酸素ボンベの正しい取り扱い方法、2012:7-9.
9. 露木菜緒:酸素療法.道又元裕 編、人工呼吸管理実践ガイド、照林社、東京、2009:90-93.

<参考文献>
1. 友政淳子 監修:インスピロンネブライザーまるわかり! エキスパートナース 2012;28 (12):24-56.

資料4

人工気道への酸素投与方法　木下佳子

- ●「人工気道」とは、気管チューブや気管切開孔のことを指す。
- ●人工気道（気管チューブ、気管切開孔）から酸素を投与する場合の例を以下に示す。
- ●人工気道を通して酸素を投与する場合があるが、このときは必ず「呼気の排出口」を確保する。接続の間違いによって呼気が排出されないと、窒息や気胸の原因となり、死亡事故につながることがある。

人工気道への酸素投与方法：気管チューブの場合

- ●気管チューブを通じた酸素投与は、サーモベントTとサーモベントO_2を用いるか、ベンチュリー効果を応用して行う[注]。
- ●気管チューブから高濃度の酸素投与を行うデバイス（器具）は、現時点では製品化されていない。そのため、NTT東日本関東病院では、ベンチュリーマスクをT字コネクタと組み合わせて用いている。

気管チューブ ＋ サーモベントTとサーモベントO_2

- ●酸素投与を行わない場合は、異物吸入防止と加湿目的で、サーモベントTを装着する（左）。
- ●酸素投与が必要なときは、専用酸素チューブ（サーモベントO_2）を装着する（右）。ただし、高濃度の酸素は投与できない。

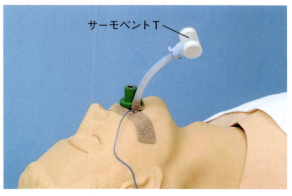

●サーモベントT（スミスメディカル・ジャパン株式会社）　　●サーモベントO_2（スミスメディカル・ジャパン株式会社）

注）気管チューブへのサーモベントTとサーモベントO_2、ベンチュリーマスクの応用は、本来であれば適用外である。人工気道への酸素投与を行うための適切なデバイスが存在しないため、NTT東日本関東病院ではこのような方法で行っている。

気管チューブ ＋ ベンチュリー効果を応用した方法

● 通常の酸素投与に用いるベンチュリーマスクの、マスクとコネクタを取り、次にT字コネクタにベンチュリーマスクの蛇管を接続し、必ず反対側に蛇管（呼気の排出ルート）を接続する。
● 気管チューブに人工鼻を接続し、そこに上記を接続する。

ベンチュリー効果

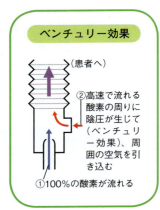

ベンチュリーマスク

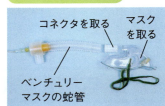

● ベンチュリーマスク（スミスメディカル・ジャパン株式会社）
● T字コネクタを使用する（L字コネクタやI字コネクタと間違えない）。

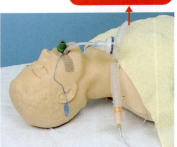

呼気の排出ルート

● 呼気の排出ルートを必ず作成する。

ネブライザー接続時の注意点

● 人工気道、特に気管切開チューブにネブライザーを接続する際には、ネブライザーの蛇管にL字コネクタを接続して酸素を投与すると、呼気の排出口が遮断され、危険である。
● 必ずT字コネクタを使用するか、できるならトラキマスクを使用して投与する。

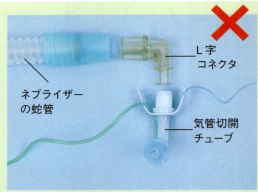

● L字コネクタをネブライザーの蛇管に接続してしまうと、呼気の排出ルートが遮断されて危険。

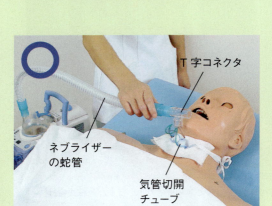

● 気管切開チューブにT字コネクタを使用して、ネブライザーを接続する。

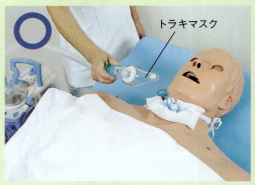

● あるいは、気管切開チューブにトラキマスクを使用してネブライザーを接続する。

重要！行ってはいけない接続例

- 人工気道への酸素投与は、接続間違いが重大な事故を引き起こすので注意する。
- 注意しなければならないのは、「息を吐くルート」を遮断してしまうことである。必ず呼気の排出ルートを確保する。

行ってはいけない例①

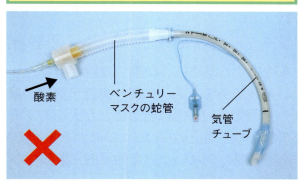

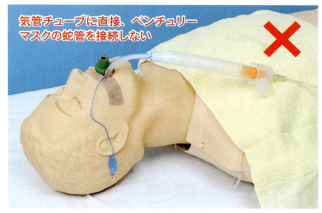

気管チューブに直接、ベンチュリーマスクの蛇管を接続しない

- 気管チューブに直接、ベンチュリーマスクの蛇管を接続してしまっている。
- これでは吸気が入ってきても、呼気が排出されるルートがない。

行ってはいけない例②

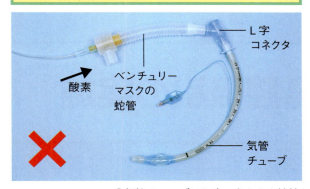

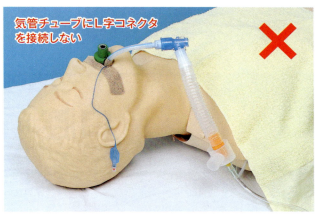

気管チューブにL字コネクタを接続しない

- 気管チューブにL字コネクタを接続したうえで、ベンチュリーマスクの蛇管を接続してしまっている。
- L字コネクタでは、吸気が入ってきても、呼気が排出されるルートがない。

[資料4] 人工気道への酸素投与方法

24 口腔・鼻腔吸引と口腔ケア（非挿管時）

小野寺智子

口腔・鼻腔内の貯留物や分泌物を除去するために、口腔・鼻腔吸引を行う。患者にとって非常に苦痛の大きい手技であるため、口腔・鼻腔・気道の解剖をよく理解して短時間で、なるべく1回で済むように行うことが大切である。
口腔ケアは口腔内の維持や爽快感などの生活上のQOLにつながる援助である。患者の全身状態を考慮して、安全で苦痛の少ないケアを効果的・効率的に行う。

クローズアップ手技
- 項目1　口腔・鼻腔吸引の実施
- 項目2　非挿管時の口腔ケア

項目1　口腔・鼻腔吸引の実施

ここがPOINT!
- ◆ 吸引カテーテルは、咽頭または催吐反射を招く部位や出血しやすい部位を避けて挿入する。
- ◆ 口腔・鼻腔内の細菌による感染リスクを防ぐため、カテーテルを挿入する深さに注意する。
- ◆ 吸引時は、短時間で確実に、できる限り1回の吸引で済ませる。

基礎知識

口腔・鼻腔吸引の目的
- 口腔・鼻腔内・気道内の貯留物（異物）や分泌物（唾液や痰）を除去する。

吸引の必要性の判断

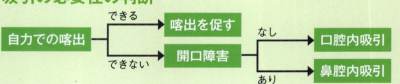

吸引時の注意点

- 口腔や鼻腔の粘膜はやわらかく敏感であり、大きな苦痛や不快を伴う処置である。
- 盲目的にカテーテルを挿入することで、粘膜の損傷や出血する可能性がある。
- 解剖学的構造（図）を理解し、出血しやすい部位は注意しながら、短時間で確実に、できる限り1回の吸引で済ませる。
- 口腔内を吸引する場合は視野を確保して、できるだけ貯留物などを目視で確認する。
- 鼻腔内吸引は盲目的な操作になるため、原則として行わない（最低限にとどめる）。
- カテーテル挿入の際は、深さ、挿入の角度・方向などに注意して、吸引時間を意識しながら最小限かつ的確に実施する。

口腔・鼻腔・気道の構造と出血しやすい部位

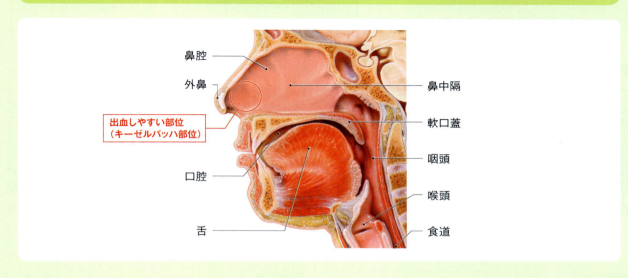

1 必要物品を準備する。

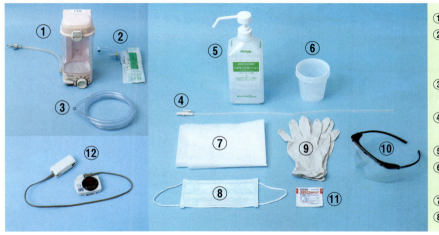

①吸引器
②ライナー（ディスポーザブル排液貯留容器）
③吸引ホース（ビニール管）
④吸引カテーテル（10～14Fr）
⑤速乾性手指消毒薬
⑥カップ（1日1回交換）
⑦ビニールエプロン
⑧マスク
⑨未滅菌手袋
⑩ゴーグル（レンズは勤務終了時に医療廃棄物として廃棄）
⑪アルコール綿
⑫パルスオキシメータ
●水道水（1回ごとに準備）
●聴診器

吸引器のセット方法

＊ここでは、クーデック®キューインポット（大研医器株式会社）を使用

①ライナーを吸引器本体にセットする。

②吸引器本体のフタを閉め、ライナー接続口に吸引ホースを接続する。

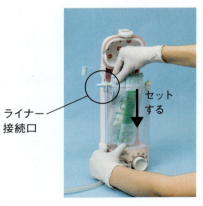
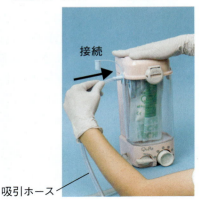

吸引カテーテルの構造

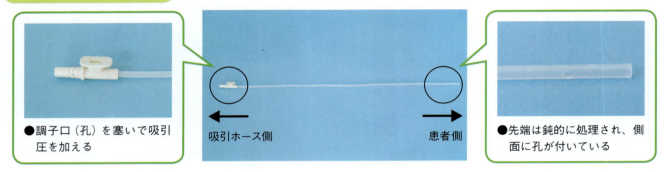

- 調子口（孔）を塞いで吸引圧を加える
- 吸引ホース側
- 患者側
- 先端は鈍的に処理され、側面に孔が付いている

2 手指衛生を行う。

- 流水と石けん、または擦式消毒薬による手洗い・手指消毒を行う。

3 吸引前の評価を行う。

- 吸引の必要性を判断するため、以下の項目を評価し、気道分泌物の貯留部位を確認する。

評価項目
- □ 頸部や前胸部の聴診音
- □ 自覚症状：痰や唾液などの貯留感
- □ 呼吸状態：回数、深さ、リズム、呼吸音
- □ チアノーゼ、経皮的動脈血酸素飽和度（SpO_2値）
- □ 血圧、脈拍

4 患者に説明し、体位を整える。

- 吸引の必要性と方法を説明し、同意を得る。
- 吸引中は会話ができないため、中止の合図などを決めるとよい。
- 気道分泌物や口腔内が見やすい体位にする。

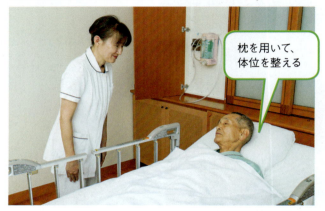

枕を用いて、体位を整える

5 吸引者は身支度を整える。

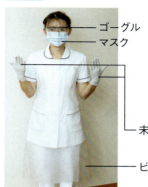

- ゴーグル
- マスク
- 未滅菌手袋
- ビニールエプロン

- 手指衛生を行う。
- スタンダードプリコーションに準じて、マスク、両手に未滅菌手袋、ビニールエプロン、ゴーグルを着用する。

6 吸引圧を設定する。

- 吸引器のスイッチをオンにして、圧力計を確認しながら吸引圧（150mmHgまたは20kPa程度）を調節する。

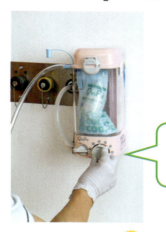

- 圧力調整コントローラーを回し、「20kPa」の目盛りに合わせる。

7 吸引カテーテルを吸引ホースに接続する。

- 吸引カテーテルの太さは、10〜14Frをめやすに選択する。
- 吸引器に接続した吸引ホースと吸引カテーテルを接続し、吸引圧が設定値まで上昇するか確認する。

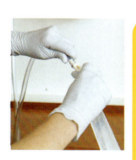

リスクを防ぐ
- 先端の汚染を防ぐため、この時点では吸引カテーテルを滅菌パックの袋から完全に取り出さない。

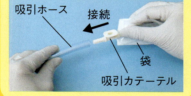

吸引ホース／接続／袋／吸引カテーテル

リスクを防ぐ
- 小児では成人より低めの110〜150mmHgで設定する。

ここがコツ
- 吸引ホースを折り曲げて、開放したときの音で吸引圧の上昇を確認する。

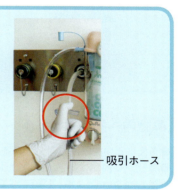

吸引ホース

8 吸引カテーテルを挿入する。

- 挿入時には吸引圧はかけない状態で挿入する。
- 挿入の深さ（長さ）は体格により異なる。

方法	挿入の深さ（めやす）
口腔吸引	口唇から咽頭まで約13cm（±2cm）
鼻腔吸引	鼻尖から咽頭まで約15cm（±2cm）

なぜ行う
- 陰圧をかけると、粘膜に吸い付き挿入しづらくなる。

ここがコツ

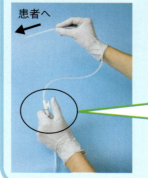

患者へ

- カテーテルを持つときは、利き手の第1指、第2指、第3指でカテーテルを把持する。
- カテーテルの中央よりやや先端を持ち、もう一方の手で圧を加える側孔部分を持つ。

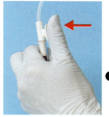

- 側孔を押さえると、陰圧がかかる。

口腔内へ挿入する場合

- 目視できる貯留物または気道分泌物に向かってカテーテルを挿入する。

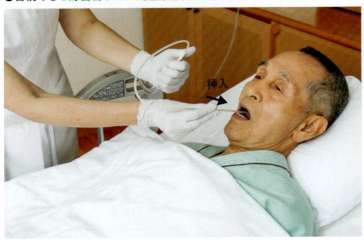

リスクを防ぐ

- 咽頭または嘔吐反射が誘発されやすい部位（舌根部や扁桃部、咽頭後壁など）を刺激しないように注意する。
- ただし、個人差や左右差があるため、必ずしも咽頭または催吐反射が起こるわけではない。

吸引時に咽頭または催吐反射が誘発されやすい部位

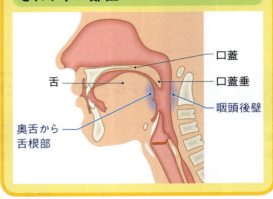

ここがコツ

- 口腔への挿入時は、カテーテル先端で咽頭または催吐反射が誘発されやすい部位を刺激しないように注意する。

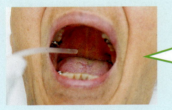

- 「あー」と声を出してもらうと、口蓋垂が見えやすい。

鼻腔内へ挿入する場合

- 角度は正中矢状断に対して鼻腔入口からほぼ水平方向に挿入する。
- 鼻孔から内側に約2cm入った場所は、キーゼルバッハ部位と呼ばれ、鼻出血しやすい（p.309、「項目1」図参照）。
- 陰圧をかけず、カテーテルの挿入角度（方向）に注意する。

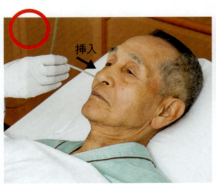 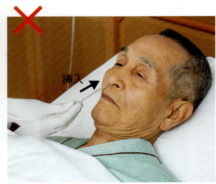 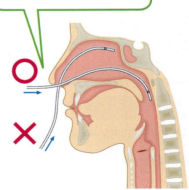

正中矢状断で見ると、鼻腔入口からほぼ水平に入れる

9 吸引カテーテルを引き抜きながら、分泌物を吸引する。

- 吸引圧をかけて、口腔または鼻腔から咽頭までの分泌物を吸引する。
- 吸引圧をかける時間は、10秒程度（その人が息を止められる間）をめやすとする。
- 吸引中に息を吸うことは可能である。しかし苦痛が大きいため、吸引しきれない場合は、無理せずもう1回吸引する。

リスクを防ぐ

- 口腔や鼻腔から喉頭までの上気道には、常在菌が多数存在している。
- 口腔や鼻腔から下気道まで吸引カテーテルを挿入することは、分泌物や細菌を押し込むことになり、感染のリスクを高める可能性があるため、カテーテルを挿入する深さに注意する。

ここがコツ

一度の吸引で複数回吸引する場合

- 呼吸状態が安定するのを確認してから（評価後）、2回目の吸引を行う。
- 吸引カテーテルや吸引ホースの内腔に付着した汚れは、水道水を吸引して洗浄（リンス）する。

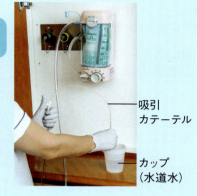

吸引カテーテル
カップ（水道水）

カテーテル表面に付いた汚れを拭き取る場合

- アルコール綿で拭く、もしくは新しい吸引カテーテルに交換する。

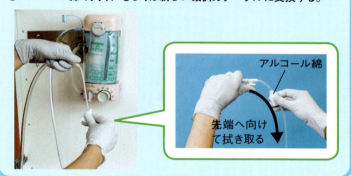

アルコール綿
先端へ向けて拭き取る

10 吸引後の評価を行う。

- 右記の評価項目に沿って、吸引後の評価を行う。

評価項目

- □ 分泌物の性状：量、色、粘稠度
- □ 呼吸状態：回数、深さ、リズム、呼吸音
  - ・気道の空気が吸引されることにより、低酸素血症や肺胞虚脱などを合併する可能性がある。
  - ・呼吸苦、呼吸回数、呼吸音や咽頭残留音、酸素飽和度、疼痛、鼻閉塞感や咽頭残留感などを観察する。
- □ チアノーゼ、動脈血酸素飽和度（SpO_2値の変化）
- □ 頸部聴診音
- □ 咳嗽反射の程度
- □ 咽頭または催吐反射の有無
- □ 血圧、脈拍
- □ 自覚症状：口腔や鼻腔、喉頭部や咽頭部の残留感、疼痛、苦痛など

11 吸引カテーテルを吸引ホースから外し、使用物品を片づける。

- 使用したビニールエプロン、未滅菌手袋、マスク、吸引カテーテルは感染性廃棄物として処理する。
- ゴーグルを外す。
- 手指衛生を十分に行う。

吸引カテーテルの廃棄方法の例

① カテーテル先端部分を片手にまとめる。

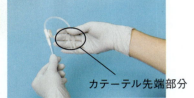

カテーテル先端部分

② 片手でまとめたまま、吸引ホースから取り外す。

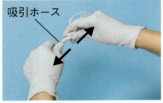

吸引ホース

③ カテーテルを未滅菌手袋の中に丸め込み、まとめて廃棄する。

丸め込む

12 患者に口腔・鼻腔吸引が終了したことを伝え、協力へのねぎらいの言葉をかける。

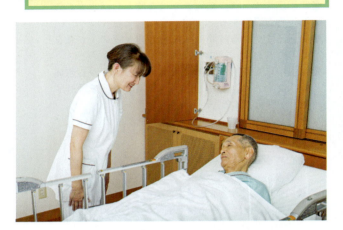

項目 2　非挿管時の口腔ケア

ここが POINT!

- ◆「口腔内の状態」「嚥下機能」「意識レベル」などに合わせて必要なケア用品を選択する。
- ◆ 気道分泌物や洗浄液による誤嚥を防ぐため、頭部を前屈するなど姿勢を整える。
- ◆ 舌苔は細菌による感染症や味覚障害、口臭の原因となるため、歯を磨く際に忘れずに取り除く。

基礎知識

口腔ケアの目的

- 口腔ケアの目的を表に示す。
- 劣悪な口腔内環境で増殖した細菌を含んだ唾液が気管に垂れ込むと（誤嚥）、肺炎を引き起こす要因の1つになる。
- 口腔ケアによって口腔内を衛生に保ち、たとえ誤嚥しても多量の細菌を気管に侵入させないことが誤嚥性肺炎の予防につながる。
- 嚥下反射や咳嗽反射が低下している患者では、むせがなくても誤嚥（不顕性誤嚥）していることがある。
- 口腔内細菌数は口腔ケア施行後5～6時間でほぼ洗浄前の状態に戻る。起床時、食後、特に就寝前の口腔ケアは重要である。
- 口腔ケア時のアセスメントのポイントと口腔内アセスメントツールを図に示す。

口腔ケアの目的

①口腔内の細菌繁殖を抑制し、二次感染を予防する
②病態の悪化を防止する
③口腔内の不快感を除去し、食欲を増進する
④唾液の分泌を促進し、自浄作用を促し口腔内の乾燥を防ぐ
⑤口唇・舌・咽頭の刺激やマッサージにより嚥下訓練の一助となる
⑥口臭を防ぎ不快感を与えないとともに、エチケットを保持し人間関係を良好に保つ

口腔内アセスメント

〈口腔内のアセスメントのポイント〉

- 歯牙欠損、う歯、義歯の状態
- 歯肉の状態（歯槽膿漏、潰瘍など）
- 薬物の副作用（特にワーファリンなど出血傾向をきたしやすい薬剤など）
- 口腔内乾燥の有無と程度
- 唾液分泌量と性状
- 気道分泌物による口腔内汚染の部位と程度
- 口腔ケア時の唾液嚥下の状態やむせの程度
- 口唇・舌・顎・顔面・頸部などの機能と障害の程度
- 摂食・嚥下障害の種類・程度
- 含嗽の状態
- セルフケアの状態

〈口腔内アセスメントツールの項目〉

- 日常生活動作の自立レベル：洗面「3」（見守りが必要）以下であれば以下へ進む。

①口腔ケアの自立度（見守り・セッティング・全介助）
②協力動作（あり・なし）
③開口（可能・困難）
④歯（無歯顎・有歯顎）
⑤義歯（なし・部分床義歯・全部床義歯）
⑥義歯の使用（使用あり・使用なし）
⑦歯茎（発赤・腫脹）
⑧舌（発赤・亀裂・出血・乾燥・疼痛・できもの〈口内炎・びらん・潰瘍など〉・舌苔）
⑨口腔内の粘膜（発赤・亀裂・出血・乾燥・疼痛・できもの〈口内炎・びらん・潰瘍など〉）
⑩痰の貯留（なし・あり）
⑪痰の性状（乾燥・粘稠）
⑫口臭（なし・開口すると臭う・開口しなくても臭う）
⑬ケア方法（歯ブラシ・舌ブラシ・スポンジブラシ・開口器・保湿剤・洗口液・ガーゼ・口腔ケアティッシュなど）
⑭口腔ケア外来への依頼（不要・要・依頼済み〈受診中・受診終了〉）

NTT東日本関東病院の場合、一部抜粋

1 必要物品を準備する。

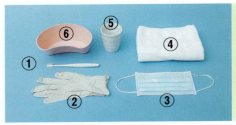

①歯ブラシ
②未滅菌手袋
③マスク
④タオル
⑤コップまたは吸い飲み
⑥ガーグルベースン
●含嗽水
●吸引装置、吸引カテーテル(「項目1」参照)(必要時)

●口腔内の症状や状態に応じて、その他の口腔ケア用品を準備する。

主な口腔ケア用品

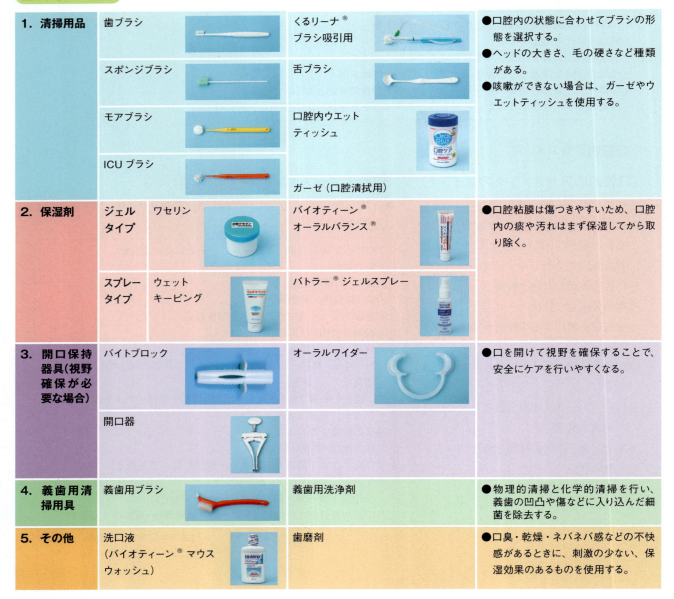

1. 清掃用品	歯ブラシ		くるリーナ®ブラシ吸引用		●口腔内の状態に合わせてブラシの形態を選択する。 ●ヘッドの大きさ、毛の硬さなど種類がある。 ●咳嗽ができない場合は、ガーゼやウエットティッシュを使用する。
	スポンジブラシ		舌ブラシ		
	モアブラシ		口腔内ウエットティッシュ		
	ICUブラシ		ガーゼ(口腔清拭用)		
2. 保湿剤	ジェルタイプ	ワセリン	バイオティーン®オーラルバランス®		●口腔粘膜は傷つきやすいため、口腔内の痰や汚れはまず保湿してから取り除く。
	スプレータイプ	ウェットキーピング	バトラー®ジェルスプレー		
3. 開口保持器具(視野確保が必要な場合)	バイトブロック		オーラルワイダー		●口を開けて視野を確保することで、安全にケアを行いやすくなる。
	開口器				
4. 義歯用清掃用具	義歯用ブラシ		義歯用洗浄剤		●物理的清掃と化学的清掃を行い、義歯の凹凸や傷などに入り込んだ細菌を除去する。
5. その他	洗口液(バイオティーン®マウスウォッシュ)		歯磨剤		●口臭・乾燥・ネバネバ感などの不快感があるときに、刺激の少ない、保湿効果のあるものを使用する。

2　口腔ケアの必要性と方法を患者に説明し、同意を得る。

3　安全で安楽な体位を整える。

＊ここでは、ファーラー位で解説する

- 生活のリズムを整え、ADLを拡大するためには洗面台で行うことが望ましい。
- ベッド上で行う場合は、ADLの自立度に応じて以下の手順で体位を整える。
- 衣服が汚れないように、タオルなどで胸元を覆う。

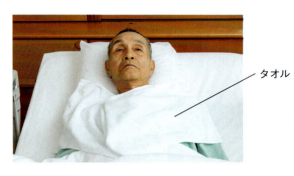

タオル

ここがコツ
- 誤嚥を予防するため、頸部は前屈するように枕やバスタオルなどで安定させる。
- 頸と肩の間に隙間ができないように調整する。

ベッド上で口腔ケアを行う際の体位

座位	ファーラー位	側臥位	仰臥位
●前かがみになれるため、誤嚥しにくい	●姿勢保持が困難な場合（易疲労、意識障害、筋力低下など）には、体幹や肘にタオルや枕を当て、安定してリラックスできるよう工夫する	●麻痺がある場合 ●含嗽できない場合 ●嚥下障害がある場合 ●患側が上、健側が下になるようにする	●顔は横に向ける ●水が直接咽頭に流れないようにする

4　口腔ケアの前に準備・観察する。

①介助者は手指衛生を行い、未滅菌手袋とマスクを着用する。
②口腔内の状態を観察する。
③義歯を装着している場合は外す。
④痰や唾液の貯留があれば吸引する。
⑤口腔内が乾燥しているときは保湿剤を塗り、5～15分ほど待つ。10分ほどで汚れが浮いて取り除きやすくなる。
⑥口角を保護するため、リップクリームやワセリンなどを塗る。

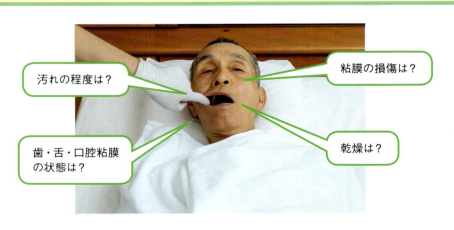

汚れの程度は？
粘膜の損傷は？
歯・舌・口腔粘膜の状態は？
乾燥は？

5 大きな汚れを取り除く。

● 口腔内の奥（軟口蓋、奥舌、咽頭）や歯と頬部との間などは見えにくく、歯ブラシも入りにくいため、分泌物や汚れが塊になっていることがある。

含嗽ができる場合

① 頭部を挙上する。

② 頸部を前屈させ、コップや吸い飲みを下唇の中央に当てる。

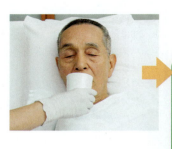

③ 上唇が水面をとらえるのを確認してから水を含ませる。

取り込む水を調節するため

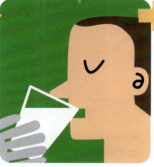

④ 口の中全体に水が行き渡るように、左右・前後に頬を動かしてもらう。

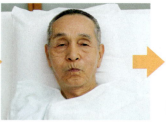

リスクを防ぐ
● 誤嚥しやすい人には、上を向かないブクブクうがいを指導する。

⑤ 水を吐き出すときは、ガーグルベースンを下唇に密着させる。頸部を前屈させてから口から水をそっと吐き出す。

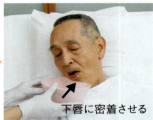

下唇に密着させる

ここがコツ
● 側臥位の場合はガーグルベースンを下側の頬に当て、頬に水を伝わるように吐き出す。

含嗽ができない場合

① 歯ブラシやスポンジブラシ、ガーゼなどを準備する。
② 粘膜を損傷しないよう、歯ブラシやスポンジブラシ、ガーゼは水で濡らす。
③ 誤嚥を防ぐため、濡らしたあとは水気を切ってから使用する。
④ 口蓋を清掃するときは、咽頭または催吐反射に注意しながら口蓋を軽くこするように行う。

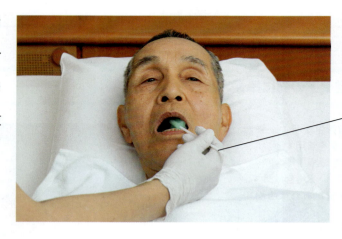

よく水気を切ったスポンジブラシを使用する（垂れ込み・誤嚥を防ぐため、水気を十分に切る）

6 歯を磨く。

①歯ブラシを濡らし、水気を切る。
②視野を確保する。
③力が入りすぎないよう歯ブラシをペングリップで握り、歯と歯肉の境目の毛先を当てる。
④歯ブラシの毛先を2〜3cmの幅で細かく動かす。

歯を磨く順序の例
- 歯を磨く際は、細菌の温床である歯垢を確実に除去する。
- 磨き残しがないよう、磨く順序を決めるとよい。

【ブラッシングの順序の例】

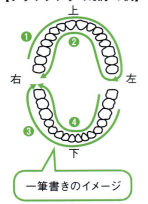

一筆書きのイメージ

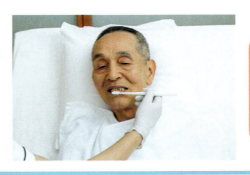

なぜ行う
- ペンを持つように歯ブラシを持つと、力が入りすぎず、歯と歯茎への負担が少ない。

ここがコツ
- 歯ブラシは、細かい部分も磨きやすいようヘッドが小さく、歯肉や粘膜を損傷しないようやわらかめの毛を選ぶ。
- 歯ブラシは常に水切りした状態で使用する。
- 大きく開口すると頬粘膜が緊張して歯と頬のスペースがなくなるため、歯ブラシを持っていない指で頬粘膜を伸ばすようにして視野と歯ブラシの入るスペースを確保する。

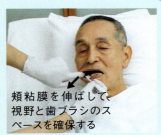

頬粘膜を伸ばして、視野と歯ブラシのスペースを確保する

リスクを防ぐ
〈歯肉炎や歯周炎がある場合〉
- ブラッシングによって歯肉から出血することがある。
- 出血傾向がなければ、やわらかい歯ブラシを用いてできるかぎり歯垢（デンタルプラーク）を除去する。
- 出血の原因となる炎症症状が改善することで、出血は数日のうちに改善する。

7 舌の汚れを取り除く。

①やわらかめの歯ブラシまたは舌ブラシ、スポンジブラシなどを水で濡らし、水気を切る。
②舌ブラシは、舌の奥から手前に、圧力を加えずに表面を滑らせるように軽くこする。

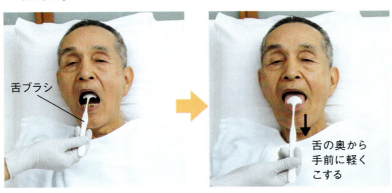

舌ブラシ　→　舌の奥から手前に軽くこする

リスクを防ぐ
- 舌苔は細菌の温床になり、感染症や味覚障害、口臭の原因となることがある。
- 無理にこすると粘膜や味蕾を傷つけるため、無理をせず、毎日少しずつ時間をかけて取り除く。

ここがコツ
- 舌苔は舌表面の粘膜上皮の一部で、舌の糸状乳頭が延長して遊離したものが白く見える程度であれば正常である。
- 除去するのは遊離した粘膜上皮や糸状乳頭の間に残った細菌や食物残渣などの汚れであり、厚くなった舌苔部分である。
- 咽頭または催吐反射を誘発するため、舌の奥は深く入れすぎない。

8　頬粘膜や口蓋の汚れを取り除く。

①スポンジブラシ、ガーゼ、モアブラシ、ICUブラシ、（吸引付き）くるリーナ®ブラシなどを水で濡らし、水気を切る。
②誤嚥を防ぐため、汚れは奥から手前にかき出す。
③ブラシやガーゼが汚れたら、水で洗って水気を切り、汚れがなくなるまで繰り返し清掃する。

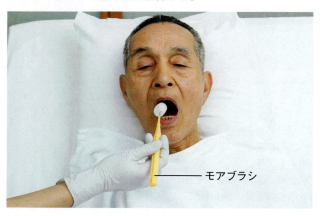
モアブラシ

リスクを防ぐ
●硬い表面で覆われている歯肉や硬口蓋を除き、口腔内はやわらかい粘膜で傷つきやすいため力の加減に注意する。

9　口腔内を洗浄する。

●含嗽できる場合：うがいで口腔内の汚れを口腔外へ排出する。
●含嗽できない場合：吸引しながら水を少量ずつ口腔内に注入する。このとき、吸引付き歯ブラシを使うと便利である。

リスクを防ぐ
●誤嚥や汚水を飲み込んでしまう可能性がある場合は、水を用いずにスポンジブラシやガーゼ（口腔内ウエットティッシュ）などで汚れを取り除くように清拭する。

10　口腔内や口唇を保湿する。

●口唇は、リップクリームやワセリンなどを塗る。
●乾燥する場合は、頬粘膜、舌、口蓋などに保湿剤を塗る。

ここがコツ
●保湿剤が塊になると窒息の原因にもなりうるため、保湿剤は手の甲に取り（めやすは1cm、大豆の大きさ）、薄く伸ばすように塗る。余分な保湿剤は拭き取る。

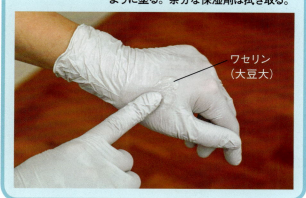
ワセリン（大豆大）

11　使用物品は流水で洗い、よく汚れを落としてから乾燥させる。

ここがコツ
●使用物品は乾燥しやすいように保管する。
●水気がある状態では細菌が繁殖しやすく感染の可能性がある。

<参考文献>
1．日本口腔ケア学会：口腔ケア基礎知識 口腔ケア4級・5級認定資格基準準拠．永末書店，京都，2008．
2．道又元裕：正しく・うまく・安全に気管吸引・排痰法．南江堂，東京，2012．
3．田崎義昭，斎藤佳雄：ベッドサイドの神経の診かた．第17版，南山堂，東京，2010：126．
4．布宮伸，茂呂悦子：見てわかる医療スタッフのための痰の吸引 基礎と技術．学研メディカル秀潤社，東京，2010．
5．照林社編集部 編：ナーシング・フォーカス・シリーズ 最新 口腔ケア．照林社，東京，2001．

25 体位ドレナージ（排痰法）

青野ルミ

体位ドレナージとは、患者に一定の体位をとらせ、重力を利用して痰などの気道分泌物の除去を図る、排痰法の1つである。
合併症の危険などがあるため、血行動態が不安定な場合、喘息重積発作や肺出血、肺梗塞などの場合は行わないことが原則である。

クローズアップ手技

項目1 体位ドレナージの施行

基礎知識

体位ドレナージの適応

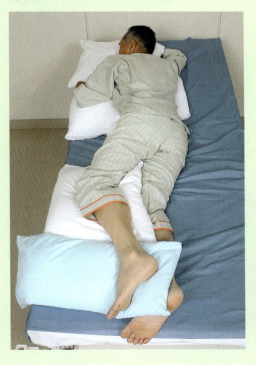

- 体位ドレナージの目的は、痰などの気道分泌物が貯留する患者に一定の体位をとってもらい、重力を利用して、その除去を図ることである。
- 気道分泌物が貯留することが前提となる。患者状態が体位ドレナージの適応かどうか確認し（表）、体位変換の可否について医師と確認する。
- 体位ドレナージを行うことで、低酸素血症、不整脈などの合併症を起こす危険もある。

適応	禁忌
①自力で排痰ができない場合 ②慢性呼吸器疾患で、気道分泌物の喀出が多い場合 ③術後合併症で、無気肺を起こした場合 ④人工呼吸器装着患者で気道分泌物の貯留がある場合 など	①血行動態が不安定な場合 ②喘息重積発作 ③肺出血 ④肺梗塞 など

基礎知識

肺雑音のアセスメント

- 体位ドレナージを施行する際には、気道分泌物がどの位置に貯留しているかをアセスメントすることが重要である。
- 聴診器を用いて肺雑音を聴取することにより、気道分泌物の貯留する部位を確認する。
- 肺の部位は、右肺はS^1〜S^{10}の10区域、左肺は8区域で表す(図)。
- 胸部X線所見などで、胸部疾患(肺炎・無気肺など)の部位を事前に確認しておくことも重要である。

ここをチェック!
- 気道分泌物は貯留していない?
  - 低音性連続音(グーグー音)
  - 粗い断続音(ブツブツ音、バリバリ音)
- 呼吸音は減弱していない?
  - 肺炎・無気肺の部位

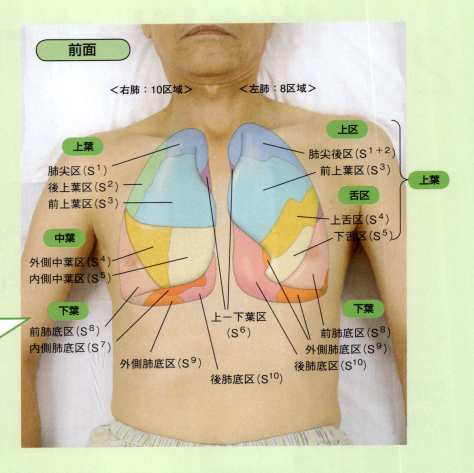

前面

<右肺:10区域> <左肺:8区域>

右肺:10区域		
上葉	S^1	肺尖区
	S^2	後上葉区
	S^3	前上葉区
中葉	S^4	外側中葉区
	S^5	内側中葉区
下葉	S^6	上-下葉区
	S^7	内側肺底区
	S^8	前肺底区
	S^9	外側肺底区
	S^{10}	後肺底区

左肺:8区域		
上葉	S^{1+2}	肺尖後区
	S^3	前上葉区
	S^4	上舌区
	S^5	下舌区
下葉	S^6	上-下葉区
		—
	S^8	前肺底区
	S^9	外側肺底区
	S^{10}	後肺底区

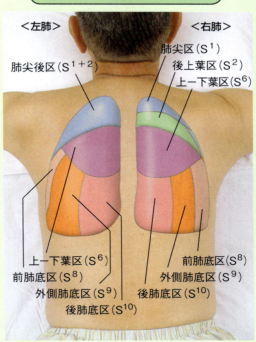
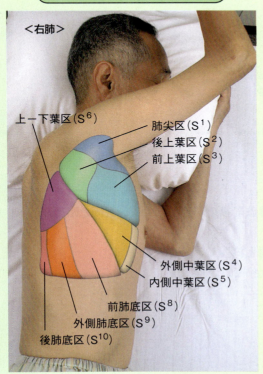
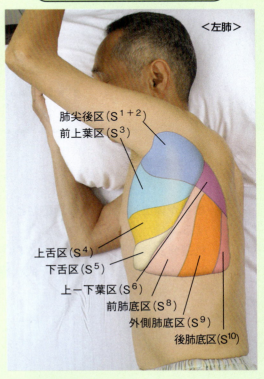

*肺区域はイメージであり、個人・体位により異なる

基礎知識

体位ドレナージのポイント

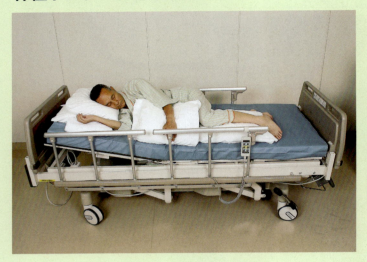

- 体位ドレナージを行う部位を確認したのち、体位を選択する。
- 食前・食後は避けて、食後2時間以上が経過してから行う。
- 体位ドレナージ中は、バイタルサイン（SpO_2、心拍数、呼吸状態など）を十分に観察しながら行う。低酸素血症、不整脈、疼痛などの合併症の危険があれば、すぐに中止する。
- 体位ドレナージ後は呼吸音を聴取し、気道分泌物の存在が確認できれば気管吸引を行う。
- 褥瘡予防における体位変換と、時間を調整しながら行う。
- 枕、小枕、三角枕、バスタオル、丸めたタオルなどを用いて体位を保持する。患者の体型に合わせて用いる。

- 1回の体位の保持は10〜20分をめやすに行う
- 1日2〜6回行う

項目 1　体位ドレナージの施行

ここが POINT!

- ◆ 患者が体位ドレナージの適応かどうかを確認し、体位変換の可否について、医師と確認する。
- ◆ 気道分泌物がどの位置に貯留しているのかを、聴診と打診でアセスメントする。
- ◆ 肺合併症の予防のために、呼吸状態の観察を欠かさずに行う。

| 1 | 患者の胸部X線検査の所見などを確認し、体位ドレナージの施行を医師と相談する。 |

- 胸部疾患（肺炎、無気肺など）があれば、体位ドレナージ施行前に、必ず胸部X線写真でその部位を確認する。

| 2 | 体位ドレナージを施行する前に、気道分泌物がどの位置に貯留しているかを聴診器で聴取する。 |

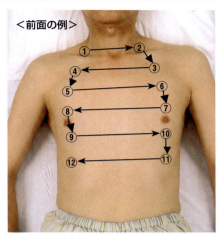
＜前面の例＞

- 前面、側面、背面で行う。
- 気道分泌物が貯留しているときは、低音性連続音（グーグー音）や粗い断続音（ブツブツ音、バリバリ音）で確認される。
- 肺炎・無気肺の部位を、呼吸音が減弱している部位で確認する。

ここがコツ

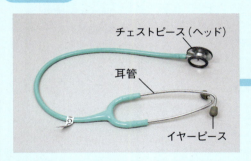

チェストピース（ヘッド）
耳管
イヤーピース

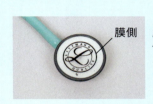

膜側

肺音聴取時は、膜側を胸部に当て、ベル側は穴を閉じて聴く

- 聴診器（ステート）は、イヤーピースを両耳にしっかりと入れる。
- 聴診器のチェストピースは、ぴったりとすきまのないように胸部に当てる。
- チェストピースが冷たい場合は、手で温めてから当てる。

| 3 | 気道分泌物が貯留する肺区域を最も高い位置に置いて、重力を利用し気道分泌物の移動を促進させる[1]。 |

- 1回の体位の保持は10〜20分をめやすに行う。
- 1日2〜6回行う。
- 呼吸・循環動態を観察しながら体位を保持し、異常があれば中止する。

修正体位へ →
- 特に急性期では、患者に人工呼吸器回路などの付属物が多く、また、患者がその姿勢に耐えられるかどうかという問題もあるので、以下に説明する「修正体位」をとる。

[25] 体位ドレナージ（排痰法）

*肺区域と修正体位については、文献1を参考に作成
*ここでは「かけもの」「ベッドヘッド」「ベッド柵」「ライン・チューブ類」のない状態で示す

修正した排痰体位（修正体位）への変換

- 臨床で行われやすい体位変換のパターンで示した。
- 枕やタオル類は、患者の体型に合わせて用いる。

1 仰臥位 → 背臥位 への体位変換

- 背臥位は、肺尖区（S^1）、前上葉区（S^3）、前肺底区（S^8）に気道分泌物の貯留が考えられる場合に行う。

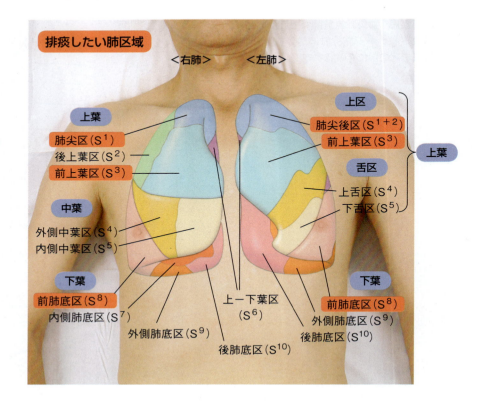

排痰したい肺区域
<右肺> <左肺>
上葉
肺尖区（S^1）
後上葉区（S^2）
前上葉区（S^3）
中葉
外側中葉区（S^4）
内側中葉区（S^5）
下葉
前肺底区（S^8）
内側肺底区（S^7）
外側肺底区（S^9）
上－下葉区（S^6）
後肺底区（S^{10}）
上区
肺尖後区（S^{1+2}）
前上葉区（S^3）
上葉
舌区
上舌区（S^4）
下舌区（S^5）
下葉
前肺底区（S^8）
外側肺底区（S^9）
後肺底区（S^{10}）

1　仰臥位の状態から、ベッドを10〜20°程度ギャッチアップする。

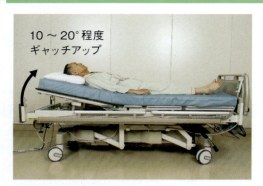

10〜20°程度ギャッチアップ

- 仰臥位の姿勢を保持する。
- 頭側には低い枕を置く。
- 頭低位は頭蓋内圧を上昇させたり、不整脈を誘発するので用いないことが多い。頭低位をとらなくても気道分泌物は十分に移動するとされる[1]。

2　膝下に枕を入れ、下肢を安定させる。

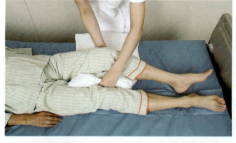

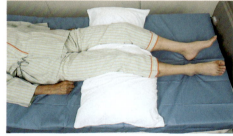

- 下肢が安定するように行う。
- 踵の部分に過度な荷重がかからないように注意する。

3 上肢に枕を入れる。

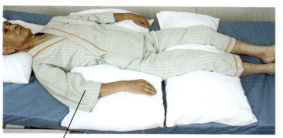

- 肘部がベッドにつかないように調整する。

リスクを防ぐ
- 拘縮を防ぐため、手掌を開いた形など、上下肢の良肢位をとる。

4 体幹が安定するよう、腰部や殿部の横に丸めたタオルを入れる。

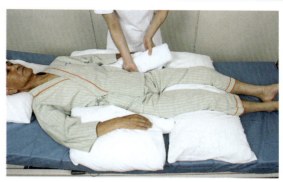

- 腰部や殿部の横に入れる。

5 背臥位の完成。

背臥位

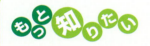

- 体位は10〜20分保持する
- 1日2〜6回行う

- この上に掛けものをかけて、安楽にしてもらう。
- 下肢の血流障害を起こさないよう、靴下を履くなど、保温に努める。

もっと知りたい

枕もさまざま。使用感を聞きながら、調整して使用しよう！

さまざまな枕の種類

小枕	●脇や下肢に置くなど、体のすきまが小さいところに使用する
長枕	●背中の下など、体の部位のサイズに合わせて使用する
三角枕	●安定させたい部位に用いる
低反発枕	●疼痛などが強い患者や、褥瘡のリスクが高い患者などに使用する
ビーズ枕	●ポリウレタンなどの素材でできた小さなビーズが入った枕 ●下肢の下などに用いる ●体位をしっかりと保持したい場合には向かない

2 背臥位 → 前方45°側臥位 への体位変換

- 前方45°側臥位は、後上葉区（S^2）に気道分泌物の貯留が考えられる場合に行う（あるいは上-下葉区・S^6、後肺底区・S^{10}）。
- 気道分泌物が貯留していると思われる側を上にして行う。

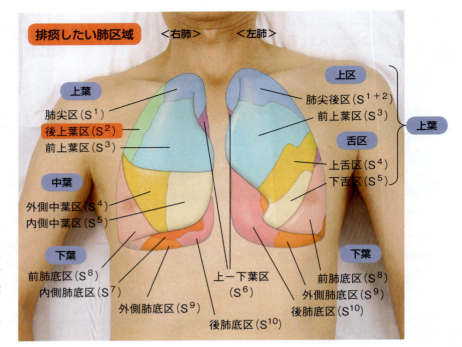

排痰したい肺区域　＜右肺＞　＜左肺＞

上葉
- 肺尖区（S^1）
- 後上葉区（S^2）
- 前上葉区（S^3）

中葉
- 外側中葉区（S^4）
- 内側中葉区（S^5）

下葉
- 前肺底区（S^8）
- 内側肺底区（S^7）
- 外側肺底区（S^9）
- 後肺底区（S^{10}）

上-下葉区（S^6）

上区
- 肺尖後区（S^{1+2}）
- 前上葉区（S^3）

舌区
- 上舌区（S^4）
- 下舌区（S^5）

（上葉）

下葉
- 前肺底区（S^8）
- 外側肺底区（S^9）
- 後肺底区（S^{10}）

1　患者を施行者に近いほうに移動し、下側になる上肢を挙上する。

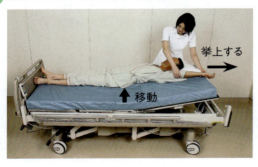

挙上する　移動

リスクを防ぐ
- ベッド上の短い距離の移動であっても、下にあるバスタオルを持ち上げるなどして、必ず2人体制で行う。
- 1人で行うと、シーツなどのずれを招きやすく、褥瘡のリスクが増える。施行者の負担も大きい。

- 患者の移動に際しては、できるだけ2人で行う。
- 体位変換の際、上肢が体幹の下敷きにならないように、下側になる上肢を挙上する。

2　外側の膝を挙上し、殿部を支点にして、左側臥位にする。

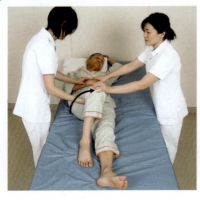
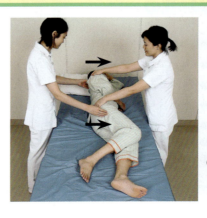

- 上側になる膝を挙上する。
- 上側になる上肢を患者の胸部に置いてもらう。
- 顔を移動する方向に向いてもらう。

- 膝と肩を引き寄せ、左側臥位にする。

3 左側臥位から、前方45°に傾けて、安定するように調整する。

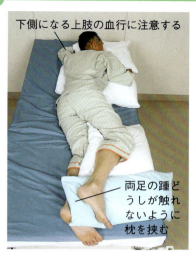
- 下側になる上肢の血行に注意する
- 両足の踵どうしが触れないように枕を挟む

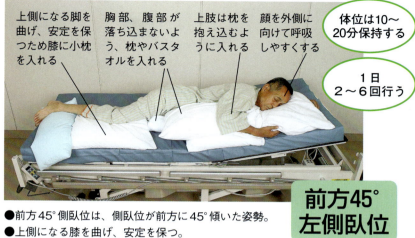
- 上側になる脚を曲げ、安定を保つため膝に小枕を入れる
- 胸部、腹部が落ち込まないよう、枕やバスタオルを入れる
- 上肢は枕を抱え込むように入れる
- 顔を外側に向けて呼吸しやすくする
- 体位は10〜20分保持する
- 1日2〜6回行う

前方45°左側臥位

- 前方45°側臥位は、側臥位が前方に45°傾いた姿勢。
- 上側になる膝を曲げ、安定を保つ。

3 前方45°左側臥位 → 腹臥位 への体位変換

- 腹臥位は、上-下葉区（S^6）、後肺底区（S^{10}）に気道分泌物の貯留が考えられる場合に行う。

1 枕を調整し、腹臥位（うつぶせ）にする。

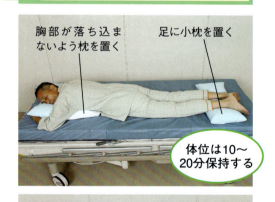
- 胸部が落ち込まないよう枕を置く
- 足に小枕を置く
- 体位は10〜20分保持する

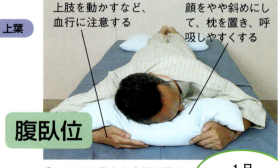
- 上肢を動かすなど、血行に注意する
- 顔をやや斜めにして、枕を置き、呼吸しやすくする

腹臥位

- ベッドの挙上を水平に戻し、腹臥位にする。
- 人工呼吸器装着中の場合は、挿管チューブの位置がずれないように、硬い枕を使用し顔を横に向ける。
- 1日2〜6回行う

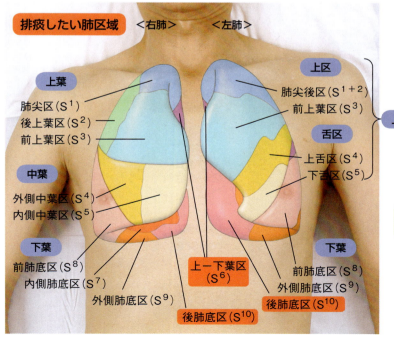

排痰したい肺区域 ＜右肺＞ ＜左肺＞

上葉
- 肺尖区（S^1）
- 後上葉区（S^2）
- 前上葉区（S^3）

中葉
- 外側中葉区（S^4）
- 内側中葉区（S^5）

下葉
- 前肺底区（S^8）
- 内側肺底区（S^7）
- 外側肺底区（S^9）
- 上-下葉区（S^6）
- 後肺底区（S^{10}）

上区
- 肺尖後区（S^{1+2}）
- 前上葉区（S^3）

舌区
- 上舌区（S^4）
- 下舌区（S^5）

上葉

下葉
- 前肺底区（S^8）
- 外側肺底区（S^9）
- 後肺底区（S^{10}）

4 腹臥位 → 右側臥位 への体位変換

- 側臥位は、外側肺底区（S^9）に気道分泌物の貯留が考えられる場合に行う。
- 気道分泌物が貯留していると思われる側を上側にして行う（左肺の場合は右を下側に、右肺の場合は左を下側にする）。

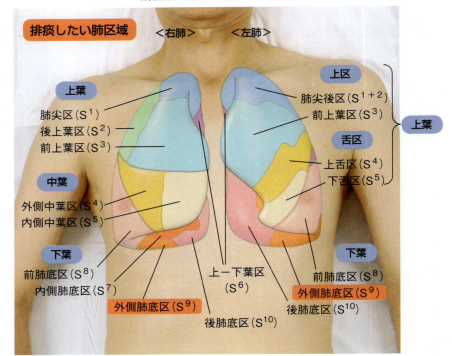

＊右側臥位の場合は、左肺の外側肺底区（S^9）が目的部位となる

排痰したい肺区域　＜右肺＞　＜左肺＞

＜右肺＞
- 上葉：肺尖区（S^1）、後上葉区（S^2）、前上葉区（S^3）
- 中葉：外側中葉区（S^4）、内側中葉区（S^5）
- 下葉：前肺底区（S^8）、内側肺底区（S^7）、外側肺底区（S^9）、後肺底区（S^{10}）
- 上−下葉区（S^6）

＜左肺＞
- 上葉
  - 上区：肺尖後区（S^{1+2}）、前上葉区（S^3）
  - 舌区：上舌区（S^4）、下舌区（S^5）
- 下葉：前肺底区（S^8）、外側肺底区（S^9）、後肺底区（S^{10}）

1 ベッドを10〜20°程度ギャッチアップし、枕を調整し、右側臥位にする。

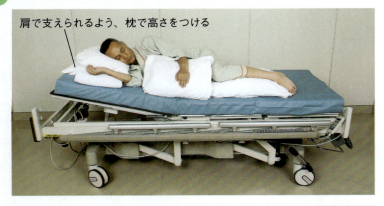

肩で支えられるよう、枕で高さをつける

体位は10〜20分保持する

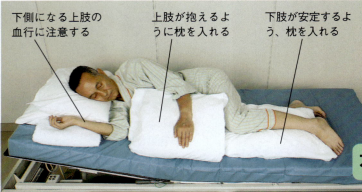

下側になる上肢の血行に注意する　上肢が抱えるように枕を入れる　下肢が安定するよう、枕を入れる

1日2〜6回行う

- 一般の側臥位であるが、体位が完全に安定するよう、枕でしっかり支える。

右側臥位

5 右側臥位 → 後方45°右側臥位への体位変換

- 後方45°側臥位は、中葉・舌区（S^4、S^5）に気道分泌物の貯留が考えられる場合に行う。
- 気道分泌物が貯留していると思われる側を上側にして行う（左肺の場合は右を下側に、右肺の場合は左を下側にする）。

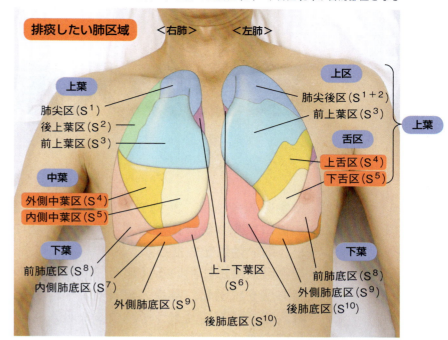

＊右側臥位の場合は、左肺の上舌区（S^4）・下舌区（S^5）が目的部位となる

排痰したい肺区域

＜右肺＞　＜左肺＞

上葉
- 肺尖区（S^1）
- 後上葉区（S^2）
- 前上葉区（S^3）

中葉
- 外側中葉区（S^4）
- 内側中葉区（S^5）

下葉
- 前肺底区（S^8）
- 内側肺底区（S^7）
- 外側肺底区（S^9）
- 後肺底区（S^{10}）

上－下葉区（S^6）

上区
- 肺尖後区（S^{1+2}）
- 前上葉区（S^3）

舌区
- 上舌区（S^4）
- 下舌区（S^5）

下葉
- 前肺底区（S^8）
- 外側肺底区（S^9）
- 後肺底区（S^{10}）

1 ベッドの挙上を戻して枕を調整し、後方45°右側臥位にする。

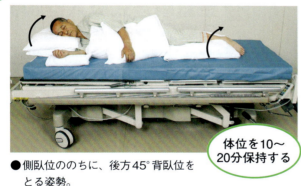

- 側臥位ののちに、後方45°背臥位をとる姿勢。
- 体位を10～20分保持する

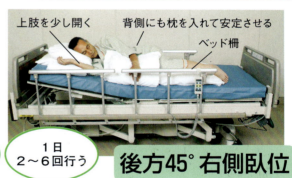

- 上肢を少し開く
- 背側にも枕を入れて安定させる
- ベッド柵
- 1日2～6回行う
- ベッドを10～20°程度ギャッチアップする。

後方45°右側臥位

ここがコツ
- 修正された排痰体位が保持できない場合は、最低でも40～60°の左右側臥位をとると、排痰の効果が期待できる。

リスクを防ぐ
- 患者状態によっては、ベッドからの転落防止のためにベッド柵を用いる。

＜引用文献＞
1. 宮川哲夫 編者：スクイージング・体位排痰法の基本．動画でわかるスクイージング 安全で効果的に行う排痰のテクニック，中山書店，東京，2005：96-98．
2. 宮川哲夫 編：呼吸ケアナビガイド―治療・ケアの手順がひと目でわかる！．中山書店，東京，2013．
3. 武田聡 監修：もう一度、基本！ ケアに活かせる聴診スキルのすべて．月刊ナーシング 2014；34（10）：6-34．
4. 落合慈之 監修，石原照夫 編：呼吸器疾患ビジュアルブック．学研メディカル秀潤社，東京，2011．

＜参考文献＞
1. 3学会合同呼吸療法認定士認定委員会 編：第19回3学会合同呼吸療法認定士認定講習会テキスト．3学会合同呼吸療法認定士認定委員会，東京，2014．

26 薬物吸入療法

青野ルミ

薬物吸入療法は、薬物や生理食塩液を患者の気道に直接到達させるために、エアロゾル（気体に浮遊する微粒子）状にして吸入するもので、即効性があり、高い効果をもたらす。

薬物吸入療法に用いる「超音波ネブライザー」「ジェットネブライザー」の使用方法を説明し、喘息・気管支炎・COPDの治療で処方される「定量噴霧式吸入器（MDI）」「ドライパウダー吸入器（DPI）」の吸入方法について、患者指導を中心に解説する。

クローズアップ手技

- 項目1　超音波ネブライザー・ジェットネブライザーによる吸入
- 項目2　定量噴霧式吸入器（MDI）による吸入（スペーサー使用）
- 項目3　ドライパウダー吸入器（DPI）による吸入

基礎知識

エアロゾルの気管・気管支への到達イメージ

- エアロゾル粒子が患部に到達して沈着するには、粒子の大きさが重要となる（図）。
- 一般に、0.8〜2μm*のエアロゾル粒子は細気管支から肺胞に、2〜5μmの粒子は下気道（気管支）に、5μm以上の粒子は上気道（鼻、口腔、咽・喉頭、気管）に沈着する[1]。
- エアロゾル粒子径は、気管支から肺胞までに沈着する1〜5μm程度が望ましいとされる[2]。

*【μm（マイクロメートル）】＝10^{-6}m。

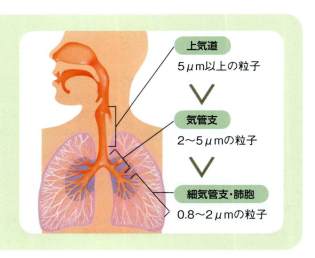

上気道　5μm以上の粒子
∨
気管支　2〜5μmの粒子
∨
細気管支・肺胞　0.8〜2μmの粒子

基礎知識

気管支炎、喘息・COPD治療薬の種類

- 気管支炎、喘息、COPDの管理において、特に吸入・ネブライザー薬については以下が用いられる。
- 吸入方法としては、「超音波ネブライザー」「定量噴霧式吸入器 MDI」「ドライパウダー吸入器 DPI」「ソフトミスト定量吸入器 SMI」がある。一例を表に示す。
- いずれも用法・用量は医師の指示による。

リリーバー

①短時間作用薬
- 喘息での気管支収縮などの発作時に、対症的救急薬(リリーバー)として使用される。
- 使用頻度があまりにも高いと、心臓に影響を及ぼすため、指導が必要。
- 使用頻度が高く、また発作が改善されなければ、早めに受診するように説明する。

コントローラー

②長時間作用薬
③ステロイド局所投与(吸入)
- 気管支喘息やCOPDの予防維持薬(コントローラー)として用いられる。
- 指示された1日の吸入回数を確実に施行する。また、1回の吸入を確実に行うよう指導する。

区分		一般名	製品名
気管支拡張薬:抗コリン薬	①短時間作用性	イプラトロピウム臭化物水和物	MDI ●アトロベント®エロゾル(帝人ファーマ株式会社)
		オキシトロピウム臭化物	MDI ●テルシガン®エロゾル(日本ベーリンガーインゲルハイム株式会社)
	②長時間作用性	チオトロピウム臭化物水和物	DPI ●スピリーバ®吸入用カプセル(日本ベーリンガーインゲルハイム株式会社)
			SMI ●スピリーバ®レスピマット®(日本ベーリンガーインゲルハイム株式会社)
		グリコピロニウム臭化物	DPI ●シーブリ®吸入用カプセル(ノバルティスファーマ株式会社)
気管支拡張薬:β_2刺激薬	①短時間作用性	サルブタモール硫酸塩	超音波ネブライザー ●ベネトリン®吸入液(グラクソ・スミスクライン株式会社)
			MDI ●アイロミール™エアゾール(大日本住友製薬株式会社)
		プロカテロール塩酸塩水和物	超音波ネブライザー ●メプチン®吸入液、メプチン®吸入液ユニット(大塚製薬株式会社)
			MDI ●メプチンキッドエアー®(大塚製薬株式会社)
			DPI ●メプチンエアー®(大塚製薬株式会社) ●メプチン®クリックヘラー®(大塚製薬株式会社)
		フェノテロール臭化水素酸塩	MDI ●ベロテック®エロゾル(日本ベーリンガーインゲルハイム株式会社)

(次頁へつづく)

区分		一般名	製品名
	②長時間作用性	サルメテロールキシナホ酸塩	DPI ●セレベント® ディスカス®（グラクソ・スミスクライン株式会社）
		ホルモテロールフマル酸塩水和物	DPI ●オーキシス® タービュヘイラー®（アストラゼネカ株式会社）
		インダカテロールマレイン酸塩	DPI ●オンブレス® 吸入用カプセル（ノバルティスファーマ株式会社）
ステロイド（グルココルチコイド）	③局所投与(吸入)	ベクロメタゾンプロピオン酸エステル	MDI ●キュバール™ エアゾール（大日本住友製薬株式会社）
		フルチカゾンプロピオン酸エステル	MDI ●フルタイド® ディスカス®（グラクソ・スミスクライン株式会社） ●フルタイド® エアゾール（グラクソ・スミスクライン株式会社）
		ブデソニド	DPI ●パルミコート® タービュヘイラー®（アストラゼネカ株式会社）
		シクレソニド	MDI ●オルベスコ® インヘラー（帝人ファーマ株式会社）
		モメタゾンフランカルボン酸エステル	DPI ●アズマネックス® ツイストヘラー®（MSD株式会社）
長時間作用性吸入 β_2 刺激薬／吸入ステロイド配合薬		サルメテロールキシナホ酸塩／フルチカゾンプロピオン酸エステル	DPI ●アドエア® ディスカス®（グラクソ・スミスクライン株式会社）
		ホルモテロールフマル酸塩水和物／ブデソニド	●シムビコート® タービュヘイラー®（アストラゼネカ株式会社）
長時間作用性吸入 β_2 刺激薬／長時間作用性吸入抗コリン剤配合薬		グリコピロニウム臭化物／インダカテロールマレイン酸塩	●ウルティブロ® 吸入用カプセル（ノバルティス ファーマ株式会社）

<参考文献>
1. 日本呼吸器学会COPDガイドライン第4版作成委員会 編：COPD（慢性閉塞性肺疾患）診断と治療のためのガイドライン 第4版. メディカルレビュー社, 大阪, 2013：67.

項目 1　超音波ネブライザー・ジェットネブライザーによる吸入

> **ここが POINT!**
> ◆ 感染予防のため、清潔な機器を1人につき1台使用する。
> ◆ 超音波ネブライザーの施行中に、呼吸苦が増強することもある。呼吸状態の変化を見逃さないようにする。
> ◆ 吸入が終了したら、薬剤を口腔内に残さないために、患者に含嗽してもらう。

基礎知識

超音波ネブライザー

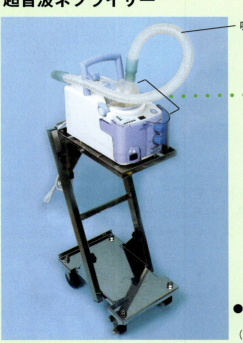
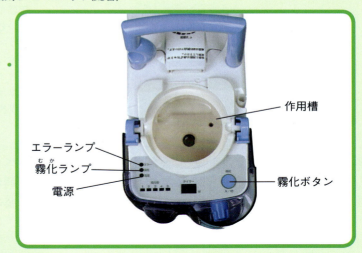

●超音波ネブライザー　ネスコソニックUN-511（アルフレッサ ファーマ株式会社）

- 超音波ネブライザー（ultrasonic nebulizer：USN）の一例を示す（**図**）。
- 超音波ネブライザーは、手術後の排痰目的や、呼吸器疾患で痰などの気道分泌物の粘稠度が高く、排痰が困難な患者に対し、去痰目的で使用される。
- 現在は蒸留水、生理食塩液が単独で使用されることが多いが、去痰薬（ブロムヘキシン塩酸塩：ビソルボン®吸入液）を使用する場合もあるため、ここで示す。
- 超音波ネブライザーは粒子が小さく（1μm前後）[2]、肺胞レベルに到達しやすいため、効果的であるといわれる。
- ただし、超音波ネブライザーが喀痰を分解するという根拠はなく、また、投与する薬物の構造が振動によって破壊されるという指摘もある。呼吸器官への感染のリスクも高くなるため、ルーチンで使用することは避けなければならない[3]。

超音波ネブライザーによる吸入

1　必要物品を準備する。

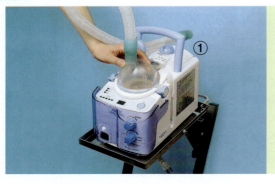

①超音波ネブライザー（ここではネスコソニックUN-511を使用）

リスクを防ぐ
- 超音波ネブライザーは感染予防のため、清潔なものを1人に対して1台使用する（連続して使い回しをしない）。
- この機種では、背部にエアフィルターが組み込まれる構造になっている。使用前にはセットされていることを確認する。

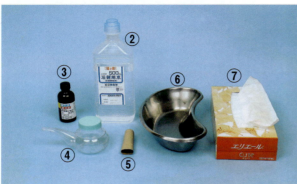

- ②蒸留水（注射用水）：精製水・水道水を用いる場合もある
- ③吸入剤（ここではビソルボン®吸入液0.2%）：薬剤を用いず、蒸留水のみで行うことも多い
- ④吸い飲み
- ⑤マウスピース（紙製のシングルユースのもの）
- ⑥膿盆
- ⑦ティッシュペーパー
- 薬剤用シリンジ（カテーテルチップタイプ）
- 薬剤指示書

2　指示された吸入剤を、薬剤指示書と照合しながら、必要量を準備する。

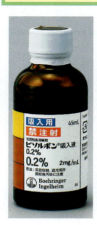

- 薬剤の例・ブロムヘキシン塩酸塩（ビソルボン®吸入液0.2%）。
- 去痰のため、急性気管支炎、慢性気管支炎、手術後に処方されることが多い。
- カテーテルチップタイプの注射器に、必要量を吸い上げておく。
- 薬剤によっては、超音波振動によって薬理活性が失われるものがあるので注意する。

3　ベッドサイドで、患者確認および、処方薬剤名、投与方法を確認する。患者に超音波ネブライザーの説明を行い、承諾を得る。

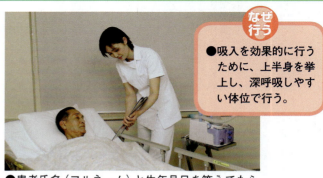

なぜ行う
- 吸入を効果的に行うために、上半身を挙上し、深呼吸しやすい体位で行う。

- 患者氏名（フルネーム）と生年月日を答えてもらい、ネームバンドを確認する。
- 使用する薬剤を照合し、吸入の方法、投与時間について患者に説明する。
- 施行時は、椅子に座ってもらい座位となるか、ベッド上でファーラー位（40〜60°挙上）をとる。

4 超音波ネブライザーを電源に接続する。

●電源スイッチはOFFにしておく。

5 薬液カップと薬液カップスタンドを取り外し、作用槽に蒸留水を入れる。

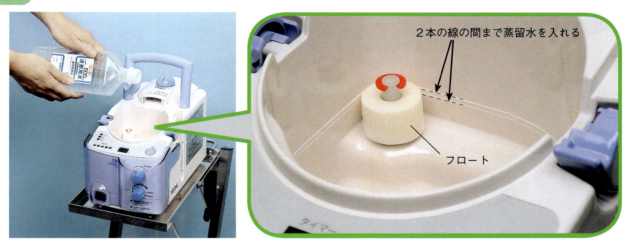

●この機種では、2本の線（水位線）の間まで蒸留水を注入する（機種により設定が異なる）。
●機種によっては作用槽に水道水を用いると指定されている場合もある。

6 薬液カップスタンドと薬液カップを取りつける。

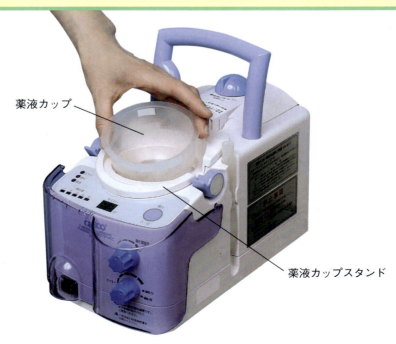

7 槽フタを取り付け、吸気ホースユニットを差し込み、固定する。

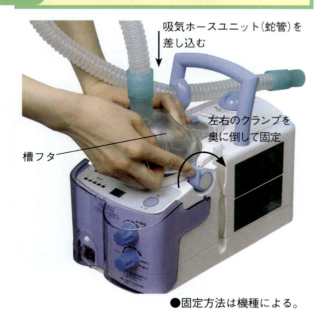

- 吸気ホースユニット(蛇管)を差し込む
- 槽フタ
- 左右のクランプを奥に倒して固定
- ●固定方法は機種による。

8 補液用キャップをずらし、補液孔からシリンジに吸い上げた薬剤を注入する。

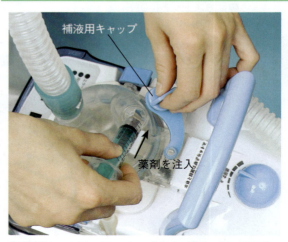

- 補液用キャップ
- 薬剤を注入

- ●薬剤は、カテーテルチップタイプのシリンジに吸い上げておいたものを注入する。
- ●「ビソルボン®吸入液0.2％＋蒸留水」、あるいは「生理食塩液のみ」「蒸留水のみ」など、医師の指示に基づいて準備する。

9 設定つまみで、①霧化量、②霧化時間、③風量を設定する。

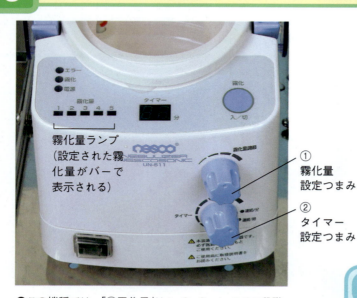

- 霧化量ランプ（設定された霧化量がバーで表示される）
- ① 霧化量設定つまみ
- ② タイマー設定つまみ

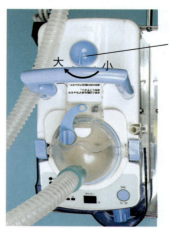

- ③ 風量調節つまみ
- 大　小

- ●この機種では、「①霧化量」は1、2、3、4、5の5段階。
- ●「②霧化時間」を決めるタイマーは、3、4、5、6、7、8、10、20、30分と連続（分）、連続（時）の11段階。
- ●「③風量」は7段階。

ここがコツ
- ●霧化量は、実際の霧化の量を見て調節する場合もある。
- ●1回あたりの吸入時間は10〜20分程度だが、気道分泌物の粘稠度が高い場合はもう一度、10〜20分程度行うことがある。

10 吸気ホースユニットに、マウスピースをセットする。

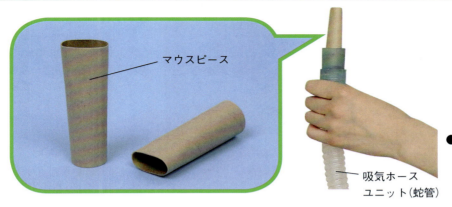

- マウスピース
- 吸気ホースユニット(蛇管)
- ●吸気ホースユニットを床に落として不潔にならないように注意する。

11 本体の電源スイッチを「ON」にして、霧化ボタンを押す。

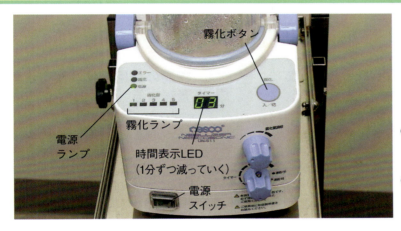

- 霧化ボタン
- 霧化ランプ
- 電源ランプ
- 時間表示LED（1分ずつ減っていく）
- 電源スイッチ

- ●この機種では、本体の電源が入ると、緑色のランプがつく。
- ●霧化ボタンを押すと、動作中には霧化ランプがつく。

12 患者にマウスピースを軽くくわえてもらい、深呼吸をしながら吸入してもらうよう伝える。

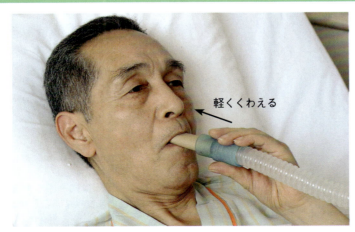

軽くくわえる

- ●完全にくわえてしまうと、気流が発生せず、薬剤が吸い込めない。
- ●霧化量が少なかったり、出ない場合は、薬剤量が少ないか、残量がないかを確認する。

リスクを防ぐ
- ●この機種では薬剤がなくなっても自動的に停止しないので、薬剤の残量に注意する。

13 深呼吸を行う要領で、吸入を続けてもらう。

① 薬剤をゆっくりと、深呼吸するように吸い込む

② マウスピースを口から離し、静かに鼻から吐き出す

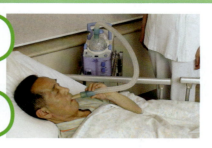

- マウスピースを口から離すのは、呼気が超音波ネブライザーの薬液カップの中に流入すると、雑菌の繁殖につながるため。
- 唾液が口の中に溜まった場合は、マウスピースを口から離し、膿盆に唾液を捨てるか、もしくはティッシュペーパーに吐き出してもらう。

ここがコツ

③ 咳嗽が誘発されたら、ティッシュペーパーに排痰してもらう

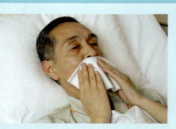

- 吸入中、咳嗽が誘発されたら、それを機会に、排痰を行うよう指導する。
- 超音波ネブライザーを行うことで、呼吸苦が増強してしまう場合がある。その際には中断する。患者の呼吸状態の変化を見逃さない。
- 看護師は、患者の吸入前後の呼吸音、排痰の性状・量、咳嗽の観察を行う。

14 吸入の設定時間が終了したら、安楽な姿勢をとってもらい、含嗽（うがい）を行う。

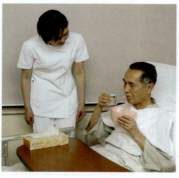

- 吸入の設定時間が終了すると、音の鳴る機種もある。
- 吸い飲みに水道水を入れ、口に含み、膿盆に吐き出してもらう。2回程度行う。

なぜ行う
- 口腔内に残存した薬剤により、口腔内カンジダ症などが引き起こされる恐れがある。予防のために含嗽を行う。

15 機器の使用後は、指定された方法で管理する。

- 使用後は、部品を取り外し、機器の添付文書（用法・用量）に従って、洗浄・消毒・滅菌を行う。
- NTT東日本関東病院では、蛇管、槽フタ、パッキン、薬液カップを毎日交換する。
- 蛇管はディスポーザブルで毎日交換後に廃棄する。
- 槽フタ、パッキン、薬液カップは滅菌供給部で洗浄処理されているものを使用している。
- マウスピースは、このタイプはシングルユースのため、使用ごとに廃棄する。

洗浄処理の方法

物品名	処理方法
●槽フタ ●パッキン	熱水消毒（72℃で30分）
●薬液カップ	次亜塩素酸ナトリウム0.01%液（ミルトン®）に1時間以上つけ置き、乾燥

リスクを防ぐ
- 本体にも薬剤が付着していることを考え、消毒用アルコールで清拭する。
- 超音波ネブライザーは同一患者で使用した場合でも24時間ごとに交換することが望ましい。

基礎知識

ジェットネブライザー

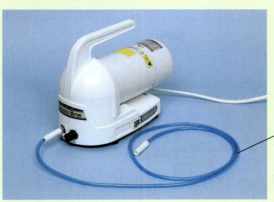

接続チューブ

●日立ネブライザーモーター
（株式会社日立製作所）

- ジェットネブライザー（図）は、喘息などの気管れん縮発作に対処するため、気管支拡張剤を使用するときに用いられることが多い。
- エアロゾルの粒子径は、1～5μm²と、超音波ネブライザーに比べて大きいと考えられる。

基礎知識

ジェットネブライザー吸入に使用する薬剤

ベネトリン®吸入液
- サルブタモール硫酸塩吸入液（気管支拡張剤）
- ベネトリン®吸入液0.5%（グラクソ・スミスクライン株式会社）

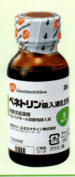

- 吸入に使用される薬剤は、サルブタモール硫酸塩吸入液・ベネトリン®吸入液が多い。病院によっても異なるが、図の処方例がある。
- 薬剤について、保存剤が含有されていないなどで「要冷蔵」の指示がある場合は、冷蔵庫に保管する。薬剤の取り扱いによっては気道感染の恐れがあるので注意する。

VSネブライザーA

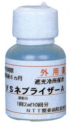

- 1回使用量2mL中：ベネトリン®0.3mL、生理食塩液1.7mL（1本30mL中：ベネトリン®4.5mL、生理食塩液25.5mL）

VSネブライザーB

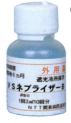

- 1回使用量2mL中：ベネトリン®0.5mL、生理食塩液1.5mL（ベネトリンの量が多い）（1本30mL中：ベネトリン®7.5mL、生理食塩液22.5mL）

ジェットネブライザーによる吸入

1 必要物品を準備する。

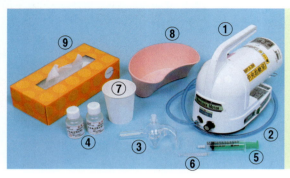

①ジェットネブライザー
②接続チューブ
③嘴管
④処方薬剤
⑤シリンジ（色つき）
⑥プラスチック針
⑦含嗽用コップ
⑧膿盆
⑨ティッシュ
●未滅菌手袋

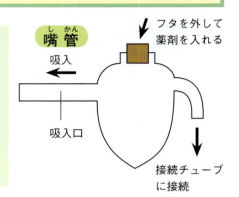

嘴管（しかん）

フタを外して薬剤を入れる
吸入
吸入口
接続チューブに接続

2 処方された薬剤を、注射器に吸入する。

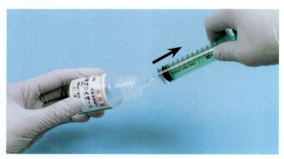

● 未滅菌手袋を装着する。
● 色つきシリンジにプラスチック針を接続する。
● 指示量をシリンジにとる。

3 嘴管に薬剤を注入する。

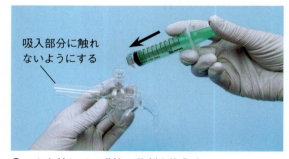

吸入部分に触れないようにする

● フタを外して、嘴管に薬剤を注入する。
● フタを戻しておく。

4 嘴管に接続チューブを接続する。

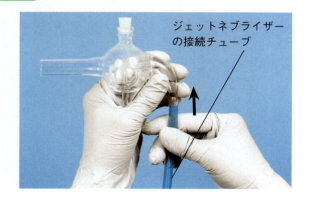

ジェットネブライザーの接続チューブ

5 ジェットネブライザーのスイッチを入れ、嘴管の吸入部分を軽くくわえて吸入する。

● 患者に座位をとらせ、ベッドテーブルなど、安定した台にジェットネブライザーを置く。
● 吸入方法、喀痰の排出、実施後の含嗽などは、超音波ネブライザーと同様に行う。

項目 **2** 定量噴霧式吸入器(MDI)による吸入(スペーサー使用)

定量噴霧式吸入器(MDI)は、喘息やCOPD治療で、気道の炎症をおさえたり、喘息の発作時に使用される。
定量噴霧式吸入器は確実に吸入できるように、吸入補助器(スペーサー)を使用することで、高い効果が期待できる。
ここでは吸入補助器としてボアテックス™を使った方法を紹介する。

ここがPOINT!

- ◆ 指示された吸入回数を確認して行う。
- ◆ きちんと吸入できているかをチェックする。
- ◆ 吸入補助器の取り扱いを理解しているか確認する。

基礎知識

定量噴霧式吸入器(MDI)の種類

- ●ガス(エアロゾル)を用いた定量噴霧式吸入器(metered dose inhaler:MDI)によって、抗アレルギー薬、吸入ステロイド、気管支拡張薬などが投与される。
- ●当初はフロンを用いることによる環境問題が指摘されていたが、現在では、代替フロンなどが用いられている。
- ●一定量が噴霧されるのに合わせて、吸入する必要がある。
- ●定量噴霧式吸入器により投与される薬剤の一例を示す(図)。いずれも用法・用量は医師の指示による。

気管支喘息治療薬の例(吸入ステロイド)

- ●気管支喘息やCOPD治療の予防維持薬(コントローラー)として用いられる。
- ●指示された1日の吸入回数を確実に施行する。また、1回の吸入を確実に行うように指導する。
- ●吸入後は、口腔内カンジダ症を予防するため、含嗽(うがい)を行う。

コントローラー

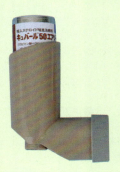

- ●吸入ステロイド喘息治療剤・キュバール™ 50 エアゾール
- ●吸入ステロイド喘息治療剤・フルタイド® 50 μgエアゾール120吸入用

(次頁へつづく)

気管支拡張薬・気管支収縮抑制薬の例

リリーバー

- 気管支喘息やCOPDでの気道閉塞性障害などの発作時に、対症的救急薬（リリーバー）として使用される。
- 使用頻度があまりにも高いと、心臓に影響を及ぼすため、指導が必要。
- 使用頻度が高く、また発作が改善されなければ、早めに受診するように説明する。

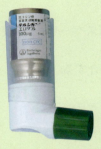
- 抗コリン性 気管支収縮抑制剤・テルシガン®エロゾル100μg

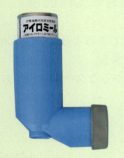
- 定量噴霧式気管支拡張剤・アイロミール™エアゾール100μg

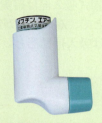
- 定量噴霧式気管支拡張剤・メプチンエアー®10μg吸入100回

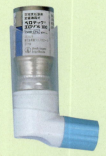
- 気管支拡張剤（定量噴霧式）・ベロテック®エロゾル100

基礎知識

吸入補助器（ボアテックス™）

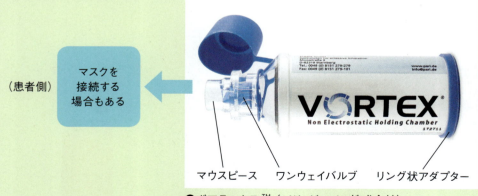

●ボアテックス™（パリ・ジャパン株式会社）

- 喘息治療やCOPD治療では、吸入ステロイドを定期的に確実に吸入する必要がある。
- 吸入補助器を用いるメリットは、噴霧と吸入のタイミングを図る必要がないので、小児から高齢者まで確実に吸入でき、薬剤の気道到達率が高まることである[4]。
- 多くのスペーサーの種類がある。ここでは製品の一例として、ボアテックス™を示す（図）。アルミニウム製の吸入補助器であり、患者の吸気によって渦状の気流を起こし、吸入を助ける。

吸入補助器を使用した吸入

＊以下の手技は、患者指導の例で示す

1 必要物品を準備する。

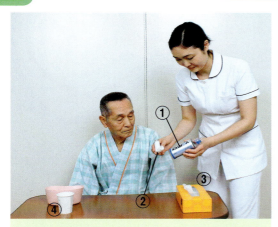

①吸入補助器（ここではボアテックス™を使用）
②吸入薬（ここではフルタイド®50エアーを使用）
③ティッシュペーパー
④含嗽用カップ
●膿盆

2 吸入補助器を組み立てる。

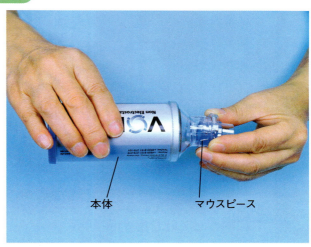

本体　　マウスピース

●破損がないかを必ず調べる。

3 吸入薬をよく振って混ぜる。

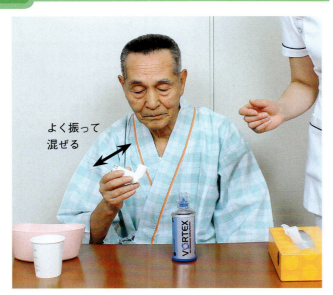

よく振って混ぜる

●定量噴霧式吸入器は、使用前に吸入薬とガスをよく混ぜる必要がある。
●製剤によっては振り混ぜなくてよいものもあるが、患者や医療者の間違いを防ぐため、すべて振るように説明している。

4 吸入薬を取り付け口に差し込み、接続する。

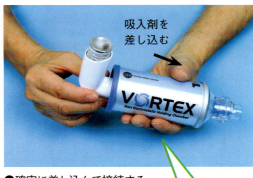

吸入剤を差し込む

●確実に差し込んで接続する。

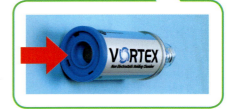

[26] 薬物吸入療法

5 医師に指示された1回服用量を押す。

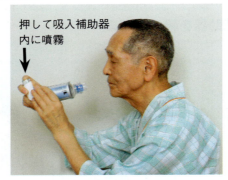

- 指示された吸入回数を確認のうえ、1回分の服用量を吸入補助器内に噴霧する。
- しっかりと最後まで押しきる。

6 姿勢を正しくして、軽く息を吐き出してもらう。

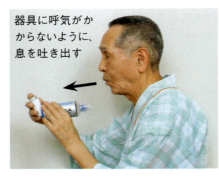

- 吸入に備え、息を軽く吐き出す。
- 器具を清潔に保つために、器具に直接呼気がかからないように息を吐き出す。

7 ゆっくり深く吸入する（①）。5〜10秒間息を止めてもらい（②）、息をゆっくりとマウスピースに向かって吐き出す（③）。

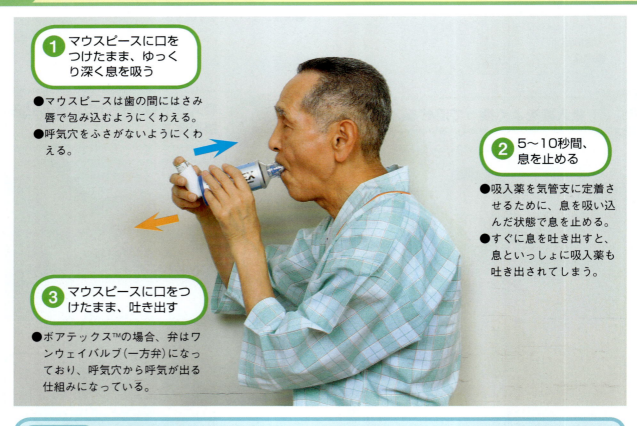

① マウスピースに口をつけたまま、ゆっくり深く息を吸う
- マウスピースは歯の間にはさみ唇で包み込むようにくわえる。
- 呼気穴をふさがないようにくわえる。

② 5〜10秒間、息を止める
- 吸入薬を気管支に定着させるために、息を吸い込んだ状態で息を止める。
- すぐに息を吐き出すと、息といっしょに吸入薬も吐き出されてしまう。

③ マウスピースに口をつけたまま、吐き出す
- ボアテックス™の場合、弁はワンウェイバルブ（一方弁）になっており、呼気穴から呼気が出る仕組みになっている。

ここがコツ
- 吸入の途中で息が苦しくなりそうであれば、いったん中断する。
- マウスピースを口から離して、5〜10秒間息を止めたあとゆっくりと息を吐き出し、呼吸を整える。
- 呼吸が整ったら、残りの吸入薬を吸入する。

8 繰り返す指示がある場合は、吸入を繰り返し行う。

大人	●1吸入につき 1回
18か月以上の小児	●1吸入につき 2～4回繰り返す
18か月未満の乳幼児	●1吸入につき 4～6回繰り返す

●口腔内に残存した薬剤により、口腔内カンジダ症などが引き起こされる恐れがある。予防のためによく含嗽する。

9 吸入終了後、含嗽を行う。

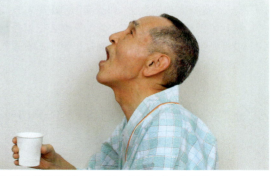

●ガラガラうがい、ブクブクうがいを行う。

10 吸入補助器は、指定された方法で管理する。

- マウスピースは使用のたびに、先端を軽く水洗いし、ティッシュペーパーで拭き取る。
- ボアテックス™では、接続を外し、マウスピース部について使用後1日1回、水または温湯（40℃）で、食器用洗剤を用いて洗浄する。
- 間隔を開けて使用する場合も、よくすすいで乾かす。

リスクを防ぐ
- 呼吸補助具の本体についても、1週間に1回は、製品に指定された方法で消毒する（煮沸消毒、蒸気消毒など）。
- 指定された間隔で新品に交換する。

項目3 ドライパウダー吸入器(DPI)による吸入

喘息・COPD治療のために、長期的・定期的に「長時間性抗コリン薬」「長時間作用性β_2刺激薬」「吸入ステロイド薬」を吸入する必要がある場合、ドライパウダー吸入器(DPI)によって吸入する場合が多い。
DPIによる吸入の手技を示す。

ここが POINT!
- それぞれの動作を間違えると、設定した薬剤量が吸入できなくなる。しっかり行うよう、患者に指導する。
- 吸入感がない場合なども、無理に吸入器に触らず、もう一度吸ってもらう。
- 吸入器に呼気を吹き込むと不潔になるため、口から離したあとに息を吐き出す。

基礎知識

ドライパウダー吸入器（DPI）の種類

- 喘息・COPD治療に用いられる「長時間性抗コリン薬」「長時間作用性$β_2$刺激薬」「吸入ステロイド薬」の投与方法として、フロンガスを用いた定量噴霧式吸入器（DPI）が環境に影響があることから開発された吸入器である。
- 息を吸う勢いによって、粉末状の薬剤が投与される。
- 粉末状の薬剤の入った板（ディスク）を組み込んで使用するタイプと、最初から器具と粉末状薬剤が一体になったタイプがある。製品の一例を示す（図）。

気管支喘息治療薬の例（吸入ステロイド）

- 気管支喘息治療の長期管理薬（コントローラー）として用いられる。
- 指示された1日の吸入回数を確実に施行する。また、1回の吸入を確実に行うように指導する。
- 吸入後は、口腔内カンジダ症を予防するため、含嗽を行う。

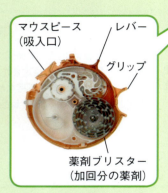
マウスピース（吸入口）／レバー／グリップ／薬剤ブリスター（加回分の薬剤）

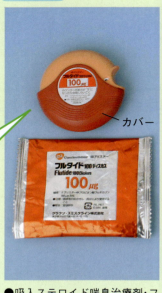
コントローラー／カバー

●吸入ステロイド喘息治療剤・フルタイド®100ディスカス®　●吸入ステロイド喘息治療剤・フルタイド®200ディスカス®

COPD治療薬の例（配合薬：吸入ステロイド＋気管支拡張薬／長時間作動型吸入$β_2$刺激薬）

- COPDの諸症状の寛解のため、ステロイド薬と気管支拡張薬を複合した配合剤を用いる場合もある。
- なお、複合型1剤でなく、吸入ステロイドと長時間作動型吸入$β_2$刺激薬（シムビコート®タービュヘイラー®など）を順番に使用して、両方の薬効を用いる場合もある。

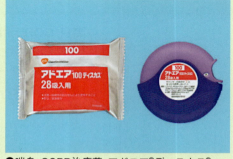
コントローラー

●喘息・COPD治療薬・アドエア®ディスカス®

*以下の手技は、フルタイド®ディスカス®の説明書を参考に作成
*患者指導の例で示す

26 薬物吸入療法

1 ドライパウダー吸入器のカバーを開け、マウスピース(吸入口)を出す。

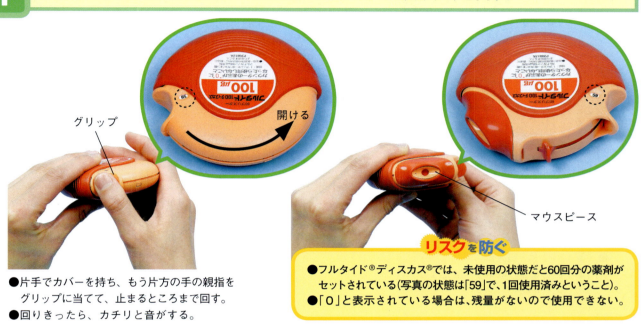

- 片手でカバーを持ち、もう片方の手の親指をグリップに当てて、止まるところまで回す。
- 回りきったら、カチリと音がする。

リスクを防ぐ
- フルタイド®ディスカス®では、未使用の状態だと60回分の薬剤がセットされている(写真の状態は「59」で、1回使用済みということ)。
- 「0」と表示されている場合は、残量がないので使用できない。

2 親指をレバーに当て、グリップで止まるところまで、右に回す。

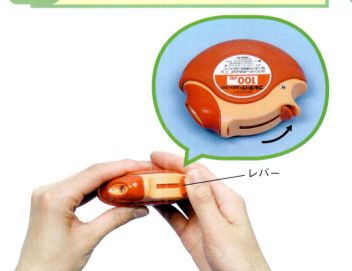

- カチリと音がするところまで回す。
- これで1回分の薬剤がセットされる。

3 軽く息を吐き出したあとに、マウスピースを軽くくわえ、スーッと早く深く息を吸う。

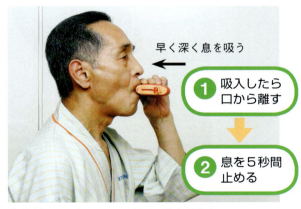

早く深く息を吸う

① 吸入したら口から離す
② 息を5秒間止める

- 薬剤を吸い込むため、早く・深く吸入する。
- 息を吸った状態で、「5秒間」をめやすに息を止める。無理のない範囲で行う。

ここがコツ
- うまく吸入できると、甘味や粉の感覚が口腔内に残る。
- 吸入感がなくても、すぐにレバーを引いたりせず、もう一度吸入してもらう。

4 息を止めたあと、ゆっくりと吐き出す。

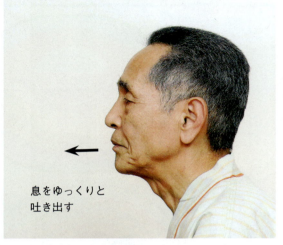

息をゆっくりと吐き出す

- ドライパウダー吸入器に呼気を吹き込むと、吸入器内が不潔となる。呼気を吹き込まないようにする。

5 ドライパウダー吸入器のカバーを閉じる。

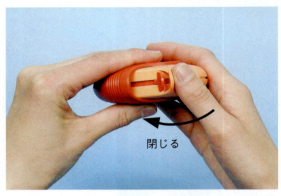

閉じる

- グリップの外側から親指を当て、カバーを元の状態に戻す。
- 回しきると、カチリと音がする。
- 医師の指示により「2吸入」が必要な場合は、もう一度カバーを開けるところから繰り返して行う。

6 吸入終了後、含嗽を行う。

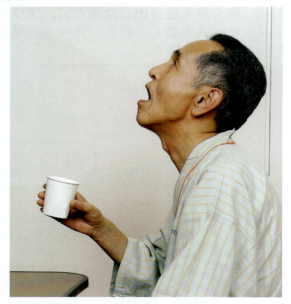

- ガラガラうがい、ブクブクうがいを行う。

なぜ行う
- 口腔内に残存した薬剤により、口腔内カンジダ症などが引き起こされる恐れがある。予防のためによく含嗽する。

<引用文献>
1. 阿部幹雄：薬物療法．3学会合同呼吸療法認定士認定委員会 編，第4回 3学会合同呼吸療法士認定講習会テキスト．3学会合同呼吸療法認定士認定委員会，東京，1999：83.
2. 宮本顕二：吸入療法．3学会合同呼吸療法認定士認定委員会 編，第19回3学会合同呼吸療法認定士認定講習会テキスト，3学会合同呼吸療法認定士認定委員会，東京，2014：223,226-227.
3. 卯野木健：去痰薬の投与法として、超音波ネブライザーと蛇腹による方法はなぜいけないのでしょうか．エキスパートナース編集部 編，ナースのための臨床の疑問Q&A160，照林社，東京，2004：24-25.
4. 久保寿子，尾崎眞：ベッドサイドのME機器安全管理 吸入器—吸入療法の視点から—．看護技術 2005；51(13)：6-8.

<参考文献>
1. 新実彰男，坂野昌志，藤本源，他：処方の教室ケーススタディ「吸入療法」．レシピ 2013；12(2)：5-55.
2. 駒瀬裕子，向井秀人 監修：薬剤師、医師、看護師のための 明日からできる実践吸入指導．メディカルレビュー社，大阪，2012.
3. 田村弦：薬剤エアゾルの粒子径測定法／吸入療法の諸問題，呼吸 2010；29(3)：243-247.
4. 宮川哲夫 編：呼吸ケアナビガイド 治療・ケアの手順がひと目でわかる!．中山書店，東京，2013：94-95.
5. 藤野智子 監修：痰を出す技術．エキスパートナース 2011；27(11)；50-73.
6. 落合慈之 監修，石原照夫 編：呼吸器疾患ビジュアルブック．学研メディカル秀潤社，東京，2011.
7. 宮本顕二：吸入療法．3学会合同呼吸療法士認定委員会 編 第19回3学会合同呼吸療法認定士認定講習テキスト，3学会合同呼吸療法認定士認定委員会，東京，2014：223-238.
8. 大林浩幸：患者吸入指導のコツと吸入デバイス操作法のピットホール 改訂3版．医薬ジャーナル社，大阪，2014.
9. 島崎豊，吉田葉子：医療器材の洗浄から滅菌まで．ヴァンメディカル，東京，2013.

27 人工呼吸器の回路組み立て・点検

石塚いみ、善村夏代

人工呼吸器は呼吸状態の悪い患者の換気を促進する役割をもつ。通常の呼吸と同じように、吸気・呼気の通り道が設けられており、呼吸回路と呼ぶ。患者に装着するための準備段階として、呼吸回路の組み立ての方法と、チェックポイントを示す。

クローズアップ手技

- 項目1 人工呼吸器回路の接続（人工鼻使用時）
- 項目2 人工呼吸器の点検

基礎知識

人工呼吸器の回路

- 人工呼吸器に用いる呼吸回路は、シングルユース（使い捨て）タイプを用いることが望ましい。リユース回路は滅菌が必要である。
- 回路の加湿方法として、人工鼻や加温加湿器がある（図）。人工鼻では加温加湿器やウォータートラップが不要となり、軽量で、誤接続のリスクも少ない。
- ここでは「エビタ V300」（ドレーゲル・メディカルジャパン株式会社）をもとに説明する。
- 取り扱い方法は機種により異なる。各機種の取扱説明書を参照のこと。

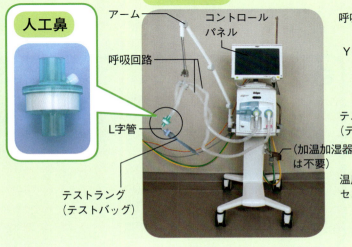

人工鼻回路

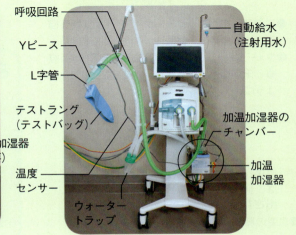

加温加湿器回路

人工呼吸器の吸気・呼気の流れ

●熱線入り／加温加湿器を用いる呼吸回路で示す（イメージ）。

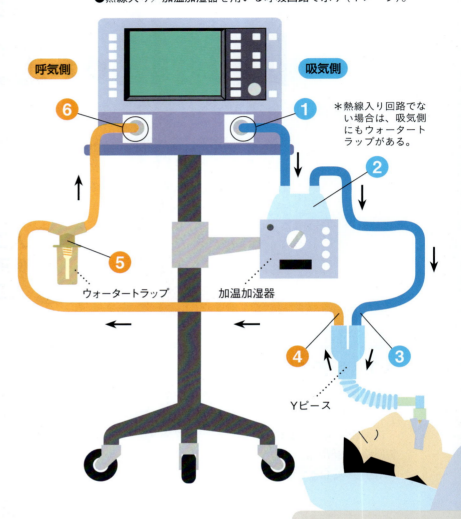

呼気側　吸気側

＊熱線入り回路でない場合は、吸気側にもウォータートラップがある。

Yピース　加温加湿器　ウォータートラップ

6 人工呼吸器を通過した呼気ガスが排出される。
- 呼気回路では呼気弁が開き、呼気ガスが大気に排出される。
- バクテリアフィルターを装着している場合は、ここで患者の気道や気管・肺から排出される菌が除かれる。

5 呼吸回路で結露した水滴は、ウォータートラップに貯留される。

ウォータートラップ

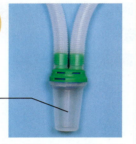

溜まったら廃棄する

- 加温・加湿された吸気ガスが室温で冷却されることにより、回路内に結露が生じる。ウォータートラップは、この結露を溜める役割をもつ。
- ウォータートラップに溜まった水は、定期的に廃棄する。
- 人工鼻を利用する場合は、ウォータートラップを必要としない。

リスクを防ぐ
- 逆流防止のため、ウォータートラップは呼吸回路の中の一番低い位置に、下向きで接続する。
- ウォータートラップ内の水（結露）を回収する際は、未滅菌手袋を着用し、感染を拡大させないように扱う。

4 患者の肺に送出された吸気ガスは、呼気ガスとなって肺から排出される。
- 患者の肺で、ガス交換が行われる。

3 加温・加湿された吸気ガスは吸気側回路を通り、気管チューブを通じて、患者の肺へ送出される。

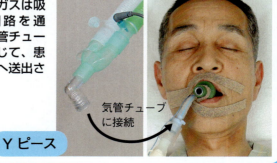

気管チューブに接続

Yピース

① **中央配管から供給される圧縮酸素・圧縮空気が人工呼吸器内で混合され、吸気ガスとして吸気側から送出される。**

- 人工呼吸器に、病院・病棟内の「酸素配管（緑色）」「圧縮空気配管（黄色）」をつなぐことで、圧縮酸素と圧縮空気が人工呼吸器内で混合され、送出される。

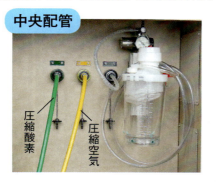

中央配管

圧縮酸素　圧縮空気

② **吸気ガスは、加温加湿器を通過することによって、加湿される。**

- 乾燥した吸気ガスが送出されるため、そのまま肺に送られると、気道が乾燥し、肺合併症の原因となる。
- そのため、加温加湿器を用いて、水蒸気を含ませた吸気ガスを患者の口元まで送出している。
- 加温加湿器には、チャンバーに定期的に注射用水を足すタイプと、自動給水できるタイプがある。
- 熱線入り加温加湿器（TKB-MR850）使用時は、温度は自動設定され、結露はできないため吸気側のウォータートラップは不要である。
- 人工鼻を利用する場合は、加温加湿器は使用しない。

熱線入り加温加湿器　自動給水

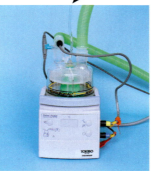

●TKB-MR850（株式会社 東機貿）

リスクを防ぐ

- 加温加湿器のモジュールは、患者ごとに使い捨てる。
- 加温加湿器の蒸留水は、回路を開放せずに、自動給水式による補充を選択することが望ましい。
- ガスポートからの給水などは行わない。ガスポートを介した菌流入による呼吸器回路感染の恐れがあるため。
- 接続時に誤接続や破損する可能性も考える。

もっと知りたい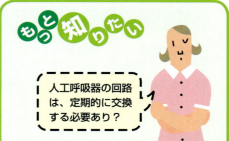

人工呼吸器の回路は、定期的に交換する必要あり？

人工呼吸器の回路の交換時期のめやすは？

呼吸回路の交換時期について、CDC（Centers for Disease Control and Prevention：米国疾病管理予防センター）では、「使用中の呼吸回路（呼吸器蛇管、呼気弁、取り付けられている加湿器）は、日常的に交換しない。目で見える汚染があったり、機械的な作動不良があれば回路を交換する」[1]としている。

そのため、気道分泌物などによる過度な汚染が著しいときや、リーク（漏れ）・破損が確認できるときなどに交換する。

加温加湿器を使用している呼吸回路の場合は、1週間をめやすに交換したほうがよい[2,3]。

＜引用文献＞
1. Tablan OC, Anderson LJ, Besser R, et al.Guidelines for preventing health-care-associated pneumonia, 2003：recommendations of CDC and the Healthcare Infection Control Practices Advisory Committee. *MMWR Recomm Rep* 2004；53(RR-3)：1-36.
2. 日本呼吸療法医学会 人工呼吸管理安全対策委員会：人工呼吸器安全使用のための指針 第2版. 人工呼吸 2011；28(2)：210-225.
3. 日本集中治療医学会ICU機能評価委員会 編：人工呼吸関連肺炎予防バンドル2010改訂版.

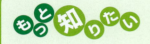

加温加湿器の管理はここに注意！

加湿の理解は、人工呼吸管理の重要なポイント！

人工呼吸器により吸気されるガスは、低温で乾燥している。人工呼吸器を用いる際には、気道の温度と湿度を補うために、加温加湿器や人工鼻を用いて、低温・乾燥ガスを加温・加湿する。

● 湿度とは

湿度は、空気中および医療ガスに含まれている水蒸気量を指す。

湿度には「絶対湿度」と「相対湿度」がある。絶対湿度とは「ガス1Lあたりに実際に含有される水蒸気量」であり、相対湿度は、「ガスが含有することのできる最大水蒸気量と実際に含有されている水蒸気量との比」である[1]。

ガスが含有可能な最大水蒸気量は、温度に影響を受ける。ガスの温度が上昇すると、含有する水蒸気量が増え、ガスの温度が低下すると、含有する水蒸気量も減る。

ヒトが呼吸をすることにより、吸入された空気は、「気管分岐部付近ではほぼ37℃、相対湿度100%、絶対湿度44mg/L」となる。一方、人工呼吸などにより投与される医療ガスは、「温度15℃、相対湿度2%、絶対湿度0.3mg/L」[1]である。

このような乾燥した医療ガスが気道粘膜を通り、気管支へ流れ込む。気管内にある分泌物が乾燥し、線毛機能の低下を招き、気道内クリアランスの低下を引き起こす可能性がある。肺炎などが発症するリスクが高くなることから、加温加湿器の特徴や効果を用いて代償することで、リスクの回避をめざす。

● 加温加湿器の原理

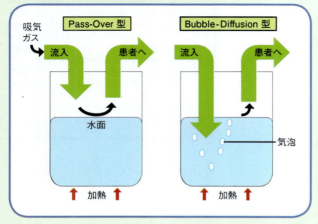

文献1、p.208より引用

● 加温加湿器の原理

① Pass-Over（パス・オーバー）型
　吸気ガスが水面を通過するときに、水蒸気を含ませる。「熱線あり」と「熱線なし」のタイプがある。
② Bubble-Diffusion（バブル・ディフュージョン）型
　吸気ガスを水中に気泡として導き、水蒸気を含ませ吸入する。

● 加温加湿器の管理のめやす

"適切に加温・加湿されている状態"は、患者の呼吸機能や室温により変化する。適切な加温・加湿のめやすは、以下の通り。

・気管チューブ内壁・吸気回路末端部の内壁に、結露や水滴がある
・吸引される気道分泌物の性状がやわらかい
・吸引カテーテルが、気管チューブにスムーズに挿入できる

● 加温加湿器を使用するときの注意点

加温加湿器の交換は、呼吸回路を交換するときや、滅菌蒸留水の汚染が考えられるときに行う。交換時は、下記のような合併症や事故に注意して取り扱う[2]。

・高体温
・感電
・上気道熱傷
・加温加湿器内からあふれた水が気管内へ流入
・呼吸回路を患者から外す際、回路内の汚染された凝集物がエアロゾルとなって起こる交差感染
・呼吸回路内に溜まった凝集物が気管内に流入
・呼吸回路内に凝集物が溜まって気道内圧が上昇
・医療者が加温加湿器に触れて火傷

● 適切な温度設定

加温加湿器は、温度設定ができる機種を用いて適度な温度管理を行う必要がある。

可能な限り、患者の深部体温に近づけて温度設定する。「患者の深部体温が37℃ならば、Yピース部の口元温度測定では39〜41℃が必要」「Yピース部から気管チューブ先端までの間で、3〜6℃も温度が低下する」[1]とされる。加温加湿器回路の口元温度測定部で温度のモニタリングを行う。

加温加湿器の機種により一部異なるが、患者の口元設

定温度は29〜40℃、チャンバー温度は、チャンバー出口の吸気側温度を37〜42℃前後に設定する[1,3]。

● 熱線入り加温加湿器の使用

この場合、吸気ガスは吸気回路を通過する際に、室温で冷却される。冷却に伴い、飽和水蒸気が減少するため、相対湿度は上昇するが、絶対湿度は低下し、回路内に結露が発生するなどの欠点がある。

したがって、「熱線入り加温加湿器」の使用が推奨される。

<引用文献>
1. 井上辰幸：気道加湿の方法と実際. 道又元裕, 小谷透, 神津玲 編, エキスパートナースガイド 人工呼吸管理実践ガイド, 照林社, 東京, 2009：206-211.
2. 長坂信次郎：人工呼吸中の加温・加湿の合併症って何？. 道又元裕 編著, 人工呼吸ケア「なぜ・何」大百科, 照林社, 東京, 2005：107.
3. 山本伸章：加温・加湿. 磨田裕 編著, ここから始める！人工呼吸ケア, 照林社, 東京, 2013：77

<参考文献>
1. 日本呼吸管理学会：人工呼吸器管理安全使用のための指針 第2版.
2. 永野由紀：加温・加湿. 呼吸器・循環器 急性期ケア 2012；12(2)：23-29.

項目 **1**

人工呼吸器回路の接続
（人工鼻使用時）

> **ここが POINT!**
> ◆ 人工呼吸器の回路は、接続を誤ると患者の呼吸に重大な影響を与える。間違いのないように組み立てる。
> ◆ 感染対策に留意し、呼吸器感染を招かないようにする。
> ◆ 円滑で安全な治療を提供するために、回路内のガスの流れを理解して組み立てることが重要である。

＊「エビタ V300」での方法を示す

人工鼻使用時の呼吸回路の接続

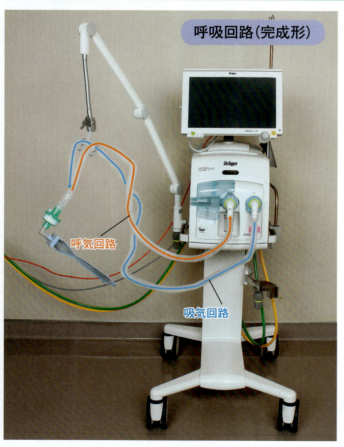

呼吸回路（完成形）
呼気回路
吸気回路

1 人工呼吸器の回路を接続する前に、必ず手指衛生を行い、未滅菌手袋を装着する。

リスクを防ぐ
● 感染防止のため、手指衛生を行い、未滅菌手袋を装着して組み立て作業を行う。

● 組み立ての解説上、
　吸気回路を ——— で、
　呼気回路を ——— で示す。

2 本体のパネルを開け（①）、呼気ユニットのロックを解除して引き出す（②）。フローセンサを本体に装着する（③）。

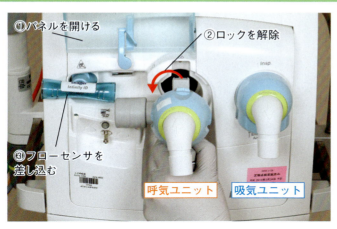

● フローセンサによって、呼気がモニタリングされる。

3 呼気ユニットを戻し（ロック）、セットできたことを確認してパネルを閉じる。

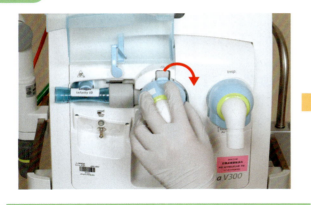 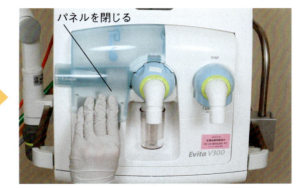

4 呼吸回路の片方を、人工呼吸器本体の吸気側に接続する。

5 呼吸回路のもう片方を、人工呼吸器本体の呼気側に接続する。

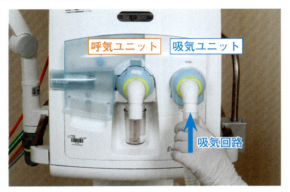 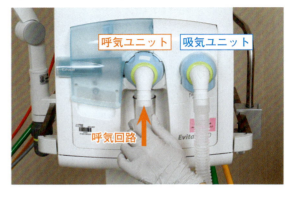

● 人工鼻用回路の場合、回路自体には「吸気」「呼気」の区別はなく、いずれの側を接続してもよい。

6 呼吸回路に人工鼻を接続する。

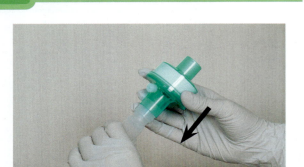

7 接続した呼吸回路をアームに置いて、安定させる。

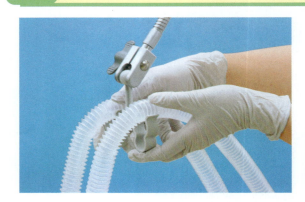

リスクを防ぐ
- 人工鼻は、製品に決められた時間で定期的に交換する必要がある（24時間ごとなど）。
- 汚染された場合、痰が詰まっている場合は閉塞する危険があるので、すぐに交換する。

8 L字管を接続し、テストラングを接続する。組み立てが完了。

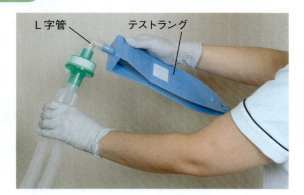

L字管　テストラング

- テストラングは、患者に人工呼吸器を装着する前に、仕業点検を行うために使用する。

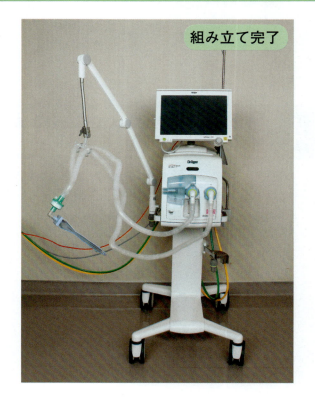

組み立て完了

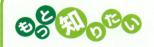

人工鼻を使用するときの注意点

加温加湿器を使う代わりに、人工鼻を使うことも！

人工鼻は、鼻腔とほぼ同様の機能をもっており、適度な加温・加湿が行える。

吸気ガスの加温・加湿が保たれるため、加温加湿器は不要となり、呼吸回路の簡素化が可能となる。

人工鼻を利用するときは、加温加湿器やネブライザーなどの併用を避ける。反対に、これらを使用するときは人工鼻を外しておく必要がある。

ただし、何度も回路から外すと、汚染や感染のリスクが高まる。そのため、たびたびエアロゾル吸入を行う場合、あるいは持続して行う場合は、人工鼻より加温加湿器の使用を選択したほうがよい。

● 人工鼻のメリット
- 加温・加湿の効果
- 交差感染の防止：菌をフィルトレーションする（黄色ブドウ球菌・結核菌などをフィルターにかけるような効果がある）
- 管理方法が簡易：メンテナンスが不要、加温加湿器の管理がないので時間が短縮できる
- 呼吸回路が簡素・簡便化：加温加湿器とウォータートラップが不要、蛇管内に結露が起こらない
- コスト削減：滅菌蒸留水・加温加湿器が不要、回路の簡素化

● 人工鼻の禁忌[1]
- 大量の気道分泌物がある患者
- 粘稠度の高い気道分泌物を喀出する患者
- 血性の気道分泌物のある患者
- 低体温療法中の患者
- 完全な自発呼吸下にあり、分時換気量が多い患者（＞10L/分）
- 呼気時の1回換気量が、吸気の70%以下である患者
- 拘束性肺疾患をもつ患者
- 気管胸膜瘻のある患者
- 持続的ネブライザーを行っている患者
- 気道熱傷のある患者
- 人工鼻の気道抵抗や死腔が無視できない患者

● 人工鼻使用時の注意点

人工鼻使用時には、その効果を生かすため、気管チューブ内の結露や気道分泌物の性状、温度を確認する必要がある。

また、あまりに喀痰が多いと人工鼻が汚染される可能性があるため、気道分泌物の粘稠度および性状、喀出量を観察する。

呼吸困難などの自覚症状や、気道内圧の上昇など、人工鼻の閉塞が疑われる徴候がないかどうかもチェックする。

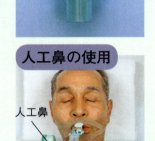

人工鼻

人工鼻の使用

● 人工鼻の交換時期

人工鼻の交換時期は、「48時間より頻繁に交換しない」とされている[2]。しかし、日本においては製品の推奨に従うことがよいといえる。交換時に日付を記入しておくと、忘れずに行える。

人工鼻使用中に、上記で述べた禁忌事項が発生したり、加温・加湿が不十分であると判断すれば、人工鼻の使用を中止し、加温加湿器に変更する必要がある。

人工鼻の使用にあたっては、禁忌や合併症もあることから、開始時には十分に検討する。

<引用文献>
1. 中田諭：加温・加湿は，人工鼻か加温加湿器＋ホースヒータで行う．道又元裕 編著，根拠がわかる人工呼吸ケアベスト・プラクティス，照林社，東京，2008：60．
2. Tablan OC,Anderson LJ, Besser R, et al.Guidelines for preventing health-care-associated pneumonia,2003：Recommendations of CDC and the Healthcare Infection Control Prac-tices Advisory Committee. *MMWR Recomm Rep* 2004；53(RR-3)：1-36．

<参考文献>
1. 井上辰幸：人工鼻の適応と実際．道又元裕，小谷透，神津玲 編，エキスパートナースガイド 人口呼吸管理実践ガイド，照林社，東京，2009：212-215．

項目 2

人工呼吸器の点検

ここが POINT!

- 人工呼吸器は生命維持管理装置として、「安全で」「安定した」動作が求められる。
- 人工呼吸器装着後のトラブルを未然に防ぐためにも、人工呼吸器を患者に装着する前に、安全に正しく作動するか確かめることが重要である。
- 呼吸回路のリークテスト、電源とガス配管の点検を必ず行う。

＊「エビタ V300」の場合、自己診断機能が付いている。始業点検はそれに沿って行う

始業点検の方法[1]

1 リークテストを行う。

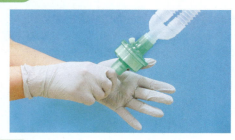

- 呼吸回路を接続した人工呼吸器のコンセントを、非常電源につなぐ。
- 人工呼吸器の電源を入れる。SIMV など、仮の換気モードを設定して作動させる。
- Y ピースをしっかりと手のひらに当ててふさぐ。
- パネル（モニタ）上、気道内圧が十分に上昇していることを確認する。
- ここで気道内圧が下がると、呼吸回路のリーク（漏れ）が考えられる。

2 設定通りに作動するか点検する。

- 設定値と測定値が、ほぼ同じ値になる必要がある。たとえば、設定値が「酸素濃度100％」のとき、実測値も「酸素濃度100％」となっていることを確認する。

3 アラームが適正に作動するか確認する（警報装置の点検）。

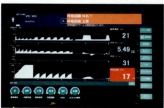

- 「換気量アラーム」「気道内圧アラーム」「無呼吸アラーム」など、アラーム機能が作動するか確認する。

4 ほかに異常がないかを確認する。

- 「異常な音」「異常なにおい」「異常な熱」はないか確認する。

＜引用文献＞
1. 岡元和文 編：ナーシングケアQ&A35 人工呼吸器とケアQ&A－基本用語からトラブル対策まで－ 第2版．総合医学社，東京，2010：106．

＜参考文献＞
1. 日本臨床工学技士会：医療スタッフのための人工呼吸療法における安全対策マニュアル．Ver1.10, 2003. http://www.ja-ces.or.jp/03publish/pdf/kokyuuki_manual.pdf （2014.12.15アクセス）
2. 日比野聡：人工呼吸器のしくみ．道又元裕，小谷透，神津玲 編，エキスパートナースガイド 人工呼吸管理実践ガイド，照林社，東京，2009：108-112．
3. 長坂信次郎：人工呼吸器のセッティング．道又元裕，小谷透，神津玲 編，エキスパートナースガイド 人工呼吸管理実践ガイド，照林社，東京，2009：113-116．

看護学生のためのおすすめ本 2023 Vol.1

Expert NURSE プチナース 照林社

"授業""実習""国試"に役立つ！

※定価には10%の消費税が含まれております。

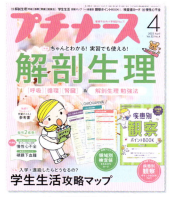

プチナースは毎月1回、10日ごろに発売するよ！

定期購読がおすすめ！

「プチナース」は看護学生向け学習誌です

看護学生生活のスケジュールに合わせたラインアップで、必要な情報を必要な時期にお届け！

取り外して持ち運べる！「別冊 疾患別看護過程」や便利な「別冊フロク」が毎号ついています！

春はごうかな特別フロクもあるよ！

まずは **プチナースWEBを check!!**

定価：1,100円（税込） AB判

\ Pick up! プチナースと一緒に活用しよう！ /

看護学生スタディガイド2024

編集：池西静江、石束佳子
定価：5,940円（税込）
A5判／本編1,408頁＋別冊224頁
ISBN978-4-7965-2748-4

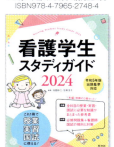

看護師国試過去問解説集2024

編集：看護師国家試験対策プロジェクト
定価：5,940円（税込）
B5判／本編1,344頁＋別冊208頁
ISBN978-4-7965-2749-1

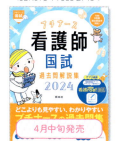

4月中旬発売

特長

① 過去10年分の国試問題から約2000問厳選！類題も充実

② 「必修」「頻出」「正答率70％以上」などアイコンつき

③ 全問に正答率を掲載。落としてはいけない問題がひとめでわかる！

④ 500点以上の図表で知識を深く、広くサポート！

国試対策に定評のあるプチナースの過去問解説集。本編は過去10年分の看護師国試を中心に、必修・一般・状況設定問題から約2000問を厳選。プチナースらしい豊富な図表とわかりやすい解説で、国試合格に必要な実力が身につきます。別冊には最新第112回国試の問題と解説を掲載。

\実習に強い看護学生になれる本!!/

病期・発達段階の視点でみる
疾患別 看護過程
編著：任和子
定価：5,280円（税込）
AB判／648頁
ISBN978-4-7965-2522-0

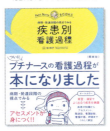

アセスメント・看護計画がわかる
症状別 看護過程 第2版
編著：小田正枝
定価：3,410円（税込）
AB判／400頁
ISBN978-4-7965-2543-5

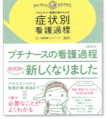

病期・発達段階の視点でみる
小児 看護過程
編著：市江和子
定価：2,200円（税込）
AB判／200頁
ISBN978-4-7965-2547-3

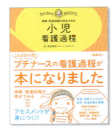

経過・ウェルネスの視点でみる
母性 看護過程
編著：古川亮子
定価：2,310円（税込）
AB判／208頁
ISBN978-4-7965-2576-3

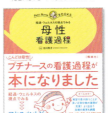

実習記録の書き方がわかる
看護過程展開ガイド 第2版
編著：任和子
定価：2,970円（税込）
AB判／314頁
ISBN978-4-7965-2549-7

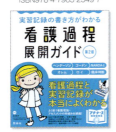

領域別
看護過程展開ガイド 第2版
地域・在宅／成人／老年／小児／母性／精神
編著：任和子
定価：2,530円（税込）
AB判／232頁
ISBN978-4-7965-2550-3

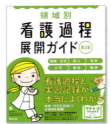

実習でよく挙げる
看護診断・計画ガイド
編著：小田正枝
定価：2,420円（税込）
AB判／168頁
ISBN978-4-7965-2395-0

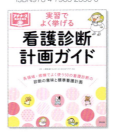

わかる！使える！バイタルサイン・フィジカルアセスメント
著：中村充浩
定価：2,090円（税込）
AB判／152頁
ISBN978-4-7965-2450-6

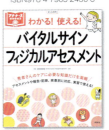

\コンパクトサイズで実習に持っていける!/

成人・老年看護実習 クイックノート
監修：池西静江　著：森田真帆、伊藤美栄
定価：990円（税込）
文庫判／144頁
ISBN978-4-7965-2428-5

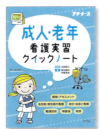

小児看護実習 クイックノート
監修：池西静江　著：四俣芳子
定価：990円（税込）
文庫判／128頁
ISBN978-4-7965-2429-2

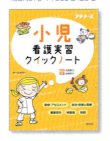

母性看護実習 クイックノート
監修：池西静江　著：上敷領正子
定価：990円（税込）
文庫判／128頁
ISBN978-4-7965-2430-8

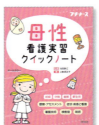

精神看護実習 クイックノート
監修：池西静江　著：濱川孝二、山門真樹
定価：990円（税込）
文庫判／128頁
ISBN978-4-7965-2431-5

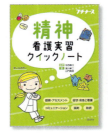

※当社ホームページで試し読みができます

根拠からわかる！実習で実践できる！
基礎看護技術
著：中村充浩、北島泰子
定価：3,190円（税込）
B5判／320頁
ISBN978-4-7965-2572-5

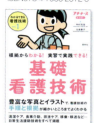

根拠からわかる！実習で実践できる！
臨床看護技術
著：中村充浩、北島泰子
定価：2,750円（税込）
B5判／240頁
ISBN978-4-7965-2573-2

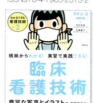

ズボラな学生の看護実習本
ずぼかん
著・イラスト：中山有香里
監修：中山祐次郎、角田直枝
定価：1,760円（税込）
B5判／240頁　ISBN：978-4-7965-8050-2

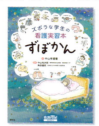

かげさんの実習おたすけノート
著・イラスト：看護師のかげ
定価：1,430円（税込）
A5判／148頁
ISBN978-4-7965-2529-9

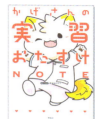

急性期実習に使える！
周術期看護ぜんぶガイド
著：北島泰子、中村充浩
定価：1,980円（税込）
AB判／176頁
ISBN978-4-7965-2498-8

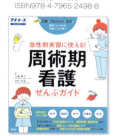

母性・小児看護ぜんぶガイド 第2版
編著：古川亮子、市江和子
定価：2,090円（税込）
AB判／192頁
ISBN978-4-7965-2523-7

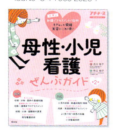

基礎・成人などすべての実習に使える！
老年看護ぜんぶガイド
編著：八島妙子
定価：1,980円（税込）
AB判／176頁
ISBN978-4-7965-2559-6

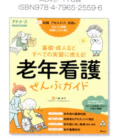

アセスメントができるようになる！
検査まるわかりガイド
著：浅野嘉延
定価：2,200円（税込）
AB判／168頁
ISBN978-4-7965-2482-7

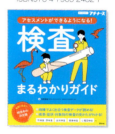

急性期実習に使える！
周術期看護クイックノート
著：北島泰子、中村充浩
定価：未定
文庫判／未定
ISBN978-4-7965-2578-7

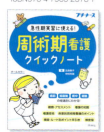

看護学生クイックノート 第3版
監修：石塚睦子　編集：プチナース編集部
定価：1,100円（税込）
文庫判／144頁
ISBN978-4-7965-2577-0

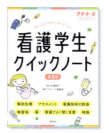

看護技術クイックノート
著：石塚睦子
定価：990円（税込）
文庫判／128頁
ISBN978-4-7965-2532-9

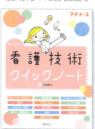

新版
看護学生お役立ちカード
編集：プチナース編集部
価格：1,320円（税込）
A6変型判／カード24枚
ISBN978-4-7965-7009-1

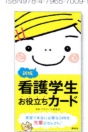

＼苦手を克服!!　「解剖生理」／

ここから始める!　看護学校入学前ドリル
著：菊地よしこ
定価：1,100円（税込）
B5判／120頁
ISBN978-4-7965-2418-6
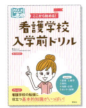

楽しく学ぶ!　看護につながる解剖生理　改訂版
著：小寺豊彦
定価：1,980円（税込）
B5判／144頁
ISBN978-4-7965-2377-6
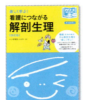

書いて覚える　解剖生理ワークブック
著：安谷屋均
定価：2,530円（税込）
B5判／144頁＋別冊104頁
ISBN978-4-7965-2367-7
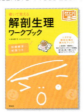

らくらく学べて臨床に生かせる　解剖生理ポイントブック　第2版
著：内田陽子　医学監修：宇城啓至
定価：1,650円（税込）
B6判／160頁
ISBN978-4-7965-2453-7
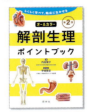

＼苦手を克服!!　その他オススメ本／

1日20分10日でできる　看護計算ドリル　第2版
著：菊地よしこ　梅崎みどり　塩谷由加江
定価：1,540円（税込）
B5判／128頁
ISBN978-4-7965-2449-0
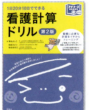

看護学生のための　臨地実習ナビ　改訂版
編著：本江朝美
定価：2,200円（税込）
B5判／240頁
ISBN978-4-7965-2473-5
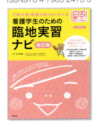

実習記録につまずいたとき読む本
著：ローザン由香里
定価：1,760円（税込）
B5判／152頁
ISBN978-4-7965-2477-3
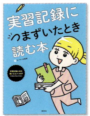

よくわかる　看護職の倫理綱領　第3版
編著：峰村淳子、石塚睦子
定価：880円（税込）
B5判／72頁
ISBN978-4-7965-2548-0
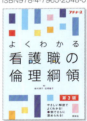

基礎からわかる　地域・在宅看護論
編著：池西静江
定価：1,980円（税込）
B5判／120頁
ISBN978-4-7965-2545-9
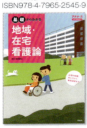

とにかく使える　検査値の見かた
編著：西﨑祐史　渡邊千登世
定価：1,430円（税込）
文庫判／320頁
ISBN978-4-7965-2579-4
2023年3月発売予定

フィジカルアセスメント　ポケットBOOK
監修：山本則子　編著：鈴木美穂・山花令子
定価：1,540円（税込）
文庫判／128頁
ISBN978-4-7965-2500-8
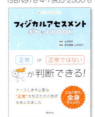

術後アセスメント・ケア　ポケットBOOK
著：慶應義塾大学病院　看護部
定価：1,760円（税込）
A6変判／192頁
ISBN978-4-7965-2564-0

●ご注文は書店へお願いいたします。　●お問い合わせは照林社営業部へお願いいたします。
※当社ホームページで試し読みができます
※未刊の商品については表紙が変わる場合がございます
〇照林社　〒112-0002　東京都文京区小石川2-3-23　TEL03-5689-7377
https://www.shorinsha.co.jp　〇Twitter @shorinsha　〇Instagram shorinsha_sales　2023.02現在

試し読みはこちら

人工呼吸器使用前のチェックポイント

1 非常電源のコンセントに接続している？

- 供給電源は、必ず非常電源（災害時にも自家発電で補われる）を用いる。ブレーカーが上がってしまったときや、非常時・災害時などにも、人工呼吸器が停止せず、患者生命を守るため。
- 非常電源のコンセントは、外枠が赤色になっている。本来、コンセントはダイレクトに非常電源につなぐ。タコ足配線にしない。
- やむを得ず延長コードを用いる際には、3Pプラグの（アース口のある）コンセントを使用する。

2 配管に異常はない？漏れはない？

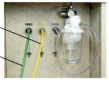

圧縮空気
圧縮酸素

- 圧縮空気と圧縮酸素の配管（黄色：圧縮空気、緑色：圧縮酸素）を正しく接続する。
- 供給ガス側の耐圧管に破損がないことを確認し、接続する。
- 耐圧ホースは配管にダイレクトに接続する。タコ足配線にしない。

3 呼吸回路の破損はない？接続は正しい？

- 呼吸回路の破損は、リーク（漏れ）の一番の原因である。以下を確認する。
- ・ひび割れや破損などはない？
- ・回路のねじれや折れはない？
- ・吸気・呼気の流れは適切？
- ・加温加湿器の位置は正しい？
- ・吸気・呼気の回路の方向は、正しく接続されている？
- ・ウォータートラップは下向きになっている？

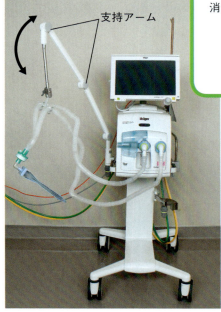

支持アーム

4 加温加湿器を使用している場合、電源は入っている？水位・温度設定は正しい？

- 加温加湿器の電源は、人工呼吸器とは別に接続し、スイッチを入れる。
- 加温加湿器のモジュール（チャンバー）内の滅菌蒸留水が、適量レベルまで入っていることを確認する。

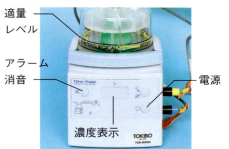

適量レベル
アラーム消音
電源
濃度表示

5 コントロールパネルには、破損・亀裂・汚れなどの異常はない？

6 支持アームの動きはよい？

- 支持アームがスムーズに動かないと、患者の動きによって人工呼吸器のYピースが外れる恐れがある。

7 ストッパーをかけている？

- 設置位置を決めたら、安全のため必ずストッパーをかけて固定する。

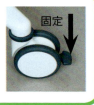

固定

8 ベッドサイドに、バッグバルブマスクかジャクソンリースはある？

- 非常時や機器のトラブル、不具合が生じた際には、徒手加圧換気を行う必要がある。

9 取扱説明書はある？

- 人工呼吸器の取扱説明書は、いつでも確認できるよう、そばに置いておく。

資料5

人工呼吸器の換気モード・アラーム

善村夏代、石塚いみ

換気モードとは

換気方式	換気方式	方法
	従量式（volume control ventilation：VCV）	●設定された「換気量」になるよう換気する。
	従圧式（pressure control ventilation：PCV）	●設定された「圧」になるよう換気する。

代表的な換気モードと患者の状態

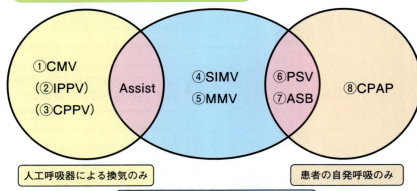

- 人工呼吸器を装着する患者は、「酸素化がうまくいかない」「換気機能が落ちている」「1回換気量や肺活量、呼吸数の減少」「呼吸困難が改善しない」などの状態にある。
- 人工呼吸器における「換気モード」とは、患者の自発呼吸の有無に合わせ、換気のペースを決定するものである。医師の指示に基づいて設定する。
- 人工呼吸器の換気方式は大きく「従量式（VCV）」と「従圧式（PCV）」の2つに分けられる。
- よく設定される換気モードとして、「CMV（調節換気）」「IPPV（間欠的陽圧換気法）」「SIMV（同期式間欠的強制換気）」「PSV（圧支持換気法）」などがある。

文献1，2を参考に作成

代表的な換気モード

換気モード	意味	呼吸相（モデル波形）
① CMV controled (continuous) mechanical ventilation	調節換気	
② IPPV intermittent positive pressure ventilation	間欠的陽圧換気法	
③ CPPV continuous positive pressure ventilation	持続的陽圧換気法	

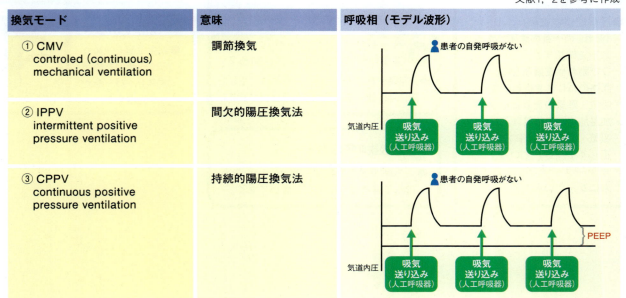

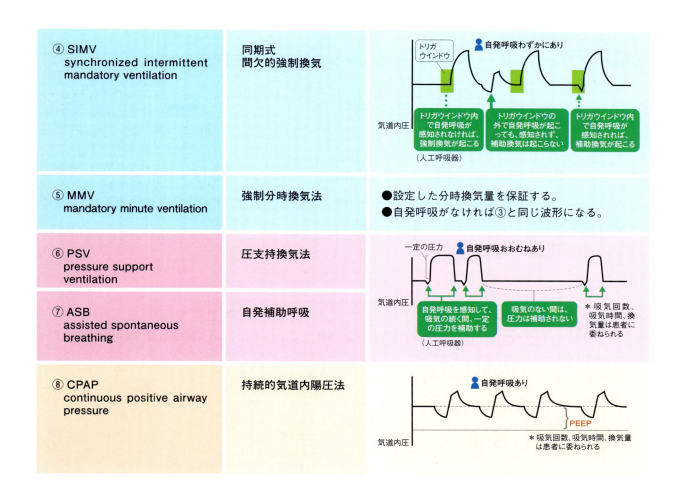

＊波線は呼吸相を表すモデル波形　＊画面はすべてダミー、数値等は架空

換気モードの例

①**CMV** controled (continuous) mechanical ventilation：調節換気
②**IPPV** intermittent positive pressure ventilation：間欠的陽圧換気法

吸気努力が見られないため、強制的に吸気を送り込む換気モード

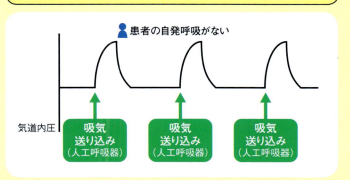

- CMV、IPPVともに、決められた「換気量あるいは圧」と「呼吸回数」で、呼吸を完全に管理する換気モード。
- 自発呼吸がない患者や、鎮静薬を使用して呼吸管理したい場合に設定する。

③ CPPV continuous positive pressure ventilation：持続的陽圧換気法

②のIPPVにPEEP（呼気終末陽圧）を足した換気モード

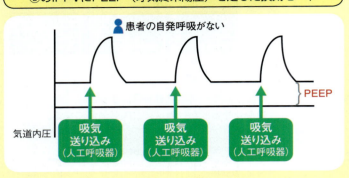

- CPPVは、②のIPPVにPEEP（positive end-expiratory pressure：呼気終末陽圧＝呼気のときにも、肺胞がつぶれないように圧力を残す作用をもつ）を加えた換気モード。
- PEEPを加えることによって、肺胞を虚脱せずに保つことができ、ガス交換がより容易になる。
- CPPVは、②のIPPVでは酸素化が不十分な場合や、重篤な肺水腫やARDS（acute respiratory distress syndrome：急性呼吸窮迫症候群）、誤嚥性肺炎などの場合によく指示される換気モード。

④ SIMV synchronized intermittent mandatory ventilation：同期式間欠的強制換気

自発呼吸と強制換気を合わせて管理する換気モード

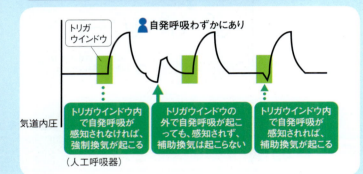

- 自発呼吸によって起こる気道内圧のわずかな陰圧を人工呼吸器が感知し、それを引き金（トリガ）として、補助換気が開始される。
- 自発呼吸を感知する時間の幅（トリガウインドウ）の間に自発的な吸気努力がみられない場合には、強制的に換気が行われる。また、自発呼吸がトリガウインドウに入らない場合に起こってもそれは感知されず、そのときには強制換気が行われない。
- よって、自発呼吸が頻呼吸であっても、強制換気は設定した回数しか行われない。
- 自発呼吸がない場合は、IPPVやCPPVと同じになる。
- ウイニング段階（人工呼吸器を外そうとする段階）によく用いられる。

⑤ MMV mandatory minute ventilation：強制分時換気法

患者の自発呼吸が目標に足りないとき、足りない分を強制換気する換気モード

- 設定分時換気量の呼吸ができる。
- 患者の自発呼吸の分時換気量に応じて、強制換気の回数を変化させる換気モード。1分間の分時換気量を保証する。
- 鎮静薬投与時のバックアップや、ウイニング段階で使用される。

⑥ PSV pressure support ventilation：圧支持換気法
⑦ ASB assisted spontaneous breathing：自発補助呼吸

患者の吸気努力をもとに、一定の圧力を補助する換気モード

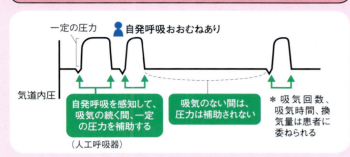

- 自発呼吸を感知して吸気を吸いやすいように、吸気が続いている間、一定の圧力を補助する換気モード。
- 吸気努力がない場合は、圧力の補助が行われない（回数が患者に委ねられる）。吸気時間の間隔や換気量も、患者による。
- SIMVやCPAPと組み合わせることもできる。

⑧ CPAP continuous positive airway pressure：持続的気道内陽圧法

患者の吸気努力をもとに、一定の圧力を補助する換気モード

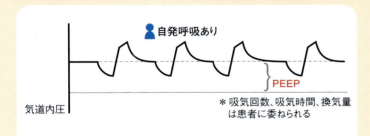

- 気道に一定の陽圧（PEEP）をかけて、自発呼吸を行う。
- 吸気回数や吸気時間、換気量は患者に委ねられる。
- 自発呼吸が十分ある患者に使用される換気モード。

新しい換気モード

- 近年の人工呼吸器には、以下のような特徴をもつ、新しいモードが搭載されている場合も多い。

BIPAP
biphasic intermittent positive airway pressure

- 二相性陽圧呼吸で、自発呼吸のできない状態の患者から、抜管の直前まで使用できる。
- 従圧式の強制換気を行いたい場合、高い気道内圧を避けたい場合、ファイティング（自発換気とのぶつかり）を抑えたい場合に選択される。

APRV
airway pressure release ventilation

- 「自由に呼吸できる高い圧のCPAP」に、「短い時間の低い圧を加えた気道内圧解放」を加えた換気方式。
- 自発呼吸がある患者で、CO_2呼出補助が必要な場合に使用される。
- トリガーされないBIPAPモードとしても使用できる。

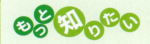

換気パラメータの意味

パネル上で設定される数値、その意味は？

TV = tidal volume（1回換気量）
- 1回の換気で、吸入する量を表す。めやすとして、体重1kgあたり6〜8mL。

T insp（吸気時間）
- 吸気にかかった時間を表す。
- 基準は0.1〜10秒まで設定が可能。

f（呼吸回数）：1分間の呼吸回数
- 基準は、成人では15回/分、小児では30回/分、乳幼児では30回/分。

FiO_2 = fraction of inspired oxygen（吸入気酸素濃度）
- 吸入気内酸素の濃度を表す。
- 通常の人工呼吸器では、0.21〜1.0の範囲で使用する（1.0＝100％）。

吸気呼気時間比（I：E比＝inspiration：expiration比）
- 吸気時間と呼気時間の割合のこと。生理的な呼吸では1：2とされる。
- 吸気時間の絶対値は、成人で0.8〜1.0秒、小児・学童で0.7〜0.8秒、乳幼児で0.6〜0.7秒。

PEEP = positive end-expiratory pressure（呼気終末陽圧）
- 肺胞虚脱予防のため、呼気終末期にも圧力をかけること。生理的にはPEEP3〜5cmH_2Oが通常であり、酸素化の障害がなくてもこの程度のPEEPは必要。高い圧では、循環動態に影響し、血圧を低下させることがある。

Auto Flow（圧制御）
- 肺のやわらかさと、1回換気量の設定に基づいて最低の気道内圧になるように、吸気流速を自動的に調節する機能。

人工呼吸器アラームへの対応

- アラームは、換気モードや患者状態に合わせて設定して用いる。設定が適切かどうかを、医師とともに確認する。
- バッグバルブマスクやジャクソンリースをすぐに使えるよう、必ず人工呼吸器のそばに置いておく。

アラームが鳴ったときの対応

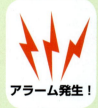

アラーム発生！ → ❶患者状態を観察し、原因を判断する → ❷必要時、バッグバルブマスクやジャクソンリースで徒手加圧換気を行う → ❸アラームの原因を探す。表示を確認する → ❹アラームを消す → ❺原因を除去する、あるいは対処する → ❻アラームの設定を戻し、観察を継続する

＊アラーム対応については文献3を参考に作成

気道内圧低下アラーム

原因 → **対応**

- 気管チューブのカフからのエアリーク（空気漏れ）がある。 → 気管チューブのカフ圧をチェックする。
- 人工呼吸器回路のどこかからリークしている。 → 接続部のゆるみや回路の損傷を1つひとつチェックする。
- 自発呼吸が強いため、陰圧が強い。 → 自発呼吸と設定内容が合っているかを確認し、設定変更について医師と検討する。

分時換気量低下アラーム

原因 → **対応**

- 気管チューブのカフからのエアリーク（空気漏れ）がある。 → 気管チューブのカフ圧をチェックする。
- 人工呼吸器回路のどこかからリークしている。 → 接続部のゆるみや回路の損傷を1つひとつチェックする。
- 自発呼吸数や換気量が低下した。 → 自発呼吸と強制換気パターンを把握して、医師に報告する。
- 呼気側のフローセンサが不良。 → フローセンサが水で濡れていないか、フローセンサの較正がされているかをチェックする。

フローセンサ

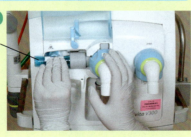

フローセンサ

- 呼吸状態を評価するためのセンサ。
- エビタ V300 では、呼気側ユニットに装着する。
- フローセンサの較正（こうせい）とは、基準値と比較して誤差を調整すること（フローセンサ較正ボタンを押す）。

1回換気量減少アラーム

原因 → **対応**

- Auto Flow（圧制御）や、時間幅制限で設定された換気量が吸気として入っていかない。 → 医師と確認のうえ、吸気時間や吸気フロー、圧制限値を変更する。

（次頁へつづく）

アプニア（apnea：無呼吸）アラーム

原因
- 自発呼吸が消失している。

対応
- 自発呼吸を把握し、バックアップ換気の作動頻度をチェックする。
- 頻繁にバックアップ換気が作動する場合、換気モード変更を考慮する。

気道内圧上昇アラーム

原因
- 呼吸回路や気管チューブが狭窄・閉塞している。
- 気道分泌物の貯留や咳がある。
- 自発呼吸と強制換気のファイティング（患者の自発呼吸と人工呼吸器による調節呼吸が合わないで、ぶつかり合い、咳き込んでいる状態）が起こっている。
- 肺のコンプライアンス（弾性収縮力）が低下している。

対応
- 人工呼吸器回路を設置している位置や、閉塞・狭窄の有無を確認し、解消する。
- 呼吸音を聴取し、吸引などを行う。
- 自発呼吸と強制換気のパターンを把握する。医師の指示のもと、換気モードや設定変更、あるいは鎮静薬投与を行う。
- 過膨張によるバロトラウマ（圧外傷）を予防するため、PEEPや換気量を調節する。

分時換気量上昇アラーム

原因
- 自発呼吸数が増えたため。
- フローセンサが不良である。

対応
- 自発呼吸と強制換気のパターンを把握し、医師に報告する。必要時、換気モードや設定を変更する。あるいは鎮静薬投与が行われる。
- フローセンサが水で濡れていないか、フローセンサの較正がされているかをチェックする。

人工呼吸器装着状態のチェックポイント

1 換気モード設定、換気パラメータ設定、アラーム設定は指示通り？
- 人工呼吸器が指示されている設定通りになっているか、引き継ぎ時に確認する。
- 以下のアラーム設定が換気状況に適しているか、医師と確認する。
  ①気道内圧上限・下限
  ②分時換気量上限・下限
  ③無呼吸アラーム
  ④バックアップ換気

2 呼吸状態に変化はない？
- 以下を確認する。
- 換気モード、設定、実際の呼吸回数や1回換気量、分時換気量、気道内圧。
- 聴診器による呼吸音の聴取（左右差、雑音の有無）。
- 胸郭の動き（左右差がないか、呼吸器と同調して胸郭が動いているか）。
- 気管吸引時の、気道分泌物の性状・色・量。
- 血液ガス分析値、パルスオキシメータでのSpO_2の値。
- X線所見（無気肺、肺炎、気胸などの異常所見の有無、気管チューブの位置）。

3 循環動態に変化はない？
- 以下を確認する。
- 血圧、脈拍、CVP、時間尿量（PEEPをかけたり、換気量が増量した場合、胸腔内圧上昇により、循環動態が抑制されることがあるため）。
- 心電図モニタ（不整脈の有無や、ST変化）。

4 神経系に変化はない？
- 低酸素血症や、高二酸化炭素血症で精神症状をきたすことがあることに注意する。
- 鎮静薬を使用していることが多いため、意識レベルや瞳孔所見などを観察する。

5 腹部症状はない？
- 腹部膨満の有無を確認する。
- 便秘の有無を確認する。
- 腸管運動が低下していないかどうかをアセスメントする。
- 腹部膨満があると、胃内容物が逆流し、誤嚥の原因になる。また、呼吸運動を妨げる。

<引用文献>
1. 磨田裕：よくわかる！ 人工呼吸器を使いこなすための基本知識 3換気モードと選択のポイント．磨田裕 監修，特集"悩みどころ"をすべて解決！人工呼吸器使いこなしガイド，エキスパートナース 2005；21（11）：38-40．
2. 新井正康：人工呼吸のモード・作動方式．渡辺敏，中村恵子 監修，NEW人工呼吸器ケアマニュアル，学研メディカル秀潤社，東京，2000：11-13．
3. 佐藤英治，廣瀬稔：人工呼吸器のアラーム．加納隆 監修，人工呼吸器・心電図モニタ・輸液ポンプ・シリンジポンプ アラーム対応チェックBOOK，エキスパートナース 2005；21（6）：特別付録4-15．

<参考文献>
1. 石井宣大：人工呼吸ケアの基本と機器の機能．道又元裕 編著，人工呼吸ケア「なぜ・何」大百科，照林社，東京，2005：408-417．
2. エビタ4取扱説明書．アラームメッセージ・トラブルシューティング，ドレーゲル光電，⑥-11～⑥-18．
3. 野本宏美：エキスパートの呼吸器ケア 呼吸生理の見直し・人工呼吸管理の必須知識編 アラーム設定．重症集中ケア 2011；10（1）：89-95．
4. 道又元裕，木下佳子，杉澤栄，他監修：やってはいけない人工呼吸管理50 第2版．日本看護協会出版会，東京，2008：29-31．

28 人工呼吸器装着患者のケア

石塚いみ、善村夏代

人工呼吸器を装着している患者は、気管チューブの挿管に伴い、さまざまなリスクが発生する。
気道内圧管理や口腔ケアなどを重点的に行う必要がある。

クローズアップ手技
- 項目1 経口での気管チューブ固定
- 項目2 気管チューブのカフ圧管理
- 項目3 人工呼吸器装着中の口腔ケア

基礎知識

人工呼吸器装着のための挿管

- 気道を確保するにあたり、状況によって「経口挿管（図）」「経鼻挿管」「気管切開挿管」のいずれかが選択される（「35：気管挿管の介助」を参照）。
- 人工呼吸器による呼吸管理がスムーズに行われるように、気管チューブは固定用テープを用いて固定する。
- 気管チューブを噛まないように、バイトブロックを挿入して固定する。

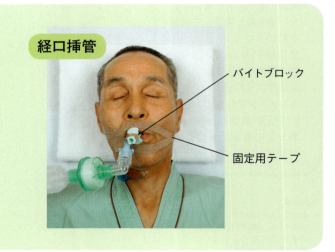

経口挿管
- バイトブロック
- 固定用テープ

項目1 経口での気管チューブ固定

ここが POINT!

◆ 気管チューブの固定を行う際は、あらかじめ皮膚状態をチェックする。
◆ 気管チューブが外れないよう、2本の固定用テープを用いて確実に固定する。
◆ 固定した気管チューブの位置（挿管の深さ）に変化がないことを確認するため、事前に挿管の深さを記録しておく。

＊気管チューブの挿管後から示す

1 必要物品を準備する。

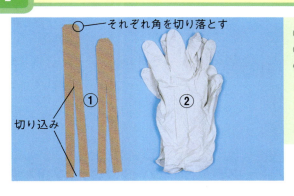

- それぞれ角を切り落とす
- ①固定用テープ（2本）
- ②未滅菌手袋
- ●バイトブロック
- 切り込み

- ●固定用テープは、長さ2.5×20cm程度のものを2本用意する[1]。
- ●あらかじめタテ方向に、根元部分を残して16cmほど切り込みを入れておく。
- ●皮膚を刺激しないよう、テープの角を切り落としておく。
- ●手指衛生を行い、未滅菌手袋を装着する。

2 気管チューブ挿管後、皮膚の状態を確認しておく。

- ●赤くなっていないか、荒れていないかを確認する。
- ●男性の場合、ヒゲがあると、固定用テープの粘着力・固定力が弱くなるため、必ず剃る。
- ●固定用テープは、接着性・伸縮性があり、皮膚刺激が弱い製品を選択する。

リスクを防ぐ

- ●テープ固定が原因で、さらに皮膚トラブルを悪化させる可能性がある。できるだけ皮膚の荒れている部分を避けて固定する。
- ●皮膚トラブルの徴候を認めた場合は、あらかじめハイドロコロイドドレッシングなどのドレッシング材を貼り、土台を作ってその上に固定することもある。

3 口角に気管チューブを寄せる。

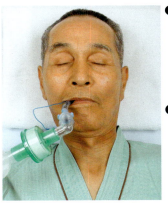

- ●気管チューブの挿管の長さを目盛りで確認し、「口角○cm」あるいは「門歯○cm」と記録しておく。
- ●再固定の場合は、長期間にわたって同部位・同位置に固定しない。固定位置をずらしていく。

リスクを防ぐ

- ●気管チューブの口角位置を変更する場合、舌根部を通るときに気管チューブの挿管が浅くなりやすいので、慎重に変更する。
- ●患者の前屈・後屈で、気管チューブの挿管の深さが変わる（前屈時：挿管が深くなる、後屈時：挿管が浅くなる）。

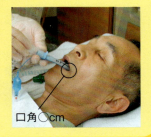

口角○cm

4 固定用テープの根元部分を頬に貼る。

固定用テープの根元を貼る

ここがコツ
- 固定用テープの根元部分が、気管チューブに接するように貼る。
- 口角に皮膚トラブルが起こる可能性があるため、テープを強く引きすぎない。

- 固定用テープを強く引くと、気管チューブを引っ張ってしまう。挿管した位置がずれないように行う。
- この時点では、テープの台紙をすべて剥がさない（切り込みを入れた細い部分は、まだ台紙が残っている状態）。

5 固定用テープの上側を2、3回気管チューブに巻き、上顎に沿って固定する。

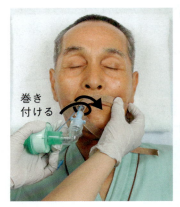

巻き付ける

- 再度、気管チューブの位置「口角〇cm」あるいは「門歯〇cm」を目盛りで確認し、位置が変わっていないことを確認してから巻き付ける。
- テープを固定するとき、上唇を避けて行う。

6 テープの下側を、下顎に沿って貼る。

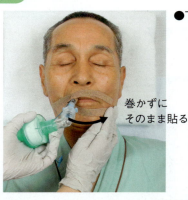

- 下唇を避けて貼る。

巻かずにそのまま貼る

7 必要があればバイトブロックを挿入する。

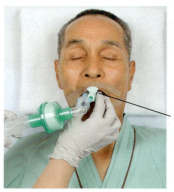

- 意識状態が不安定な場合などでは、気管チューブを噛まないように、バイトブロックを挿入する。

バイトブロック

8 2本目の固定用テープを、1本目のテープの根元部分に重ねて貼る（①）。上側テープはそのまま重ねて貼り（②）、下側テープはバイトブロックに巻き（③）、下側に止める（④）。

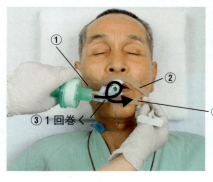

①
②
③ 1回巻く
④ 1本目のテープの上に重ねて貼る。

- 最初に固定した1本目のテープの上に、根元を重ねて貼る。
- 下側は、バイトブロックを気管チューブに寄せて、いっしょに巻く。

9 余分な部分を切り取って貼る。

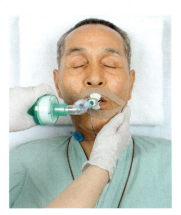

リスクを防ぐ
- テープを切り取る際に、誤って気管チューブやカフ圧のインフレーティングチューブを切断しないように注意する。

10 気管チューブの固定が完了。

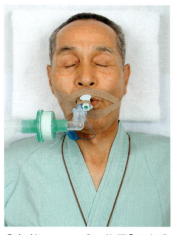

- 気管チューブの位置「口角○cm」あるいは「門歯○cm」を記録しておく。

リスクを防ぐ
- 経口挿管では、固定用テープによる皮膚損傷、唾液や分泌物による粘着力低下を考慮する。
- 経鼻挿管では、挿管されている鼻孔に圧迫壊死、潰瘍形成、副鼻腔炎などを起こす危険があるため、圧迫が加わらない位置で固定する。常に鼻腔・皮膚状態の観察を行う。

---

28 人工呼吸器装着患者のケア

もっと知りたい

挿管チューブ固定のための製品

テープ以外の気管チューブの固定方法は？

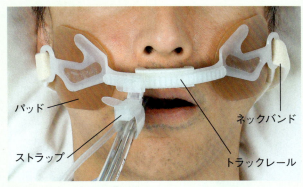

● アンカーファスト® (株式会社ホリスター)

パッド／ストラップ／ネックバンド／トラックレール

テープ固定のほかにも、気管チューブを固定するデバイスがある。一例としてアンカーファスト®を示す。
同製品は以下のように固定する。
① 皮膚保護材のパッドを頬に固定する
② ネックバンドを首のうしろへ回し固定する
③ 挿管チューブをストラップで固定する

頬の固定を皮膚保護材で行うため、皮膚への負担が少ないという特徴をもつ。交換頻度は、5～7日に1回程度で行う。
またトラックレールを用いて、気管チューブ固定位置を左右にずらすことができる。圧迫創予防のために2～3時間おきにずらしたり、口腔ケアを行うときには左右にずらしながら口腔内の視界を確保してケアを行うことができる。

項目 2　気管チューブのカフ圧管理

> **ここが POINT!**
> - 気管チューブのカフ圧管理は、見えない部分であるが、とても重要である。
> - 唾液などの分泌物は、細菌増殖の培地となる。これが気管チューブを伝わって気管内に垂れ込むことにより、不顕性誤嚥につながる。
> - カフ圧管理は、人工呼吸器関連肺炎（VAP）の予防に有効なケアの1つである。

基礎知識

気管チューブのカフの役割

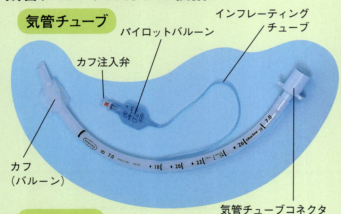

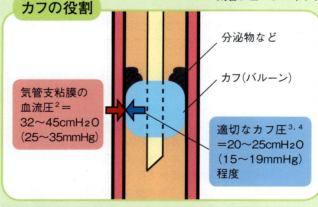

- カフ圧計を用いてカフの圧力を調整し、気管支粘膜の血流圧より低めに管理する。
- カフの圧力は、漏れ（リーク）が生じない最小限で行うことが、粘膜損傷などの合併症を防ぐために重要である。

- 気管チューブのカフ（バルーン）の役割を以下に示す。
  ① 空気を注入して膨らませ、カフを気管壁に密着させることで、気管チューブを気管中央に保持する。
  ② 人工呼吸管理に必要な陽圧を維持し、気道内に送られたガス漏れを防止する。
  ③ 口腔内分泌物や胃液の垂れ込みを、ある程度防止する。
- カフ圧が高くなりすぎると、気管支粘膜の虚血と壊死、肉芽・潰瘍形成の危険がある（図）。望ましいカフ圧に調整するため、カフ圧計を用いた管理が重要となる。
- 定期的に注射器でカフ圧を抜いて、カフ圧を入れ直さない。口腔内分泌物の垂れ込みにつながるため。

カフ圧計

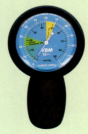

> **リスクを防ぐ**
> - カフ圧計がない場合は、以下の方法をとることもあるが、圧力のアセスメントが難しい。
>   ① カフに10mLの空気を入れて、1mLずつ抜きながら、頸部を聴診する。
>   ② リーク（漏れ）音が聞こえたら、1mL再注入し、漏れがないことを定期的に確認する。
> - カフ圧計は、人工呼吸器管理では必須であるため、必ず用意する。

気管チューブのカフ圧測定

1 カフ圧計と注射器を準備する。

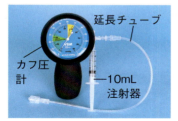

- カフ圧計に三方活栓をつけた延長チューブを接続し、10mL注射器で行う方法で示す。

リスクを防ぐ

- カフ圧測定は、定期的に行うことが望ましいとされている（たとえば、1日3回勤務時間帯ごとに行うなど）。
- 呼吸や咳嗽、体位変換などの影響でカフ圧も低下するため、定期的なチェックが必要である。
- 三方活栓を接続せず、パイロットバルーンに直接接続する方法もあるが、圧の微調整が行いにくい。

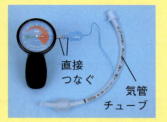

2 口腔・鼻腔の吸引を行う。

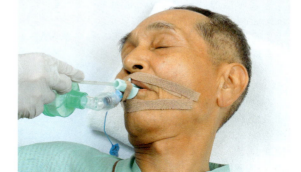

- カフ圧を測定する前には、気道分泌物の垂れ込みを防止するために、口腔・鼻腔の吸引を行う。
- 気管チューブにカフ上部吸引ポートがあれば、カフ上部の吸引も行う。

3 気管チューブのパイロットバルーンに、延長チューブのロック部分をつないでカフ圧を測定する。

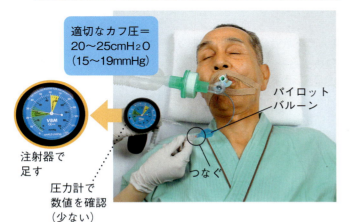

適切なカフ圧＝20〜25cmH$_2$O（15〜19mmHg）

4 カフ圧が不足している場合は、加圧計で圧力の数値を見ながら注射器で圧力の調整を行う。

- 「○mL入れる」などの容量の基準ではなく、カフ圧計を用いて圧管理を行う。

5 日常的にも、カフ圧の変化に注意を払う。

ここがコツ

- 以下の場合はカフ圧の異常を疑い、確認する。
① 患者の呼吸状態（努力様の呼吸や頻呼吸が見られる）
② 1回換気量の低下
③ SpO$_2$値（経皮的動脈血酸素飽和度）の低下
④ 気道内圧の低下
⑤ いびき様の音（カフ圧が低いときに聞かれることがある）

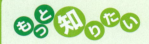

人工呼吸器関連肺炎（VAP）の予防

人工呼吸器装着による肺炎を予防したい！どこに気をつける？

人工呼吸器関連肺炎（ventilator associated pneumonia：VAP）とは、人工呼吸管理導入後48時間以降に発症した肺炎のことである。

●VAPを引き起こす原因

VAPの発症は、人工呼吸器回路、加温加湿器、ネブライザーなど器材の汚染による場合や、吸引手技等に関連した汚染物質の吸入によるもの、胃内容物の逆流（経鼻胃管カテーテルが留置されている場合）、さらにはバクテリアル・トランスロケーションによるものが考えられる。

●VAPを予防するために

特に、カフ上部に貯留した気道分泌物に増殖した細菌が、気管チューブのカフと気管壁のすき間から侵入し、不顕性誤嚥（silent aspiration）を引き起こすのが原因の1つとされている。

VAPを予防するためにはまず、カフ上部に気道分泌物を貯留させないことが重要である。対策の1つは、カフ上部吸引ポートのある気管チューブを積極的に取り入れることである。

そのほか、標準予防策（スタンダードプリコーション）の遵守、30～40°の半座位（許す限り）、事故抜去・再挿管の予防、口腔内の清浄化などが推奨されている。

<参考文献>
1. 上北真理：「VAP」予防はどうする？ 呼吸器・循環器 達人ナース 2014；35(1)；11-15.
2. 小澤歌織：VAP：バンドルの導入でのスタッフ指導や遵守の工夫．重症集中ケア 2013；12(3)：103-111.
3. 道又元裕，小谷透，神津玲 編：エキスパートナースガイド 人工呼吸管理実践ガイド．照林社，東京，2009：108-112.
4. 日本集中治療医学会 ICU機能評価委員会：人工呼吸器関連肺炎予防バンドル 2010改訂版．

項目 3　人工呼吸器装着中の口腔ケア

ここがPOINT!

◆ 人工呼吸管理下にある患者に感染を起こさないため、また、口腔の廃用を予防するために、口腔ケアが必須である。
◆ 呼吸・循環動態が不安定な場合が多く、口腔ケアが患者に苦痛や不快感・疼痛を与える可能性がある。また、誤嚥や気管チューブの抜去といった危険も伴う。
◆ 安全で安楽な口腔ケアの方法を理解する。

基礎知識

口腔ケア

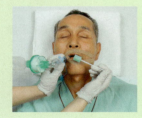

- 口腔ケアを施行する間隔（○時間ごと）についてはさまざまな意見がある。
- 口腔内の乾燥を防ぎ、分泌物を除去するために、NTT東日本関東病院では1日4回行っている。
- 1回の口腔ケアにかける時間は、患者への負担や苦痛を考慮し、できるだけ短い時間で、手早くかつていねいに行う。
- 患者の負担を軽減するために、意識レベルをアセスメントする必要がある。意識がしっかりしていれば、必要性を説明して行う。

口腔ケアの実施

1 必要物品を準備する。

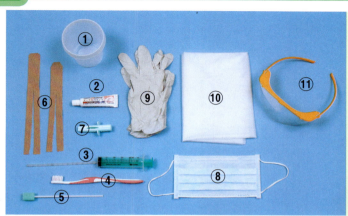

①洗浄コップ
②口腔内用保湿剤（ここではバイオティーン®オーラルバランス®ジェル、ティー・アンド・ケー株式会社）
③カテーテルチップの色つきシリンジ（口腔内用）＋吸引用チューブ（10cm程度）
④歯ブラシ
⑤口腔用スポンジブラシ
⑥気管チューブ固定用テープ（2本）
⑦バイトブロック
⑧マスク ⎫
⑨未滅菌手袋 ⎬ 2人分
⑩ビニールエプロン ⎪
⑪ゴーグル ⎭
●吸引装置
●吸引カテーテル
●バッグバルブマスクあるいはジャクソンリース

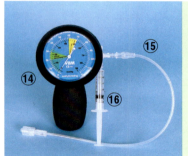

⑭カフ圧計
⑮延長チューブ
⑯10mL注射器

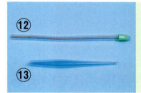

⑫排唾管（ここではアーガイル排唾管）
⑬排唾管用ブルーコネクタ（吸引チューブへの接続用）

2 水道水をコップに入れ、色つきシリンジに水道水を吸引する。

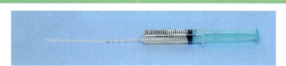

●水道水を適切な量、コップに入れる。
●水道水をあらかじめカラーシリンジに吸引しておく。

3 看護師は2人体制で行う。患者に説明し、承諾を得る。

● 2人体制で行うのは、口腔ケア中に気管チューブが抜ける危険があるため。
● 1人が口腔ケアを行う。もう1人は気管チューブをしっかり押さえ、人工呼吸器のアラームを確認、呼吸状態を観察し、そのほかのモニタリングもあわせて行う。

4 口腔ケア施行のため、体位を整える。

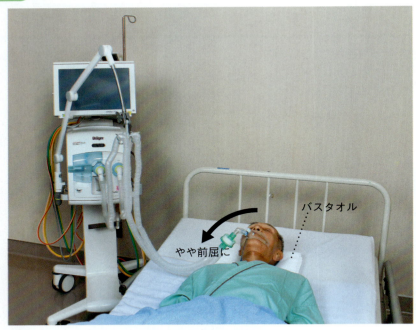

やや前屈に / バスタオル

- 頭の下にバスタオルを入れて、頭部をやや前屈にする。
- 左（右）側臥位をとり、ベッドを10～15°挙上する。

リスクを防ぐ
- 口腔ケア時は気道分泌物や洗浄液が気管に垂れ込む可能性があるので、誤嚥しにくい姿勢に整える。
- 頸部の過伸展を防ぎ、軽度の前屈で行うことで、誤嚥しにくいとされる。

ここがコツ
- 呼吸・循環動態が不安定であれば、仰臥位をとり、顔を横に向けて行う。
- 呼吸・循環動態が安定していれば、軽度のギャッチアップや半座位で行う。
- 十分なコミュニケーションがとれる場合は、患者の好む体位も考慮する。

5 胃管チューブが留置されている患者は、吸引し、減圧する。

リスクを防ぐ
- 口腔ケアは、舌根部や咽頭部まで行うことが多い。その際、嘔吐を誘発する危険がある。
- 減圧目的などで胃管チューブが留置されている患者は、嘔吐・誤嚥を回避するため、必ず口腔ケア前に胃管チューブを吸引してから行う。

6 口腔内の吸引と、気管吸引を行う。

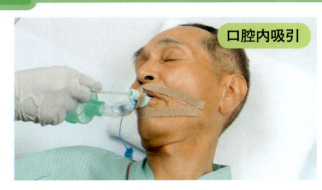

口腔内吸引

- 分泌物の気管内への垂れ込みを防止するために、口腔ケア前に行う。
- 気管吸引の詳細は、「30：気管吸引」を参照。
- カフ上部吸引ポートのある気管チューブが挿管されている場合は、カフ上部吸引も行う。

7 両肺野音を聴取する。

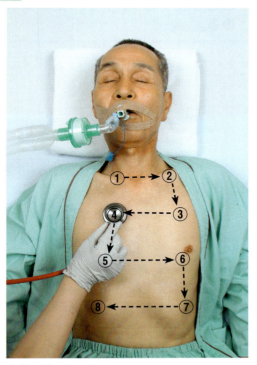

- ①〜⑧の順に聴く。
- 両肺野音の聴取は、ケア前後で比較するために、必ず行う。

8 パルスオキシメータなど、モニタ類の装着を確認する。

- パルスオキシメータなどで、SpO_2値を確認しながら行う。
- 口腔ケアはできるだけ短時間で行う。
- 口腔ケア中にSpO_2値が低くなりかけたら、口腔ケアを中断する。
- SpO_2値の立ち上がりを待ち、回復を認めたら口腔ケアを継続する。しかし、SpO_2値の回復が不十分であったり、他のパラメータ数値に変化を認める場合、無理に続けることなく安定した状態を待って口腔ケアを行う。

9 顔の清拭を行う。

- 口の周囲を中心に、気道分泌物やそれによる細菌が繁殖している可能性があるため、顔を清拭する。

10 気管チューブの挿管の長さを、目盛りで確認しておく。

リスクを防ぐ
- 口腔ケアの前後で挿管の長さが変わらないよう、気管チューブの固定位置(「口角○cm」あるいは「門歯○cm」)を記録しておく。
- できれば医師とともに確認すると、より安全である。
- 頸部の支え方、バスタオルや枕の当て方も、気管チューブの位置が変わらないよう慎重に行う。

11 施行前のカフ圧を確認する。

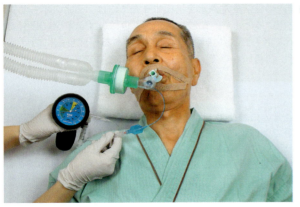

- カフ圧が適切な範囲(20〜25cmH_2O)にあるかどうかを確認する。

12 スポンジブラシで口唇と口腔内（口腔前庭・口蓋）の粘膜を清拭する。

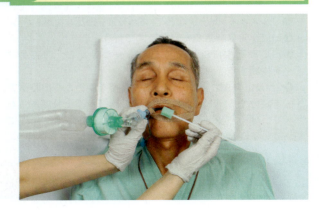

13 歯ブラシを用いて、上・下歯の表面や裏側を小刻みにブラッシングすることを繰り返し、プラーク除去に努める。

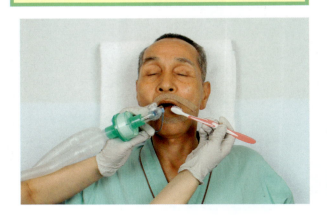

14 口腔用スポンジブラシで、舌苔を除去する。

- 舌苔は細菌の培地になりうるので取り除く。

ここがコツ

- 舌苔を除去するために、スポンジブラシや舌（タン）ブラシを用いて除去に努める。
- 乾燥が強いと除去に時間がかかるため、口腔内の保湿用ジェルなどを用いて積極的に乾燥予防・保湿に努める。

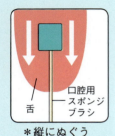

＊縦にぬぐう

15 シリンジ内の水道水を口腔内全体に少量ずつ注入し、口腔内を洗浄する。同時に吸引する。

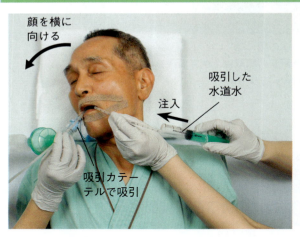

- 口腔内の唾液や洗浄水を排出するためには、ディスポーザブル排唾管を用いるとよい。口腔内の粘膜を傷つけずに安全に吸引できる。
- ディスポーザブル排唾管は、形状をある程度自由に曲げることができ、口角にかけておいて吸引することもできる。

リスクを防ぐ

- 通常の口腔ケアでは含嗽をしてもらうが、人工呼吸器装着患者では口腔内に洗浄液を溜めておくのは困難であるため、シリンジで洗浄液を注入し、洗浄液を吸引しながら洗浄する。
- 誤嚥を避けるため、顔を横に向けてもらい、洗浄液の吸引は確実に行う。

16 気管チューブの位置をずらして固定し、口腔内を吸引する。

- 気管チューブを同じ位置に留置すると、びらん・潰瘍を引き起こす恐れがあるため、位置をずらす。ただし、左右を入れ替える場合には、気管チューブの挿管位置が動く恐れがあるので、医師が行う。
- 誤嚥を防ぐため、口腔内を吸引する。

17 固定の状態と位置を確認し、カフ圧を確認する。

- カフ上部吸引ポートのある気管チューブでは、カフ圧を元に戻す前に必ず吸引を行う。
- 洗浄液が垂れ込む可能性があるため、必ず呼吸・循環動態のモニタリングを行う。

18 両肺野音を聴取し、口腔ケア施行前と比較する。

- 特に副雑音（ラ音）が出現していないかを確認する。

19 口腔ケアの終了を患者に説明し、安楽な姿勢に戻す。

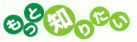

人工呼吸器装着中の精神的なケア

人工呼吸器装着中の患者には、精神的なケアも重要！

　人工呼吸管理下に置かれた患者は、自発呼吸が行えず、生命予後への不安や死などの恐怖、苦痛を抱えている。

　身体的な制限に加え、声を発することができないのは多大なストレスである。呼吸苦や自分自身の気持ちが周囲に伝わらない苦痛が、よりいっそうストレスを増大させる。

　身体症状のみならず、精神状態にも注意を払う必要がある。

　文字盤に記した50音（あいうえお表）を1字ずつ指してもらい、コミュニケーション手段として使用していく。よく使う単語である「苦しい」「痛い」をあらかじめ書いて、表などにしておくと役立つ。

　意識がある程度はっきりしている場合は、筆談でコミュニケーションを図る。ただし、横になったままの姿勢では筆談しにくく、呼吸にも負担をかけるので、可能な限り半座位から座位の姿勢で、腕を下ろした状態で筆談ができるように調整する。また、漢字よりカタカナのほうが簡単であろう。

　患者の表情や置かれている状況などから、訴えたい内容を予測して、口の動きを読み取っていくこと（読唇）も重要である。うまく伝わらず、患者はいらだちを覚えることもあるが、根気よく時間をかけ、最後まで行うことが大切である。看護師が途中であきらめてしまうと、患者の信頼を失うことにもつながるため、時間の許す限り対応する。

　人工呼吸器装着中の患者に限らず、ナースコールには、すみやかに応じる。支持的姿勢で声をかけ、意識状態に応じて適度な声かけを行うことにより、患者自身の安心感につながる。

　会話をするときは、患者の視界に入り、視線が合う位置で眼を見ながら話す。表情・身振り・手振りなどから、患者の感じていることや訴えを理解していく。

＜引用文献＞
1. 本田隆宏：気管チューブの固定はどのようにしたらいいの？．道又元裕 編著，人工呼吸ケア「なぜ・何」大百科，照林社，東京，2005：72-75．
2. 木村佳子：気管吸引中の合併症．呼吸器・循環器 急性期ケア 2012；12(2)：40．
3. American Thoracic Society. Guidelines for the management of adults with hospital-acquired, ventilator-associated, and healthcare-associated pneumonia. Am J Respir Crit Care Med 2005；171(4)：395.
4. 日本呼吸療法医学会・多施設共同研究委員会：ARDSに対するClinical Practice Guideline 第2版．人工呼吸 2007；21(1)：44-61．

＜参考文献＞
1. 岸本裕充，戸原玄 編：誤嚥性肺炎を防ぐ摂食ケアと口腔ケア．エキスパートナース 2013(11月臨時増刊号)；29(14)．
2. 道又元裕，尾野敏明 編：ベッドサイドケア 自施設に合わせたエビデンスのあるケアの導入と工夫．重症集中ケア 2013；12(3)：4-123．
3. 道又元裕，小谷透，神津玲 編：人工呼吸のマネジメント．エキスパートナースガイド 人工呼吸管理実践ガイド，照林社，東京，2009：168-306．
4. 小関美咲：VAP予防・対策と口腔ケア．呼吸器・循環器 急性期ケア 2012；12(2)：47-55．
5. 宮原聡子：患者の精神的ケアはどうする？ 呼吸器・循環器 達人ナース 2014；35(1)：22-26．

29 非侵襲的陽圧換気（NPPV）の実施

善村夏代、石塚いみ

非侵襲的陽圧換気（NPPV）とは、気管挿管を行わず、鼻、あるいは顔マスクなどを介して非侵襲的に、陽圧の人工呼吸管理を行う方法である。呼吸不全の急性期から慢性期まで、幅広く用いられている。

クローズアップ手技

項目1 マスクの装着とNPPVの施行

基礎知識

非侵襲的陽圧換気（NPPV）の施行

- 非侵襲的陽圧換気（non-invasive positive pressure ventilation：NPPV[*1]、以下NPPVと表記）は、鼻マスクや顔マスクなどを装着し、陽圧換気によって呼吸状態を改善させる方法である。気管切開・気管チューブ挿管を伴わないため、"非侵襲的"と称される。
- 呼吸不全の急性期から慢性期まで、幅広く適用される。特に、急性呼吸不全に対する効果が実証され、現在では日本呼吸器学会 NPPV ガイドライン疾患別推奨度が作成され、さまざまな場面で有効性が示されている。
- 呼吸停止や、循環動態・呼吸状態が不安定な場合、あるいは患者の協力が得られない場合には、NPPV は施行できない。
- 呼吸性アシドーシスや意識レベルが悪化した場合、循環動態が不安定な場合などは、気管チューブ挿管のもと、人工呼吸器管理へ移行する。
- NPPVを進めるには患者の協力が不可欠である。メリット・デメリット（表）を把握しておく。

NPPVのメリット
- 気管挿管が必要なく、合併症を回避できる
- 陽圧換気をすぐにスタートできる
- 食事の経口摂取や会話が可能
- 鎮静薬の量を減らすことができる
- 人工呼吸器関連肺炎（VAP）の発生率を減らすことができる

NPPVのデメリット
- マスクによる投与は気道と食道を分離できないため、胃膨満や誤嚥の危険がある
- 高い気道内圧がかけられない
- マスクや陽圧による圧迫感・不快感
- マスク装着による顔面皮膚の発赤、潰瘍形成
- 患者の協力が得られない場合は施行が難しい

[*1]：NIPPVとも略される（non-invasive intermittent positive pressure ventilation）。

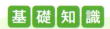

NPPV機器と換気モード

- NPPV機器（一例として図）は一般の人工呼吸器と異なり、内蔵モーターで吸気の供給圧を高めるため、動力源に圧縮空気を必要としない。
- 呼気は呼気ポートから排出される。
- 吸気フィルターが付属するが、取り込んだ空気中のほこりやバクテリアを完全には除去できないので、バクテリアフィルターを装着する。
- NPPVにおける換気モード（表）は、IPAP[*2]（吸気時間内に付加する圧力）とEPAP[*3]（呼気時気道内に付加する圧力。PEEPと同じ）の供給を定める目的で設定される。
- 患者状態によって、IPAPとEPAPの供給タイミングを調整するモード（①〜④）を選択する。
- ほかにも、機種によってAVAPSモード（average volume assured pressure support）、PCVモード（pressure control ventilation）などがある。

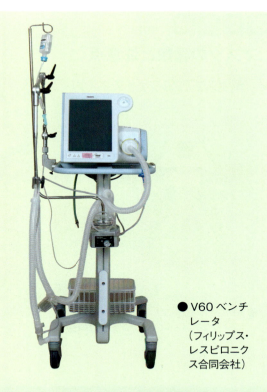

● V60ベンチレータ（フィリップス・レスピロニクス合同会社）

NPPVにおける換気モード	特徴
① Sモード（spontaneous）	●患者の自発呼吸に同調し、IPAP、EPAPを供給するモード ●バックアップ換気がないので、無呼吸患者には使えない
② STモード（spontaneous/timed）	●Sモードに加えて、患者の自発呼吸を感知しない場合に、あらかじめ設定された呼吸がバックアップとして強制換気される ●無呼吸患者に設定される
③ Tモード（timed）	●呼吸がすべて設定した条件で強制換気され、同調はしない
④ CPAPモード（continuous positive airway pressure）	●持続的気道内陽圧法（詳細は「資料5：人工呼吸器装着時の換気モード・アラーム」参照） ●持続的に気道へ陽圧が付加された状態

*2【IPAP＝inspiratory positive airway pressure：吸気陽性気道圧】＝吸気時間内に付加する圧力。
*3【EPAP＝expiratory positive airway pressure：呼気陽性気道圧】＝呼気時気道内に付加する圧力。

基礎知識

マスクの種類と注意点

顔マスク（フルフェイスマスク）

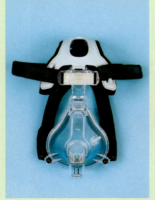

● AF811 ジェル フルフェイスマスク
（フィリップス・レスピロニクス合同会社）

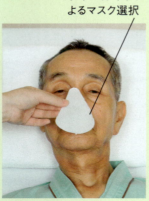

サイズガイドによるマスク選択

- マスクの種類として、「鼻口マスク」「鼻マスク」「鼻プラグ」「顔マスク（フルフェイスマスク）」がある。
- マスクの固定に使うものとして、「ヘッドストラップ」「ヘッドギア」「ソフトキャップ」などがある。
- 有効な換気効果を得るために、マスクサイズの選択と装着の確認が重要である。マスクのサイズはS・M・Lがある。サイズの選択は、口を少し開いた状態で口角・鼻根・下唇の下の3点がフィットするよう選ぶ。サイズガイドを鼻に当てて選択する場合もある（図）。
- マスクからのリーク（漏れ）を抑えるように調整する。機器によってはリーク量を補正できるため、導入時や患者の圧迫感が強い場合は、マスクの密着度をゆるめ、マスクのすきまからリークさせることもできる。
- マスクを締めすぎると皮膚障害を起こすことがあるため、注意する。

項目 1　マスクの装着とNPPVの施行

ここが POINT!

- ◆ マスクの選択と装着が重要であるため、適切な使用方法を理解する。
- ◆ 確実に換気されているかどうかを、必ず確認する。
- ◆ NPPV実施中の観察ポイントや、トラブル対策を理解する。

---

1 NPPVの電源を入れ（呼気ポートテストを実施したあと）換気モードの設定をする。チューブとマスクを接続しておく。NPPVの施行について患者に説明し、承諾を得る。

- 医師に指示された換気モードを設定し、あらかじめ空気を流しておく。
- マスクに空気が流れていることを、手掌などで確認する。

 なぜ行う

- 機器によって実施する呼気ポートテストは、呼気ポートからのリーク量を測定するものである。
- これを行うことにより、さらに正確な換気量、リーク量が表示される（実施しないとPt.Leak〈患者リーク量〉が表示されない）。
- V60ベンチレータの場合、「メッセージ」リストで選択されているマスクと呼気ポートをチェックする。

2 患者に座位になってもらい、下顎を挙上して、マスクを当てる。

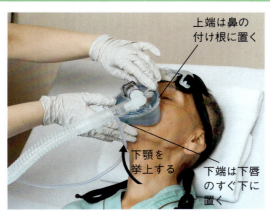

- マスクの上端は鼻の付け根、下端は下唇のすぐ下に乗るように置く。

3 装着前に、マスクをいったん保持して確認する。

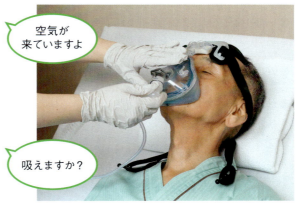

「空気が来ていますよ」
「吸えますか？」

- 顔面にフィットさせて、しばらく看護師がマスクを保持する。
- このとき必ず、マスクに空気が流れていることを確認する。
- NPPVの圧に動揺して、自発呼吸を抑えてしまう患者がいる。楽に、自分のペースで呼吸することを説明する。

なぜ行う
- 確実に換気が設定されていることを確認するため。
- 患者に吸気ガスの感覚をつかんでもらうため。

4 ヘッドキャップとヘッドギアで固定する。

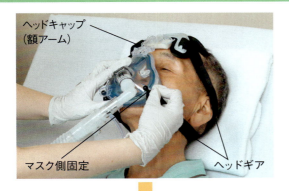

ヘッドキャップ（額アーム）
マスク側固定
ヘッドギア

↓

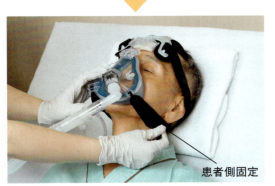

患者側固定

- 固定の圧力が均等になるように、「上の左右」「下の左右」の順番でヘッドギアを固定する。

リスクを防ぐ

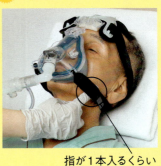

指が1本入るくらい

- 額アームの接触部分や鼻梁など皮膚障害を起こしやすい部分は、マスク装着前に皮膚保護材／剤を用いて保護しておく。
- ヘッドギアは、皮膚障害を防ぐため、指が1本入るくらいのゆるみをもたせる。
- 時間が経つと、マスクの重みでマスクが下にさがり、鼻に皮膚障害を起こしやすくなる。こまめにマスクの位置を留め直す。

5 マスクがフィットしていることを確認する。

- マスクのすきまからのリークは、ないほうが望ましい。
- 一部の機種では、多少のリークは補正可能なため、患者状態に合わせる。リークしても継続できる許容量（リーク許容量）は60L/分までで、20L/分以下が適正[1]。
- V60ベンチレータでは、Pt.Leak 30L／分をめやすにマスクフィッティングを調整する。
- ただし、リーク量に合わせるとヘッドギアを締めすぎて皮膚障害を起こしやすいので注意する。

ここがコツ
- 顔のくぼみなどによるリークに対しては、タオルやガーゼを当てて補正するとよい。

6 NPPVを施行する。患者状態を確認する。

- 実施中に目の乾燥などの異常がある場合、マスク上部でのリークの可能性があるため、装着し直す。

\<引用文献\>
1. BiPAPビジョン取扱説明書.

\<参考文献\>
1. 谷井千鶴子, 伊藤有美, 安孫子明博：特集 写真で見るNPPV（非侵襲的陽圧換気法）ケアのポイント. エキスパートナース 2005；21(3)：113-135.
2. Respironics V60ベンチレータユーザーマニュアル取扱説明書. フィリップス・レスピロニクス合同会社.
3. 道又元裕, 木下佳子, 杉澤栄, 他監修：やってはいけない！人工呼吸管理50 第2版. 日本看護協会出版会, 東京, 2008：32-37.
4. 濱本実也：エキスパートの呼吸ケア 人工呼吸管理中のケアに必要な知識編 NPPV使用の実際. 重症集中ケア 2011；10(2)：63-69.

NPPV実施時に注意したい観察ポイント

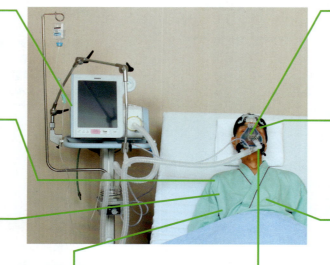

1 実際のIPAP、EPAP圧と換気量、リーク量は適切？
- モニタ画面を確認して、患者状態を観察する。

2 バイタルサインに異常はない？
- 一般の人工呼吸管理と同様に、バイタルサインを観察する。

3 SpO_2、呼吸困難度、意識状態、血液ガス分析値は変動していない？
- これらの観察は、急性期呼吸不全には必須。
- SpO_2が急速に低下したり変動する場合、エアリークの増強、病態の悪化、誤嚥、去痰不全などがあるため、注意して値を見る。

4 咳、気道分泌物はある？
- 気道分泌物があれば、マスク装着前に喀出してもらう。
- マスク装着中でも気道分泌物があれば喀出してもらう。あるいは、吸引やネブライザーでの吸入を行う。

5 マスクの違和感はない？皮膚の発赤・びらんはない？
- 定期的にマスクを外して除圧する。
- 適切なマスクの選択、フィッティング手順の遵守、ベルト調節をポイントにする。
- 皮膚に発赤が出た場合には、ハイドロコロイドドレッシングなどのドレッシング材を使用する。

6 消化器症状（腹部膨満や嘔気など）はない？
- 空気を嚥下することによって、腹部ガスが貯留することがある。
- 空気を嚥下しないように指導し、排ガス、げっぷを観察する。

7 目は乾燥していない？
- 多量のリークがあれば、マスクサイズを変更したり、必要に応じて点眼を検討する。

8 口・鼻腔は乾燥していない？
- 加湿・加湿器の設定を調整する。
- 口腔ケアや含嗽を施行するとともに、口腔保湿剤を使用する。

30 気管吸引
（開放式吸引、閉鎖式吸引）

米山多美子

気管吸引は、吸引カテーテルを用いて気管に貯留した気道分泌物を除去し、気道閉塞を予防し、有効な換気を維持するために行う。
気道分泌物の貯留によって起こりうる「換気障害」「無気肺」「肺炎」などの合併症を予防するためにも、気管吸引は必要なケアである。

クローズアップ手技
- 項目1 開放式吸引の準備
- 項目2 開放式吸引の実施
- 項目3 閉鎖式吸引の準備・実施

基礎知識

気管吸引の目的

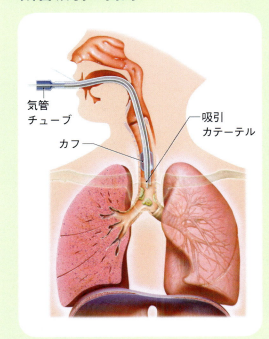

- 気管チューブ挿管中の患者は、通常より気道の線毛運動（気道の表面にある線毛によって痰などの気道分泌物を排出するはたらき）が低下している。
- 気管チューブ挿管に伴って、人工呼吸器による管理や、鎮静薬の投与などが行われていると、咳嗽力や自力での身体運動も抑制されており、気道内の分泌物を排出することが難しい。
- 気管吸引（図）により、気道分泌物を除去し、気道閉塞や呼吸器合併症を予防することは、重要な看護ケアである。
- 気管吸引の手技は、患者の身体的な苦痛と侵襲を伴う。「"○時間ごと"というルーチンな吸引を行わない」「適切に吸引圧を設定する」など、吸引方法は再検討されてきている。気管吸引が必要な状態なのかをアセスメントしてから、根拠に基づいた知識をもって、安全・確実に実施できるようにする。
- 気管吸引で除去できるのは、主気管支レベルまでの気道分泌物である。
- 有効な気管吸引を行うためには、貯留した気道分泌物を中枢気道まで導く体位ドレナージ（体位を調整することにより気道分泌物の喀出を助ける方法、「25：体位ドレナージ（排痰法）」参照）を計画的に実施し、呼吸理学療法を併用する。

基礎知識

吸引カテーテルの種類

多孔式吸引カテーテル

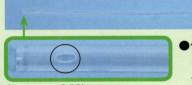
- サフィード®吸引カテーテル（テルモ株式会社）
- 側面に2つの孔があるタイプ（デーリーチップ：2孔式）

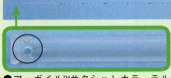
- アーガイル™サクションカテーテル エアロフロー™チップ型（コヴィディエン ジャパン株式会社）
- 先端に近い部分に、多数の孔があるタイプ（エアロフローチップ：4孔式）

吸引カテーテルのサイズ

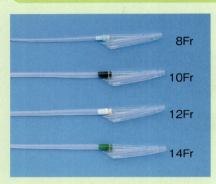

- アーガイル™サクションカテーテル エアロフロー™チップ型（コヴィディエン ジャパン株式会社）での例

薄青	8Fr（外径2.67mm）	シャフト長40cm
黒	10Fr（外径3.33mm）	シャフト長55cm
白	12Fr（外径4.0mm）	シャフト長55cm
緑	14Fr（外径4.67mm）	シャフト長55cm

＊【3Fr（フレンチ）】＝約1mm。

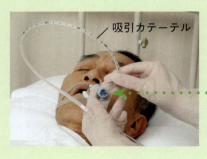
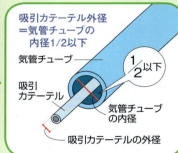

- 吸引カテーテルのサイズは、「気管チューブの内径の1/2以下（図）」を選択する。
- 吸引カテーテルは、単回使用（シングルユース）で行い、吸引手技が終了したら感染性廃棄物として処理する。
- 吸引カテーテルを消毒して再使用することは、内腔を滅菌することが難しいため、呼吸器感染症を招くリスクが高い。

項目 **1** # 開放式吸引の準備

ここがPOINT!

◆ 開放式吸引は、吸引中の酸素化・換気を維持するために、「吸引担当の看護師」「用手的加圧換気担当の看護師」の2人で行う。
◆ 気管チューブが挿管されている場合は、必ずカフ圧計でカフ圧を確認し、気道分泌物の垂れ込みを防ぐ。
◆ 気管吸引は、無菌的操作が必要なケアであるため、滅菌手袋を着用して行う。また、汚染を拡大させないように留意する。

1 必要物品を準備する。

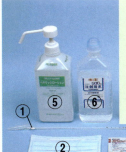

① 吸引カテーテル（ここではアーガイル™サクションカテーテル エアロフロー™チップ型）
② マスク
③ アルコール綿
④ 滅菌手袋（あるいは未滅菌手袋）注
⑤ 擦式消毒用アルコール製剤
⑥ 滅菌蒸留水（注射用水）　⑦ ゴーグル

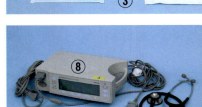

⑧ パルスオキシメータ
⑨ 聴診器
● カフ圧計
● シリンジ（2.5mL）
● バッグバルブマスクまたはジャクソンリース
● 酸素
● 心電図モニタ（患者の状況に応じて）
● ビニールエプロン
● 未滅菌手袋

● 吸引レギュレータ
● 吸引ホース
● 吸引ビン（ディスポーザブル）

注）CDCガイドライン¹では、患者の気道分泌物を吸引するときに滅菌手袋を着用したほうがよいとする勧告はない。各施設の基準に従って準備する。

2 手指衛生を行い、未滅菌手袋を装着する。

3 吸引前の評価を行う。

● 気管吸引の必要性を判断するため、患者の呼吸音を聴取し、気道分泌物の貯留部位を確認する。

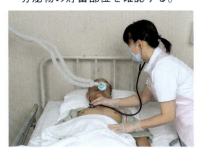

リスクを防ぐ

● そのほかに、「咳嗽力」「呼吸パターン」「経皮的動脈血酸素飽和度（SpO₂）値」「カフ圧計による気道内圧の確認」など、呼吸のフィジカルアセスメントを行う。

4 患者に説明し、承諾を得たうえで、協力を得る。

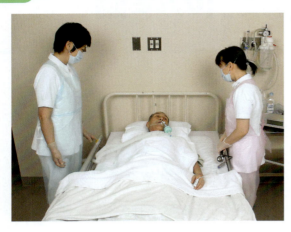

- 気管吸引の目的・必要性・方法を説明し、「気管吸引は苦痛を伴うが、生命維持や合併症の予防のために必要不可欠であること」「協力を得られれば効果的に行えること」を伝え、同意を得る。
- 開放式吸引では、看護師は2人体制で行う。吸引中の酸素化・換気を維持するために、用手的加圧換気も併用して行う。

5 気管チューブの内径のサイズを確認し、吸引カテーテルを選択する。

- 吸引カテーテルの外径が、気管チューブ内径の1/2以下のものを選択する。
- 粘稠度の高い気道分泌物や多量の気道分泌物は、太めの吸引カテーテルのほうが短時間で確実に吸引できる場合もある。

6 吸引ビンと吸引ホースがあることを確認する。

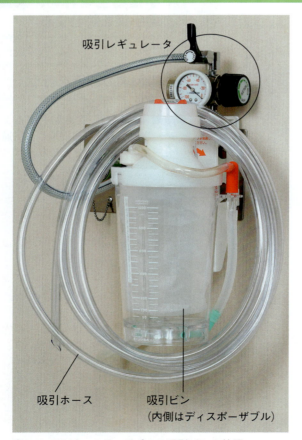

吸引レギュレータ
吸引ホース
吸引ビン（内側はディスポーザブル）

- ここではディスポーザブルの吸引ビンを使用。
- 気道分泌物が上限を示すマークまで貯留したら、外して容器ごと感染性廃棄物として処理する。

7 吸引中も看護師の視野に、パルスオキシメータや心電図モニタなどが入るように調整する。

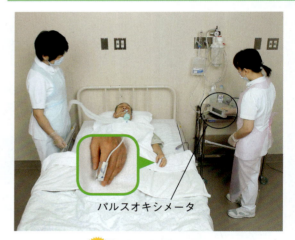

パルスオキシメータ

リスクを防ぐ

- 吸引前・中・後は、必ずパルスオキシメータのSpO_2値をチェックする。
- 吸引中の合併症である、低酸素血症や循環動態の悪化などの急変を監視できる体制で行うこと。

8 気管チューブのカフ圧が適正か、カフ圧計で確認する。

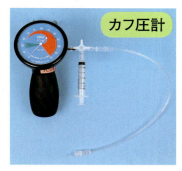
カフ圧計

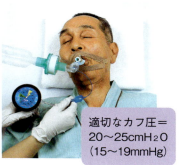
適切なカフ圧＝20〜25cmH$_2$O（15〜19mmHg）

なぜ行う
- 吸引中の操作、および咳嗽反射や頭頸部の動きで、気管チューブのカフ上部に貯留した気道分泌物が、気道内に垂れ込む危険がある。
- そのため、気管チューブに適正なカフ圧がかかっているか確認しておく。

9 口腔内分泌物の吸引を行う。

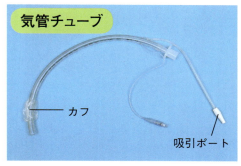
気管チューブ　カフ　吸引ポート

- 口腔内に分泌物が貯留している場合は、気管吸引中の垂れ込み予防のため、口腔内の吸引を行う。
- カフ上部に吸引ポートが付いた気管チューブを使用している場合も、同様の理由で、吸引ポートからの吸引を事前に行う。

リスクを防ぐ
- 気管吸引の前に、挿管されている気管チューブの位置（「口角○cm、あるいは「門歯○cm」）を記録しておく。

項目 2　開放式吸引の実施

ここがPOINT!
- 患者状態や、パルスオキシメータの値などを確認しながら、換気状態が低下しないように行う。
- 吸引カテーテル挿入時は、無理に挿入すると気管粘膜を損傷し、出血をきたす。気管吸引を慎重に進めるとともに、吸引した気道分泌物の性状にも注意を払う。
- 1回の吸引は10〜15秒以内に行い、吸引圧を上げすぎないようにする。

1 確実に吸引圧がかかることを確認する。

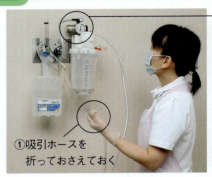
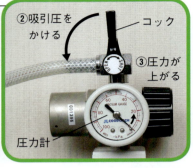

① 吸引ホースを折っておさえておく
② 吸引圧をかける
③ 圧力が上がる
コック
圧力計

kPa/mmHg対照表（めやす）

－kPa （キロパスカル）	－mmHg （水銀柱メートル）	
－7	－50	気管吸引はこの範囲で行う（成人の場合）
－13	－100	
－20	－150	
－26	－200	
－33	－250	

＊【kPa】＝キロパスカル（圧力を表す国際単位）
＊1kPa≒7.5mmHg

- 吸引ホースを折って保持し（①）、吸引レギュレータの吸引圧をかけるコックを開く（②）。
- 圧力計の目盛りが上がってくることを確認する（③）。
- 確認できたら、コックを閉じる。
- 気道分泌物の粘稠度により、吸引圧を調節する。吸引圧は、10～20kPa（75～150mmHg相当）を基準とする。

2 吸引者は身支度を整える。

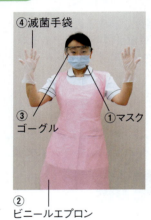

④ 滅菌手袋
③ ゴーグル
① マスク
② ビニールエプロン

- 気管吸引は無菌的操作で行う。
- 吸引する直前に、手指衛生を行い、滅菌手袋を装着する。吸引カテーテルを挿入操作する側（利き手が多い）に装着する。
- 反対側の手は滅菌手袋でなくてもかまわないが、分泌物で汚染される可能性もあるため、標準予防策（スタンダードプリコーション、SP）に則り、マスク（①）、ビニールエプロン（②）、ゴーグル（③）と両手に手袋（④）を装着する。

リスクを防ぐ

- 気管吸引で使用する手袋について、「手袋は清潔な使い捨てのものでよい」[2]とする考えと、従来からの「開放式吸引では滅菌手袋を使用する」という考えがある。
- CDCガイドライン[1]では未滅菌の清潔な手袋よりも、滅菌手袋を着用したほうがよいとする勧告はなく、「未解決問題」としている。
- よって、各施設の判断に委ねられるが、いずれにしても手袋装着の前に必ず手指衛生を行うことが重要である。

3 もう1人の看護師は、用手的加圧換気の準備をする。

- バッグバルブマスク、あるいはジャクソンリースを酸素供給口に接続し、送気しておく。

4 用手的加圧換気を行う看護師は、あらかじめ100%O_2（酸素）を送気したバッグバルブマスク、またはジャクソンリースで換気を行う。

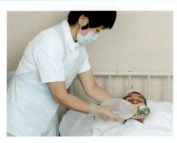

- 人工呼吸器回路を外し、バッグバルブマスクに接続して、用手的加圧換気を行う。
- 用手的加圧換気は、患者の苦痛を軽減し、ファイティング（加圧と患者呼吸がぶつかること）を防ぐため、患者の呼吸パターンに合わせて行う。
- 人工呼吸器装着中であれば、吸引時に「O_2サクション機能」（人工呼吸器「エビタ V300」での呼称。この機能がない機種もある。「もっと知りたい」参照）を使用してもよい。
- 用手的加圧換気は、患者の肺胞虚脱の予防、換気と酸素化の維持のために必要に応じて行う。
- 過度の圧力を加えると気道内圧上昇、肺胞の過膨張により肺損傷のリスクが高くなるため、十分にトレーニングを積んだ看護師が行う。

リスクを防ぐ

- 気管吸引の操作で気管内の酸素も吸引されるため、低酸素血症を生じやすい。
- そのため、吸引操作によって容易にSpO_2が低下するような患者の場合、気管吸引前の「用手的加圧換気」あるいは「一時的に人工呼吸器の吸入気酸素濃度（F_1O_2）を上げる」などにより、事前に十分な酸素化を行う必要がある。
- 過換気・過膨張を避ける。

5	吸引カテーテルを吸引ホースに接続する。

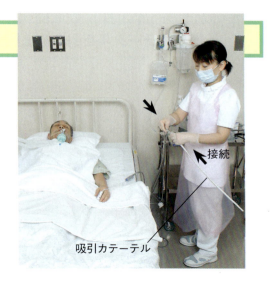

6	吸引カテーテルを気管チューブに挿入する。

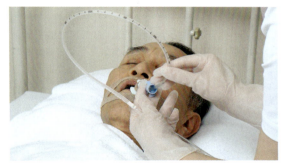

● 患者が気管チューブを噛んでいると、吸引カテーテルも挿入困難となるため、バイトブロックを挿入する。

リスクを防ぐ

● 吸引カテーテルを挿入する深さは、気管分岐部あたりまで。
● 可能であればあらかじめ、胸部X線写真などで、気管チューブの先端と気管分岐部の位置を確認しておくとよい。
● むやみに押し込むと、気管粘膜を損傷し、出血をきたす。

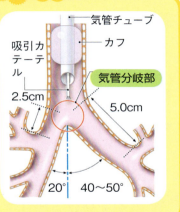

ここがコツ

目盛り付きの 吸引カテーテル

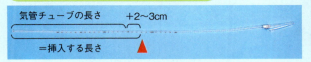

気管チューブの長さ　＋2〜3cm
＝挿入する長さ

目盛りのない 吸引カテーテル

● 目盛り付きの吸引カテーテルであれば、気管チューブの長さ＋2〜3cmを見ておき、その位置を挿入のめやすにする。
● 気管チューブの長さを超えない範囲での吸引のほうが安全だが、気管チューブを越えた中枢気道にある分泌物を吸引できない場合もある。

● 目盛りのない吸引カテーテルでは、先端を気管分岐部あたりまで挿入し、1cmほど引き抜いた位置をめやすにする。

7 吸引カテーテルを引き抜きながら、気道分泌物を吸引する。

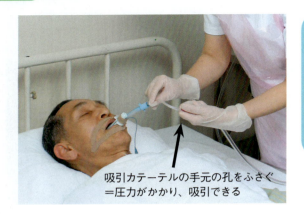

吸引カテーテルの手元の孔をふさぐ
＝圧力がかかり、吸引できる

ここがコツ
- 吸引中、粘稠な分泌物が吸い込まれる際は、吸引カテーテルを操作している手に、引っかかっているような鈍い振動が伝わる。その位置で引き抜く速度をやや弱め、回転させるとよい。
- 1回の吸引は、10〜15秒以内に終了する。それ以上吸引しつづけると、気道粘膜の損傷、低酸素血症、肺胞虚脱の恐れがある。

8 吸引カテーテルを引き抜いたら、吸引された分泌物の「性状」「色」「量」を観察する。

- 急に血性の分泌物が吸引された場合は、気道粘膜の損傷が疑われるため、医師に報告する。
- 吸引カテーテル挿入の深さや手技を見直して、安全な吸引方法を検討する。

9 もう1人の看護師は、必要に応じて用手的加圧換気を行い、患者の呼吸状態を整える。

- 再度、続けて気管吸引を行う場合は、低酸素血症を防止するため、必要に応じて用手的加圧換気を行い、SpO_2の値が回復したのを確認してから行う。
- 気道分泌物が取りきれない場合でも、吸引手技が患者にとって過度の侵襲にならないように、呼吸・循環動態の変化をアセスメントしながら行う。

10 吸引を続ける場合は、吸引カテーテル表面をアルコール綿で拭き取り（①）、洗浄用の滅菌蒸留水を吸引する（②）。

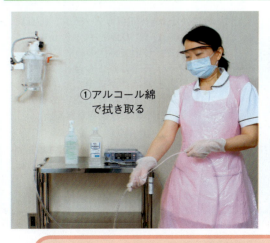

①アルコール綿で拭き取る

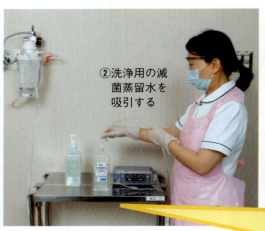

②洗浄用の滅菌蒸留水を吸引する

リスクを防ぐ
- 洗浄用の滅菌蒸留水（または注射用水）は単回使用し、そのつど新しいものを使用することが望ましい。

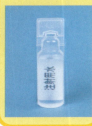

なぜ行う
- 吸引カテーテルに付いた気道分泌物を拭き取り、吸引カテーテル内の気道分泌物を除去するために行う。

11 吸引カテーテルを吸引ホースから外し、使用物品を片づける。

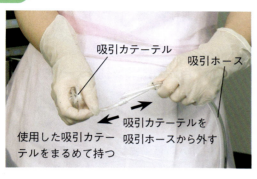

使用した吸引カテーテルをまるめて持つ　吸引カテーテル　吸引ホース　吸引カテーテルを吸引ホースから外す

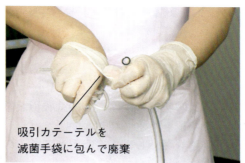

吸引カテーテルを滅菌手袋に包んで廃棄

- 体液が付着した吸引カテーテル、滅菌手袋、吸引ビンなどは、感染性廃棄物として処理する。
- 終了後は、手指衛生を十分に行う。

12 吸引が終了したら、人工呼吸器の回路を再接続し、気管吸引の効果を確認する。

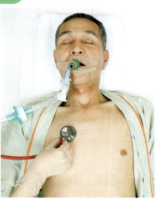

リスクを防ぐ
- 気管チューブの挿管の位置は、看護記録に明記しておき(「口角○cm」、あるいは「門歯○cm」)、吸引の前後で位置が変わっていないかを必ず確認する。

- 未滅菌手袋を装着し、呼吸音を聴取して、副雑音(ラ音など)がないか確認する。
- 呼吸状態が安定しているか観察する。
- パルスオキシメータのSpO_2値、あるいは心電図モニタなどのデータをチェックする。

13 患者に気管吸引が終了したことを伝え、協力への感謝と、ねぎらいの言葉をかける。

もっと知りたい

人工呼吸器装着中の「吸引モード」

人工呼吸器の機種によっては気管吸引用の換気モードがある！

人工呼吸器の機種によっては、気管吸引中に低酸素に陥るのを避けるための、吸引モードのプログラムがある(「エビタ V300」の場合、「O_2サクション機能」)。図の機能をもつ。使用方法を示す。

① キーを押すと、吸引前3分間の"100%O_2投与"が開始される。
② モード開始3分以内に人工呼吸器を外すと"サクション実行"と認識される。そのため、2分間は人工呼吸器のアラームが鳴らない状態(停止)になる。
③ 2分以内に吸引を終了し、再接続すると、吸引後2分間の100%O_2投与が行われる。

100%O_2モードの流れ

100%O_2キーを押す
↓
3分間100%酸素吸入
↓
抜管検知(吸引のため装置が外れたことを検知)
↓
(吸引開始)
↓
2分間動作停止(吸引中)
吸引中は音声アラームが無効化される
↓
装置再接続検知(吸引終了)
↓
2分間100%酸素吸入
↓
設定換気モードに戻る
音声アラーム有効化

項目3　閉鎖式吸引の準備・実施

閉鎖式吸引は、人工呼吸器装着中の患者に、専用の閉鎖式吸引カテーテルを用いて行う吸引方法である。
人工呼吸器の回路に閉鎖式吸引装置を組み込んで用いるため、吸引のたびに人工呼吸器を外す必要がない。
回路を閉鎖したまま吸引ができるので、感染予防に有効といわれている。

基礎知識

「開放式吸引」と「閉鎖式吸引」の違い

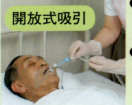
開放式吸引

- 開放式吸引では、呼吸回路を開放することにより、感染経路ができてしまう。
- 頻繁に呼吸回路を開放すると、肺胞レベルでの虚脱・再膨張が繰り返され、肺損傷が起こる恐れがある。

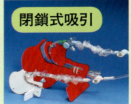
閉鎖式吸引

- 閉鎖式吸引は、人工呼吸器管理を行っている場合も接続したまま行えるため、肺胞虚脱、低酸素血症を予防できる。また、機能的残気量を維持できる。
- 感染経路を遮断し、交差感染を予防するという示唆がある。また、感染性の分泌物を外部にまき散らさず吸引できる。
- 特に呼吸状態が悪く感染のリスクが高い患者、易感染患者に使用すると効果的。

ここがPOINT!

- ◆ 閉鎖式吸引には大きなメリットがあるが、正しく使用しなければ活かされない。
- ◆ 閉鎖式吸引を行う際には、手順が重要である。取扱説明書を参照して正しく行う。
- ◆ 生理食塩液で吸引カテーテルを洗浄する際には、吸引カテーテルを指定の位置まで引き抜いておかなければ、汚染した生理食塩液が気道に流れ込む恐れがある。

＊以下の手順は、トラックケアー®取扱説明書を参考に作成

1　必要物品を準備する。

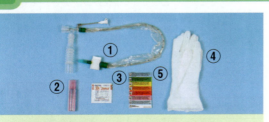

①閉鎖式吸引回路（ここではトラックケアー®・14Fr、ハリヤード・ヘルスケア・インク）
②ウェットパック（付属の生理食塩液）
③アルコール綿
④未滅菌手袋
⑤曜日ステッカー
●予備用キャップ
●吸引レギュレータ
●吸引ビン
●吸引ホース

2　閉鎖式吸引回路を組み立てる。

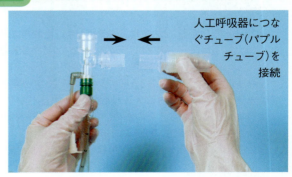

人工呼吸器につなぐチューブ（パプルチューブ）を接続

- 手指衛生を行い、未滅菌手袋を装着し、閉鎖式吸引回路を清潔に組み立てる。
- 部品の組み方や名称は、製品によって異なる。各メーカーの取扱説明書を参照して正しく行う。

3 キャップを予備用キャップに替え、付属の曜日ステッカーを貼る。

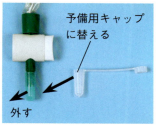

予備用キャップに替える
外す

- キャップを紛失しないよう、予備用キャップに変更する。

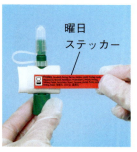

曜日ステッカー

- 24時間ごとに交換する回路は、曜日ごとに色の違うステッカーを貼り、決められた期日通りに交換されているかチェックする。
- 閉鎖式吸引回路は、「24時間ごと交換」「72時間ごと交換」など、交換時期が指定されている。使用期限を過ぎないよう交換する。

4 あらかじめ吸引ホースに、閉鎖式吸引回路を接続しておく。

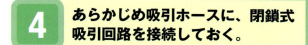

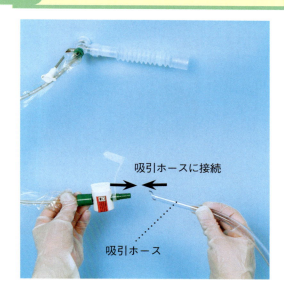

吸引ホースに接続
吸引ホース

5 回路のコントロールバルブを180°回転させて、吸引圧がかかることを確認しておく。

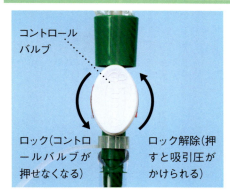

コントロールバルブ
ロック(コントロールバルブが押せなくなる)
ロック解除(押すと吸引圧がかけられる)

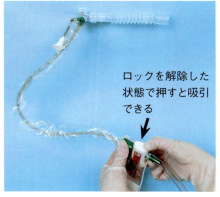

ロックを解除した状態で押すと吸引できる

- ロックの方法は、閉鎖式吸引回路の種類によって異なる。

6 閉鎖式吸引回路を、気管チューブに接続する。

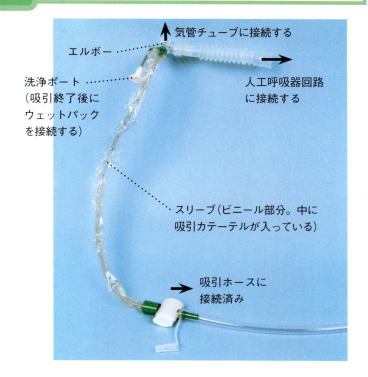

気管チューブに接続する
エルボー
洗浄ポート(吸引終了後にウェットパックを接続する)
人工呼吸器回路に接続する
スリーブ(ビニール部分。中に吸引カテーテルが入っている)
吸引ホースに接続済み

7 気管チューブに、スリーブ内の吸引カテーテルを挿入していく。

●エルボー部分を固定し(①)、スリーブの上からゆっくりと、スリーブ内の吸引カテーテルを挿入する(②)。

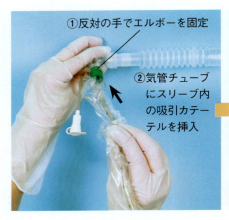
①反対の手でエルボーを固定
②気管チューブにスリーブ内の吸引カテーテルを挿入

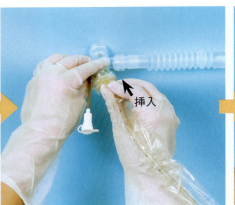
挿入

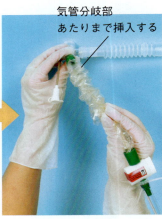
気管分岐部あたりまで挿入する

リスクを防ぐ
●目盛り付きの閉鎖式吸引カテーテルの場合、挿入は気管チューブの長さ＋2〜3cmまでとする。
●挿入している長さを確認しながら行う。

8 挿入したら、吸引ロックの解除を確認し、吸引カテーテルをゆっくりと引き抜く。

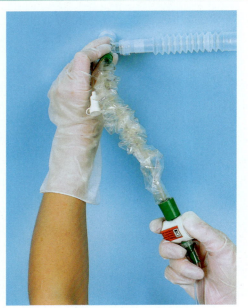

●コントロールバルブを押しながら、吸引圧をかけて回転させずにゆっくり引き抜く（ただし10〜15秒以内に）。

9 黒いマーカー線が指定の位置にくるまで、吸引カテーテルを引く。

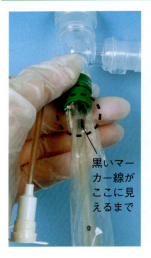
黒いマーカー線がここに見えるまで

リスクを防ぐ

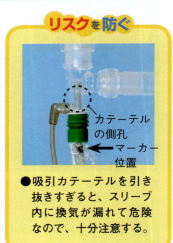
カテーテルの側孔
← マーカー位置

●吸引カテーテルを引き抜きすぎると、スリーブ内に換気が漏れて危険なので、十分注意する。

10 洗浄ポートに洗浄用のウェットパック（生理食塩液）を接続し（①）、吸引カテーテルを洗浄する（②）。

①接続する

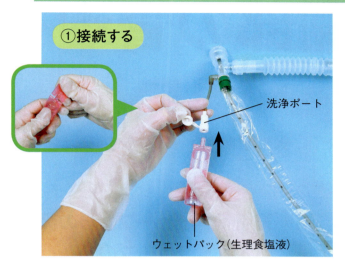

洗浄ポート
ウェットパック（生理食塩液）

②洗浄する

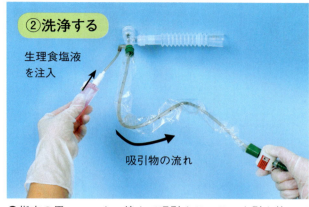

生理食塩液を注入
吸引物の流れ

● 指定の黒いマーカー線まで吸引カテーテルを引き抜いておかないと、洗浄用の生理食塩液が逆流して気道に流れ込む危険があるため、注意する。

11 回路のコントロールバルブを180°回転させてロックし、吸引ホースを外し、キャップをつける。

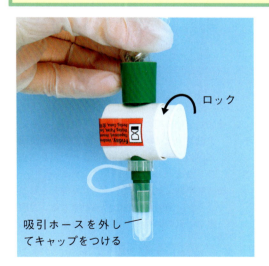

ロック
吸引ホースを外してキャップをつける

12 洗浄ポートのキャップを戻す。

● 閉鎖式吸引回路は、次回の気管吸引を行うまで、人工呼吸器の回路にそのまま接続しておく。
● 患者状態の観察については、開放式吸引に準じる。

<引用文献>
1. CDC. Recommendations of CDC and the Healthcare Infection Control Practices Advisory Committee：Guidelines for Preventing Health-Care-Associated Pneumonia, 2003. *MMWR, Recomm Rep* 2004；53(RR03)：1-36.
2. 日本呼吸療法医学会 気管吸引ガイドライン改訂ワーキンググループ：気管吸引ガイドライン2013（成人で人工気道を有する患者のための）．人工呼吸 2013；30(1)：83.

<参考文献>
1. 露木菜緒：気管チューブのカフ圧管理．道又元裕 編，Q&Aでかんたん理解！人工呼吸ケアPart 2，エキスパートナース 2010臨時増刊号；26(8)：26-38.
2. 宮園瑞帆：今さら聞けない？ 閉鎖式・開放式気管吸引の手順とポイント．木下佳子，橋本良子 編，特集 一般病棟で直面する！人工呼吸器装着患者のケア，エキスパートナース 2013；29(4)：56-62.
3. 牧野晃子：気管吸引・排痰技術のエッセンス．藤野智子，宇都宮明美，木下佳子 編，臨床ケア技術の決め手②，エキスパートナース 2013臨時増刊号；29(8)：22-35.

31 気管切開部の管理

村田誓子

気道確保が長期に及ぶ場合などは、気管切開が行われ、気管切開チューブが留置される。
取り扱いのポイントを確認して行うことが重要である。

クローズアップ手技
- 項目1 気管切開チューブからの吸引
- 項目2 気管切開チューブの交換介助と固定
- 項目3 気管切開チューブからの酸素投与

基礎知識

気管切開の目的

- 呼吸困難の解消、死腔の減少、確実な吸引、経口・経鼻挿管による長期に及ぶ気道確保に伴う苦痛を軽減する目的で、気管とその上部の皮膚を切開し、その部分から気道確保する方法を「気管切開」(表)という。
- 気管切開部には「気管切開チューブ」を挿入・留置し、換気の通路や気道分泌物の排出路とする。

気管切開の種類

1. 一時的な気管切開

- 「上気道閉塞」「声門下狭窄」「嚥下障害による肺炎予防」「肺などへの分泌物貯留予防」「呼吸不全」などで一時的に行う
- 症状が改善すれば、症状に合わせて気管切開チューブを変更、または切開孔を縫合し気管切開を閉鎖する

気管切開：咽頭分離なし

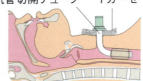

気管切開チューブ　Yガーゼ

2. 永久気管孔

- 喉頭全摘出術の場合、気道と食道は完全に分離される（咽頭分離）。気管の切除断端は前頸部下方の皮膚と縫合され、永久気管孔となる
- 術後早期は気管切開チューブを挿入し管理するが、気管孔周囲の創部が落ち着いた段階で、気管切開チューブを抜去する

気管切開：咽頭分離あり

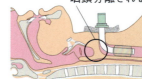

咽頭分離される

基礎知識

気管切開の適応

- 気管切開は確実な換気が得られるが、生体への侵襲が大きく、医師の専門的技術が必要なことから、必ずしも気道確保の第一選択とはならない。気管挿管が可能な場合には、経口または経鼻的に気管挿管を実施して気道確保することが多い。
- 気管切開の適応を示す（表）。長期にわたる気管挿管では、カフ圧によって気管粘膜が圧迫され潰瘍ができたり、狭窄を起こしたり、感染の原因となる場合もあるため、気管切開の適応となる。

気管切開が第一選択となる場合

患者の状態	原因
1. 上気道の閉塞・狭窄	●口腔内、咽喉頭の腫瘍 ●舌・咽頭・喉頭の炎症性浮腫 ●外傷による上部気管の損傷 ●異物による上気道閉塞
2. 人工呼吸補助を必要とする病態	●慢性閉塞性肺疾患（COPD） ●胸壁の動揺 ●呼吸筋の麻痺
3. 気道分泌物による換気障害	●術後の気道分泌物の排出困難 ●意識レベル低下に伴う気道分泌物の喀出困難 ●誤嚥

気管切開チューブを留置する患者の状態

- 人工呼吸器を接続する
  急性期で呼吸状態が不安定など、治療上人工呼吸器による呼吸の補助が必要な場合

- 酸素投与を行う
  自発呼吸があり人工呼吸器による管理は不要だが、酸素化が不十分な場合

- ルームエア下
  喉頭浮腫が強い疾患、咽喉頭がんなどにより気道確保が必要な場合
  脳神経系や筋疾患などにより、痰の自力喀出が困難で喀痰吸引が継続的に必要な場合

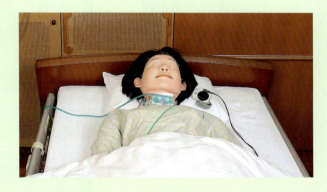

基礎知識

気管切開チューブの種類と選択

- 気管切開チューブの選択（図）は、患者の病態に合わせて医師が行う。
- 異常を早期発見できるように、気管切開チューブの種類・特性をよく理解し、ケアや観察に活かす必要がある。
- 気管切開チューブが適切に使用されないことによる合併症として、気管切開チューブの事故抜去や、気管切開チューブ抜去が困難になること（カニューレ抜去困難症）がある。

（次頁へつづく）

気管切開チューブの選択

図および製品は一例
文献1, 2を参考に作成

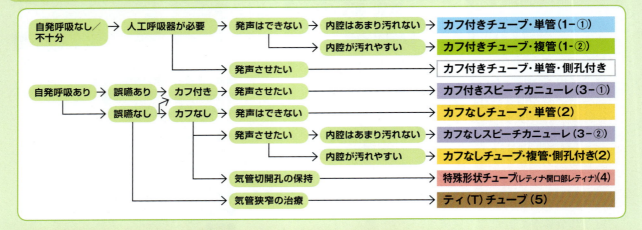

1. カフ付きチューブ

①カフ付きチューブ・単管

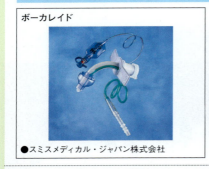
ボーカレイド
●スミスメディカル・ジャパン株式会社

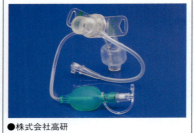
コーケンネオブレス単管タイプ
●株式会社高研

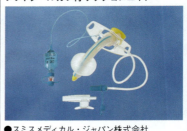
ソフトシールカフ付サクションエイド
●スミスメディカル・ジャパン株式会社

②カフ付きチューブ・複管

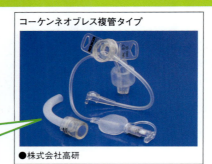
コーケンネオブレス複管タイプ
●株式会社高研

●「複管」は、外筒と内筒とに分かれ交換が容易であるため、分泌物が多く気管切開チューブが詰まりやすい患者にこのタイプを使用する

どんな患者に使用する？

- 人工呼吸器による呼吸管理が必要な患者（小児を除く）
- 気管切開術直後の患者
- 誤嚥が著しい患者

特徴

- カフが気管の上部・下部を分離するため、血液・分泌物や誤嚥物の気道下部への流入を防ぐ（気管切開後の気道確保）
- 気管切開チューブ内と肺が閉鎖回路となり、人工呼吸器などによる陽圧換気を可能にする

2. カフなしチューブ・単管／複管・側孔付き

コーケンPPカニューレ単管・複管
（単管）　（複管）
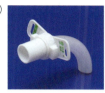 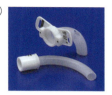
● 株式会社高研

高研式気管カニューレ単管・複管
（単管）　（複管）
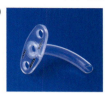
● 株式会社高研

どんな患者に使用する？
- 人工呼吸器による呼吸管理の必要がなく、意識清明で誤嚥のない患者

特徴
- 吸引の頻度が高い患者の気管切開孔を維持する
- 挿管・抜管時、交換時の粘膜損傷および肉芽形成の危険性が減少する
- 気管への接触部分が減り、気管への刺激が減少する
- 呼気が声門のほうへ向かうルートができ、発声・呼吸訓練が可能
- カフチューブなどのラインがないため、事故抜去のリスクが減少する

3. スピーチカニューレ

①カフ付きスピーチカニューレ
コーケンネオブレススピーチタイプ
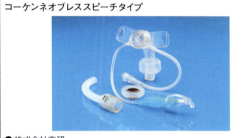
● 株式会社高研

②カフなしスピーチカニューレ
スピーチカニューレ
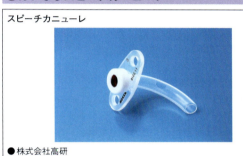
● 株式会社高研

どんな患者に使用する？
- 人工呼吸器が不要、かつ発声させたい患者（人工呼吸器からの離脱が必要、発声訓練が必要な患者）

特徴
- 外筒と内筒に分かれる（単管を除く）
- 外筒部分に側孔を設け、内筒を外して一方向弁を装着（単管を除く）
- 一方向弁により吸気時に弁が開き、呼気時に弁が閉じることで発声が可能となる
- 呼吸に負荷をかけることで呼吸訓練が可能

4. 特殊形状チューブ（レティナ・開口部レティナ）

レティナ　　開口部レティナ
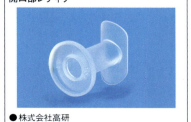
● 株式会社高研　● 株式会社高研

どんな患者に使用する？
- 自発呼吸があり意識清明で誤嚥のない患者

特徴
- 気管切開孔の保持
- 痰の喀出訓練、呼吸訓練を実施する場合
- 痰の吸引が必要な場合
- 気管の観察、咽喉頭腫瘍などによる腫瘍の増大が予測され、気管切開孔を閉鎖することができない場合

（次頁へつづく）

5. ティ（T）チューブ

ティチューブ

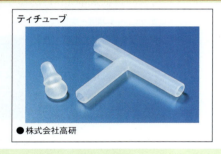

●株式会社高研

どんな患者に使用する？
- カニューレ抜去困難症、肉芽形成などによる気管狭窄の治療を要する患者

特徴
- 栓をすることで、気管切開孔を閉鎖した状態を再現できるため、発声・咳嗽が可能となる
- 気管狭窄などのトラブル発生時の気道確保に使用する

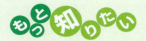 出血が起こったときの対応は？

気管切開術直後の出血

- 気管切開術直後に出血が起こった場合は、医師の判断により、感染予防目的で、ゲンタシン®やアクロマイシン®軟膏をしみ込ませたガーゼを気管切開チューブのフレーム（羽）と気管切開部の間に巻きつけ、圧迫も兼ねた処置をすることがある。

項目 1　気管切開チューブからの吸引

ここが POINT！
- ◆ 清潔援助や経管栄養など日常生活援助を実施する前には、分泌物の吸引が必要かどうかアセスメントを行う。
- ◆ 吸引の前後は、肺野の聴診を行い、呼吸状態を確認する。
- ◆ 緊急時に備えて、バッグバルブマスクは必ずベッドサイドに準備しておく。

基礎知識

気管吸引の必要性と注意点[3]

- 気管切開チューブに痰などの分泌物が付着すると、内腔が閉塞し狭小となり、呼吸困難を招くため、気管切開チューブからの気管吸引を行う必要がある。
- 気管吸引時には、患者の状態、パルスオキシメータで経皮的動脈血酸素飽和度（SpO_2）を確認し、吸引が必要かどうかアセスメントする。
- 換気状態が悪化しないように吸引を実施する。吸引に伴う合併症を表に示す。
- 合併症の原因は、吸引カテーテルが気管壁に接触する物理的刺激、咳嗽による気道内圧の上昇、交感神経や副交感神経の反射、気道内酸素濃度の低下などがあり、酸素濃度に関するものを除けば、愛護的な手技操作で合併症を予防できる。
- 気管吸引の合併症には、経過観察で改善するものから、頻度は低いものの致死的あるいは重篤なものまである。その対処法を知っておくこと、原因を知り予防することがより重要となる。
- 気管吸引後は、分泌物の性状・色・量を十分に観察する。

気管吸引による合併症と観察項目

合併症	観察項目・対応
気管・気管支粘膜などの損傷	●吸引された分泌物 ・出血は持続性または一過性のものか？ ・喀痰自体が血性なのか？ ・損傷による出血かどうか？
低酸素血症	●顔面などのチアノーゼの有無 ・パルスオキシメータで危険なレベルまで低下してないか？
気管支攣縮	●呼吸音を聴診 ・気管支狭窄音（高音性連続性ラ音：Wheeze ウィーズ）の有無は？ ●呼吸パターンの観察 ・呼気延長がないか？
嘔吐	●口腔内の吐物の有無（あれば吸引除去する） ●誤嚥していないか？ ●迷走神経反射などによる徐脈や血圧低下を伴っていないか？
疼痛	●耐えがたい不快感・疼痛を伝えることができるか？ ●意識レベルが悪い場合でも、表情や手の動きなどをよく観察し、苦痛が持続していないか？
疲労	●咳嗽反射による疲労がないか？ ●呼吸回数の変化や深さは？ ●呼吸パターンは？ ●本人の訴えによる疲労が強くないか？
循環動態の変動	●顔面の紅潮や蒼白、皮膚の湿潤や冷汗を認める場合はすみやかにバイタルチェックする ●（装着中の場合）心電図モニターで確認する

＊人工呼吸管理中の場合は、「30：気管吸引」もあわせて参照。

1 必要物品を準備する。

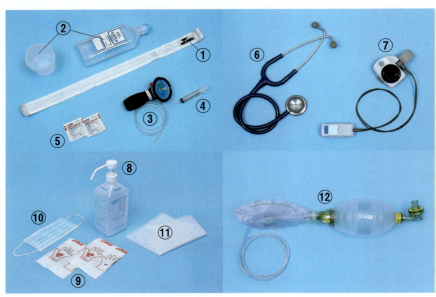

① 吸引カテーテル（10Fr または 12Fr、ここではニプロ吸引カテーテル、シングルユース）
② 滅菌蒸留水（注射用水）
③ カフ圧計
④ シリンジ
⑤ アルコール綿
⑥ 聴診器
⑦ パルスオキシメータ
⑧ 擦式消毒用アルコール製剤
⑨ 滅菌手袋
⑩ マスク
⑪ ビニールエプロン
⑫ バッグバルブマスク
● 未滅菌手袋
● 吸引器
● ネブライザー

＊カフ付き気管切開チューブ（ボーカレイド）を使用し、酸素投与が必要な患者の場合

2 環境を整え、患者の準備を行う。

- 患者には、これから分泌物の吸引を行うことを説明し、同意を得る。
- 吸引前・中・後はパルスオキシメータを使用して、SpO₂値を必ず確認する。

ここがコツ
- 吸引後の評価や合併症の早期発見のため、吸引前後は必ず肺野を聴診し、喘鳴・左右差の有無を確認する。

3 吸引カテーテルを選択する。

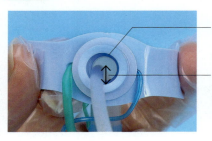

- 気管切開チューブの内径
- 吸引カテーテル（気管切開チューブの内径1/2以下のものを選択）

- 痰の量が多い場合や粘稠度が高い場合は、太めの吸引カテーテルのほうが短時間で確実に吸引できる場合もある。

4 吸引カテーテルを吸引ホースに接続する。

- マスク、ビニールエプロンを装着する。
- 手指衛生を行い、未滅菌手袋を装着し、清潔操作で行う。
- 吸引カテーテルは滅菌パックの先端部のみ開封して接続する。

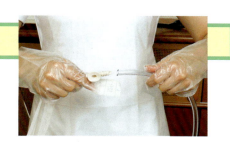

5 酸素チューブを外し、吸引カテーテルを挿入後、吸引圧をかける。

①酸素投与に使用している酸素チューブ（ここではサーモベント O_2 を使用）を外す。

②手指衛生を行い、手袋を滅菌手袋に交換後、吸引カテーテルを気管切開チューブに挿入し、気管吸引を行う。

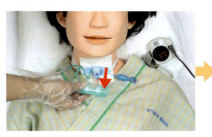
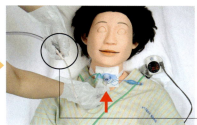

- 吸引カテーテルの挿入は、陰圧をかけずに行う（空気調節孔を塞がず挿入する）。
- 気管吸引時、陰圧をかけて（空気調節孔を塞いで）行う。圧をかけすぎないよう注意する。吸引圧は「30：気管吸引」参照。
- 分泌物の性状・量、SpO_2値や心拍数を十分観察しながら、できる限り短時間で行う。

空気調節孔（塞ぐ＝陰圧がかかる／塞がない＝陰圧がかからない）

ここがコツ
- ネブライザーによる加湿を併用する場合もある。
- 加湿を継続しても十分に分泌物が吸引しきれない場合は、医師へ報告し、去痰薬・吸入薬の処方を依頼する。

なぜ行う
- 陰圧をかけながら挿入すると、気道粘膜の損傷や低酸素を起こすことがある[1]。
- 使用する吸引カテーテルに空気調節孔がない場合は、必ずカテーテルの基部をしっかりと折り曲げながら挿入する。

リスクを防ぐ

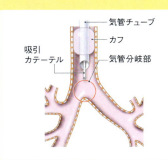

- 吸引カテーテルの深さは気管分岐部までとし、挿入のめやすは10〜15cmである。気管挿管における気管チューブの長さとは異なることに注意する。
- 挿入中に抵抗があった場合は気道粘膜の損傷リスクがあるため、1〜2cm浅くして吸引する。
- 吸引により次から次へと分泌物が気管上部に上がってくる場合があるが、そのまま吸引を続けると低酸素状態や気管粘膜の損傷を起こす可能性があるため、長時間の吸引は避ける。

6 酸素チューブを元に戻す。

7 カフ上部吸引を行う。

●気管切開チューブがカフ上部吸引できる（カフ上部吸引ポートのある）タイプであれば、気管吸引時に必ずカフ上部吸引も実施する。

①カフ上部吸引ポートのキャップを外す。

②コネクタを使用して、吸引ホースに接続する。

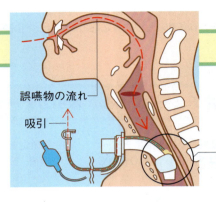

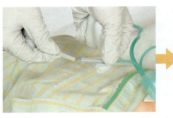

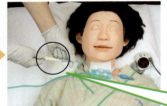

③カフ上部吸引ポートのキャップを戻す。

●吸引は短時間（10〜15秒程度）で行う。
●分泌物が吸引できなければ、すみやかに終了する。

カフ上部吸引ポートの種類によって、コネクタが必要になる場合がある

コネクタが必要な場合	直接接続できる場合
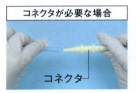	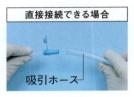
コネクタ	吸引ホース

8 吸引後は患者の反応を確認する。

●実施した気管吸引の効果を評価するとともに、合併症（p.405、表）などが起こっていないか患者をよく確認する。
●むせこんでいる患者や、分泌物が残っている場合には、再度気管吸引を行う。

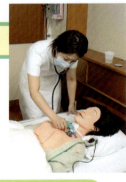

ここがコツ
●吸引による咳嗽反射により分泌物が気道上部に上がってくる場合があるため、断続性ラ音（"ゴロゴロ"という音）に注意を払い再度吸引する必要性を判断する。
●つづけて吸引する場合は、呼吸・循環動態の変化をアセスメントし、患者にとって過度の侵襲にならないよう実施する。

気管吸引後の観察項目
●呼吸数、肺副雑音の有無
●酸素飽和度
●血圧・脈拍
●分泌物の色・量・臭い・粘稠度
　・出血の有無、疼痛や呼吸困難の訴えは？）
　・粘稠度が高い場合、医師の指示のもと去痰薬やネブライザーの必要性を検討する
●患者疲労度

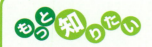

閉塞事故を起こさない！

●永久気管孔

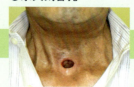

気管切開チューブや気管切開の種類による閉塞予防

スピーチカニューレ

- スピーチカニューレは、内筒を外して一方向弁を装着することで発声を可能にしている。
- 就寝時は一方向弁を外して、内筒にさしかえる必要がある（一方向弁は痰を通さないため、痰で窒息する恐れがある）。

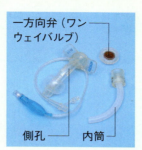

一方向弁（ワンウェイバルブ）
側孔　内筒

永久気管孔

- 永久気管孔の場合、術後早期であれば気管切開チューブを留置するため、閉塞予防のための気管吸引が必要となる。
- 気管孔周囲の創部が安定して、気管切開チューブが抜去されたあとは、徐々に喀痰の排出の訓練を始める。閉塞予防のために、喀出しきれない喀痰のみを気管吸引する。

項目 **2**

気管切開チューブの交換介助と固定

ここがPOINT!

◆ 緊急時に備えて、バッグバルブマスクなどで気道確保ができるよう準備しておく。
◆ カフの上部に分泌物が残っていると、カフ内のエアを抜くときにむせることがあるため、事前に気管吸引を行う。
◆ 気管切開チューブは合併症や事故抜去などを防ぐために、患者の状態に合わせて固定する。

基礎知識

気管切開チューブの交換介助

- 気管切開チューブ（表）の交換は医師が実施する。
- 看護師の介助のポイントは、「必要物品の準備」「事前の分泌物の吸引」「呼吸状態の観察」である。
- 気管切開チューブの交換時期に関して明確なエビデンスはないが、1週間に1回程度をめやすに行う。汚染した場合は適宜交換する。
- 気管切開後、早期に気管切開チューブが抜けると、浮腫などによって切開部が閉塞しやすくなる。

気管切開チューブの内腔サイズ

対象患者	サイズ（直径）
6歳以下	5～7mm
12歳以下	7～9mm
成人	10～13mm

（次頁へつづく）

- 術後早期以外では、肉芽の増殖や瘢痕収縮などによって、気管孔が小さくなってしまうことがある。その場合、気管チューブの再挿入がスムーズにできなくなり、呼吸困難や気管孔損傷などのトラブルにつながる。交換時は気管孔の観察、出血の有無、呼吸状態に注意する必要がある。

＊カフ付き気管切開チューブ（ボーカレイド）を使用し、酸素投与は必要だが座位保持可能な患者の場合

1 必要物品を準備する。

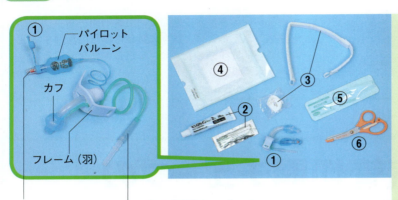

① パイロットバルーン
カフ
フレーム（羽）
シールバルブ（ここからシリンジでカフにエア注入・抜きを行う）
カフ上部吸引ポート（カフ上部にたまった貯留物を吸引する）

① 気管切開チューブ（ここではボーカレイドを使用）
② 潤滑ゼリー
③ 固定用綿テープ（ヒモ）またはカニューレホルダー（ここでは綿テープを使用）
④ 滅菌Yガーゼ
⑤ イソジン®綿棒（ここでは単包）
⑥ はさみ
● シリンジ
● 未滅菌手袋・滅菌手袋
● 吸引器、吸引カテーテル（シングルユース）
● 予備用気管切開チューブ
● バッグバルブマスク
● マスク
● ビニールエプロン　● ビニール袋
● カフ圧計　● （必要時）消毒セット

リスクを防ぐ
- 予備用の気管切開チューブを準備しておくと、挿入できなかった場合などの緊急時にすぐ対処できる。
- 呼吸状態の悪化にそなえ、バッグバルブマスクを必ず準備しておく。

ここがコツ
- 気管切開チューブ交換の際、サイズ変更の指示があった場合は、必ず気管切開チューブの種類やサイズを記録しておく。

2 交換用の気管切開チューブを確認する。

カフにエアを入れて、カフのエア漏れがないか確認し、その後エアを抜く

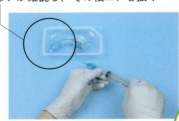

- 汚染を防ぐため、トレイに入れたまま行うとよい。

3 患者に気管切開チューブを交換することを説明する。

- 侵襲度の高い手技であるため、タイムアウト（施行者がすべての作業を中断して集まり、確認すること）を行う（JCI基準）。

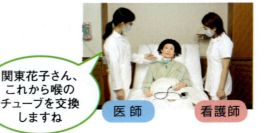

関東花子さん、これから喉のチューブを交換しますね

医師　看護師

4 気管吸引と、カフ上部吸引を行う。

- マスク、ビニールエプロンを装着する。
- 手指衛生を行い、滅菌手袋を装着し、無菌的操作で行う。

リスクを防ぐ
- カフ上部に分泌物が残っているとむせ込むことがあるため、交換前に必ず気管吸引を行っておく。

5 気管切開チューブの固定用綿テープ（ヒモ）を外す。

リスクを防ぐ
● 酸素投与中の患者の場合は、吸引を行う直前まで酸素を外さない。

● 手指衛生を行い、未滅菌手袋を装着する。

6 看護師はカフ内のエアを抜く。

リスクを防ぐ
● 気管切開チューブのカフにエアが入っていると、カフにより気管切開孔を損傷する恐れがある。カフのエアがすべて抜けていることを確認する。

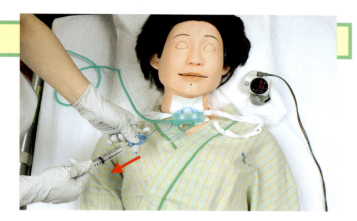

7 医師は気管切開チューブを抜去する。

● 看護師はYガーゼを取る。
● 抜去したチューブやYガーゼは、汚染物としてビニール袋を用意して廃棄する。

リスクを防ぐ
● カフのしわやカフ自体で気管切開孔を損傷する場合がある。看護師は、抜去時に気管切開孔の損傷や出血がないか、気管切開孔を観察する。

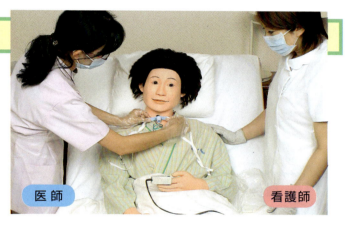

医師　　看護師

8 気管切開孔周囲を観察し、イソジン®液により消毒する。

● 消毒する際は、気管内に消毒液が流れ込まないように注意する。
● 消毒時も気管切開孔を観察する。

リスクを防ぐ
● 交換時の接触によって出血が起こった場合は、気管切開孔周囲であれば、清潔なガーゼによる圧迫（医師の手技）で経過をみる。気管孔に流れ込むようでなければ、Yガーゼを適宜交換し、経過をみる。

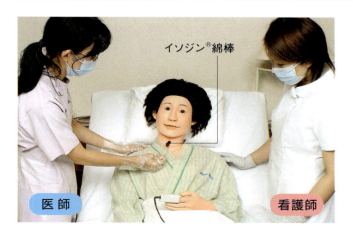

イソジン®綿棒

医師　　看護師

9　看護師は新しい気管切開チューブを清潔に渡す。

- スムーズに挿入できるよう、直前に潤滑剤を塗布する。
- 汚染を防ぐため、トレイからそのまま受け渡す。

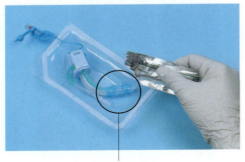

カフの先端部分に塗布する

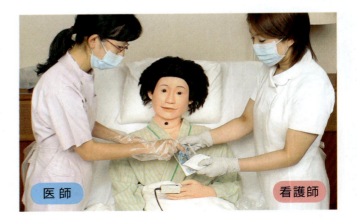

医師　　看護師

リスクを防ぐ

- 汚染を防ぐため、受け渡しの際、気管内に挿入するパイプ・カフ部分には触れないよう注意する。

　　　　　この部分には触れない

- 挿入前に潤滑剤を塗布する際、多量に用いてしまうと、気管切開チューブが偏位する原因となる。

10　医師は新しい気管切開チューブを挿入する。

- 気管切開チューブ挿入時は、必ず患者に声をかけながら行う。
- 咳き込む場合に備えて、看護師は滅菌手袋を装着し、新しい吸引カテーテルを準備しておく。

リスクを防ぐ

- 気管切開チューブの留置位置が浅い場合、抜けやすくなるリスクがある。
- 深い場合は気管を傷つける恐れがある。

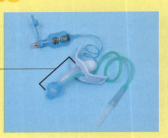

気管切開チューブの先端　　気管分岐部より4cm口腔側

- 気管切開チューブの正しい位置

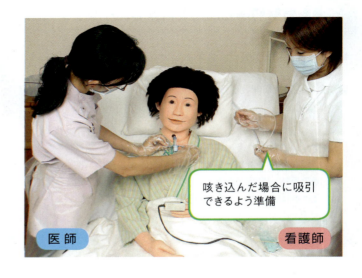

咳き込んだ場合に吸引できるよう準備

医師　　看護師

11 医師は気管切開チューブのカフにエアを注入する。看護師はYガーゼを挟む。

1 医師はシールバルブにシリンジを差し込み、エアを注入する。

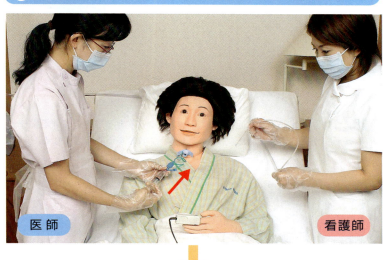

医師／看護師

- カフ圧は必ずカフ圧計を用いて確認する。
- カフ圧は20〜25cmH₂O（15〜19mmHg）が適切である。カフ圧が高い・低い場合のリスクは「35：気管挿管の介助」参照。
- Yガーゼは汚染予防のために使用する。ガーゼの厚みによって、気管切開チューブの深さを調節できる[1]。

リスクを防ぐ

- パイロットバルーンはカフと同じ内圧になるため、その感触でも再度、カフ圧を確認する。
- 患者によって気管の太さは異なるため、カフに注入するエアの量が異なる。必ずカフ圧計でカフ圧を確認し、記録に残して観察する。
- 過剰なエア注入は気管粘膜損傷の原因になる恐れがあるので注意する。

2 看護師はカフ圧計を使用して確認し、記録する。

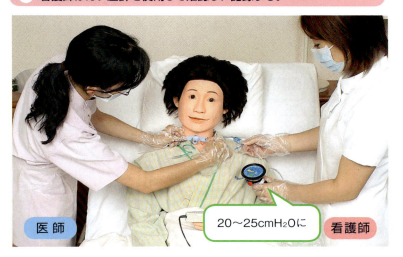

20〜25cmH₂Oに

医師／看護師

12 看護師は気管切開チューブを固定する。

リスクを防ぐ

- 頸部が太い・短い患者は、顎部との接触によって気管切開チューブがずれたり、顎部が圧迫を受けることがある。
- 自発呼吸や咳嗽がしっかりしている場合、気管切開チューブが喀出される恐れがある。
- 綿テープを用いている場合、頸部に擦過傷など皮膚トラブルを生じる場合があるため、皮膚保護剤／材を綿テープが触れる部分に貼付し保護するなど十分に注意する。

綿テープを用いる方法

① フレームに対して、下から上へ綿テープを通す。

② できた輪の部分に、綿テープのもう一端を通す。

③ 通した綿テープを引っ張り固定する。左右とも行う。

④ 頸後部に綿テープを回し、固結びにする（2回結ぶ）。

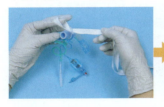 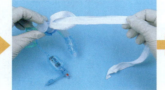 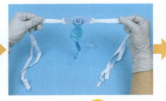 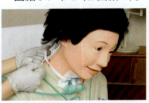

ここがコツ
- 綿テープと頸後部の間に、指が1本程度入るゆとりをもたせて結ぶ。

リスクを防ぐ
- 気管切開チューブを固定する綿テープがゆるすぎる場合、気管切開チューブが動き気管粘膜を刺激し、分泌物が増加する原因にもなる。

カニューレホルダーを用いる方法

- マジックテープ付きホルダーは、簡便で使いやすく、綿テープのように皮膚に食い込む心配もないため多く使用されている。
- 写真は一例としてコーケンカニューレホルダー スタンダード（株式会社高研）。このほか、エンドフィックス VBM（スミスメディカル・ジャパン株式会社）などもある。

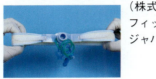

① フレームにマジックテープ部分を通す。

② 頸部の太さに合わせて、長さを調節する。

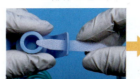 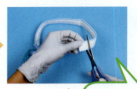

不要な部分をはさみで切る

③ 頸部とホルダーの間に指が1本入る程度でマジックテープを固定する。

13 医師・看護師ともに、確実に挿入できているか確認する。

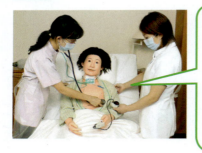

- 患者の表情を観察して呼吸困難感はないか？
- チアノーゼの有無や顔色は？
- 出血はないか？
- 呼吸音は正常か？
- 胸郭は上がっているか？
- 酸素化は十分か？（パルスオキシメータで確認）
- 痰などの気道分泌物がないか？（挿入後すぐは咳嗽反射が起こりやすい）

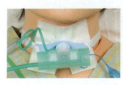

- 気管切開チューブの位置は正しいか？（咳嗽反射でチューブが突出しやすい）
- 適切なチューブが選択されているか？（患者の違和感が強い、咳嗽反射でチューブが突出するなど）
- 固定は外れていないか？
- きつくないか？

事故抜去時の対処[4]

- 気管切開チューブ事故抜去の可能性が高い場合は、たびたび訪室する。観察しやすい部屋へ移動するなどの対応も行う。
- 特にリスクの高い小児・高齢者では、特性を十分に理解して観察する。

1 抜去時は、患者の意識状態を確認し、気道確保を行う

2 すみやかに医師へ報告する

3 医師が到着するまで、バイタルサインと呼吸状態を観察し、必要であればバッグバルブマスクまたはジャクソンリース回路にマスクを接続して換気、酸素投与を実施する

咽頭分離なし	咽頭分離あり
気管孔を清潔なガーゼで閉鎖し、**口から**換気または酸素投与を実施	**気管切開孔から**換気または酸素投与を実施

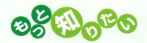

もっと知りたい　気管切開チューブの留置で特に注意したい患者[1,5]

出血傾向や低栄養状態などの患者
- もともとハイリスクな状態であるため、「皮膚損傷」「潰瘍形成」「出血増悪」などさまざまな合併症が生じやすい。

痰が多い患者
- Yガーゼが汚染したら、すみやかに交換する。
- カフ圧が低い場合、気管の上部・下部の分離が不十分となり、気管チューブ脇より分泌物があふれ出たり、カフ上部吸引ポートからの吸引量が増加する。設定のカフ圧を確認し、医師に状態や喀痰量を報告する（カフ上部吸引ポートからの喀痰量も報告）、カフ圧を確認する。

抜けやすい、挿入が浅い・深い患者
- 医師へ報告し、気管切開チューブのサイズ・種類の変更を検討してもらう。
- 例えば、皮下脂肪が厚い、上気道が解剖学的に特殊な形状をした患者向けの気管切開チューブ（アジャスタブルフランジ気管切開チューブ、スミスメディカル・ジャパン株式会社）などがある。

項目 3　気管切開チューブからの酸素投与

ここがPOINT!

- ◆ 人工呼吸器からのウイニングの場合など、気管切開孔からの酸素投与が行われる。
- ◆ 人工鼻を使用するなど、加湿に留意する。
- ◆ 人工鼻への痰の付着により換気や酸素化が行われないことを防ぐため、観察を欠かさないようにする。

基礎知識

気管切開チューブ挿入中の酸素投与

- 人工呼吸器による管理が不要となっても、気管切開孔からの酸素投与が必要な場合がある（表）。
- 気管切開チューブを挿入中の酸素投与の例として、「サーモベント O_2」と「サーモベントT」を装着して酸素投与を実施する場合がある（図）。
- サーモベント O_2 はチューブ部分が細く、また気管切開チューブ自体は短いため、痰が多い場合、咳により痰が一気に噴出し詰まりやすい[1]。「痰が多い場合」は、医師と相談のうえ「トラキマスク」と「サーモベントT」を使用する場合もある。

酸素投与が必要な場合
- 原疾患の治療上、必要な場合。
- 人工呼吸器からのウイニング（離脱）直後で、自発呼吸が浅く、十分な酸素化が難しい場合。
- 動脈血データや SpO_2 値が不良な場合。

（次頁へつづく）

- 人工鼻は呼吸抵抗となるため、「患者の呼吸苦が強い場合」も、同様に医師と相談のうえ対応する[1]。
- 酸素投与を中止する場合であっても、人工鼻を使用したり、エプロンガーゼ、紙マスクを使用して加湿に留意する。

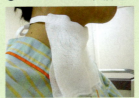
●エプロンガーゼ装着時

サーモベント O_2 ＋サーモベント T

- サーモベントの加湿機能により、加湿しながら酸素投与ができる。
- 痰が多い場合は、サーモベント T 内に痰が貯留してしまうことが多いため、ひんぱんに交換する必要がある。
- 咳嗽反射によってサーモベント O_2 とサーモベント T の接続が外れやすいため、注意する必要がある。
- サーモベント O_2 とサーモベント T をセットで使用するため、気管切開チューブ抜去後の永久気管孔には使用できない。

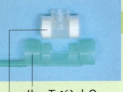
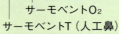
サーモベント O_2
サーモベント T（人工鼻）

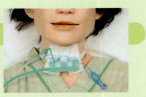
●サーモベント T、O_2 装着時

サーモベント使用による人工鼻の機能
①防塵機能：フィルター代わりになり、ほこりの侵入を妨げ、痰の発生を防ぐ。
②加湿機能：呼気に含まれる湿気を利用し、加湿された吸気になる。

トラキマスク＋サーモベント T

- 咳嗽反射によって外れることがなく、継続した酸素投与が可能である。
- トラキマスクの空気孔が痰などで詰まらないように注意する。
- トラキマスク単独で酸素を投与すると、加湿機能がないため気管内が乾燥しやすい。人工鼻（サーモベント T）を併用することが望ましい。
- （トラキマスクのみ）気管切開チューブ挿入中や、気管切開チューブを抜去した永久気管孔にも使用できる。

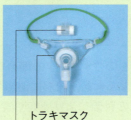
トラキマスク
サーモベント T（人工鼻）

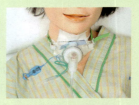
●トラキマスク装着時

＊気管切開チューブを介したサーモベント O_2 ＋サーモベント T による酸素投与

1 必要物品を準備する。

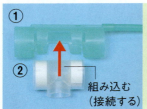
①サーモベント O_2
②サーモベント T（人工鼻）
●酸素流量計
●酸素チューブ

組み込む（接続する）

- 痰が多く咳嗽反射が強い患者は、医師に報告し、トラキマスクとの使い分けを検討する。

2 患者に酸素投与の必要性を説明する。

3 酸素アウトレットに酸素流量計を接続する。

4 酸素チューブを接続し、酸素流量を設定する。

●酸素流量計を指示された流量に設定する。

- 流量計は床面に対し垂直に設置されている？
- 酸素チューブの接続部にゆるみなどがない？

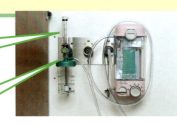

5 看護師は酸素が流出していることを手元で確認する。

●サーモベントO_2またはトラキマスクの供給口に手をかざし、酸素が流出していることを確認する。

6 サーモベントO_2またはトラキマスクを患者に装着する。

7 酸素投与中は、指示された酸素流量などを訪室ごとに確認する。

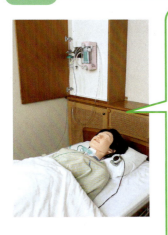

- □ 酸素流量計を確認したか？
- □ 酸素吸入により起こりうる副作用（CO_2ナルコーシス、酸素中毒、無気肺、肺水腫）はないか？
- □ 意識レベルが低い患者、ナースコールが使用できない患者の場合は、モニタでの観察を行っているか？（酸素投与中だけでなく終了直後まで）
- □ トラキマスクの場合は、頸部周囲に皮膚保護剤／材を予防的に使用することを検討したか？（皮膚トラブルの予防）

リスクを防ぐ

- ●CO_2ナルコーシスとは、呼吸性アシドーシスにより血液の酸性化が急激に起こることで、脳のpHも酸性になり、中枢神経障害が起こる状態である。
- ●症状として、頭痛や傾眠など意識障害がみられることが多い。
- ●CO_2ナルコーシスはパルスオキシメータによる酸素飽和度の確認では判断できないため、症状がある場合はすみやかに医師に報告し、動脈血ガス分析を実施することが必要である。
- ●慢性閉塞性肺疾患（COPD）などにより、常に高二酸化炭素血症に陥っている患者は、不用意に酸素濃度を上げることで低酸素刺激がなくなり、呼吸抑制が出現または無呼吸となる（＝CO_2ナルコーシス）恐れがある。患者の既往歴を必ず確認する。

もっと知りたい

気管切開チューブの日常管理と離脱

> 気管切開の場合の日常ケアにも注意！

| 気管切開による生活上の問題点 | ●気管切開チューブによる呼吸のため、さまざまなQOLの低下が考えられる。
●患者に説明するとともに、未充足部分は援助していく。 |

問題点	原因	対応
1. 発声ができない（コミュニケーションが困難）	●声門に呼気が通過せず発声できないため、言語的コミュニケーションに障害が生じる ●患者は自分の気持ちがうまく伝わらずイライラする	●筆談用ホワイトボード・文字盤でコミュニケーションをとる ●精神的ダメージの大きさを理解し、時間をかけてかかわる

（次頁へつづく）

問題点	原因	対応
2. 喉頭機能の低下	●呼気・吸気ともに声門を通過せず、喉頭粘膜の知覚低下、咳嗽反射の低下を引き起こす	●嚥下障害時は、リハビリテーション科と協力し、嚥下リハビリテーションを実施する ●食事にいらだちを募らせることもある。摂取状況を観察し、食事の調節を行う
3. 吸うことが困難	●口腔を通して吸気できず、ストローや麺類をすすることができない	●ストローの代用となるもの(吸い飲み)を用いる ●麺類は口の中まで持っていき摂取するよう指導する
4. 嗅覚障害	●鼻腔内を吸気が通らず、においが感じられなくなる	●気管孔を閉鎖すると、嗅覚は徐々に戻ることを説明する
5. 怒責・咳嗽が困難	●呼吸を止めて気道内圧を高めておくことができず、気道内圧を高めて(緊張期)、気道内から空気を一気に呼出することができない ●排便時にいきむ、あるいは重いものを持ち上げることができない	●体位ドレナージや、加湿を十分に行う ●深吸気を促すために、用手的呼吸介助を行う ●排便状況を確認し、医師と相談しながら排便コントロールに努める
6. シャワー・入浴時の危険性	●気管孔を密閉できないため、気管に水が入る危険性がある	●最初は必ず医療者が付き添う ●まず首から下を洗い、洗髪は別に実施するなど、患者本人が不安なく清潔動作ができるようかかわる ●湯船では気管孔にタオルを当て、下半身浴程度にする ●入浴後は加湿されて痰の分泌が増加するため、気管周囲に汚染がある場合は分泌物を拭く程度とする ●永久気管孔を含め定期的な消毒は不要であることを指導する
7. 精神的ストレス	●治療が長期に及び、さまざまな生活上の制限から、大きなストレスがかかる	●患者が気持ちを表出できるよう、時間をかけて訴えを傾聴する ●入浴を制限されるため、清潔行動がストレス発散につながる ●医師を含めたカンファレンスや安静度の確認を行い、看護計画を立案、介入する

気管切開からの離脱

- 一時的な気管切開の場合、気管切開からの離脱として、医師の評価・判断(呼吸状態、痰の量、嚥下評価)をもとに、「カフ付きチューブ」→「カフなしチューブ(スピーチカニューレ含む)」→「圧迫・縫合」などと変更し、最終的には気管切開孔は閉鎖される。

永久気管孔の注意点

- 永久気管孔を造設する場合は、「気管切開チューブの留置」→「気管孔周囲の創部の抜糸」「経口摂取訓練」→「気管切開チューブの抜去」のように進行する。
- 気管切開チューブ抜去後の注意点として、永久気管孔周囲は縫合されている"創"であるため、痰などによる汚染に注意する。永久気管孔周囲を清潔に保つ。日常的な消毒は不要である。
- 気管切開チューブ抜去後は、頸部に穴が開いた状態になるので、防塵が必要である。ガーゼを使用し、エプロンのように永久気管孔部を覆う(エプロンガーゼ)。完全に圧迫してしまうと窒息の恐れがあるため、換気を阻害しないように注意し、患者に説明を行う。

<引用文献>
1. 野本靖史 監修:特集 気管切開患者のケア すべてがわかるQ&A. エキスパートナース 2004;20(15):32-65.
2. 梅崎俊郎 監修:気管カニューレの種類とその使い分け. 株式会社高研 冊子:6-21, 26.
3. 日本呼吸療法医学会気管吸引ガイドライン改訂ワーキンググループ:気管吸引ガイドライン2013(成人で人工気道を有する患者のための). 人工呼吸 2013;30(1):88-89.
4. 吉原千景:リスク別 事故抜去が起こる場面と対応 気管チューブ. 布宮伸監修, 特集 重大事故を起こさない!チューブ・ライン事故抜去を防ぐコツ, エキスパートナース 2009;25(9):48-49.
5. 梶西ミチコ:第2特集 患者さんに安全で安楽なチューブ・カテーテル管理のコツ(前編). エキスパートナース 2006;22(2):99-117.

<参考文献>
1. 丸川征四郎 編:気管切開―最新の手技と管理― 改訂第2版. 医学図書出版, 東京, 2011.
2. 道又元裕 監修, 呉屋朝幸, 青鹿由紀 編:見てわかる呼吸器ケア 看護手順と疾患ガイド. 照林社, 東京, 2013.
3. 道又元裕:ナースビギンズ 正しく・うまく・安全に 気管吸引・排痰法. 南江堂, 東京, 2012.

Part 5 救命救急処置

- **32** 救急蘇生法：一次救命処置（BLS）
- **33** AEDの使用
- **34** 救急蘇生法：二次救命処置（ALS）
- **35** 気管挿管の介助（経口的気管挿管）
- **資料6** エアウェイ（経口・経鼻）の挿入

32 救急蘇生法：一次救命処置（BLS）

小林陽子

病院でも街なかでも、重症な傷病者が発生した場合、"いかに早く救命処置を行えるか"が、その傷病者の予後を左右する。
救急蘇生法には、一次救命処置（BLS）と、二次救命処置（ALS）がある。この章では一次救命処置について説明する。

クローズアップ手技
- 項目1 反応の確認
- 項目2 心肺蘇生（CPR）の実施

基礎知識

救急蘇生に関するガイドラインについて

- 2010年10月、国際蘇生連絡委員会（ILCOR〈イルコア〉）から、『ILCOR2010心肺蘇生と救急心血管における科学と治療勧告についての国際コンセンサス』（略称 CoSTR〈コスター〉）が発表された。
- ILCORに所属するアメリカ心臓協会（AHA）、ヨーロッパ蘇生協議会（ERC）ほかは、それぞれの国や地域の実情に合わせたガイドラインを発表してきた。
- 今回、日本は日本蘇生協議会（JRC）の所属するResuscitation Council of Asia（RCA）がILCORに正式に加盟。日本蘇生協議会（JRC）と日本救急医療財団が共同で、『JRC蘇生ガイドライン』を作成している。
- この章では、『AHA心肺蘇生と救急心血管治療のためのガイドライン』[1]と『JRC蘇生ガイドライン2010』[2,3]、『JRC蘇生ガイドライン』に基づいて医療従事者が現場で行う救急蘇生法の手順について解説を加えた『救急蘇生法の指針2010 医療従事者用』より解説する。
- 『JRC蘇生ガイドライン2010』の目的は、エビデンスに基づいて綿密に作成された蘇生科学のコンセンサスと、それに基づきわが国で推奨される治療を日常の救命活動に活かし、最も望ましい救急医療を提供することにある[4]。

基礎知識

救急蘇生法（BLS、ALS）

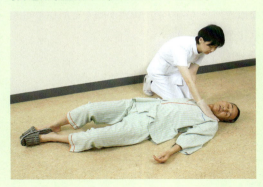

- 救急蘇生法（cardio pulmonary resuscitation emergency care）とは、急性の疾病や外傷により生命の危機に瀕している、もしくはその可能性がある傷病者や患者に対して緊急に行われる手当て、処置、治療などを意味する[5]。
- 救急蘇生法は、心停止や気道閉塞などに対して、ただちに行うべき一次救命処置（basic life support：BLS）と、応援の人員と必要な資器材が揃ってから行う二次救命処置（advanced life support：ALS）、および生命の危機にある急性の疾病などへの応急処置・救急治療とで構成される[5]。

基礎知識

救命の連鎖

- 心肺停止や窒息という生命の危機状態に陥った傷病者や、これらが切迫している傷病者を救命し社会復帰に導くためには、以下の4つの要素が迅速かつ円滑に連携することが必要である。
- この概念を「救命の連鎖」と呼ぶ（図）[2]。
- 特に2010年におけるガイドラインでは、心拍再開後の集中治療が強調されている[2]。

心停止の予防
- 心停止や呼吸停止となる可能性のある傷病を未然に防ぐことである。例えば小児では交通事故、溺水などの不慮の事故を防ぐことが重要となり、成人では急性冠症候群や脳卒中発症時の初期症状の気づきが重要であり、それによって心停止に至る前に医療機関で治療を開始することが可能になる。

心停止の早期認識と通報
- 早期認識は、突然倒れた人や反応のない人を見たら、ただちに心停止を疑うことで始まる。心停止の可能性を認識したら、大声で叫んで応援を呼び、救急通報（119番通報）を行い、自動体外式除細動器（automated external defibrillator：AED）と蘇生器材を持った専門家や救急隊が少しでも早く到着するように努める。

一次救命処置（CPRとAED）
- 呼吸と循環をサポートする一連の処置で、胸骨圧迫と人工呼吸による心肺蘇生（cardiopulmonary resuscitation：CPR）とAEDが含まれ、誰もがすぐに行える処置である。心肺停止患者の社会復帰においてきわめて大きな役割を果たす。

二次救命処置と心拍再開後の集中治療
- BLSのみでは心拍が再開しない傷病者に対して、医師や救急救命士などが薬剤や医療機器を用いて行う。心拍再開後は、必要に応じて専門の医療機関で集中治療を行うことで、社会復帰の可能性を高めることができる。

文献2、p.16より引用

| 基 礎 知 識 |

循環の停止

- 脳や心臓などの組織や臓器は、虚血状態に弱い。そのために、救急処置が早急に必要となる。
- 循環停止後、15秒以内に意識は消失し3〜4分間異常な血流停止（無酸素）状態が続くと脳は不可逆性の変化を起こす。

| 基 礎 知 識 |

一次救命処置（BLS）の流れ

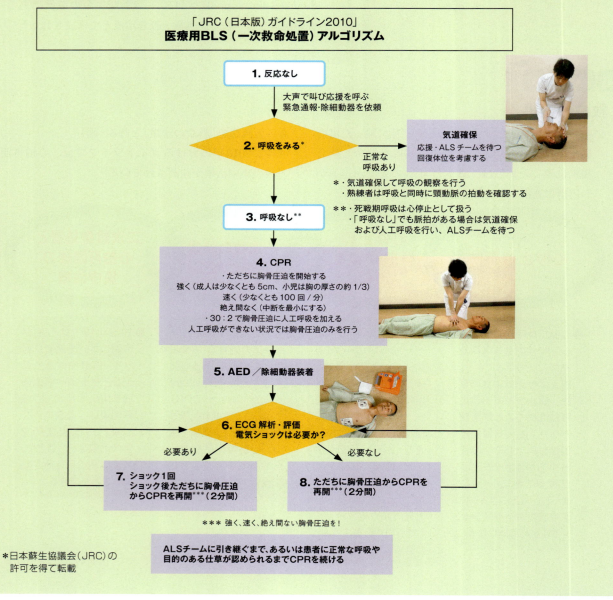

「JRC（日本版）ガイドライン2010」
医療用BLS（一次救命処置）アルゴリズム

1. 反応なし

　大声で叫び応援を呼ぶ
　緊急通報・除細動器を依頼

2. 呼吸をみる*　→　正常な呼吸あり　→　気道確保　応援・ALSチームを待つ　回復体位を考慮する

＊・気道確保して呼吸の観察を行う
　・熟練者は呼吸と同時に頸動脈の拍動を確認する

3. 呼吸なし**

＊＊・死戦期呼吸は心停止として扱う
　・「呼吸なし」でも脈拍がある場合は気道確保および人工呼吸を行い、ALSチームを待つ

4. CPR
・ただちに胸骨圧迫を開始する
　強く（成人は少なくとも5cm、小児は胸の厚さの約1/3）
　速く（少なくとも100回/分）
　絶え間なく（中断を最小にする）
・30：2で胸骨圧迫に人工呼吸を加える
　人工呼吸ができない状況では胸骨圧迫のみを行う

5. AED／除細動器装着

6. ECG解析・評価　電気ショックは必要か？

必要あり　　　　　　　　必要なし

7. ショック1回
ショック後ただちに胸骨圧迫からCPRを再開***（2分間）

8. ただちに胸骨圧迫からCPRを再開***（2分間）

＊＊＊ 強く、速く、絶え間ない胸骨圧迫を！

ALSチームに引き継ぐまで、あるいは患者に正常な呼吸や目的のある仕草が認められるまでCPRを続ける

＊日本蘇生協議会（JRC）の許可を得て転載

文献3，p.48より転載（写真は挿入）

項目 1 反応の確認

ここが POINT!

- ◆ 救助者（看護師）自身に被害が及ばないように、感染の危険がないか、周囲の安全を確認する。
- ◆ 頸部損傷の可能性がある場合は、あまり動かさないように注意する。
- ◆「誰に」「何を」頼むか、具体的に応援要請を行う。

「倒れている傷病者に遭遇した場合」のチェックポイント

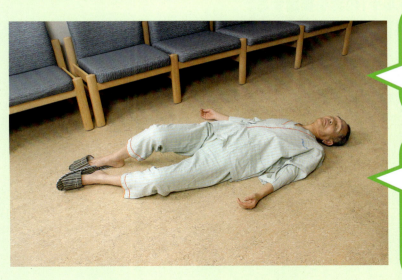

1 傷病者に近寄っても、自分自身に危険がない？
- ●周囲の安全確認
- ●感染の予防

2 応援を要請する必要がある？
- ●急な意識障害のため、応援の要請、心肺蘇生（CPR）開始の必要性を判断
- ●傷病者の反応を確認

1 周囲の安全を確認する [6,7]。

リスクを防ぐ
- ●救助者が傷病者に近寄ったとき、救助者に被害が及ばないようにする。
- ●周囲に危険なものはないか、心肺蘇生を行っても安全な場所かを確認する [6,7]。

2 傷病者の反応をみる。

1. 反応なし

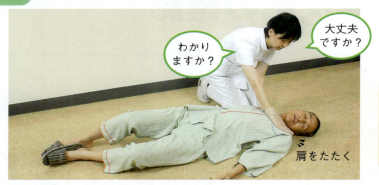

リスクを防ぐ
- 外傷による頸部損傷の可能性がある場合は、むやみに動かすと損傷を助長し、麻痺などが生じる可能性がある。
- 傷病者を仰臥位にする場合は、極力、頸部や背部のねじれや屈曲を避ける。

- 可能であれば、感染予防のためディスポーザブル手袋を装着する。
- 大声で呼びかけながら、やさしく肩をたたく。「何らかの返答や目的をもったしぐさ」などが認められない場合は、「反応なし」と判断する[6]。

3 大声で人を呼ぶ。院内コールや119番を要請する。

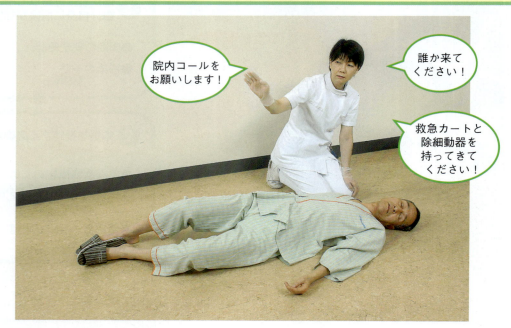

- 救助者1人で傷病者を救助するのは限界がある。
- 救助者は、十分に対応できる人・機材をその場に集めるために、ただちに応援を要請し、迅速に救助活動を行う。
- "誰に応援依頼するか"を明確にするため、応援を要請する人を指差しながら指示し、返事を確認する。
- 応援を頼める人が1人しかいない場合は、その人に、"応援を要請したら必ずこの場に戻るよう"伝える。

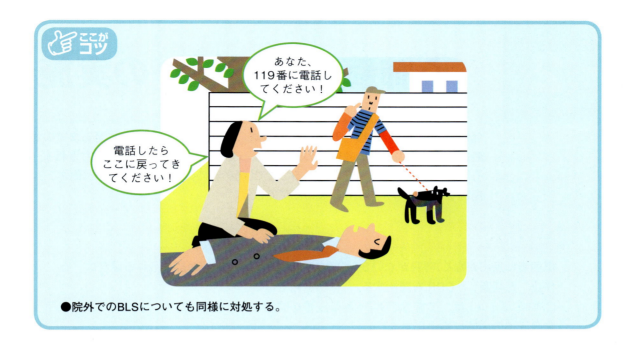

● 院外でのBLSについても同様に対処する。

急変時の感染対策

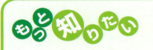

とっさの感染対策、どうする？

人工呼吸を行ううえで、救助者が感染しないように可能な限り感染防護具を使用する。常時、以下のものを携帯することが望ましい。

ポケットマスク

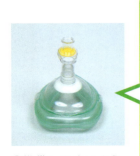
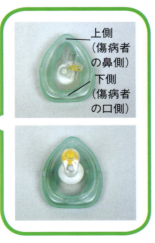

上側（傷病者の鼻側）
下側（傷病者の口側）

● 携帯しやすいよう、部品が分かれている。
● 組み立てて用いる。

フェイスシールド

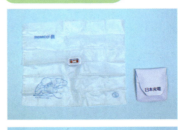
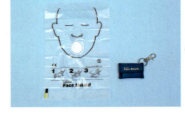

● シールドを開き、傷病者の顔に当て、人工呼吸を行う。

項目 **2**

心肺蘇生（CPR）の実施

傷病者を評価し、応援を要請したあとは、二次救命処置（ALS）に至るまでの対処を行う。このときの救助者の対処によって、傷病者の救命率が左右される。心肺蘇生（以下「CPR」）を実施することで、傷病者の気道や呼吸・循環を確保でき、傷病者の救命率を向上させることができる。

ここが POINT!

◆ 傷病者に反応がなく、呼吸がないか、異常な呼吸（死戦期呼吸）が認められる場合は"心停止"と判断し、CPR を開始する。
◆ CPR のポイントは、できるだけ早く胸骨圧迫を開始することである。
◆ 胸骨圧迫の中断は最小にする。

1　呼吸を確認する。

2. 呼吸をみる

●十分な呼吸があるか、呼吸状態を判断する。

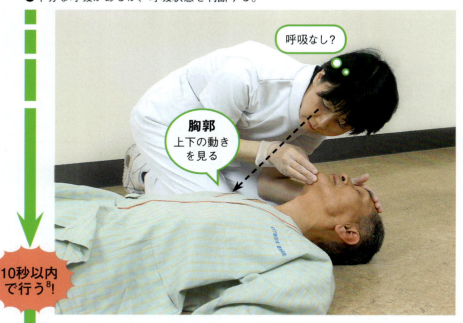

呼吸なし？

胸郭
上下の動き
を見る

ここがコツ
● 傷病者の鼻と口に、救助者の耳を近づける。
● 胸郭の動きを見ながら呼吸の有無を確認する。

10秒以内で行う[8]！

3. 呼吸なし

正常な呼吸がない場合……
● 傷病者に反応がなく、呼吸がないか異常な呼吸（死戦期呼吸、gasping）が認められる場合は心停止と判断し、CPR を開始する[8,9]。

正常な呼吸がある場合……
● 気道確保（次頁）し応援・ALS チームを待つ。その間も継続的に呼吸状態を観察し、呼吸が認められなくなった場合は、ただちに CPR を開始する[8,9]。
● 応援要請のためやむを得ず離れるときは、回復体位に保つ。

気道確保

- 医療従事者や救急隊員などは、呼吸の確認時に気道確保を行う。反応のない患者は必ずしも心停止とは限らず、気道確保するだけで換気が改善し、低酸素血症などによる心停止を防ぐ可能性があるため、まず気道確保(図)から行う[8,9]。
- 蘇生に熟練した医療従事者や救急隊員は、呼吸を確認しながら、同時に頸動脈の脈拍を確認してもよい。ただし、脈拍の有無に自信が持てないときは、呼吸の確認に専念し、呼吸がないと判断した場合にはすみやかにCPRを開始する[8]。
- 気道確保や脈拍の確認に手間取って、CPRの開始を遅らせてはならない[8]。

正常な呼吸あり → **気道確保** 応援・ALSチームを待つ 回復体位を考慮する

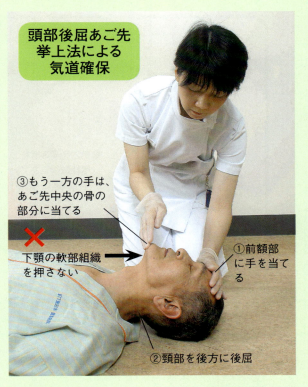

頭部後屈あご先挙上法による気道確保

③もう一方の手は、あご先中央の骨の部分に当てる
✗ 下顎の軟部組織を押さない
①前額部に手を当てる
②頸部を後方に後屈

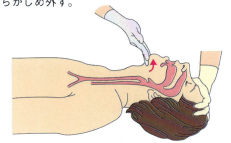

●**頭部後屈あご先挙上法による気道確保**
- 傷病者の前額部に救助者の手を当て(①)、頸部を後方に後屈させる(②)。
- もう一方の手は、下顎のあご先中央の骨の部分(おとがい)に当てる(③)。このとき、下顎の軟部組織を押すと、かえって気道が閉塞する。
- 義歯や脱落しそうな歯は、誤嚥を防ぐため、あらかじめ外す。

リスクを防ぐ
- 頸部損傷が疑われる場合は、必ず下顎挙上法を行う。

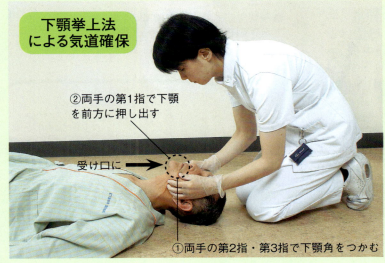

下顎挙上法による気道確保

②両手の第1指で下顎を前方に押し出す
受け口に
①両手の第2指・第3指で下顎角をつかむ

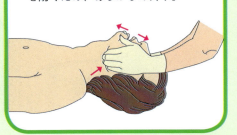

●**下顎挙上法による気道確保**
- 両手の第2指と第3指で両側の下顎角をつかみ(①)、両手の第1指で下顎を前方に押し出す(②)。
- 傷病者の口を「受け口」にする。
- 義歯や脱落しそうな歯は、誤嚥を防ぐため、あらかじめ外す。

(次頁へつづく)

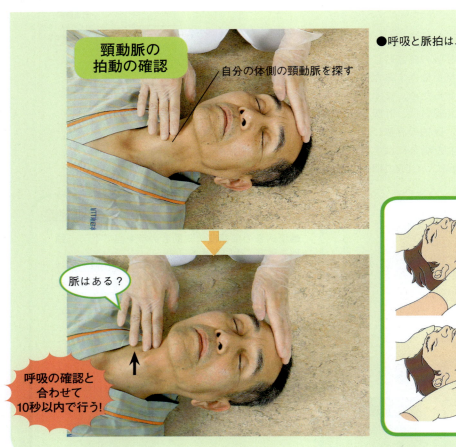

頸動脈の拍動の確認
自分の体側の頸動脈を探す

●呼吸と脈拍は、10秒以内で確認する。

脈はある？

呼吸の確認と合わせて10秒以内で行う！

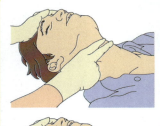

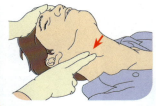

●第2指・第3指を、甲状軟骨にあて、手前側に少しずつずらしていくと、頸動脈を触知できる。

2　胸骨圧迫を開始する。　　　4. CPR

●ただちに胸骨圧迫を開始する。

圧迫部位を探す

圧迫部位のめやす
●剣状突起を避けた、胸骨の下半分を圧迫する[10]。

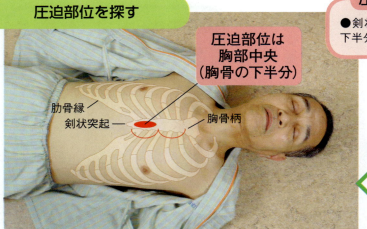

圧迫部位は胸部中央（胸骨の下半分）

肋骨縁
剣状突起
胸骨柄

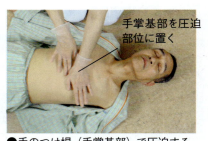

手掌基部を圧迫部位に置く

●手のつけ根（手掌基部）で圧迫する。

胸骨圧迫

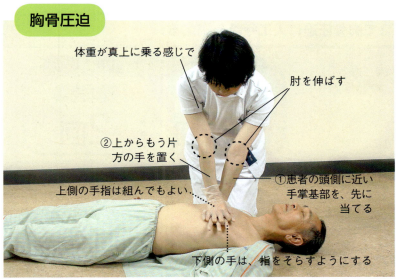

- 体重が真上に乗る感じで
- 肘を伸ばす
- ②上からもう片方の手を置く
- ①患者の頭側に近い手掌基部を、先に当てる
- 上側の手指は組んでもよい
- 下側の手は、指をそらすようにする

●救助者は、肘を伸ばし、自分の肩が救助者の胸骨の真上にくる姿勢をとる。

強く	=	●成人は少なくとも5cm、小児・乳児は胸の厚さの約1/3[8] ●胸骨圧迫のあとで完全に胸壁が元の位置に戻るように圧迫を解除する[8]
速く	=	●少なくとも100回/分[8]
絶え間なく	=	●中断を最小にする[8]

文献2を参考に作成

胸骨圧迫 30回

なぜ行う
- 胸骨圧迫を行うことで、収縮期60～80mmHgの血圧が得られる[8]。
- この血圧は、正常の約25％の脳血流量を確保し、最低でも脳循環を維持できる血圧と考えられる[11]。

ここがコツ

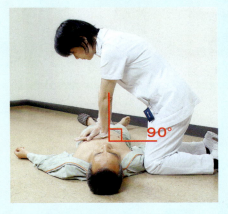

❶ 位置
- 胸骨下端にある剣状突起に圧迫が加わると、腹部臓器が損傷される可能性があるため、剣状突起を圧迫してはならない。また、肋骨への直接の圧迫による肋骨骨折を防ぐために、圧迫は胸骨のみに加える。肋骨骨折の合併を恐れるあまりに圧迫の力が弱まり、深さが不十分にならないようにする[10]。
- それらを回避し、救助者自身の疲労を防ぐために、正しい姿勢を保つ。
- 救助者の手首が床面に対して垂直(90°)になるイメージで行う。

❷ テンポ
- 1分間あたりに実際に施行される胸骨圧迫の回数を最大限にすることが大切。中断せざるを得ない場合も、1分間あたりの胸骨圧迫の回数が最大限になるようにすべき[12]。
- 胸骨圧迫開始から次の圧迫開始までの時間のうち、実際に圧迫している時間の割合（デューティーサイクル）が50％より大きいと冠血流量は減少する[13]。

❸ 救助者
- 疲労による胸骨圧迫の質の低下（圧迫の深さとテンポが不適切となる）を最小とするために、救助者が2名以上いる場合は1～2分ごとに圧迫の役割を交代するのがよい。ただし、交代に要する時間は最小にする[14]。

3 人工呼吸ができる場合は、30：2で胸骨圧迫に人工呼吸を加える。

- 人工呼吸ができないか、ためらわれる場合は、胸骨圧迫のみを続ける。

人工呼吸ができれば以下で行う

胸骨圧迫　：　人工呼吸
30回　：　2回

ここがコツ

- バッグバルブマスクは可能であれば酸素投与（40%超、最小流量10～12L/分）[15]を行うべきである。
- リザーバーを取り付けて100%酸素を送り込む。

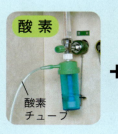

酸素 ＋ バッグバルブマスク
酸素チューブ / リザーバーバッグ・自動膨張バッグ・マスク

バッグバルブマスクで行う人工呼吸

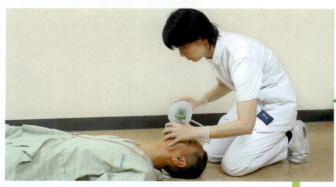

- 「EC法」にてマスクを患者の顔面に密着させる。

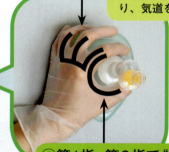

●EC法
② 第2～4指で"E"の形を作る ＝ 下顎の骨部を持ち上げ下顎挙上することにより、気道を確保する
① 第1指・第2指で"C"の形を作る ＝ マスクを顔面に保持する

◎1人で行うEC法

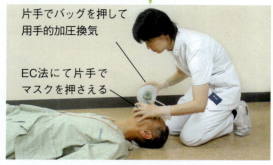

片手でバッグを押して用手的加圧換気
EC法にて片手でマスクを押さえる

- 頭部後屈あご先挙上法で行う（固定が難しいため）。
- 気道確保したあと、他方の手でバッグを押す。
- 酸素の有無にかかわらず胸郭の上がりを確認できる程度の1回換気量で、約1秒かけて行う。過換気は避けるべきである[16]。

◎2人で行うEC法

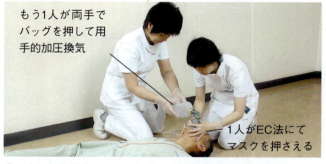

もう1人が両手でバッグを押して用手的加圧換気
1人がEC法にてマスクを押さえる

- 2人で行う場合には、頭部後屈あご先挙上法、下顎挙上法（頸部損傷が疑われる場合）どちらでもよい。
- 酸素の有無にかかわらず胸郭の上がりを確認できる程度の1回換気量で、約1秒かけて行う。過換気は避けるべきである[16]。

4 除細動器の到着を待ちながら、CPRを続ける。

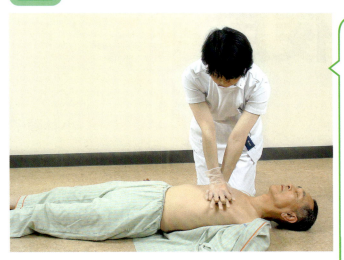

＜いつまでCPRを行う？[17,18]＞
- 明らかに自己心拍再開（return of spontaneous circulation：ROSC）と判断できる反応（正常な呼吸や目的のあるしぐさ）が出現しない限り、CPRを中断してはならない。
- 医療従事者であっても、モニタを利用できない状況下では、脈をチェックすることなくCPRを続けるべきである。心電図上の適切なリズムが確認できるときに限って、脈の確認をする。
- 自己心拍再開と判断できる反応はあるが、呼吸がない（または不十分な）場合は、人工呼吸を1分間に約10回の割合で行う。以後、少なくとも2分おきに確実な脈を触れることを確認しながら、二次救命処置を行うチームの到着を待つ。
- 循環も呼吸も十分に回復した場合は、気道を確保した状態で応援を待つ。やむを得ず患者のそばを離れるときは、患者を回復体位としてもよい。

回復体位

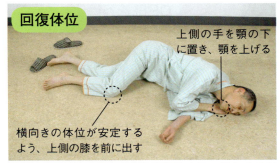

上側の手を顎の下に置き、顎を上げる
横向きの体位が安定するよう、上側の膝を前に出す

- 顎を上げることで、気道を確保する。横向きの姿勢にして、吐物の誤嚥を防止する。

5 ALSチームに引き継ぐまで、あるいは患者に正常な呼吸や目的のあるしぐさが認められるまで、CPRを続ける。

＜引用文献＞
1. アメリカ心臓協会（American Heart Association，AHA）：心肺蘇生と救急心血管治療のためのガイドライン2010日本語版．シナジー，東京，2012．
2. ガイドライン作成合同委員会（日本蘇生協議会，日本救急医療財団）：第1章一次救命処置（BLS）．JRC蘇生ガイドライン2010，へるす出版，東京，2011：15-32．
3. ガイドライン作成合同委員会（日本蘇生協議会，日本救急医療財団）：第2章二次救命処置（ALS）．JRC蘇生ガイドライン2010，へるす出版，東京，2011：45-99．
4. 日本救急医療財団心肺蘇生法委員会 監修：[改訂第4版]救急蘇生法の指針2010 医療従事者用．へるす出版，東京，2012：5．
5. 日本救急医療財団心肺蘇生法委員会 監修：[改訂第4版]救急蘇生法の指針2010 医療従事者用．へるす出版，東京，2012：2．
6. 日本救急医療財団心肺蘇生法委員会 監修：[改訂第4版]救急蘇生法の指針2010 医療従事者用．へるす出版，東京，2012：14．
7. AHA：心肺蘇生と救急心血管治療のためのガイドライン2010日本語版．シナジー，東京，2012：S690，S692．
8. ガイドライン作成合同委員会（日本蘇生協議会，日本救急医療財団）：第1章一次救命処置（BLS）．JRC蘇生ガイドライン2010，へるす出版，東京，2011：17．
9. 日本救急医療財団心肺蘇生法委員会 監修：[改訂第4版]救急蘇生法の指針2010 医療従事者用．へるす出版，東京，2012：16．
10. 日本救急医療財団心肺蘇生法委員会 監修：[改訂第4版]救急蘇生法の指針2010 医療従事者用．へるす出版，東京，2012：18．
11. Kouwenhoven WB, Jude JR, Knickrbocker GG. Closed-chest cardiac massage. JAMA 1960；173：1064-1067．
12. ガイドライン作成合同委員会（日本蘇生協議会，日本救急医療財団）：第1章一次救命処置（BLS）．JRC蘇生ガイドライン2010，へるす出版，東京，2011：18，24．
13. ガイドライン作成合同委員会（日本蘇生協議会，日本救急医療財団）：第1章一次救命処置（BLS）．JRC蘇生ガイドライン2010，へるす出版，東京，2011：25．
14. ガイドライン作成合同委員会（日本蘇生協議会，日本救急医療財団）：第1章一次救命処置（BLS）．JRC蘇生ガイドライン2010，へるす出版，東京，2011：19，26．
15. AHA：心肺蘇生と救急心血管治療のためのガイドライン2010日本語版．シナジー，東京，2012：S697．
16. ガイドライン作成合同委員会（日本蘇生協議会，日本救急医療財団）：第1章一次救命処置（BLS）．JRC蘇生ガイドライン2010，へるす出版，東京，2011：27．
17. ガイドライン作成合同委員会（日本蘇生協議会，日本救急医療財団）：第1章一次救命処置（BLS）．JRC蘇生ガイドライン2010，へるす出版，東京，2011：31．
18. 日本救急医療財団心肺蘇生法委員会 監修：[改訂第4版]救急蘇生法の指針2010 医療従事者用．へるす出版，東京，2012：29．

33 AEDの使用

小林陽子

自動体外式除細動器（AED）は、患者に装着すると不整脈を解析し、自動的に除細動の適応を判断し、適応であれば電気ショックをかけるよう指示する機器である。
AEDは可能な限り迅速に使用し、すべての救助者が胸骨圧迫と換気によるCPRを行う[1]。

クローズアップ手技

項目1　自動体外式除細動器（AED）の装着と実施

基礎知識

自動体外式除細動器（automated external defibrillator：AED）

- AEDは、機種によって、操作方法や音声メッセージが異なる。製品の一例を出す（図）。
- 「体外式」と呼ばれるのは、植込み型除細動器と対比されているため。

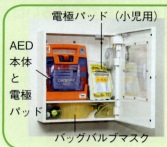

電極パッド（小児用）
AED本体と電極パッド
バッグバルブマスク

● NTT東日本関東病院では、未滅菌手袋、バッグバルブマスクをセットで設置。急変時にすぐ対応できるようにしている。

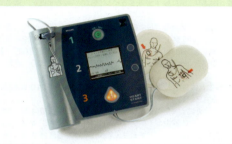

● ハートスタートFR2＋（株式会社フィリップス エレクトロニクス ジャパン）

● カルジオライフAED-9231（日本光電工業株式会社）

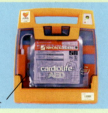

電極パッド

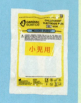

（小児用電極パッド）

項目 1 自動体外式除細動器（AED）の装着と実施

ここがPOINT！

◆ すぐにAEDが使用できるように、設置場所や、使用方法を確認しておく。
◆ 電極パッドを貼る前に、患者の胸部を中心にチェックし、安全かどうか確認する。
◆ 電気ショックを行う際は、電極がノイズをひろわないように、施行者や周囲の人は患者（対象者）から離れる。

1 AEDが届いたら、すぐに心肺蘇生（CPR）からAEDの使用に移る。

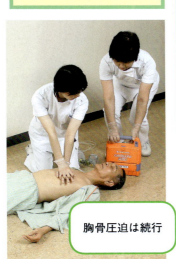

胸骨圧迫は続行

- 使用前に、周囲と患者（対象者）の安全確認をする。
- 胸骨圧迫は、AEDの電極パッドを貼って解析に入るまで続行する。

2 患者の体をチェックし、安全を確認する。

5. AED／除細動器装着

① 未就学児（およそ6歳）から乳児に対するAED[2,3]
- 未就学児（およそ6歳）から乳児はエネルギー減衰機能付き小児用パッドあるいは小児用モードを使用すべきである。
- 小児用パッドがないなど、やむを得ず成人用パッドを代用する際には、パッドどうしが重なり合わないように注意する。

② 胸部が水で濡れていない？[4]
- 電気が体表の水を伝わって流れてしまうので、AEDの効果が不十分になる。
- 乾いた布やタオルで水を拭いてから電極パッドを貼り付ける。

③ 経皮的貼付剤は貼付されていない？[4]
- 電極パッドを貼り付ける位置に貼られている貼付剤や湿布薬は剥がす。
- 貼付剤の上から電極パッドを貼り付けると除細動効果が減少し、熱傷をきたすこともある。

④ 体表面に金属はない？
- 金属（ネックレスなど）があると、電流が心臓に伝わるのを妨げる。
- 必ず取り外す。

⑤ ICD*、ペースメーカは使用していない？[2,5-7]
- ペースメーカ本体付近に電極パッドを装着した体外式除細動で、ペースメーカあるいはICDが誤作動することがある。
- ICDやペースメーカ本体の膨らみ部分を避けて電極パッドを貼る。
- 電極パッドは、ペースメーカあるいはICDの膨らみから8cm以上離すことが望ましいが、そのためにショックの実施が遅れないようにする。

⑥ 胸毛は多い？
- 電極パッドが肌に密着しないため、電気抵抗が高くなりAEDの効果が半減するばかりでなく、熱傷の原因にもなる[4]。
- パッドを貼付する前に除毛を考慮すべきであるが、それによる電気ショックの遅れは最小にする[2]。
- 除毛具がないときの対応として、予備の電極パッドがあれば、一度パッドを貼付して除毛テープのように剥がし、新しい電極パッドに貼りかえる方法もある。

⑦ 高濃度酸素が流れていない？[7-9]
- 高濃度酸素が流れている状況で電気ショックを行うと、電気スパークが引火する恐れがある。
- 電気ショックをかける際には、高濃度酸素が患者に向かって流れていないように注意する[7-9]。

＊【ICD】＝植込み型除細動器（implantable cardioverter defibrillator）のこと。

＊以下の音声メッセージは状況により異なる

3　AEDを患者の頭側に置き、電源を入れる。

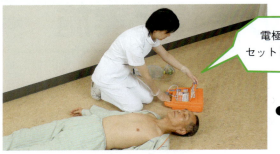

「電極を患者にセットしてください」

● この機種は、フタを開けると自動的に電源が入り、音声メッセージ「電極を患者にセットしてください」が流れる。

4　付属の電極パッドを取り出し、貼付する位置を確認する。

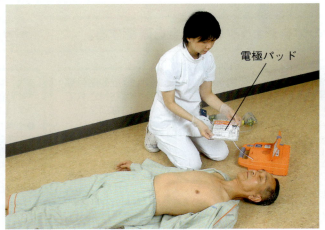

電極パッド

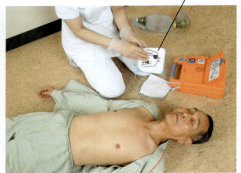

開封して土台から剥がす

5　付属の電極パッドを指定の位置に貼る。

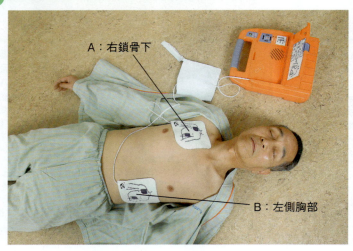

A：右鎖骨下
B：左側胸部

● 付属の電極パッドに描かれた指定の位置を参照しながら貼る。
● この機種では、2枚の電極パッドには左右の区別はないので、どちらから貼ってもよい（順番が指定されている機種もある）。
● 電極パッドを指定の位置に貼付できない場合は、「前胸部と背面」「心尖部と背面」も許容される[10]。
● 未就学児（およそ6歳）から乳児はエネルギー減衰機能付き小児用パッドあるいは小児用モードを使用すべきである[11]。
● やむを得ず成人用パッドを代用する際には、パッドどうしが重なり合わないように注意する[11]。

6 患者から離れて、AEDの解析を待つ。

6. ECG解析・評価　電気ショックは必要か？

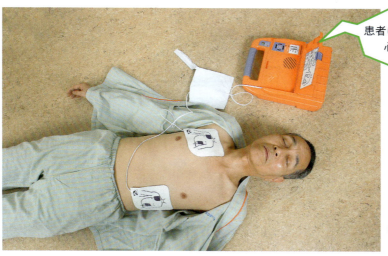

患者に触れないでください。心電図の解析中です

なぜ行う
- 施行者が患者に触れていたり、患者の近くにいると、AEDがノイズをひろってしまう。
- AEDが解析している間は、患者から離れる。

● AEDは患者の心電図を解析し、除細動の適応・不適応を検出する。

7 AEDが除細動の適応と解析すれば、電気ショックの準備が始まる。操作ボタンを押し、電気ショックが行われる。

7. ショック1回　ショック後ただちに胸骨圧迫からCPRを再開（2分間）

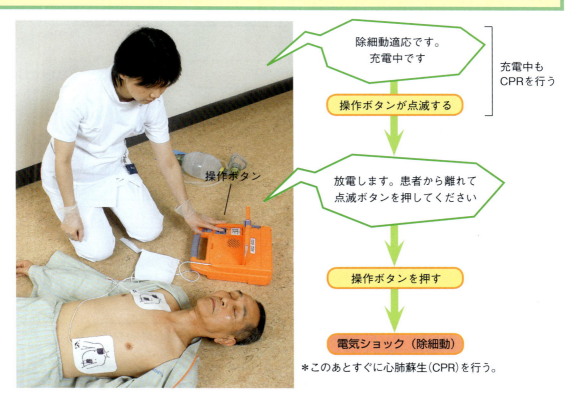

除細動適応です。充電中です ｝ 充電中もCPRを行う

操作ボタンが点滅する
↓
放電します。患者から離れて点滅ボタンを押してください
↓
操作ボタンを押す
↓
電気ショック（除細動）

＊このあとすぐに心肺蘇生（CPR）を行う。

- 施行者や周囲の人が感電しないように、患者から離れていることを確認する。
- 高濃度酸素が流れていると引火する恐れがある。高濃度酸素が患者に向かって流れていないようにする[7-9]。
- 操作ボタンを押すと、放電され、電気ショック（除細動）が行われる。

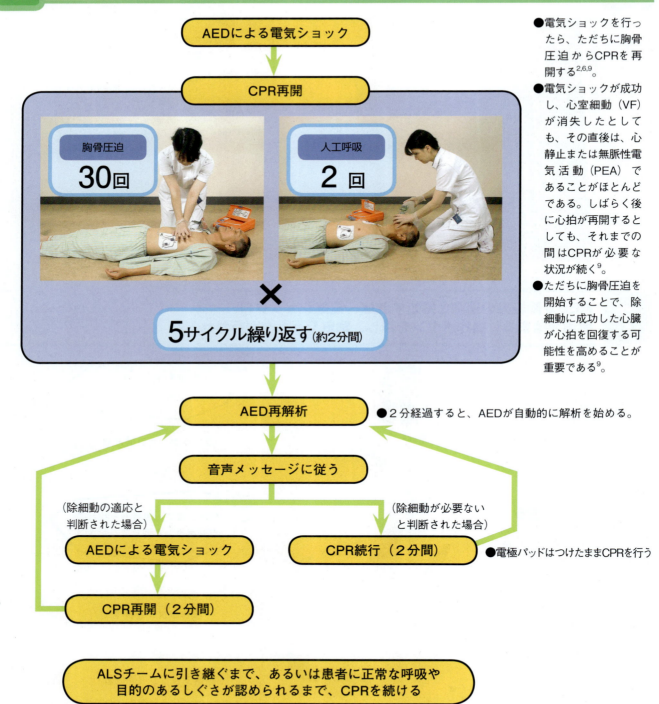

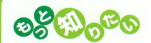

AEDの電気ショックをする・しないは、何で決められているの？

除細動が行われる心電図波形

●除細動の適応となる心電図

AEDは、心電図波形を自動的にとり、波形の「周期」「強度」「振り幅」と波形の形態を、保存されたデータと照合して、電気ショックの適応・不適応を決めている。

除細動の適用は、「心室細動（VF）」「無脈性心室頻拍（無脈性VT）」である。

心室細動か心室頻拍が解除されない限り、単相性波形の除細動の場合360J*、二相性波形の除細動の場合150〜200Jの機種ごとの推奨エネルギー量で1回ずつ通電する[1]。

●「ショックは必要ありません」への対応

除細動の適応でない場合は、「ショックは必要ありません」という音声メッセージが流れる機種もある。

その場合は、除細動に成功した（洞調律に戻った）か（ただし、心拍が再開したとしても、いつまた心室細動が起こるか不明）、もしくは心静止（波形が平坦）・脈のない電気活動（波形はあるが脈は触れない）の状態である。

「ショックは必要ありません」という音声メッセージが流れたら、そのあとに続く音声メッセージに従って、ただちに胸骨圧迫からCPRを再開する[2]。

*【J】＝ジュール、電気の単位。

＜引用文献＞
1．ガイドライン作成合同委員会（日本蘇生協議会，日本救急医療財団）：第1章一次救命処置（BLS）．JRC蘇生ガイドライン2010，へるす出版，東京，2011：67．
2．日本救急医療財団心肺蘇生法委員会　監修：[改訂4版]救急蘇生法の指針2010 医療従事者用．へるす出版，東京，2012：28．

●除細動の適応となる波形

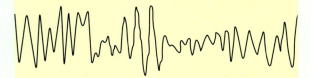

心室細動（ventricular fibrillation：VF）

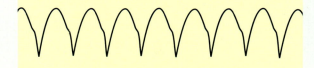

心室頻拍（ventricular tachycardia：VT）

AEDの使用にあたって

●習得した使用手順にかかわらず、使用するAEDの音声メッセージに沿って行うことが原則である。

＜引用文献＞
1．アメリカ心臓協会（American Heart Association，AHA）：心肺蘇生と救急心血管治療のためのガイドライン2010 日本語版．シナジー，東京，2012：S692．
2．ガイドライン作成合同委員会（日本蘇生協議会，日本救急医療財団）：第1章一次救命処置（BLS）．JRC蘇生ガイドライン2010，へるす出版，東京，2011：20．
3．ガイドライン作成合同委員会（日本蘇生協議会，日本救急医療財団）：第2章二次救命処置（ALS）．JRC蘇生ガイドライン2010，へるす出版，東京，2011：154．
4．日本救急医療財団心肺蘇生法委員会　監修：[改訂第4版]救急蘇生法の指針2010 医療従事者用．へるす出版，東京，2012：26．
5．日本救急医療財団心肺蘇生法委員会　監修：[改訂第4版]救急蘇生法の指針2010 医療従事者用．へるす出版，東京，2012：27．
6．ガイドライン作成合同委員会（日本蘇生協議会，日本救急医療財団）：第1章一次救命処置（BLS）．JRC蘇生ガイドライン2010，へるす出版，東京，2011：30．
7．ガイドライン作成合同委員会（日本蘇生協議会，日本救急医療財団）：第1章一次救命処置（BLS）．JRC蘇生ガイドライン2010，へるす出版，東京，2011：69．
8．ガイドライン作成合同委員会（日本蘇生協議会，日本救急医療財団）：第1章一次救命処置（BLS）．JRC蘇生ガイドライン2010，へるす出版，東京，2011：70．
9．日本救急医療財団心肺蘇生法委員会　監修：[改訂第4版]救急蘇生法の指針2010 医療従事者用．へるす出版，東京，2012：28．
10．ガイドライン作成合同委員会（日本蘇生協議会，日本救急医療財団）：第1章一次救命処置（BLS）．JRC蘇生ガイドライン2010，へるす出版，東京，2011：19．
11．ガイドライン作成合同委員会（日本蘇生協議会，日本救急医療財団）：第1章一次救命処置（BLS）．JRC蘇生ガイドライン2010，へるす出版，東京，2011：153-154．

34 救急蘇生法：二次救命処置(ALS)

小林陽子

ここでは救急蘇生法のうち、一次救命処置（BLS）に続けて行う二次救命処置（ALS）について解説する。二次救命処置は急変時対応の基礎となる。

クローズアップ手技
- 項目1 モニタ付き除細動器の準備と解析
- 項目2 心電図波形パターンごとの対応
- 項目3 急変時の薬物投与における注意点

基礎知識

二次救命処置（ALS）とは

- 二次救命処置（advanced life support：ALS[*1]）とは、BLSのみでは心拍が再開しない傷病者に対して、薬剤や医療機器を用いて行う処置のことである[1]。
- 心拍再開後は必要に応じて専門の医療機関で集中治療を行うことで、社会復帰の可能性を高めることができる[1]。
- 絶え間なく効果的な胸骨圧迫が行われていることは、BLSだけでなくALSに成功の条件になる。ALSの手技や判断に注意を取られて、心肺蘇生（CPR）の質の低下や中断を避けなければならない[2,3]。

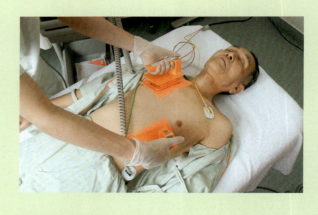

[*1]【ALS】= advanced cardiovascular life support（ACLS）とも表記されるが、本書では、ALSに統一

二次救命処置（ALS）の流れ

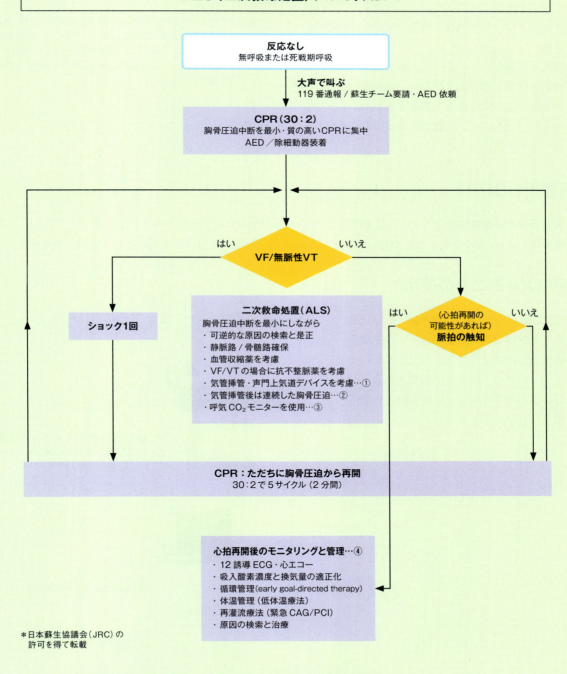

*日本蘇生協議会（JRC）の許可を得て転載

* 【VF】＝ventricular fibrillation：心室細動。
* 【VT】＝ventricular tachycardia：心室頻拍。
* 【ECG】＝electrocardiogram：心電図。
* 【CAG】＝coronary angiography：冠動脈造影。
* 【PCI】＝percutaneous coronary intervention：経皮的冠動脈形成術。

文献4、p.50より転載（丸付数字は挿入）

①気管挿管・声門上気道デバイスによる気道確保[5]

- CPRにおいても気管挿管は最も適切な方法とされてきたが、声門上気道デバイス（コンビチューブやラリンゲアルマスクエアウェイ、ラリンゲアルチューブなど）は、気管挿管と同等の有効性が示唆されている。
- 声門上気道デバイスを使う訓練を受けた救助者は、食道挿管などのリスクが高く、確実かつ迅速に施行するための日常の教育と訓練が欠かせない気管挿管のみにこだわらず、心肺蘇生中にこれらの使用を考慮してもよい。
- 気管挿管を行う場合も、胸骨圧迫の中断時間は可能な限り短くするべきである。

＊基本的な気道確保器具を用いる気道確保の方法として、意識、咳、咽頭反射のない患者に口咽頭エアウェイを、咳、咽頭反射が残っている患者にも鼻咽頭エアウェイを使用してよい（「資料6：エアウェイ〈経口・経鼻〉の挿入」参照）。頭蓋底骨折が疑われる場合は口咽頭エアウェイのほうが好ましい[6]。

②挿管後のCPR[5]

- 気管挿管後は胸骨圧迫と人工呼吸は非同期で行う（呼吸のために胸骨圧迫を中断しない）。
- 胸骨圧迫は1分間に少なくとも100回のテンポで行い、人工呼吸は1分間に約10回として過換気を避ける。

③呼気CO_2モニタの使用[5]

- 呼気CO_2モニタ（図）の使用は、心停止患者の気管挿管時の気管チューブの先端位置確認とその後の持続的な位置異常のモニタリングの手段として推奨される。胸骨圧迫の有効性や自己心拍再開の早期指標として使用できる。

呼気CO_2モニタ

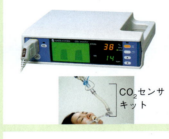

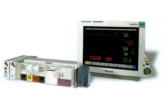

CO_2センサキット

- 呼気炭酸ガスモニタOLG-2800（CO_2センサキットと組み合わせて使用、日本光電工業株式会社）

- IntelliVue MP70（株式会社フィリップスエレクトロニクスジャパン）

④心拍再開後のモニタリングと管理

- 自己心拍再開後は酸素濃度と換気量の適正化、循環管理、低体温療法を含む体温管理、PCI（経皮的冠動脈形成術）、血糖管理などを組み合わせた、包括的かつ組織的な治療プロトコールに基づき治療を行う[7]。

●12誘導心電図・エコー

自己心拍再開後にできるだけ早く12誘導心電図を記録し、急性冠症候群および致死的不整脈の鑑別を行うべきである。

心エコーは原因および心機能を評価するうえで有用である。

●吸入酸素濃度と換気量の適正化[5]

自己心拍再開後は、低酸素血症を避けるべきであるが、高濃度酸素吸入による高酸素血症も自己心拍再開後の脳障害に関連する。心拍再開後早期においては、動脈血酸素飽和度（PaO_2）または経皮的動脈血酸素飽和度（SpO_2）を指標に吸入酸素濃度を調節する。

自己心拍再開後の過換気は脳血流を低下させる可能性があるため、低二酸化炭素血症をきたすような過換気の施行は避けるべきである。

●循環管理（early goal-directed therapy）[8,9]

自己心拍再開後の病態生理に基づき、臓器灌流を適正化することを目標に血行動態管理が行われる。

●体温管理（低体温療法）[8]

自己心拍再開後に高体温を呈する患者の予後は不良である。院外でのVFでの心停止後、心拍再開した昏睡状態（質問に対して意味のある応答がない）の成人患者に対しては、低体温療法（12〜24時間、32〜34℃）を施行するべきである。

●再灌流療法（緊急CAG/PCI）[8]

院外心停止の患者で、自己心拍再開後の12誘導心電図でST上昇または新たな左脚ブロックを呈している場合は、早期の冠動脈造影とプライマリーPCIの施行を考慮すべきである。

●原因の検索と治療[8]

心停止に至った原因（表）の検索と治療は自己心拍再開後も引き続いて必要である。原因治療は、心停止の再発を防ぎ、血行動態の安定化を図るために不可欠である。

ALS中と心拍再開後の原因検索と是正[10]

- 質の高いCPRを実施しながら、治療可能な原因と是正を行う[11]。
- 心停止に至った状況や既往歴、身体所見などから原因検索を行うが、動脈血液ガス分析や電解質の検査結果も迅速に結果が得られ、役立つこともある。

治療可能な原因[11]

Hypovolemia	循環血液量減少
Hypoxia	低酸素症
Hydrogen ion : acidosis	水素イオン：アシドーシス
Hypo-／hyperkalemia／metabolic	低／高カリウム血症、代謝障害
Hypoglycemia	低血糖
Hypothermia	低体温
Toxins	毒物
Tamponade, cardiac	心タンポナーデ
Tension pneumothorax	緊張性気胸
Thrombosis（coronary, pulmonary）	血栓症（急性冠症候群、肺血栓塞栓症）
Trauma	外傷

項目 1　モニタ付き除細動器の準備と解析

ここが POINT!

- ◆ モニタ付き除細動器の電極は、適切な位置に正しく装着する。
- ◆ 心室細動（VF）、心室頻拍（VT）の際は、ただちに除細動に移る。
- ◆ 電極が外れているなどのトラブルにより、隠れた心室細動や心室頻拍を見逃さないようにする。

モニタ付き除細動器の装着

1 モニタ付き除細動器の電極を胸部に貼る。

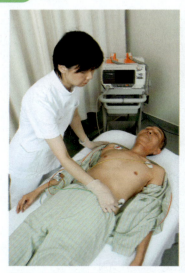

● モニタ付き除細動器の電極を、「3点誘導（一般的な誘導法）」で、患者の胸部に貼る。

3点誘導（一般的な誘導法）

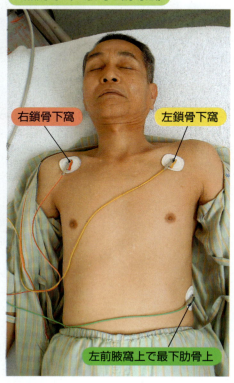

右鎖骨下窩
左鎖骨下窩
左前腋窩上で最下肋骨上

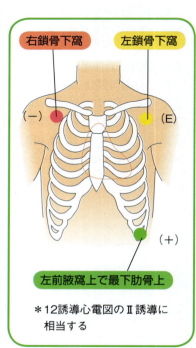

右鎖骨下窩（−）
左鎖骨下窩（E）
左前腋窩上で最下肋骨上（＋）

＊12誘導心電図のⅡ誘導に相当する

2 モニタ付き除細動器で、波形を確認する[12]。

- 心停止の原因として考えられる心リズムは4種類ある[12]。
  - ・心室細動（VF）
  - ・無脈性心室頻拍（無脈性VT）
  - ・無脈性電気活動（PEA）
  - ・心静止（asystole）

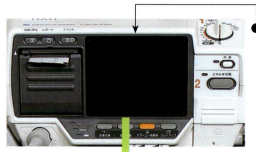

- モニタを見るときは、胸骨圧迫を中断すると同時に脈をみる。

1 心室細動（VF）、無脈性心室頻拍（無脈性VT）の場合

- 心室細動（VF）

- 無脈性心室頻拍（無脈性VT）

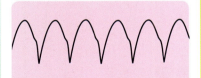
除細動の適応

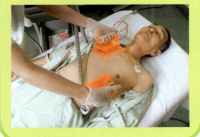

原因検索

2 心静止（asystole）の場合

- 心静止（asystole）

薬剤と心肺蘇生（CPR）による対応

原因検索

3 無脈性電気活動（PEA）の場合

- 無脈性電気活動（PEA）

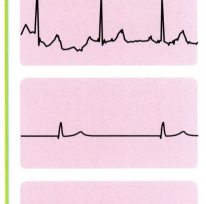

薬剤と心肺蘇生（CPR）による対応

原因検索

項目 2　心電図波形パターンごとの対応

> **ここが POINT！**
> ◆ 心室細動（VF）、無脈性心室頻拍（無脈性VT）の場合は、除細動の適応となる。
> ◆ 電極パッドやペーストなどの必要物品は、日常的に必ず点検しておく。
> ◆ 通電の際は患者から離れ、直流除細動器のパドル以外には触れていないようにする。

心肺蘇生（CPR）の続行
- 絶え間なく効果的な胸骨圧迫が行われていることはBLSだけでなくALSでも成功の条件になる[2,3]。

＊以下、心肺蘇生を「CPR」と表記

1 心室細動（VF）、無脈性心室頻拍（無脈性VT）の場合

●心室細動（VF）

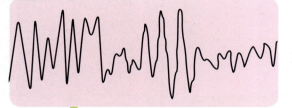

→ 除細動の適応

●無脈性心室頻拍（無脈性VT）

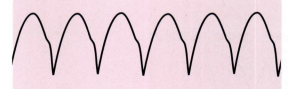

→ 除細動の適応

●心室細動（VF）・無脈性心室頻拍（無脈性VT）のアルゴリズム

CPR（胸骨圧迫30回：人工呼吸2回）
- 除細動器、あるいは心電図モニタの装着

↓

心リズムのチェック　　心電図波形＝心室細動（VF）、
　　　　　　　　　　　　あるいは無脈性心室頻拍（無脈性VT）

↓

直流除細動器（defibrillator：DC）の使用
- 電気ショック1回

｝充電中もCPRを行う

↓ 次ページへ

```
            ┌─────────────────────────────────────────────────────┐
            │ ただちにCPR    ●胸骨圧迫30回：人工呼吸2回→5サイクル（2分間）│
            └─────────────────────────────────────────────────────┘
                                     ↓
            ┌──────────────────┐  心電図波形＝心室細動（VF）、    ┐ CPRを継続し
            │  心リズムのチェック  │  あるいは無脈性心室頻拍（無脈性VT）┘ ながら静脈ルー
            └──────────────────┘                                  ト確保と薬剤投
                                                                  与・気管挿管
```

少なくとも1回の電気ショック後にもVF／無脈性VTが持続している場合には、血管収縮薬投与を考慮する[4,13,14]。
- アドレナリン1mg／回：静脈注射（以下、静注）：3〜5分間隔で追加投与する[4,14]
- 初回あるいは2回目のアドレナリン投与の代わりに、バソプレシン40単位の投与を行ってもよい。バソプレシンが無効の場合は、3〜5分後にアドレナリンの投与を行ってもよい[14]

```
       ┌──────────────────────┬─────────────────────────────┐
       │ 直流除細動器（DC）の使用 │ ●電気ショック1回               │  充電中も
       │                        │ ●1回目と同等またはそれより高いエネルギー量 │  CPRを行う
       └──────────────────────┴─────────────────────────────┘
                                     ↓
       ┌─────────────────────────────────────────────────────┐
       │ ただちにCPR    ●胸骨圧迫30回：人工呼吸2回→5サイクル（2分間）│
       └─────────────────────────────────────────────────────┘
                                     ↓
       ┌──────────────────┐  心電図波形＝心室細動（VF）、
       │  心リズムのチェック  │  あるいは無脈性心室頻拍（無脈性VT）
       └──────────────────┘
```

電気ショックとアドレナリンなどの血管収縮薬に対して反応せず、持続もしくは再発する難治性の心室細動（VF）・無脈性心室頻拍（無脈性VT）に対して、抗不整脈薬を考慮してもよい[5,14,15]。

- アミオダロン
  ・初回：300mgを1回投与、追加投与150mg[5,15]
- ニフェカラント
  ・0.3mg／kg単回投与[5,15]
- リドカイン（アミオダロン、ニフェカラントの代替薬）
  ・初回1〜1.5mg／kgを静注[5,15]
  ・心室細動（VF）／無脈性心室頻拍（無脈性VT）が持続する場合は、追加投与で0.5〜0.75mgを5〜10分おきに静注（極量3mg／kg）[5,15]
  ・前者2つに比べて効果は劣る[5,15]

```
       ┌──────────────────────┬─────────────────────────────┐
       │ 直流除細動器（DC）の使用 │ ●電気ショック1回               │  充電中も
       │                        │ ●1回目と同等またはそれより高いエネルギー量 │  CPRを行う
       └──────────────────────┴─────────────────────────────┘
                                     ↓
       ┌─────────────────────────────────────────────────────┐
       │ ただちにCPR    ●胸骨圧迫30回：人工呼吸2回→5サイクル（2分間）│
       └─────────────────────────────────────────────────────┘
                                     ↓
       ┌──────────────────┐  心電図波形＝心室細動（VF）、
       │  心リズムのチェック  │  あるいは無脈性心室頻拍（無脈性VT）
       └──────────────────┘
```

以降（DC→CPR→心リズムのチェック）を繰り返す

- 心リズムチェックで自己心拍再開の可能性のあるQRS波形を認める場合には、脈拍を確認。脈拍触知すれば心拍再開後のモニタリングと管理を開始する[10]。
- 静脈ルート確保や薬剤投与のために胸骨圧迫を中断する必要はない。気管挿管時のための胸骨圧迫中断はできるだけ最小とする[5]。
- 難治性の心室細動（VF）／無脈性心室頻拍（無脈性VT）では、高度な気道確保や抗不整脈薬投与を試みるだけでなく、胸骨圧迫など、CPRの質が良好に維持されているかどうかを再確認すると同時に、背景となる原因を検索するべきである[15,16]。

直流除細動器（DC）の使用

基礎知識
直流除細動器（DC）による除細動

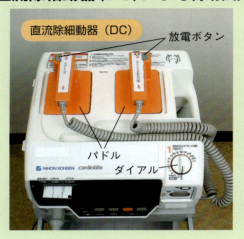
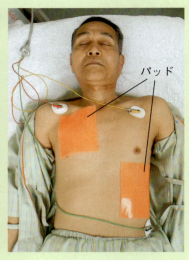

- 除細動は、直流除細動器（DC、図）を使用して医師が行う。
- 除細動器には「単相性」と「二相性」があり、二相性のほうが初回の除細動成功（ショック5秒後における心室細動・VFの停止）率は高いといわれている[17]。
- 心臓に通電しやすいよう、シングルユース（使い捨て）のパッドや、チューブ式のペーストを用いる。
- パッドやペーストはすぐに使用できるよう、直流除細動器のそばに常備しておく。

基礎知識
パッドの貼り方とパドルを置く位置

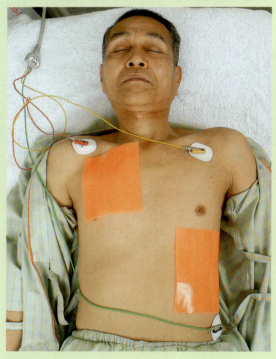
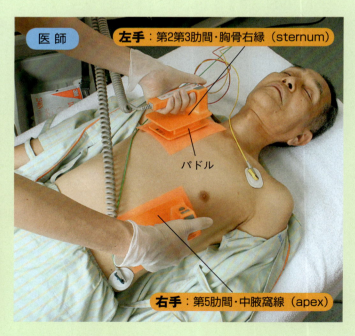

左手：第2第3肋間・胸骨右縁（sternum）
右手：第5肋間・中腋窩線（apex）

- 安全で確実なことから、除細動での通電時はパッドを使用する（図）ことが望ましい。
- ペーストを使用する場合は、チューブからパドルに絞り出し、パドルどうしを合わせて均等に伸ばす。
- そのほか、施行前のチェックポイントについては「33：AEDの使用」を参照。

1　除細動の適応と確認されたら、直流除細動器（DC）を設定し、パドルを胸部に当てる。

●除細動の適応であると確認されたら、電気的除細動を行う。

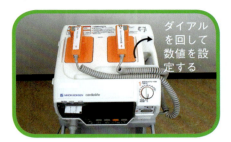
ダイアルを回して数値を設定する

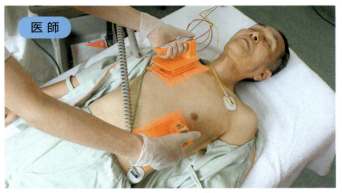
医師

●初回のエネルギー量は除細動の出力波形によって異なる。単相性では「360J」、二相性ではその機種の推奨エネルギーか、推奨エネルギーが不明の場合は「150〜200J」とする。2回目以降は、初回と同じ、または高いエネルギー量とする[18,19]。
●設定中も、胸骨圧迫と人工呼吸（CPR）を、30回：2回の割合で続ける。
●パドルの位置は前胸壁—背部（パッドなら前胸壁—背部、心尖部—背部）でも容認される[20]。

2　直流除細動器（DC）を充電しながら、電気ショックを施行するために、周囲の人に患者から離れるよう指示する。

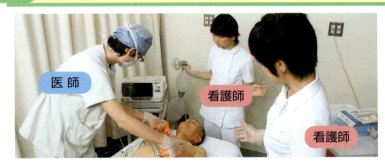
医師　看護師　看護師

●電気ショックをかける前に、自分を含めて誰も患者に触れていないことを素早く確認する[21]。
●電気ショックで火花が生じ、そこに高濃度酸素があると発火する恐れがある。電極パッドやパドルは胸壁から浮かないように位置や当て方に注意する。酸素投与を行っている場合は、酸素の吹き出し口が電極に向けられていないことを確認し、電極パドル使用時は、電極に十分なペーストを塗る、もしくはゲルパッドなどの適切な導電材を使用する[21]。
●電気ショックをかける直前まで、CPRを続ける。

3　医師はモニタの波形を見ながら、放電ボタンを押す。

●放電を確認するまでしっかり放電ボタンを押す。

4　ただちに胸骨圧迫からCPRを再開。以後2分おきに心リズム（ECGの波形）の確認と電気ショックを繰り返す[10]。

●人工呼吸時、心リズムや自己心拍再開の評価時、電気ショック実施時以外は、胸骨圧迫の中断はできる限り避ける[10]。

ここがコツ

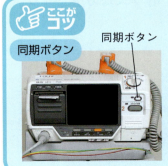
同期ボタン　同期ボタン

●「同期ボタン」がONになっていると、波形のQRSの位置を示すマークが出る。心室細動（VF）の際は波形がバラバラでマークが出ないため、放電ボタンを押しても放電できない。
●その場合はすぐにOFFにし、除細動をかける。

救急蘇生法：二次救命処置（ALS）

2 心静止（asystole）の場合

●心静止（asystole）

●心静止（asystole）のアルゴリズム

CPR（胸骨圧迫30回：人工呼吸2回）
●除細動器、あるいは心電図モニタの装着

↓

心リズムのチェック　　　心電図波形＝波形が平坦

↓

ただちにCPR　　●胸骨圧迫30回：人工呼吸2回→5サイクル（2分間）

↓

電気ショックの適応となる心リズム（VF/無脈性VT）を見逃していないか確認[16, 22]
1) 心電図モニタの電源と電極が外れていないか
2) 感度を上げる
3) 誘導を変える（2つ以上の誘導で波形を確認）

}CPRを実施しながら

↓

原因検索と解除（治療）

}CPRを継続しながら。静脈ルート確保と薬剤投与

↓

CPRを継続しながら血管収縮薬を投与[4, 22]
・アドレナリン1mgの静注を3〜5分ごとに繰り返す
・初回または2回目のアドレナリン投与の代わりに、バソプレシン40単位の静注を1回行ってもよい[22]
・アドレナリン投与が無効な場合、アトロピン1mg投与を考慮してもよい。投与する場合は1mg／回を3〜5分おきに静注（極量3mgまで）[22, 23]。

↓

心リズムのチェック

波形によって対応する（適切な波形があれば脈拍を確認する）

*【経皮ペーシング】＝電極パッドを使用して電気的刺激を送り、電気的脱分極によって心収縮を起こすことで、体外式心臓ペーシングを行うこと。長時間の使用は避けるべきである[24]。

●心リズムチェックで自己心拍再開の可能性のあるQRS波形を認める場合には、脈拍を確認。脈拍触知すれば心拍再開後のモニタリングと管理を開始する[10, 25]。
●心静止のリズムである場合、または波形を認めても脈拍触知できない（PEA）場合は、CPRを継続し、2分ごとに心リズムチェックを繰り返す[10, 25]。
●心静止による心停止の患者に、ルーチンに経皮ペーシング*を行うことは推奨されない。徐拍の進行による心静止など伝導障害によるものであることが明らかな場合は、経皮ペーシングを考慮する[22]。

●静脈確保や薬剤投与のために胸骨圧迫を中断する必要はない。気管挿管のための胸骨圧迫中断はできるだけ最小とする[5]。
●AHAでは、心静止を示す心停止からの回復の見込みはきわめて低く、心静止患者が生存できない可能性はかなり高い。低体温や薬剤の過剰投与などの特殊な蘇生状況がなければ、蘇生処置を長引かせる必要はない」[26]とされている。救急蘇生法の指針2005医療従事者用でも、心静止時における心配蘇生中止判断について記載されていたが、2010年のガイドライン改定後は、蘇生中止の判断については今後の課題とされている[27]。

3　無脈性電気活動（PEA）の場合

● 無脈性電気活動（PEA）

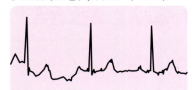
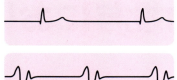

- 一見、洞調律に見えても、脈がなければ心停止である。
- PEA患者の予後は悪く、迅速な評価と積極的な治療が救命成功のカギになる。
- PEAの原因を探すことが大切。複数の原因が重なることもある。

● 無脈性電気活動（PEA）のアルゴリズム

CPR（胸骨圧迫30回：人工呼吸2回）
- 除細動器、あるいは心電図モニタの装着

↓

心リズムのチェック　　心電図波形＝PEA（波形はあるが、脈は触れない）

↓

ただちにCPR　　●胸骨圧迫30回：人工呼吸2回→5サイクル（2分間）

↓

電気ショックの適応となる心リズム（VF/無脈性VT）を見逃していないか確認[16, 22]
1) 心電図モニタの電源と電極が外れていないか
2) 感度を上げる
3) 誘導を変える（2つ以上の誘導で波形を確認）

｝CPRを実施しながら

↓

原因検索と解除（治療）

｝CPRを継続しながら。静脈ルート確保と薬剤投与

↓

CPRを継続しながら血管収縮薬を投与[4, 22]
・アドレナリン1mgの静注を3〜5分ごとに繰り返す[4, 22]
・初回または2回目のアドレナリン投与の代わりに、バソプレシン40単位の静注を1回行ってもよい[22]

徐脈性PEAに対するアトロピンのルーチン投与は行わない[22, 23]

↓

心リズムのチェック

波形によって対応する（適切な波形があれば脈拍を確認する）

- 心リズムチェックで自己心拍再開の可能性のあるQRS波形を認める場合には、脈拍を確認。脈拍触知すれば心拍再開後のモニタリングと管理を開始する[10, 25]。
- 波形を認めても脈拍触知できない（PEA）場合、または心静止のリズムである場合は、CPRを継続し、2分ごとに心リズムチェックを繰り返す[10, 25]。
- 脈拍がある場合は心リズムをチェックし、適切な治療を行う
- 無脈性電気活動（PEA）は治療可能な原因を特定して治療すれば、蘇生の見込みがある[10, 25]。
- 静脈確保や薬剤投与のために胸骨圧迫を中断する必要はない。気管挿管時のための胸骨圧迫中断はできるだけ最小とする[5]。

項目 3　急変時の薬物投与における注意点

> **ここが POINT!**
> ◆ 緊急時に確保する血管ルートについて知っておく。
> ◆ 急変時にこそ、使用する薬剤を確認していく慎重さが必要である。
> ◆ 急変時に使用される薬剤と、その特徴を覚えておく。

薬剤投与時の注意点

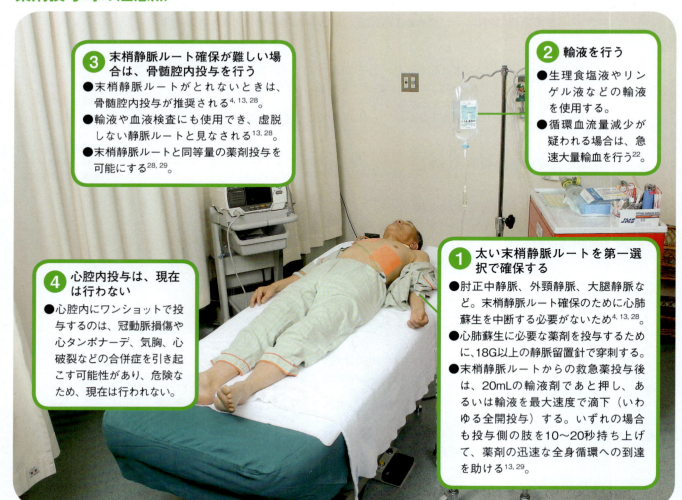

3　末梢静脈ルート確保が難しい場合は、骨髄腔内投与を行う
- 末梢静脈ルートがとれないときは、骨髄腔内投与が推奨される[4,13,28]。
- 輸液や血液検査にも使用でき、虚脱しない静脈ルートと見なされる[13,28]。
- 末梢静脈ルートと同等量の薬剤投与を可能にする[28,29]。

2　輸液を行う
- 生理食塩液やリンゲル液などの輸液を使用する。
- 循環血流量減少が疑われる場合は、急速大量輸血を行う[22]。

4　心腔内投与は、現在は行わない
- 心腔内にワンショットで投与するのは、冠動脈損傷や心タンポナーデ、気胸、心破裂などの合併症を引き起こす可能性があり、危険なため、現在は行われない。

1　太い末梢静脈ルートを第一選択で確保する
- 肘正中静脈、外頸静脈、大腿静脈など。末梢静脈ルート確保のために心肺蘇生を中断する必要がないため[4,13,28]。
- 心肺蘇生に必要な薬剤を投与するために、18G以上の静脈留置針で穿刺する。
- 末梢静脈ルートからの救急薬投与後は、20mLの輸液剤であと押し、あるいは輸液を最大速度で滴下（いわゆる全開投与）する。いずれの場合も投与側の肢を10～20秒持ち上げて、薬剤の迅速な全身循環への到達を助ける[13,29]。

> 基礎知識

薬剤使用時の注意点

- 急変時こそ、薬剤を使う前に「アドレナリン1mgです」「リドカイン50mgですね？」などと、声に出して復唱・確認する。
- 使用する薬剤（表）が正しいかを必ず照合する。
- 注射器に吸引した薬剤は、間違えないように必ず注射器に薬剤名を記載する。
- 薬剤の単位は合っているか（用量は？　単位はmg？ mL？）を確認する。

薬剤名・一般名（商品名の一例）	使用される場面	注意点
①アドレナリン（アドレナリン注0.1%シリンジ）	●心停止時（心室細動・VF、無脈性心室頻拍・無脈性VT、電気収縮解離、心静止）…など[30]	●血圧上昇と心拍数増加により、心筋虚血、狭心症、および心筋酸素需要量の増加を引き起こす可能性がある[30] ●大量投与は、蘇生後の心機能を悪化させる可能性があるため、推奨されない[30]
②アミオダロン塩酸塩（アンカロン®注150）	投与には副作用が伴うため、致死的不整脈患者には適切なモニタリング下で投与する[30] ●電気ショック、CPR、血管収縮薬に反応しない心室細動（VF）、無脈性心室頻拍（無脈性VT）[30] ●再発性の血行動態が不安定なVT[30]	●急速注入すると低血圧を引き起こす恐れがある[30] ●QT時間を延長させる薬剤（プロカインアミド塩酸塩など）と併用しない[30] ●体外への排泄は非常に遅い（半減期は40日に及ぶ）[30]
③ニフェカラント塩酸塩（シンビット®静注用50mL）	●電気ショック、CPR、血管収縮薬に反応しないVF、無脈性VT[15]	●QT延長などの副作用がある[15]
④リドカイン塩酸塩（リドカイン静注用2%シリンジ）	●VF/VTにおける心停止[22,31] ●アミオダロン塩酸塩、ニフェカラント塩酸塩の代替薬[15,31]	●急性心筋梗塞（AMI）での「予防的」使用は禁忌である[15,31] ●肝機能障害で、左心機能障害がある場合は、維持量を減量する[15,31] ●極量は3mg／kg[15,31]

（次頁へつづく）

薬剤	適応	注意点
⑤アトロピン硫酸塩（アトロピン注0.05%シリンジ）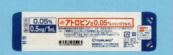	●症候性洞性徐脈[32,33] ●心静止でアドレナリンが無効な場合には考慮してもよい[22,33]	●無脈性電気活動（PEA）、または心静止中のルーチンな使用は推奨されない[22,33] ●心筋虚血や低酸素血症時は、心筋酸素需要量を増加させるため、慎重投与する[22,33] ●低体温による徐脈での投与は避ける[22,33]
⑥ドパミン塩酸塩（イノバン®注0.3%シリンジ）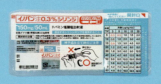	●アトロピン硫酸塩投与後の症候性徐脈に対する第2選択薬[30] ●ショックの自覚症状を伴う低血圧[30]	●頻脈性の不整脈や、過度の血管収縮の原因となりうる[30] ●うっ血性心不全を伴う心原性ショックには、慎重に投与する[30]
⑦炭酸水素ナトリウム（メイロン®静注7%）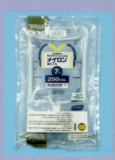	●高カリウム血症、代謝性アシドーシス、三環系抗うつ薬過量などがあらかじめ存在する場合[34]…など	●心停止時の治療や自己心拍再開後の治療でルーチンに使用することは推奨されない[14,35]

<引用文献>
1. ガイドライン作成合同委員会（日本蘇生協議会，日本救急医療財団）：第1章一次救命処置（BLS）．JRC蘇生ガイドライン2010，へるす出版，東京，2011：16.
2. ガイドライン作成合同委員会（日本蘇生協議会，日本救急医療財団）：第2章二次救命処置（ALS）．JRC蘇生ガイドライン2010，へるす出版，東京，2011：46.
3. 日本救急医療財団心肺蘇生法委員会 監修：［改訂第4版］救急蘇生法の指針2010 医療従事者用．へるす出版，東京，2012：35.
4. ガイドライン作成合同委員会（日本蘇生協議会，日本救急医療財団）：第2章二次救命処置（ALS）．JRC蘇生ガイドライン2010，へるす出版，東京，2011：50.
5. ガイドライン作成合同委員会（日本蘇生協議会，日本救急医療財団）：第1章一次救命処置（BLS）．JRC蘇生ガイドライン2010，へるす出版，東京，2011：51.
6. 日本救急医療財団心肺蘇生法委員会 監修：［改訂第4版］救急蘇生法の指針2010 医療従事者用．へるす出版，東京，2012：57.
7. ガイドライン作成合同委員会（日本蘇生協議会，日本救急医療財団）：第1章一次救命処置（BLS）．JRC蘇生ガイドライン2010，へるす出版，東京，2011：47.
8. ガイドライン作成合同委員会（日本蘇生協議会，日本救急医療財団）：第1章一次救命処置（BLS）．JRC蘇生ガイドライン2010，へるす出版，東京，2011：52.
9. ガイドライン作成合同委員会（日本蘇生協議会，日本救急医療財団）：第1章一次救命処置（BLS）．JRC蘇生ガイドライン2010，へるす出版，東京，2011：90.
10. ガイドライン作成合同委員会（日本蘇生協議会，日本救急医療財団）：第2章二次救命処置（ALS）．JRC蘇生ガイドライン2010，へるす出版，東京，2011：49.
11. アメリカ心臓協会（American Heart Association、AHA）：心肺蘇生と救急心血管治療のためのガイドライン2010 日本語版．シナジー，東京，2012：S745.
12. AHA：心肺蘇生と救急心血管治療のためのガイドライン2010 日本語版．シナジー，東京，2012：S744.
13. 日本救急医療財団心肺蘇生法委員会 監修：［改訂第4版］救急蘇生法の指針2010 医療従事者用．へるす出版，東京，2012：36.
14. 日本救急医療財団心肺蘇生法委員会 監修：［改訂第4版］救急蘇生法の指針2010 医療従事者用．へるす出版，東京，2012：37.
15. 日本救急医療財団心肺蘇生法委員会 監修：［改訂第4版］救急蘇生法の指針2010 医療従事者用．へるす出版，東京，2012：40.
16. 日本救急医療財団心肺蘇生法委員会 監修：［改訂第4版］救急蘇生法の指針2010 医療従事者用．へるす出版，東京，2012：41.
17. ガイドライン作成合同委員会（日本蘇生協議会，日本救急医療財団）：第2章二次救命処置（ALS）．JRC蘇生ガイドライン2010，へるす出版，東京，2011：66.
18. 日本救急医療財団心肺蘇生法委員会 監修：［改訂第4版］救急蘇生法の指針2010 医療従事者用．へるす出版，東京，2012：35.
19. 日本救急医療財団心肺蘇生法委員会 監修：［改訂第4版］救急蘇生法の指針2010 医療従事者用．へるす出版，東京，2012：44.
20. ガイドライン作成合同委員会（日本蘇生協議会，日本救急医療財団）：第2章二次救命処置（ALS）．JRC蘇生ガイドライン2010，へるす出版，東京，2011：65.
21. 日本救急医療財団心肺蘇生法委員会 監修：［改訂第4版］救急蘇生法の指針2010 医療従事者用．へるす出版，東京，2012：45.
22. 日本救急医療財団心肺蘇生法委員会 監修：［改訂第4版］救急蘇生法の指針2010 医療従事者用．へるす出版，東京，2012：42.
23. 日本救急医療財団心肺蘇生法委員会 監修：［改訂第4版］救急蘇生法の指針2010 医療従事者用．へるす出版，東京，2012：58.
24. アメリカ心臓協会（American Heart Association，AHA）：ACLSプロバイダーマニュアル AHAガイドライン2010準拠．第1版，シナジー，東京，2012：112.

25. AHA：心肺蘇生と救急心血管治療のためのガイドライン2010日本語版．シナジー，東京，2012：S748．
26. AHA：ACLS プロバイダーマニュアル AHA ガイドライン2010 準拠．第1版，シナジー，東京，2012：87．
27. AHA：ACLS プロバイダーマニュアル AHA ガイドライン2010 準拠．第1版，シナジー，東京，2012：198-200．
28. AHA：心肺蘇生と救急心血管治療のためのガイドライン2010日本語版．シナジー，東京，2012：S750．
29. 日本救急医療財団心肺蘇生法委員会 監修：［改訂第4版］救急蘇生法の指針2010 医療従事者用．へるす出版，東京，2012：53．
30. AHA：ACLS プロバイダーマニュアル AHA ガイドライン2010 準拠．第1版，シナジー，東京，2012：166．
31. AHA：ACLS プロバイダーマニュアル AHA ガイドライン2010 準拠．第1版，シナジー，東京，2012：167．
32. 日本救急医療財団心肺蘇生法委員会 監修：［改訂第4版］救急蘇生法の指針2010／医療従事者用．へるす出版，東京，2012：63．
33. AHA：ACLS プロバイダーマニュアル AHA ガイドライン2010 準拠．第1版，シナジー，東京，2012：165．
34. AHA：心肺蘇生と救急心血管治療のためのガイドライン2010日本語版．シナジー，東京，2012：S753．
35. ガイドライン作成合同委員会（日本蘇生協議会，日本救急医療財団）：第2章二次救命処置（ALS）．JRC 蘇生ガイドライン2010，へるす出版，東京，2011：60．

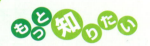

急変時の心構え

> どうしてもあせってしまう急変時対応！ここに注意したい！

● 急変時対応のポイント

その場に居合わせたスタッフが、共通のアルゴリズムを理解し、対応することが必要である。またお互いのコミュニケーションが重要で、あわてず落ち着いた対応を心がける。ポイントは以下の通り。
① まず、ひと呼吸する
② 優先順位を考える
③ 2人で同じことを行わない
④ 行動を声に出す
⑤ 受け持ち看護師はメモをとる
⑥ リーダーは的確な指示を与える

● 日ごろからの準備が必要

日ごろから、救急カートの点検や準備を欠かさず、どこに何があるか頭に入れておくことも重要である。

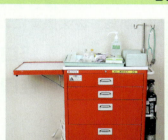
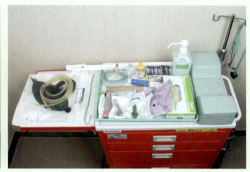

また、夜間の当直担当の医師と、連絡方法（「"何が"起こったら、"誰に"電話するか？」「電話番号は？」）を確認しておく。
"もし急変が起こったら"を、頭の中でシミュレーションしておくとよい。

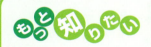

急変時はどのように記録する？

> 忙しい状況でも、最低限、記録しておかなければいけないことは？

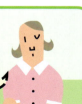

救急蘇生時の記録は、治療の内容や患者の状態を報告したり、蘇生の質を評価するためにも大切である。
記録の担当者を決め、経時記録で行ったことや患者の状態を記録する。
① いつ、何が起こったのか？
② 発見前からどのような状態変化があったか？：意識レベル、血圧、脈拍、呼吸、体温、心電図波形
③ いつ、何をしたか？
④ どのような処置をしたか？：何Gの静脈留置針をどこに挿入したか？ CPRを開始したか？ 除細動を施行したか？ どんな薬剤を何mg投与したか？ 輸液や血液はどのくらい投与したのか？
⑤ 実施した点滴、処置の反応はどうだったか？

35 気管挿管の介助
（経口的気管挿管）

原田千夏子

気管挿管は、患者の急変時や人工呼吸管理などの際、気管内に気管チューブを挿管し、気道を確保する方法である。
日ごろから気管挿管時の必要物品と挿管手技の流れを理解し、シミュレーションしておくことが大切である。成人患者における手技を示す。

クローズアップ手技
- 項目1 経口的気管挿管の準備
- 項目2 経口的気管挿管の介助

基礎知識

気管チューブの挿管

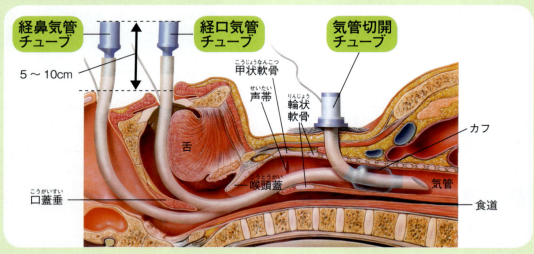

文献1より引用

- 気管挿管は、気道と食道を分離し、誤嚥を防止できる、確実な気道確保法である。
- 気管チューブを挿管する部位によって、「経口挿管」「経鼻挿管」「気管切開挿管」に分けられる（図）。
- 経口挿管は緊急時に、経鼻挿管・気管切開挿管は長期の呼吸管理に用いられることが多い。

基礎知識

気管チューブ（経口用）

気管チューブ

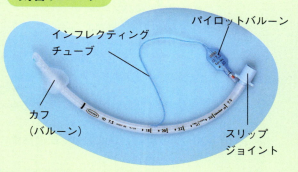

気管チューブ（カフ上部吸引ポート付き）

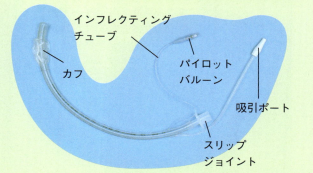

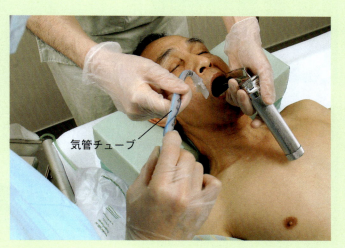

- 気管チューブ（図）挿管後、カフ（バルーン）を膨らませてその圧をカフ圧計で確認し、人工呼吸器の回路を接続する。
- カフの役割は、気管チューブを気道に留置し、唾液・分泌物・嘔吐物などが気管に流入するのを防ぐことである。また、気管に送られた吸気を漏らさない役割ももつ。
- 気管チューブ挿管後は、テープを用いて口角などに固定し、留置する。

項目 1　経口的気管挿管の準備

ここが POINT!

- ◆ 気管チューブは、年齢・性別などを参考に、患者に適したサイズを選択する。
- ◆ 気管チューブは事前にカフの確認を済ませ、スタイレットを挿入し、潤滑ゼリーを塗って準備をしておく。
- ◆ 予期せぬ嘔吐が起こった場合、吸引が必要になる。必ず吸引カテーテル、吸引器などを準備しておく。

1 必要物品を準備する。救急カートにも、挿管に必要な物品を準備する。

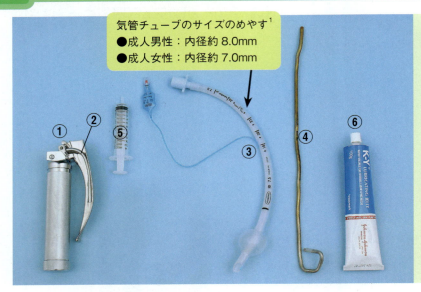

気管チューブのサイズのめやす[1]
- 成人男性：内径約 8.0mm
- 成人女性：内径約 7.0mm

① 喉頭鏡ハンドル
② 喉頭鏡ブレード（マッキントッシュ型）
③ 気管チューブ（適応と思われるサイズの上下を準備する）
④ スタイレット（気管チューブをC型やJ型に弯曲させ、挿管しやすくするために用いる）
⑤ 注射器（10mL。カフ圧の調整に用いる）
⑥ 潤滑ゼリー（ここではK-Y®ルブリケーティングゼリー、ジョンソン・エンド・ジョンソン株式会社）
● 清潔ガーゼ

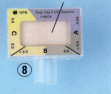

CO_2 により色が変化する

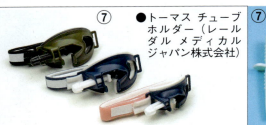

● トーマス チューブ ホルダー（レールダル メディカル ジャパン株式会社）

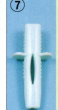

⑦ 気管チューブ固定器具（トーマス チューブホルダー、またはバイトブロックと固定用テープ）

⑧ 呼気ガスディテクタ（イージーキャップ™、コヴィディエン ジャパン株式会社）
● または呼気炭酸ガスモニタ（カプノメータ）

＜モニタ＞
● パルスオキシメータ
● 心電図モニタ
● 血圧モニタ

● 未滅菌手袋
● マスク
● ゴーグル

＜状況に応じて＞
● 除細動器
● 人工呼吸器

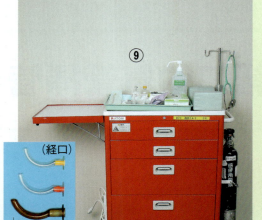

⑨ 救急カート（急変時に対応できるよう準備する）
⑩ エアウェイ（経口、経鼻）*1
● 酸素（酸素ボンベや中央配管設備）
● マスク（サイズ M、L）
● バッグバルブマスク
● 吸引器
● 吸引カテーテル（口腔内、気管内）
● 滅菌蒸留水（吸引カテーテル内の洗浄用）
● 枕
● 聴診器
● カフ圧計
● キシロカイン®液（咽頭・喉頭の反射を抑えるために用いる。80〜200mg／2〜5mL 使用）
● 鎮静薬（プロポフォールなど）*2
● 筋弛緩薬（スキサメトニウム塩化物など）*2
● ヘッドストラップ

*1 エアウェイの使用については「資料6：エアウェイ（経口・経鼻）の挿入」参照。
*2 気管挿管に用いる薬剤については「もっと知りたい」参照。

ここがコツ
- 用手的加圧換気が行いにくい場合は、ヘッドストラップとヘッドバンド、取付用リングを用いて保持する。

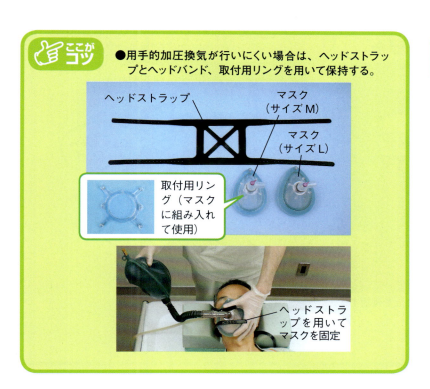

2 バッグバルブマスクを準備しておく。

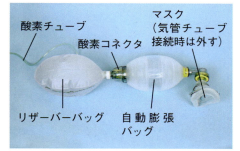

- バッグバルブマスクに酸素チューブを接続し、高流量酸素投与によりリザーバーが膨張していることを確認する。

リスクを防ぐ
- 心肺蘇生などの場合には、必ずリザーバーバッグを介した酸素投与が必要となる。

3 喉頭鏡を点検する。

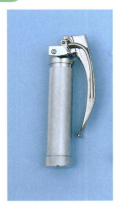

- 喉頭鏡は、気道確保のために用いられる。
- 気管への気管チューブの挿入・配置を支援したり、異物を除去したりするための器具。

1 ブレードとハンドルを用意する。

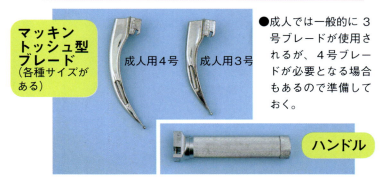

マッキントッシュ型ブレード（各種サイズがある）

- 成人では一般的に3号ブレードが使用されるが、4号ブレードが必要となる場合もあるので準備しておく。

2 ブレードとハンドルを接続する。

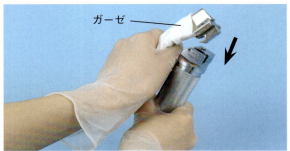
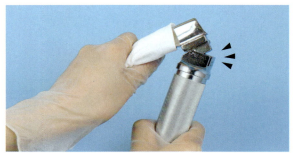

- 清潔を保持するため、ブレードに清潔なガーゼを巻いて取り扱う。

3 ブレードを起こし、ライトが点灯することを確認する。

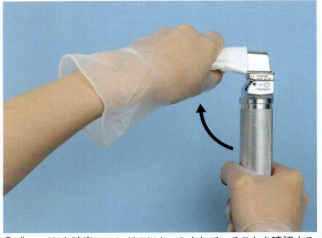

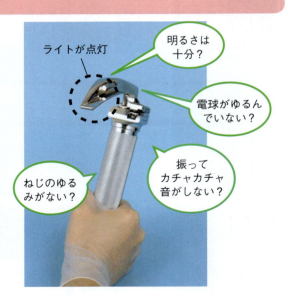

- ブレードが、確実にハンドルにセットされていることを確認する。
- 電池切れや、電池の消耗に注意する。

4 すぐに挿管できるよう、気管チューブを準備しておく。

1 気管チューブに注射器を接続し、カフを確認する。

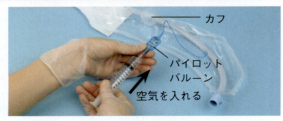

- 未滅菌手袋を着用し、挿管直前に滅菌パックから取り出す。
- カフの注入口に注射器を接続し、空気を注入して、カフおよびパイロットバルーンが均一に膨らむことを確認する。
- その後、空気を抜いておく。

2 気管チューブにスタイレットを挿入する。

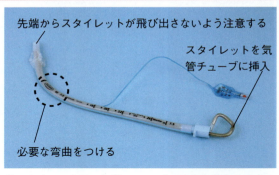

- スタイレットは、気管チューブに適当な弯曲をつけることにより、気管チューブを声門部へ誘導しやすくするために使用する。

3 気管チューブの外装に、潤滑ゼリーを絞り出す。

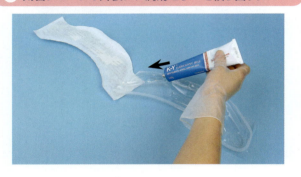

4 潤滑ゼリーを塗る。

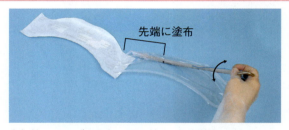

- 気管チューブを回転させて塗る。不潔操作を行わない。
- 塗り終わったら、外装をかぶせておく。

5 吸引カテーテルのサイズを選択し、吸引ホースに接続する。

- 吸引カテーテルのサイズの選択については、「30：気管吸引」を参照。
- 吸引カテーテルを吸引ホースに接続する。

なぜ行う
- 気管内に分泌物があると、視野が妨げられ、挿管に時間がかかるので、吸引が必要となる。
- 突然の嘔吐が起こって吸引が遅れると、吐物が肺に入り、重篤な肺炎を引き起こすことがある。
- 吸引器とともに、吸引カテーテル、滅菌蒸留水をすぐ使用できるように準備しておく。

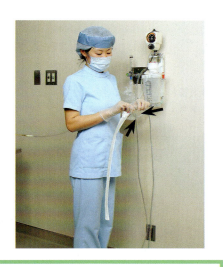

項目 2　経口的気管挿管の介助

ここが POINT!

- 患者は低酸素状態にある。手際よく、的確に挿管の介助にあたる必要がある。
- 医師は気管チューブ挿管の際、声門から目を離せない。気管チューブなどの物品は、的確にわかりやすく渡す。
- 医師が喉頭鏡を抜く際、同時に気管チューブも抜けないように、看護師は気管チューブ挿入の深さを維持し、慎重に介助する。

1 挿管のリスクを判断する。

- 気道評価（気道確保困難かどうか）、気道管理、胃内容物の誤嚥などのリスクを判断し、器具を追加して準備する。

2 患者が覚醒している場合は挿管について説明し、義歯など体につけているものを外す。

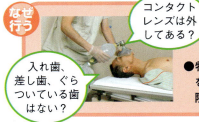

「コンタクトレンズは外してある？」
「入れ歯、差し歯、ぐらついている歯はない？」

なぜ行う
- 入れ歯、差し歯、ぐらついている歯は、誤嚥や気道閉塞を招く恐れがある。
- 特にコンタクトレンズは、マスクを用いたときに眼球を損傷する危険があるため、必ず外す。

3 パルスオキシメータ、血圧計、心電図モニタを装着する。

- 低酸素・高二酸化炭素による呼吸・循環不全（血圧上昇・下降、頻脈・徐脈・不整脈）の徴候をモニタリングする。

4 薬剤投与のための静脈ルートを確保する。

- 必要時には指示された鎮静薬、筋弛緩薬などを準備する。

5 医師、看護師は、未滅菌手袋、マスクを装着する。

- 気管挿管時には気道分泌物などの体液が飛散する恐れがある。
- 未滅菌手袋、マスク、ゴーグルなどを装着し、スタンダードプリコーションを遵守する。

6 医師は気道確保を行い、用手的加圧換気を行う。看護師は気管挿管の準備ができていること患者に換気が適切に施行されていることを確認する。

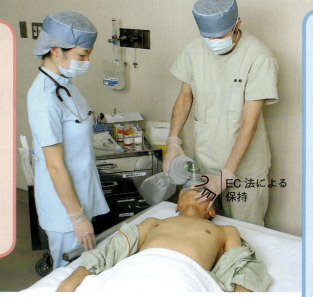

看護師
- 挿管用具を準備し、酸素、吸引をセットする。
- パルスオキシメータ(経皮的動脈血酸素飽和度〈SpO₂〉値測定)、心電図・血圧のモニタを確認する。
- 舌根沈下や唾液などによる気道閉塞がないかを観察し、気道が開放されていることを確認する。
- 胸部が十分に膨らんでいることを確認する。

EC法による保持

医師
- 気道確保は triple airway maneuver(①頭部後屈、②下顎挙上、③開口)で行う[2]。
- マスクをリーク(漏れ)のないように当て、徒手加圧換気を開始する(保持する指がEとCの形になるよう「EC法」で行う)。
- 換気が困難であれば、エアウェイを挿入する。
- 胃内容物の逆流がある(予想される)場合は、圧迫による食道の閉鎖(輪状軟骨圧迫法：selick法)を指示する場合がある。

ここがコツ

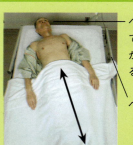

- ベッドを水平にして、患者の頭部がベッド上端に来るようにする
- ベッド柵を外す

- 患者の頭部をベッドの対角に移動させると、マスクによる用手的加圧換気が行いやすい。
- 胸部を観察するため、着衣を外す。

誤嚥のリスクがある症例
- フルストマック(食事後8時間以内)
- 外傷
- 嘔吐・嘔気症状
- 急性腹症・イレウス
- 上腹部病変(ヘルニア、食道逆流、幽門狭窄)
- 活動性の鼻咽頭出血
- 妊娠
- 肥満
- 食物摂取時間不明の症例

輪状軟骨圧迫法

覚醒時：1kg
意識消失時：3kg
の力で押す

輪状軟骨 — 気管
— 食道

- 誤嚥防止のため、輪状軟骨(クリコイド cricoid)の圧迫により食道を閉鎖する[3]。

文献4より引用

7 患者の頭部下に枕を置き、スニッフィング・ポジションをとる。

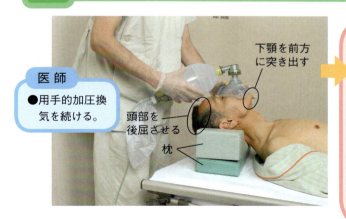

[医師]
- 用手的加圧換気を続ける。

下顎を前方に突き出す
頭部を後屈させる
枕

[看護師]
- 高さ5～10cm程度の枕を挿入し、患者の体位をスニッフィング・ポジション（口腔・咽頭・喉頭軸が一致する、匂いをかぐような姿勢）に保つ。

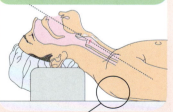

スニッフィング・ポジションでの喉頭展開

肩枕を入れない（頭部を高くせずに背中に枕を入れてしまうと、声帯が見にくくなる）

8 看護師は、医師に喉頭鏡を渡す前に再度、喉頭鏡のライトを点検する。

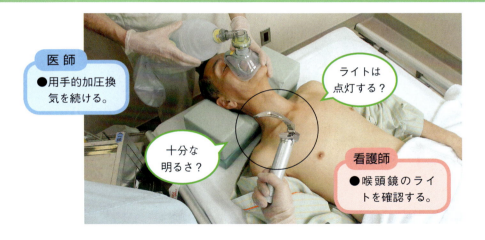

[医師]
- 用手的加圧換気を続ける。

ライトは点灯する？
十分な明るさ？

[看護師]
- 喉頭鏡のライトを確認する。

9 医師は喉頭鏡を挿入するため、患者の口を開ける。看護師は医師に喉頭鏡を渡す。

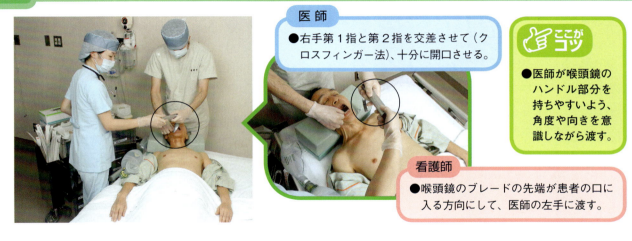

[医師]
- 右手第1指と第2指を交差させて（クロスフィンガー法）、十分に開口させる。

ここがコツ
- 医師が喉頭鏡のハンドル部分を持ちやすいよう、角度や向きを意識しながら渡す。

[看護師]
- 喉頭鏡のブレードの先端が患者の口に入る方向にして、医師の左手に渡す。

> **10** 医師は喉頭鏡を挿入する。看護師は、患者の損傷を防ぐよう注意する。

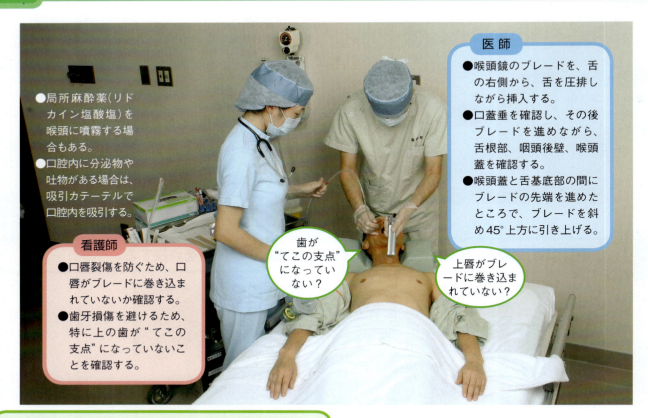

●局所麻酔薬（リドカイン塩酸塩）を喉頭に噴霧する場合もある。
●口腔内に分泌物や吐物がある場合は、吸引カテーテルで口腔内を吸引する。

看護師
●口唇裂傷を防ぐため、口唇がブレードに巻き込まれていないか確認する。
●歯牙損傷を避けるため、特に上の歯が"てこの支点"になっていないことを確認する。

歯が"てこの支点"になっていない？

上唇がブレードに巻き込まれていない？

医師
●喉頭鏡のブレードを、舌の右側から、舌を圧排しながら挿入する。
●口蓋垂を確認し、その後ブレードを進めながら、舌根部、咽頭後壁、喉頭蓋を確認する。
●喉頭蓋と舌基底部の間にブレードの先端を進めたところで、ブレードを斜め45°上方に引き上げる。

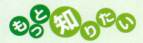

気管挿管に用いる薬剤

気管挿管をより確実に、より安全に行うためには全身麻酔の要素である意識消失（鎮静）、鎮痛、筋弛緩、有害反射の抑制を考慮する必要がある。

鎮静薬	プロポフォール、ミダゾラム、ケタミン塩酸塩、チオペンタールナトリウム
鎮痛薬	フェンタニルクエン酸塩、レミフェンタニル塩酸塩
筋弛緩薬	ロクロニウム臭化物、スキサメトニウム塩化物水和物
拮抗薬	フルマゼニル、ナロキソン塩酸塩、スガマデクスナトリウム

文献1より引用

〈引用文献〉
1. 島田二郎：挿管する；適応、手技とコツ 鎮静・鎮痛薬、筋弛緩薬．特集 気管挿管から抜管まで その管理のすべて，救急医学 2014；38（8）：879．

ここがコツ

●喉頭展開・気管挿管が困難なときは、以下の介助を行う。
・喉頭展開時に声門が十分に確認できないときは甲状軟骨に圧を加える（BURP法）。

BURP法
B：backwards（後方へ）
U：upwards（上方へ）
R：rightwards（右方へ）
P：pressure（圧迫）

「後方、上方、そしてやや右側に圧迫する」という意味の略語[3]

・頭部枕の高さを調整する。
・喉頭鏡のサイズ・挿管器具を変更する。
・マスク換気にすぐ移れるようにバッグバルブマスクを手元に置いておく。
・多人数で対応できるよう応援要請する。

11 看護師は、医師に気管チューブを渡す。医師は気管チューブを挿管する。

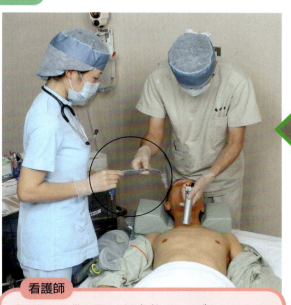

看護師
- 医師が声帯を見ながら気管チューブをつかめるよう、医師の差し出す右手に、確実に気管チューブを渡す。

看護師が持つ場所／医師が持つ場所

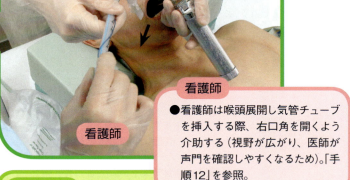

医師

看護師
- 看護師は喉頭展開し気管チューブを挿入する際、右口角を開くよう介助する（視野が広がり、医師が声門を確認しやすくなるため）。「手順12」を参照。

ここがコツ
- 気管チューブを渡す際は、カフが医師の視野に入るよう、気管チューブの挿入方向に沿った向きで、中央よりやや上の部分を持てるように渡す。
- 左手で患者の口角を広げたまま（矢印方向）、右手で気管チューブを渡すとよい。

気管チューブの挿入位置

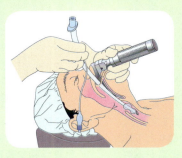

- 医師は声帯を十分に視野に入れたところで、右手に気管チューブを受け取り、右側から気管チューブを気管内に向けて挿入する。
- 正面から気管チューブを挿入すると声門が見えにくくなるので、患者の右側から挿入する。
- 医師は患者の声門を確認したら、看護師は、挿管が終了するまでそこから目を離さない。

リスクを防ぐ
- 気管チューブ挿管の際には、気管支の角度から、右側に入りやすく、片肺挿管になりやすい。
- 気管チューブの先端が、気管分岐部の2～3cm口腔側に位置するように留置する[5]。
- 胸部X線写真で気管チューブ先端位置と気管分岐部を確認する。

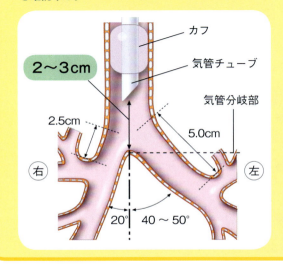

12 医師は気管チューブの挿管を確認して、喉頭鏡を抜く。

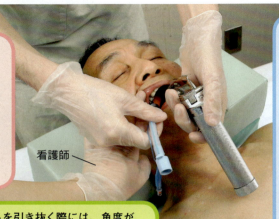

看護師
- 看護師は医師の指示により、スタイレットを抜く。
- 喉頭鏡と同時に気管チューブが抜けないよう、確実にチューブを押さえて介助する。
- 歯牙損傷がないよう注意する。

医師
- 気管チューブの先端が声門を越えたところでスタイレットを引き抜く指示をする。カフが声門を越え、1〜2cm進んだところで気管チューブを止める。
- スタイレットを残したまま、気管の奥まで気管チューブを進めない。気管の前壁を傷つける可能性がある。
- 気管チューブの挿入の深さは、男性(成人)で22〜24cm、女性(成人)で20〜22cmとする[6]。
- 片手でチューブを固定し、喉頭鏡を抜く。

ここがコツ
- スタイレットを引き抜く際には、角度があるため、無理に引き抜くと挿入した気管チューブが抜けてしまう。
- 看護師は気管チューブに手を添え、弯曲に沿うようにやさしく引き抜く。

13 医師は気管チューブを固定する。看護師はパイロットバルーンに注射器を接続し、空気を注入する。

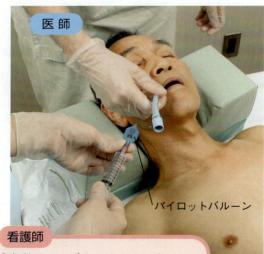

看護師
- 気管チューブのパイロットバルーンに注射器を接続し、カフに空気を注入する。
- 注入量は、バッグを加圧しても呼吸ガスが漏れない6〜8mL程度をめやすとする。
- パイロットバルーンが膨らむことを確認する。

リスクを防ぐ

カフ圧が低すぎる

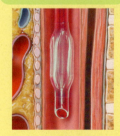

- カフ圧が低すぎると、人工呼吸器などで送りこんだ空気が漏れる。気道分泌物も、気管内に流入する[7]。

カフ圧が高すぎる

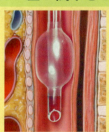

- カフ圧の上昇は、気道粘膜の虚血を招き、気管浮腫や嗄声、反回神経麻痺などの原因になる恐れがある[1]。

●気管粘膜の血流

	正常圧値	高圧による障害
気管動脈圧	40mmHg	壊死
気管静脈圧	25〜35mmHg	うっ血
リンパ管圧	15mmHg	浮腫

文献8より引用

14 正しく気管チューブが挿入されていることを確認する。

医師
- 5点聴診（「手順16」参照）により、左右差がないか、気管チューブの位置を確認する。

看護師
- バッグバルブマスクからマスクを外して、気管チューブに接続し、患者に酸素を供給する。
- 酸素に接続後は、バッグバルブマスクのリザーバーバッグが膨らんでいること、SpO_2値が低下していないことを確認する。
- 換気開始後に気管チューブの深さが変わらないよう、第1指・第2指でしっかりと気管チューブを把持する。

黄色に変化する

- 呼気ガスディテクタ（イージーキャップ™）を接続すると、呼気により試験紙の色が変化するため、患者の呼気状態が把握できる。
- インジケーターの色が黄色に変化することを確認する。

リスクを防ぐ
- 誤って食道に挿管されると、下記のような徴候がみられる。

＜食道への誤挿入の徴候＞
・用手的加圧換気を行ったときのバッグが重い
・呼気の返りが悪い
・吸気時に、胃が膨らんでゆく
・バッグバルブマスクを押したとき、心窩部にゴボゴボと音がする
・聴診にて呼吸音が聴取できない
・CO_2が出ない
・SpO_2値が下がる

15 気管チューブを固定する。

バイトブロックとテープによる固定

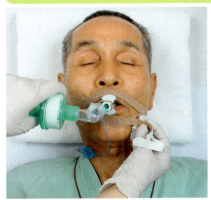

- 気管チューブを歯で噛まないよう、バイトブロックを歯列間に入れ、気管チューブを固定する。

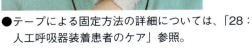
- テープによる固定方法の詳細については、「28：人工呼吸器装着患者のケア」参照。

気管チューブ固定器具による固定

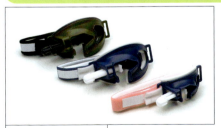

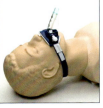
- トーマスチューブホルダーを使用する固定方法もある。

16 呼吸状態を再確認する。

食道挿管・片肺挿管になっていない？
- 聴診（5点聴診法、①～⑤）、X線撮影で確認する。
- 気管チューブ内がくもっているかを確認する（正しく気道に挿管された場合、呼気によって気管チューブがくもる）。
- 呼気炭酸ガスモニタで患者の呼気 CO_2 分圧をモニタし、CO_2 波形、$ETCO_2$、呼吸数を確認する。

そのほかには異常がない？
- 痰などの気道分泌物がないことを確認する。
- 気道や口腔内から出血がないことを確認する。

①胃に空気は入っていない？
- 誤って食道挿管になっていない？
- バッグバルブマスクを押したとき、心窩部にゴボゴボと音がしない？

②～⑤の左右の呼吸音の差は？ 胸部が上下する動きは左右同じ？
- チューブの挿入が深すぎて片肺挿管になった場合、左右の胸郭の動きに差がでる。また、片肺の呼吸音が聞こえなくなる。
- ＊①～⑤までの呼吸音を確認したあと、最後にもう一度、①を聴診する（上腹部の聴診では呼吸音は聴診できない）。

①上腹部　④左側胸部
②左前胸部　⑤右側胸部
③右前胸部

＊解剖学上、気管チューブは右気管支に挿管されやすいため、聴診は左側から行う

- 挿管終了後は、カフ圧計で適正な圧に調整する（「28：人工呼吸器装着患者のケア」参照）。
- 身体の位置を変える場合、頭頸部の伸展や前屈で気管チューブの位置が変わるため、聴診を行って確認する。
- 喉頭鏡やマスクなど、挿管時に使用した物品や薬品は、事故抜管や抜管後の再挿管に備えて、そろえておく。

＜引用文献＞
1. 日本麻酔科学会・周術期管理チームプロジェクト 編：周術期管理チームテキスト 第2版．日本麻酔科学会，神戸，2011：173-174．
2. 山崎一幸：挿管する；適応、手技とコツ バッグ・マスク換気．特集 気管挿管から抜管まで その管理のすべて，救急医学 2014；38（8）：876．
3. 浅井隆，上嶋浩順：第8章 気道確保．日本麻酔科学会・周術期管理チームプロジェクト編，周術期管理チームテキスト 第2版，日本麻酔科学会，神戸，2011：210．
4. 杉山陽子：迅速気管挿管（with cricoid pressure）．土肥修司 編，イラストでわかる麻酔科必須テクニック 改訂版 正しいロジックとスマートなアプローチ，合併症の予防，羊土社，東京，2011：52-53．
5. 塩見一成：人工呼吸器による呼吸管理．高橋章子 編，エキスパートナース MOOK31 救急看護30のポイント，照林社，東京，1999：33．
6. 川本永嗣，増片亜紗実，今井寛：挿管する；適応、手技とコツ 気管挿管の手技とコツ．特集 気管挿管から抜管まで その管理のすべて，救急医学 2014；38（8）：891．
7. 塩見一成：人工呼吸器による呼吸管理．高橋章子 編，エキスパートナース MOOK31 救急看護30のポイント，照林社，東京，1999：34．
8. 寺師榮：気管挿管．高橋章子 編，エキスパートナース MOOK17 改訂版 最新・基本手技マニュアル，照林社，東京，2002：62．

＜参考文献＞
1. 小林孝史，本田泉：麻酔と気道確保 ⑤フェイスマスク換気．麻酔科に必要な気道確保のポイントと教育，日本臨床麻酔学会誌 2014；34（4）：590-595．
2. 山下和範，長谷敦子：Ⅰ挿管する；適応、手技とコツ 挿管チューブと喉頭鏡．特集 気管挿管から抜管まで その管理のすべて，救急医学 2014；38（8）：884-887．
3. 清水彩里：Ⅰ挿管する；適応、手技とコツ 迅速気管挿管法．特集 気管挿管から抜管まで その管理のすべて，救急医学 2014；38（8）：893-896．
4. 土肥修司：経口挿管（含むチューブの選択）．土肥修司 編，イラストでわかる麻酔科必須テクニック 改訂版 正しいロジックとスマートなアプローチ，合併症の予防，羊土社，東京，2011：42-43．

資料6

エアウェイ（経口・経鼻）の挿入

原田千夏子

頭部後屈あご先挙上法、下顎挙上法といった手法を用いても気道確保が困難なとき、舌を咽頭後壁より分離するために経口・経鼻エアウェイを用いる場合がある[1]。その方法を示す。

口咽頭エアウェイ（oropharyngeal airway：OPA）

舌、または上気道の筋肉弛緩による気道閉塞のリスクがある患者に使用する。

また、気道確保手技（頭部後屈あご先挙上法や下顎挙上法）では気道が確保できない"意識不明の"患者に使用する。空嘔吐や嘔吐を誘発する恐れがあるので、覚醒・半覚醒患者（咳反射・咽頭反射のある患者）には使用しない。

口咽頭エアウェイは換気だけでなく、口腔内および咽頭の吸引に使用されるほか、気管挿管患者が気管チューブを噛んで閉塞するときにも使用する場合がある。

成人用口咽頭エアウェイ器具（例）

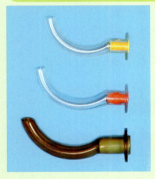

長さ 3（80mm）
長さ 4（90mm）
長さ 5（100mm）

サイズの選択

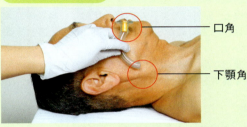

口角
下顎角

- 口角から下顎角までの長さに合わせて選択する。
- 短かすぎると舌を圧迫して気道閉塞を助長する。長すぎると喉頭蓋を圧迫し完全気道閉塞を起こす可能性がある。そのため確実なサイズ選択をすることが重要である。

挿入方法

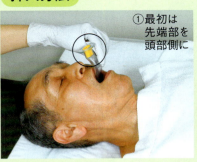

①最初は先端部を頭部側に
②エアウェイ先端部が咽頭後壁に到達したところで、180°回転させて挿入[2]

- 挿入時は、口腔内を通過するまでエアウェイの先端を頭部側にして挿入する（①）。
- 咽頭後壁に近づいたとき、口咽頭エアウェイを180°回転させ、適切な位置（図：留置部位）に合わせる（②）。
- 挿入位置が不適切であると、舌根が後方に押されて気道を塞ぐ恐れがある。

留置部位

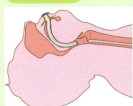

- エアウェイ先端部が舌根と咽頭後壁の間に位置する[2]。

なぜ行う
- 口咽頭エアウェイは軟口蓋または喉頭蓋による閉塞、鼻咽頭エアウェイ（後述）は喉頭蓋による閉塞を解除できない可能性がある。また、エアウェイ挿入後に下顎挙上を解除すると、再び気道が閉塞することが多い。
- そのため、エアウェイ挿入後も後頭部をスニッフィングポジションにし、下顎挙上を保つ必要がある[2]。

鼻咽頭エアウェイ（nasopharyngeal airway：NPA）

鼻咽頭エアウェイは覚醒・半覚醒患者（咳反射・咽頭反射のある患者）にも施行できる方法である。基本的には気道補助換気用具が必要な患者に対して、口咽頭エアウェイの挿入が技術的に困難な場合、代わりに用いられる。

また、内径が小さいため、粘液、血液、吐物、または咽頭の軟部組織で詰まることがある。気道確保を保障するために、気道の頻繁な評価と吸引が必要である。

頭蓋骨損傷が疑われる患者には本品を使用しない（頭蓋骨内に挿入されてしまう可能性がある）[3]。

成人用鼻咽頭エアウェイ器具

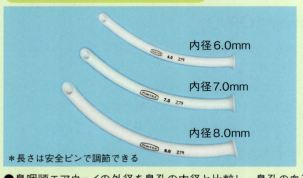

内径 6.0mm
内径 7.0mm
内径 8.0mm

＊長さは安全ピンで調節できる

サイズの選択

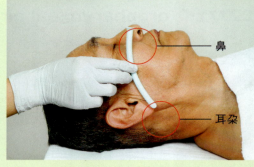

鼻
耳朶

- 鼻咽頭エアウェイの外径を鼻孔の内径と比較し、鼻孔の血流が悪くならない程度の太さを選択する。
- 長さの基準は、患者の鼻から耳朶までと同じ長さを選択する（エアウェイ先端部が軟口蓋を超えるが声門に届かない長さのもの[2]）。
- サイズが不適切な鼻咽頭エアウェイを使用すると、食道に入ることがある。その状態でバッグバルブマスクなどによる積極的な換気を行うと、胃膨満を引き起こし、低換気になる恐れがある。

挿入方法

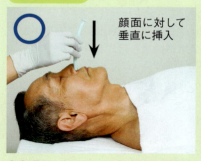 顔面に対して垂直に挿入

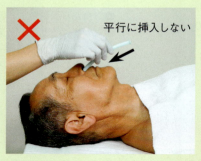 平行に挿入しない

- 鼻咽頭エアウェイに水溶性の潤滑剤、または麻酔ゼリーを塗る。
- 鼻孔から顔面に対して垂直に、鼻甲介に平行になるよう挿入する。
- 鼻咽頭の底部に沿って、愛護的に進める。

留置部位

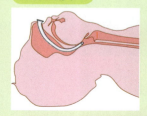

なぜ行う
- 顔面外傷のある患者の場合は、損傷した篩板（しばん）を経由して、鼻咽頭エアウェイが誤って頭蓋腔に到達する危険性がある[4]。
- 頭蓋底骨折のある患者で鼻咽頭エアウェイを使用し、頭蓋内へ迷入したとの報告があり、禁忌と考えられている[5]。

＜引用文献＞
1. 河村ミチ香, 土肥修司：エアウェイ（経口・経鼻）の挿入. 土肥修司 編, イラストでわかる麻酔科必須テクニック 改訂版 正しいロジックとスマートなアプローチ, 合併症の予防, 羊土社, 東京, 2011：40-41.
2. 浅井隆：緊急気道確保：緊急気道確保 器具と外科処置①エアウェイ・声門上器具. 麻酔科に必要な気道確保のポイントと教育, 日本臨床麻酔学会誌 2014；34（4）：608-612.
3. ポーテックス・経鼻エアウェイ添付文書.
4. アメリカ心臓協会（American Heart Association, AHA）：ACLS プロバイダーマニュアル AHA ガイドライン2010 準拠. シナジー, 東京, 2012：42-45.
5. 小林孝史, 本田泉：麻酔と気道確保⑤フェイスマスク換気. 麻酔科に必要な気道確保のポイントと教育, 日本臨床麻酔学会誌 2014；34（4）：592.

Part 6

ドレーン・術後管理

- **36** 胸腔ドレーンの挿入介助と管理
- **37** 低圧持続吸引システムによるドレナージと管理
- **38** 尿道留置カテーテルの挿入と管理
- **39** 腰椎穿刺
- **40** 深部静脈血栓症（DVT）の予防
- **41** PCA（患者調節鎮痛法）による術後急性疼痛管理（硬膜外カテーテルからの投与）

36 胸腔ドレーンの挿入介助と管理

藤村智恵美

胸腔内に貯留する気体や液体（胸水、血液、膿）があると、残存する肺は圧迫され、再膨張が妨げられる。胸腔内圧が高くなることにより、胸部圧迫感、呼吸困難、縦隔偏位などが起こり、循環機能、呼吸機能に影響を及ぼす。これを防ぐため、貯留物を体外へ導き出すことを「ドレナージ」という。気胸時の排気を中心に解説する。

クローズアップ手技

- 項目1 胸腔排液用装置の準備
- 項目2 胸腔ドレーン挿入の介助
- 項目3 胸腔ドレナージ中の管理

基礎知識

胸腔ドレナージの目的

- 胸水は、通常は胸腔内に数mL存在する。癒着を予防し、円滑な呼吸運動が行われるように、潤滑剤の役目を果たす。壁側胸膜より産生され、臓側胸膜へと吸収される。
- 胸腔ドレナージの目的は以下の通り。
  ①疾患や手術によって胸腔内に貯留した胸水、血液、膿を排除する。
  ②開胸術や気胸で陽圧になった胸腔内を排気して、正常な圧（陰圧）にする。
  ③術後、胸腔ドレーンを留置することによって、ドレーンからの情報（排液の量・性状、排気の有無）により、創部の癒合状態を確認する。
- 胸腔ドレナージは、胸腔ドレーンを胸腔内に挿入して行う。
- 胸腔ドレーンをただ留置したままでは、胸腔内の陰圧（安静時は約−5cmH$_2$O）により、空気が胸腔内に流入する[1]。排除したい空気や貯留液が逆流し

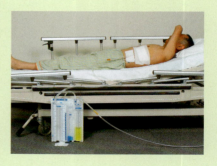

ないように、低圧持続吸引装置（陰圧をかけられる胸腔排液用装置、あるいは胸腔排液用装置に吸引装置を接続したもの）に接続して、約−8〜−15 cmH$_2$Oの吸引圧をかける。
- 長期間の留置は感染源にもなるので、注意が必要である[2]。

基礎知識

胸腔ドレナージの目的別カテーテル留置部位

- ドレナージの目的により、使用するカテーテルの外径（Fr）、挿入の部位が異なる（表）。
- 留置部位と留置の深さ（目盛りを基準として深さ◯cmなど）を必ず確認する。

ドレナージの目的	カテーテルの外径	挿入の部位[3]
貯留物の排出：排液（胸水、血液、膿）	●20～24Fr ●凝集塊（血液などの固まり）ほかによる閉塞を防ぐため、太めのサイズ	●中～後腋窩線上の第6～7肋間（肺底部の高さ） ●貯留物は重力により胸腔内の下部に貯留するため、肺底部後方（背中側）に向けて挿入する

排液におけるカテーテルの留置部位

- 排液でのカテーテル挿入位置の例（第6肋間）
- 滅菌ガーゼを用いて固定
- 滅菌Y字ガーゼ
- 滅菌ガーゼで覆う
- 留置された位置（皮膚／糸で縫合固定／肺／肋骨／カテーテル）

ドレナージの目的	トロッカーカテーテルの外径	挿入の部位[3]
空気の排出：排気（気胸）	●12～16Fr	●鎖骨中線上の第2～4肋間（肺尖部の高さを目標にする） ●空気は胸腔の上部に貯留するため、前胸部上方に向けて挿入する

- 気胸とは、肺に孔ができ、胸腔・縦隔へ空気が漏れ出した状態である。
- 気胸が起こった場合、肋間に切開を加え、トロッカーカテーテルを胸腔内へ挿入・留置して、貯留した空気や滲出液を排除する必要がある。
- 気胸の場合は、持続的な排液・排気が必要となるため、トロッカーカテーテルを挿入する際には、必ず低圧持続吸引装置を準備する。

胸腔ドレナージに用いるトロッカーカテーテル（胸腔内穿刺針）

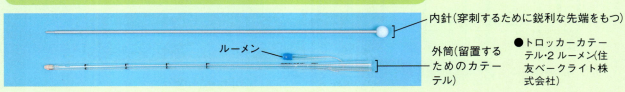

- 内針（穿刺するために鋭利な先端をもつ）
- ルーメン
- 外筒（留置するためのカテーテル）
- トロッカーカテーテル・2ルーメン（住友ベークライト株式会社）

基礎知識

胸腔排液用装置（チェスト・ドレーン・バック）

- 吸引装置の原理は、以下の3点に分けられる。それぞれの原理に基づいたディスポーザブル製品がある。
    1. 水封式吸引装置
    2. 低圧持続吸引装置
    3. 3連ビン装置

- ここでは、3連ビン装置と同じ機構をもつ、チェスト・ドレーン・バック（3連ビン装置、排液量1,500mL、住友ベークライト株式会社）で説明する（図）。

チェスト・ドレーン・バックの構造

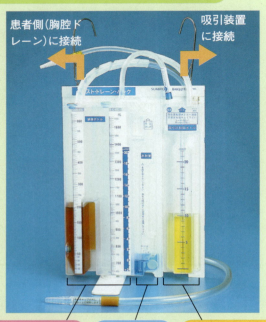

1 排液ボトル
- 胸腔からの排液を溜めるボトル。
- 目盛りがあり、貯留した排液の量を計測できる。

2 水封室
- 中央の水封室（ウォーターシール部）に滅菌蒸留水を入れることにより（滅菌蒸留水は青色に着色される）、胸腔内が外界と遮断される（気密）。
- 水封室の上部には、「陽圧逃し弁」がある。過剰な陽圧を大気中に逃がし、胸腔内圧の上昇を防ぐ。中央部には「逆流防止弁」があり、過剰な陰圧を緩和する。

3 吸引圧制御ボトル
- 「吸引圧制御ボトル」に入れる滅菌蒸留水の量で、吸引レベルを調節する（滅菌蒸留水は黄色に着色される）。
- 吸引圧が強くなりすぎると、「空気導入口」から空気が入り調整される。これが気泡として確認できる。

チェスト・ドレーン・バックの作動原理

文献4より引用

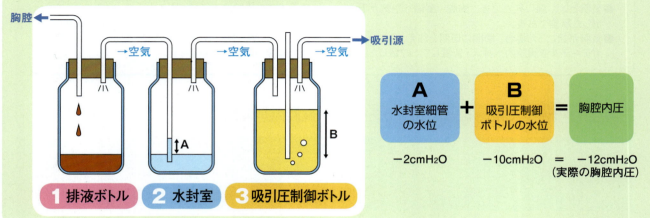

472 ◆ ドレーン・術後管理

項目 **1**　**胸腔排液用装置の準備**

> **ここが POINT!**
> ◆ 胸腔ドレーン挿入を施行する前には、事前にチェスト・ドレーン・バックなどの胸腔排液用装置を準備しておく。
> ◆ 指示された胸腔内圧に基づき、吸引圧制御ボトルに注入する滅菌蒸留水の量を確認する。
> ◆ 吸引源に接続し、気密性を確認しておくことが重要である。

＊以下の手順は文献3を参考に作成

1　必要物品を準備する。

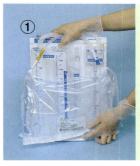

①チェスト・ドレーン・バック
● 滅菌パックを開封し、ディスポーザブル手袋を着用して清潔に取り出す。
● 底の部分の回転スタンドを90°回転して立たせておく。

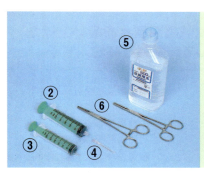

②注射器（50mL。吸引圧制御ボトルの水位を調節する際に用いる）
③注射器（30mL。注射針を接続し、水封室の水位を調節する）
④注射針（18〜21G）
⑤滅菌蒸留水
⑥ドレーン鉗子（無鉤鉗子）

2　注射器に滅菌蒸留水を吸い上げ、吸引圧制御ボトルに注入する。

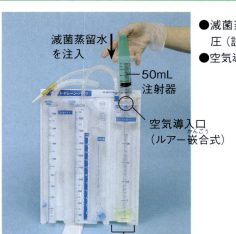

滅菌蒸留水を注入
50mL注射器
空気導入口（ルアー嵌合式）
吸引圧制御ボトル

● 滅菌蒸留水の注入量に、医師に指示された吸引圧（設定圧）をもとに確認する（表）。
● 空気導入口から注入する。水は黄色に着色される。

注入する滅菌蒸留水の量

指示された吸引圧（設定圧）	滅菌蒸留水の注入量
$-20\,cmH_2O$	220mL
$-15\,cmH_2O$	165mL
$-10\,cmH_2O$	120mL
$-5\,cmH_2O$	65mL

文献4より引用

リスクを防ぐ

●指示された吸引圧(設定圧)の高さまで入ったかどうか、必ず吸引圧制御ボトルの水位の目盛りで確認する。
●滅菌蒸留水を入れすぎた場合は、「吸引圧制御ボトル」の空気導入口から注射器で吸引する。

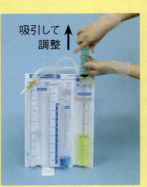

吸引して調整

胸腔内圧測定目盛

指示された吸引圧(設定圧)が$-10cmH_2O$の場合(120mLを注入)

3 連結チューブに滅菌蒸留水を吸い上げた注射器を接続して、水封室に注入する。

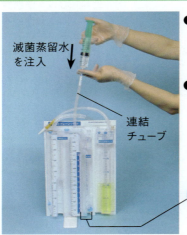

滅菌蒸留水を注入

連結チューブ

●水封室と吸引圧制御ボトルの連結チューブに、滅菌蒸留水を吸い上げた注射器を接続する。
●滅菌蒸留水約30mL(規定の水位まで)を注入する。水は青色に着色される。

水封室

リスクを防ぐ

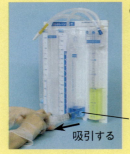

●規定の水位を超えた場合は、注射器に注射針を接続し、水封室水位調節ポートに穿刺して吸引する。

水封室水位調節ポート
吸引する

4 連結チューブを接続する。

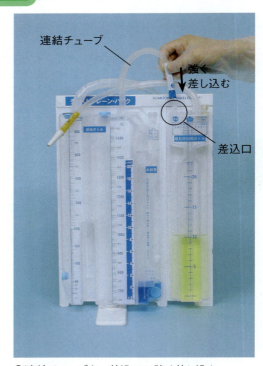

連結チューブ

強く差し込む

差込口

●連結チューブを、差込口に強く差し込む。

5 吸引装置に接続し、チェスト・ドレーン・バックの気密性を確認する。

① 吸引装置（吸引源）に吸引ポンプ接続チューブを接続する。

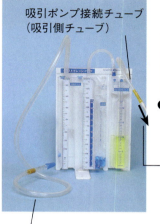

- 吸引ポンプ接続チューブ（吸引側チューブ）
- 吸引装置（吸引源）
- チェスト・ドレーン・バックは吸引装置に接続して使用する。
- 吸引装置に接続
- ドレーン接続チューブ（患者側チューブ）

② 吸引装置の電源を入れ、低圧から徐々に吸引圧を上げていく。

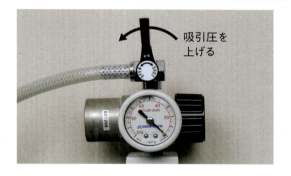

- 吸引圧を上げる

③ 水封室内に気泡が出ることを確認する。

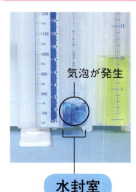

- 気泡が発生
- 水封室
- 気泡が出るまで、吸引圧を上げていく。
- 気泡が徐々に消失するようであれば、気密性が保持されていないので、正しく接続されているかどうか、吸引は行われているかを再確認する。
- 再確認しても気泡の状態に変化がなければ、新しい製品と交換する。

④ ドレーン接続チューブを、ドレーン鉗子でクランプする（閉塞させる）。

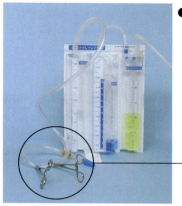

- ドレーン接続チューブをドレーン鉗子でしっかりはさみ、クランプする。
- ドレーン鉗子2本でクランプ（閉塞）

⑤ そのまま吸引を続けると、水封室内の気泡が消失し、吸引圧制御ボトルに気泡が発生する。

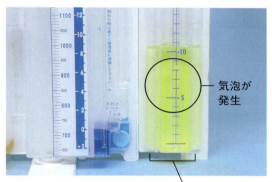

- 気泡が発生
- 吸引圧制御ボトル
- 吸引圧制御ボトルの気泡は、連続的に一定の間隔で発生するように、吸引装置の吸引圧を調節する。

6 吸引ポンプ接続コネクターを吸引装置から外し、水封室の水位が上昇することを確認する。

- 吸引装置から吸引ポンプ接続チューブを外すと、水封室の水位が上昇して、20～30秒間静止する。これを確認する。
- 確認後はクランプを外し、トロッカーカテーテルを挿入して吸引を行うまで、チェスト・ドレーン・バックを清潔な場所に置いておく。

項目 2　**胸腔ドレーン挿入の介助**

ここが POINT!

- 介助者である看護師は、キャップ、マスク、ビニールエプロン、未滅菌手袋を装着する。
- トロッカーカテーテル挿入中は、患者の疼痛や呼吸状態に注意を払う。
- 吸引を開始し、「吸引圧制御ボトルに連続的に気泡が発生する」「水封室内にわずかな気泡しかない」ことを確認する。

＊以下の手順は、気胸の場合で解説
＊文献4を参考に作成

1　必要物品を準備する。

＜胸腔排液用装置・吸引装置＞

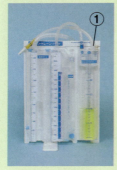
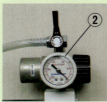
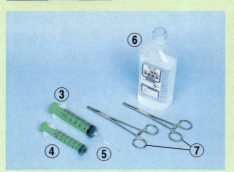

①胸腔排液用装置（ここではチェスト・ドレーン・バック）
②吸引装置
③注射器（50mL）
④注射器（30mL）
⑤注射針（18～21G）
⑥滅菌蒸留水
⑦ドレーン鉗子（無鉤鉗子）2本

＜トロッカーカテーテル挿入手技用＞

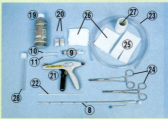
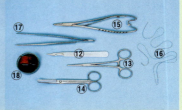
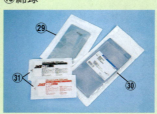

⑧胸腔穿刺針（成人用16～20Fr。ここではトロッカーカテーテル、住友ベークライト株式会社）
⑨注射器（5～10mL）
⑩注射針（18G）
⑪カテラン針（21G）
⑫柄付きディスポーザブルメス刃
⑬コッヘル鉗子（有鉤鉗子）
⑭クーパー剪刀
⑮持針器
⑯縫合針＋縫合糸
⑰鑷子
⑱綿球
⑲消毒薬（ここではイソジン®液、Meiji Seika ファルマ株式会社）
⑳局所麻酔薬（ここでは伝達麻酔用1％プロカイン塩酸塩注射液：5mL）アンプル2～3本
㉑タイガン
㉒タイガンバンド
㉓吸引用耐圧チューブ（7mm）
㉔ドレーン鉗子（無鉤鉗子）2本
㉕滅菌Y字ガーゼ
㉖滅菌ガーゼ（四つ折、八つ折）
㉗固定用絆創膏×4（ここではシルキーポア®、シルキーテックス、いずれもアルケア株式会社）
㉘検体用滅菌試験管（指示のある場合）
㉙滅菌穴あき覆布
㉚防水シーツ
㉛滅菌手袋
●パルスオキシメータ

2 チェスト・ドレーン・バックを準備し、気密性を確認する。

● 気密性の確認については、項目1「手順5」参照。

3 患者に胸腔ドレーンの必要性や方法について説明し、承諾を得る。

● 侵襲度の高い手技であるため、タイムアウト（施行者がすべての作業を中断して集まり、確認すること）を行う（JCI基準）。

4 胸腔穿刺にそなえ、ベッドを30～45°にヘッドアップしておく。

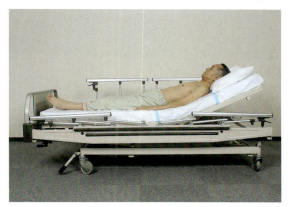

● ベッドを30～45°にヘッドアップする。
● 患者にパルスオキシメータを装着する。

5 医師はキャップ、マスク、長袖の滅菌ガウン、滅菌手袋を装着する。看護師はスタンダードプリコーションに即して行う。

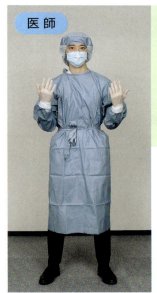

医師

トロッカーカテーテル挿入時・医師

● キャップ
● マスク
● 長袖の滅菌ガウン
● 滅菌手袋

● 医師は無菌的操作で行う。

6 穿刺側の上肢を挙上してもらい、穿刺部位を消毒する。

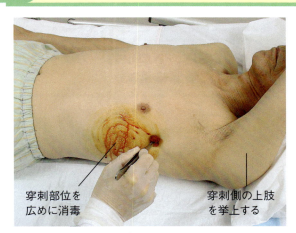

穿刺部位を広めに消毒
穿刺側の上肢を挙上する

● 汚染の拡大を防ぐため、防水シーツを敷く。
● 穿刺部位を広めに消毒する。

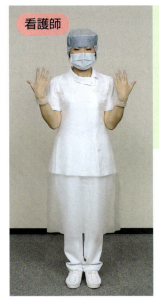

看護師

トロッカーカテーテル挿入時・看護師

● キャップ
● マスク
● ビニールエプロン
● 未滅菌手袋

● 介助者である看護師は、スタンダードプリコーションに即して行う。

7 清潔区域を作成し、物品を準備する。穿刺部位を滅菌穴あき覆布で覆う。

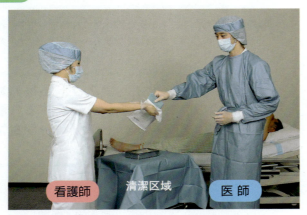
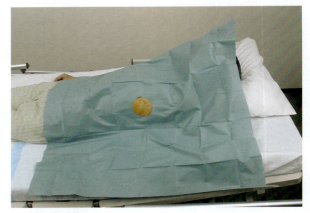

- 看護師は清潔区域に触れず、必要物品を清潔区域の外から渡す。
- 覆布は広範囲に広げる。
- 患者の呼吸の妨げにならないように注意する。

8 医師は局所麻酔薬を注射器にとり、穿刺部位に注入する。

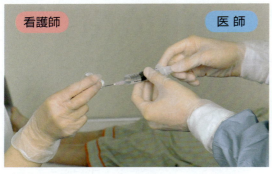
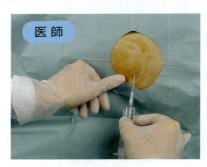

- 看護師は、アンプルに入った局所麻酔薬を清潔にカットする。
- カットしたアンプルを、医師が吸いやすいように傾ける。
- 医師は、5〜10mLの注射器に注射針を接続し、汚染されないよう、局所麻酔薬を吸い上げる。
- 医師は局所麻酔を行う。

9 医師はメス刀を用い、穿刺部位に小切開を行う。

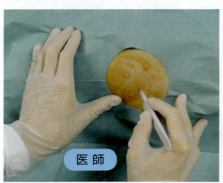

- 肋間の挿入位置に、小切開を行う。

10 看護師は、トロッカーカテーテルを医師に清潔に渡す。

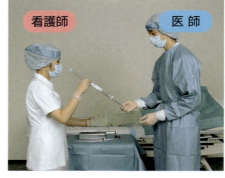

- 容器を開封し、トロッカーカテーテルに触れないように医師に渡す。

11 医師は小切開を行った部位に、トロッカーカテーテルを挿入する。

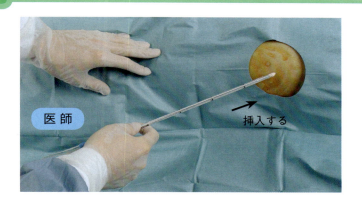

リスクを防ぐ
- トロッカーカテーテル挿入中、看護師は、胸部・ドレーン挿入部の疼痛や、患者の呼吸状態（呼吸困難の出現がないか）に注意して観察する。

12 挿入後、トロッカーカテーテルの外筒をおさえたまま、内針を引き抜く。

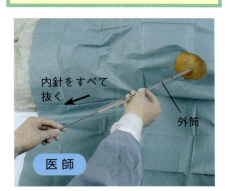

13 トロッカーカテーテルの外筒を、ドレーン鉗子でクランプ（閉塞）する。

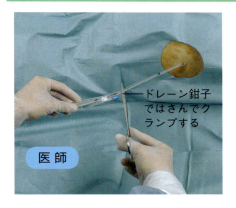

なぜ行う
- 胸腔内には、生理的に$-5cmH_2O$程度の陰圧があるため、トロッカーカテーテルを挿入してそのままにしておくと、空気が胸腔内に流入してしまう[1]。必ずクランプする。

14 トロッカーカテーテルを、チェスト・ドレーン・バックのドレーン接続チューブに接続する。

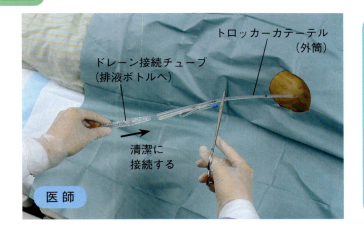

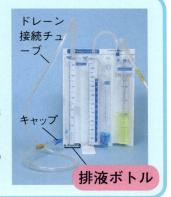

ここがコツ
- 接続するために、看護師はチェスト・ドレーン・バックのドレーン接続チューブ（排液ボトル側のチューブ）のキャップを外し、清潔に医師に渡す。

[36] 胸腔ドレーンの挿入介助と管理

| **15** | 看護師は吸引ポンプ接続チューブを吸引装置に接続し、低圧から徐々に吸引圧を上げていく。医師はトロッカーカテーテルのクランプを外し、吸引を開始する。 |

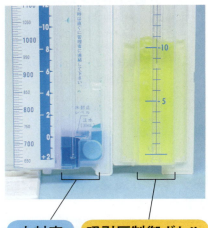

水封室 — わずかな気泡
吸引圧制御ボトル — 連続した気泡

● 低圧からスタートし、徐々に吸引装置の吸引圧を上げていく。
● 吸引圧制御ボトルに、連続的に気泡が発生することを確認する。
● 水封室内に気泡が発生した場合はエアリーク（空気漏れ）があることを示している。

リスクを防ぐ
● 急に高圧で吸引すると、出血や穿孔を引き起こす恐れがある[4]。吸引装置の吸引圧は徐々に上げていく。

| **16** | 医師は挿入部を縫合固定する。 |

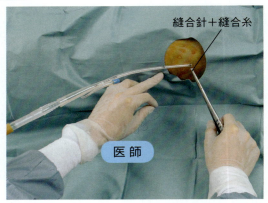

縫合針＋縫合糸
医師

● トロッカーカテーテルの抜去防止のため、皮膚とカテーテルを縫合固定する。

縫合・結紮された様子

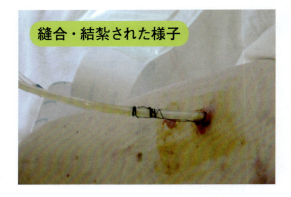

| **17** | 覆布を切って外し、挿入部を滅菌Y字ガーゼと滅菌四つ折ガーゼで覆い、固定用絆創膏を貼って固定する。 |

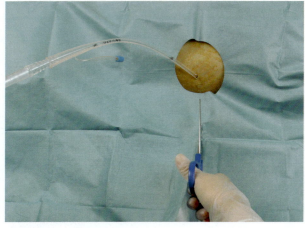

● 覆布を切って外す。

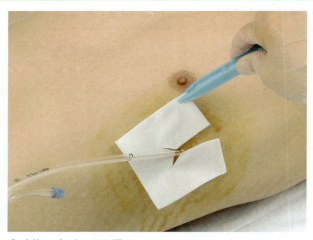

● 滅菌Y字ガーゼを置く。

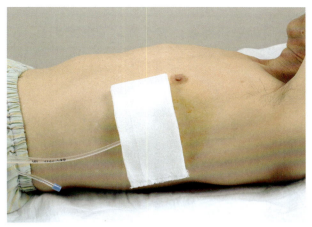
●滅菌四つ折ガーゼを置く。

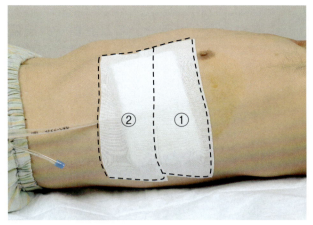
●固定用絆創膏2枚で固定する。

> **リスクを防ぐ**
> ●剥がれないよう、乳首を避けて固定する。

18 トロッカーカテーテルを胸壁に固定する。

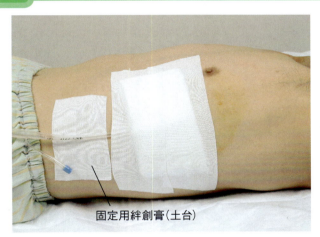
固定用絆創膏（土台）

●トロッカーカテーテルの下に固定用絆創膏を1枚貼り、土台にする。
●皮膚に発赤などのトラブルの徴候が見られる場合は、ドレッシング材を土台にして、その上から貼付・固定してもよい。

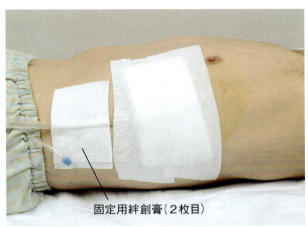
固定用絆創膏（2枚目）

●トロッカーカテーテルの上から、固定用絆創膏をもう1枚貼る。

> **リスクを防ぐ**
> ●抜去防止のため、トロッカーカテーテル挿入部以外にも、必ず胸壁に固定する。
> ●トロッカーカテーテルの挿入位置を確認するため、皮膚とトロッカーカテーテルの同じ位置に、テープやマジックで印をつける方法もある。

> **ここがコツ**
> ●さらにドレーン接続チューブにテープをかけ、安全ピンを用いてベッドシーツに留める場合もある。

> **19** トロッカーカテーテルとドレーン接続チューブの接続部を、タイガンで固定する。

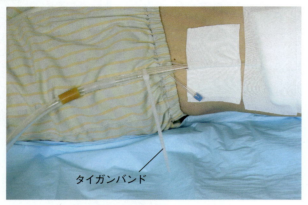

●タイガンバンドを接続部にかけ、ループをつくる。

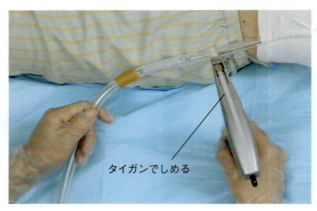

●タイガンでしめる。

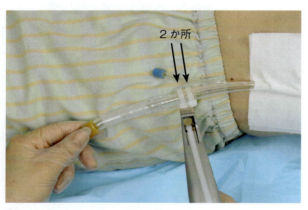

●タイガンでしめる。2か所行う。

> **20** トロッカーカテーテル留置中は、継続的に観察する。

●気胸の場合は空気が吸引されてくるため、排液などがなく確認しにくい。そのため、吸引装置の作動状況、エアリーク（空気漏れ）の有無などを必ず確認する。

項目 3　胸腔ドレナージ中の管理

ここがPOINT!

- ◆ 確実な胸腔ドレナージを行うために、トロッカーカテーテル留置の位置に注意し、接続チューブ類を確実に接続する。
- ◆ ドレナージチューブの閉塞や、胸腔排液用装置・吸引装置の作動不良など、トラブルを早期に発見する必要がある。
- ◆ 排液の状態、患者のバイタルサイン等のアセスメントも継続的に行う。

1 トロッカーカテーテル、ドレーン接続チューブ、胸腔排液用装置、吸引ポンプ接続チューブの位置を確認する。

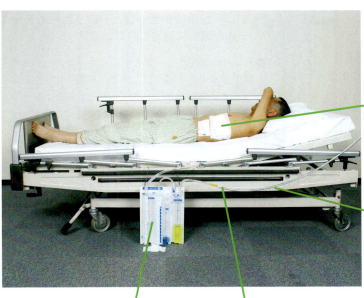

① トロッカーカテーテルは、確実に胸壁に固定されている？

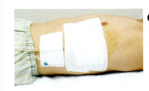

●事故抜去予防のため、必ず胸壁に固定する。

② ドレーン接続チューブ、吸引ポンプ接続チューブは、適切な長さで固定されている？

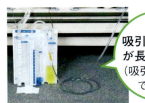

✗ 吸引チューブが長すぎる例（吸引が十分にできない）

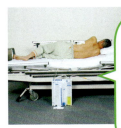

✗ ドレーン接続チューブが短かすぎる例（圧迫されて吸引が十分にできず、胸腔排液用装置が転倒しやすい）

●ドレーン接続チューブ、あるいは吸引ポンプ接続チューブは、長すぎても短かすぎても、吸引が十分にできない。
●適切な長さに固定する。

④ 胸腔排液用装置は、患者の胸腔より低い位置にある？

✗ 胸腔排液用装置が胸腔より上にあり、逆行感染する危険がある

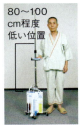

80〜100cm程度低い位置

●設置する位置が患者の胸腔より高いと、体外へ排出した貯留物が逆流を起こしてしまう。
●患者の胸部よりも80〜100cm程度低い位置に置く[5]。
●胸腔排液用装置を倒さないように注意する。

③ ドレーン接続チューブは、圧迫・屈曲・閉塞していない？

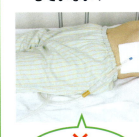

✗ 体幹の下敷きになり、圧迫・屈曲・閉塞している

●圧迫・屈曲・閉塞により、陰圧がかかりにくくなってしまい、吸引できなくなる。
●排気・排液が妨げられないように注意する。
●排液がある場合は、ドレーン接続チューブに呼吸性移動があることを確認する。

⑤ 胸腔排液用装置の吸引圧制御ボトルに、滅菌蒸留水が指示された高さまで入っている？

●指示された吸引圧に対応する量の滅菌蒸留水を入れる。

＊排気の場合は①〜⑤、排液の場合は①〜⑧を参照

2 ドレーン接続チューブと胸腔排液用装置にトラブルがないか確認する。

① トロッカーカテーテルが挿入部から抜けかけていない？
- トロッカーカテーテルが誤って抜去された場合は、早急に医師に連絡するとともに、抜去部に滅菌ガーゼを当て、十分に呼気をしてもらいながら、胸壁を圧迫しておく（緊張性気胸を防ぐため）。

② ドレーン接続チューブとトロッカーカテーテルが確実に固定されている？
- ドレーン接続チューブとトロッカーカテーテルの接続部が外れた場合は、患者に影響を与えないようにするため、トロッカーカテーテルをドレーン鉗子でクランプする。
- 吸引ポンプ接続チューブの長さに不足がないかなど、接続部が外れた理由を確認する。

③ 胸腔排液用装置、吸引装置は正常に作動している？
- 吸引装置が作動しているか、実際にかかっている吸引圧を確認する。

④ 水封室のエアリークは増加していない？

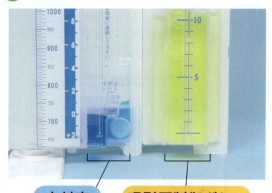

水封室　　吸引圧制御ボトル
気泡がわずかに発生　気泡が発生

- 吸引中は、吸引圧制御ボトルに連続的に気泡が発生し、水封室内はわずかな気泡が発生するのが適切である。
- 排液がある場合、目盛りで量をみていく。
- 水封室に気泡の発生が見られる場合、エアリーク（空気漏れ）が認められる。エアリークは、胸腔孔がまだ塞がっていない場合、あるいはドレーン接続チューブの接続部での空気が漏れている際に起こる。
- 水封室のエアリークが増加するようであれば、接続のゆるみがないかを確認する。また、吸引圧制御ボトルの水位は、指示された吸引圧と同じ数値まで満たされているか確認する。
- 水封室ボトルのエアリークが増加する場合は、トロッカーカテーテルが抜けかけて大気を吸引し、エアリークにつながっている可能性がある。トロッカーカテーテル挿入部周囲に皮下気腫が起こっている（握雪感がある）場合は、特にその可能性を考え、医師に報告する。
- 医師はX線検査により、肺の虚脱状態を確認する。

⑤ ドレーン鉗子はベッドサイドに用意してある？

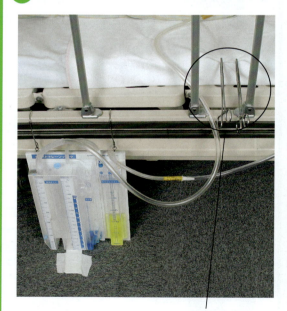

ドレーン鉗子を2本用意しておく

- 抜去時の早急な対応や、交換時に対応するためにも、ドレーン鉗子を2本、常にベッドサイドに用意しておく。

排液ドレナージの場合

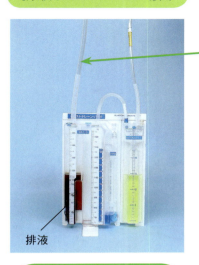
排液

⑥ ドレーン接続チューブには、呼吸性移動がある？

呼吸性移動

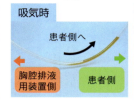
吸気時 患者側へ
胸腔排液用装置側 ／ 患者側

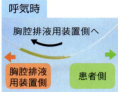
呼気時 胸腔排液用装置側へ
胸腔排液用装置側 ／ 患者側

- 呼吸に伴い、ドレーン接続チューブ内の排液が動いているかどうか（呼吸性移動）を確認する。
- 排液が動かない原因として、「排液の粘性が強い」「チューブが圧迫・屈曲・閉塞している」「クランプの解除忘れ」がある。

⑦ ドレーン接続チューブの内腔は閉塞していない？

- ドレーン接続チューブ内腔の閉塞は、「排液の粘性が強い」「チューブが圧迫・屈曲・閉塞している」「クランプの解除忘れ」などによって起こる。
- 凝集塊や貯留物によるドレーン接続チューブの内腔閉鎖が考えられる場合は、医師に連絡し、指示によりドレーンを患者側からミルキング（しごく）して取り除く。

ミルキングの方法

ドレーン接続チューブ
ミルキングローラー

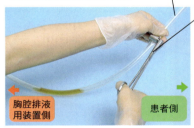
胸腔排液用装置側 ／ 患者側

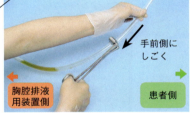
手前側にしごく
胸腔排液用装置側 ／ 患者側

- 片方の手でドレーン接続チューブを強く押さえてつぶす。抜去防止と、ミルキング時の圧力が患者側にかかるのを防ぐため。
- もう片方の手でミルキングローラーを持ち、ドレーン接続チューブをはさむ。
- ミルキングローラーで手前側にしごいて凝集塊や貯留物を移動させ、ドレーン接続チューブを押さえた手をゆるめる（抜去防止のため、手は離さない）。
- チューブを損傷する恐れがあるため、ミルキングはあまり強く行わない。

⑧ 排液量は上限を超えていない？

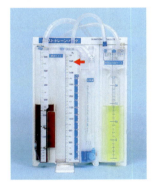
チェスト・ドレーン・バック：排液量1,500mL（製品により異なる）

- 排液量が上限を超えると、吸引装置に吸い込まれる恐れがある。排液ボトルを交換する。

排液ボトルの交換（チェスト・ドレーン・バックの場合）*

① 手指衛生を行い、ディスポーザブル手袋を装着する。
② 吸引装置を停止する。
③ ドレーン鉗子2本を用い、トロッカーカテーテルをクランプする。タイガンバンドを切り、接続を外す。

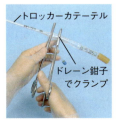
トロッカーカテーテル
ドレーン鉗子でクランプ

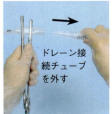
ドレーン接続チューブを外す

④ チェスト・ドレーン・バックの裏側のテープを外し、排液ボトルと水封室を外して、新しい製品に交換する。

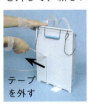
テープを外す

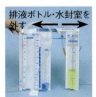
排液ボトル・水封室を外す

＊医師とともに行う

大容量の胸腔排液用装置

● 排液量が多い場合は、大容量の胸腔排液用装置が用いられることがある。一例を示す（図）。

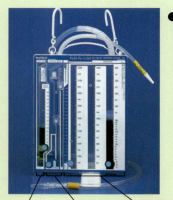

● チェスト・ドレーン・バック Q-1 タイプ（住友ベークライト株式会社、排液容量は2,200mL）

吸引圧制御ボトル　水封室　排液ボトル

3 患者状態を確認する。

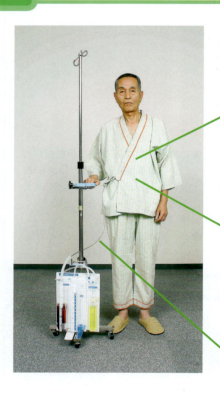

① トロッカーカテーテル挿入部の状態は？痛みはない？

● 出血・縫合部の発赤、持続する疼痛などがあれば、医師に報告する。

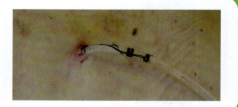

② バイタルサインに変化はない？

● バイタルサイン（SpO$_2$、呼吸数、血圧、脈拍、体温、呼吸音：音の大小、左右差）、血液データ（CRP、WBC、RBC、ALB、TP）を確認する。
● 特にドレナージの開始直後は、パルスオキシメータ等を装着し、経時的にバイタルサインを観察する。

③ ドレーンが患者の動きを妨げていない？

● ドレーンが引っぱられないように注意し、患者が自分で体位変換をするのに自信がない場合は、看護師を呼ぶように伝える。
● 気胸の場合は、安静度の指示が「安静臥床」である場合にも、ベッド上であれば特に体動制限はない。
● 安静制限や、特殊な吸引指示がない場合は、ドレーンを持ち運び移動することができるが、ドレーンを胸部より上にしない。

排液ドレナージの場合

❹ 排液のある場合、量・性状・色調に変化はない？

- 排液のある場合、排液量は、1日の決まった時間でチェックし、日付とともに記入しておく。
- 術後の排液ドレナージの場合、通常、排液は「血性」「淡血性」「淡々血性」「漿液性」と変化していく。
- 変化の過程で、排液に血液が混じる場合、あるいは血液の色調が新鮮血になってきた場合は、新たな出血が起こっていることを考え、医師に報告する。血胸、ショック（肋間神経刺激による疼痛、大量排液後の循環虚脱）などの合併症がないか、早期発見のサインとなる。
- 排液量が1,000mL/日、または100mL/時を超える出血がある場合は、バイタルサインなどを観察し、医師に報告する。
- 検査の指示がある場合は、トロッカーカテーテルのルーメン、あるいは胸腔排液用装置のサンプルポートから検体（排液）を採取する。

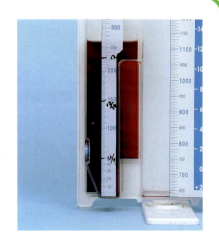

検体（排液）採取の方法：ルーメンから

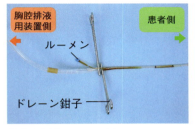
①患者側をクランプする

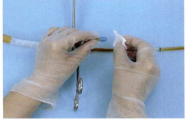
②消毒する

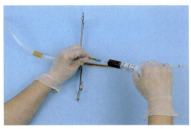
③注射器に注射針を接続し、採取する

- トロッカーカテーテルをドレーン鉗子でクランプする。
- 注射器に注射針を接続し、消毒してから穿刺・吸引して採取する。
- 採取後も、刺入部の菌の繁殖を防ぐため、サンプルポートの消毒を行う。

検体（排液）採取の方法：サンプルポートから

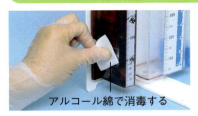
アルコール綿で消毒する

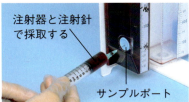
注射器と注射針で採取する／サンプルポート

- 注射器に注射針を接続し、消毒してから穿刺・吸引して採取する。
- 採取後も、刺入部の菌の繁殖を防ぐため、サンプルポートの消毒を行う。

＜引用文献＞
1. 中島淳：胸腔ドレナージ．窪田敬一 編，最新ナースのための全科ドレーン管理マニュアル，照林社，東京，2005：44．
2. 長谷川泰子：手術創のドレナージ管理．鶴田早苗，長谷川泰子，野口まどか 編，エキスパートナースMOOK10 改訂版 よくわかる術後処置マニュアル，照林社，東京，2002：30．
3. 川島みどり，他：ドレナージ管理と穿刺法．川島みどり 編著，改訂版 実践的看護マニュアル 共通技術編，看護の科学社，東京，2002：495．
4. チェスト・ドレーン・バック取扱説明書．
5. 大塚博明：知っておきたいチューブと吸引器の基礎知識．高岡勇子監修，特集 よくわかる ドレーン管理のコツとトラブル対策，エキスパートナース 2005；21（2）：31．

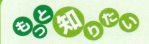

胸腔ドレーンの抜去はどう進む？

排液ドレナージの場合、トロッカーカテーテル抜去の基準は？

●胸腔ドレーン（トロッカーカテーテル）の抜去

例えば術後の観察的ドレナージの場合、胸腔ドレナージはおおむね24～72時間後まで施行され、その後、胸腔ドレーンを抜去することが多い。

以下の①～③をめやすに、胸部X線検査で残存肺の膨張具合、胸水の貯留具合をもとに抜去が決定される。

① （排液のある場合）漿液性
② （排液のある場合）排液量が200mL/日以下、あるいは2mL/kg/日以下[1]
③ （気胸の場合）エアリークが完全に止まっている

●胸腔ドレーン抜去の手順

胸腔ドレーンの抜去は医師により行われる。手順は以下のようになる。抜去時も無菌的操作で行う。

① 患者に胸腔ドレーンの抜去について説明し、同意を得る
② ベッドを30～45°程度ギャッチアップ、あるいは座位がとれれば座位で行う
③ 患者に上肢を挙上してもらい、挿入部を消毒する
④ 医師は局所麻酔を行う（抜去後の再縫合の準備）
⑤ 患者に深呼吸をしてもらい、呼気終末時に呼吸を止めた状態でトロッカーカテーテルをクランプし、手早く抜去する
⑥ 抜去と同時に、医師はトロッカーカテーテルが挿入されていた孔を縫合糸で縫合・閉鎖する
⑦ 創部を消毒し、滅菌ガーゼで圧迫・固定する
⑧ 医師は胸部X線撮影を行い、気胸などが起こっていないかを確認する
⑨ 抜去後も、呼吸苦や皮下気腫の有無を観察する

なお、抜去時に呼吸を止めた状態で行うのは、空気が胸腔内に流れ込むのを防ぐためといわれている。ただし最近では、抜去のタイミングが吸気終末時や呼気終末時であっても、胸腔内の残気量に差はなく[1]、呼吸を止める必要はないとされる場合もある。

ドレーン抜去後に肺の膨張が悪く、滲出液の貯留や残気（残存した空気）が認められた場合は、再度、胸腔穿刺を行うが、残気量が少量であれば、自然に吸収される。

<引用文献>
1. 加地正人：カテーテル／ドレーン管理の最新トレンド 胸腔ドレーン．看護技術 2006：52（4）：40-41．

<参考文献>
1. 岡田守人 編：ナースのためのパーフェクトガイド 呼吸器外科の術前術後のケア．呼吸器ケア2014年臨時増刊，メディカ出版，大阪，2014．
2. 永井秀雄，中村美鈴 編：臨床に活かせる ドレーン＆チューブ管理マニュアル．学研メディカル秀潤社，東京，2011．
3. 落合慈之 監修，石原照夫 編：呼吸器疾患ビジュアルブック．学研メディカル秀潤社，東京，2011．

37 低圧持続吸引システムによるドレナージと管理

井澤まゆみ

持続吸引ドレナージは、体腔内に貯留液が多い場合や、貯留液の粘稠度が高い場合に行う。
身体的侵襲を伴い、トラブルが生命の危機につながることもあるため、徹底した安全管理を行い、安定した状態に保持するよう努める。

クローズアップ手技
- 項目1 ドレーン挿入部位の観察
- 項目2 排液の方法
- 項目3 低圧持続吸引システム使用時の注意

基礎知識

低圧持続吸引システム

- 低圧持続吸引システムとは吸引機能が備わった排液バッグで、低い陰圧をかけながらドレナージする方法である。
- 常に陰圧をかけなければならないドレナージや術後の手術部位感染（surgical site infection：SSI）予防のため、創部陰圧ドレナージなどに用いられる。
- 排液バッグ自体に吸引機能が備わっているものとして、バネ式・握り型式・バルーン式などがある。
- 外科手術後に挿入し、持続的な陰圧をかけることで、貯留液の排出や出血などのモニタリング目的で行う。

基礎知識

基本的なドレナージの目的と適応

- 体腔内に貯留した、あるいは今後貯留することが予想される「血液」「滲出液」「膿汁」などを体外に排出する目的で行う。
- 管状・帯状の器具（ドレーン）を体外から体腔内に挿入して行う。
- ドレナージは目的により、「治療ドレナージ」「予防ドレナージ」「情報ドレナージ」に分類される（表）。

	目的	適応例
治療ドレナージ	●貯留している「血液」「滲出液」「膿汁」「消化液」などにより、腹腔内膿瘍や汎発性腹膜炎などを発症している場合、これらを体外へすみやかに排除し、治療する ●洗浄・薬剤注入を兼ねる場合もある	●胸腔ドレナージ（気胸・胸水・血胸） ●硬膜外・硬膜下・脳室ドレナージ（頭蓋内血腫水頭症） ●心嚢ドレナージ（心タンポナーデ） ●胆管ドレナージ（閉塞性黄疸） ●腹腔ドレナージ（腹膜炎） ●イレウス管（腸閉塞）

（次頁につづく）

	目的	適応例
予防ドレナージ	●術後の「出血」「滲出液」「消化液」や縫合不全時の「膿瘍」などの貯留が予測されるとき行う ●死腔形成や腹腔内感染を防ぐ	●縦隔ドレナージ（心臓手術） ●胸腔ドレナージ（肺手術） ●腹腔ドレナージ（モリソン窩・ダグラス窩のように仰臥位時に低位置になる部位に挿入） ●消化管吻合部のドレナージ ●硬膜外・脳室ドレナージ
情報ドレナージ	●術後の「出血」「滲出液貯留」「縫合不全」など、手術で引き起こされる体内の異常を早期発見する	（全般）

基礎知識

基本的なドレナージの方法

開放式（オープン）ドレナージ

- 創部から体外にドレーンを留置し、ドレーンの端は開放したまま（ガーゼなどで覆い）、毛細管現象を利用してドレナージを行う。
- 排液バッグやチューブがつながっていないため、体動制限がなく、離床を図りやすい。
- ドレーンから流出する排液を吸収するため、ガーゼで覆っておく。
- ガーゼを1日数回交換する必要がある。
- 逆行性感染のリスクがある。

<＜開放式ドレナージを行う手術の例＞
- 甲状腺腫瘍摘出術
- 虫垂切除術（特に穿孔していた場合や、炎症が強かった場合）
- 腹腔鏡下胆囊摘出術　など

●ペンローズ型の例（ドレーン（端を開放）／脱落防止のクリップ）

閉鎖式吸引（クローズドサクション）ドレナージ

- ドレーン挿入部の気密性を保ち、ドレーンを排液バッグや吸引器に接続することで、閉鎖状態でドレナージを行う。
- 逆行性感染のリスクが少ない。
- 排液は排液バッグに貯まるため、量・性状の判定が正確にできる。
- 排液が少量のとき、ドレーン閉塞と見分けることが困難である。
- 事故抜去などのリスクがあるため、体動が制限される。

吸引器の例

- J-VAC®サクションリザーバー・スタンダード型（ジョンソン・エンド・ジョンソン株式会社）。
- バネの力で吸引する。

- デイボール　リリアバック（株式会社メディコン）。
- バルーンが収縮する力で吸引する。

（陰圧をかけないまま用いる場合もある）

＜閉鎖式ドレナージを行う手術の例＞
- 胃全摘出術、幽門側胃切除術
- 結腸切除術
- 大腸低位前方切除術、大腸高位前方切除術
- 乳房悪性腫瘍切除術
- 肝臓部分切除
- 膵頭十二指腸切除術
- 食道摘出術　など

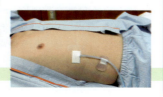

低圧持続吸引機能付き排液バッグの特徴
①小型で持ち運びやすく、活動が制限されにくい
②吸引圧の細かい設定はできない
③バッグ内の排液が多くなるにつれ陰圧が低下するため、適宜排液する必要がある
④種類によって、排液バッグのままでは排液量を正確に計測できないため、定期的に排液を廃棄して計測する（頻繁なバッグの開放は感染予防の面から好ましくないため、患者状態や排液量・状態に応じて行う）

基礎知識

低圧持続吸引システムの申し送り・確認ポイント

- 術後ドレーンが複数留置されている場合がある。そのため、術後の申し送り時は、手術室看護師とともにドレーン挿入位置を確認し、排液バッグにドレーン挿入部位名が正確に記載されているか確認する。
- 閉鎖式ドレナージシステムとして、持続的に吸引圧をかける方法（吸引圧式）と、自重による自然落下を使用する方法（落差式）があるため、そのつど圧管理を必要とするかどうか確認する。

＜申し送り時に確認すべきこと＞
- 術式
- 留置ドレーンの種類
- 留置ドレーンの挿入部位と本数
- 陰圧の有無

項目 1　ドレーン挿入部位の観察

ここが POINT!

- ドレーンの固定位置は「挿入部」から「先端（体内）」までが直線になるよう検討する。
- ドレーンチューブの屈曲により、排液が貯留し陰圧がかかりにくくなるため注意する。
- ドレーン留置部位からの「性状」「異常の有無」「排液量」を観察することで、異常の早期発見や対応につながる。

基礎知識

バネ式低圧持続吸引システムの取り扱い

- J-VAC® ドレナージシステムとは、閉鎖式吸引機能をもつ排液バッグとドレーンチューブがセットになった製品である。
- 持続的吸引が可能で、排液効果が高く、閉鎖型のためドレーン刺入部の気密性が保たれる。ドレーン内腔が外界から隔離される状態でドレナージが行えるため、開放式に比べ手術部位感染が起こりにくい。
- 創部が排液により汚染されることが少ないため、開放式に比べガーゼ交換や消毒の回数が少なく、創処置が簡便である。
- バネの力を利用して排液バッグを圧縮し、陰圧をかけることで、持続的に排液を排出させる（図）。
- 初期の陰圧は40mmHg前後、その後を平均すると20〜40mmHg程度（自然圧で表すと腰から床までの圧に相当）の陰圧が持続的にかかる。吸引圧の設定はできない。
- 吸引バッグが小型で持ち運びしやすく、患者の可動性が制限されない。ストレスの軽減が期待される。
- 排液量100mL以下になることが抜去のめやすであるが、早期抜去が望ましい。

（次頁へつづく）

J-VAC® の各部位名称

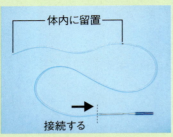

●ブレイクシリコンドレイン

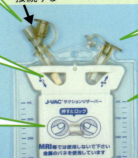

●排液バッグ（J-VAC® サクションリザーバー スタンダード型）

Yコネクター
●ドレーンと排液バッグをつなぐ吸入口。

逆流防止弁
●排液が創内に逆流するのを防ぐ。

ロック時の親指位置
●再作動させる際に、ここに親指を当てて上方へずらすように強く押す。中のバネが圧縮されてロックのツメが引っかかる。

排出口
●計量・排液の際にキャップを外して排液する。

計量目盛

フラップ
●再作動時：後ろ側に折り曲げる（フラップダウン）。
●吸引開始時：手前に折り曲げる（フラップアップ）と陰圧がかかる。

バネ式低圧持続吸引システム開始の手順

実際は手術室で行われ、装着した状態となっている

1 アダプターをドレーンに接続する。

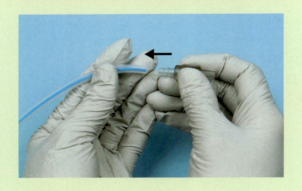

2 排液バッグのY型コネクターに接続する。

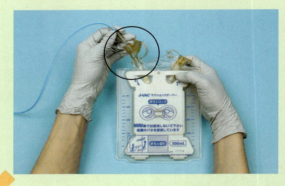

3 開創後、吸引を確認する。

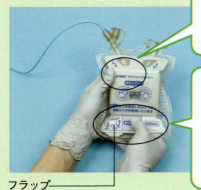
フラップ

●左手は排液バッグ正面、左上にある"J-VAC®"の文字部分を持って行う（汚染を避けるため）。

●排液バッグの底部の「フラップ」を、音がするまでゆっくり"上方に"折り曲げる（フラップアップ）。
＝ロック解除、吸引開始

ドレーン挿入部の様子

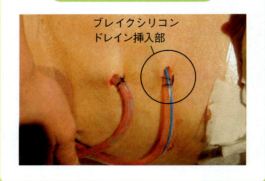

ブレイクシリコンドレイン挿入部

＊消化管術後患者の場合（ドレーンは術中にモリソン窩に挿入・縫合固定されている設定）

1　ドレーンの挿入部とドレーンチューブの固定位置を確認する。

- ドレーンの「挿入部」から「先端（体内）」まで、なるべく直線になるように皮膚に固定されていることを確認する。
- 挿入部の被覆は、縫合創と同様に、フィルムドレッシング材を使用する。
- ドレーンチューブが皮膚にテープで固定されていることを確認する。適切な位置は、ドレーン挿入部から3～4cmである。

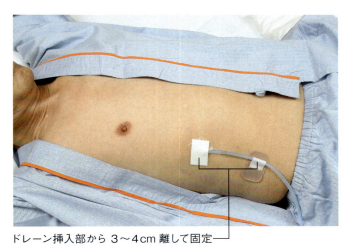
ドレーン挿入部から3〜4cm離して固定

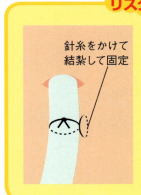

リスクを防ぐ
- 通常は、手術時にドレーンが挿入され、皮膚へ針糸をかけて結紮して固定されている。
- 術後は必ず皮膚との縫合部を確認しておく。
- 固定テープが排液で汚染されていると、強度が弱くなり、固定が外れやすくなるので注意する。

2　挿入部の異常がないか、挿入部周囲の異常がないか観察する。

- ドレーン挿入部に発赤・出血がないことを確認する。
- 挿入部からの排液が多い場合は、ガーゼなど他のドレッシング材へ変更する。
- 固定テープによるかぶれがないか観察する。

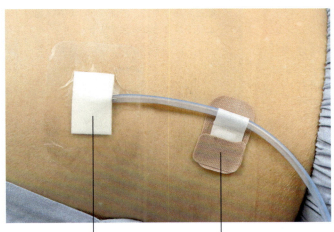
優肌パーミパッド®　　クイックフィックス®（2号）

リスクを防ぐ
- かぶれの病態は動くことによる刺激や接触性皮膚炎であり、治療・予防方法は原因を避けることである。
- 固定テープでかぶれるようであれば固定位置を変更する。
- 必要時は、医師（または医師の指示のもとWOCナース）に相談し、適切なスキンケアを実施する。

＜皮膚保護材の例＞

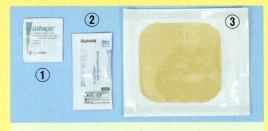
① ConvaCare®
② リモイス® バリア
③ デュオアクティブ® ET

3 ドレーンチューブの屈曲・捻転、接続外れがないか確認する。

- 術後の早期離床を念頭に置きながら、ドレーンチューブの長さや屈曲・捻転に注意して調節する。

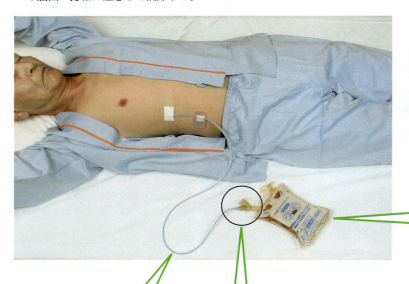

なぜ行う
- ドレーンチューブが屈曲していると、その部分に排液が貯留し、陰圧がかかりにくくなる。
- 排液バッグを体幹部より10cm低い位置に置いた場合、$-10cmH_2O$（$=7.35mmHg$）の陰圧がかかる。

臥床中は、排液バッグは体幹部と同じ高さで管理する

屈曲・捻転に注意する

ドレーンチューブと排液バッグの接続に注意する

リスクを防ぐ
- 体動しているうちにドレーンチューブにねじれが生じてくるので注意する。
- ドレーン抜去時の安全性を保つため、接続部は抜けやすく設計されている。そのため、排液バッグの接続が確実に固定されているか確認する。
- チューブが引っ張られることがないよう、排液バッグとドレナージチューブとの距離は適切に保つ。

ここがコツ
- 離床時は、排液バッグをつけたまま歩行できる専用ポシェットを活用すると活動しやすい。
- 専用ポシェット使用時は、逆行性感染などを防ぐため、排液バッグが挿入部より下になるよう注意する[1]。

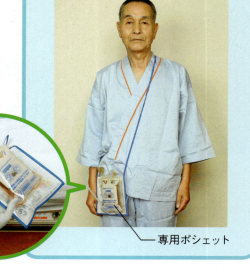

専用ポシェット

4 排液を観察する。

- 挿入直後は1時間ごとに観察する。その後は定期的に観察する。
- 術式を確認し、留置されている部位からの「性状」「異常の有無」「排液量」を観察する。
- 排液が貯まり排液バッグが膨らんでいると吸引圧が低下したり、患者の動きを妨げる原因となるため、排液は適宜排出する（「項目2」参照）。

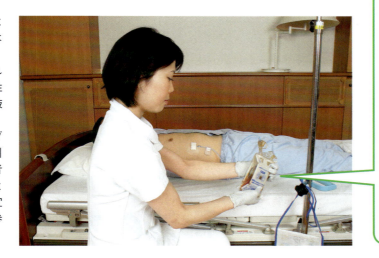

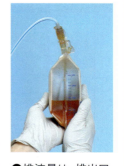

- 排液量は、排出口を開き、排液バッグが完全に膨らみきった状態で確認する。

腹腔・皮下ドレーン排液の性状と量[2]

正常		異常		原因
淡血性 ↕ 漿液性		血性（術後100〜150mL/時の血性の排液は後出血）		出血
		混濁・浮遊物あり		感染
		濃緑色		縫合不全 胆汁漏出

リスクを防ぐ
- 血性の排液が増加するなど、体腔内の新たな出血が推測される場合、ショック症状（血圧の低下、頻脈など）に十分注意して観察する[3]。
- 滲出液が術後3〜5日ごろから膿性に変化した場合には、縫合不全や感染を疑い、医師に報告する。

なぜ行う
- 排液量の推移を観察することで、異常の早期発見と対応に努めることができる。

5 疼痛の有無を観察する。

- ドレーンによる皮膚挿入部の「疼痛」「圧迫感」「感染」「大網（脂肪組織）の脱出」が起こる可能性がある。

痛みはないですか？

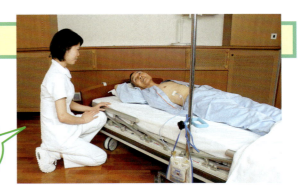

6 適宜、X線検査を行い、ドレーン留置部位を確認する。

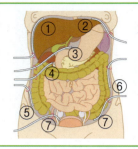

①右横隔膜下
②左横隔膜下
③肝下面（ウィンスロー孔）
④モリソン窩
⑤右傍結腸溝
⑥左傍結腸溝
⑦ダグラス窩

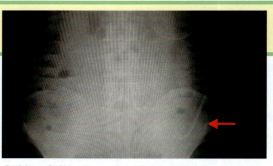

- 適切な部位にドレーンが確実に留置されているか、X線検査でドレーンの位置を確認する。
- ダグラス窩にドレーンが留置されている例（←）。

項目 2 　排液の方法

ここが POINT!

◆ 排液バッグ内の排液量が多くなると吸引圧が低下するため、適宜排液する。
◆ 開放操作を頻繁に行うとバネのゆるみにつながるため、必要最小限で行う。
◆ フラップを上げた直後に排液バッグが全部膨らむ場合は、エアリークの恐れがある。

＊J-VAC®サクションリザーバーを使用

1 手指衛生を行い、マスク・ビニールエプロン・ゴーグル（またはフェイスシールド）、未滅菌手袋を装着する。

● 分泌物で汚染される可能性もあるため、標準予防策（スタンダードプリコーション：SP、「01：標準予防策」参照）に則り実施する。

2 それまでの排液量を測定し、記録する。

● 術後であれば、測定した1時間ごとの排液量を記録する。

1 排出口のキャップを開ける

- 吸入口に逆流防止弁が付いているので、ドレーンクランプは不要
- 排液バッグの中に空気が入り、全開になる

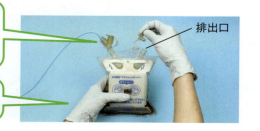

排出口

2 排液バッグを垂直に持って、側面の目盛りで排液を計測する

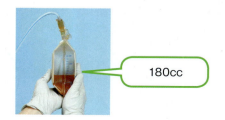

180cc

3 排液カップ等に排液を捨てる。

●排液バッグを傾けて排出口より排液を捨てる。

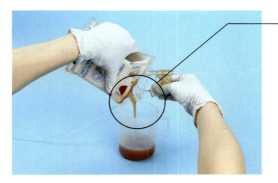

排出口が他の部位に触れないように行う

●早く排液を行いたい場合は、排液バッグを両手で軽くゆっくりと押す（強く押さない）。

リスクを防ぐ
●接触感染を防ぐため、他の部位や手に排出口が触れないように行う。

4 次の吸引を行うため、排液バッグをロックする。

●上方向へずらすように強く押すとロックされる。

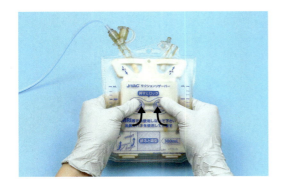

●"親指マーク"より少し下に両親指を置いて、上へスライドさせるように押すと、簡単にロックできる。

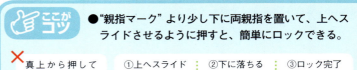

× 真上から押してもロックできない　｜　①上へスライド　｜　②下に落ちる　｜　③ロック完了

ロックのツメが引っかかることにより、中のスプリングが圧縮され、排液バッグが平たくなる

5 フラップを後ろに折り曲げ、ロックを固定する。

●底部のフラップを後ろにやや折り曲げて（フラップダウン）、確実に固定する。

●排液によるすべりが原因で、ロックが外れることを防ぐために行う。

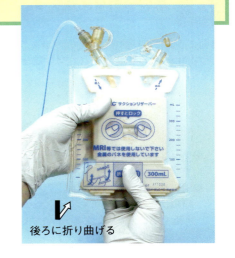

後ろに折り曲げる

37 低圧持続吸引システムによるドレナージと管理

6 排出口キャップを消毒する。

● アルコール綿を使用して消毒する。

排出口も消毒する

7 排出口キャップを閉める。

● 排出口に触れないように注意して行う。

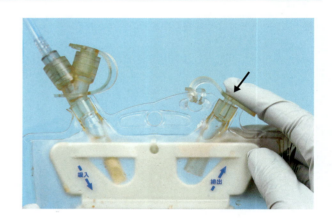

8 次の吸引を開始する。

● 向こう側に折り曲げておいたフラップを静かに手前に折り曲げる(フラップアップ)。ロックが解除され、内部のバネが伸びると同時に、吸引を開始する。

リスクを防ぐ

- フラップアップ直後に排液バッグが全部膨らんでしまう場合は、エアリーク(空気漏れ)の可能性がある。
- エアリークを疑う場合は、ドレーンチューブの観察(ドレーンチューブに破損はないか)、ドレーン刺入部の観察(ドレーンは抜けていないか)を行うとともに、すぐに医師へ報告する。

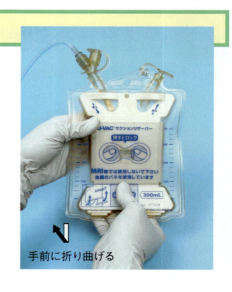

手前に折り曲げる

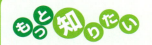

バルブタイプの排液バッグの取り扱いは？

握り型式低圧持続吸引システムでの排液

握り型式低圧持続吸引システム：各部位名称

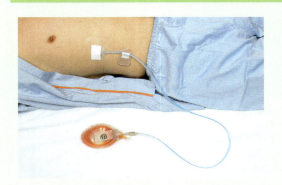

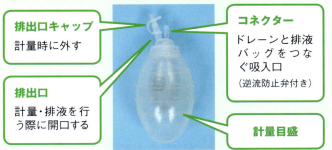

- 排出口キャップ：計量時に外す
- 排出口：計量・排液を行う際に開口する
- コネクター：ドレーンと排液バッグをつなぐ吸入口（逆流防止弁付き）
- 計量目盛

● 100mL バルブ型排液バッグ
● J-VAC® サクションリザーバー・バルブ型
（ジョンソン・エンド・ジョンソン株式会社）

握り型式低圧持続吸引システムドレナージの排液手順

1 排出口キャップを開ける。 **2** 排液バッグを垂直に持って、側面の目盛りで排液を計測する。

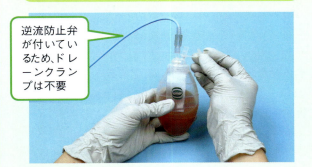

逆流防止弁が付いているため、ドレーンクランプは不要

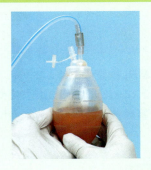

● 実施前に、適切な PPE を装着する。

3 排液バッグを傾けて静かに握り、排液する。 **4** 排出口と排出口キャップを消毒する。

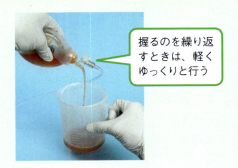

握るのを繰り返すときは、軽くゆっくりと行う

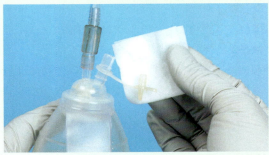

（次頁へつづく）

⑤ 排出口キャップを開けた状態で、排液バッグを握るように押しつぶす。

→

⑥ 反対の手で排出口キャップを閉めてから押しつぶしていた手をゆるめ、吸引の開始を確認する。

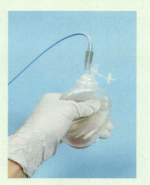

よい例　　悪い例

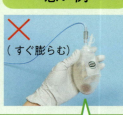

○　×（すぐ膨らむ）

● 必ず吸引されているか確認を行う。
● 手をゆるめた直後に排液バッグが全部膨らむと、エアリークの可能性がある。

項目 3　低圧持続吸引システム使用時の注意

ここが POINT!

◆ MRI検査の際は、J-VAC®の排液バッグを外す必要があるため、医師に確認する。
◆ ドレーンチューブが傷つきやすいため、ミルキングローラーを用いたミルキングは行わない。
◆ 事故抜去時は、すみやかに刺入部をガーゼで押さえ、医師を呼ぶ。

基礎知識

低圧持続吸引システム（J-VAC®）の使用に関する警告

MRIに関する注意点

- 排液バッグ内のスプリングは磁性体のため、MRI検査に影響を与える場合がある。
- MRIを行う場合は必ず排液バッグを外す必要があるため、医師に確認を行う。

ローラーによるミルキングの禁止

- J-VAC®のチューブはシリコン製ドレーンで、柔軟だが傷つきやすいため、ミルキングローラーを用いてミルキング（機器を用いてチューブをしごくこと）は行わない。
- ミルキングローラーを使用すると、ドレーン内腔が破損する恐れがある。

留置中の全身状態の観察

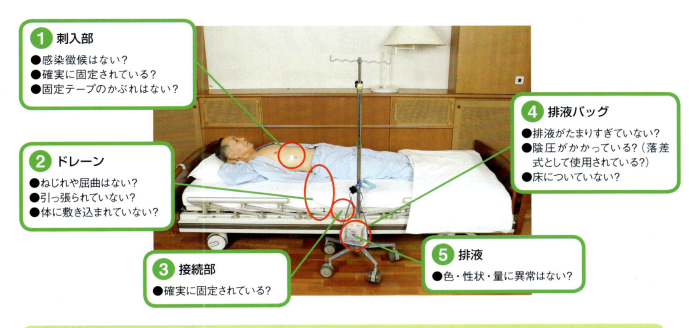

1 刺入部
- 感染徴候はない？
- 確実に固定されている？
- 固定テープのかぶれはない？

2 ドレーン
- ねじれや屈曲はない？
- 引っ張られていない？
- 体に敷き込まれていない？

3 接続部
- 確実に固定されている？

4 排液バッグ
- 排液がたまりすぎていない？
- 陰圧がかかっている？（落差式として使用されている？）
- 床についていない？

5 排液
- 色・性状・量に異常はない？

トラブルによる抜去時の対応

- 排液の際には、適切なPPEを装着する。

1 事故抜去が発生した場合、すみやかに刺入部をガーゼで押さえる。

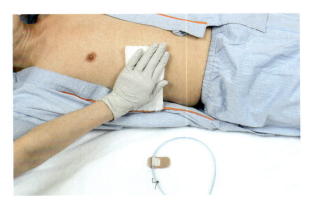

2 ガーゼをテープで固定（圧迫固定）し、医師を呼ぶ。

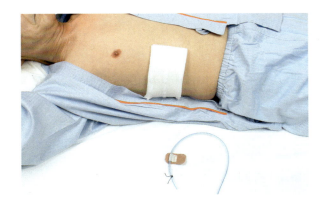

<引用文献>
1. 中野あけみ：③固定と管理のポイント チューブ固定と移動時の注意点．エキスパートナース 2014；30（2）特別付録：10．
2. 岩本満美：写真とイラストでみるドレナージ管理のコツ．特集 よくわかるドレーン管理のコツとトラブル対策，エキスパートナース 2005；21（2）：32-37．
3. 池田克実：持続吸引ドレーン挿入時、貯留液（血液）がどれくらい増えたら危険？ 西口幸雄編，術前・術後ケアの「これって正しい？」Q&A100，照林社，東京，2014：101．

<参考文献>
1. 藤野智子，福澤知子編：看るべきところがよくわかるドレーン管理．南江堂，東京，2014：45-53．
2. 中野あけみ：腹腔ドレーン管理の"見抜ける"BOOK．エキスパートナース 2014；30（2）特別付録．
3. J-VAC® ドレナージシステム添付文書．

38 尿道留置カテーテルの挿入と管理

坂田貴代

尿道（膀胱）留置カテーテルは、排尿が困難なとき、あるいは尿閉時に挿入される。尿による汚染の危険がある創部を保護したい場合にも行われることがある。
尿路感染などの合併症や、膀胱・尿道粘膜の損傷を防ぐために、解剖生理を理解したうえで実施することが重要である。

クローズアップ手技
- 項目1 尿道留置カテーテルの挿入
- 項目2 尿道留置カテーテルの固定・管理

基礎知識

尿道留置カテーテル挿入の目的

- 尿を持続的に体外に排出することを目的として、膀胱に尿道留置カテーテルが留置される。
- 尿道留置カテーテルが留置される場合を表に示す。
- 膀胱・尿路の造影検査時、造影剤を注入するために挿入される場合もある。
- 尿道留置カテーテル留置に伴う膀胱・尿道粘膜の損傷を防ぐためには、膀胱・尿道および外陰部の構造（図）を理解したうえで挿入・管理する。
- 処置に伴う苦痛や、羞恥心への十分な配慮が必要である。

- 術中・術後などで排尿が困難な場合
- 重篤な患者で正確な尿量測定が必要な場合
- 長時間の安静が必要な場合
- 終末期の緩和ケアが必要な場合
- 自然な排尿がほとんど得られない場合（排尿障害）
- 創部の汚染防止

留置部位

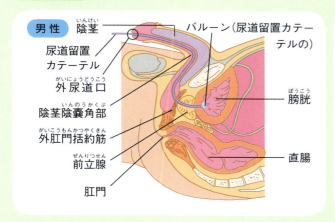

男性：陰茎／尿道留置カテーテル／外尿道口／陰茎陰嚢角部／外肛門括約筋／前立腺／肛門／バルーン（尿道留置カテーテルの）／膀胱／直腸

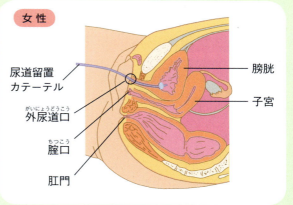

女性：尿道留置カテーテル／外尿道口／腟口／肛門／膀胱／子宮

基礎知識

尿道留置カテーテル留置中の感染対策

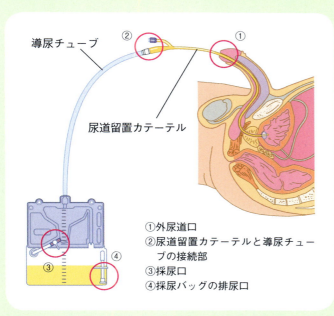

導尿チューブ／尿道留置カテーテル

① 外尿道口
② 尿道留置カテーテルと導尿チューブの接続部
③ 採尿口
④ 採尿バッグの排尿口

- 尿道留置カテーテルに由来する感染症を、カテーテル関連尿路感染（catheter associated-urinary tract infection：CAUTI）と呼ぶ。
- 米国での調査では、尿路感染は、急性期病院での院内感染の30％を占め[1]、ほぼすべてが尿路へのデバイスの留置が原因とされる。
- 尿道留置カテーテル留置に伴う感染を防ぐためには、挿入や日常管理は無菌的操作で行い、さらに、できるだけ尿道留置カテーテルを長期間留置しないことが重要である。
- 尿道留置カテーテル留置中の細菌の侵入経路は、主に「外尿道口」「接続部」「採尿口」「採尿バッグの排尿口」（図）であると考えられる[2]。これらの部位を清潔に取り扱うとともに、必要以外は開放しない。
- 間欠的な膀胱洗浄は、接続を開放することから感染を招きやすい。また、膀胱粘膜に刺激を与えるため、ルーチンで行わない[3]。

基礎知識

尿道留置カテーテル・採尿バッグ

尿道留置カテーテル ＋ 閉鎖式採尿バッグ

（一体型の閉鎖式が望ましい）

2wayカテーテル

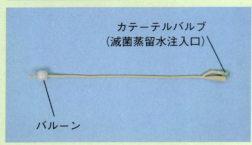

カテーテルバルブ（滅菌蒸留水注入口）
バルーン

- 通常用いられるタイプである。
- カテーテルバルブは、バルーンに滅菌蒸留水を注入する際に用いる。

2wayカテーテル／チーマンカテーテル

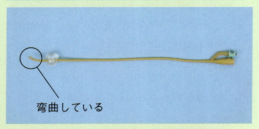

弯曲している

- 先が弯曲しており、直線状の尿道留置カテーテルが挿入しにくい場合に用いられる。

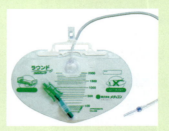

- ラウンドウロバッグ（株式会社メディコン）
- 尿道留置カテーテルに接続して用いる閉鎖式採尿バッグ。
- 逆流防止機構付き、尿採取用サンプルポート（採尿口）付き。

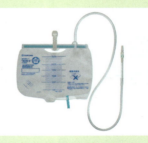

- ウロガード®プラス（テルモ株式会社）
- 尿道留置カテーテルに接続して用いる、閉鎖式採尿バッグ。
- 新鮮尿採取口のあるタイプ、逆流防止弁付きタイプがある。

- 通常は尿道留置カテーテルとして、「2wayカテーテル」が用いられる。「3wayカテーテル」は持続的膀胱洗浄が必要な場合に選択されることが多い。
- CDCガイドラインでは、「膀胱頸部および尿道の損傷を最小限に減らすため、十分な排尿が得られる範囲で可能な限り細いカテーテルの使用を検討する」としている[4]。「尿道留置カテーテルが詰まりやすい」「尿漏れが起こる」という理由で、径の太い尿道留置カテーテルを留置しない。
- バルーンの容量は、成人用では10～30cc程度の製品が多い。必要以上に大きい容量を選択すると残尿量が増えて感染を招く危険があるので、尿漏れがある場合などにも、安易にバルーンの容量を上げない[5]。
- バルーンを膨らませるために用いる固定液は、必ず滅菌蒸留水を指定された量で用いる。生理食塩水は結晶を析出し、抜去時に水が抜けなくなる恐れがあるので用いない。
- 中期間・長期間にわたり尿道留置カテーテルを留置する場合は、素材として、オールシリコンか親水性コーティング、あるいはシルバー親水性コーティング加工がされた製品がよい。特にシルバー親水性コーティングタイプの尿道留置カテーテルは、尿道粘膜への刺激が少なく、銀の抗菌作用で尿道留置カテーテル留置に起因する細菌増殖が抑制され、尿路感染症発症率の低下や発症時期の遅延が期待できるとされる。
- 尿道留置カテーテル・採尿バッグは、閉鎖式を用いることが望ましい[6]。閉鎖式採尿バッグの例を示す（図）。

項目 1　尿道留置カテーテルの挿入

ここが POINT!

◆ 患者のプライバシーを確保できるように、周囲の環境に留意する。
◆ 尿路感染を予防するために、無菌的操作で行う。
◆ 確実に膀胱に留置するために、尿の流出を必ず確認する。

1　必要物品を準備する。

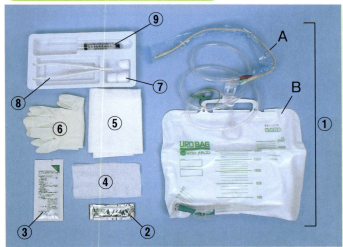

尿道留置カテーテルキット

＊ここでは尿道留置カテーテルキットとして、バードI.C.シルバーフォーリートレイ（株式会社メディコン）を使用、広げて撮影

①閉鎖式導尿システム（尿道留置カテーテルから採尿用キットまでが一体化している完全閉鎖式システム。接続部の開放を避けるため、尿道留置カテーテルと採尿バッグの接続部がシールされている）
　　A：尿道留置カテーテル（フォーリーカテーテル、2way）
　　B：採尿（蓄尿）バッグ（バードウロバッグショートタイプ2,500mL、閉鎖式採尿バッグ、低ベッド用）
②滅菌水溶性潤滑剤
③10％ポビドンヨード液
④ガーゼ（2枚）
⑤処置用防水シーツ
⑥滅菌手袋
⑦綿球（3個）
⑧鑷子
⑨滅菌精製水入り注射器（滅菌精製水10mL）
●タオルケット
●バスタオル（2枚）
●ビニールエプロン

2　患者確認を行い、尿道留置カテーテル挿入の承諾を得る。

- 患者氏名（フルネーム）と生年月日を答えてもらい、ネームバンドを確認する。
- 患者に尿道留置カテーテル挿入の必要性と施行方法を説明し、承諾を得る。

3　患者のプライバシーが確保できるよう、環境を整える。

- カーテン、またはスクリーンで周囲から遮断する。

4 患者に臥床してもらい、上掛けを上に寄せて、タオルケットをかける。

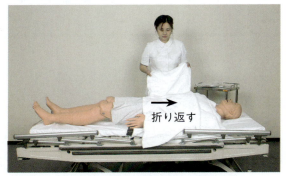

● タオルケットを使い、陰部を覆う程度に残し、残りを上半身へ折り返す。

5 援助がしやすいよう、施行者の側に動いてもらう。

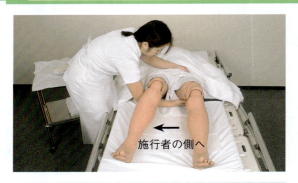

ここがコツ ● その後の作業の動線を考えて、援助しやすいよう、施行者側に移動してもらう。

6 尿道留置カテーテルキットの包装紙を広げる。

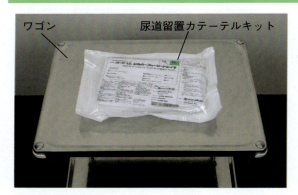

● 清潔区域を確保するために、外装をワゴン上で清潔に開封する。

● 包装紙を広げ、清潔区域をつくる。

7 腰部の下に、処置用防水シーツを敷く。

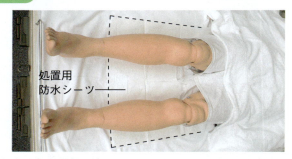

● 殿部と腰部の境から下をめやすとして敷く。
● ビニール面（防水面）を下側にする。

8 寝衣を腰の上まであげ、下着をとる。

＊以下の手技は、タオルケット・上掛けを外した状態で示す

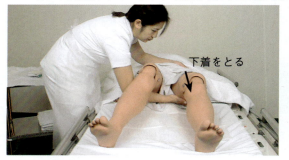

● 患者の羞恥心に配慮し、露出を最小限に行うため、タオルケットをかけながら、片足ずつ下着を抜いていく。

9 女性は両膝を立てて開脚。男性は両膝をやや伸ばして、少し両脚を開く。

女性 ●施行者に陰部が見えやすいように、両膝を立てて開脚してもらう。

男性 ●膝の角度は女性よりもゆるやか。

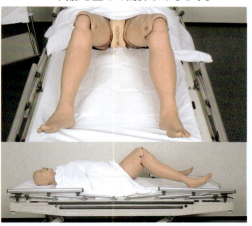
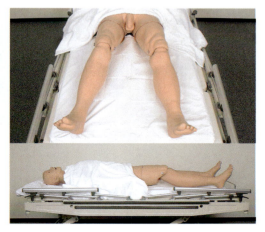

ここがコツ
●羞恥心による挿入困難を回避するため、尿道留置カテーテルの挿入は同性が施行するのが望ましい。

10 両脚をそれぞれバスタオルで覆う。

＊以下は女性の場合で解説

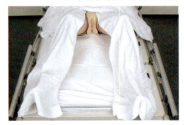

●バスタオルなどを用いて、露出を最小限にし、保温しながら行う。

11 尿道留置カテーテル留置前に手指衛生を行い、ビニールエプロンと滅菌手袋を装着する。

リスクを防ぐ
●尿道留置カテーテル挿入時は尿路感染の危険があるため、必ず滅菌手袋を装着して行う。
●汚染を防ぐため、ビニールエプロンを装着する。

12 トレイを無菌的に持ち上げ、採尿バッグの横に並べて置く。尿道留置カテーテルを持ち上げ、異常がないか確認する。

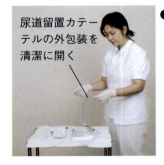

尿道留置カテーテルの外包装を清潔に開く

●尿道留置カテーテルが汚染されると感染を引き起こしやすいので、無菌的操作に留意して行う。

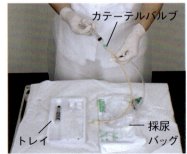

カテーテルバルブ
トレイ
採尿バッグ

①滅菌精製水入り注射器をカテーテルバルブ（バルーン注入口）に接続する。
②精製水を注入してバルーンが異常なく膨らむか確認する。
③精製水を抜いて戻しておく。

リスクを防ぐ

●尿道留置カテーテルを取り出した際には、「バルーンが膨らむか」「膨らみ方の異常はないか」を必ず確認する。

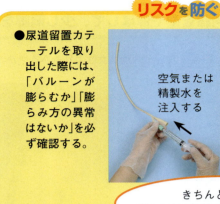

きちんと膨らむ？
膨らみ方が極端にかたよっていない？

---

13 採尿バッグのチューブをストッパーでクランプ（閉塞）しておく。

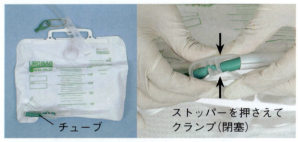

●接続後、尿がチューブから流出しないように、閉塞させておく。

14 トレイにセットされている滅菌精製水入り注射器の、フタを外しておく。

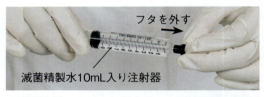

●尿道留置カテーテル挿入後は、利き手と反対側の手が不潔の扱いになる。
●汚染を拡大させないよう、バルーンを膨らませるための滅菌精製水入り注射器の準備を事前に行っておく。

---

15 トレイにセットされている綿球に、付属の消毒薬を注ぐ。

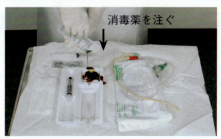

●このキットでは、バード®10%ポビドンヨード液が封入されている。

16 滅菌水溶性潤滑剤を、トレイ内のくぼみに絞りだす。

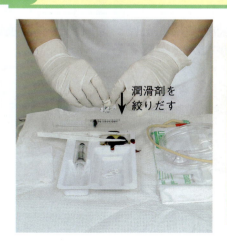

リスクを防ぐ

●鉱物性、あるいは油性の潤滑剤を使用すると、尿道留置カテーテルのバルーンの素材であるラテックスを損傷する可能性があり、バルーンが破裂する恐れがある[7]。
●グリセリンなど、水溶性の滅菌潤滑剤を用いる。

17　尿道留置カテーテル挿入前に、外尿道口の位置を確認する。

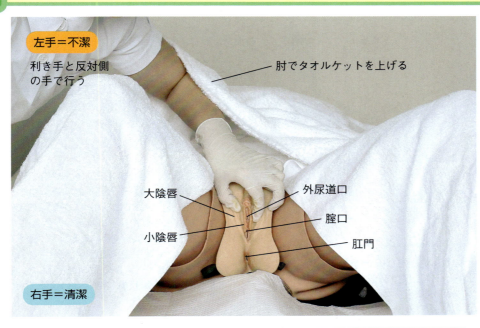

- 利き手と反対側の手を用いる。
- 第1指・第2指を、小陰唇に当てて開き、外尿道口を確認する。
- この時点で、利き手（ここでは右手）は清潔のままだが、反対の手（ここでは左手）は不潔になっている。不潔の手で物品を扱わない。

- 利き手の反対側の肘を使ってタオルケットを恥骨部まで上げながら、その手の第1指・第2指を用いて外尿道口を確認するとよい。

18　利き手と反対側の手で保持したまま、外尿道口の周囲と外尿道口を綿球で消毒する。

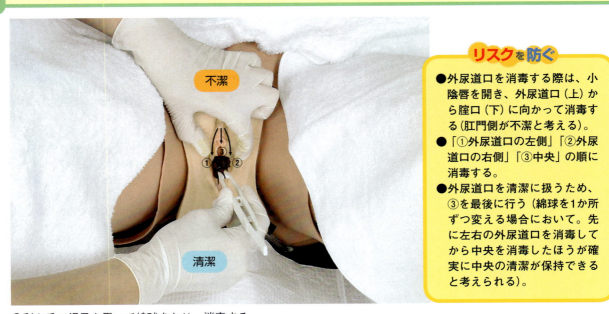

リスクを防ぐ
- 外尿道口を消毒する際は、小陰唇を開き、外尿道口（上）から腟口（下）に向かって消毒する（肛門側が不潔と考える）。
- 「①外尿道口の左側」「②外尿道口の右側」「③中央」の順に消毒する。
- 外尿道口を清潔に扱うため、③を最後に行う（綿球を1か所ずつ変える場合において。先に左右の外尿道口を消毒してから中央を消毒したほうが確実に中央の清潔が保持できると考えられる）。

- 利き手で鑷子を用いて綿球をとり、消毒する。
- 綿球は、ひと拭きしたら捨て、新しいものを使用する。

19　反対側の手で保持したまま、利き手で尿道留置カテーテルを把持し、滅菌水溶性潤滑剤を塗布する。

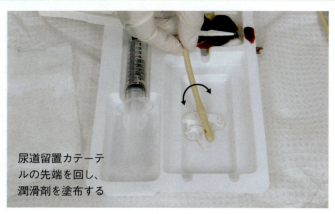

尿道留置カテーテルの先端を回し、潤滑剤を塗布する

- 消毒以降は、利き手と反対側の手で小陰唇を保持したまま行う。
- 利き手で尿道留置カテーテルを、先から10cm程度の部分で持ち、準備しておいた潤滑剤を先端に塗布する。
- 尿道留置カテーテルが寝具などに触れると不潔になるため、一度持ったら手を離さない。

リスクを防ぐ
- 鑷子で尿道留置カテーテルを把持して行う方法は、尿道留置カテーテルの損傷につながる恐れがある。ひいてはバルーンの破裂により意図せず抜去されたり、バルーンが収縮できずに抜去できなくなる場合もあるので、鑷子では行わない。滅菌手袋を装着した利き手で行う。
- 尿道留置カテーテルの先端を不潔にしないよう、患者や施行者に触れない位置で持つ。

ここがコツ
- 女性の尿道の長さは4cm程度とされており、10cm以上尿道留置カテーテルを挿入すると、膀胱壁を損傷する危険がある。挿入の限界のめやすとして、10cm程度の部分を持つ。

20　患者に口で深呼吸を行ってもらいながら、尿道留置カテーテルを少しずつ挿入する。尿の流出を確認する。

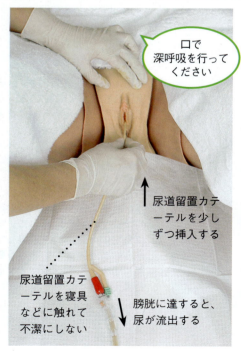

口で深呼吸を行ってください

↑ 尿道留置カテーテルを少しずつ挿入する

尿道留置カテーテルを寝具などに触れて不潔にしない

↓ 膀胱に達すると、尿が流出する

なぜ行う
- 深呼吸を行うことによって腹壁が弛緩するので、尿道留置カテーテルを挿入しやすくなる。

- 女性の場合、外尿道口から4〜6cm程度挿入する。尿の流出により、膀胱に達したことが確認できる。
- 尿道留置カテーテル挿入時、異常な抵抗がある場合は、無理に挿入せず、尿道留置カテーテルを抜去する。
- 尿の流出が確認できない場合は、続けて6cm程度まで挿入する。さらに流出が見られなければ、下腹部を軽く圧迫する。
- それでも尿の流出がみられない場合は、膀胱内に病変のある可能性が考えられる。いったん尿道留置カテーテルを抜去し、医師の指示を求める。

リスクを防ぐ

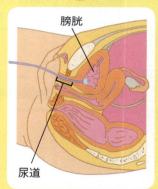

膀胱
尿道

- 女性の尿道の長さは4cm程度と考えられる。膀胱内に達するための長さ2cmを加え、計6cm程度を挿入する。
- それ以上挿入すると、膀胱壁を損傷する危険がある。
- バルーンを膨らませる際に抵抗が強いなどの異常を感じた場合は、バルーン部分が尿道内にある可能性があるため、さらに尿道留置カテーテルを1〜2cm進めてみる。それでも抵抗がある場合は、いったん抜去し、医師の指示を求める。

21　尿道留置カテーテルを支えたまま、滅菌精製水入り注射器を接続し、注入する。

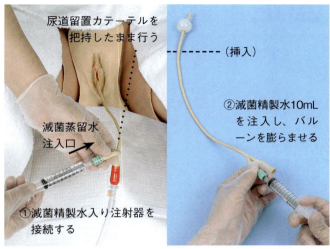

- 尿道留置カテーテルの滅菌蒸留水注入口から滅菌蒸留水を注入して、バルーンを膨らませる。
- 滅菌蒸留水は、尿道留置カテーテルの規定量（ここでは10mL）を注入する。

22　尿道留置カテーテルを軽く引いて、抜けないことを確認する。

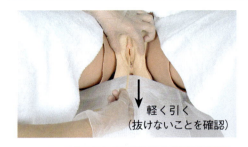

尿道留置カテーテル留置後の状態

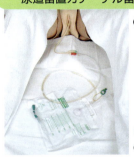

- 引き続き、尿道留置カテーテルの固定・管理（「項目2」）を行う。

（尿バッグ一体型の場合）

もっと知りたい

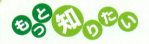

尿道留置カテーテル挿入時の消毒薬は？

> 尿道留置カテーテルを挿入するとき、消毒は必要？

短期尿道留置カテーテル挿入時の注意として、CDC[1]と国立大学医学部附属病院[2]から出されているガイドラインでは、"尿道口（尿道周囲）を消毒薬で消毒しない"とされている。

しかし、日本の多くの病院では、尿道留置カテーテルの挿入時、一般的に10％ポビドンヨード液を使用することが多い。

● 消毒が必要であれば10％ポビドンヨード液を用いる

外用消毒剤であるイソジン®液（10％ポビドンヨード液）の添付文書には、効能・効果の部分に、「手術野の皮膚・粘膜消毒」と書かれている。そのため、尿道留置カテーテル挿入時の使用には、問題はないと考えられる。ただし、大量・長時間の接触によって、皮膚障害が起こることがある[3]ので、消毒後は拭き取ったり、乾燥させることが必要である。

一方、外用消毒剤としてよく使われるステリクロン®W液0.02（クロルヘキシジングルコン酸塩）の添付文書には、禁忌として「腟・膀胱・口腔等の粘膜面」に使用しない[4]と書かれている。クロルヘキシジングルコン酸塩は粘膜への使用が禁忌である。

したがって、もし尿道留置カテーテルの挿入時に消毒薬を使用するなら、10％ポビドンヨード液を選択すべきであろう。

＜引用文献＞
1. Centers for Disease Control and Prevention：Guideline for Prevention of Catheter-Associated Urinary Tract Infections. 2009.
2. 国公立大学附属病院感染対策協議会 編：病院感染対策ガイドライン 改訂版．じほう，東京，2012：86-87．
3. イソジン®液10％ 添付文書．
4. ステリクロン®W液0.02 添付文書．

項目 2

尿道留置カテーテルの固定・管理

ここがPOINT!

- 外尿道口の損傷の危険を考え、尿道留置カテーテルは、女性の場合は大腿内側、男性の場合は下腹部で固定する。
- 感染予防のため、クランプや、接続部の開放を極力避ける。
- 日常的に、尿の性状を観察し、異常に早期に対応する。

リスクを防ぐ

- 抜去を防ぐため、粘着パッドと一体化された、尿道留置カテーテル固定用の器具もある。

● スタットロック®フォーリー（株式会社メディコン）

- クイックフィックス®など、すでにカットされている製品もある。

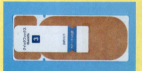

● クイックフィックス®（3号）（アルケア株式会社）

1　固定用絆創膏を用意する。

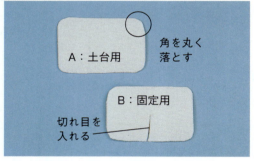

- 固定用絆創膏（5×7cm程度）を2枚用意し、形を整える（A、B）。
- 剥がれにくいように角を丸く落とす。固定用絆創膏（B）は、尿道留置カテーテルを固定しやすいように切れ目を入れる。

2　土台用の固定用絆創膏を貼付し（A）、尿道留置カテーテルの上から、固定用絆創膏（B）を貼付する。

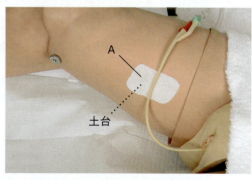
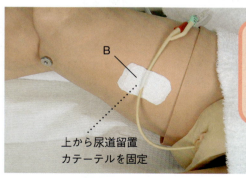

なぜ行う

- 外尿道口への刺激を避けるため、尿道留置カテーテルの方向に沿って、女性では大腿内側で固定する。

- 尿道留置カテーテルを効果的に固定するため、必要時には固定する前に、貼用する範囲を温タオルで清拭するか、あるいは除毛を行う。
- 尿道留置カテーテルが外尿道口に食い込まないよう、長さにややゆとりをもたせて固定する。

- 皮膚が弱い場合などは、ドレッシング材（例としてデュオアクティブ®ETなど）を土台にする。
- 尿道留置カテーテルが動くことによる刺激が強いようであれば、もう1か所を固定する。

3　男性の場合、下腹部で固定する。

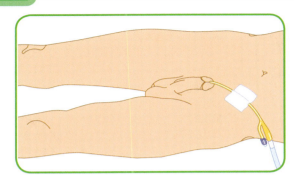

- 陰茎を上半身側に向ける。
- 尿道留置カテーテルが外尿道口に食い込まないよう、長さにややゆとりをもたせて固定する。
- 45°程度の角度で、左右どちらかの下腹部に、固定用絆創膏で固定する。

- 男性では、外尿道口や尿道の陰茎陰嚢角部に圧が加わりやすい。加圧による粘膜損傷を予防するため、陰茎を上向きにして固定することが多い。
- 女性のように大腿内側に固定すると、下肢の動きによって尿道留置カテーテルが引っ張られてしまうため、行わない。

4　固定後は、日常的な陰部洗浄・清拭を行い、適切に固定されているかどうかを確認する。

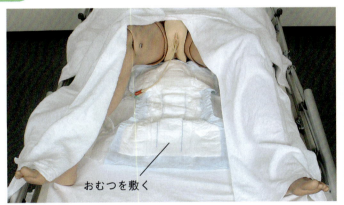

おむつを敷く

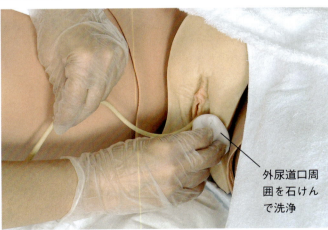

外尿道口周囲を石けんで洗浄

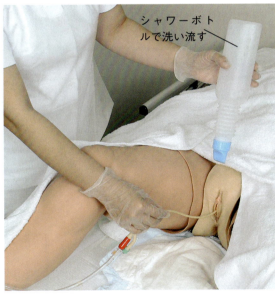

シャワーボトルで洗い流す

- 陰部洗浄は外尿道口の清潔を保つため、毎日施行するのが望ましい。
- 尿道留置カテーテル留置時の管理として、外尿道口の消毒は必ずしも必要ではない。外尿道口周囲で石けんを使用して洗浄し、清潔を保持する。
- 尿道留置カテーテルを交換する際、固定用絆創膏を剥がしたときには、皮膚の状態（発赤、水疱などがないか）を確認する。

尿道留置カテーテル留置中のチェックポイント

1 尿の性状に異常はない？
- 肉眼的な血尿が見られる：尿路損傷、慢性腎炎、尿路結石、尿路感染が疑われる。
- 浮遊物が混入している：細菌・真菌による感染が疑われる。しかし、単に塩類が結晶を形成している場合もあるため、尿中白血球の有無や、グラム染色などで、細菌が貪食されているかどうかを検査することもある。
- これらの異常が見られた場合には、その他の全身状態（発熱の有無、疼痛の有無など）と合わせ、医師に報告する。

リスクを防ぐ
- 尿道留置カテーテルの交換時期について、CDC（米国疾病予防管理センター）の尿路カテーテル感染防止のガイドライン[4]では、尿道留置カテーテルが詰まるときに交換し、定期的な交換の必要はないとされる。
- 閉鎖式であっても、留置後10～14日で半数に細菌の定着が見られる[8]という報告もある。

2 尿道留置カテーテルに起因する痛みはない？
- 尿道径に合っていない尿道留置カテーテルの選択、間違った固定法、留置期間の長期化などにより、尿道瘻（他の臓器につながる異常な尿路）の形成や、尿路損傷、粘膜・皮膚障害などの合併症が起こる危険がある。
- 感染予防に努めるとともに、疼痛の部位と程度、出血、外尿道口の発赤、尿漏れの有無を観察し、異常の早期発見に努める。

3 尿道留置カテーテルは折れ曲がっていない？ クランプされていない？
- 尿道留置カテーテルは、感染や、内腔の閉塞、インフレーションルーメン（滅菌蒸留水を注入するルート）の破損の原因となるため、折り曲げたり、輪ゴムで止めたり、クランプを行わない。
- 入浴時もクランプしない。

尿道留置カテーテル断面図
- インフレーションルーメン（バルーンにつながるルート）
- ドレナージルーメン（尿が通過するルート）

4 採尿バッグは、膀胱より低い位置にある？
- 尿の逆流を防止するため、膀胱より高い位置に排尿バッグを置かない。
- 移動時にも、常に低い位置にくるように配慮する。
- 床は不潔なため、床に排尿バッグを直接置かないようにする。

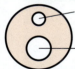

5 採尿時は清潔に行っている？
- 検査などで尿の採取が必要な場合、尿道留置カテーテルと採尿バッグの導尿チューブは外さないで行う（接続部の開放を避けるため、接続部がシールされている製品もある）。
- 感染の誘因となるため、尿道留置カテーテルをクランプしないで行う。
- 尿道留置カテーテルに直接針を刺して採尿しない。カテーテルの損傷を招き、尿路感染の原因になる。

採尿の方法

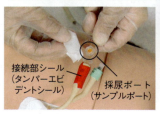

接続部シール（タンパーエビデントシール）
採尿ポート（サンプルポート）

- 採尿ポート（サンプルポート）部を、アルコール綿で消毒する。

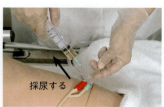

採尿する

- 注射器に注射針を接続し、採尿ポートから採尿する（針を用いないタイプもある）。
- 採尿後は再度、採尿ポート部を新しいアルコール綿で消毒する。

<引用文献>
1. Klevens RM, Edwards JR, Richards C Jr, et al. Estimating health care-associated infections and deaths in U.S. hospitals, 2002. Public Health Rep 2007；122(2)：160-166.
2. 多田章美：導尿．高橋章子 編，エキスパートナースMook17改訂版 最新 基本手技マニュアル，照林社，東京，2002：235.
3. 森田正則，奥村徹："膀胱洗浄は安易に行わない"これだけの理由．NURSING TREND[感染看護]，エキスパートナース 2002；18(13)：10-13.
4. Centers for Disease Control and Prevention：Guideline for Prevention of Catheter-Associated Urinary Tract Infections. 2009.
5. 川西千恵美：膀胱留置カテーテルを挿入していて，尿漏れが続く場合は，固定液を足してバルーンを大きくしてもいいの？．あなたの知りたい「？」が載ってる！ギモン解決Q&A，エキスパートナース 2006；22(4)：16-17.
6. 国公立大学附属病院感染対策協議会 編：病院感染対策ガイドライン 改訂版，じほう，東京，2012：86-87.
7. 谷口建次：ナースのための医療・福祉機器講座①膀胱留置カテーテル．Home Care MEDICINE 2003；4(4)：51-55.
8. 岡田敬司：尿路感染対策．小林寛伊 他 編，エビデンスに基づいた感染制御 第2集—実践編，メヂカルフレンド社，東京，2003：65.

<参考文献>
1. 石井範子：排泄の援助．石井範子，阿部テル子 編，イラストでわかる基礎看護技術 ひとりで学べる方法とポイント，日本看護協会出版会，東京，2002：103-113.

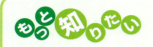

「膀胱洗浄」「膀胱訓練」はなぜ行わない？

膀胱洗浄・膀胱訓練って何？どんなときに行うの？

● 膀胱洗浄を行うと、感染のリスクが高まる

「膀胱洗浄」は、主に混濁や浮遊物、血液凝固による閉塞を防ぐために行われる手技であるが、感染が疑われる際に行っている場合もある。尿道留置カテーテルと採尿バッグの接続部を外し、生理食塩液を注入して回収することにより行われる。

しかし、尿道留置カテーテルが留置されている限り、膀胱洗浄では細菌量を減らす効果がなく、むしろ洗浄時の手技によって細菌を押し込んでしまうことにより、逆に感染のリスクが高まる方法であると言われる。また、ショックや尿路損傷などの合併症を伴うこともある。

そのため現在では、ルーチンの膀胱洗浄は行わないようになってきている。持続的な膀胱洗浄が必要な場合は、接続部を開放しないで行える、3wayカテーテルを挿入して行う。

● 膀胱訓練は効果がないと考えられる

膀胱訓練とは、切迫性尿失禁の場合に、排尿間隔を長くすることで膀胱の容量を増やす訓練のことをいう。

以前、尿道留置カテーテルの抜去が予定されている場合に、留置されている状態でカテーテルをクランプして膀胱訓練を行うことがあったが、これは排尿のメカニズムからしても、まったく効果がないと考えられる。そのため、現在では尿道留置カテーテル抜去前の膀胱訓練は不要と考えられている。

3wayカテーテルによる持続的膀胱洗浄

文献1より引用

3wayカテーテル

● 持続的な膀胱洗浄が必要な場合は、接続部を開放しないで行える3wayの尿道留置カテーテルを挿入して行う

<引用文献>
1. 森田正則，奥村徹："膀胱洗浄は安易に行わない"これだけの理由．NURSING TREND[感染看護]，エキスパートナース 2002；18(13)：10-13.

39 腰椎穿刺

雨宮ゆうこ

腰椎穿刺は患者にとって高侵襲な検査方法であるため、不安を取り除き、安全に実施できるよう介助することが重要である。
検査中は慎重なアセスメントを行い、脳ヘルニア等の有害事象を防ぐよう努める。

クローズアップ手技
- 項目1 腰椎穿刺の準備
- 項目2 腰椎穿刺の介助
- 項目3 腰椎穿刺後の観察

項目1 腰椎穿刺の準備

ここがPOINT!

- ◆ 高侵襲な検査なので、事前の説明で患者の不安を軽減するよう図る。
- ◆ 患者が体位を保持できない場合は、2名の看護師で体位を固定し、うち1名は患者側に立ち転落防止に努める。
- ◆ 側臥位を維持したまま、両肩の線・背側がベッドに垂直になるように固定する。

基礎知識

腰椎穿刺の基礎知識

1. 腰椎穿刺の目的

- 腰椎穿刺は、脳脊髄液の採取や脊髄圧の測定が目的である。
- 中枢神経系疾患や髄膜の疾患の診断、および髄液排液による減圧、薬物の髄腔内注入治療のために行

われる。
- 腰椎のくも膜下腔に穿刺針を刺し、脳脊髄液を採取する。

2. 腰椎穿刺の解剖図

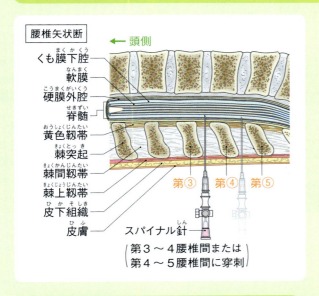

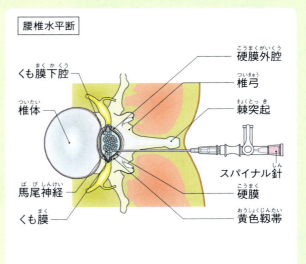

3. 髄液検査により鑑別する疾患・病態

- 各種髄膜炎・脳炎などの神経感染症
- くも膜下出血
- 神経変性疾患
- 正常圧水頭症など

4. 腰椎穿刺の禁忌[1]

- 頭蓋内圧亢進が著しい場合
- テント部、大孔部を狭窄させるような病変をもつ場合
- 著しい出血傾向がある場合
- 穿刺部位に感染巣がある場合
- 脊髄の動静脈奇形がある場合

5. 代表的な中枢神経感染症における髄液所見

	初圧(mmH$_2$O)	性状	細胞数	蛋白(mg/dL)	糖(mg/dL)
正常値	100±50	水様、透明	5以下、単核球	30±15	55±15
急性化膿性髄膜炎	200〜600	膿様、混濁	500以上、多形核球優位	100〜500	0〜40
ウイルス性髄膜炎	100〜300	水様、日光微塵	100〜300、単核球優位	100以下	50〜80
結核性髄膜炎	200〜600	水様、キサントクロミー[*1]	30〜500、単核球優位	50〜500	10〜40
真菌性髄膜炎	200〜600	水様、日光微塵	30〜500、単核球優位	50〜500	20〜50
がん性髄膜炎	正常〜上昇	水様、混濁	0〜300、単核球、異型細胞	15〜500	40以下
ヘルペス脳炎	100〜500	日光微塵、ときに血性	50〜200、単核球優位	100以下	30〜60

*1【キサントクロミー】=採取髄液あるいは上清が黄色色調を呈するときは病的と考える。
出血以外に重症黄疸時、髄液蛋白150mg/dL 以上のときキサントクロミーとなる。

文献1より引用

- これ以外にも、クロール、LDH（乳酸脱水酵素）、細胞診、細菌培養などが検査項目として頻出である。

＊意識状態のよい腰椎穿刺の介助

1 検査の必要性を患者に説明し、同意を得る。

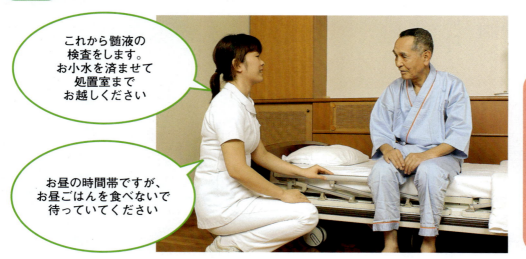

「これから髄液の検査をします。お小水を済ませて処置室までお越しください」

「お昼の時間帯ですが、お昼ごはんを食べないで待っていてください」

なぜ行う
- 侵襲性の高い検査であるため、患者の不安の軽減を図り、安全に施行する。
- 合併症発症時の嘔気・嘔吐による誤嚥予防のため、食後2時間は腰椎穿刺を行えない。必ず食事を止める。

2 必要物品を準備する。

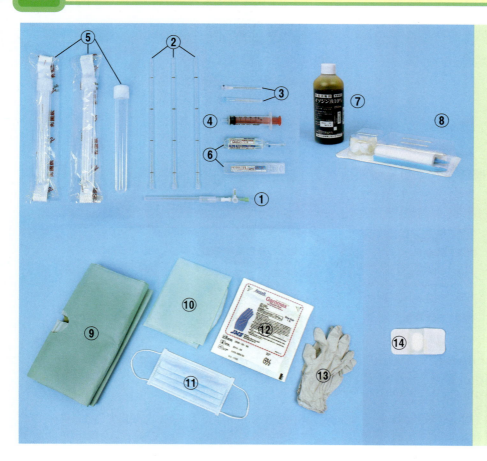

① スパイナル針（ここではトップスパイナル針三方活栓付）
② 液圧測定用ガラス管（1セット）
③ 注射針（18G、23G）
④ 注射器（5mL）
⑤ 滅菌試験管（スピッツ、ここでは3本）
⑥ 局所麻酔剤（1％キシロカイン®、または1％カルボカイン®注）
⑦ 消毒薬（イソジン®液）
⑧ 消毒用キット
⑨ 滅菌穴あき覆布
⑩ 防水シーツ
⑪ マスク
⑫ 滅菌手袋（医師用）
⑬ 未滅菌手袋
⑭ 圧迫止血用パッド付き絆創膏（ここではステプティ®、ニチバン株式会社）
- タオルケット
- バスタオル
- （髄腔内へ薬剤を投与する場合）指示の薬剤

3 患者に排尿を促し、上半身の衣服を脱いでもらう。

●検査後は約2時間の安静が必要となるため、あらかじめ排泄を済ませておく。

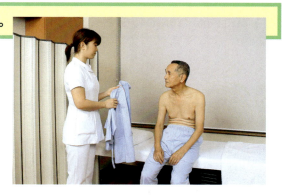

4 穿刺する体位をとるため、患者に側臥位になってもらう。

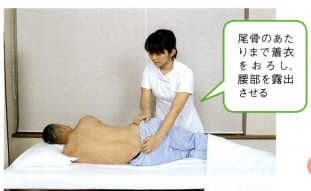

尾骨のあたりまで着衣をおろし、腰部を露出させる

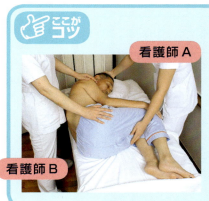

ここがコツ

看護師A
看護師B

●意識障害などによって患者自身が体位を保持できない場合は、2名で行う。
●1名の看護師（A）は腰椎穿刺のための体位保持を行い、もう1名の看護師（B）は患者側に立って、身体を支え、転落防止に努める。

5 ベッドの端5cm程度まで、背側へ身体をずらしてもらう。

●側臥位を保持したままで行う。

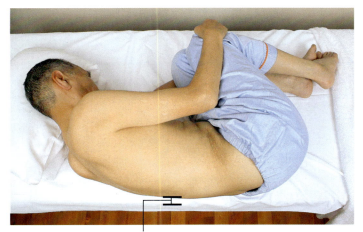

ベッドの端から5cm程度の位置

よい例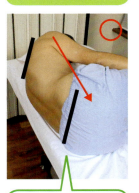

悪い例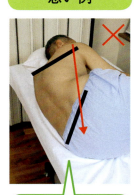

肩と骨盤が平行

肩が前に倒れているため、肩と骨盤がずれている

39 腰椎穿刺

6 両膝を腹部に引き寄せて、手で膝を抱きかかえてもらう。

7 看護師は患者に手を添え、体位を固定する。

- 体位固定をする看護師は、片手を上腕部から頸部の正中・棘突起部に置き、支える。
- もう一方の手は仙骨部に置き、殿部を抱きかかえるようにする。
- 両肩の線・背側がベッドに垂直になるようにする。

ここがコツ
- 穿刺する棘突起間が広がり、椎間を開いて穿刺しやすくするため、両膝を屈曲させて腹部に引き寄せる。

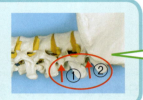

第3～4腰椎間(①)または第4～5腰椎間(②)に穿刺する

臍を見るように首を曲げて、顎は胸につけるように

お腹はへこませるように

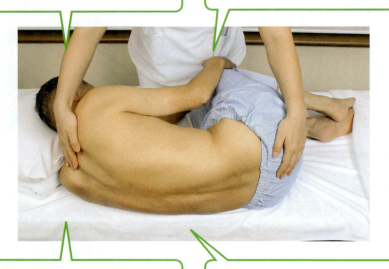

肩が前に倒れ込まないように

背中は猫背で突き出すように

8 穿刺部に合わせて防水シーツを挿入する。

防水シーツ

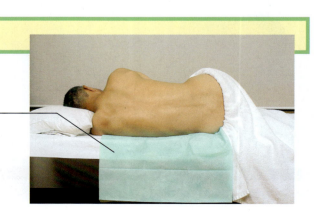

 なぜ行う
- 消毒などによる、シーツや寝衣の汚染を防ぐ。
- 消毒範囲を考え、尾骨の下まで敷く。

項目 **2**

腰椎穿刺の介助

ここが POINT!

- ◆ 局所麻酔で実施されるため、患者の不安を軽減するよう声をかける。
- ◆ 感染を防ぐため、腰椎穿刺の介助はすべて無菌操作で行うことが重要である。
- ◆ 穿刺中は「患者の表情」「顔色」「気分不快の有無」「下肢のしびれ」などを観察する。

1 腰椎穿刺の介助を行う看護師は、未滅菌手袋、マスクを装着する。

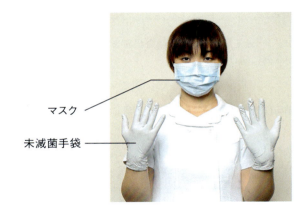

マスク
未滅菌手袋

2 看護師はベッドの高さを調節し、医師は穿刺部位の確認をする。

- ●医師はマジックでマーキングする場合もある。
- ●高齢者の場合は特に椎間板が減っており、穿刺部位がわかりにくくなる場合があるので確実に行う。
- ●侵襲度の高い手段であるため、タイムアウト（施行者がすべての作業を中断して集まり、確認すること）を行う（JCI 基準）。

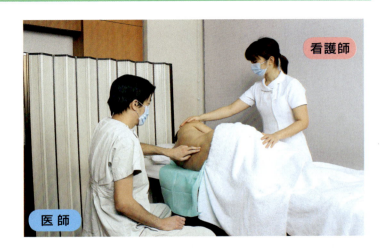

看護師
医師

[39] 腰椎穿刺 ◆ 521

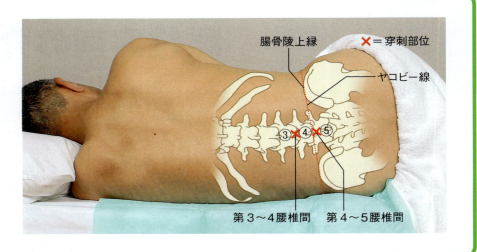

腰椎穿刺部位

穿刺部位は左右の腸骨稜上縁を結ぶ線（ヤコビー線、Jacoby line）と脊柱が交差する点（第4腰椎棘突起）を目標とし、通常は第3〜4腰椎間または第4〜5腰椎間で行う。

腸骨稜上縁
✕＝穿刺部位
ヤコビー線
第3〜4腰椎間　第4〜5腰椎間

3　医師は穿刺部を消毒する。

- イソジン®液を用い、背部〜尾骨程度まで広範囲に消毒する。
- 内から外に向けて消毒する。

リスクを防ぐ
- 消毒は外側に向けて行い、一度消毒した部分には戻らない。

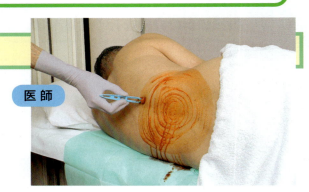

医師

4　医師は滅菌手袋、マスク、キャップを装着する。

- 医師は滅菌ガウン（長袖）、キャップも装着することが望ましい。

5　医師は穿刺部を滅菌穴あき覆布で覆う。

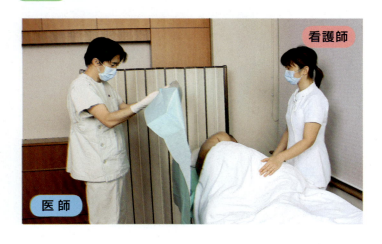

看護師
医師

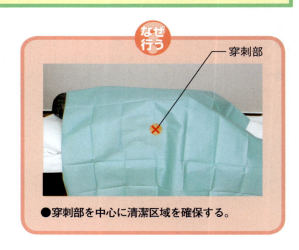

なぜ行う
穿刺部

- 穿刺部を中心に清潔区域を確保する。

6 看護師は必要物品を清潔区域の外から手渡し、物品を準備する。

● 無菌的操作で行う。

＊医師によっては局所麻酔を行わない場合もある。

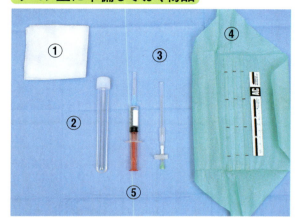

ワゴン上に準備しておく物品

①滅菌ガーゼ：看護師が開封し、清潔区域に落とす
②滅菌試験管：看護師が開封し、清潔区域に落とす
③スパイナル針：看護師が開封し、医師が清潔に取り出す
④液圧測定用ガラス管：医師が清潔に開封する

⑤局所麻酔薬：
● 看護師はアンプルに入った局所麻酔薬を、清潔にカットする。
● カットしたアンプルを医師が吸いやすいように傾ける。
● 医師は5～10mLの注射器に注射針（18G）を接続し、不潔にならないように局所麻酔薬を吸い上げ、注射針（23G）に変更する。

7 医師は局所麻酔を行う。

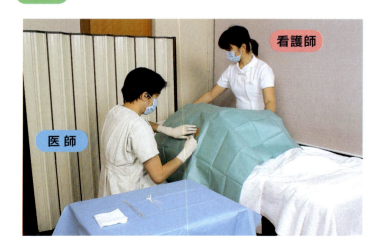

ここがコツ
● 背後での操作による患者の不安を軽減するため、処置ごとに声をかける。
● 患者が背中を引いた場合、突き出すように体位を修正する。

リスクを防ぐ
● 痛み刺激により体位が崩れてしまうことがあるため、局所麻酔後に改めて体位をとる（確認する）。

[39] 腰椎穿刺

8 医師は穿刺針を刺入する。

- 検査中は患者に動かないよう説明し、静かに呼吸するように声をかける。
- 穿刺時に下肢に電撃痛を感じた場合、一過性のもので、心配ないことを説明する。

リスクを防ぐ
- 穿刺中は「患者の表情」「顔色」「気分不快の有無」「下肢のしびれ」などを観察する。

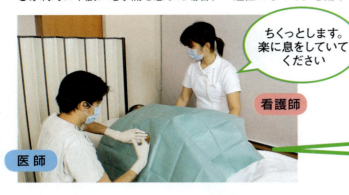

ちくっとします。楽に息をしていてください
看護師
医師

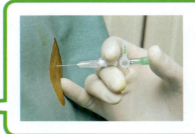

背中に対して垂直に穿刺する

＊実際には左手を添えている

9 医師、看護師は初圧を確認する。

- 医師、看護師は初圧を確認する。
- 医師の指示により、クエッケンステットテストの介助を行う。

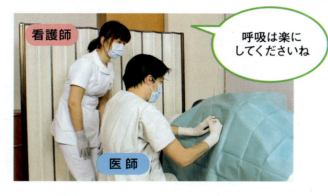

看護師
呼吸は楽にしてくださいね
医師

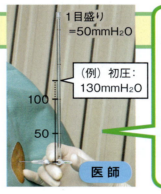

1目盛り＝50mmH₂O
（例）初圧：130mmH₂O
医師

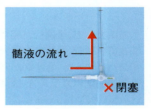

三方活栓の向き（初圧確認時）
- この製品では、ハンドルの向く方向が「閉塞」となる

髄液の流れ
×閉塞

ここがコツ
- 患者が息をつめていると、胸腔内圧が高まり髄液圧も上がってしまう。自然に呼吸してもらうよう伝える。

クエッケンステットテスト（Queckenstedt test）

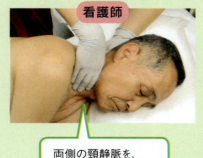

看護師
両側の頸静脈を、指で10秒間圧迫する

- 頭蓋内と脊髄腔内の交通の有無を確認するために行うテスト。主に脊髄疾患でテストされる。
- 両側の頸静脈を指で10秒間圧迫時に「100mmH₂O以上」の髄液圧上昇をみて、圧迫解除後「10秒以内」に初圧まで下降すれば「正常」である。頸静脈の圧迫によって頭蓋内の静脈が怒張するので、頭蓋内圧が上がるのに従い、腰椎部での脳脊髄液圧も上がることになる。
- 頭蓋内の静脈や脊柱管の途中に閉塞があると、一連の流れが妨げられ、圧迫しても圧があまり上がらなかったり、圧迫を止めてもなかなか戻らないことがある。
- クエッケンステットテストは脳圧を意図的に上げるテストである。初圧がはじめから高いときは、脳圧亢進症状を増悪させる可能性があり危険であるため行ってはいけない。

クエッケンステットテストの確認

①両側の頸静脈を圧迫したとき
①髄液圧上昇

②圧迫を解除したとき
②髄液圧下降

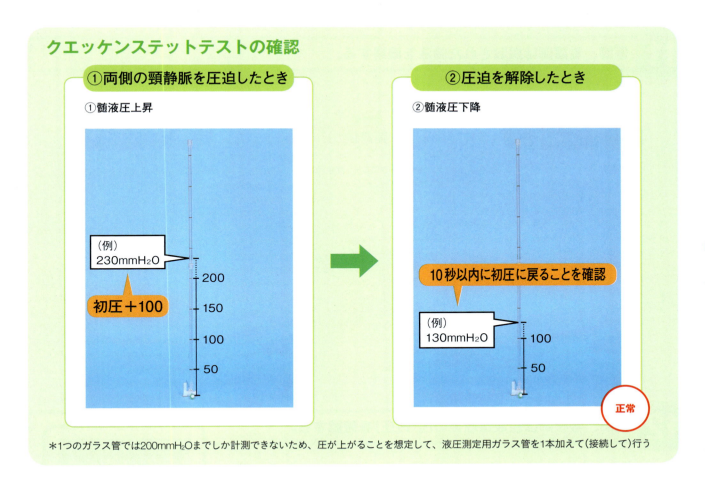

（例）230mmH$_2$O
初圧＋100

10秒以内に初圧に戻ることを確認
（例）130mmH$_2$O

正常

＊1つのガラス管では200mmH$_2$Oまでしか計測できないため、圧が上がることを想定して、液圧測定用ガラス管を1本加えて（接続して）行う

10 医師、看護師は髄液の流出を確認する。医師は髄液を採取する。

- 必要量を無菌操作にて採取する。
- 複数の試験管に採取する場合は、以下の順で行う。
- 1本目となる「培養検査用」は、特に汚染のないよう注意して取り扱う。
- 試験管の蓋は清潔に閉める。

（例）
1本目 培養検査用
↓
2本目 細胞診用
↓
3本目 生化学検査用

それぞれ約5mL

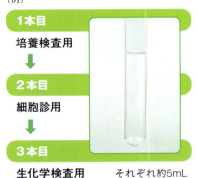

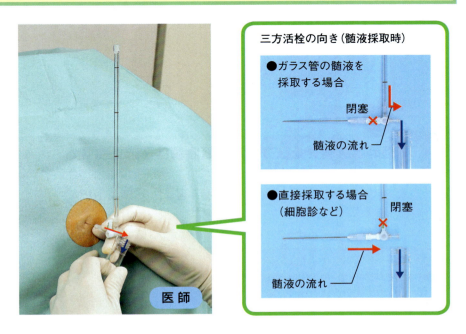

医師

三方活栓の向き（髄液採取時）
- ガラス管の髄液を採取する場合
  閉塞／髄液の流れ
- 直接採取する場合（細胞診など）
  閉塞／髄液の流れ

11 医師、看護師は採取された髄液を観察する。

正常
無色透明

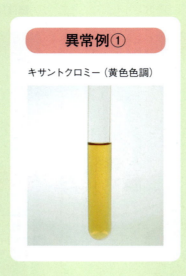

異常例①
キサントクロミー（黄色色調）

異常例②
淡血性

12 医師、看護師は髄液採取後の圧（終圧）を確認する。

- 採取後、通常は髄液の減少により、髄液圧がやや低下する。
- 終圧の確認後、治療のためにスパイナル針を通して抗生物質・グロブリン製剤・ステロイドなどを髄腔内へ注入することがある。

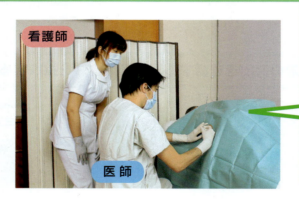

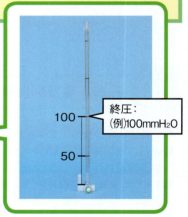

終圧：
（例）100mmH$_2$O

13 医師は穿刺針を抜去する。看護師は圧迫止血する。

- イソジン®を拭き取り、ガーゼとテープで圧迫止血を行う（ここではステプティ®を使用）。

なぜ行う

- 穿刺部からの出血・皮下出血・髄液漏出を防ぎ、髄液漏出による感染・汚染を防ぐ。

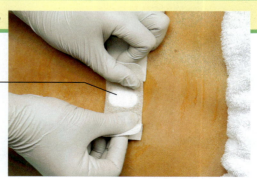

ステプティ®

項目 3　腰椎穿刺後の観察

ここが POINT!
- 低髄圧性頭痛を予防するため、枕を外して安静臥床を保つ。
- 患者の状態や悪心・嘔吐、頭痛、意識レベルなどの、脳神経症状の変化を観察する。
- 脳ヘルニアによる急変は数時間以上経って起こることもある。脳神経症状の変化を経時的に観察する。

1　患者を臥床にし、枕を外し、安静にしてもらう。

- 患者を仰臥位にして枕を外し、医師の指示に従って2時間ほど安静臥床させる。
- 患者の状態、脳神経症状（悪心・嘔吐、頭痛、意識レベル、呼吸状態、バイタルサイン）の変化を観察する。

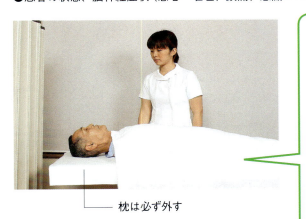

枕は必ず外す

①呼吸状態
- 失調性呼吸・チェーンストークス呼吸・呼吸停止をきたしていない？

②意識レベル
- 意識障害はない？

③悪心・嘔吐の有無

④頭痛の有無
- 部位：前頭部・後頭部・頭全体、眼窩後部
- 痛み：鈍痛、拍動痛

④瞳孔異常
- 瞳孔不同、対光反射の減弱・消失はない？

⑤バイタルサイン
- 脈拍数は減少していない？
- 血圧は上昇していない？

⑥全身状態
- 痛み刺激による除脳硬直姿勢（手足を突っ張ったままになる）を呈していない？
- 腱反射の異常はない？
- 体の片側の麻痺はない？

⑦眩暈・難聴・耳鳴りの有無

リスクを防ぐ

- 髄液量の低下により頭蓋内圧が低下すると「低髄圧性頭痛」が起こる。
- 脳脊髄液が減少することにより、脳が沈下し静脈など頭蓋内痛覚感受部が刺激され、牽引性の頭痛が起こる。
- 腰椎穿刺は意図的に髄液を排液することになり、一時的に髄液の絶対量が低下するためこの頭痛が起こることがあるが、2～3日の安静で軽快することが多い。
- 低髄圧性頭痛の特徴的な症状は起立性頭痛である。この頭痛は立位で脳が下方に偏位し、髄膜・脳表の痛覚感受性組織が牽引されることで起こる。
- 低髄圧性頭痛は臥位になることで消失するため、枕を外して安静に臥床する。

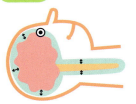

臥位：臥位をとると、頭蓋内圧は一定になる

立位：髄液が下に流れると、それに伴い脳自体も下に引っ張られて痛みが出る（低髄圧性頭痛）

2 患者の状態を観察し、安静を解除する。

●低髄圧症状があれば、臥位によって症状が軽減することを伝える。

リスクを防ぐ

●脳腫瘍や脳出血など脳圧が上がっている状態で腰椎穿刺を行った場合、脳脊髄液が穿刺部から激しく流れ出し、頭蓋内から脊柱管への流れが急に強くなり、その勢いで小脳が脊柱管に引き込まれて大孔に詰まり、延髄を圧迫することがある（脳ヘルニア）。
●延髄には呼吸中枢があるほか、体幹と脳を連絡するすべての線維が通過する。呼吸状態・脳神経症状・全身状態の観察が重要である。
●脳ヘルニアによる急変は検査中や検査直後だけでなく、数時間以上経って起こることもあるため、脳神経症状（「手順1」参照）の変化を経時的に観察する。

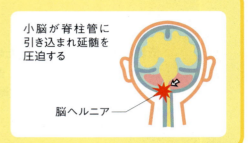

小脳が脊柱管に引き込まれ延髄を圧迫する

脳ヘルニア

3 水分を補給してもらう。

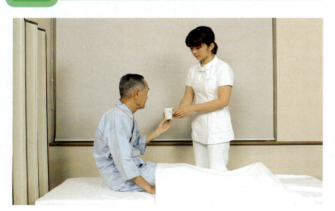

なぜ行う

●脳脊髄液は脳室とくも膜下腔に約150mL存在しており、1日2～4回完全に入れ替わっていることから、約500mL/日の脳脊髄液が産生されている。
●水分を補給することで脱水を予防し、脳脊髄液の産生を促す。

4 病室に戻り、安静を解除する。

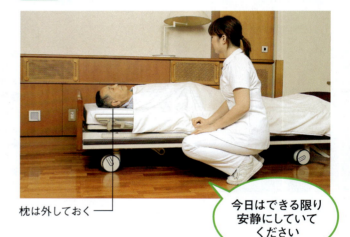

枕は外しておく

今日はできる限り安静にしていてください

<引用文献>
1. 森田明夫, 磯田礼子：髄液検査. 落合慈之, 坂本すが 監修, 森田明夫, 磯田礼子 編, 脳神経看護ポケットナビ, 中山書店, 東京, 2007：74-75.

<参考文献>
1. 垣田清人：神経系の検査 髄液検査. 橋本信也 監修, 櫻林郁之介 編, ナースのための 最新・検査マニュアル, 照林社, 東京, 2007：144.
2. 祖父江元：脳脊髄検査. 日野原重明, 井村裕夫 監修, 祖父江元 編, 看護のための最新医学講座 第1巻 脳・神経系疾患 第2版, 中山書店, 東京, 2005：92-95.
3. NTT東日本関東病院手術部 編著, 小西敏郎 監修：OR Nursing Note 手術看護手帳 改訂2版. メディカ出版, 大阪, 2007：11, 66.
4. 倉橋順子, 近藤葉子：カラービジュアルで見てわかる！ はじめての手術看護. メディカ出版, 大阪, 2009：51.
5. 岡島花江：脊椎麻酔（脊髄クモ膜下麻酔）における術前・術中・術後のケア. 特集 最新 周術期における麻酔の知識, 月刊ナーシング 2008；28(14)：16-19.
6. 佐牟田健：吸入麻酔と硬膜外併用麻酔. 特集 最新 周術期における麻酔の知識, 月刊ナーシング 2008；28(14)：22-27.
7. 坂井建雄, 河田光博 監訳：プロメテウス解剖学アトラス 頭部／神経解剖. 医学書院, 東京, 2009：194-197.
8. Frank H Netter 原著, 相磯貞和 訳：ネッター解剖学アトラス 原書第5版. 南江堂, 東京, 2011.

40 深部静脈血栓症(DVT)の予防

木下佳子

深部静脈血栓症（DVT）は、安静臥床が長期にわたるなどの要因で、下肢に血流がうっ滞し、深部静脈に血栓が生じて起こる。
深部静脈血栓症を引き起こさないために、「圧迫療法」や「間欠的空気圧迫法」で、予防ケアを行うことが重要である。

クローズアップ手技
- 項目1 弾性ストッキングの装着
- 項目2 弾性包帯の装着
- 項目3 フットポンプの施行

基礎知識

深部静脈血栓症の原因

- 深部静脈血栓症（deep vein thrombosis：DVT）とは、下肢の深部静脈に血栓が生じ、静脈還流に障害を与える病態のことである。
- 深部静脈に血栓が生じる要因「血流のうっ滞」「血管壁の傷害」「血液凝固の亢進・線溶能の低下」を、Virhowの3徴候と呼ぶ。
  - ①血流のうっ滞：長期の臥床、長時間の手術、肥満など
  - ②血管壁の傷害：カテーテル検査など
  - ③血液凝固の亢進・線溶能の低下：妊娠、経口避妊薬の使用、脱水、悪性腫瘍など
- 深部静脈血栓症によって起こりうる最も危険な合併症は、肺血栓塞栓症（pulmonary thromboembolism：PTE）である。血栓が遊離して肺動脈を閉塞させることで起こり、死に至る危険がある。
- 深部静脈血栓症が原因となり肺血栓塞栓症を引き起こす病態を、総じて静脈血栓塞栓症（venous thromboembolism：VTE）と呼ぶ。
- 静脈血栓塞栓症の起こりやすい静脈を、図に示す。

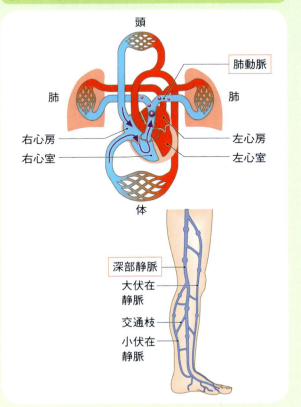

静脈血栓塞栓症を引き起こしやすい静脈

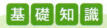

深部静脈血栓症の予防

筋ポンプの作用

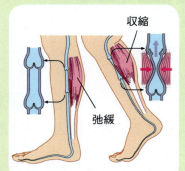

- 下肢骨格筋が「収縮」─「弛緩」を繰り返す。
- この筋ポンプの作用で、静脈が還流する。

venous foot pumpの作用

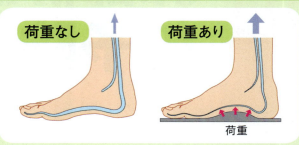

- 立って歩くなど、足底に荷重をかけることで、静脈が還流する。

- 深部静脈血栓症を防ぐためには、まず、リスクの高い患者（Virhowの3徴候が起こりやすい患者）を発見し、予防ケアを行うことが重要である。
- 静脈血のうっ滞を防ぎ、血液還流を促進するためには、「筋ポンプ」「venous foot pump」（図）をはたらかせることが重要である。そのため、早期離床は重要な予防策となる。
- 臥床状態にある患者の深部静脈血栓症を予防する方法として、「圧迫療法」「間欠的空気圧迫法」がある。使用は医師の指示のもとに行う。
- 圧迫療法や間欠的空気圧迫法だけでなく、早期離床、脱水の補正、下肢の運動などにも留意する。呼吸ポンプを機能させるため、呼吸訓練を行うことも重要である。
- 予防措置の継続期間を特定することは難しいが、NTT東日本関東病院では、「起きている時間が、臥床している時間より長くなったら」解除している。

基礎知識

圧迫療法の特徴

圧迫療法
- 下肢の表在静脈を圧迫することにより、血流を深部静脈に集める。
- 深部静脈の血流を増加させることにより、血栓形成を予防する。
- 弾性ストッキング・弾性包帯は、正しく装着することで効果を発揮する。
- 弾性ストッキング・弾性包帯の選択は、患者の状態に合わせる。

間欠的空気圧迫法
- リスクの高い患者に使用する。
- 安静が解除され歩行可能になったら、弾性ストッキング・弾性包帯に変更する。

状態	利点	欠点
弾性ストッキング 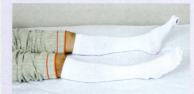 ●弾性ストッキングの装着	●圧力を保ちやすい。	●足元が滑りやすい。 ●むれる。 ●バンド部分に潰瘍が形成される危険がある。 ●足の形状に合わせにくく、装着が難しい。
弾性包帯 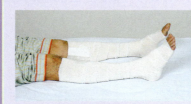 ●弾性包帯の装着	●足の形状に合わせやすい。 ●安価である。	●巻くための技術が必要。 ●施行者の技術により圧力が異なる。 ●ほどけやすい。
フットポンプ 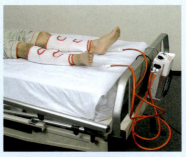 （フットポンプ機器の使用）	●弾性ストッキング・弾性包帯よりも有効。	●血栓などがすでに存在している場合は、使用すると肺血栓塞栓症の原因になる。禁忌患者を見きわめる必要がある。

基礎知識

圧迫療法・間欠的空気圧迫法の中止

- 深部静脈血栓症の発生が疑われる場合、弾性ストッキング、弾性包帯、フットポンプの使用は、血栓の存在が否定されるまで中止する。
- 特に血栓が存在する患者にフットポンプで圧迫した場合、下肢の血栓を遊離させて、肺血栓塞栓症を引き起こす恐れがある。
- 深部静脈血栓症の有無を見る検査としては、静脈エコー検査、静脈造影、CT検査、MRI検査、血液の凝固・線溶性検査などが行われる。

項目 1

弾性ストッキングの装着

ここがPOINT!

◆ 弾性ストッキングを選択する際には、足首・腓腹部などの周囲径のサイズを測定して選択する。
◆ しわが寄ると、血流が障害される恐れがあるので、注意して調整する。
◆ 弾性ストッキングは1日1回以上外し、皮膚の状態などを観察する。

基礎知識

弾性ストッキングの種類

- 弾性ストッキングとは、編み方により、末梢側から中枢側に向かって圧力が漸減（ぜんげん）するストッキングである。
- 適正な圧力は、足首18mmHg、腓腹部（ひふくぶ）（ふくらはぎ）14mmHg、大腿8mmHgといわれる。
- 足先に血流の観察窓があり、材質に通気性がある製品が望ましい。
- 股下（ストッキング）タイプ、膝下（ハイソックス）タイプなど、長さのタイプが各種あるが、膝下までで十分といわれている[1]。患者の快適さやコスト効果から、膝下までの圧迫でよいと考えられる[1]。
- 弾性ストッキングを使用する際には、必ず患者の足首・腓腹部などの測定（測定項目は製品による）を行い、適切なサイズのものを選んで装着する。サイズが合わないと、潰瘍や循環不全などの原因になる。
- 伝線した場合は、圧迫力が変化するので用いない。
- 観察や清拭などの目的で外す以外には、基本的に24時間継続して使用する。
- 術中・術後に弾性ストッキング等を装着する場合があるが、意識レベルの低下や下肢の感覚低下により、圧迫が強すぎたとしても気づかない場合がある。定期的に観察し、すべり止めのバンド部分や観察窓による皮膚・足趾の圧迫を除き、潰瘍の徴候である発赤に注意する。

＊ここではアンシルク®・プロJ／ハイソックスタイプ（アルケア株式会社）を使用
製品の添付文書を参考に作成

1 患者・家族に必要性を説明し、弾性ストッキング装着の承諾を得る。

- 特に男性の場合、ストッキングを着用することに抵抗を覚える場合がある。
- 深部静脈血栓症の危険性や、弾性ストッキングによる圧迫効果と血栓防止の必要性を説明し、承諾を得る。

2 足首・腓腹部の周囲径を測定し、適切なサイズの弾性ストッキングを選択する。

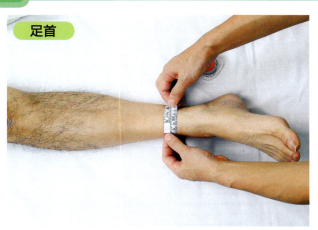

足首

- この製品では、足首の細い部分と、腓腹部の太い部分の周囲径を測定する。
- 測定値をもとに、製品のサイズ表に照らし合わせて選択する。

腓腹部

- この製品では、2つ以上のサイズにまたがる場合には、「足首の周囲径が規定の中央値に近いサイズを選択する」とされる。

3 手をストッキングの中に入れ、踵の部分をつかみ、ストッキングを途中まで裏返す。

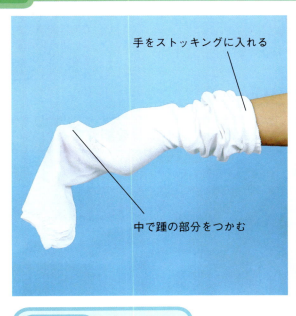

手をストッキングに入れる

中で踵の部分をつかむ

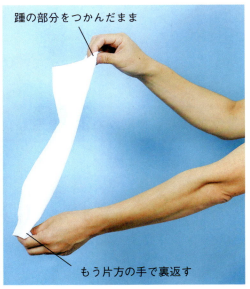

踵の部分をつかんだまま

もう片方の手で裏返す

ここがコツ
- 装着しやすいよう、先に踵の部分までを裏返しておく。

4 途中までを裏返した状態で、つま先から踵まで装着する。

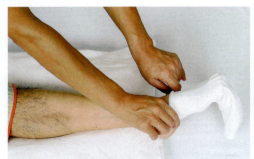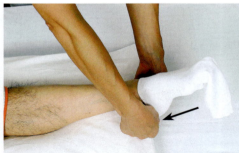

ここがコツ
●装着の方向を間違えていないか確認する（この製品では、観察窓が足の裏側にくる）。

5 脚部分を、裏返しながら引き上げていく。

●親指を中に入れ、通常の靴下の履き方と同じように、足首から腓腹部まで徐々に引き上げる。
●踵の部分が裏返しにくいときは、重なる部分に指を入れて押し上げる。

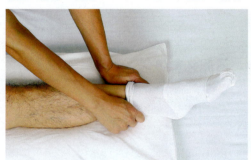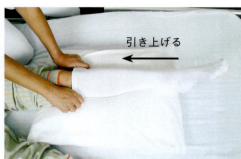

引き上げる

ここがコツ
●股下タイプの製品であれば、ストッキングが縦方向に伸びすぎないように注意する。

6 踵の位置のずれ、しわやかたよりを直し、すべり止めのバンド部分を調整する。

●圧力のかたよりがないよう、均一に整える。　●バンド部分を調整する。

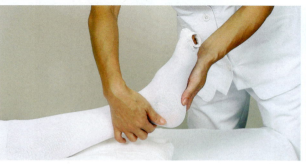

バンド部分

リスクを防ぐ
●しわやかたよりがあると、その部分に、血流がうっ滞する可能性がある。
●腓骨を圧迫し続けることで神経障害が起こる可能性もあるので、腓骨頭が圧迫されていないかどうかを確認する。

| 7 | 観察窓によじれがないように調整する。 |

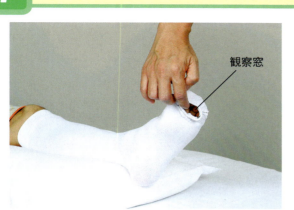

● 親指を覆うタイプのストッキングでは、きちんと覆われているか確認する。

| 8 | 装着後は、圧迫がきつすぎないかを患者に確認する。 |

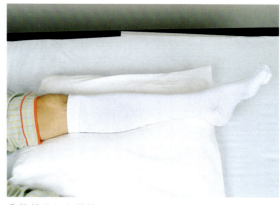

● 装着された状態。

| 9 | 継続して観察する。 |

1 バンド部分は折り返されていない？
● 圧迫が強すぎないように注意する。

2 バンド部分が腓骨頭上にない？
● 腓骨頭が圧迫されると、腓骨神経麻痺の危険がある。

3 バンド部分に潰瘍はない？
● 発赤などの徴候がないか、確認する。

4 全体を見て、しわはない？
● しわにより、血流障害が生じる恐れがある。

5 苦痛・疼痛はない？
● 苦痛・疼痛があれば、サイズの変更や圧迫療法の中止を検討する。

6 観察窓から見て、皮膚・爪の色に異常がない？
● 異常があれば循環障害を引き起こしていると考え、弾性包帯への変更を検討する。

7 観察窓の位置は正しい？
● 観察窓から足指が出ていないか、動きによるずれなどがないか、確認する。

バンド部分 / 腓骨頭 / 観察窓

リスクを防ぐ

● 弾性ストッキングは少なくとも1日1回外し、皮膚の状態や、潰瘍が形成されていないかどうかを観察する。

● 意識レベルが低下している患者、麻痺のある患者、術後などで麻酔による感覚障害のある患者では、特に注意して観察する。

40 深部静脈血栓症（DVT）の予防

項目 2

弾性包帯の装着

ここがPOINT!
- 弾性包帯では、施行者の技術により圧迫力に差が出るため、確実に行う。
- なるべく一定の圧力で、しびれや痛みが出ないように巻いていく。
- ゆるんでしまうと、圧力の効果を保てないので、ゆるみがないか観察する。

基礎知識

弾性包帯の種類
- 弾性包帯は、幅8～10cmの、弾力をもつ包帯である。包帯どうしが圧着できる自着性包帯もある。一例を示す。
- 弾性包帯は、巻き方によって圧力を調整する。足首を100％の圧力とすると、大腿部を40％程度の圧力となるように巻くのが望ましい（段階的圧迫療法）。
- ただし手技としては、均等な圧で末梢側から中枢側まで巻いていけばよい。下肢は、中枢側に行くほど周囲径が大きくなるため、均等な圧で巻いても、中枢側の圧迫力が弱くなるからである（Laplaceの法則）。
- 正しく巻けば作用は弾性ストッキングと変わらないが、施行者の技術によって圧迫力に差が出てしまう。また、時間とともにゆるみやすくなる。
- 観察や清拭などの目的で外す以外には、基本的に24時間継続して使用する。

*ここではフリータイ（白十字株式会社）を使用
*膝下までの方法で示す

1　患者・家族に必要性を説明し、弾性包帯装着の承諾を得る。

- 深部静脈血栓症の危険性や、弾性包帯による圧迫効果と血栓防止の必要性を説明し、承諾を得る。

2　部位幅により、弾性包帯の幅を選択する。

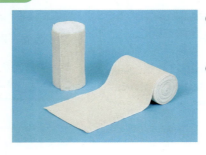

- 幅が狭いとゆるみやすくなるが、広いと巻きにくく、脚に沿いにくい。患者に合った製品を選択する。
- 膝下までを覆う場合は各1本程度（両脚で2本）、大腿部までを覆う場合は各2本（両脚で4本）を用意する。

3 弾性包帯を中足指関節から巻き始める。1周目を巻く。

- 特に末梢側の浮腫を予防するため、なるべく足趾に近い部位から巻き始める。
- 巻く圧力が強すぎると、しびれや疼痛が生じるので注意する。

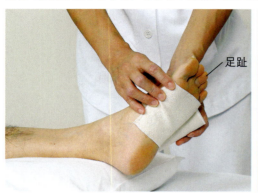
足趾

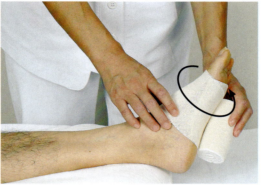

ここがコツ
- チアノーゼやしびれ、疼痛が生じない程度の圧力で巻いていく。

4 2周目を巻く。足の中央から踵へ向けて巻いていく。

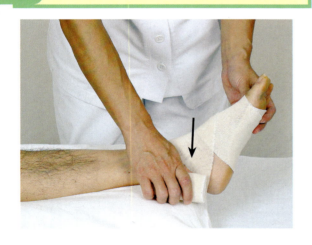

5 関節部に、二重に巻く。

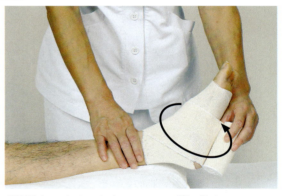

- 関節部はゆるみやすいので、二重に巻く。
- 大腿部まで巻く場合は、膝関節部も二重に巻く。

6 踵骨腱（アキレス腱）と後頸骨を覆う。

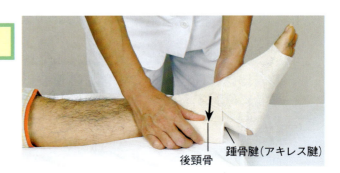
後頸骨　踵骨腱（アキレス腱）

7 しわができないように半分ぐらいずつ重ねながら、らせん状に巻き上げる。

- やや伸ばしながら、しわができないように半分ぐらいずつ重ねながららせん状に巻き上げる。
- 患者の体格や包帯の種類にもよるが、1本の弾性包帯で、おおむね腓腹部から膝関節部の途中まで巻くことができる。

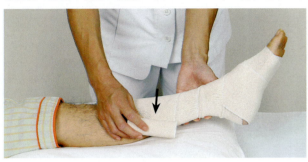
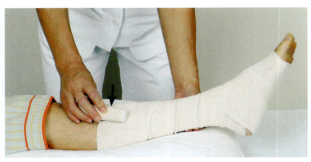

8 弾性包帯の端を、幅の広いテープ2本で留める。

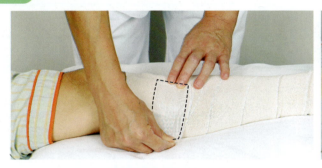
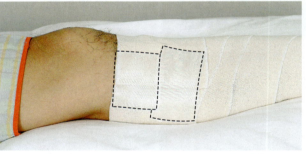

ここがコツ
- 弾性包帯のずれを防止するために、テープで留めた対側を、長いテープ1本で固定する場合もある。

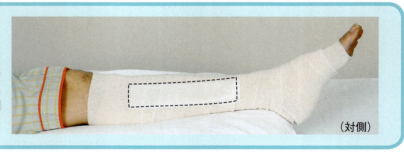

（対側）

9 装着後は、圧迫がきつすぎないかを患者に確認する。

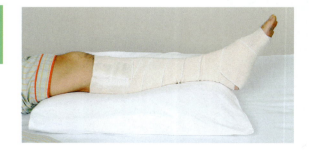

10 継続して観察する。

1 弾性包帯はゆるんでいない？きつすぎない？
- 動きによるずれなどがないか確認する。
- 発赤などの徴候がないか確認する。
- 通常の弾性包帯を使用していてゆるむようであれば、自着性の製品を選択する。

2 足先の皮膚・爪の色に異常はない？
- 異常があれば循環障害を引き起こしていると考え、適切な圧になるように巻き直す。

3 苦痛・疼痛はない？
- 苦痛や痛みがあれば、外して経過を観察し、巻き直す。

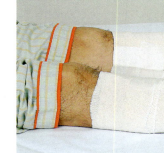

リスクを防ぐ
- 少なくとも1日1回は弾性包帯を外し、循環不全がないかを皮膚の状態で確認するとともに、発赤がないか、潰瘍が形成されていないかどうかを観察する。
- 特に、意識レベルが低下している患者、麻痺のある患者、術後などで麻酔による感覚障害のある患者では、注意して観察する。

項目 3　フットポンプの施行

ここがPOINT!
- 血栓の存在が疑われる場合は、フットポンプの使用は禁忌。医師の指示のもとに行う。
- 装着部自体や接続チューブで過度の圧迫が生じていないか、皮膚などを観察する。
- フットポンプの施行には、機器が正常に作動しているかを必ず点検する。

基礎知識

フットポンプの種類

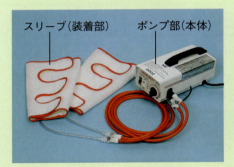
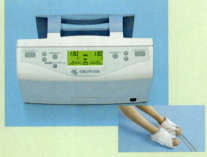
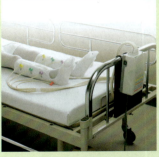

- ●フロートロン®（村中医療器株式会社）
- ●本体と装着部（カフ）から成る。
- ●装着部は、ハーフサイズ（膝部丈・写真）と、フルサイズ（大腿部丈）がある。
- ●装着部は、標準はディスポーザブル使用。

- ●A-Vインパルスシステム（日本メディカルネクスト株式会社）
- ●本体と装着部（足底用パッド）から成る。
- ●足底部を瞬間的に圧迫するフットインパッドを装着する。左右個別で圧迫圧の調整が可能。
- ●血栓予防効果、腫脹・疼痛改善効果がある。

- ●ベノストリーム®（テルモ株式会社）
- ●ポンプとスリーブから成る。
- ●スリーブは、ディスポーザブルタイプと、リユースタイプがある。

- ●間欠的空気圧迫法に使用されるフットポンプ（図）は、ポンプ部（本体）とスリーブ（装着部）から構成される。
- ●スリーブを足底や腓腹部に巻き付け、設定された圧力で、周期的に圧迫をかける。臥床時には常に装着する。
- ●装着の部位として、以下がある。
  - ①腓腹部：筋ポンプを助けるために行う
  - ②足底部：venous foot pump を助けるために行う
  - ③腓腹部＋足底部：①と②の双方で行う
- ●フットポンプで加圧を行うことで、静脈中の血液が押し出され、静脈圧血流速度が増加する。
- ●機器の例を示す。患者の好みや、手術部位により選択する。
- ●活動性が上がったら、弾性ストッキング・弾性包帯に移行する。

基礎知識

フットポンプの禁忌

- ●フットポンプを用いて圧迫してはいけない場合は、下記である。
  - ①心臓への血流増加が有害になる患者
  - ②深部静脈血栓症の患者
  - ③血栓性静脈炎の患者
  - ④肺血栓塞栓症の患者
  - ⑤塞栓源が不明の脳梗塞症の患者
- ●特に、すでに血栓が存在すると考えられる患者に対しては、フットポンプを用いた圧迫を行うことによって、下肢の血栓が遊離し、肺血栓塞栓症を引き起こす恐れがある。
- ●血栓の存在を確実に見きわめるのは困難である。「術前にすでに活動性が低下していた」「血液凝固能が亢進していた」など、血栓の徴候が疑われる患者に対しては、血栓が存在しないことを確認したうえで、フットポンプを使用する。

1 患者・家族に必要性を説明し、使用の承諾を得る。

●深部静脈血栓症の危険性や、フットポンプによる圧迫効果と血栓防止の作用を説明し、承諾を得る。

＊ここではフロートロン®（村中医療器株式会社）、ハーフサイズ（膝部丈）を使用

2 送気を行うための接続チューブを、事前にカフにつなぐ。

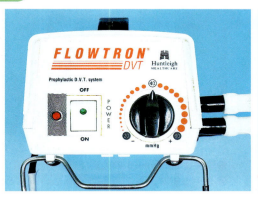
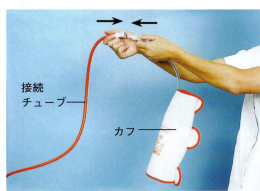

●機器本体からの接続チューブを、下肢へのカフにつなぐ。
●ベッドサイドで接続する場合もある。

3 機器本体と装着部をベッドサイドに持ち運び、準備する。

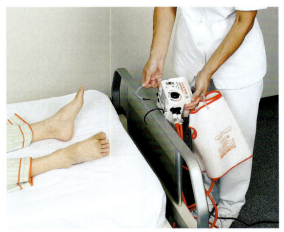

●この機種では、機器本体をベッド柵にかけて使用する。
●コンセントを電源に接続する。
●この時点では、まだ作動させない。

4 装着部の圧迫面が腓腹部にあたるように巻き、固定する。

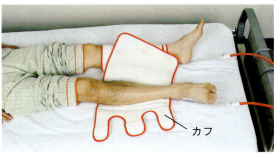
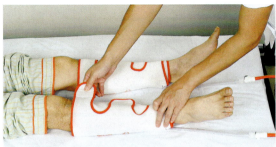

●装着部を強く締めすぎないように、少し余裕をつくる。
●足底の部分にも装着部がある場合は、圧迫面が足底に当たるように巻き、足先が出るように固定する。
●必ず皮膚の上から巻く（寝衣の上から巻いてはいけない）。

5 正しく固定・接続できているか、全体をチェックする。

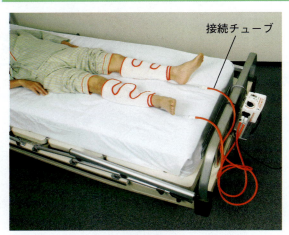

接続チューブ

●接続チューブが、皮膚を圧迫しないように注意する。

6 圧力を決定し、本体のスイッチを入れて加圧を開始する。

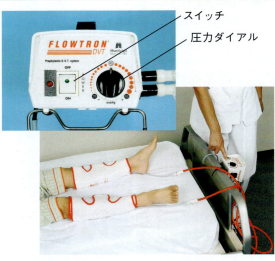

スイッチ
圧力ダイアル

●通常は、40mmHgの設定で行う。
●スイッチを入れて、送気されていることを確認する。

7 作動状態、患者状態を継続して観察する。

① カフに損傷はない？
●機器が作動していても、カフに穴が開くなどの損傷があると膨らまず、加圧されない。
●ときどきカフに手で触れて、作動しているかを確認する。

② 苦痛・疼痛はない？
●苦痛や疼痛があれば、カフを外して経過を観察し、巻き直す。あるいは間欠的圧迫法の中止を検討する。

③ 接続チューブが、皮膚を圧迫していない？
●発赤の徴候など、皮膚の色を確認する。
●カフが腓骨頭を圧迫していないことを確認する。

④ 足先の皮膚・爪の色に異常がない？
●異常があれば循環障害を引き起こしていると考え、カフの圧迫の強さが適切かなどを検討する。

⑤ フットポンプの機器は正常に作動している？
●フットポンプの電源が入っていることを確認する。
●送気されていることを確認する。

リスクを防ぐ
●少なくとも1日1回はカフを外し、循環不全がないかを皮膚の状態で確認するとともに、潰瘍が形成されていないかどうかを観察する。
●特に、意識レベルが低下している患者、麻痺のある患者、術後などで麻酔による感覚障害のある患者では、注意して観察する。

<引用文献>
1. Byrne B. Deep vein thrombosis prophylaxis：the effectiveness and implications of using below-knee or thigh －length graduated compression stockings. Heart Lung 2001；30(4)：277-284.

<参考文献>
1. 肺血栓塞栓症／深部静脈血栓症（静脈血栓塞栓症）予防ガイドライン作成委員会編：肺血栓塞栓症／深部静脈血栓症（静脈血栓塞栓症）予防ガイドライン ダイジェスト版．メディカルフロントインターナショナルリミテッド，東京．
2. 循環器病の診断と治療に関するガイドライン2008年度合同研究班：ダイジェスト版肺血栓塞栓症および深部静脈血栓症の診断，治療，予防に関するガイドライン（2009年改訂版）．2009．

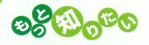

圧迫療法以外の予防ケア：「下肢挙上」と「運動療法」

深部静脈血栓症予防のためのケアを確認しよう！

●下肢挙上・運動療法の併用が望ましい
静脈の血液還流を促進するためには、圧迫療法だけでなく、下肢挙上・運動療法なども併用すると、より効果的である。

●下肢挙上のポイント
臥床しているときには、なるべく下肢を20°程度、挙上する。そのためには、膝下に枕などを入れ、膝が少し曲がるような状態に保持するとよい。

このとき、足にのみ枕などを挿入してしまうと、膝が伸びたままになって疲れ、血液還流も悪くなる[1]。

●運動療法のポイント
深部静脈血栓症を予防できる最良の方法は早期離床であるが、離床できない場合は、ベッド上で下肢の他動運動・自動運動を行うとよい。

このときの目的は、筋ポンプを補うために、「腓腹筋を緊張させる」「弛緩させる」の動きを繰り返すことである。運動の例を示す。

ただし、運動の終了後は、下肢の血流は再び急速に低下してしまう。したがって、これらの運動は、定期的かつ継続的に行うことが重要である。

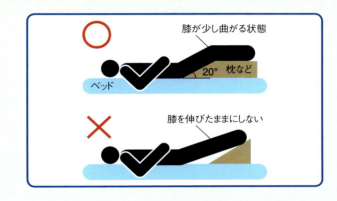

足関節背屈・底屈運動

①足関節背屈運動：足関節を曲げ、足背部を持ち上げる

②足関節底屈運動：足関節を伸ばし、足底部を下げる

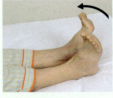
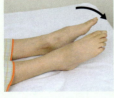

●「足関節背屈運動」と「足関節底屈運動」を繰り返し、腓腹筋を緊張・弛緩させる。

指のグー・パー運動

①足指を「グー」の形に

②足指を「パー」の形に

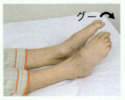
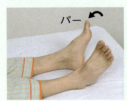

●「グー」「パー」を交互に繰り返す。

殿部を浮かせる
- 臥床したまま下肢を曲げる
- 足底を平らにつけ、殿部を浮かせる

<引用文献>
1. 木下佳子：深部静脈血栓症予防対策 ナースがおさえておきたいQ&A．特集 まるごと使える対策ガイド 深部静脈血栓症 予防のキーポイント，エキスパートナース 2004；20(9)：41-53．

41 PCA（患者調節鎮痛法）による術後急性疼痛管理
（硬膜外カテーテルからの投与）

原田千夏子、雨宮ゆうこ

PCA（patient-controlled analgesia：患者調節鎮痛法）とは、専用装置を用いて、"患者自身で""痛みに応じた"鎮痛薬投与を行う方法である。術後疼痛の管理にも用いられており、効果的な患者指導が重要となる。

クローズアップ手技
- 項目1　PCA施行時の患者への説明
- 項目2　PCA施行後の合併症と観察（硬膜外カテーテル）

基礎知識

術後痛の特徴

- 術後痛とは、術後に創痛とその他の要因が加わることによって起こる複合痛で、創治癒とともに軽快する急性痛である[1]。
- 代表的な術後痛として、「皮膚切創の痛み」「全身筋肉疲労など複合的な痛み」がある。術後痛は他の不快の影響でも増強する。
- 術後8～9時間までが最も強く、その後、軽減していくといわれる[1]。
- 術後、疼痛が続くと、精神的ストレスや呼吸・循環・代謝に悪影響を及ぼすことになり、患者の離床が遅れ、術後合併症を引き起こし、回復が遅れることになる。
- 鎮痛を適切に行うことで、安静時にも副作用の少ない状態で術後痛をコントロールできる。また、体動時の痛みも軽減でき、合併症の発生を減少させる。
- 痛みのアセスメント（疼痛スケール）については「10：疼痛評価」を参照。

- JCI基準では、すべての入院患者に対し、疼痛の有無を評価し、疼痛ありの場合は、疼痛部位・性質・程度などを詳細に評価し、適切な除痛を行うことが求められる。
- 患者を痛みから解放することは、疾病からの回復、QOLの向上のために重要なことである。

基礎知識

PCAによる疼痛管理

- PCA（患者調節鎮痛法）（表）[2,3]とは、患者が必要に応じて鎮痛薬を投与できる方法である（図）。
- ポンプ機能を有した器材を用いて、あらかじめ設定された一定量の鎮痛薬が、以下の方法で投与される。

①基礎持続注入：時間単位の速度で持続的に基本投与される。

②ボーラス投与：患者が強い疼痛を感じたときにPCAボタンを押すことで、あらかじめ医師によって決められている量を追加して単回投与できる。

PCA（患者調節鎮痛法）	
PCAの特徴[2]	●疼痛の程度がわかっている患者自身が鎮痛薬の投与を決定する ●患者の要求から最短の時間で鎮痛薬が投与される ●手元にPCAボタンがあることは、患者に「いつでもすぐに鎮痛薬を投与できる」という安心感をもたらす
患者へのPCAの説明[3]	●患者に対してPCA開始前に十分に説明することが一番重要である ●術前や疼痛が強いときの患者の心理状態は通常と異なるため、1回の説明では十分な理解が得られないこともある。PCA開始後にも説明を繰り返すことが必要である ●繰り返し説明することによって、PCAに対する理解を深めるだけでなく、自己投与に対する不安を取り除く効果もある
患者にPCAの説明をする際のポイント[3]	□疼痛を我慢しないこと □PCAの概念の説明 □ボタンを押すタイミングの説明 □ロックアウト時間の説明

（次頁へつづく）

硬膜外PCA（patient-controlled epidural analgesia：PCEA）

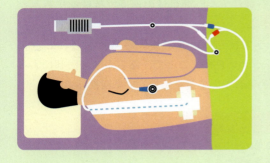

適応
●開腹術、開胸術、整形外科（人工骨頭置換術〈BHA〉、人工膝関節置換術〈TKA〉）など

使用する薬剤
●局所麻酔薬：ロピバカイン塩酸塩水和物（アナペイン®注）、ブピバカイン塩酸塩水和物（マーカイン®注）、メピバカイン塩酸塩（カルボカイン®注）など
●オピオイド：フェンタニルクエン酸塩（フェンタニル）、モルヒネ塩酸塩水和物（塩酸モルヒネ）など

- 硬膜外腔に薬剤を投与し、神経根から脊髄への移行部で疼痛を遮断する方法。
- カテーテルを留置することにより、長時間にわたる持続的な薬剤の投与が可能。

硬膜外麻酔の禁忌症例（表）[4]

- 硬膜外麻酔の禁忌には、患者の協力が得られない場合、穿刺部位の皮膚に感染のある場合、頭蓋内圧亢進症、出血傾向などが挙げられる。

1. 絶対的禁忌	●患者の協力が得られない場合 ●穿刺部位の皮膚に感染がある場合 ●頭蓋内圧が亢進している場合
2. 相対的禁忌	●感染症、敗血症がある場合：硬膜外穿刺により髄膜炎を起こす危険がある ●出血や脱水で循環血液量が減少している場合 ●出血傾向がある、あるいは抗凝固薬・抗血小板薬が投与されている場合：硬膜外血腫を発症する可能性がある。穿刺時だけでなくカテーテル除去時にも注意が必要である

文献4より引用

静脈内PCA（intravenous PCA：IV-PCA）

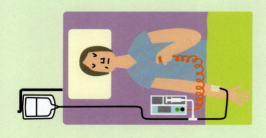

適応
●硬膜外麻酔の禁忌症例[4]、全身麻酔のみでの腹腔鏡下手術が開腹手術に術式変更した症例、整形外科（脊椎手術）、周術期の抗凝固療法など

使用する薬剤
●オピオイド：フェンタニルクエン酸塩（フェンタニル）、モルヒネ塩酸塩水和物（塩酸モルヒネ）

- オピオイドを主体とする鎮痛薬を、PCAポンプを用いて静脈内に投与する。
- オピオイド主体であるため、特に「傾眠状態」「鎮静症状の増悪」「上気道閉塞症状」「呼吸回数が8回／分未満の呼吸抑制」「輸液負荷（500〜1,000mL）や昇圧薬投与で改善されない低血圧」について注意して観察する。

基礎知識

PCAポンプ（ディスポーザブル）のしくみ

- PCAポンプには、「ディスポーザブルPCAポンプ」と「電動式PCAポンプ」がある。
- ディスポーザブルPCAポンプの構造を、ディスポーザブル式PCAポンプであるクーデック®シリンジェクター®PCAセットを例に示す（図）。PCA装置が接続されている、携帯型ディスポーザブル注入ポンプである（陰圧式）。
- 「容量」（全体の鎮痛薬の量）、「流量」（基礎持続注入量）、「ボーラス量」（PCAボタンによる投与量）は、製品や設定量により異なる。

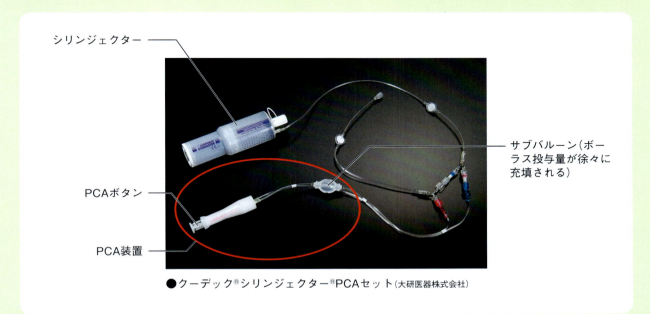

●クーデック®シリンジェクター®PCAセット（大研医器株式会社）

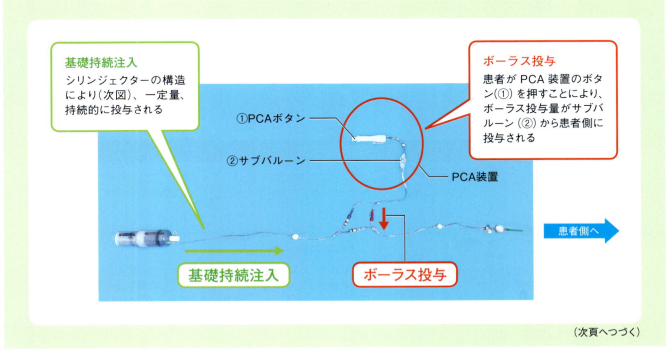

基礎持続注入
シリンジェクターの構造により（次図）、一定量、持続的に投与される

ボーラス投与
患者がPCA装置のボタン（①）を押すことにより、ボーラス投与量がサブバルーン（②）から患者側に投与される

（次頁へつづく）

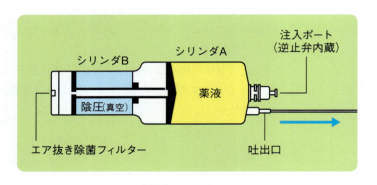

- 薬液の充填とともに、「シリンダB」内に発生する陰圧（真空）を利用して「シリンダA」内の薬液を押し出すしくみ。
- 陰圧（真空）は一定なので、充填された薬液の注入速度は一定に保たれる。

構造は文献5より引用

基礎知識

PCAポンプによる鎮痛薬の投与方法

- PCAポンプを用いた鎮痛薬の投与スケジュールを示す（図）。

ボーラス投与
- 患者が鎮痛薬を要求する際にPCAボタンを押すと、医師が設定したボーラス量またはPCAの1回投与量だけ鎮痛薬が投与される（●、例：1回に3.0mLなど）
- ロックアウト時間に重なる場合（●）は、投与されない*

*ディスポーザブル式PCAポンプでは、「ロックアウト時間」1時間で、「ボーラス投与」3mLの設定の場合、30分経過した時点でPCAボタンを押すと、半量の1.5mLが投与される

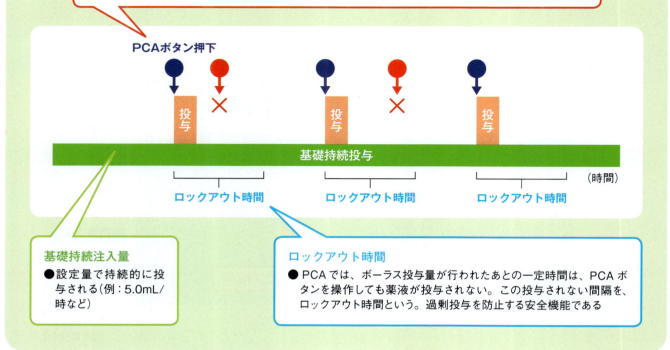

基礎持続注入量
- 設定量で持続的に投与される（例：5.0mL/時など）

ロックアウト時間
- PCAでは、ボーラス投与量が行われたあとの一定時間は、PCAボタンを操作しても薬液が投与されない。この投与されない間隔を、ロックアウト時間という。過剰投与を防止する安全機能である

項目 **1** # PCA施行時の患者への説明

ここが POINT!

- 患者に対して、PCA開始前（術前）に十分な説明をすることが最も重要である。
- 痛みを緩和し、早期離床をすることが大切であることを説明する。
- ロックアウト時間内に患者がPCAボタンを押して鎮痛薬が投与されないと、誤解や不信感を招くため、ロックアウト時間についても必ず説明する。

1 疼痛をがまんしないことを伝える。

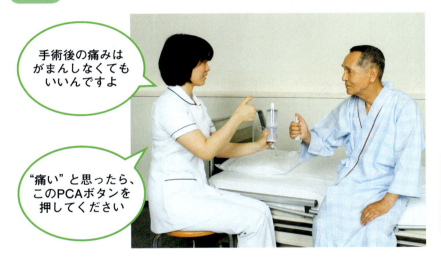

「手術後の痛みはがまんしなくてもいいんですよ」

「"痛い"と思ったら、このPCAボタンを押してください」

- 患者が疼痛をがまんしないことが、PCAによる疼痛管理を成功させるポイントとなる。
- 疼痛による呼吸・循環器系への負荷や、体動時の疼痛による離床の遅れが、健康上、有害となりうることを説明し、理解を得る。

ここがコツ

- 「痛みがないと傷の治りが悪い」「よくなるために痛みをがまんしなくてはいけない」という誤解を取り除く。

2 PCAの概念を説明する。

- 疼痛の程度は患者自身にしかわからない感覚であり、疼痛を感じている患者本人が鎮痛薬を"使う""使わない"かを判断して投与する方法としてPCAがあることを説明する。
- PCAボタンを1回押すと、医師が定めた量の鎮痛薬が投与されることを説明する。
- PCAボタンの操作は患者自身が行うのが原則である。医療従事者や家族が代行してもよいのは、鎮痛薬を使用したいという患者の意思が明確でありながら、PCAボタンの操作ができない場合のみである。

3 ボタンを押すタイミングを説明する。

- 疼痛が最大になってからPCAボタンを押すのではなく、「痛みが出現し始めた時点」「不快な感じになった時点」に押すことを説明する。
- 特に体動時の疼痛の差が大きい場合は、体を動かす前にボタンを押すことを説明する。
- 医療者に遠慮することなく、PCAボタンを押してよいことを説明する。

 ここがコツ
- PCAのボーラス投与量は少量であるため副作用は少ないので、ボタン操作を躊躇しなくてもよいことを説明する。

4 ロックアウト時間を説明する。

- ロックアウト時間という過剰投与防止機能によって、投与量への安全の配慮がなされていることを説明する。

 なぜ行う
- ロックアウト時間の説明を受けていない患者がロックアウト時間内にPCAボタンを押して、PCAポンプの駆動音や注入感によって鎮痛薬が投与されていないことを自覚した場合、器械が故障しているのではないかと誤解することや、治療法に不信感を抱くことがあるため。

5 術後のPCA開始後にも、もう一度説明する。

- 術前、あるいは疼痛が強いときの患者の心理状態は、通常の状態と異なる。1回の説明では十分な理解を得られないこともある。PCA開始後にも説明を繰り返すことが必要である。

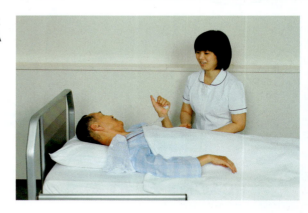

項目 2

PCA施行後の合併症と観察
（硬膜外カテーテル）

ここが POINT!

◆ 使用する薬剤による副作用、あるいは硬膜外カテーテル挿入による合併症ほか、症状を早期に発見するために、観察が重要である。
◆ PCA機器の不具合や、ルート破損などを防ぐため、PCAポンプや投与ルートも確認する。
◆ 全脊髄くも膜下麻酔、あるいは局所麻酔中毒の徴候がある場合には、医師の指示により酸素投与や補助呼吸へと移行する。いち早く気づくことが重要である。

基礎知識

硬膜外カテーテルの留置

● 硬膜外カテーテルの挿入は手術室ですでに行われている。
● 挿入時の一連の流れは以下の通り（図）。

① 穿刺体位を確保し、側臥位に固定する
② 穿刺部位をマーキングする
③ 消毒し、覆布をかける
④ 局所浸潤麻酔を行う
⑤ 硬膜外穿刺を開始する
⑥ 硬膜外に到達したことを確認する
⑦ 硬膜外カテーテルを留置する
⑧ 硬膜外針を抜去する
⑨ 硬膜外カテーテルの留置位置がくも膜下腔や血管に入っていないことを確認する
　・吸引テスト（血液、髄液の流出がないことを確認）
　・テストドーズの実施（局所麻酔薬をテストとして注入）
⑩ テープで固定する（抜去防止）
⑪ 仰臥位に体位を変換する

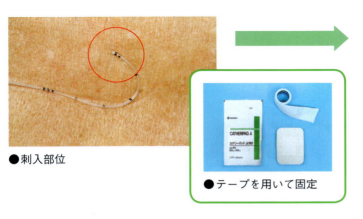
● 刺入部位

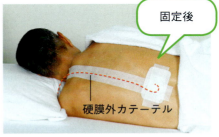
● テープを用いて固定

● 棘突起や肩甲骨を避けて留置する
固定後
硬膜外カテーテル

基礎知識

硬膜外PCAでの硬膜外カテーテルの挿入部位[6]

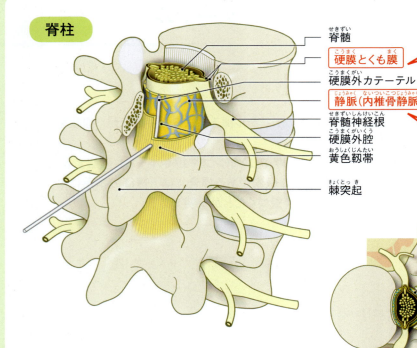

- 硬膜外PCAにおいて、硬膜外カテーテルは硬膜外腔に留置して行う。
- 硬膜外腔は脂肪結合組織や粗い疎性組織で満たされていて、その中に血管やリンパ管や、硬膜に包まれた脊髄神経根が、指状に突出した形で存在している。

基礎知識

硬膜外麻酔の合併症と対応

1. 硬膜外麻酔穿刺・硬膜外カテーテル挿入によるもの		
1）硬膜外腔に含まれる構造物の影響	①血管穿刺および損傷 ②空気塞栓 ③硬膜鞘部の損傷	
2）神経学的な合併症	①脊髄損傷 ②脊髄後角症候群 ③神経根損傷 ④前脊髄動脈症候群	

2. 硬膜外カテーテル切断・迷入・抜去困難によるもの		
1）硬膜外カテーテル留置中の切断	●硬膜外カテーテル留置中に切断される場合の原因として、患者の体動などで、椎体間の硬い組織（骨、骨下靱帯）による硬膜外カテーテルの圧迫、絞扼がある。 ●硬膜外カテーテル留置中に切断された場合、麻酔効果、ブロック効果が得られなくなることや、刺入部から薬剤が漏れることがある。早期発見のため、毎日カテーテルを点検することが重要。	
2）硬膜外カテーテル迷入	●硬膜外カテーテルがくも膜下腔へ誤って迷入した状態で局所麻酔を投与すると、**全脊髄くも膜下麻酔**[*1]（次頁参照）を引き起こす。 ●硬膜下腔へ硬膜外カテーテルが迷入していると、知覚神経もしくは運動神経ブロックの発現時間が10分以上かかるとともに、投与した局所麻酔薬用量の予測を超える範囲に広がり、交感神経遮断症状などが出現しやすくなる。 ●血管内迷入の場合、**局所麻酔薬中毒**[*2]（次頁参照）の危険性が高くなる。	
3）硬膜外カテーテル抜去時の切断	●体内に留置された硬膜外カテーテルは、さまざまな原因で劣化する。無理な引き抜きは厳禁である。 ●抜去後はカテーテルの先端に損傷がないかを確認する。	
4）硬膜外カテーテル抜去困難	●硬膜外カテーテル抜去困難な場合は、硬膜外カテーテルを挿入したときと同じ体位をとる。	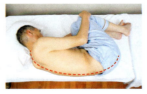●十分に前屈させる（棘突起と棘突起の間が広がるようにするため）。
5）硬膜外カテーテル遺残	●硬膜外カテーテルがくも膜下腔に遺残した場合は、神経症状を引き起こす。 ●抜去不可能のときは、硬膜外カテーテルの状態をCTやMRI検査で把握する。 ●硬膜外腔と皮膚の途中で切断された場合は、感染源となるため、外科的処置にて取り除く必要がある。	

（次頁へつづく）

3. 硬膜穿刺によるもの

1) くも膜下腔への迷入

- 硬膜が呼吸や心拍動によって振動することにより、硬膜外腔に入っていた硬膜外カテーテルの先端が硬膜を貫いて、くも膜下腔に迷入する場合がある。
- 薬物注入によってくも膜が破れ、くも膜下腔に迷入することもある。
- 全脊髄くも膜下麻酔の徴候の出現に留意する。

4. 硬膜外血腫・膿瘍によるもの

1) 硬膜外血腫

- 手術後に運動麻痺やしびれを訴える場合は、神経損傷や硬膜外腔の出血などが考えられる。
- 背部痛も症状としてみられる（血腫の増大によって脊髄を圧迫し、知覚障害、運動障害、膀胱直腸障害が生じるため）。
- CTやMRI検査で確認し、脊髄圧迫所見がある場合は、すみやかに手術を行って除去する必要がある。

2) 硬膜外膿瘍

- カテーテル関連膿瘍の起因菌として、黄色ブドウ球菌の頻度が最も高い。遠隔の感染巣から血液を介して伝播するか、硬膜外針やカテーテル汚染によって直接感染すると考えられている[7]。
- 背部中央の痛み、発熱、局所の圧痛、知覚・運動神経麻痺などの症状を呈する。
- 感染が拡大すると、髄膜炎（症状は頭痛、頸部硬直、嘔気など）を招く。
- 複数回の穿刺や出血があった場合は、感染する可能性が高くなる。硬膜外カテーテル刺入部からの出血がないか観察する。
- 発汗があれば拭き取り、乾燥させてから硬膜外カテーテルを固定する。
- 硬膜外膿瘍の場合は、治療として、除圧のために椎弓切除術を行い、抗菌薬の投与を行う。

＊1：全脊髄くも膜下麻酔（total spinal block）

- くも膜下領域に局所麻酔薬が入ることにより、すべての脊髄神経が麻痺することを指す。
- 対応として、徐脈や血圧低下の場合は、アトロピン硫酸塩静注、カテコールアミン（ドパミン塩酸塩、ドブタミン塩酸塩など）の持続投与が行われる。
- 呼吸不全に引き続いて、意識消失と全身の筋弛緩を招いた場合は、気管挿管、人工呼吸が必要となる。

全脊髄くも膜下麻酔

①カテーテルが硬膜損傷部位（穿刺時）から、くも膜下腔に入る
②局所麻酔薬の注入によってくも膜が伸展され、くも膜が破れ、くも膜下腔に薬液が入る

- 脊髄
- 黄色靱帯
- 硬膜外カテーテル
- くも膜下腔
- 硬膜外腔
- 硬膜
- くも膜

＊2：局所麻酔薬中毒

- 局所麻酔中毒は、局所麻酔薬が血液中に吸収されることにより血中濃度が上昇して起こる反応である。
- 局所麻酔薬が直接血管内に注入された場合は、急激に症状が出現する。
- 局所麻酔薬の血中濃度の上昇により、まず「中枢神経症状」が起こる。舌や口のしびれ感から、めまい、ふらつき、その後、興奮から全身のけいれんを生じる[8]。
- 中枢神経症状に続いて、「循環虚脱」を生じる。
- 循環虚脱を生じる血中濃度は、けいれんを起こす濃度の2〜4倍である。
- さらに高濃度になると心停止に至る。

硬膜外カテーテル刺入部・投与ルートの確認

＊以下のPCAポンプは、クーデック®シリンジェクター®PCAセット（大研医器株式会社）／ISJ12-5030IP3B：容量120mL、基礎持続注入量5mL/時、ボーラス投与量3mLで解説

1 病衣をとり、硬膜外カテーテル刺入部位と周辺を観察する。

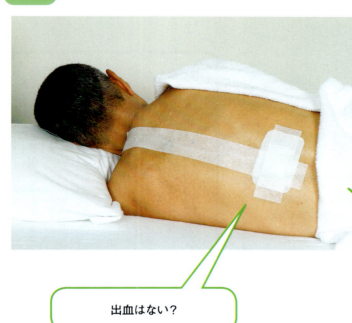

- 長期に留置した場合や、患者の合併症（感染を引き起こしやすい状態：糖尿病、腎不全、悪性腫瘍、肝硬変、低栄養、ステロイド、抗がん剤、放射線治療、免疫抑制薬）によって感染のリスクが高まる。
- 感染を起こした場合、髄膜炎や硬膜外膿瘍を起こす可能性がある。
- 硬膜外カテーテル刺入部に発赤や赤みがある場合は、硬膜外カテーテルを抜去する場合もある。

出血はない？

感染徴候はない？
- 発赤はない？
- 痛みはない？
- 熱をもった感じはない？
- 腫れていない？

2 硬膜外カテーテルが折れていないか、閉塞していないか確認する。

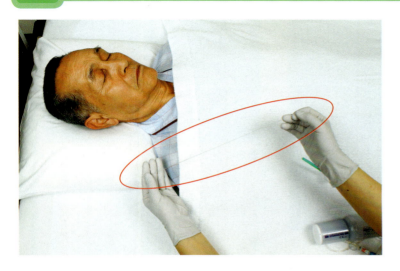

- 硬膜外カテーテルは体の下敷きになることも多いため、注意して観察する。

3 PCAポンプの接続間違い、ゆるみ、漏れがないか確認する。

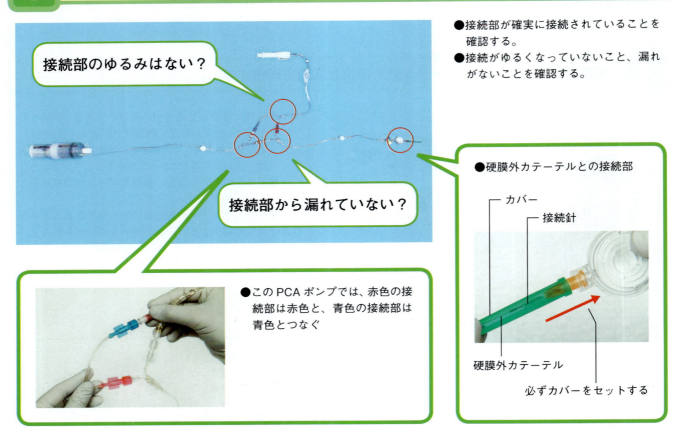

- 接続部が確実に接続されていることを確認する。
- 接続がゆるくなっていないこと、漏れがないことを確認する。

接続部のゆるみはない？

接続部から漏れていない？

- このPCAポンプでは、赤色の接続部は赤色と、青色の接続部は青色とつなぐ

- 硬膜外カテーテルとの接続部
  - カバー
  - 接続針
  - 硬膜外カテーテル
  - 必ずカバーをセットする

リスクを防ぐ

- あわせて、三方活栓の向きが"開通"になっていることを確認する。

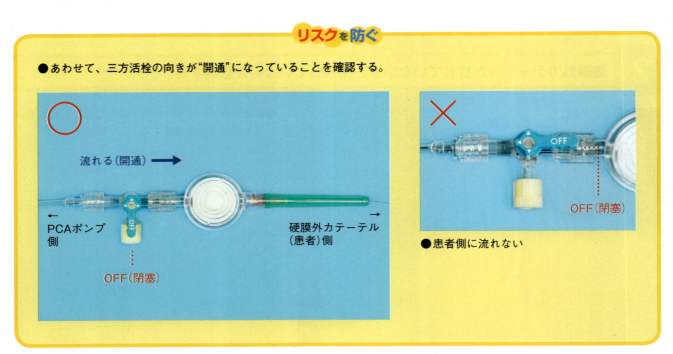

○ 流れる（開通）→
PCAポンプ側 ← → 硬膜外カテーテル（患者）側
OFF（閉塞）

× OFF（閉塞）
- 患者側に流れない

4 PCA装置やシリンジェクターが破損していないか確認する。

- ディスポーザブル製品のため、破損すると流量設定が変化する可能性がある。
- アルコールなどの有機溶剤でひび割れを起こすことがある。アルコール綿などで外面を清拭しない。
- クーデック®シリンジェクター®PCAセットでは、流量表示は室温（23℃）の場合で設定されている。室温によっても流量が変わる恐れがあるため、電気毛布や氷枕などを使用するときは、PCAポンプ本体を接触させないように注意する。

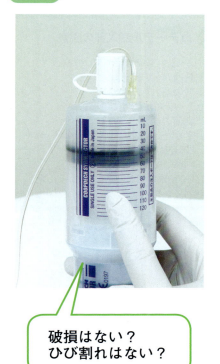

破損はない？
ひび割れはない？

リスクを防ぐ

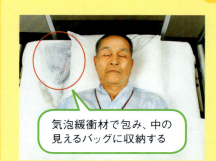

気泡緩衝材で包み、中の見えるバッグに収納する

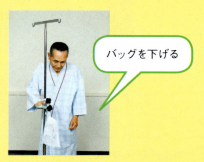

バッグを下げる

- 破損防止のため、気泡緩衝材の袋に入れ、キャリングバッグに収納する。
- ベッドから落下しないように、端に置かないなど注意する。
- 座位、立位では、キャリングバッグを点滴架台や首から下げる。硬膜外カテーテルが抜けないようにルートを確認する。

5 薬液の残量が正しいことを確認する。

- 注入ポンプの計算上の残量と、実際の残量を照合する。

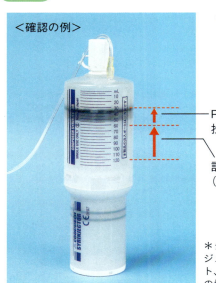

＜確認の例＞

PCAボタンによる投与量
計算上の投与量（基礎持続投与量のみ）

＊クーデック®シリンジェクター®PCAセット、ISJ12-5030IP3Bの場合

| 例 | 容量120mL、基礎持続注入量5mL/時、ボーラス量3mL、ロックアウト時間60分 |

- PCA開始から12時間後の残量チェック
① 1回もPCAボタンを押さなかったと仮定すると、
　5mL（基礎持続注入量）×12時間＝60mL（計算上の投与量）
② 120mL（容量）－60mL（計算上の投与量）＝60mL（残量）
③ つまり、残量が60mL以下であることを確認（基礎持続注入量のほか、PCAボタンを押すことによりボーラス量3mLずつが投与されるので、実際の残量は60mLより少なくなる）

硬膜外カテーテル挿入患者の観察ポイント

① 患者から疼痛の訴えが強い場合
- 薬剤が投与されているか確認する
  - インフューザーポンプの残量は予定通り減っているか？
  - カテーテルは抜けたり、屈曲していないか？
  - カテーテル接続部のゆるみはないか？

② カテーテル刺入部の観察
- ドレッシング材は汚れていないか？
- 穿刺部からの出血はないか？
- 薬剤の漏れはないか？
- カテーテルが抜けていないか？
- 穿刺部の発赤・圧痛はないか？
- 固定したテープが剥がれていないか？
  - 脊柱部分は特に体の動きに合わせて剥がれやすいため注意して観察する
  - 発汗や薬剤の漏れによる汚染からも剥がれやすくなる

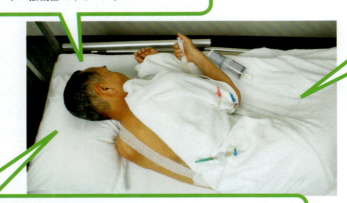

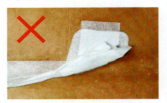

- 刺入部の出血や感染徴候はないか？
  - 刺入部位に出血が見えないことを確認する。
  - 周辺を含め、感染徴候（発赤、痛み、熱感、腫脹）がないことを確認する。
    → 出血が多い場合は、血液で汚染されたドレッシング材は細菌の増殖の場となることから、ドレッシング材の交換が必要である。
- カテーテルは抜去・切断されていないか？

③ 術後硬膜外麻酔の合併症
- カテーテル先端の状態を直接観察できないため、合併症を早期発見するためには、患者の状態を観察することが重要である。
- 詳細は、項目2の「硬膜外麻酔の合併症と対応」を参照。

【観察したいポイント】 【考えられる合併症】

観察したいポイント		考えられる合併症
①バイタルサインの変化はないか？・意識レベルの低下、呼吸抑制、血圧低下、尿量減少などをみる。	⇒	全脊髄くも膜下麻酔
②口唇周囲のしびれ、けいれん、意識消失、血圧の変動がないか？	⇒	局所麻酔薬中毒
③運動障害、強いしびれがないか？	⇒	硬膜外血腫
④発熱、強い背部痛、穿刺部位の圧痛・腫脹がないか？	⇒	硬膜外膿瘍

<引用文献>
1. 宮岡久子：痛みのある患者の観察．宮崎和子 監修, 富田幾枝 編, 新看護観察のキーポイントシリーズ 急性期・周術期Ⅰ, 中央法規出版, 東京, 2010：196.
2. 井上荘一郎：第3章 PCAを有効に安全に行うためのコツ―管理体制, 教育, 実施にあたっての問題点と解決法．並木昭義, 表圭一編, PCA（自己調節鎮痛）の実際, 東京, 2004：31.
3. 井上荘一郎：第3章 PCAを有効に安全に行うためのコツ―管理体制, 教育, 実施にあたっての問題点と解決法．並木昭義, 表圭一編, PCA（自己調節鎮痛）の実際, 東京, 2004：37-38.
4. 日本麻酔科学会・周術期管理チームプロジェクト 編：周術期管理チームテキスト 第2版, 日本麻酔科学会, 神戸, 2011：214-215.
5. クーデック®シリンジェクター®カタログ．
6. 熊澤光生：弓削孟文 監修, 標準麻酔科学 第6版. 医学書院, 東京, 2011：158.
7. 落合亮一：硬膜外血腫・膿瘍. 高崎眞弓, 弓削孟文, 稲田英一, 他 編, 麻酔科診療プラクティス14 麻酔偶発症・合併症, 文光堂, 東京, 2004：148.
8. 日本麻酔科学会・周術期管理チームプロジェクト 編：周術期管理チームテキスト 第2版, 日本麻酔科学会, 神戸, 2011：218.

<参考文献>
1. 三田健一郎, 廣瀬宗孝, 斉田芳久：硬膜外カテーテル. 特集 術後患者のチューブ管理について学ぼう！, 消化器外科ナーシング 2011；16（6）：594-600.
2. 百留亮治, 田島義証：術後の回復に伴う手技・処置の直後. 特集 処置ケアの「直後」はここに注目！ 外せない要注意場面の看護・観察ポイント, 消化器外科ナーシング 2013；18（11）：974-991.
3. 神野真紀：硬膜外麻酔中の尿カテーテル抜去時に必要な看護―抜去前後の患者指導と導尿タイミングの考察―. 消化器外科ナーシング 2013；18（8）：726-729.
4. 佐倉伸一, 原かおる：周術期硬膜外鎮痛法の利点 発表された証拠の再検討. 日本臨床麻酔学会誌 2014；34（2）：185-191.
5. 小杉志都子, 森崎浩：術後鎮痛のこれから―IVPCAを安全かつ効果的に使用するために―. 日本臨床麻酔学会誌 2014；34（2）：178-184.
6. 板倉庸介, 上村明, 八木原正浩, 他：硬膜外カテーテル抜去困難時に3D-CTが有効だった1例. 日本臨床麻酔学会誌 2014；34（4）：496-499.
7. 蓑輪勇久, 平手博之, 杉浦健之, 他：高度脊椎変形により少量の硬膜外血腫で神経症状を呈した1症例. 日本臨床麻酔学会誌 2013；33（5）：826-829.
8. 日本麻酔科学会・周術期管理チームプロジェクト 編：周術期管理チームテキスト 第2版, 日本麻酔科学会, 神戸, 2011：530-531.

Part 7

摂食・栄養ケア

42 ■ 嚥下アセスメント・食事介助

43 ■ 経鼻経管カテーテルの挿入と栄養投与

44 ■ 胃瘻（PEG）の管理と栄養投与

42 嚥下アセスメント・食事介助

小野寺智子

看護師が患者の嚥下障害の徴候に気づくことが重要である。
患者を「見て（診て）」「聞いて（聴いて）」「触れて」得られる情報も多いが、「問診」「スクリーニングテスト」「専門的な検査」から得られる情報を加えると、個々の状態がより理解しやすくなる。
嚥下機能に合った方法で嚥下訓練や食事介助を行うことが、安全な摂食嚥下ケアにつながる。

クローズアップ手技

- 項目1 嚥下障害の観察
- 項目2 嚥下障害スクリーニングテスト
- 項目3 嚥下障害時の食事介助

基礎知識

摂食嚥下障害の定義

- 「摂食嚥下障害」の定義はさまざまであるが、「食物を口腔から胃まで送り込むことの障害」[1]と定義されている。しかし、最近では「摂食嚥下障害」をもっと広い意味で使うことがある。
- 嚥下障害を疑った場合にみるポイントを図に示す。

①著明なるい痩はないか？
②覚醒しているか？
③声は出るか？
④痰の量はどうか？
⑤口の衛生状態は？
⑥口腔内の乾燥は？
⑦喉頭下垂はないか？
⑧呼吸の状態は？
⑨首の筋肉の状態は？
⑩頸の可動性はどうか？
⑪円背か？

基礎知識

摂食嚥下のしくみ

- 摂食嚥下（食べること）は、食物を認識し口腔内に取り込み、咽頭、食道を通って、噴門部を越え、胃に入るまでの一連の動作である[1]。
- 看護師は摂食嚥下の仕組みを理解したうえで、患者の食べる行動全体を観察し、どのあたりがうまくいかないのかを考える。
- 見（診）たり、聞（聴）いたりした情報は何を意味しているか、嚥下にどう影響するかといった評価を繰り返しながら、焦点を絞って、摂食嚥下ケアや訓練などの援助につなげる。
- 摂食嚥下にかかわる解剖を示す（図）。

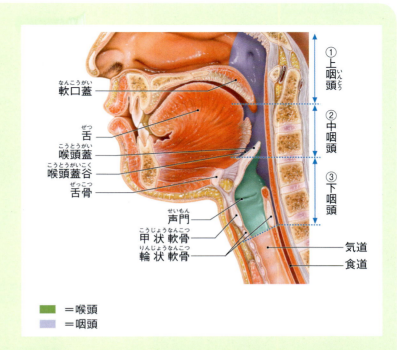

■ ＝喉頭
■ ＝咽頭

Leopoldの5期モデル[2]

- 食物を認知して、口に取り込み、咽頭・食道を経て胃に至るまでの過程を食物の移動に合わせて5期に分類している（図）。

先行期	準備期	口腔期	咽頭期	食道期
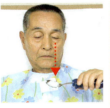	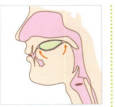	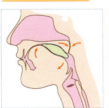	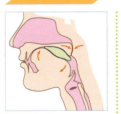	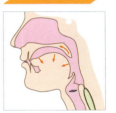
食物の認知 （高次脳機能）	捕食・咀嚼・食塊形成 （随意運動）	咽頭への送り込み （随意運動）	咽頭通過 （嚥下反射）	食道通過 （蠕動運動）
● 食物の認知から口へ取り込む「前まで」の段階。 ● これから食べようとする物の形・量・質などを認識し、どう食べるか判断したり、唾液の分泌を促す。	● 食物を口へ取り込み、咀嚼して、唾液と混ぜ食塊を作る段階。 ● 食物が口の外や咽頭へ落ちないよう口唇と口峡は閉じられる。 ● 歯・舌・頬・顎が協動し、食物を歯の咬合面に戻したり、噛み砕いたり、磨り潰したりして、食物と唾液を混ぜ合わせ、食塊を形成する。	● 舌で食塊を口腔から咽頭へ送り込む段階。 ● 食塊は舌の中央に集められ、舌を前からうしろへ口蓋に押し当て、口の奥へ送り込まれる。 ● 食塊が鼻腔へ逆流しないよう咽頭後壁と軟口蓋が合わさる。	● 食塊を咽頭から食道に送り込む段階。 ● 舌骨が前上方に引き上げられ、喉頭も挙上すると、喉頭蓋が反転し食塊が気管に入るのを防ぐ。	● 食塊を食道から胃へ送る段階。 ● 食道の入り口が弛緩して、食塊が食道へ流れ込む。 ● 食塊は食道の蠕動運動と重力によって、胃に移送される。

← 嚥下 →

← 摂食 →

基礎知識

摂食嚥下障害の要因

摂食嚥下機能が低下する代表的な疾病

● 疾病（表）に対する治療を行うとともに、病態の特徴や時期を考慮したアプローチを行う（障害部分の訓練、残存機能による代償、嚥下機能の維持、廃用症候群の予防など）。

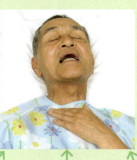

末梢神経の障害
- 脳神経炎
- 脳神経腫瘍
- 外傷性脳神経損傷（手術を含む）など

口腔・咽頭・食道の病変
- 口腔・咽頭腫瘍や術後
- 炎症 など

口腔・咽頭・食道以外の病変
- 頸椎骨棘による圧迫
- 甲状腺腫による圧迫 など

神経・筋接合部疾患、筋疾患の障害
- 重症筋無力症
- 筋ジストロフィー
- 膠原病（多発性筋炎）
- 代謝性疾患
- アミロイドーシス など

中枢神経の障害
- 脳血管障害（多発性脳血管障害、脳幹部病変）
- 変性疾患（筋萎縮性側索硬化症、パーキンソン病、脊髄小脳変性症、アルツハイマー病）
- 炎症性疾患（多発性硬化症、脳炎）
- 腫瘍
- 外傷（頭部外傷、脳挫傷）
- 中毒 など

心因性の障害
- 拒食
- 心身症
- うつ病
- ヒステリー など

嚥下機能を悪化させる誘因（疾病以外）

● 摂食嚥下障害に対する医療者の認識不足、不適切なアセスメント、不十分なケアによって、危険を助長する場合もある（低栄養、脱水、誤嚥、窒息など）。誘因と影響を表に示す。

● 摂食嚥下機能に見合った介助方法や環境を整え、より安全に食べるための支援や介助を工夫する。

誘因	二次的要因・影響		
廃用症候群	●絶食や経管栄養の長期化によるさらなる悪化 ●拘縮による姿勢保持困難		
加齢	●筋力の低下 ●知覚の低下	●嚥下時の呼吸型の変化 ●口腔内の変化	●内服薬の影響 ●気づかれない疾患の存在
薬剤の影響	●口腔内乾燥 ●味覚・食欲低下	●嘔気・嘔吐 ●咳嗽反射の低下	●感覚低下
気管切開	●分泌物などの垂れ込み ●喉頭挙上の制限	●声門下圧の低下 ●喉頭・気管の知覚障害	●カフによる食道圧迫
高次脳機能障害	●注意障害 ●記憶障害	●自発性の低下 ●失語（運動性・感覚性）	●失行・失認 ●左半側空間無視
生活習慣	●集中しない環境 ●摂食の速度	●食べ方 ●姿勢	●環境

項目 **1** # 嚥下障害の観察

ここが POINT!

- ◆ 経口摂取を始める前に嚥下障害の有無を検討し、嚥下機能の低下の有無を判断する。
- ◆ 嚥下の準備運動も兼ねて嚥下関連筋群を使う運動を指示し、指示に従えるかどうか観察する。
- ◆ 鼻腔・口腔内の貯留物の有無を確認し、必要であれば口腔ケア・鼻腔ケアを行う。

嚥下障害を疑う徴候

- ●本人や家族からの問診で、嚥下障害の存在を察知する。
- ●入院時点で表の症状を認めた場合は特に注意する。

＜確認事項＞
- □ 発熱や肺炎を繰り返す
- □ 痩せてきた
- □ 喉がゴロゴロしている、ガラガラ声・かすれ声になる
- □ 食べたり飲み込んだりするのに時間がかかる、硬いものが食べにくい
- □ 食べものや飲みものが口からこぼれる
- □ 食べものや飲みものが鼻にまわる（鼻からこぼれる）
- □ 食べものが口の中に残る、溜まる
- □ 食べものが飲み込みにくい、喉につかえる、吐きやすい
- □ 飲み込む前・飲み込むとき、飲み込んだあとにむせる
- □ 酸っぱい液が胃から喉に戻る
- □ 咳で眠れない、目が覚める

*嚥下障害のリスクがある人は、食事開始の前に次の手順で嚥下障害がないか確認し、嚥下障害スクリーニングテストの前評価を行う

1 対象者を選ぶ。

● 嚥下障害のリスクが高い人を選ぶ（「もっと知りたい」参照）。

2 患者確認を行い、嚥下障害のリスクについて説明し、承諾を得る。

● 患者氏名（フルネーム）と生年月日を答えてもらい、ネームバンドを確認する。

3 意識状態や全身状態を確認する。

● 以下が嚥下障害スクリーニングテスト（「項目2」参照）の条件となる。
 ・意識レベルが「JCS：0」（意識清明）または「JCS：1桁」であること。
 ・「GCS：E4」以上であること。
 ・全身状態が安定していること。
 ・医師の指示があること。

●「口に水を溜める」「空嚥下」「発声」など以下のテストで行う動作の指示ができることを確認する。

● 特に水を使うテストは誤嚥のリスクを伴うため、医師の指示のもとに実施する。

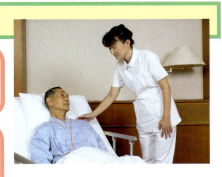

4 指示に従えるかどうか確認する。テストに進む前の補助評価を行う。

- 指示に従えるか否か、口腔内の衛生状態は良好か、口腔ケアの自立度はどうかを確認する。
- 嚥下関連筋群を動かし、それぞれの機能を評価する（嚥下の準備運動を兼ねる）。

1 指示に従える

「いー」「うー」と言ってもらえますか？

- 口腔周囲の運動を兼ねる。
- 指示通りにスクリーニングテストを進められるか、高次脳機能障害の有無なども確認できる。

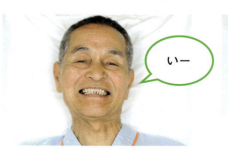
いー

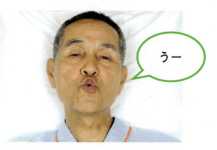
うー

2 発声・構音の状態

「ぱ・た・か」と言ってもらえますか？

- 「湿性嗄声」「気息性嗄声」「構音障害」があるかを観察する。
- 声帯・口・舌の動きなどを推察する。

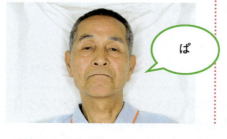
ぱ

3 開口制限

口を開けたり、閉じたりしてもらえますか？

- 顎の関節可動域や動きを確認する。

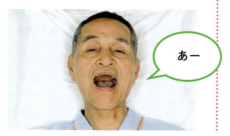
あー

4 口唇閉鎖不全、頬膨らませ不全

口唇を閉じたり、頬を膨らませてもらえますか？

- 顔面麻痺の有無や程度をみる。

頬骨の下に空気をためてもらう

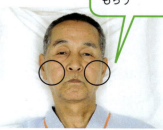

5 舌の運動

舌を前に突き出したり（挺舌）、口の横（口角）を舐めてもらえますか？

- 舌の動きを確認する。

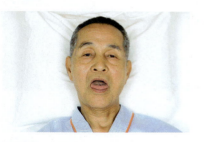

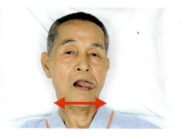

6 咀嚼障害

噛む動作をしてもらえますか？

- 歯・舌・頬・顎の協調運動、歯の欠損などによって噛み合わせに問題があるかみる。

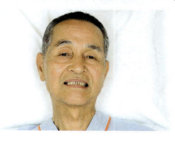

嚥下にかかわる主な脳神経の機能

神経	機能	異常所見
第Ⅴ(三叉)神経	感覚：頬・口唇・口腔内などの知覚、舌の前2/3の知覚 運動：咀嚼筋の運動（開口、閉口、噛む）	●咀嚼障害（6） ●開口制限（3）
第Ⅶ(顔面)神経	感覚：舌の前2/3の味覚 運動：表情筋の運動 　　　唾液（顎下腺・舌下腺）の分泌	●口唇閉鎖不全、頬膨らませ不全（1、4）
第Ⅸ(舌咽)神経	感覚：舌の後ろ1/3の味覚 　　　舌の後ろ1/3と咽頭などの知覚 運動：唾液（耳下腺）の分泌、 　　　茎突咽頭筋の運動	●湿性嗄声の有無（2） ●気息性嗄声の有無（2） ●嚥下反射の有無
第Ⅹ(迷走)神経	感覚：咽頭・喉頭・気管・食道などの知覚 運動：咽頭・喉頭などの運動	
第ⅩⅡ(舌下)神経	運動：舌の運動	●舌を前に出す（挺舌）（5） ●口角なめ（5）

5 経口摂取前の準備として、口腔ケア、鼻腔ケアを行う。

- どの部分に汚れや食物残渣が付いているか、口腔粘膜・歯肉・舌など口腔内を観察する。
- 口腔内が乾燥している場合は、口腔ケアを実施する。

なぜ行う
- 口腔内が乾燥していると嚥下しづらい。
- スクリーニングテスト（「項目2」参照）で最良の結果を引き出すため口腔内を湿潤させておく。

ここがコツ
- 状況に応じて小さな氷片を舐めたり噛んだりして口腔内を潤す（氷片を噛める場合は咀嚼の状態を観察する）。
- ただし、唾液を飲み込めていない場合などは誤嚥の危険があるため、氷片を用いてはいけない。

リスクを防ぐ
- 口腔内の汚い貯留物（唾液や食物残渣など）を誤嚥すると肺炎につながる可能性があるため、口腔内をきれいにする。
- 鼻腔内に汚い鼻汁が溜まっている場合は、咽頭に廻り誤嚥することがあるため吸引する。

6 嚥下体操を行う。

- 頸部・肩の運動を行うことで、心身の緊張を緩和し関節可動域の改善を図る。
- 嚥下関連筋群が嚥下時にスムーズにはたらくように準備する。

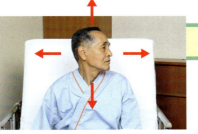

●頸部を前後・左右に倒す
●頸部を左右に回旋する

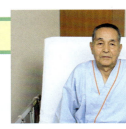

●肩を上下に動かす

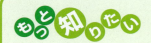

嚥下障害を
どのように見抜く？

嚥下障害スクリーニングの流れ

● NTT東日本関東病院ではスクリーニング方法を組み合わせ、嚥下障害をベッドサイドで下記のように判断している。一例として示す。

嚥下障害スクリーニング（A～Eの5つのステップから成る）

Step A：対象者
- 1週間以上経口摂取していない
- 1週間以上臥床している
- 肺炎を繰り返している
- 脳卒中患者
- 集中治療室入室症例
- 食事でむせることが多い（家族の発言からも）
- 気管チューブ抜去後
- 気管切開チューブ挿入中（状況に応じて）
- 抗精神病薬などの精神科的な投薬中（状況に応じて）
- 以上の項目に該当なしであっても、80歳以上である

Yes　対象者を抽出する

Step B：前評価
- 意識レベル：JCS 1桁、GCS E4以上（指示に従える）
- 全身状態：呼吸・循環・体温・体液バランスなど主治医の評価

No → 間接訓練
口腔ケア・鼻腔ケア
嚥下体操・呼吸法など

Yes　「Step Bを満たし、Step Cに進んでよいか」主治医に報告、指示あり

Step C：前段階　評価事項（嚥下の準備運動を兼ねて行う）
- 口腔内の衛生状態
- 口腔ケアの自立度
- 嗄声：湿性・気息性の有無
- 開口と咀嚼の運動：開口・閉口ができるか
- 顔の運動：口唇閉鎖・口唇の横引き・頬膨らませ
- 舌運動：舌を前後・左右・上下に動かせるか

Step D：反復唾液嚥下テスト　RSST：30秒間に空嚥下（唾飲み）が何回できるか
- ＊口腔内が乾燥しているとできないため、施行前に口腔ケアを行う
- ＊2回以下の場合は、嚥下機能の低下を考える

Step E：飲水テスト（姿勢を調整する）
1回目　3mL　冷水

注意！
- ＊飲水後しばらくして咳き込むことがある（残っている唾液などが喉頭や気管に入っているサイン）
- ＊むせがない場合も不顕性誤嚥に注意が必要であり、発熱などの全身状態に注意する

（次頁へつづく）

1回目はむせても2回目を実施する

観察項目
・飲水前後の声の変化（名前を言わせる）
・咽頭残留感
・頸部聴診にて飲水前後の呼吸音の変化

2回目　3mL　冷水でむせなし
- Yes → 観察項目をチェック
- No → むせありの場合は中止し、主治医に報告
耳鼻科（嚥下検査）やリハビリ科（嚥下リハビリ）へ依頼

3回目　5mL　冷水でむせなし
- Yes → 観察項目をチェック
- No → むせありの場合は中止し、主治医に報告

4回目　30mL　冷水でむせなし
- Yes → 観察項目をチェック
- No → むせありの場合は中止し、主治医に報告
リハビリ科へ依頼（STによる嚥下評価）

詳細な嚥下評価が必要時、耳鼻科（嚥下内視鏡検査）依頼

主治医に報告後、経口摂取を開始（結果は、カルテ上の嚥下障害スクリーニングのテンプレートに記載）

NTT東日本関東病院耳鼻咽喉科・石田瑠美医師編集、2012年12月改訂

嚥下障害スクリーニング表

（NTT東日本関東病院）

実施日／　　　科　　　患者番号　　　患者氏名　　評価者Ns

*意識レベル　JCS：0または1桁　GCS：E4以上　　○Yes（Yesの場合のみ下記実施）　　○No

「前段階　評価事項」　*嚥下の準備運動をかねて行う

指示に従える	○Yes	○No　（　　　　）
口腔内衛生	○良好	○不良　（　　　　）
口腔ケア自立度	○自立	○要補助　（　　　　）
嗄声	○なし	○あり　⇒　[□湿性　□気息性（両方チェック可）]
開口制限（開口・閉口ができるか）	○なし	○あり　（　　　　）
口唇閉鎖不全	○なし	○あり　（　　　　）
頬膨らませ	○可	○不可　（　　　　）
舌運動（挺舌）（舌を前に出せるか）	○可	○不可　（　　　　）
舌運動（口角なめ）	○可 ⇒ [□右　□左（両方チェック可）]	○不可　（　　　　）
咀嚼障害	○可	○不可　（　　　　）

【嚥下障害スクリーニング】

1　RSST（反復唾液嚥下テスト）　30秒間に何回、空嚥下（つば飲み）ができるか
　　3回以上　○可　　○不可　[□0回　□1回　□2回]
　*口腔内が乾燥しているとできないため、施行前に口腔ケアを行う
　*2回以下の場合は注意が必要

2　飲水テスト
　体位　　○リクライニング　[□0°　□30°　□45°　□60°]　○座位
　①3mL冷水　　　　　　　　　　　　　　　　　　　○むせなし　○むせあり ⇒ 1回目はむせても2回目を実施する
　②3mL冷水　　　　　　　　　　　　　　　　　　　○むせなし　○むせあり ⇒ むせありの場合は中止する
　　　飲水前後の声の変化（名前を言わせる）　　　　○なし　　　○あり　（　　　　）
　　　咽頭残留感　　　　　　　　　　　　　　　　　○なし　　　○あり　（　　　　）
　　　頸部聴診にて飲水前後に呼吸音の変化　　　　　○なし　　　○あり　（　　　　）
　②5mL冷水　　　　　　　　　　　　　　　　　　　○むせなし　○むせあり ⇒ むせありの場合は中止する
　　　飲水前後の声の変化　　　　　　　　　　　　　○なし　　　○あり　（　　　　）
　　　咽頭残留感　　　　　　　　　　　　　　　　　○なし　　　○あり　（　　　　）
　　　頸部聴診にて飲水前後に呼吸音の変化　　　　　○なし　　　○あり　（　　　　）
　②30mL冷水　　　　　　　　　　　　　　　　　　 ○むせなし　○むせあり ⇒ むせありの場合は中止する
　　　飲水前後の声の変化　　　　　　　　　　　　　○なし　　　○あり　（　　　　）
　　　咽頭残留感　　　　　　　　　　　　　　　　　○なし　　　○あり　（　　　　）
　　　頸部聴診にて飲水前後に呼吸音の変化　　　　　○なし　　　○あり　（　　　　）

* ②以降でむせがある時は、飲水テストは中止し、主治医に報告する
* 飲水テストで問題がないときは、主治医に報告し、経口摂取開始の指示を受ける。
　ただし、むせがない場合も不顕性誤嚥に注意が必要であり、発熱などの全身状況に注意する

2007年2月　嚥下サポートチーム（SST）

項目 2

嚥下障害スクリーニングテスト

> **ここが POINT!**
> - 飲食物を使ったスクリーニングテストには誤嚥や窒息などのリスクを伴うため、医師の許可が必要である。
> - スクリーニングテストで異常が見られる場合には、VF・VE などによる評価を行う。
> - テスト前後で頸部聴診を行い、呼吸音の変化があれば誤嚥や喉頭・咽頭部の液体貯留が疑われる。

基礎知識

嚥下障害スクリーニングテストと画像評価

- 嚥下障害のリスクが高い患者は経口摂取を再開する前に、嚥下障害スクリーニングテストを実施する。
- 嚥下障害スクリーニングテストで異常と判断された場合、嚥下ビデオ造影検査（VF）や嚥下内視鏡検査（VE）の実施が可能であれば専門的検査による評価を行う。

主な嚥下障害スクリーニングテスト

反復唾液嚥下テスト（repetitive saliva swallowing test：RSST）	随意的に繰り返し唾液を嚥下することで、嚥下の起こりやすさを評価する
改訂水飲みテスト（modified water swallow test：MWST）	少量の水を飲み、「嚥下の有無」「むせの有無」「声の変化」「呼吸音の変化」を確認して、口への取り込み、送り込み、誤嚥の有無を評価する
頸部聴診	嚥下前後の「呼吸音の変化」「嚥下音の延長」「咽頭部の液体貯留音」などを聴取して誤嚥や咽頭残留の有無を評価する
食物テスト（food test：FT）	少量のプリンなどを食べて空嚥下を指示し、「嚥下の有無」「むせの有無」「呼吸の変化」「声の変化」「口腔内の残留」を評価する

嚥下障害スクリーニングの画像による評価[3,4]

嚥下ビデオ造影検査（videofluoroscopic examination of swallowing：VF）	●造影剤や造影剤を混入した模擬食品を X 線透視下で飲み込む様子をビデオに録画 ●嚥下にかかわる諸器官の動きや構造上の異常、食塊の運搬状態、嚥下反射のタイミング、喉頭侵入、誤嚥、咽頭残留の有無や程度、食道の状態などが観察できる ●誤嚥や咽頭残留の少ない姿勢・食形態・ひと口量など訓練方法を検討する
嚥下内視鏡検査（videoendoscopic examination of swallowing：VE）	●鼻からファイバースコープを挿入し画像を観察する ●どこでも検査でき、通常の食材を用いるため被曝がないなどの利点がある ●誤嚥・咽頭残留の有無や程度、咽頭・喉頭・声門閉鎖の状態、咽頭壁などに触れて感覚などを直視下や画像で評価できる ●嚥下反射の瞬間や口腔内や食道の観察ができないなどの限界がある

＊スクリーニングのテスト方法は、医療施設により異なる。一例として示す。
＊ここでは、NTT東日本関東病院で行う「飲水テスト」に沿って紹介する。

1 必要物品を準備する。

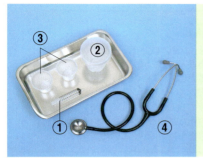

① 10mLの注射器
② 冷水(氷水)
③ カップ(2つ)
④ 聴診器
● 嚥下障害スクリーニング表(「もっと知りたい」参照)
● 筆記用具

2 患者確認を行い、テストを行うことを患者に説明し、体位を整える。

● 患者氏名(フルネーム)と生年月日を答えてもらい、ネームバンドで確認する。
● テスト実施時は覚醒した状態で、ある程度の理解力が必要となる。
● 患者・家族に嚥下障害スクリーニングのテストを行うことを説明し、同意を得る。

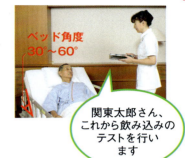

ベッド角度 30°〜60°

関東太郎さん、これから飲み込みのテストを行います

3 頸部の聴診を行う。

① 聴診器を喉頭の側方に当てる。
② 嚥下する前に澄んだ呼気音を聴取する。
③ 嚥下音を聴取する(左右差を確認)。
④ 嚥下直後に呼気音を聴取する。

この音に要注意！
(水を飲む前後でも比較)
● 「ブクブク」と泡立つ音
● 嚥下直後の呼気音に湿性音、液体の振動音

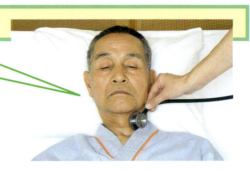

ここがコツ
● 聴診時には、喉頭や舌骨の運動を阻害しないよう、頸部を過伸展させないように甲状軟骨の側方に聴診器を軽く当てる[3]。
● 聴診器は膜型・ベル型のどちらでも評価できるが、頸部が狭いときは乳児用など小型の聴診器を使うと皮膚に密着しやすく、扱いやすい。

4 患者の声質を確認する。

● 患者には「あー」と発声、または「自分の名前」を言ってもらう。
● 「湿性嗄声(ガラガラ・ゴロゴロ)」「気息性嗄声(息もれ声)」があるか確認する。

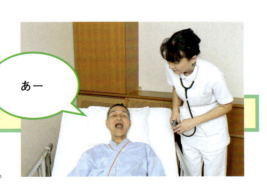

あー

5 冷水3mLを口腔底に注ぎ、嚥下してもらう。

● むせても「手順7」へ進む。

自然に口を開け、口腔底(下前歯と舌の間)に入れる

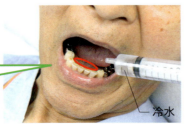

冷水

ここがコツ
● 水が直接咽頭に流れ込まないよう、水は口腔底に向かって注ぐ。
● 口を開けてもらう際は、顎が上がりすぎないよう自然に開けてもらうとよい。

なぜ行う
● 口への取り込み、送り込み、誤嚥の有無などをみる。

6 嚥下直後に頸部聴診を行う。

- むせの有無と飲水前後の「声の変化」「咽頭残留感」「呼吸音の変化」を確認する。
- 飲水前後の声の変化を比較するため、「あー」または自分の名前を言ってもらう。

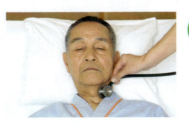
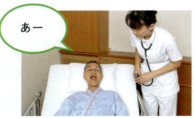

あー

判定方法
- ☐ 長いまたは弱い嚥下音、複数回の嚥下音
  ⇒ 咽頭収縮の減弱、喉頭挙上障害、食道入口部の弛緩障害の疑い
- ☐ 泡立ち音、むせ
  ⇒ 誤嚥の疑い
- ☐ 嚥下直後の呼気に湿性音、液体の振動音
  ⇒ 誤嚥または咽頭残留の疑い

7 もう一度、冷水3mLを口腔底に注ぎ、嚥下してもらう。

- 嚥下前後に頸部聴診を行う。

リスクを防ぐ
- この段階でむせる場合はテストを中止し、医師に報告する。

9 冷水30mLをカップに注ぎ、自分のペースで嚥下してもらう。

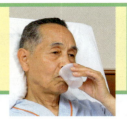

- 嚥下前後に頸部聴診を行う。

8 再度、冷水5mLを口腔底に注ぎ、嚥下してもらう。

- 嚥下前後に頸部聴診を行う。

10 ここまでで、最も悪い場合を評価する。

リスクを防ぐ
- むせがない場合も不顕性誤嚥に注意し、呼吸状態や発熱などの全身状態を観察する。

もっと知りたい

簡便なベッドサイドスクリーニングとして「RSST」もある！

反復唾液嚥下テスト

飲水テストを実施する前に、最も簡便な嚥下スクリーニングテストとして、反復唾液嚥下テスト（RSST）を行ってもよい。

必要物品：秒針付き時計またはストップウォッチ

方法：舌骨に人差し指、甲状軟骨（喉仏）に中指を当てた状態で、できるだけ何回も空嚥下（唾液を飲み込む）するように説明する。空嚥下を30秒間繰り返してもらい、嚥下回数をカウントする。

判定：30秒で2回以下を「異常あり」とする。ただし、RSSTでは、不顕性誤嚥（silent aspiration）は判定できないので注意する。

甲状軟骨が検査者の指を乗り越えたときのみ、1回とカウントする[3]

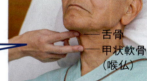

舌骨
甲状軟骨（喉仏）

項目 3 　嚥下障害時の食事介助

> **ここが POINT!**
> ◆ 安全に食べるには、頭と体幹が安定し（リラックスできる自然な姿勢）、障害の部分や程度に合わせた誤嚥しにくい姿勢に整えることが大切である。
> ◆ 同じ食品でも、調理法や粘度によって食べやすさに違いがある。
> ◆ ひと口量は1回の嚥下で飲み込める量に調節するため、小さく浅めのスプーンを選択する。

基礎知識

食事介助時の注意点

- 飲食は摂食・嚥下訓練にもつながるため、できる限り安全に経口摂取できるよう、適切な援助や環境を整える。
- 食事の開始基準の例を示す（表）。個々の障害の部位や程度によって食事や水分を摂取するときの条件や方法は異なるため、嚥下機能の評価をもとに決定する。
- どのような食事介助が必要か（手で保持して口に入れるまでの介助、舌の動きを助ける介助など）、摂食動作や嚥下運動をサポートする方法を統一する。

食事の開始基準

- バイタルサイン・全身状態が安定している
- 意識が覚醒する時間がある（JCS：1桁）
- 重篤な誤嚥を示す徴候がない
- 嚥下反射を認める
- 口腔内が清潔に保たれている
- 咳嗽が可能で、気道のクリアランス（浄化）が良好である
- 著しい舌運動、喉頭運動の低下がない
- 「食べたい」という意思がある

基礎知識

嚥下障害患者への食形態の工夫

- 誤嚥や窒息につながりにくい嚥下機能に見合う食形態（図、表）を検討する。

嚥下しやすい食品の例

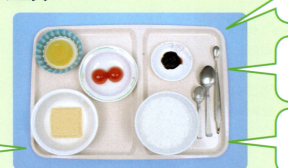

● ペースト食の例

- 付着性が少ない（べたつかず喉ごしがよい）
- 密度が均一
- 凝集性が高い（適度な粘度があり食塊形成しやすい）
- 変形性が高い（口腔や咽頭を変形しながら通過する）

（次頁へつづく）

嚥下における食形態の分類

	嚥下しやすい		嚥下しにくい	
形態	●軟らかい ●まとまりやすい ●なめらか	●喉ごしがよい ●密度が均一 ●変形しやすい	●パサパサ ●バラバラ ●ベタベタ	●ボロボロ ●サラサラ
食品	●ゼリー類（プリン、ムース、ババロアなど） ●ペースト ●柿 ●卵豆腐、茶碗蒸し ●野菜の煮物 ●煮魚	●ゼリー寄せ ●あんかけ	●水分：水、茶、ジュース ●酸味が強い：酢のもの、柑橘類 ●パサつく：焼き魚、鶏ささみ、ゆで卵、ふかし芋、高野豆腐、おから ●噛んだあとバラバラになる：かまぼこなどの練り製品、ピーナツ、ひじき	●喉に張り付く：餅、焼き海苔、蒸しパン、ウエハース ●水分と固形に分かれる：スイカ、梨、高野豆腐、がんもどきの煮物 ●繊維が強い：ごぼう、小松菜、ふき

食形態の例

1 全粥

- 箸やスプーンなどに付着した唾液中のアミラーゼが粥のでんぷんを分解し、水分が多くなる（離水）。

<介助の工夫>
- 小分け用と食べる用のスプーンを準備し、小分け用の器に粥を取り分けると、粥の固さが変化せずに食べられる。

2 ゼリー

- 特にゼラチンゼリーは冷たくした状態で食べる。
- ゼラチンは体温で溶ける特徴があるため、常温で放置したり、手で容器を持っているうちに溶けて液状になる。

<介助の工夫>
- 食べる直前まで冷蔵庫で保管する。
- 氷水を入れたバットに入れて溶解しないようにする。
- なるべく手で保持しないようにする。

<スライスゼリー[5]>
- スライスゼリー（ゼリーをスライス状にしたもの、右図）は、咽頭をスムーズに通過しやすい。
- ゼリーを崩さずに丸飲みすることで食塊形成を補い、口腔・咽頭残留や誤嚥を防ぐ。
- ゼリーはよく冷やしておく。
- 「平らなスプーン」を用いるとよい。

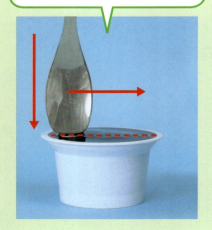

①平らなスプーンをまっすぐ差して、半分に切る

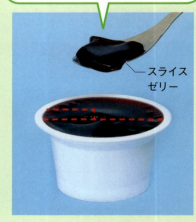

②スプーンを切り目から5mm程度ずらして、まっすぐ差し込む
③スライス型に(切り) すくい取る

スライスゼリー

3 トロミ（調整）剤

- トロミ（調整）剤は食塊の口腔内保持時間を長くする、液体の咽頭流入速度を遅くする目的で用いる。
- 嚥下機能が低下している場合、嚥下反射のタイミングよりも早く水分が咽頭に流れ込み誤嚥する危険があるが、水分にトロミをつけると誤嚥しにくくなる。

嚥下調整食学会分類 2013（とろみ）早見表（一部抜粋）

	段階1：薄いとろみ	段階2：中間のとろみ	段階3：濃いとろみ
性状の説明（飲んだとき）	●「drink」するという表現が適切なとろみの程度 ●口に入れると口腔内に広がる液体の種類・味や温度によっては、とろみが付いていることがあまり気にならない場合もある ●飲み込む際に大きな力を要しない ●ストローで容易に吸うことができる	●明らかにとろみがあることを感じ、かつ「drink」するという表現が適切なとろみの程度 ●口腔内での動態はゆっくりですぐには広がらない ●舌の上でまとめやすい ●ストローで吸うのは抵抗がある	●明らかにとろみが付いていて、まとまりがよい ●送り込むのに力が必要 ●スプーンで「eat」するという表現が適切なとろみの程度 ●ストローで吸うことは困難
性状の説明（見たとき）	●スプーンを傾けるとすっと流れ落ちる ●フォークの歯の間から素早く流れ落ちる ●カップを傾け、流れ出た後には、うっすらと跡が残る程度の付着	●スプーンを傾けるととろとろと流れる ●フォークの歯の間からゆっくりと流れ落ちる ●カップを傾け、流れ出た後には、全体にコーティングしたように付着	●スプーンを傾けても、形状がある程度保たれ、流れにくい ●フォークの歯の間から流れ出ない ●カップを傾けても流れ出ない（ゆっくりと塊となって落ちる）

●本表は学会分類2013（とろみ）の早見表である。本表を使用するにあたっては必ず「嚥下調整食学会分類2013」の本文を熟読されたい。
（文献6 p.263より引用、一部改変）

＜介助の工夫＞

① **使用量を定量化する**：誰が作っても、いつも同じ仕上がり（粘度）になるようにする。トロミ（調整）剤が少ないと誤嚥しやすく、逆にトロミをつけすぎるとべたついて食塊を送り込みにくく口や咽頭に留まりやすくなり、窒息の原因にもなるため注意する。トロミ（調整）剤の量は、患者に合わせて調節する。

② **溶解後の時間経過により物性が変化する**：トロミ（調整）剤を溶解してからしばらく（製品例／トロミアップパーフェクトの場合：2分程度）待ち、安定化を図る。

③ **味・舌触りが変化する**：撹拌しながら、トロミ（調整）剤を少しずつ入れて溶かす。溶かしたトロミ（調整）剤のダマは溶けず、味や舌触りを損なう原因になるため、トロミ（調整）剤は必要最小限とし、ダマができないように注意する。

④ **食材によってトロミ（調整）剤の使用量を変更する**：タンパク質の多いもの（牛乳）、酸味のあるもの（果汁）はトロミが付きにくい。水分と同じ粘度に仕上げるには、多めのトロミ（調整）剤が必要になる。

＊右側に麻痺のある患者に全介助で行う場合

1 必要物品を準備する。

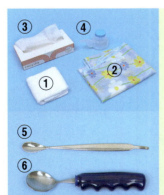

① おしぼり（タオル）
② エプロン（もしくはタオル）
③ ティッシュペーパー
④ 吸い飲み
⑤ 小さめのスプーン（Kスプーン）
⑥ （必要時）自助具
● （必要時）枕またはタオル
● （必要時）湯呑み
● （必要時）フォーク
● 大きめのスプーン（取り分け用）
● （必要時）箸
● （必要時）トロミ（調整）剤

ここがコツ

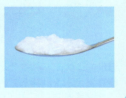

- スプーンは小さく浅いものを選び、ひと口量を少なめにする（すり切り1杯）。

なぜ行う

- 一度に飲み込む量が多くなると、咽頭通過が困難になり、咽頭に残った食塊を誤嚥する危険や何度も飲み込む必要がある。
- 小さく浅いスプーンは口の中に入れたり、口の中で裏返したり操作しやすい。
- 深いスプーンでは口唇で食塊をとりきることが難しく、スプーンに食物が残りやすい。

2 室内の環境を整える。

- 患者に食事を始めることを説明する。
- 室内の換気を行い、不快な臭気を除去する。
- ポータブルトイレや尿器は、室外または視界に入らない場所へ移動する。

> **リスクを防ぐ**
> - 認知症や注意が散漫しやすい患者では、テレビを消し、大部屋の場合はカーテンを引くなど、食事（嚥下）に集中できる環境を整える[7]。

3 ベッド上で姿勢を整える。

- 姿勢の調節は嚥下機能の代償に有効であるが、嚥下障害の症状によって体位は異なる。
- 長いあいだ上体を起こしているとずり下がったり横に傾いたりするため、姿勢が崩れたら、適宜体位を整える。
- 頸部が伸展したり、不安定だったりすると誤嚥しやすいため、枕やタオルを後頭部から頸部に当てて安定させる。
- ベッドアップの際、背抜きをする（背中とマットの間でずれが起こるため、除圧する）。
- 時間経過とともに左右に傾く。殿部のずれが生じるときは、適宜整える。

> **リスクを防ぐ**
> - 口腔期の障害が重度な場合：送り込みが困難なときはリクライニング位30～60°として、重力による移送を利用し、頸部は軽く前屈させて誤嚥しにくい姿勢をとる。

1 リクライニング位・頸部前屈

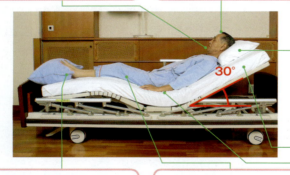

- 頭に枕を入れる
- 頸部は前屈（下顎と鎖骨の間は3～4横指がめやす）
- 上肢を屈曲させる
- 肩や上肢がうしろに引かれ、伸展するのを防ぐ
- 足底はクッションにつける
- 姿勢反射を利用して過度な緊張を防ぐ
- 股関節と膝関節は軽く屈曲させる
- 腹筋の筋緊張を抑える

頸部前屈

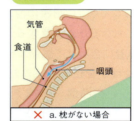
a. 枕がない場合
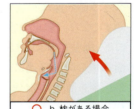
b. 枕がある場合

a. 咽頭と気管が直線となり、飲食物が気管に入りやすい

b. 頭部を前屈すると、咽頭と気管に角度がついて誤嚥しにくくなる

- 仰臥位30～60°では、「気管が上」「食道が下」の位置になり、重力の関係で誤嚥しにくい
- 殿部はベッドのリクライニングの傾斜に合わせる（リクライニングポイントに殿部を置く）

リクライニング位のメリット
- 重力を利用して食塊を咽頭に送り込み、食塊が梨状窩に貯留してから嚥下反射を引き起こす。
- その結果、食塊が食道に入るのと喉頭閉鎖のタイミングを合わせやすく、誤嚥しにくい。

頸部前屈のメリット
- 咽頭と気管に角度がつき、誤嚥しにくい。
- リクライニング位では口峡が狭くなり、早期咽頭流入による誤嚥の予防につながる。
- 前頸筋群がリラックスすることにより、嚥下に有利にはたらく。

> **リスクを防ぐ**
> - 咽頭期の障害が重度な場合：嚥下反射を起こしやすくするために、健側を下にする。

2 側臥位・頸部回旋

- 姿勢は健側（通りやすい側）を下にした側臥位に整えることで、食塊は重力に引かれて健側の咽頭に集まる[7,8]。
- 頸部を患側（ここでは右側）に向けると麻痺側の咽頭は狭くなり、健側の咽頭が広がるため、食物が健側を通過しやすくなる。

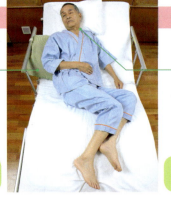

側臥位にして、背中に枕などを置いて安定させる

頸部は前屈させ、軽く患側に回旋

頸部は患側に向ける

姿勢は健側を下に

3 坐位・頸部前屈

- 頸部は前屈位、股関節と膝関節は屈曲位、足底はしっかり床につけて安定させる。
- 椅子に深く座り、骨盤や体幹と背もたれの隙間を枕やタオルなどで埋めて安定させる。
- テーブルの高さは、肘のあたりにくるよう調節する。
- 円背が強い場合には骨盤を後傾させ、体幹を後ろへ倒す。正面を見たときに自然に頸部前屈位をとることができる。

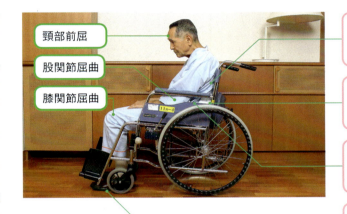

頸部前屈
股関節屈曲
膝関節屈曲

深く座り、支持面積を広くして安定をよくする

隙間はタオルで埋めて安定させる

円背のある患者は、骨盤を後傾させ体幹を後ろへ倒す

足底はフットレストまたは床に接地する。足で体を支持しバランスを保つ

4 患者の準備を行う。

- エプロン（タオルでも可）を着用する。
- 口腔内を清潔にする。
- （必要に応じて）義歯を装着する。
- 熱めのおしぼりで顔を拭きながら、口腔周囲の筋肉や唾液腺をマッサージする。

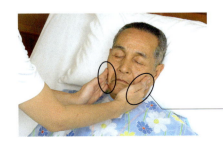

唾液腺（頬骨の出っ張りの内側や顎の下にある）をマッサージする

なぜ行う
- 口腔ケアは汚れや乾燥を取り除くだけでなく、口の中をさっぱりさせ食欲を促す。
- 飲み込むときに臼歯が噛み合うことで顎位が安定する。そのため、喉頭を挙上させる筋肉がはたらきやすくなる。
- 唾液腺をマッサージして、唾液分泌を促進したり、顔面の嚥下関連筋群を刺激する。

5 配膳する。

- 患者から食卓が見える位置に配膳する。

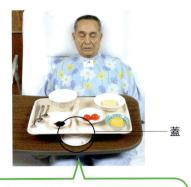

蓋

お盆の下に蓋を置くと、お膳に角度がつき患者から器の中身が見えやすくなる

6　食事の介助を行う。

- 患者と介助者の目の高さが同じになるように、介助者は椅子に座りベッドの高さを調節する。

自助具を使用する場合
- 自力摂取を促すため、自助具を用いる場合がある。

エプロンはお盆の下まで広げると、寝衣の汚れが少ない

差し入れ方
① スプーンは口唇の正面から入れる
② 舌の上に載せて、口が閉じるのを待ってから引き出す

ポイント
- 異なる物性の食塊（食物とゼリーなど）を交互に嚥下することで、咽頭残留を除去する
- 飲み込んだあとに湿性嗄声や液体の振動音が聞かれた場合、空嚥下（唾を飲む）を促す
- むせたときは咳をさせてしっかりと吐き出し、次のひと口は呼吸が安定するまで待つ
- 食べものが口に入っているときは、誤嚥の誘因となるため話しかけない
- 飲み込んだこと（嚥下反射）を確認してから、次のひと口を入れる

ここがコツ
- 介助者が空腹であると落ち着いて介助できないため、可能であれば先に食事を済ませ、気持ちの余裕をもち、介助のスピードに注意するとよい。
- ペースが乱れるので、介助者はできる限り交代したり中座したりしない。

リスクを防ぐ
- 介助者が立っていると、患者が見上げる形になり、頸部が伸展して誤嚥しやすくなる。
- 上唇でこそげ取るようにスプーンを抜くと、上顎が上がってしまうため注意する。
- 疲労や集中の程度をみて、食事を終了する（めやすは30分以内。量が少ないときは15分以内）。
- 誤嚥や窒息の危険を伴うため、吸引の準備をしておく。

7　食事後には口腔内を確認する。

- 食物残渣がないか、口腔内を確認する。
- 患者の状態に応じて口腔ケア（歯磨き・含嗽・清拭・義歯の手入れなど）を行い口腔内を清潔に保つ。

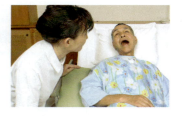

8　座位姿勢を30分以上保持してもらう。

- テーブルを片づけ、エプロンを外す。
- 30～60分ほど上体を起こす。

なぜ行う
- 胃食道逆流による誤嚥を防ぐため。
- 可能であれば30～60分ほど上半身を挙上した姿勢をとってもらう[8]。

<引用文献>
1. Logemann JA 著, 道健一, 道脇幸博 監訳：Logemann 摂食・嚥下障害. 医歯薬出版, 東京, 2000：2.
2. Leopold NA, Kagel MC. Swallowing, ingestion and dysphagia: a reappraisal. Arch Phys Med Rehabil 1983；64（8）：371-373.
3. 浅田美江, 鎌倉やよい：ナースが気付きたい！ 誤嚥を起こすリスクの高い患者. 特集 知ると変わる！ ナースの行う摂食・嚥下・口腔ケア, エキスパートナース 2008；24（3）：34-42.
4. 藤谷順子：摂食・嚥下障害のための検査① VF検査. 成人の摂食・嚥下とその障害, JJNスペシャル 1996；52：39-43.
5. 聖隷嚥下チーム：嚥下障害ポケットマニュアル 第3版. 医歯薬出版, 東京, 2011：118-119.
6. 藤谷淳子, 宇山理沙, 大越ひろ, 他：日本摂食・嚥下リハビリテーション学会嚥下調整食分類2013. 日摂食嚥下リハ会誌 2013；17（3）：255-267.
7. 向井美惠, 鎌倉やよい 編：摂食・嚥下障害の理解とケア. 学研メディカル秀潤社, 2003.
8. 小島千枝子：食事介助でナースの"行いたいこと". 特集 知ると変わる！ ナースの行う摂食・嚥下・口腔ケア, エキスパートナース 2008；24（3）：43-49.

<参考文献>
1. 鎌倉やよい 編, 鎌倉やよい, 藤本保志, 深田順子 著：嚥下障害ナーシング フィジカルアセスメントから嚥下訓練へ. 医学書院, 東京, 2000.
2. 才藤栄一, 向井美惠 監修：摂食・嚥下リハビリテーション 第2版. 医歯薬出版, 東京, 2007.
3. 藤島一郎：よくわかる嚥下障害 改訂第3版. 永井書店, 東京, 2012.
4. 藤島一郎：動画でわかる 摂食・嚥下リハビリテーション. 中山書店, 東京, 2004.

43 経鼻経管カテーテルの挿入と栄養投与

小野寺智子

経腸栄養法は、経口からの栄養摂取が不十分、あるいは不可能な場合に、安全に消化管が使えることを前提に行う。
ここでは、経鼻経管カテーテルによる栄養投与の手技について解説する。

クローズアップ手技
- 項目1 経鼻経管カテーテルの挿入
- 項目2 経腸栄養剤の投与

基礎知識

栄養療法の種類

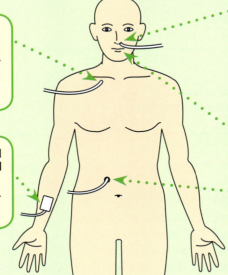

①中心静脈栄養法：TPN (total parenteral nutrition)
- 鎖骨下静脈などからカテーテルを挿入し、高カロリー輸液を投与する。

②末梢静脈栄養法：PPN (peripheral parenteral nutrition)
- 末梢静脈から、低カロリー輸液を投与する。

③-1 経腸栄養法（経鼻経管栄養法）：EN (enteral nutrition)
- 経鼻的に経腸栄養カテーテル（経鼻経管カテーテル）を挿入し、経腸栄養剤（天然濃厚流動食、半消化態栄養剤、消化態栄養剤、成分栄養剤）を注入する。

④経口栄養法
- 口から栄養を補給する。

③-2 経腸栄養法（胃瘻・空腸瘻）
- 腹壁から胃に瘻孔を造設して栄養を投与する「胃瘻」と、胃瘻から専用カテーテルを留置して空腸に直接投与する「空腸瘻」などがある。

- 栄養投与の方法は、「静脈栄養法（①②）」「経腸栄養法（③④）」に分かれる（図）。
- 「経腸栄養法」とは、消化管機能が保たれている場合に、「糖質」「タンパク質」「脂質」「電解質」「ビタミン」などの栄養や水分を、消化管から投与する方法である。
- 経腸栄養法は、鼻腔に経腸栄養カテーテルを挿入して投与する「経鼻的ルート」と、胃瘻・空腸瘻を介して投与する「胃瘻・空腸瘻ルート」に大別される。

基礎知識

栄養管理の選択

```
経口摂取が不十分、あるいは不可能
           │
消化管は安全に使用できるか？
    Yes ─┴─ No
    │       │
経腸栄養法  経静脈栄養法
  期間は？    期間は？
  ┌─┴─┐     ┌─┴─┐
4～6週間  4～6週間  2週間    2週間
以内      以上      未満      以上
経鼻経腸  胃瘻・腸瘻  末梢静脈栄養  中心静脈栄養
```

＊ASPEN (American society for Parenteral and Enteral Nutrition), Dietitian director board (1993) を参考に作成

- 経腸栄養の投与経路は、投与期間（めやすは4～6週間）により、「経鼻経腸」あるいは「胃瘻・腸瘻」を選択する（図）。
- 栄養療法の選択は、既往歴、消化管の構造、誤嚥性肺炎の危険性、患者の活動状況、予後を考慮し、患者・家族の希望も含めながら検討する。
- 特に経腸栄養法では、以下のメリットがある。
  - 消化管を活用する生理的な経路である。
  - 腸管の消化と吸収機能のほか、腸管のタンパク合成能を維持・促進する。
  - 免疫機能や腸管由来ホルモン・ペプチドによる代謝制御機構などの調整機能も活用できる。
  - bacterial translocation（バクテリアル・トランスロケーション：腸管粘膜の物理的バリア機構の破綻、腸管内での細菌の異常繁殖、免疫系のバリアの破綻などが原因で、腸管内の細菌やエンドトキシンなど、さまざまな物質が消化管壁を通過し、全身へ侵入する現象）の発生を防止する。
  - 生体侵襲が少なく、重篤な副作用や合併症の発現率が低い。
  - 実施操作・維持・管理が比較的簡易で、経済的である。

もっと知りたい

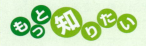

栄養状態の評価

栄養が足りているかどうかを何で判断する？

● 栄養アセスメントとは？

経腸栄養法を実施する際、看護師は「医師から指示された経腸栄養剤を投与する」だけではなく、栄養療法のオーダーが患者の状態に合っているか、栄養評価（栄養アセスメント）を行うことが重要である。

栄養アセスメントの方法は、体重測定や血液データなどがあるが、SGA（subjective global assessment：主観的包括的アセスメント）、ODA（objective data assessment：客観的データアセスメント）が知られている。

栄養アセスメントの指標には、
- 身体計測（anthropometric methods）
- 生化学検査（biochemical methods）
- 臨床検査（clinical methods）
- 食事調査（dietary methods）
- 環境要因（environment factor）
- 心理状態（feeling）

などがあり、これらの頭文字をとって「栄養アセスメントのABCDEF」ともいわれる。

● 栄養アセスメントは、継続的に行う

いったん決定した経腸栄養法でも、患者状態の変化やリハビリテーションの進行状況に合わせて見直していく。

「経口摂取への移行が可能か」「栄養剤の種類や投与量、水分量などは適切か」「消化吸収不良や下痢・誤嚥はないか」「現在の栄養療法が患者に合った内容か」などを、医師・看護師・栄養士・薬剤師・リハビリテーションスタッフ（理学療法士、言語聴覚士、作業療法士）などの栄養サポートチーム（nutrition support team：NST）で評価していくことが大切である。

＜参考文献＞
1. 杉山みち子：NSTと栄養ケア・マネジメント. 静脈経腸栄養 2003；18：31-35.

項目 1　経鼻経管カテーテルの挿入

ここが POINT!

◆ 誤って輸液ルートと接続しないよう、使用する物品を確認する。
◆ 経鼻経管カテーテルの先端位置は、X 線検査、胃内容物の吸引、気泡音の聴取などの方法で確認する。確実に胃内に挿入されていることを確認し、気管への栄養剤の誤投与を防ぐ。
◆ 経鼻経管カテーテルは、事故抜去防止のため確実に固定する。

1　必要物品を準備する。

①経鼻経管カテーテル
②カテーテルチップタイプのシリンジ（色つき）
③カテーテルジョイント（コネクタ）
④カテーテルゼリー（潤滑剤）
⑤聴診器
⑥固定用テープ
⑦未滅菌手袋
⑧微温湯（37℃程度。シリンジにとる）
⑨マスク
●栄養に関する指示箋（処方箋、あるいは食事箋）

2　シリンジ、カテーテルの種類を確認する。

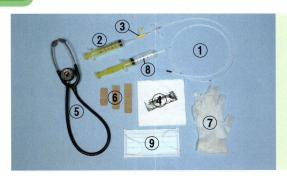

②カテーテルチップタイプのシリンジ（色つき）
カテーテルチップ
③カテーテルジョイント（コネクタ）
①経鼻経管カテーテル

● 経腸栄養に関連するシリンジは、カテーテルチップタイプ（シリンジの筒先に注射針が接続できない構造のもの）を用いる。
● 誤って薬剤を注入しないよう、内筒に色のついたシリンジを使用する（経腸用は黄色で統一されることが多い）。

リスクを防ぐ

静脈注射に用いる注射器（薬剤用）
悪い例 ✕
接続・注入できてしまう
経鼻経管カテーテル

専用のカテーテルジョイントを加える
誤って接続しても、径が違うので注入できない

● 経鼻経管カテーテルの注入口には、静脈栄養に用いる注射器も接続できてしまう。誤接続を防ぐため、専用のカテーテルジョイントを加える。
● ただし、カテーテルジョイント自体を誤って輸液ルートに接続してしまう恐れもあるため、注入口も一体型の経鼻経管カテーテルを選択することが望ましい。

3 経鼻経管カテーテルの素材・径を選択する。

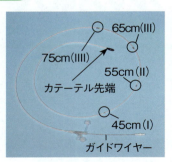

- 例としてゼオンENカテーテルE（ゼオンメディカル株式会社）
- 挿入後にガイドワイヤーを抜いて使用する。

👉 ここがコツ

経鼻経管カテーテルの素材	特徴
● シリコン製 ● ポリウレタン製	異物感が少ない
● 内径が大きいもの（ポリウレタン製） ● 先端孔の形状（スプーン型）	閉塞しにくい

- 経鼻経管カテーテル挿入により、鼻・咽頭潰瘍、鼻中隔壊死、副鼻腔炎、耳炎、嗄声、声帯麻痺などを起こす可能性がある。
- 患者の異物感や皮膚刺激を考慮して、経鼻経管カテーテルは、閉塞しない程度に径は細めのもの、素材はやわらかいものを選択する。
- 成分栄養剤は5Fr以上、半消化態栄養剤は8Fr以上の径がめやすとなる。天然濃厚流動食や、非水溶性食物繊維を含む半消化態栄養剤は、詰まりやすく、速度調整がやや難しいので、太めの径を選択する。

4 患者確認を行い、患者に処置の目的・方法などを説明し、承諾を得る。

- 患者氏名（フルネーム）と生年月日を答えてもらい、ネームバンドを確認する。

5 挿入に適した体位をとる。

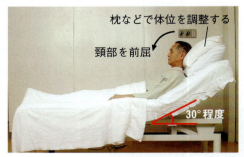

- 座位または頭部挙上し、誤嚥を防ぐために、頸部を軽く前屈してもらう。

6 手指衛生を行い、未滅菌手袋を装着する。

7 経鼻経管カテーテルを挿入する長さのめやすをつける。

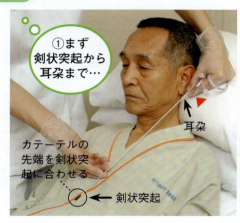
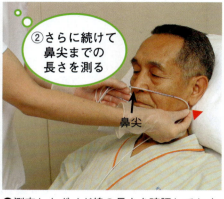

- 測定したガイド線の長さを確認しておく。

- 経鼻経管カテーテルの長さは、①剣状突起～耳朶、②耳朶～鼻尖がめやすとなる。
- ①＋②の長さは成人で約55cm程度だが、胃の噴門部を確実に通過し、胃内に留置するよう、①＋②に10～15cm足す。体格によって異なるが、65～70cmがめやすとなる。

8 経鼻経管カテーテルの先端部分に、カテーテルゼリーをつける。

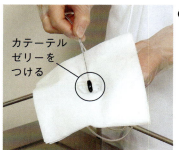
カテーテルゼリーをつける

- 挿入時の刺激が強く、患者が痛みを訴える場合は、医師の指示のもと、カテーテルゼリーの代わりにキシロカイン®ゼリーを用いることもある（ショック症状に注意する）。

9 経鼻経管カテーテルを鼻孔から咽頭まで挿入する。

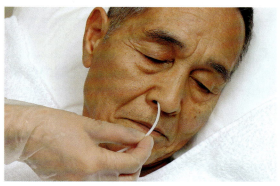

- 鼻先を押し上げるようにして、咽頭まで挿入する。
- 最初に抵抗がある位置でいったん止める。そのまま挿入すると、出血の原因になる（下図）。
- 咽頭までの長さのめやすは、約10〜15cmである。
- 鼻中隔彎曲症、鼻孔・鼻腔に狭窄がある場合は、反対側の鼻孔から挿入する。

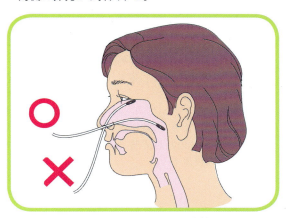

文献1より引用

10 頸部を軽く前屈してもらい、嚥下のタイミングに合わせて経鼻経管カテーテルを胃まで進める。

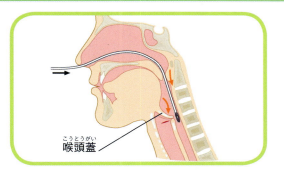
こうとうがい
喉頭蓋

- 患者に"唾を飲み込むように"してもらう。嚥下運動に合わせて、経鼻経管カテーテルを胃まで進める。
- 頸の向きや角度（正面ではなく、左右どちらかを向いてもらうなど）を調節すると、経鼻経管カテーテルが挿入しやすくなる場合がある。

ここがコツ

- 経鼻経管カテーテルの位置は、"右"鼻孔から挿入する際には咽頭においても"右"側を通過するのが望ましい。
- 鼻孔と同じ側に経鼻経管カテーテルがないと、咽頭で右から左へ経鼻経管カテーテルの位置が変わるため、喉頭蓋の運動を阻害する可能性がある。
- 例えば右の鼻孔から挿入する場合、頸部を左に向けると、下咽頭の左は狭く、右は広くなるので、咽頭の右側に入りやすい。

11 固定用テープを用いて仮固定する。

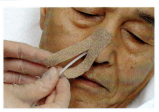 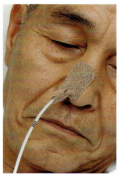

- 「手順7」で確認した深さまで経鼻経管カテーテルを挿入したら、固定用テープで仮固定する。

12 口を開けてもらい、経鼻経管カテーテルが停滞していないか(とぐろを巻いていないか)確認する。

リスクを防ぐ
- 口腔内や咽頭に停滞していたら、経鼻経管カテーテルの先端を咽頭まで引き抜き、再度挿入する。
- 咳嗽や呼吸困難などが出現したら、気管内に誤挿入されている可能性がある。抜去して、患者の呼吸状態を安定させる。

13 経鼻経管カテーテルの先端の位置を確認する。

リスクを防ぐ

① X線検査

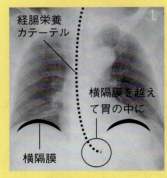

- 経鼻経管カテーテル先端の位置を確認するのに、最も確実な方法である。
- X線検査を行う場合は、レントゲンに映るよう、X線不透過ライン入りの経鼻経管カテーテルを使用する。

② 胃内容物の吸引

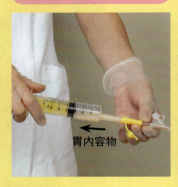

- 経鼻経管カテーテルにカテーテルジョイントとシリンジを接続。胃内容物が吸引されれば、先端が胃内に到達している。
- ただし細い径の場合や経鼻経管カテーテル先端が胃壁に接触している場合などでは、胃内容物を吸引できないこともある。

③ 気泡音の聴取

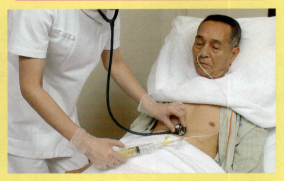

- 経鼻経管カテーテルに、カテーテルジョイントとシリンジを接続。10～20mLの空気を注入したときに、聴診器で気泡音(空気の注入音)が聴取できるか確認する。
- ただし気管内に誤挿入されても、心窩部に気泡音が響くことがある。右肺・左肺・心窩部の3か所に聴診器をあて、気泡音の強弱を比較する。
- 心窩部で最も強い気泡音が聴取できない場合や、気泡音が確認できない場合では、誤挿入が疑われる。その場合、ほかの看護師に確認を求めるか、挿入し直す。

＊誤挿入による事故を防ぐため、①～③すべての方法で確認することが基本である。

14 経鼻経管カテーテルのガイドワイヤーを抜去する。

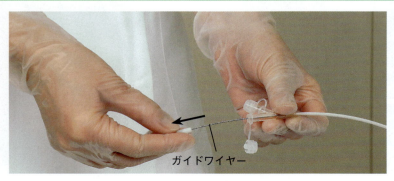

- 経鼻経管カテーテル先端が胃に留置できていると確認できたら、ガイドワイヤーを抜去する。

| 15 | 経鼻経管カテーテルの位置を動かさないように注意しながら、固定用テープで再固定する。 |

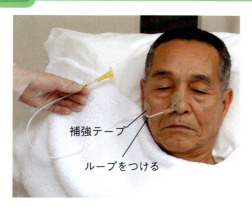

補強テープ
ループをつける

- 経鼻経管カテーテルの脱出防止のため、挿入した経鼻経管カテーテルの深さを記録し、毎日確認する。
- 温度（体温）・湿度・栄養は、細菌繁殖の好条件になる。清潔を保つため、経鼻経管カテーテルは定期的（めやすは2週間程度）に交換する。
- 経鼻経管カテーテルを挿入する鼻孔は、副鼻腔炎や皮膚粘膜の刺激なども考慮し、可能ならば左右交互にするのが望ましい。
- 間欠的口腔食道経管栄養法（intermittent oro-gastric catheterization：IOE法）で行う場合は、栄養剤を投与するごとに経鼻経管カテーテルを挿入する。投与が終了したら、未滅菌手袋を装着し、固定用テープを剥がす。患者の呼気に合わせ、スムーズに抜去する。

ここがコツ

- 固定用テープ（クイックフィックス®、クイックフィックス®・Nなど）、もしくは長さ5cm程度の固定用テープの中央に切り込みを入れたものの両端を経鼻経管カテーテルに巻きつける。
- ループをつける際は、鼻孔のまわりや鼻翼を圧迫しないように固定する。
- 事故抜去を防ぐために、経鼻経管カテーテルを目に触れない位置（肩、首など）に回すとよい。
- 固定用テープを貼る前に、皮膚の皮脂や汚れを落としておくと剥がれにくい。
- 固定用テープは毎日交換し、鼻孔のまわりや鼻翼の皮膚粘膜の状態を観察する。
- 最低でも2か所以上は固定し、患者が動いても経鼻経管カテーテルに直接動きがひびかないようにする。
- 経鼻経管カテーテルの表面に沿って、固定用テープを密着し、固定させる。

●クイックフィックス®（左）、クイックフィックス®・N（右）

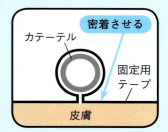

カテーテル　密着させる　固定用テープ　皮膚

項目 2　経腸栄養剤の投与

ここがPOINT!

◆ 経腸栄養剤の汚染は、下痢などを引き起こす原因になる。経腸栄養剤の調製は細菌感染を起こさないよう、十分に手を洗い、衛生的な場所で清潔に留意して行う。
◆ 体位を整え、経腸栄養剤の胃食道逆流予防・誤嚥予防に配慮する。
◆ 経腸栄養剤注入後に水でフラッシュし、経鼻経管カテーテルの汚染や閉塞を防止する。

基礎知識

経腸栄養剤を投与するための経腸栄養バッグ

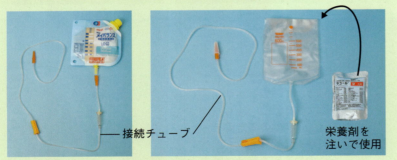

- バッグタイプのRTH製剤
- ディスポーザブルタイプの経腸栄養バッグ
- 接続チューブ
- 栄養剤を注いで使用

- 衛生的に使用するためには、詰め替えずに投与できるバッグタイプの栄養剤(RTH製剤：ready to hang)を使用することが望ましい。
- 経腸栄養剤の注ぎ足しはしない。
- 経腸栄養バッグや接続チューブ、カテーテルチップタイプのシリンジは、使用ごとに廃棄する。

基礎知識

経腸栄養ポンプ

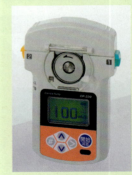

- ニプロキャリカポンプ CP-330（ニプロ株式会社）

- 持続投与の指示がある場合や、微量投与の場合は、専用の経腸栄養ポンプを使用すると確実に管理できる。一例を示す(図)。

基礎知識

経腸栄養剤の種類

- 経腸栄養剤(表)が患者の状態に合った内容(製剤内容・カロリー・水分量)か、指示箋(処方箋、あるいは食事箋)を確認する。
- 経腸栄養剤は、温めることで細菌繁殖が促進する。常温保存の栄養剤は、常温のまま使用する。
- 冷蔵保存の場合は、使用直前に経腸栄養剤を常温に戻す。高温に加熱すると、ビタミンが破壊されたり、熱傷の恐れがあるので注意する。
- 細菌繁殖を考慮し、開封後8時間以内に投与を終了させる（容器に移し替えてから4時間が経過すると微生物の増殖が始まるため）[2]。
- 注入開始前に、ペクチン液などの粘度増強剤を胃内に前投与し、経腸栄養剤が胃内から逆流しにくい形態に変える方法もある。

種類	天然濃厚流動食（食品）	半消化態栄養剤（医薬品・食品）	消化態栄養剤（医薬品）	成分栄養剤（医薬品）
成分・特徴	・天然の食品をブレンドし、水分を減らして濃縮 ・必要栄養素が含まれ、栄養価も高い ・腐敗しやすい ・長期間の使用になると、必要栄養量やバランスの確保が困難	・天然の食品を加工し、タンパク質、ビタミン、微量元素などを配合 ・バランスのとれた栄養素 ・長期間の使用が可能 ・味や匂いが工夫され、経口摂取が可能	・タンパク質は、タンパク分解物やアミノ酸などからなる	・糖質、アミノ酸、脂肪、電解質、ビタミン、微量元素など、すべての成分が化学的に明確なものから構成 ・溶けやすく、細いカテーテルで注入できる ・高カロリーが得られる
消化	必要	一部必要	一部必要	不要
吸収	普通	よい	よい	よい
残渣	多い	少ない	ほとんどない	ほとんどない
副作用	下痢	悪心・下痢	—	高血糖、ときにALT・ASTの上昇
チューブ	内径3〜4mm以上	内径2〜3mm(8Fr)	内径2〜3mm(8Fr)	内径1mm(5Fr)
速度	200mL/時(濃厚のため速度調節が困難)	100mL/時 前後	100mL/時 前後	100mL/時 以下
持続量	2,000kcal以下	2,000kcal前後		2,400〜3,000kcal

文献3, 4を参考に作成

1 経腸栄養剤を準備する。

●経腸栄養剤の汚染防止のため、手指衛生を行い、未滅菌手袋を装着し、マスクを装着する。

RTH製剤

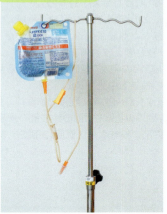

- ●経腸栄養剤に、専用のカテーテルジョイントや接続チューブをつなぐ。
- ●経腸栄養剤を接続チューブの先端まで送り、クレンメを閉じる。

ディスポーザブル経腸栄養バッグ

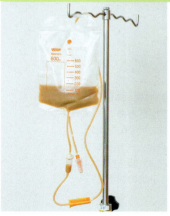 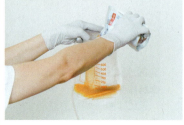

- ●スタンドに栄養バッグを吊るす。
- ●経腸栄養剤を注ぎ入れる。注入後は開閉口のチャックをしめる。
- ●経腸栄養剤を接続チューブの先端まで送り、クレンメを閉じる。

2 患者に経腸栄養剤の投与を説明し、承諾を得る。処方された経腸栄養剤と指示箋を照合する。

3 上半身を約30°挙上し、体位を整える。

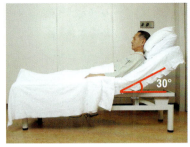

●安静の範囲内で、座位または上半身挙上とする。

なぜ行う
●経腸栄養剤が逆流して誤嚥するのを防ぐため。

もっと知りたい

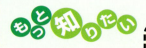
消化管に注入する経腸栄養剤を清潔に取り扱うのはなぜ？

経腸栄養法における衛生管理

経腸栄養法を行う患者の多くは、高齢であったり、免疫力が低下している。

経腸栄養剤の汚染原因の多くは、栄養剤の調製・運搬・交換、あるいは経鼻経管カテーテルなどへの接続操作時における接触汚染である。取り扱う際は、細菌感染に対する正しい知識・管理と、清潔操作の徹底が必要となる。

●経腸栄養剤の細菌汚染の原因
①調製時・準備時の手技、落下細菌による汚染
②経腸栄養バッグや経鼻経管カテーテルの汚染
③投与時間の延長による細菌の増殖
④食間に投与する微温湯の汚染

●汚染の予防策：チェックリスト
☐ 衛生的に経腸栄養剤を調製できる場所で準備したか？
☐ 石けん・擦式消毒用アルコール製剤で十分に手指衛生を行ったか？
☐ 未滅菌手袋とマスクを着用したか？
☐ 粉末製剤の調製容器は、消毒したものを使用し、溶解には滅菌蒸留水または沸騰水を冷ましたものを用いたか？
☐ 調製後の経腸栄養剤は、8時間以内に投与したか？

＜参考文献＞
1．田中誠：経腸栄養法における衛生管理の重要性．（味の素ファルマ株式会社 資料）

4 経腸栄養剤の注入前に、気道分泌物を吸引しておく。

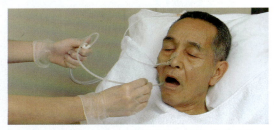

- 経腸栄養剤の注入中、吸引刺激・咳嗽・体位変換などにより、嘔吐を誘発する可能性がある。
- 気道分泌物が多い場合は、注入前に吸引しておく。
- 注入中に吸引が必要になった場合は、一時的に注入を中止する。嘔吐時の誤嚥を防ぐため、顔を横に向け、頸部を前屈してもらった上で、最小限の吸引を行う。

5 経鼻経管カテーテルの位置を確認する。

- 記録しておいた経鼻経管カテーテル挿入の位置に変化がないか確認する。
- 気泡音を聴取する（項目1「手順13」参照）。
- 胃内容物の吸引による確認方法（項目1「手順13」参照）で、前回投与した経腸栄養剤が吸引されたら、消化・吸収が不十分と考えられる。
- 胃内残留量が連続2回の測定で200mLを超える場合は、経腸栄養剤の投与を中止する[5]。
- 吸引される残留量が100～200mL程度であれば、投与速度の調節、投与間隔の見直し、1回の投与量の減量、消化管運動機能改善剤の投与など、医師に相談する。

6 胃内の空気を吸引する。

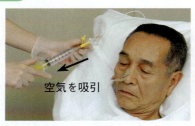

空気を吸引

- 胃内に空気が貯留していたら、可能な限り空気を吸引し、減圧する。

なぜ行う
- 胃が空気で膨満している状態で経腸栄養剤を注入すると、腹部膨満などの症状を助長するため。

7 経腸栄養カテーテルを確認し、接続チューブと清潔に接続する。

リスクを防ぐ
- 経腸栄養剤を接続する前には、鼻孔から注入口までの経鼻経管カテーテルのルートをたどり、接続間違いがないか確認する。

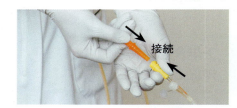

接続

- 清潔に行う。

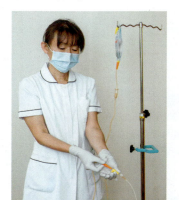

- 誤接続に注意する。

8 クレンメを開通させ、経腸栄養剤を投与し、滴下数を調節する。

- 20～30mL/時で投与を開始する。
- 段階的に投与速度を早め、100～200mL/時まで増量していく。
- 導入時、および下痢・嘔吐などを伴うときは、注入速度を遅くすることを医師と相談する。

リスクを防ぐ
- 経鼻経管カテーテル挿入時、または交換後の初回注入時に、誤注入が発生する恐れがある。
- 対応としては以下がある[6]。
  ① 注入前後で呼吸音を確認する。
  ② 注入前後でチアノーゼの有無を確認する。
  ③ 動脈血酸素飽和度を確認する。

9 注入中は、滴下速度や患者の状態を定期的に観察する。

- 経腸栄養剤の種類によっては、粘度により滴下調節が難しく、速度が変わる場合もある。適切な滴下速度で注入されていることを確認する。
- 嘔気・嘔吐、腹部膨満、ダンピング症状（悪心、心悸亢進、頻脈、冷感など）、呼吸状態（咳嗽、気道分泌物貯留、チアノーゼ、呼吸苦など）に注意する。
- 注入途中に体位を整えたり、吸引する場合は、逆流や誤嚥を予防するため、いったん経腸栄養剤の注入を止める。処置終了後に、注入を再開する。
- 認識できる患者には、経腸栄養剤が滴下している様子が見える位置にスタンドを設置する。

10 注入が終了したら、クレンメを止めて、経腸栄養剤の接続チューブを外す。

11 シリンジを接続し、水でフラッシュする。

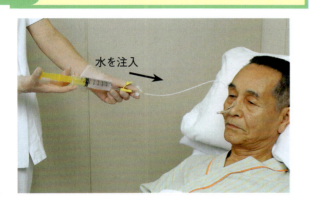
水を注入

- 経鼻経管カテーテル内腔に経腸栄養剤が残っていると、閉塞や細菌増殖を招きやすいため、水でフラッシュする（洗い流す）。
- 水3〜5mLを一気に入れいったん止める。これを4〜5回繰り返すことでカテーテル内で乱流を起こして内腔の洗浄効果を高める（パルシングフラッシュ法）。
- 水の量のめやすは、10〜20mL程度。経鼻経管カテーテルの内径や長さによって異なる。
- 持続注入の場合は、4〜8時間ごとに水によるフラッシュを行う。間欠的注入や薬剤注入後にも、水を注入して洗浄する。

12 注入口のキャップを閉め、経腸栄養カテーテルをまとめて固定する。

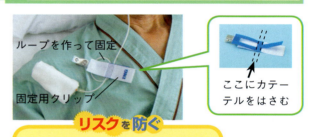
ループを作って固定
固定用クリップ
ここにカテーテルをはさむ

リスクを防ぐ
- 事故抜去防止のため、経鼻経管カテーテルをまとめ、寝衣に固定する。

13 注入終了後30〜60分間は、上半身を挙上したままの体位を保ち、誤嚥を防止する。

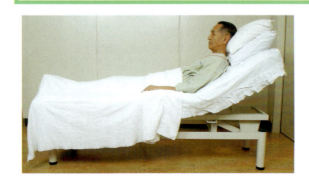

- 注入終了後は、嘔吐や胃内容物が逆流したときにそなえて、誤嚥しにくい体位をとり、肺合併症を予防する。
- 患者の消化吸収能により、体位保持の時間を調整する。

14 使用済みの経腸栄養バッグ、接続チューブを廃棄する。

リスクを防ぐ

- 経腸栄養バッグは、感染予防の観点から使い捨て（シングルユース）が望ましいが、再使用する場合は以下の処理を行う[7]。
  ① 十分に水洗いし、経腸栄養剤を洗い流してから、消毒液につけ置きする（0.01％ミルトンに1時間以上浸漬した洗浄法が、細菌の増殖を防止する効果が高いといわれる）。
  ② 経鼻経管カテーテル内先端まで消毒液を満たす。経腸栄養バッグ全体を消毒液に浸す。このとき経腸栄養剤が残ったまま消毒液に浸すと、消毒効果が下がる。
  ③ 消毒後に水洗いし、完全に乾燥させる。水分が残った状態で室内に放置すると細菌繁殖の培地になるので、確実に乾燥させる。
  ④ ミルトンなどは、水洗いの必要がない消毒液もある。

＜引用文献＞
1. 多田章美：胃チューブ．高橋章子 編，エキスパートナース MOOK17 改訂版 最新・基本手技マニュアル，照林社，東京，2002：231．
2. 日本静脈経腸栄養学会 編：Q9 経腸栄養剤の汚染防止対策は？．静脈経腸栄養ガイドライン 第3版．照林社，東京，2013：59-60．
3. 岩佐幹恵：経腸栄養各種投与法および経腸栄養剤の種類と特徴．日本静脈経腸栄養学会 編，コメディカルのための静脈・経腸栄養ガイドライン，南江堂，東京，2000：25．
4. 臼井徳子：経管栄養．高橋章子 編，エキスパートナース MOOK17 改訂版 最新・基本手技マニュアル，照林社，東京，2002：174．
5. 日本静脈経腸栄養学会 監修：成人および小児疾患者に対する静脈・経腸栄養の施行に関するガイドライン，ASPEN ガイドライン．JPEN 2002 別冊；26（1）：38．（大塚製薬株式会社／株式会社大塚製薬工場 資料）
6. 日本看護協会：緊急安全情報 経鼻栄養チューブ誤挿入による死亡事故が発生．（2005年4月25日）
7. 大熊利忠：経腸栄養法の器材とその取り扱い、管理、合併症と対策．日本静脈経腸栄養学会 編，コメディカルのための静脈・経腸栄養ガイドライン，南江堂，東京，2000：31．

＜参考文献＞
1. 岩佐幹恵：経腸栄養各種投与法および経腸栄養剤の種類と特徴．日本静脈経腸栄養学会 編，コメディカルのための静脈・経腸栄養ガイドライン，南江堂，東京，2000：23．
2. 宮澤靖：栄養投与法の選択．日本病態栄養学会 編，認定 NST ガイドブック 2014 改訂第4版，メディカルレビュー社，大阪，2014：52．
3. 大熊利忠：経腸栄養法の器材とその取り扱い、管理、合併症と対策．日本静脈経腸栄養学会 編，コメディカルのための静脈・経腸栄養ガイドライン，南江堂，東京，2000：28．

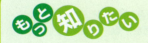

経腸栄養法による下痢への対処

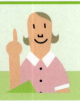

経腸栄養法を成功させるカギは "下痢を起こさない" こと！

● 経腸栄養で下痢が続く原因
　下痢の原因はいくつか考えられるが、基本的には、消化管の順応期間を設けて対応する必要がある。そのほかにも、以下の点を確認する。
① 注入速度、投与量、浸透圧は適切か？
② 経腸栄養剤の組成は患者に合っているか？
③ 偽膜性腸炎の可能性はないか？
④ 経腸栄養剤の細菌汚染の可能性はないか？

● 経腸栄養から起こる下痢への対策
　下痢が長引く場合の対策は、次の通り。下痢や嘔吐があるときは、電解質や水分の喪失にも注意が必要である。
① 注入速度を遅くする、持続注入にする、専用ポンプを用いて一定速度で注入する
② 注入量は様子をみながら徐々にアップしていく
③ 経腸栄養剤を変更する（成分、濃度など）
④ 食物繊維・乳糖フリー・中鎖脂肪酸・オリゴ糖・乳酸菌などを注入する
⑤ 整腸剤などを注入する
⑥ 使用している抗生物質を見直す
⑦ 手技を確認する（十分な手指衛生の実行、未滅菌手袋の装着および清潔操作への留意、器材の消毒方法の確認、ディスポーザブル器材への変更、開封後8時間以内の注入など）

＜参考文献＞
1. 大熊利忠：経腸栄養法の器材とその取り扱い、管理、合併症と対策．日本静脈経腸栄養学会 編，コメディカルのための静脈・経腸栄養ガイドライン，南江堂，東京，2000：33-36．
2. 中屋豊：合併症に対する対策．日本病態栄養学会編，認定・NST ガイドブック，メディカルレビュー社，大阪，2014：46．

44 胃瘻（PEG）の管理と栄養投与

吉田左知子、小倉 愛

「胃瘻」とは、経皮内視鏡的胃瘻造設術（PEG）などによって外科的に作られた、胃と体表をつなぐ瘻孔である。
主に嚥下障害などで経口的に食事がとれなくなった患者に胃瘻を造設することで、直接、胃の中に栄養剤（経腸栄養剤や流動食）を注入できるようになる。確実な栄養補給のために、管理について指導し、瘻孔の状態を安定させることが重要である。

クローズアップ手技
- 項目1 胃瘻造設術後（急性期）の管理
- 項目2 胃瘻（慢性期）の日常管理
- 項目3 胃瘻からの栄養剤・薬剤投与

基礎知識

胃瘻の適応と禁忌

- 経皮内視鏡的胃瘻造設術（percutaneous endoscopic gastrostomy：PEG）とは、手術により、胃と体表をつなぐ瘻孔（胃瘻）を造設する方法を指す。
- PEGの適応と施行できない状況を**表**[2]に示す。
- 長期栄養投与が安全に行われるようになる一方、意思表示困難な患者や嚥下障害のある高齢者では、病状が回復し再び経口摂取可能になる患者は少なく、加齢と病状の進行から寝たきり状態になるなどの問題点は少なくない。

胃瘻の適応基準
①必要な栄養を自発的に摂取できない
②正常な消化管機能を有している
③4週間以上の生命予後が見込まれる

文献1より引用

PEGの適応と禁忌

適応
- ①嚥下・摂食障害
  - 脳血管障害・認知症のため自発的に摂取できない
  - 神経・筋疾患などのため接触不能または嚥下困難
  - 頭部、顔面外傷のため摂食困難
  - 咽喉頭、食道、胃噴門部狭窄
- 食道裂孔
- ②繰り返す誤嚥性肺炎
- ③長期経腸栄養を必要とする炎症性腸炎、特にクローン病患者
- ④減圧治療（幽門狭窄・上部小腸閉塞）
- ⑤その他の特殊治療

絶対的禁忌
- 通常の内視鏡検査の絶対禁忌
- 内視鏡が通過不可能な咽喉頭・食道狭窄
- 胃前壁を腹壁に近接できない
- 補正できない出血傾向
- 消化管閉塞（減圧ドレナージ目的以外の場合）

相対的禁忌
- 大量の腹水貯留
- 極度の肥満
- 著明な肝腫大
- 胃の腫瘍性病変や急性胃粘膜病変
- 横隔膜ヘルニア
- 出血傾向
- 妊婦
- 門脈圧亢進症
- 腹膜透析
- がん性腹膜炎
- 全身状態不良
- 生命予後不良
- 説明と同意が得られない

文献2より引用

基礎知識

経皮内視鏡的胃瘻造設術（PEG）

- 胃瘻造設の方法として、「プル法」「プッシュ法」「イントロデューサー法」がある（図）。
- 「プル法」「プッシュ法」では、胃瘻カテーテルが口腔・咽頭を通過するため、汚染される危険がある。常に口腔ケアに努め、手術前には感染状態を検査する。
- 胃瘻の経路確認のために、造設前、腹部CT検査や腹部エコー検査を行うことがある。

	①プル（Pull）法	②プッシュ（Push）法	③イントロデューサー（Introducer）原法	④イントロデューサー（Introducer）変法
挿入方法	●ループ状のガイドワイヤーに胃瘻カテーテルを固定する ●口腔より胃瘻カテーテルを挿入し、胃内腔より腹壁外へ引き出す（Pull法） 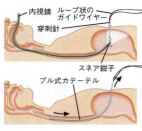	●胃瘻カテーテルをガイドワイヤーに沿って押し出す（Push） ●胃内腔より腹壁外へ押し出す 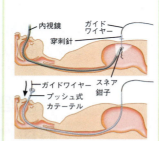	●腹壁より直接、胃瘻カテーテルを挿入する ●造設時、口腔・咽頭を経由しないため、感染のリスクが低い 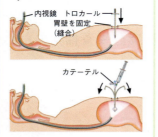	●腹壁よりガイドワイヤーを胃内に留置、ガイドワイヤーに沿ってダイレーターで挿入部を拡張後、カテーテルを胃内へ挿入する
利点	●太いカテーテル（16〜24Fr）が挿入可能 ●事故抜去のリスクが少ない ●穿刺針が細い		●創感染のリスクが少ない ●内視鏡挿入は1回	●創感染リスクが少ない ●内視鏡挿入は1回 ●太いカテーテル（20〜24Fr）が挿入可能 ●事故抜去のリスクが少ない ●穿刺針が細い
欠点	●カテーテルが口腔内を通過するため、創感染のリスクが高い ●内視鏡挿入が原則的に2回必要		●バルーン型カテーテルのため、事故抜去・早期破損のリスクがある ●カテーテル径が細い ●穿刺針が太い	●穿刺・ガイドワイヤー挿入、ダイレーターによる拡張など手技がやや煩雑 ●腹壁の厚い症例は造設不可

基礎知識

胃瘻カテーテルの種類と製品例

- 胃瘻カテーテルは、内部バンパーと外部ストッパーの組み合わせにより、図の4種類に分けられる。胃瘻カテーテルの一例を示す。
- 内部バンパーの特徴として、「バンパー型」ではカテーテルが抜けにくいという利点がある。「バルーン型」では滅菌蒸留水を抜いて交換できるので、交換手技が容易である[3]。
- 「ボタン型」では事故抜去が起きにくいが、取り扱いによって漏れなどが生じやすい。「カテーテル型」では栄養剤の投与が行いやすいが、胃瘻カテーテルの汚染や、胃瘻カテーテルがあたることによる皮膚トラブルがみられる。

		外部ストッパー（体外固定版）	
		ボタン型：体表側がボタン型	カテーテル（チューブ）型：体表側がカテーテル型
内部バンパー（胃内固定板）	バンパー型：バンパーにより胃内に留置	ボタン型バンパー ●Button™（ボタン）（ボストン・サイエンティフィック ジャパン株式会社）	カテーテル型バンパー ●ポンスキー N.B.R.カテーテル（株式会社メディコン）
	バルーン型：滅菌蒸留水を入れたバルーンにより胃内に留置	ボタン型バルーン ●カンガルーミニボタン（日本コヴィディエン株式会社）	カテーテル型バルーン ●胃瘻交換用カテーテル（クリエートメディック株式会社）

基礎知識

胃瘻の構造

- 胃瘻の構造を示す（図）。
- 完成した胃瘻から、栄養剤（経腸栄養剤や流動食）を注入する。安定した栄養補給が見込まれる。
- 経鼻経管栄養法に比べ、顔面にカテーテルが存在せず、負担が少なくなる。経鼻カテーテルでは喉頭にチューブが存在することで呼吸器合併症のリスクがあるが、そのリスクが減る可能性がある。
- 胃瘻には、胃瘻専用カテーテルを用いる。尿道留置カテーテルでは構造上、胃潰瘍などのトラブルの原因になるので代用しない。

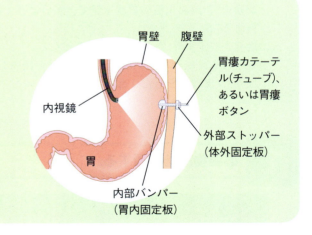

基礎知識

胃瘻造設前の患者の管理

- 胃瘻造設前に行う患者管理を表に示す。

- 内服薬の休止（抗血栓薬を服用中であれば、休薬期間を患者・家族に説明する）
- 口腔内ケア（創部感染の原因予防・誤嚥性肺炎の予防）
- 浣腸・下剤の服用（残便があると大腸誤穿刺のリスクがあるため）

項目 **1**

胃瘻造設術後（急性期）の管理

胃瘻造設術により瘻孔を造設したあとは、腹壁と胃壁の癒着を待つ。
瘻孔が安定するまでの約1〜2週間が、PEGの「術後期（急性期）」と考えられる。
感染などの合併症を引き起こさないよう注意する。

ここが POINT!

- ガーゼを外したときの瘻孔・皮膚の状態を注意して観察する。
- 瘻孔に負担をかけないために、ストッパー（バンパー）をゆるめたり、固定時に負荷がかからないようにする。
- 事故抜去を予防するために、腹帯、またはつなぎのパジャマを用いる。

基礎知識

胃瘻造設術後のガーゼ交換

- 胃瘻造設後、およそ1〜2週間で瘻孔が安定する。
- 胃瘻造設術後、瘻孔が安定するまでは、1日1回程度のガーゼ交換を行う（滲出液の程度を見て、多いようであればそのつど交換する）。
- 瘻孔が安定すれば、ガーゼは不要となる。
- 安定後もガーゼを使い続けると、皮膚が浸軟し（蒸れて柔らかくなり）、皮膚炎を悪化させる[4]。

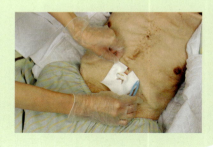

1 必要物品を準備する。

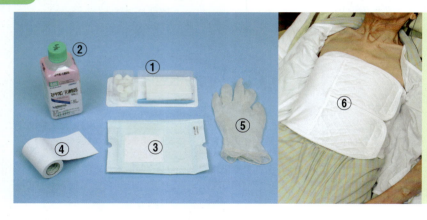

①消毒用キット（綿球、ガーゼ、プラスチック鑷子）
②消毒液（ここでは「ステリクロン®R液0.05」を使用。消毒は術後のみ行う）
③滅菌Yガーゼ
④固定用絆創膏（ここではシルキーテックス、アルケア株式会社）
⑤未滅菌手袋
⑥腹帯（さらし）
- 滅菌八つ折ガーゼ
- 清潔四つ折ガーゼ

2 腹部の腹帯を開け、Yガーゼを外し、瘻孔周囲に異常がないかを観察する。

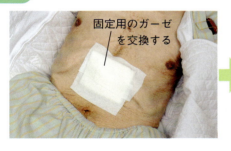

固定用のガーゼを交換する

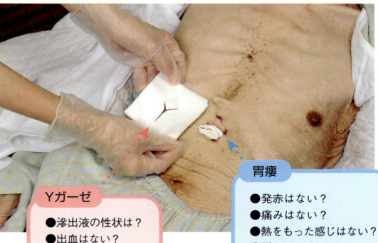

＊ここでの胃瘻はカンガルーボタンⅡ™（日本コヴィディエン株式会社）。腹壁を固定するため、周囲を縫合固定している

- 外したYガーゼに付着した滲出液を観察する。濁った黄色や緑色などであれば、あるいは臭気を伴っていれば、感染の可能性がある。
- 炎症や感染の徴候（発赤、疼痛、熱感、腫脹）に注意して胃瘻部を観察する。炎症や感染の徴候がある場合は、医師に報告する。
- 瘻孔周囲に炎症がある場合は、ストッパーの締めすぎが考えられるので、ストッパーをゆるめる（0.5～1cm程度）。

Yガーゼ
- 滲出液の性状は？
- 出血はない？

胃瘻
- 発赤はない？
- 痛みはない？
- 熱をもった感じはない？
- 腫れていない？

＜炎症や感染の徴候＞

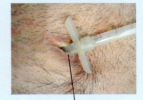

膿が認められる

リスクを防ぐ

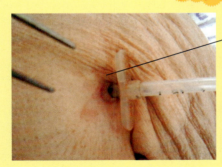

瘻孔周囲皮膚炎

- 出血や消化液の漏れを防ごうとストッパーを締めすぎると、皮膚や胃壁を痛めたり、バンパー埋没を引き起こす。
- 瘻孔周囲皮膚炎などの合併症を防ぐためには、局所の圧迫を防ぐ必要がある。
- 外部ストッパーは通常、体表から1～2cm浮かせて固定する。

3 胃瘻を中心に、円を描くように消毒する。

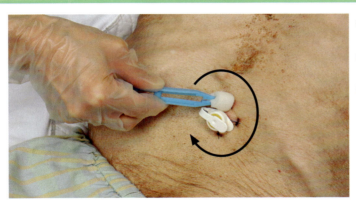

- 胃瘻の中心から外側に向けて、円を広げるように行う。
- 何度も同じところを往復しない。
- 消毒薬の効果が発現するまで、少し時間を置く。

4　胃瘻に新しい滅菌Yガーゼを置く。

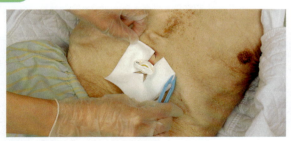 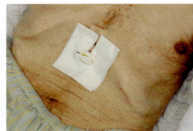

● 消毒した範囲に手を触れないように行う。

5　滅菌Yガーゼの上から滅菌八つ折ガーゼを置き、固定用絆創膏で覆う。

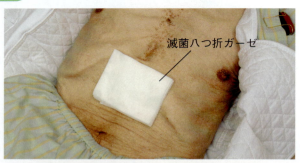

滅菌八つ折ガーゼ

> **ここがコツ**
> ● 固定の際は、胃瘻カテーテルや瘻孔に負荷をかけないよう、余裕をもたせる。
> ● 伸縮性のある絆創膏を用いる場合は、圧迫しないように注意する。

● 固定用絆創膏を、滅菌八つ折ガーゼの幅に合わせて2枚切っておく。
● ①②の順に固定する。

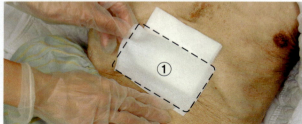 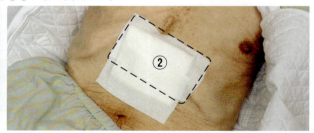

6　胃瘻がカテーテル型の場合は、カテーテルを巻いて清潔四つ折ガーゼにくるみ、固定する。

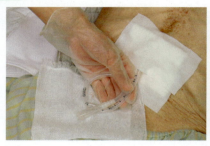 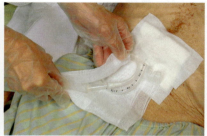 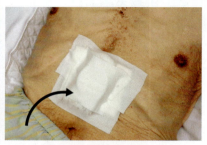

● 胃瘻カテーテルを固定用絆創膏の間から出し、巻いて清潔四つ折ガーゼにくるむ。
● 胃瘻に負荷をかけないように注意しながら、清潔四つ折ガーゼを折り返して固定する。

> **なぜ行う**
> ● 事故抜去を防ぐために行う。
> ● 事故抜去のリスクが高い患者であれば、あらかじめ胃瘻造設時にボタン型を選択したほうがよい。

7 腹帯を巻く。

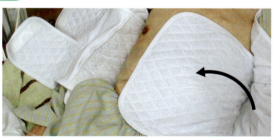
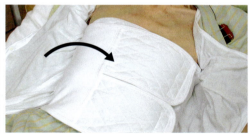

- 事故抜去を予防するために、腹帯を用いて保護する。
- 胃瘻を圧迫しないよう、注意して行う。

項目 2　胃瘻（慢性期）の日常管理

1～2週間後に胃瘻が安定すれば慢性期と考えられ、消毒は不要である。
シャワー浴や入浴時には、胃瘻の防水処置や保護をせずに、そのまま入る。

ここがPOINT!

- ◆ カテーテル型の胃瘻では、入浴時の事故抜去に注意する。
- ◆ シャワー浴や入浴時には、胃瘻は保護をせずそのまま入り、滲出液や汚れをやさしくていねいに洗浄する。
- ◆ タオルで拭き取ったあとはガーゼなどを用いず、通常のスキンケアと同様に、清潔に保つ。

基礎知識

胃瘻患者のシャワー浴・入浴

- 石けんによる洗浄が有効であり、ビニール等で胃瘻をカバーする必要はない。浴槽にもそのまま浸かる[5]。
- カテーテル型の胃瘻では、患者本人や介助者がひっぱったり、ひっかけたりして事故抜去しないように入浴する。
- 一般的な入浴と同様に、転倒・転落に注意する。

基礎知識

排便コントロール

- 臥床状態にある患者では、便秘傾向にあることが多く、栄養剤を注入することで、腹部膨満感や嘔吐につながりやすい。便秘の解消など、排便コントロールを行うことが重要である。

基礎知識

交換・抜去

- 胃瘻カテーテル・胃瘻ボタンは、造設したそのままをずっと使用するのではなく、「バルーン型では1～2か月」「バンパー型では6か月～1年」などの間隔で、医師の指示により定期的に交換することが多い。
- 嚥下機能が回復すれば、経口摂取に戻すことができる。胃瘻が不要になった場合は、胃瘻カテーテルを抜去すると、瘻孔は自然に閉鎖する。

＊ここではベッド上の清拭で解説

1 衣服をとり、胃瘻周囲をていねいに清拭、あるいは洗浄する。

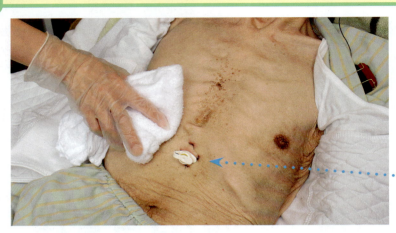

- 洗浄する場合は、弱酸性の洗浄剤などを用いるとよい。
- 胃瘻や周囲皮膚に、炎症や感染の徴候（発赤、疼痛、熱感、腫脹）がないか観察し、異常の早期発見に努める。

- 発赤はない？
- 痛みはない？
- 熱をもった感じはない？
- 腫れていない？

2 胃瘻周囲の細かい部分の汚れを、小さい綿棒でぬぐう。

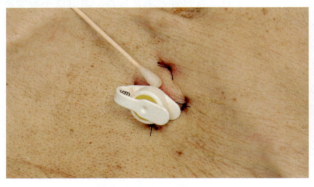 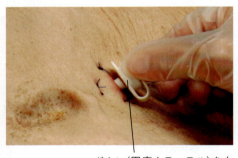

ボタン（胃瘻カテーテル）を少し傾けながら行ってもよい

3 ボタンを回転させ、胃瘻カテーテルが動くかどうかを確認する。

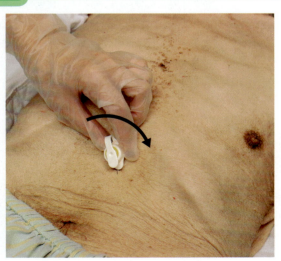

- ボタンを引っ張り上げないように注意しながら回転させて、内部バンパーの位置をずらす。

リスクを防ぐ

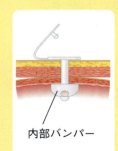

内部バンパー

- 内部バンパーが胃壁に強く固定されたままだと、胃壁を圧迫し、埋没してしまう恐れがある（「もっと知りたい①バンパー埋没症候群」参照）。それを予防するために行う。
- 瘻孔の壊死に至るまで悪化させないように注意する。
- 特にカテーテル型の場合は、皮膚潰瘍を防ぐため、胃瘻カテーテルの固定位置を頻繁に変更する。

4 胃瘻、ならびに周囲皮膚を自然乾燥させ、衣服を着用する。

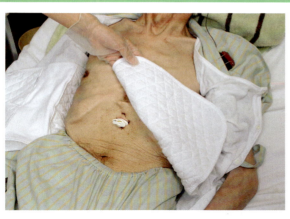

- 事故抜去の恐れがある場合には、引きつづき腹帯を用いる。
- 過度な乾燥もスキントラブルの原因となるので、保湿クリームなどを周囲皮膚に塗ってもよい。

リスクを防ぐ
- 胃瘻が安定したあとでも滲出液が多い場合、安易にガーゼをはさむと、ガーゼの厚みでかえって胃壁に内部バンパーが食い込み、トラブルを招きやすい[4]。
- 滲出液があっても、皮膚の洗浄で様子を見る。炎症や感染の徴候（発赤、疼痛、熱感、腫脹）と考えられる場合には、医師に報告する。

5 カテーテル型の胃瘻であれば、カテーテルを固定する。

- 胃瘻カテーテルを垂直に立てた状態でロールガーゼを置き、固定用絆創膏で固定する。
- あるいはスポンジなどを添えるなどして、立たせた状態に保つ方法もある。

なぜ行う
- 胃瘻カテーテルが固定されていない状態だと、引っ張ったときなど力を受け、胃瘻の損傷や皮膚のトラブルを招きやすい。
- 胃瘻カテーテルは少し立てた状態だと、皮膚への負担が少ない。
- 胃瘻カテーテルの保護のため、ペグポケットを用いる方法もある。

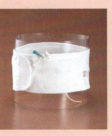
- ペグポケット（クリエートメディック株式会社）

リスクを防ぐ
- 瘻孔周囲皮膚を保護するため、ペグケアー、ドレーン固定バリア、あるいはストマ管理に用いる保護材などを用いる方法もある。

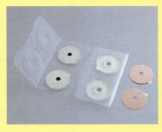
- ペグケアー（アルケア株式会社）

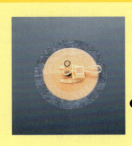
- ドレーン固定バリア（株式会社ホリスター）

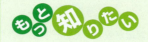

胃瘻が安定しても、トラブルの徴候を見逃さないように！

胃瘻が安定したときにも注意したいトラブルは？

①バンパー埋没症候群
（buried bumper syndrome：BBS）
- 内部バンパーの食いこみにより、内部バンパーが埋没する恐れがある。
- 少なくとも週に1回は内部バンパーを回転させる。
- ボタン型では、シャフト長が十分に長い製品を選ぶ。
- カテーテル型では、バンパーは締めすぎず、余裕をもたせる。

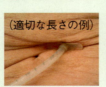
（締めすぎの例）

（適切な長さの例）

②瘻孔周囲皮膚炎
- 消化液の漏れで起こることが多い。
- 日常的に、瘻孔周囲の洗浄に努める。
- ストーマ用品を応用して、胃瘻周囲の皮膚を保護する。
- 消化液の漏れが多いときには、カテーテルをゆるめ、減圧する。

③不良肉芽
- カテーテルを一定の方向に固定しない。固定板をずらす。
- 悪化した場合は、硝酸銀での焼灼や、局所麻酔下での切除を行う。

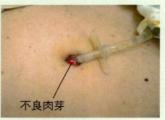

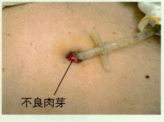
不良肉芽

④カテーテルの腹腔内逸脱・カテーテルの事故抜去
- カテーテル交換が必要となる。

⑤胃潰瘍

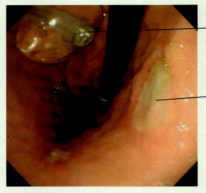
内部バンパー
対側に潰瘍

- 先端が凸になった内部バンパーの場合に、対側の胃壁に形成されやすい（写真）。
- また、ストッパーを締めすぎている際に、内部バンパー周囲に形成されやすい。この場合はストッパーをゆるめる。
- 医師の指示のもと、抗潰瘍剤が投与される。内視鏡的止血術を行う場合もある。

⑥先端位置の移動
- 胃内バルーンが胃・小腸の蠕動のため下位の消化管に移動してしまい、幽門閉鎖や十二指腸瘻を起こす場合がある。
- バルーン型の胃瘻を使用しているときには、必ずストッパーの位置を確認する。

使用後の物品はどうする？

使用物品の清潔保持

①カテーテルの清潔保持
- 予防のために、栄養剤注入後は、微温湯を十分に通す。
- カテーテル洗浄ブラシを用いて洗浄する。
- 閉塞の徴候があれば、カテーテルの根本から指でゆっくりしごいてから、微温湯を注入する。

②接続チューブの清潔保持
- 使用済みの接続チューブは、注射器を用いてチューブ内腔に付着した栄養剤や薬剤を水でフラッシュしたあと、個人別容器に作った次亜塩素酸ナトリウム0.01％溶液に浸漬して消毒する。この際、チューブ内腔にも注射器で薬液を充填する（在宅の場合は、中性洗剤等で洗浄後に乾燥させる）。
- 次回使用時は、次亜塩素酸ナトリウム溶液をよく洗い流す（内腔にも水を通す）。

項目 3　胃瘻からの栄養剤・薬剤投与

胃瘻造設術後、4～5日目ぐらいから、医師の指示があれば栄養剤の注入を開始する。ただし、胃瘻開始前の絶食期間によっても異なるため、開始時期はそれまでにどの程度消化管が使用されていたかで判断する。
胃食道逆流などの徴候に注意が必要。

ここが POINT!

- ◆ 胃瘻に接続するカテーテルは、投与のトラブルを防ぐため、規格の合ったものを用いる。
- ◆ 経鼻経管栄養法と同様に、栄養剤が汚染されると感染のもととになり、下痢などのトラブルを招くため、清潔に取り扱う。
- ◆ 栄養剤の流量を上げる場合は、患者の反応を見ながら、慎重に行う。

基礎知識

栄養剤の注入の時期

- 胃瘻造設術後、医師の指示により、微温湯の注入から始める（経鼻栄養から胃瘻に代わる場合、造影直後から栄養剤投与する場合もある）。問題がなければ、栄養剤の注入をスタートし、少しずつ栄養剤の量を増やしていく。
- 栄養剤のスタート後にも、栄養の不足やバランスを検討するために、栄養サポートチーム（nutrition support team：NST）などによる定期的な栄養アセスメントを行う。

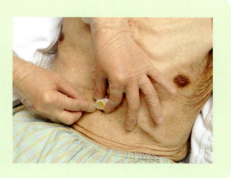

＊以下はボタン型での栄養剤注入と薬剤注入で解説

1　必要物品を準備する。

栄養剤の注入
① 接続カテーテル（栄養剤注入用〈持続投与用〉）
② 栄養剤（医師により処方・指示されたもの）
③ ディスポーザブル経腸栄養バッグと接続チューブ
● 未滅菌手袋

薬剤の注入
④ 接続カテーテル（薬剤注入用〈ボーラス投与用〉）
⑤ 温湯（55℃程度）＋薬剤（医師により処方されたもの）
● カテーテルチップタイプのシリンジ（微温湯を入れる）
● 未滅菌手袋

リスクを防ぐ

● 栄養剤は、基本的には薄めないで（水を足さないで）使用する。
● 水分を追加したい場合は、栄養剤を注入する前に注入し、20分程度の間隔をあけてから栄養剤を注入する。

主な接続カテーテルの種類

タイプ	形状	主な使用目的
①ボーラス投与用	まっすぐ	● 半固形化栄養剤、薬剤の投与時 ● 手押し（ボーラス）で圧がかかる投与に用いる
②持続投与用	先端が短く直角（L字型）に曲がり、カテーテルが細い	● 液体栄養剤の投与時 ● 持続投与中に邪魔になりにくい
③減圧用	先端が直角で長さがある（内部ストッパーの中にある逆流防止弁を押し広げるため）	● 減圧が必要な患者

2 栄養剤を経腸栄養バッグに入れ、接続チューブを接続する。

● 栄養剤の汚染を防ぐために、未滅菌手袋を用い、使い捨ての経腸栄養バッグで清潔に行う（「43：経鼻経管カテーテルの挿入と栄養投与」参照）。
● 一時的にクレンメを開け、接続チューブの先まで栄養剤を満たし、再度クランプ（閉塞）しておく。

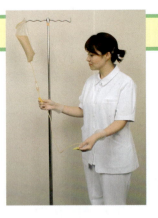

もっと知りたい

濃厚流動食だけでは水分は足りないの？

投与水分量のアセスメントも重要！

現在、使用されている 1mL ＝ 1kcal の濃厚流動食では、水分は成分のおおむね85％を占めている（製品により異なる）。

よって、患者ごとの1日の必要水分量によっては、この濃厚流動食中の水分だけでまかないきれない場合がある。1日の必要水分量を算出する必要がある（表）。

例えば②の式に基づくと、濃厚流動食を1日に1,200kcal投与する場合、必要水分量も1,200mLと推定される。そのうち水分は流動食の成分中に約1,000mL（1,200mLの85％、1,200×0.85）含まれているので、残り200mLの水分を補えば、必要水分量を満たせるということになる。

算出方法①：尿量から必要水分量を計算
● 必要水分量（mL/日）＝尿量（mL/日）＋不感蒸泄量（mL/日）－代謝水 ・不感蒸泄量＝体重×15mL/kg ・代謝水：300mLとする
算出方法②：推定量（簡易式）を用いる
● 必要水分量（mL/日）≒必要エネルギー量（kcal） ・つまり、1日1,200kcalぐらい必要であれば、水分も1,200mL必要と推定している
算出方法③：推定量（簡易式）を用いる
● 必要水分量（mL/日）≒体重（kg）×30mL
算出方法④：推定量（簡易式）を用いる
● 必要水分量（mL/日）＝体表面積（m²）×1,500mL

3　頭部を30°以上、できれば90°に挙上する。

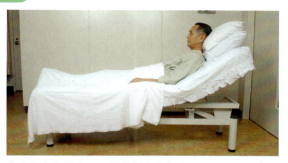

- 上半身を挙上して栄養剤を投与することで、胃食道逆流や誤嚥を防ぐ。

リスクを防ぐ
- 栄養状態の悪い患者では、同じ姿勢を長時間保持することで、褥瘡を発症しやすくなる可能性もある。褥瘡のリスクがある場合は、継続投与の時間などを検討する。
- 気道分泌物が多い患者では、気管吸引してから栄養剤を注入する。

4　接続カテーテル（栄養剤注入用）と接続チューブを接続する。

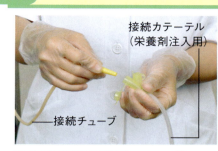

- 接続後、栄養剤を接続カテーテルの先端まで満たしておく。

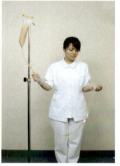

リスクを防ぐ
- 規格の合ったメーカー純正の接続カテーテルを使用する。
- 異なる製品を使用すると、注入時に漏れてしまい、皮膚障害を誘発する恐れがある。

5　胃瘻ボタンのフタを開け、接続カテーテル（栄養剤注入用）を接続する。

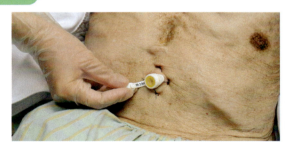 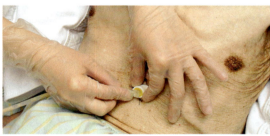

- 外れないよう、しっかりと接続する。

リスクを防ぐ
- カテーテル型の胃瘻の場合は、接続カテーテルを用いず、投与時に固定を外してそのまま胃瘻カテーテルに接続チューブを接続する。
- 接続の際に、経腸栄養ラインと静脈栄養ラインを混同しないように、栄養剤専用のカテーテルを使用する（「43：経鼻経管カテーテルの挿入と栄養投与」参照）。

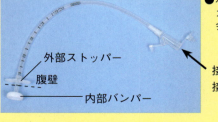

- ポンスキー N.B.R. カテーテル（株式会社メディコン）
- 接続チューブを直接接続する

外部ストッパー／腹壁／内部バンパー

44　胃瘻（PEG）の管理と栄養投与

6 クレンメをゆるめ、栄養剤の滴下を開始し、滴下数を確認する。

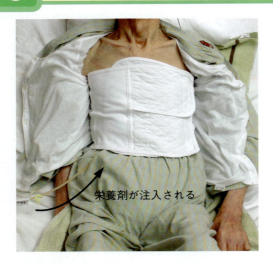
栄養剤が注入される

- 滴下中は事故抜去防止のため、腹帯や衣服などで覆う。
- 医師に指示された流量で行う。
- 胃瘻の注入速度は、一般に200〜400mL/時とされているが、急速な投与は嘔気・嘔吐や胃食道逆流、下痢の原因となる。100mL/時で問題なければ、経過をみながら注入速度を上げていく。

リスクを防ぐ
- 下痢や胃食道逆流など、副作用の強い患者では、注入速度を下げて投与することが望ましい。
- 一般的に、100mL/時以下の場合は、経腸栄養専用ポンプを使用して微調整を行う(「43：経鼻経管カテーテルの挿入と栄養投与」参照)。

7 投与量がすべて終了したら、栄養剤のクレンメを止め、微温湯でカテーテル内の栄養剤をフラッシュする。

- カテーテルチップタイプのシリンジに微温湯を吸い上げ、20〜30mL程度注入してカテーテル内の栄養剤を洗い流す(フラッシュ)。
- フラッシュを行うことで、カテーテルの汚染防止と、薬剤投与の準備となる。

8 薬剤注入の準備を行う。簡易懸濁法(かんいけんだくほう)で薬剤(内服薬)を溶かし、カテーテルチップタイプのシリンジに吸い上げる。

ここがコツ
- 薬剤は栄養剤に混ぜて投与しない。微温湯に溶いて、栄養剤とは別にシリンジにて投与する。
- 現在、薬剤を粉砕せず、温湯に入れて懸濁液として投与する「簡易懸濁法」が推奨されている。薬剤を粉砕せず、温湯に入れて溶解させ、自然放冷して投与する方法である。
- 55℃の温湯に薬剤を投入し、10分間待ち、カテーテルチップタイプのシリンジに吸い上げて投与する[6]。
- 内服薬の種類によっては、酸性と塩素系の薬剤の反応が短時間で進むなど、この投与法で行えない場合がある。簡易懸濁法を行う際には医師・薬剤師への確認が必要。

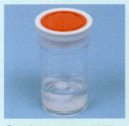
①55℃・20mLの温湯に1回分の薬剤を入れ、10分間自然に放置する

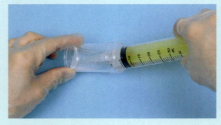
②懸濁液をカテーテルチップタイプのシリンジに吸い上げる

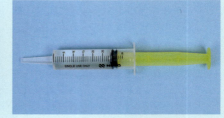
③接続カテーテル(薬剤注入用)に接続して投与する

9 薬剤の入ったシリンジと接続カテーテル(薬剤注入用)をつなぎ、胃瘻ボタンに接続して、薬剤を注入する。

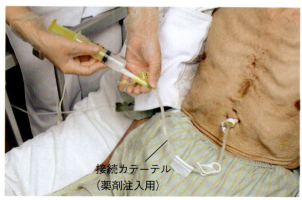
接続カテーテル（薬剤注入用）

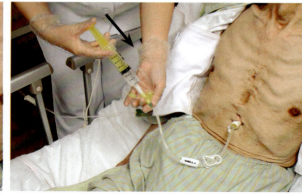
●ゆっくり注入する。

リスクを防ぐ
- 薬剤投与の際は必ず薬剤注入用の接続カテーテルにつなぎ替える。
- ボーラス投与するため。

10 薬剤注入後のシリンジに微温湯を吸い上げ、接続カテーテル（薬剤注入用）から微温湯を注入し、洗浄する。

- 接続カテーテル（薬剤注入用）をフラッシュするため行う。

11 投与後の患者の状態と、瘻孔の状態を観察する。

- 胃食道逆流や血圧低下、嘔気・嘔吐、誤嚥の有無を観察する。
- 瘻孔から漏れがないかどうか観察する。

リスクを防ぐ
- 胃瘻からの栄養剤の漏れが続く場合でも、瘻孔が拡大してしまう恐れがあるので、ストッパーを安易に締めすぎない。
- 皮膚の発赤・炎症の徴候がみられる場合は、悪化しないように、ペグケアー、保護材などを用いて皮膚を保護する。

12 カテーテル型の胃瘻であれば、カテーテルを固定する。

- 事故抜去防止のため行う。
- 「項目2」参照。

〈引用文献〉
1. McClave SA, Martindale SA, Vanek VW et al：Guidelines for the Provision and Assessment of Nutrition Support Therapy in the Adult Critically Ill Patient. JPEN 2009；33（3）：277-316.
2. 上野文昭, 鈴木裕, 嶋尾仁：経皮内視鏡的胃瘻造設術ガイドライン. 日本消化器内視鏡学会 監修, 日本消化器内視鏡学会卒後教育委員会 編, 消化器内視鏡ガイドライン 第3版, 医学書院, 東京, 2006：311.
3. 岡田晋吾：PEGカテーテルの種類と特徴について教えてください. 岡田晋吾 監修, 胃ろう(PEG)のケア Q&A, 照林社, 東京, 2005：20-21.
4. 小川滋彦：浸出液がある場合のケアは、どう進めますか？. 岡田晋吾 監修, 胃ろう（PEG）のケア Q&A, 照林社, 東京, 2005：34.
5. 小川滋彦：PEG造設患者は入浴できる？ 入浴時の注意事項は？. 岡田晋吾 監修, 胃ろう（PEG）のケア Q&A, 照林社, 東京, 2005：64.
6. 倉田なおみ：簡易懸濁法―内服薬の新しい投与方法―. 藤島一郎 監修, 倉田なおみ 著, 内服薬 経管投与ハンドブック 第2版―簡易懸濁法可能薬品一覧―. じほう, 東京, 2006：8-12.

〈参考文献〉
1. 上野文昭：Chapter1 PEG 1 胃瘻とは. 鈴木裕 総監修, PDNレクチャー, ペグドクターズネットワーク（PDN）ホームページ, 2011. http://www.peg.or.jp/（2014.12.15アクセス）
2. 中堀昌人：Chapter1 PEG 3.1 造設手技① Introducer原法. 鈴木裕 総監修, PDNレクチャー, ペグドクターズネットワーク（PDN）ホームページ, 2011. http://www.peg.or.jp/（2014.12.15アクセス）
3. 引地拓人：Chapter1 PEG 3.2 術前術後管理. 鈴木裕 総監修, PDNレクチャー, ペグドクターズネットワーク（PDN）ホームページ, 2011. http://www.peg.or.jp/（2014.12.15アクセス）

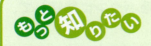

その他の栄養経路（PEJ、PTEG）

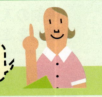

胃瘻カテーテルの
その他の留置位置は？

PEGが施行できない場合には、経皮内視鏡的空腸瘻（percutaneous endoscopic jejunostomy：PEJ）、経皮経食道胃管挿入術（percutaneous transesophageal gastro-tubing：PTEG）が行われる場合もある。特徴を下記に示す。

＜引用文献＞
1. 岡田晋吾：「PEJ」「PTEG」とは何ですか？．岡田晋吾 監修，胃ろう（PEG）のケアQ&A，照林社，東京，2005：8．

経皮内視鏡的空腸瘻（PEG-J、direct PEJ）

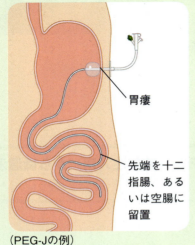

（PEG-Jの例）

- 胃瘻から、専用のカテーテルを入れ、その先端を十二指腸、または空腸に留置する（透視下で行う）。
- 小腸内に栄養を投与できる。胃瘻造設後に胃食道逆流が強い場合や、胃からの排出が悪い場合に行われる[1]。

経皮食道胃管挿入術（PTEG）

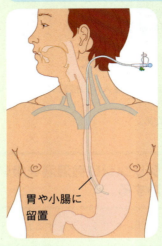

- 非破裂型穿刺用バルーンカテーテルを用いて、超音波下で行ないながら、頸静脈を避けて造設する。
- 頸部から経皮的に胃管を挿入する（食道入口部を経由しない）。
- 横隔膜ヘルニアを合併する場合や、胃切除後、あるいは内視鏡挿入不能な場合に行われる[1]。

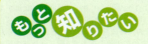

栄養剤の「半固形化投与」って何？

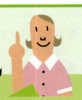

下痢などの合併症の軽減や、在宅に向けて検討されることがある！

「栄養剤の半固形化」とは、液体（状）栄養剤に寒天等の添加物を加えて固形状に変化させ、投与する方法である。これによって栄養剤が胃内に留まりやすくなるため、胃食道逆流やそれに伴う誤嚥の予防策として、また下痢などの合併症対策として検討される場合がある。

滴下よりも比較的短い時間で投与できるため（カテーテルチップタイプの注射器などを用いてボーラス〈手押し〉で投与する）、在宅に移行する際に選択されることもある。

半固形化には粉末寒天や半固形化用の添加食品、一部のトロミ（増粘）剤が用いられる。また、粘度を高めにした栄養剤（半固形状流動食）も市販されている。

ただし、日本静脈経腸栄養学会編集「静脈経腸栄養ガイドライン 第3版」では「半固形状流動法の使用が胃食道逆流の抑制に有用な場合がある」という程度の推奨度にとどめられている。

＜参考文献＞
1. 蟹江治郎：胃瘻PEGハンドブック．医学書院，東京，2002．
2. 蟹江治郎：胃瘻のイロハからよくわかる！ 胃瘻PEG合併症の看護と固形化栄養の実践．日総研出版，愛知，2004．
3. 丸山道生：第1回「半固形化」の現状と問題点〜日本栄養材形状機能研究会と2009年全国アンケート．シリーズ 胃瘻栄養で半固形化栄養材を使いこなす！，PDN通信30号（2010年1月）．
4. 飯島正平：chapter 2経腸栄養 5半固形化栄養剤 1基礎的な知識．鈴木裕 総監修，PDNレクチャー，ペグドクターズネットワーク（PDN）ホームページ，2011．http://www.peg.or.jp/
5. 日本静脈経腸栄養学会 編：静脈経腸栄養ガイドライン 第3版．照林社，東京，2013：117．

Part 8

保清・皮膚・排泄ケア

45 保清ケア

46 浣腸、おむつ交換、陰部洗浄

47 褥瘡予防・局所ケア

48 ストーマの造設と管理
（ストーマサイトマーキング、装具交換）

45 保清ケア

天野由梨

保清ケアは日常的に行うケアであるが、目的を再確認する。
患者状態にあわせて可能なことを取り入れ、自立できるようにサポートしながら行う。

クローズアップ手技
- 項目1 シーツ汚染の場合のリネン交換
- 項目2 全身清拭（全介助）
- 項目3 シャワー浴（入浴）の介助

基礎知識

保清ケアの目的

● 保清ケアは主に表の目的で行う。

①爽快感を得る
②血液循環促進に伴い、関節の拘縮を予防する
③感染を予防する
④褥瘡を予防する
⑤コミュニケーションの場となり人間関係を良好に保つ

保清ケア時に注意が必要な患者

患者の状態	保清ケアの注意点
麻痺のある患者 ●四肢の機能・感覚喪失（完全麻痺） ●感覚の鈍麻（不全麻痺）	●看護師2人で行い、患者の残存機能をアセスメントしながら実施する。 ●各関節の関節可動域（range of motion：ROM）や、徒手筋力テスト（manual muscle testing：MMT）に基づいてアセスメントする。
ルートを留置されている患者 ●末梢点滴ルート ●中心静脈栄養ルート ●尿道留置カテーテル	●付属物の抜去、汚染に注意しながら行う。 ●清拭や更衣の際に輸液ルートの接続を解除する必要があるため、可能な限り生食ロックを行う。 ●点滴ルートのロックが行えない場合は、袖を通す際に点滴ボトルを通すか、一時的に滴下を停止してから袖を通す。

項目 **1**

シーツ汚染の場合のリネン交換

ここが POINT!
- 感染リスクや褥瘡発生のリスクに配慮する。
- リネン交換中は患者に声をかけながら、患者状態を観察しながら行う。
- ベッドからの転落に注意して行う。

＊ここでは一部、撮影上、ベッド柵を外して展開

基礎知識

各リネンの役割

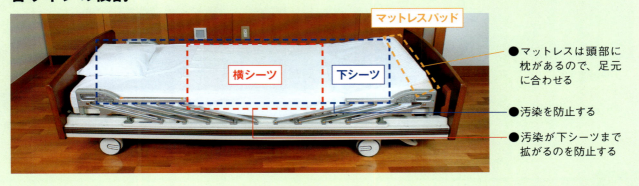

- マットレスは頭部に枕があるので、足元に合わせる
- 汚染を防止する
- 汚染が下シーツまで拡がるのを防止する

1 必要物品を準備する。

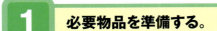

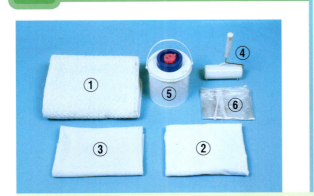

①マットレスパッド　②下シーツ　③横シーツ
④ロールクリーナー　⑤環境清拭（消毒）用クロス　⑥汚物用袋
●タオルケット　●掛布団　●枕・枕カバー

ここがコツ
- 作業しやすいように、必要物品は使用する順番にワゴンに用意する。

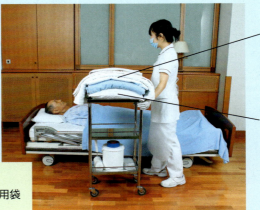

- 下シーツは、あらかじめ広げやすい形（中表）に畳んでおく
- 枕カバーはあらかじめ枕に装着しておく

| **2** | 準備した物品を用意し、看護師は身支度を整える。 |

●手指衛生を行い、感染予防のために未滅菌手袋やマスク、ビニールエプロンを着用する。

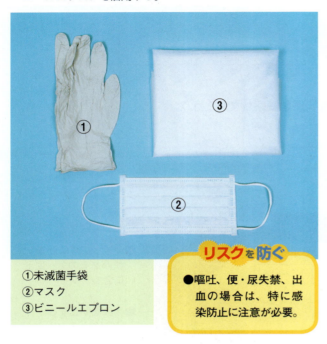

①未滅菌手袋
②マスク
③ビニールエプロン

リスクを防ぐ
●嘔吐、便・尿失禁、出血の場合は、特に感染防止に注意が必要。

| **3** | 患者・家族にシーツを交換することを説明し、承諾を得る。 |

●交換には時間がかかるため、排泄も事前に済ませておく。

| **4** | 室内の環境を整える。 |

●多床室の場合は、ほかの患者にも配慮する（カーテンを閉めて行う）。

めやす：室温30〜34℃、湿度40〜50%

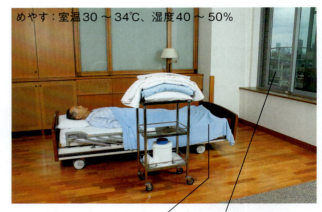

季節によっては室温が低下するため、患者の保温に注意する

窓を開け、換気する

| **5** | ベッドの高さを上げる。 |

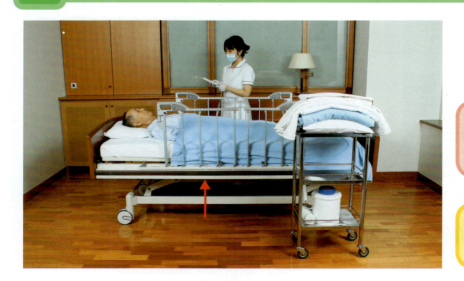

なぜ行う
●ベッドが低いと、看護師には腰部の負担となる。看護師の腰の高さ程度まで上げる。

リスクを防ぐ
●転落予防のため、ベッド柵は上げておく。

＊以下、本来は作業と反対側のベッド柵は上げておく（もしくは、もう1人の看護師が支える）

 6 掛布団・タオルケットを取り、下シーツ・横シーツを引き出す。

 7 患者に声をかけ、膝を立てて側臥位になる。

 8 患者の背中にシーツ類が集まるように内側へ丸め込む。

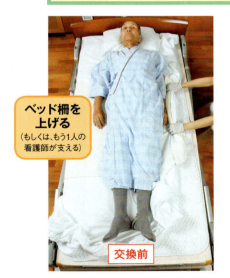

ベッド柵を上げる（もしくは、もう1人の看護師が支える）

交換前

ここがコツ
- 可能な限り、患者の膝を曲げて体を小さくして側臥位になる。こうすることで患者・看護師の負担が減る。
- 膝を先に倒すことで身体にねじれが生じ、殿部（骨盤）や肩が連動する[1]。患者の体の動きをうまく活用して行うとよい。

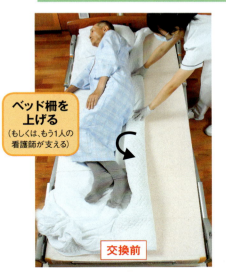

ベッド柵を上げる（もしくは、もう1人の看護師が支える）

交換前

ここがコツ
- 患者が寒いようであれば、タオルケットをかける。

なぜ行う
- 汚れやほこりをシーツの内側に封じ込め、周囲に拡散することを防ぐ[1]。

9 マットレスが汚れている場合は汚れを取る。

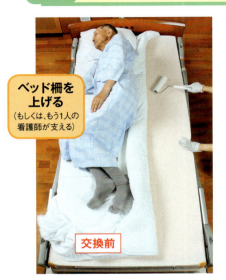

ベッド柵を上げる（もしくは、もう1人の看護師が支える）

交換前

- 環境清拭（消毒）用クロスなどで拭き取るか、ロールクリーナーを用いる。

10 新しいマットレスパッド、下シーツ、横シーツの順番に敷く。

ベッド柵を上げる（もしくは、もう1人の看護師が支える）

交換前　交換後

① マットレスパッドから順に、ベッドの中央に合わせるように広げる。
② 半分は患者の背中側に扇子折りにまとめておく。

ここがコツ
- マットレスパッド、シーツ類はできる限り患者の下に入れ込む

11 頭側・足側の下シーツをマットレスに入れ込む。

①ベッドの下に垂れたシーツを持ち上げて、片方の手でマットレスに沿ってシーツを伸ばす。

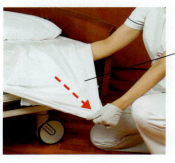

水平よりもやや下方に引っ張る

②シワやたるみのないように注意しながら、下に垂れている残りのシーツをマットレスの下へ入れ込む。

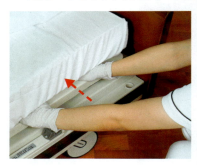

③シーツの端が三角形になるよう入れ込む。

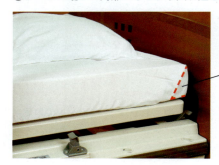

シーツの端が三角形になることで型崩れしにくくなる。

リスクを防ぐ
- 骨突出が多く、褥瘡リスクの高い患者では体圧分散寝具（エアマットレス）を使用し、シーツをピンと張らずにゆるめて敷く（マットレスを押すと中心にしわが寄る程度）。

12 中央部分に広げた横シーツを下シーツと一緒に入れ込む。

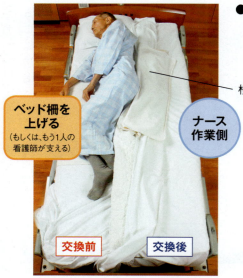

- 下シーツの余っている中央部分と一緒に入れ込む。

横シーツ

ベッド柵を上げる（もしくは、もう1人の看護師が支える）

ナース作業側

交換前　交換後

13 患者を反対側に側臥位にする。

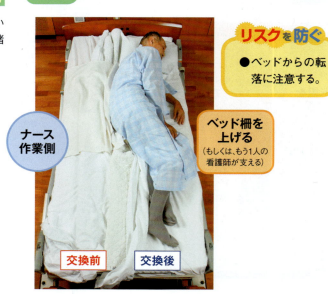

リスクを防ぐ
- ベッドからの転落に注意する。

ナース作業側

ベッド柵を上げる（もしくは、もう1人の看護師が支える）

交換前　交換後

14　汚れたシーツを取り除く。

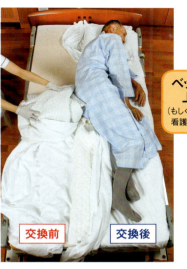

●汚れた部分が内側になるように丸め込み、取り除く。

ベッド柵を上げる
（もしくは、もう1人の看護師が支える）

交換前　交換後

15　取り除いたシーツは汚物用の袋などに入れる。

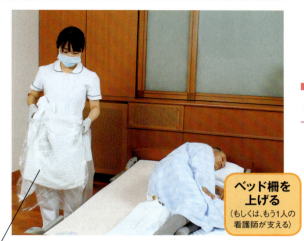

汚物用袋

ベッド柵を上げる
（もしくは、もう1人の看護師が支える）

16　清潔なリネンを順番に広げ、入れ込む。頭側、足側も同様に行う。

●①マットレスパッド、②下シーツ、③横シーツの順番で広げる。
●手順11と同様に下シーツ・横シーツを入れ込む。

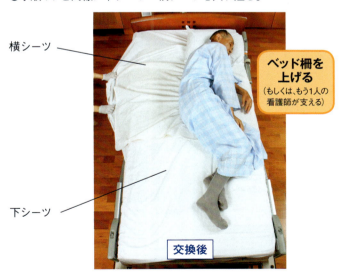

横シーツ
下シーツ
交換後

ベッド柵を上げる
（もしくは、もう1人の看護師が支える）

ここがコツ
●ベッドの揺れは患者の疲労や不快感につながるため、ベッドに対して水平あるいは、やや下方へシーツを引っ張ると、揺れを最小限に抑えることができる[1]。

17　タオルケット、掛布団をかけ、枕を交換する。身の回りを整える。

患者状態
●変化がないか観察する

ナースコール
●その他の必要物品が手元にあることを確認する

ベッド柵
●転落防止のため、戻しておく

タオルケット
●足下を自由に動かせるよう、ゆとりをもってかける

[45] 保清ケア

項目 2

全身清拭（全介助）

ここがPOINT!
- 患者の残存機能を生かして援助を行う。
- 全身の清拭を行いながら、皮膚の状態を観察する。
- 寝衣の着脱時には、点滴ルートなどの付属部を抜去しないよう注意する。

1 必要物品を準備する。

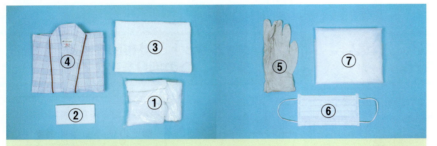

① ホットタオル5～6枚
② 殿部用タオル1枚（ここではディスポーザブルタイプを使用）
③ バスタオルあるいはタオルケット
④ 寝衣、下着（必要時はおむつ）
⑤ 未滅菌手袋
⑥ マスク
⑦ ビニールエプロン

2 患者へ清拭を行うことを説明し、環境を整える。

リスクを防ぐ
- 清拭の前にバイタルサインを観察し、異常がないことを確認したうえで実施する。
- 食後は満腹状態で、消化・吸収のために血液循環が高まり疲労感がある。患者に負担をかけないよう、食後1時間は避けて実施する。

ここがコツ
- 挿管、ドレーン等は固定器具やテープによって固定されているが、引っ張られないようにルートや回路にゆとりを持たせる。
- ドレーン刺入部は痛みがあるので押さえない。

リスクを防ぐ
- 気管切開患者の場合、気管切開チューブの固定用ヒモ・バンドによる頸部周囲の皮膚障害の有無を観察し、汚染をなくす。

3 顔・頸部を拭く。

① 左手を額に固定し、目頭から目尻に向けて拭く。

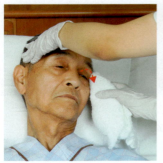

② 顔の左右を額→頬→顎の順に「数字の3」を描くように拭く。

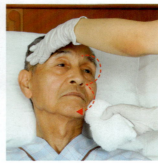

③ 鼻→耳介→頸部の順に拭く。

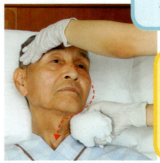

4 寝衣を脱がせる。

●患者の羞恥心や保温に配慮し、皮膚の露出をできる限り少なくする。

①肩部分の寝衣を外す。

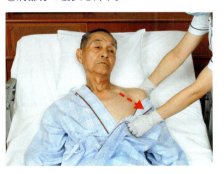

②上肢を支持しながら肘部分を脱がせる。

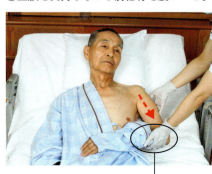

関節部位を支えるようにする

> **ここがコツ**
> ●鎮静下、意識障害のある患者は自らの不快を述べられないため、タオルの温度や寒さに注意が必要。

> **リスクを防ぐ**
> ●袖を通すときに無理な姿勢をとり、関節脱臼しないように注意する。
> ●麻痺のある場合の着脱は、脱ぐときは「健側」から、着るときは「麻痺側」から行う。

> **リスクを防ぐ**
> ●点滴がある場合、脱ぐときは「点滴がない側」から、着るときは「点滴がある側」から行う。
> ●点滴を一時停止し、先に袖に通してから寝衣を着せる。

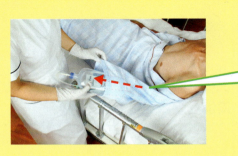

●接続解除を行うとルートの先が汚染され、血流感染を招く恐れがある
●昇圧薬など持続的に投与する必要がある薬剤の場合は一時停止しない

5 上肢を拭く。

●末梢から中枢へ向けて拭く。
●皮膚の露出した部分はバスタオル等で保温する。

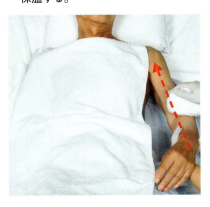

6 胸部を拭く。

●乳房を中心にして「円」を描くように拭く。

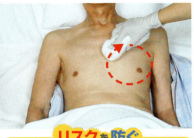

> **リスクを防ぐ**
> ●モニターをつけている場合は、皮膚トラブルの原因になる可能性があるので、パッチ電極を一度外し、清拭後に新しいものと交換する。

7 腹部を拭く。

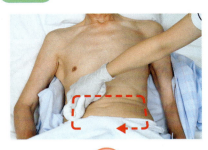

> **なぜ行う**
> ●上行結腸→横行結腸→下行結腸の向きに清拭することで、便秘時の排便を促すなどマッサージ効果が期待できる。

8 下肢を拭く。

- 患者の膝を立て、末梢から中枢へ向けて拭く。

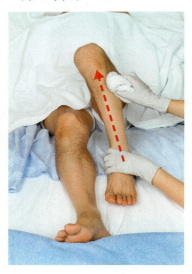

9 側臥位にし、腰背部・殿部を拭き、寝衣を脱がせる。

- 自立度の高い患者の場合、羞恥心に配慮し、陰部・殿部は自分で拭いてもらう。
- 脱いだ寝衣を背部の下に入れ込む。

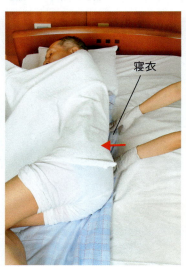

寝衣

> **ここがコツ**
> - 自立度の低い（寝たきりなど）患者の場合、陰部・殿部は側臥位にする前に仰臥位の状態で拭いておく。
> - 側臥位にした際、脱いだ寝衣をまとめて背部の下に入れ込むと、反対の側臥位になった際に寝衣が外しやすい。

> **リスクを防ぐ**
> - 尿道口などの汚染リスクがあるため、必ず前から後ろの方向で拭き、肛門部は最後に拭く。

10 反対側の側臥位にし、清潔な寝衣を着せる。

①上肢に清潔な寝衣の袖を通す。

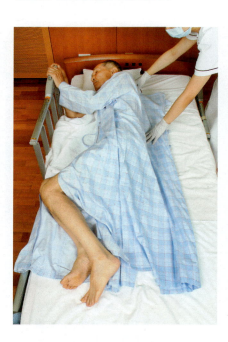

②患者を反対側の側臥位にし、反対の上肢にも袖を通す。

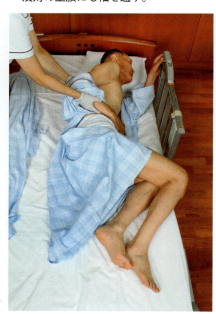

③寝衣のすそを下ろし、背部にしわがないよう整えて仰臥位に戻す。

> **ここがコツ**
> - 患者の膝を立てて、殿部をやや挙上してもらった状態で寝衣を軽く下に引っ張ると、背部のしわを伸ばしやすい。

項目 3　シャワー浴（入浴）の介助

> **ここが POINT！**
> - 血圧の変動によって脳・循環器疾患への影響があるため、脱衣所や湯の温度差に注意する。
> - 浴室内は滑りやすいため、シャワー用椅子や手すり、足拭きマットなどを活用し、転倒予防に努める。

基礎知識

状態・疾患別のシャワー浴で注意したいポイント

シャワー浴開始時期

- 術後の患者：基本的には抜糸後から開始となることが多いが、早期にシャワー開始できる場合もあるため、医師の確認が必要である。
- ドレーン留置中の患者：術後、基本的にはドレーン挿入中はシャワー浴を行わない。ただし経皮経肝胆道ドレナージ（percutaneous transhepatic cholangio drainage：PTCD）など一部例外もあるため、医師の確認が必要である。

感染対策

- 気管切開部：入浴前にあらかじめ気管吸引しておく。気管孔周囲を必要に応じてタオルなどで保護する。気管孔に湯水が入り込まないように注意する。気管チューブを挿入中の患者は、固定用ホルダーと首の間に汚れが溜まりやすいので十分洗浄する。洗髪の際はシャワーハットを用いる[2]。
- 中心静脈・末梢ライン：ヘパリンロックもしくは生食ロックを行う。刺入部が濡れないように、さらに上からフィルムドレッシング材などで覆って密閉する[2]。
- 中心静脈ポート（CVポート）：滅菌フィルムドレッシングで保護する必要はない。
- 尿道留置カテーテル・採尿バッグ：バッグ内の尿は必要に応じて廃棄する。採尿バッグが濡れないようビニール袋などで覆う。膀胱より高い位置にならないように注意しながら入浴する（入浴直前にカテーテル内の尿を採尿バッグ内に誘導しておけば、膀胱より多少高い位置でも逆流を防ぐことができる）[2]。

1　必要物品を準備する。

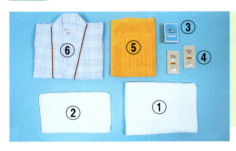

①バスタオル
②フェイスタオル
③石けん
④シャンプー、リンス
⑤足拭きマット
⑥着替え（寝衣・下着）

- 未滅菌手袋
- マスク
- 入浴介助用エプロン
- 入浴介助用長靴

2 患者へシャワー浴を行うことを説明し、環境を整える。

●看護師は未滅菌手袋、マスク、入浴介助用エプロン、入浴介助用長靴を装着する。

リスクを防ぐ
●入浴前にバイタルサインを計測する。通常と比較して著明な変動がある場合は医師に確認する。
●患者1人でシャワー浴が可能な場合には、シャワーの使用方法、ナースコールの位置を必ず伝える。

浴室・脱衣所の温度は26℃前後にする(浴室と脱衣所の温度差をできる限りなくす)

座る椅子に事前にお湯をかけ、温めておく

足拭きマット
踏み台
すべり止め
シャワー椅子

なぜ行う

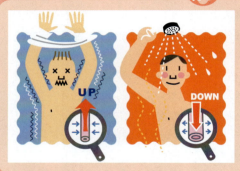

●寒い脱衣所で裸になると末梢血管が収縮し、血圧が上がる。
●逆に、温かい湯を体にかけると、末梢血管が拡張し、血圧が下がる。
●この血圧の上下により、脳出血、脳梗塞、心筋梗塞などを誘発する危険性がある。

ここがコツ

<手術創>
●創部は痂皮を剥がさないように手ややわらかいタオルに石けんをつけ、やさしくなでるように洗浄する。
●医師の指示により、創部をドレッシング材(オプサイト®、優肌パーミパッド®)などで保護する場合もある。

<ストーマ>
●ティッシュなどで便を拭き取ったあとシャワー浴を行い、ストーマ周囲の皮膚を石けんで洗浄する。
●消化管ストーマの場合、腹圧は水圧より高いため、装具を外して入浴してもストーマから湯水は入らない。
●紙コップなどを手元に準備しておくと、不意な排便時に対応しやすい。
●下痢などで不安がある場合は、装具を貼ったまま入ってもよい。入浴後は装具に付いた水分をよく拭きとる。

<胃瘻>
●瘻孔部の保護は不要である。胃側の内圧のほうが高いため、胃瘻から湯水は入らない。

<ギブス>
●ギブスへ直接湯水がかからないように、ビニール袋や専用のシャワーカバーを使用する。

3 全身を洗う。

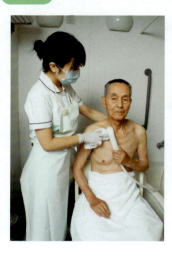

●温度変化の確認と患者の保温のため、シャワーは常に流しながら洗う。
●患者自身でできない点を看護師が介助するようにかかわることで、機能低下を予防する。

4 浴室内で水分を拭き、身体をバスタオルで覆い、脱衣所に移動する。

5 更衣を行う。

6 病室に戻り、バイタルサインの測定を行う。

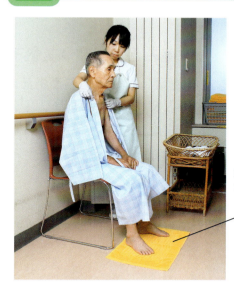

● 保温のため、すみやかに更衣を行う。

床が滑りやすいため、足拭きマットを敷く

リスクを防ぐ
- シャワー浴は、水や温度変化などの影響を受けることで、血圧をはじめバイタルサインに変調をきたす恐れがある。
- 入浴前のバイタルサインと比較し、急激な変化がある場合には医師に報告する。

もっと知りたい

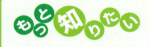

機械浴のポイント

臥床状態のままのシャワー浴の注意点は？

座位がとれない患者でも臥床したままシャワーが行える。
　水への不安から体動や不随意運動が起こりやすいため、転落に注意する。機械に付属物（尿道留置カテーテルなど）を引っかけないように注意する。

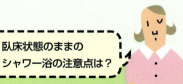
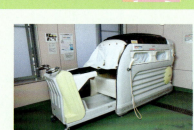

<引用文献>
1. 平松則子：リネン交換[臥床患者のシーツ交換]．川島みどり監修，ビジュアル基礎看護技術ガイド，照林社，東京，2007：22-27．
2. 菊池由美 監修：入浴・清拭．医療情報科学研究所 編，看護技術がみえる①基礎看護技術，メディックメディア，東京，2014：114．

<参考文献>
1. 阿曽洋子，井上智子，氏家幸子：基礎看護技術 第7版．医学書院，東京，2011．
2. 田山聡子：ナースが知りたい！日常ケアのポイントQ&A．木下佳子，橋本良子 編，特集 一般病棟で直面する！人工呼吸器装着患者のケア，エキスパートナース 2013；29（4）：42-48．
3. 竹尾惠子 監修：看護技術プラクティス 第3版．学研メディカル秀潤社，東京，2014．
4. 吉田みつ子，本庄恵子 監修：写真でわかる基礎看護技術 基礎的な看護技術を中心に！．インターメディカ，東京，2012．
5. 菊池由美 監修：入浴・清拭．医療情報科学研究所 編，看護技術がみえる①基礎看護技術，メディックメディア，東京，2014：107-126．
6. 野崎真奈美，菊池由美，美甘直美 監修：ベッドメーキング．医療情報科学研究所 編，看護技術がみえる①基礎看護技術．メディックメディア，東京，2014：10-31．

46 浣腸、おむつ交換、陰部洗浄

妹尾みどり、芹澤美帆子

浣腸は日常的に行う処置だが、ショック症状などに注意して行う必要がある。おむつの装着中は、排泄物による汚染・湿潤により、皮膚トラブルのリスクが高くなることに注意する。

クローズアップ手技
- 項目1 グリセリン浣腸の実施
- 項目2 おむつ交換
- 項目3 陰部洗浄

基礎知識

排泄ケアの目的

- 排尿、排便、呼吸、発汗、月経など、体内の不要な代謝産物や有害物を体外に排出するはたらきを「排泄」と呼ぶ。
- 排泄の援助は、基本的欲求を満たし正常な排泄を促すとともに、排泄物・陰部を観察する機会となり、患者状態を知る手がかりとなる。
- 環境や生活習慣の異なる状況での排尿や排便は、不安感はもとより、羞恥心や屈辱感を伴う行為である。苦痛感を最小限にとどめる援助が必要である。

基礎知識

排泄物の観察

便の観察

- 排便は1回量が100～200gで、1日1～2回が正常である。

観察項目	正常	異常
形状	●有形の軟便	●硬便（兎糞状） ●泥状便 ●水様便
色	●黄褐色	●黒色～タール：上部消化管からの出血 ●鮮血色：下部消化管からの出血 ●濃褐色：溶血性黄疸 ●灰白色：胆汁の分泌不足、十二指腸への通過障害 ●黒褐色：肉類の過剰摂取、鉄剤の服用
臭気	●インドール、スカトール、メルカプタン、硫化水素などによる臭い	●酸臭：下痢便、消化不良・胆汁の欠乏、脂肪の過剰摂取 ●腐敗臭：膵臓疾患、慢性腸炎、直腸がん
混入物	●なし	●血液、粘液、膿汁、不消化物、寄生虫

文献1、p.134より一部引用

尿の観察

●排尿は1回量が150〜300mL（1日量が500〜2,000mL）で、1日4〜6回が正常である。

観察項目	正常（成人）	異常
回数	4〜6回／日	●稀尿：2回／日以下 ●頻尿：10回／日以上 ●無尿：尿が生成されず膀胱に達しない ●尿閉：尿は生成されるが排尿がない
色	●淡黄色、あるいは淡黄褐色で透明	●尿混濁 ●血性色 ●暗赤褐色 ●肉汁色
臭気	●無臭〜アンモニア臭	●強いアンモニア臭 ●アセトン臭
混入物	●固形成分5%（残り95%は水分）	●血尿：赤血球400倍 ●タンパク尿：タンパク質の混入 ●膿尿：白血球と細胞の混入 ●乳び尿：脂肪とタンパク質の混入による牛乳様の混濁

文献1、p.134-135より一部引用

項目1　グリセリン浣腸の実施

ここが POINT!

◆ 施行前後は十分に観察し、ショック症状の誘発を防ぐ。
◆ 腸の解剖学的走行をふまえ、体位は必ず左側臥位をとる。
◆ 腸穿孔のリスクがあるため、カテーテルの挿入は4〜6cm程度（成人）で行う。

基礎知識

浣腸の作用

● 浣腸は、便秘により自然排便が困難な場合に行われる処置である（図）。
● 消化器系の手術や検査を行う前に、腸管を清浄化（洗浄）する目的で行うこともある。
● 浣腸は医師の指示のもとに行う。
● 臨床でよく行われている浣腸には、グリセリン浣腸がある。

（次頁へつづく）

直腸と肛門の解剖図

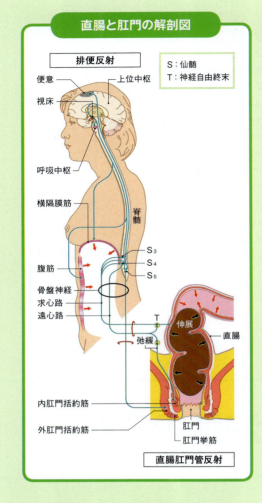

浣腸のメカニズム（グリセリン浣腸の場合）

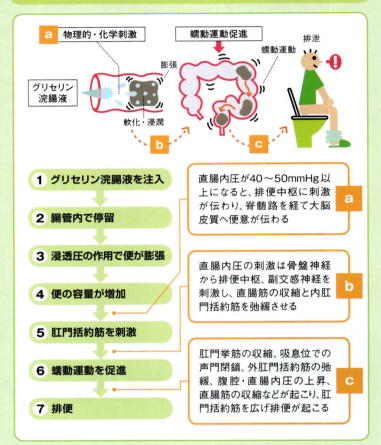

1. グリセリン浣腸液を注入
2. 腸管内で停留
3. 浸透圧の作用で便が膨張
4. 便の容量が増加
5. 肛門括約筋を刺激
6. 蠕動運動を促進
7. 排便

a 直腸内圧が40〜50mmHg以上になると、排便中枢に刺激が伝わり、脊髄路を経て大脳皮質へ便意が伝わる

b 直腸内圧の刺激は骨盤神経から排便中枢、副交感神経を刺激し、直腸筋の収縮と内肛門括約筋を弛緩させる

c 肛門挙筋の収縮、吸息位での声門閉鎖、外肛門括約筋の弛緩、腹腔・直腸内圧の上昇、直腸筋の収縮などが起こり、肛門括約筋を広げ排便が起こる

浣腸に用いる物品（例）

- 臨床でよく行われる排便（催下）浣腸の場合、表に示す種類がある。

グリセリン浣腸（50%グリセリン液）

- 浣腸器を用いる方法
- ディスポーザブル浣腸器を用いる方法

ディスポーザブル浣腸液(容器一体型)の例

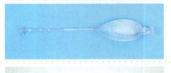
●東豊（東豊薬品株式会社）

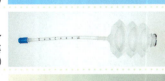
●マイラン（マイラン製薬株式会社）

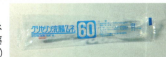
●ムネ（丸石製薬株式会社）

浣腸によるショック症状

●腹痛や急激な排便によって、ショック症状を起こすことがある。

① 脳圧亢進する病態の患者は、排便により腸壁血管から血流の変化が起こり、脳血流量が低下し、脳圧を上昇させる恐れがある
⇒ クッシング反射、徐脈、脳ヘルニアから死に至ることもある

② 吸息位での声門閉鎖により、胸腔内圧を上昇する恐れがある
⇒ 血圧の上昇を招く

③ 衰弱状態を悪化させる恐れがある

④ 下部消化管術後の場合、蠕動運動亢進により、腸管縫合部が離開する恐れがある
⇒ 痔や腸内の傷から、グリセリンの吸収による溶血性ショックを起こすことがある
⇒ カテーテルが直腸横ひだにぶつかり、穿孔からグリセリンが血中に入ることでも溶血性ショックや腎不全が起こる

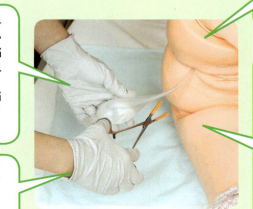

浣腸の禁忌

●以下の症状がある患者は浣腸を行わない。

- 全身が衰弱している
- 血圧の変動が著しい
- 脳圧亢進症状がある
- 重度の高血圧、心疾患がある
- 動脈瘤がある
- 腸管内に出血、穿孔がある
- 結腸や直腸、生殖器系の術後
- 急性の腹部症状がある

＊浣腸後にトイレへ自力歩行できない患者の場合

1 必要物品を準備する。

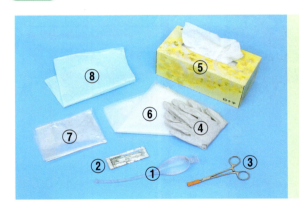

① ディスポーザブルグリセリン浣腸液（指示量のもの、ここでは例として東豊60mL完全一体成型品）
② 滅菌水溶性潤滑剤
③ ドレーン鉗子（無鉤鉗子）
④ 未滅菌手袋
⑤ ティッシュペーパーまたはトイレットペーパー
⑥ ビニールエプロン
⑦ ビニール袋
⑧ 処置用防水シーツ
● バスタオル
● 差し込み便器

2 グリセリン浣腸液をいったんカテーテルの先端まで流して、クランプする。

- 袋から出し、注入管（チューブ）の先端のキャップを取る。
- 容器を押して、グリセリン浣腸液を先端まで送る。
- ペアン鉗子で止めておく（クランプ）。

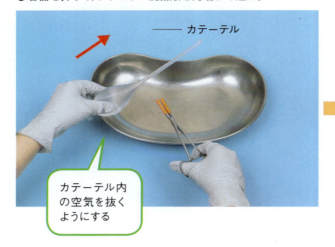

カテーテル

カテーテル内の空気を抜くようにする

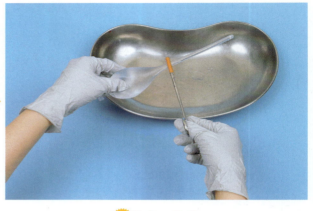

リスクを防ぐ
- 空気が入ったまま注入してしまうと、腸管内の圧力が高まり、排便が我慢しづらくなる。

3 患者確認を行い、浣腸を行うことを説明し、同意を得る。

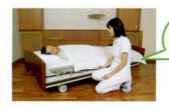

これから浣腸を行いますね

- 患者氏名（フルネーム）と生年月日を答えてもらい、ネームバンドを確認する。
- 患者・家族に、浣腸の効果と副作用、実施することを説明し、同意を得る。
- アレルギーの有無を確認する。
- 指示内容に疑問があれば、必ず確認する。
- 手指衛生を行い、ビニールエプロンと未滅菌手袋を装着する。

4 患者の準備を行う。

① プライバシーが確保できるよう、環境を整える。
② 左側臥位にして肛門を露出させる。
③ 腰の下に処置用防水シーツを敷く。

上側の足を深く曲げると、肛門が露出して実施しやすくなる

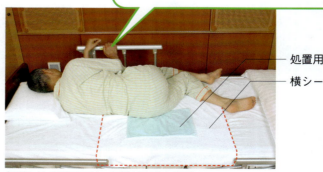

処置用防水シーツ
横シーツ

（実際には、下着を下ろして肛門を露出した状態）

なぜ行う

- 効果的に排便を促すためには、腸内に浣腸液が停滞し、腸を刺激する時間が必要である（約3～5分）。
- 浣腸液が肛門より漏れないよう、腸の解剖学的走行をふまえ左側臥位とする[2]。

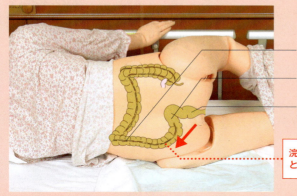

下行結腸
S状結腸
直腸

浣腸液がとどまりやすいと考えられる

リスクを防ぐ

- 立位での浣腸は行わない。
- 理由として、以下の点から直腸の裂傷や穿孔が起こりやすく、損傷部位から血中に混入したグリセリンに起因すると考えられる溶血および腎機能低下のリスクが高いと考えられる[3]。

① 直腸の形態が変化し、直腸横ひだにカテーテルがぶつかり傷つきやすい。
② 患者の緊張がとれにくく、直腸の収縮によってカテーテル挿入が安全にできない。
③ 実施者の視野が確保できず、挿入の長さが確認しづらい。
④ 挿入したカテーテルの安定が保ちにくく、過長挿入やカテーテルの脱出を生じやすい。

5 滅菌水溶性潤滑剤をカテーテルの先端に塗布する。

- 潤滑剤は、カテーテルの先端から5cm程度まで塗布する。

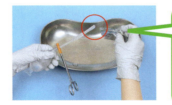

潤滑剤を塗布（5cm）

＊「手順7」～「手順10」は女性で示す。

6 口で楽に呼吸するよう説明し、カテーテルを4～6cm挿入する[4]。

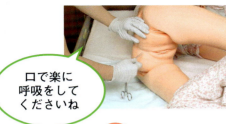

口で楽に呼吸をしてくださいね

ここがコツ

- チューブ先端に抵抗を感じたら少し引き戻し、痛みや違和感を観察しながら挿入する。
- 羞恥心や寒さを感じる患者もいるため、バスタオルをかけて、不要な露出を防ぐ。

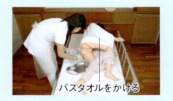

バスタオルをかける

なぜ行う

- 患者の緊張により肛門括約筋が収縮すると、カテーテル挿入が困難となる。
- 肛門括約筋の収縮や腹筋の緊張がとけるように、口呼吸を促したり、潤滑剤を使用することにより挿入時の苦痛を和らげる。

リスクを防ぐ

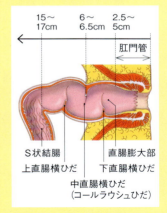

15～17cm　6～6.5cm　2.5～5cm
肛門管
S状結腸　直腸膨大部
上直腸横ひだ　下直腸横ひだ
中直腸横ひだ（コールラウシュひだ）

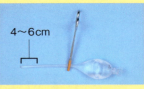

4～6cm

- 腸穿孔のリスクがあるため、4～6cm程度の挿入が安全である。
- 挿入の長さが短すぎると肛門括約筋を刺激するため、便意を誘発し、浣腸液の注入が難しくなる。
- 先端がつかえた場合は、無理に挿入しない。

7 ペアンを外し（①）、グリセリン浣腸液をゆっくりと注入する（②）。

①ペアンを外す
②ゆっくり押して注入する

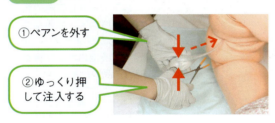

- 患者の状態を観察しながら、指示量を注入する。
- 注入の途中で抵抗があれば、無理して注入せず、いったんカテーテルを引き抜く。

リスクを防ぐ
- 注入速度が速すぎると、腸管の急激な拡張や直腸内圧が急上昇する。すぐに強い便意を生じて、浣腸液のみが排出されてしまうため、ゆっくり注入する。

8 肛門をティッシュペーパーで押さえながら、カテーテルを抜去する。

9 そのまま肛門を圧迫するように押さえる。

ベッド上での排泄の場合
- 左側臥位のまま排便をがまんしてもらう。無理そうであれば途中で排便しても可。

トイレでの排泄の場合
- トイレで排便する場合も、同様にベッド上で待つ。

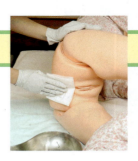

10 差し込み便器を当てて、患者を仰臥位にする。

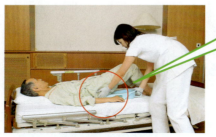

便器を当てる際には、患者の腰を支えて挿入する

（実際には、下着を下ろした状態）

ここがコツ
- 差し込み便器内にトイレットペーパーを敷いておくと、音が生じにくく、患者の羞恥心を招かない。
- 排泄物の処理や差し込み便器の洗浄も行いやすくなる。

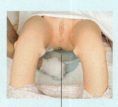

便器にトイレットペーパーを敷く

11 使用したグリセリン浣腸液の容器を廃棄する。

- 容器を小さく折りたたみ、未滅菌手袋とともに、片方の手袋の中に丸め込む。
- ビニール袋へ入れる。
- 手指衛生を行う。

容器を手袋の中に丸め込む

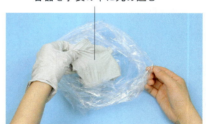

12 タオルケットやバスタオルなどで患者の身体を覆う。

13 ナースコールを患者の手が届く位置に置く。

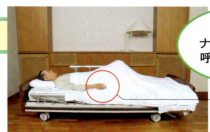
排便後にナースコールで呼んでください
ナースコール

●患者自身で体位が確保できる場合は、排泄に羞恥心を伴うため、患者を1人にする。

14 排便が済んだら、排泄物を確認し、汚れを拭く。

- トイレットペーパーで肛門およびその周囲の汚れを拭き取る。
- 前から後ろに拭く。
- あわせて陰部洗浄を行う場合は、「項目3」を参照。

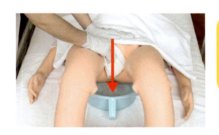

リスクを防ぐ
●特に女性の場合は、尿路感染予防のため、尿道口から肛門に向かって一定方向に拭く。

15 差し込み便器を外す。

①差し込み便器を押さえながら、患者を側臥位にする。
②差し込み便器を引き抜いて外し、汚染防止のためワゴン上に広げた防水シートの上に置く。
③差し込み便器に蓋をする。

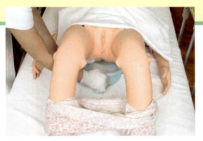
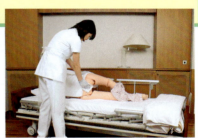

●陰部は湿潤や汚染によって発赤・炎症が起こりやすい。排便後は清潔にして十分に乾燥させる。

16 衣類・寝具を整える。

●臭気を気にする患者は多い。臭気が室内にこもらないように、排泄後は十分に換気を行う。

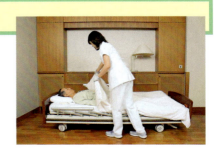

項目 2

おむつ交換

ここがPOINT!

- ◆ おむつの使用に際して、患者の自尊心や羞恥心に十分配慮して援助することが重要である。
- ◆ おむつ交換時の摩擦・ずれが褥瘡の発生につながることもあるため、皮膚の状態をよく観察し、皮膚トラブルの早期発見に努める。
- ◆ おむつは鼠径部に沿うように合わせて留めることで、股関節の動きを妨げず、漏れを防ぐ。

基礎知識

おむつの種類

- それぞれの紙おむつ（図）の特徴を把握し、患者の状態に合わせて適切に選択・使用する。

おむつの種類		
テープ式	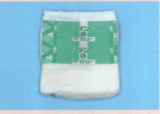	●ほぼ寝たきり状態の患者に使用。 ●状況によって尿とりパッド（補助的なパッド）と併用し、尿量が少ない場合はパッドのみ交換する。
パンツタイプ	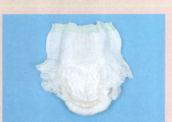	●履くタイプのおむつ。 ●患者が自分で装着できる。 ●動ける人や、介助があれば立位や座位が可能な患者に使用。

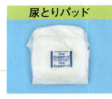
尿とりパッド

基礎知識

おむつ交換時に注意したい皮膚トラブル

- おむつ交換の際は、皮膚の状態を十分に観察し、皮膚トラブルの早期発見に努める。
- おむつを無理に引っ張り、皮膚への摩擦・ずれが生じると、褥瘡発生の要因となることがあるため注意する。
- 洗浄は、おむつによるずれ・かぶれの予防や軽減に効果的である。洗浄剤の使用は、皮膚の清浄効果を高める。
- 皮膚トラブルが生じた場合は、医師の指示のもと、軟膏やドレッシング材を用いた処置を行う。

＊テープ式おむつ＋尿とりパッドを使用する場合

1　必要物品を準備する。

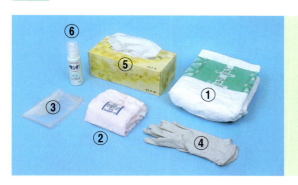

① テープ式おむつ
② 尿とりパッド
③ ビニール袋
④ 未滅菌手袋
⑤ ティッシュペーパーまたはウェットティッシュ
⑥（必要時）皮膚清浄剤（ここではサニーナ）
●（必要時）撥水剤

46 浣腸、おむつ交換、陰部洗浄

2　手指衛生を行い、未滅菌手袋を装着する。

3　プライバシーに配慮して環境を整え、患者に声をかける。

4　下半身の寝衣を脱がせ、おむつを開ける。

- 寝衣は足首まで下ろす。
- 側臥位を支えるため、なるべく看護師2人で行う。
- 汚れたおむつ等を入れるため、ビニール袋を口を開けて準備しておく。

 ●排泄物の性状や量を確認する。

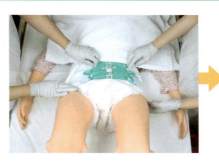

5　陰部を拭く。

- ティッシュペーパーまたはウェットティッシュで拭く。
- 前から後ろに拭く。
- あわせて陰部洗浄を行う場合は、「項目3」を参照。

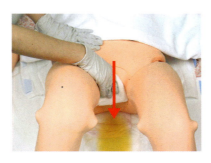

リスクを防ぐ
- 特に女性の場合は、尿路感染予防のため、尿道口から肛門に向かって一定方向に拭く。

6 患者を側臥位にし、殿部を拭く。

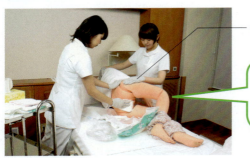

側臥位を支える

・発赤はないか？
・浸軟はないか？
・びらんはないか？

リスクを防ぐ

- 高温・多湿、発汗による皮膚の浸軟が生じやすい。また、下痢によって、皮膚表面のpHがアルカリ化しやすく化学的刺激を生み、皮膚のバリア機能が低下しやすい[5]。
- 皮膚トラブルが起こっていないか、皮膚の状態をよく観察する。
- 皮膚トラブルのリスクが予想される場合は、排泄物から皮膚を保護するため、おむつ交換時に撥水剤を使用するとよい。

皮膚トラブルの例（発赤）

発赤

● 撥水剤の例
（ソフティ保護オイル、セキュ一ラ®PO）

ここがコツ

- 麻痺側を下にしないように注意する。
- 清浄剤の使用は、皮膚の清浄効果を高めて、おむつによるずれ・かぶれの予防や軽減に効果がある。

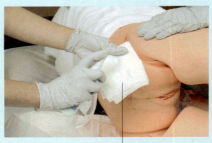

清浄剤（スプレー）をティッシュペーパーに付けて拭く

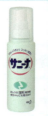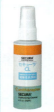

● 清浄剤の例
（サニーナ、セキュ一ラ®CL）

7 側臥位のまま、汚れたおむつを丸める。

- 汚染面を内側に包み込みながら、端のほうから手前に丸める。
- 汚れが尿とりパッドにとどまる場合は、尿とりパッドのみ交換することも多い。

▨＝汚れたおむつ　　側臥位を支える

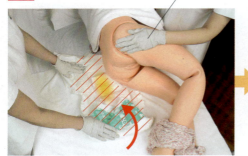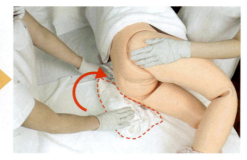

リスクを防ぐ

- 汚れたおむつを丸めた側の看護師は、手指衛生を行い、新しい未滅菌手袋を装着する（1処置1手洗い）。
- 皮膚トラブルの原因になるため、汚れたおむつを無理に引っ張って取らない。

8 新しいおむつを開き、尿とりパッドを入れる。

① 新しいおむつを開く。
② ギャザーを立てて、おむつの左右幅の中心に尿とりパッドを入れる。

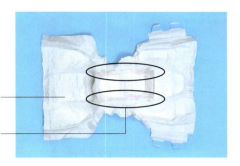

テープ式おむつ

尿とりパッドは、ギャザーを立てた中心に置く

リスクを防ぐ

- ポリマーがかたよって吸水性が悪くなるため、振って開かない[6]。
- ギャザーがつぶれていると、漏れの原因になりやすい[6]。
- 尿とりパッドを2枚重ねて使用しない。かえっておむつのフィット性を損ない、漏れの原因となる。また、蒸れによる皮膚の浸軟や、骨突出部への圧迫により、褥瘡の原因になりやすい[5]。

ここがコツ

- **女性の場合**：尿とりパッドは、尿が漏れにくいようやや後方に当てる。
- **男性の場合**：尿とりパッドの上に陰茎を置き、陰茎をくるむように斜めに折り込む。あまりきつく重ねずに陰茎をくるむように巻くことで、吸収面積を多くとり、効果的に尿を吸収できる。

①尿とりパッドを広げて置く　②右側を折り込む　③左を折って巻く

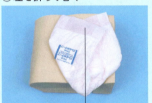

尿とりパッドの接着テープは、片方だけ外して留める

9 側臥位のまま、新しいおむつを入れる。

- 新しいおむつを半分内側に丸め込んで、体の下に敷きこむように入れる。

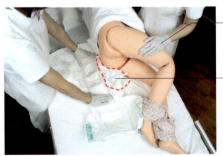

側臥位を支える

汚れた（丸めた）おむつ

10 患者を反対側の側臥位にして、汚れた（丸めた）おむつを除去する。

- 汚れた（丸めた）おむつは、ビニール袋に入れる。そのままベッドサイドに置かない。

側臥位を支える

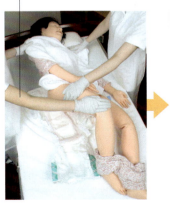 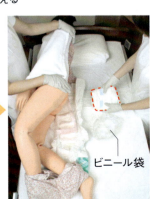

ビニール袋

[46] 浣腸、おむつ交換、陰部洗浄 ◆ 629

11 新しいおむつを広げ、仰臥位に戻る。

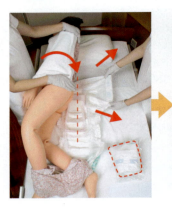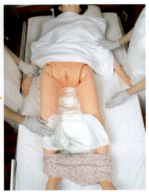

> **ここがコツ**
> ●おむつの中央線を脊柱、ウエスト部分を腰に合わせて、下側のおむつを体の下に巻き込むように行う。

12 尿とりパッドを当てる。

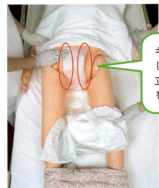

ギャザーをしっかりと立て、漏れを予防する

13 上からおむつを当て、股にフィットさせる。

●ギャザーを伸ばしながらフィットさせる。

> **ここがコツ**
> ●おむつを鼠径部に沿うように合わせることで、股関節の動きを妨げず、漏れを防ぐ。

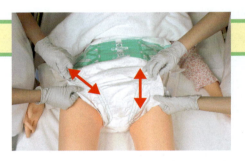

14 おむつのテープを留める。

●おむつの中心を体の中心に合わせて、テープ(上側)が腸骨より上側にくるように当てる。
●①〜④の順番で、下のテープはななめ上、上のテープはななめ下に向かって留めると、フィットさせやすい[6]。

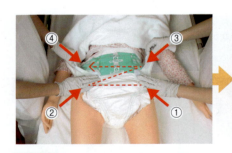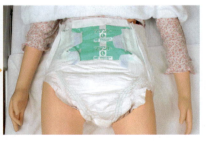

> **ここがコツ**
> ●腹部は、体とおむつの間に指1本程度の余裕をとる。
>
>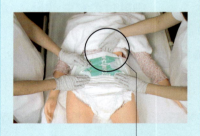
>
> きつく締めすぎずに、指1本程度の余裕をとる

15 未滅菌手袋を外し、手指衛生を行う。

16 寝衣を整え、使用した物品のあと始末を行う。

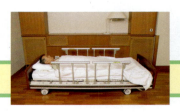

項目 3　陰部洗浄

ここが POINT!
- 便・尿失禁患者やおむつ使用患者、尿道留置カテーテル挿入中の患者では特に陰部の清潔に注意を払う。
- 肛門に近い部位は最後に洗うなど、二次感染を予防する。
- 陰部の皮膚・粘膜は傷つきやすいため、力を入れて強く拭かないよう注意する。

基礎知識
陰部洗浄とは？
- 排便がある場合、汚染がひどい場合、皮膚トラブルによる感染のリスクがある場合は、新しいおむつを当てる前に陰部洗浄を行う。
- 1日1回は陰部洗浄を行い、陰部の清潔を保持する。
- 陰部洗浄時は、皮膚・粘膜のしわを伸ばし、汚れを洗浄する。
- 陰部洗浄後は石けん分を十分に洗い流し、完全に乾燥させる。

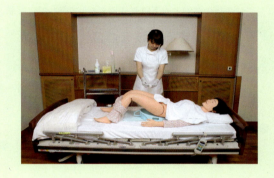

基礎知識
皮膚トラブルへの対応
- 特に下痢による発赤・びらんなどの皮膚トラブルがある場合には、皮膚のバリア機能が低下していることに注意して洗浄を行う[5]。
- 1日1回、弱酸性の洗浄剤を使用して洗浄を行う。洗浄後は、撥水剤を用いることが望ましい。
- それ以外は微温湯で流すか、弱酸性の拭き取りタイプの清浄剤で軽く拭き取る（洗いすぎると、皮膚トラブルの原因になることがある）。

＊自力で体位変換のできない患者の場合

1　必要物品を準備する。

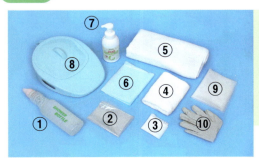

① シャワーボトルまたはピッチャー（湯の温度は 38〜39℃）
② ビニール袋または膿盆
③ ガーゼ（5〜6枚）
④ タオル
⑤ バスタオル
⑥ 処置用防水シーツ
⑦ 洗浄剤、または石けん
⑧ 差し込み便器
⑨ ビニールエプロン
⑩ 未滅菌手袋

2　環境を整え、患者の準備を行う。

- 患者にこれから陰部洗浄を行うことを説明し、同意を得る。
- 羞恥心を感じさせないよう、プライバシー保護のためカーテンまたはスクリーンをする。

ここがコツ
- おむつを使用している患者では、差し込み便器を用いずにおむつのまま洗浄するほうが、患者の負担にならない場合もある。

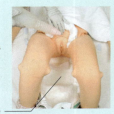
おむつの上での洗浄

3　寝衣を除き、処置用防水シーツを殿部の下に敷き、便器を当てる。

- 手指衛生を行い、未滅菌手袋とビニールエプロンを装着して行う。
- 排尿・排便後の場合はそのまま行ってもよい。
- 羞恥心を感じさせないようプライバシーに配慮する。

＊ここでは手技の解説上、下肢をバスタオルで覆わずに展開

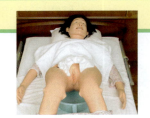

4　露出する下肢をバスタオルで覆う。

なぜ行う
- 特に準備などで離れるとき、バスタオルや綿毛布などで覆うことで、患者の羞恥心に配慮する。

5　タオルで陰部周囲を覆う。

- 恥骨～鼠径部を覆う。

なぜ行う
- 洗浄部分を覆うことによって、寝衣や寝具が汚れることを防ぐ。

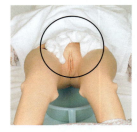

6　微温湯を陰部にかけ、軽く洗い流す。

リスクを防ぐ
- シャワーボトルの湯の温度（38～39℃）を確かめてから行う。

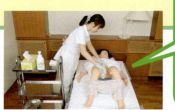
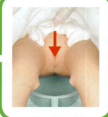

7　ガーゼに洗浄剤をつけて泡立て、陰部を洗浄する。

- 皮膚・粘膜のしわを伸ばしながら、特に陰唇・陰茎・陰嚢、肛門などに汚れが残らないよう洗浄する。

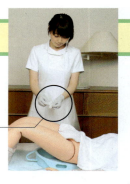
よく泡立てる

陰部洗浄の方法

男性
- 亀頭部、包皮の内面、陰茎、陰嚢を、しわを伸ばしながら拭き、洗浄する。

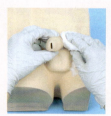

女性
- 大陰唇を開き、中央と両側を前から後ろへ向けて拭き、洗浄する。
- 感染予防のため、尿道口から肛門へ向けて拭く。
- 使用済みのガーゼで、尿道口や腟口を拭かない。

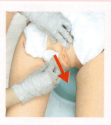

リスクを防ぐ
- 陰部の皮膚や粘膜は傷つきやすい部分なので、強く拭かないよう注意する。

8 微温湯をかけて十分に洗い流す。

- 湯を上から下に流し、最後に肛門部を清潔にする。

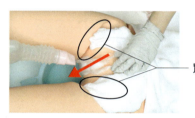

鼠径部の流し忘れに注意

ここがコツ
- 感染を防ぐため、湯は一定方向に流す。
- 尿道留置カテーテルが留置された患者では、特に十分に洗い流す。
- 鼠径部の皮膚が密着した部分に泡が残りやすいため、注意して洗い流す。

9 タオル（ガーゼ）で水分を拭き取る。

- 前方から後方へ向けて拭く。

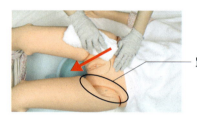

鼠径部も十分に拭き取る

ここがコツ
- 陰部は湿潤や汚染によって発赤・炎症が起こりやすいため、清潔にして十分に乾燥させる。

10 腰部を支えながら差し込み便器を取り去り、殿部側を拭く。

- 汚れた洗浄水をこぼさないよう注意する。
- 防水シーツを外す。
- 手袋を外して、手指衛生を行う。

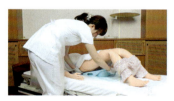

11 寝衣を整え、あと始末を行う。

- 患者の体位を整え、掛けものをかける。
- 未滅菌手袋を装着し、使用物品を片づける。
- 手袋を外して手指衛生を行う。

<引用文献>
1. 山口瑞穂子 監修：看護技術 講義・演習ノート上巻 日常生活援助技術 篇. 医学芸術新社，東京，2006.
2. 東郷美香子：浣腸，川島みどり 監修，ビジュアル基礎看護技術ガイド. 照林社，東京，2007：157-162.
3. 日本看護協会：緊急安全情報 立位による浣腸実施の事故報告. 2006年2月.
4. 山内豊明 監修：適正な浣腸処置のために. テイコクメディックス，埼玉，2006.
5. 宇野光子：下痢による皮膚障害の発生とケア. 特集 経腸栄養の"そこが知りたい！"，エキスパートナース 2007；23（15）：73-79.
6. 古澤澄恵，波田野和美：紙おむつの使い方ガイド. 特集 経腸栄養の"そこが知りたい！"，エキスパートナース 2007；23（15）：80-85.

<参考文献>
1. 大吉三千代：おむつ交換，川島みどり 監修，ビジュアル基礎看護技術ガイド. 照林社，東京，2007：91-93.
2. 野中廣志：体液・代謝・排泄に関する「なぜ・何」. 看護の「なぜ・何」QA，照林社，東京，2013：206-208.

47 褥瘡予防・局所ケア

小林治子

褥瘡は、体に加わった圧力によって発生する。
体位変換や適切なスキンケアで治療を進めるとともに、発生を予防することが重要である。

クローズアップ手技

- 項目1 エアマットレスの圧の確認
- 項目2 背上げ時のずれ防止
- 項目3 褥瘡の洗浄
- 項目4 褥瘡のドレッシング材交換・軟膏処置

基礎知識

褥瘡の定義

- 褥瘡は、2005年に日本褥瘡学会によって以下のように定義された。「身体に加わった外力は骨と皮膚表層の間の軟部組織の血流を低下、あるいは停止させる。この状況が一定時間持続されると組織は不可逆的な阻血性障害に陥り褥瘡となる」。
- この定義は2009年「褥瘡予防・管理ガイドライン」(日本褥瘡学会)でも踏襲されているが、最近ではギプスや深部静脈血栓予防ストッキング、酸素マスクなどで発生する医療関連機器圧迫創傷(medical device related pressure ulcer)が問題となっており、これらは必ずしも「骨と皮膚表層との間の組織損傷」ではない。2012年2月現在、日本褥瘡学会ではより包括的な新しい褥瘡の定義を策定中である。

文献1より引用

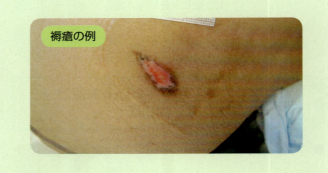

褥瘡の例

基礎知識

褥瘡の好発部位と要因

- 褥瘡は体位によってさまざまな部位に発生する（図）[2]。
- 褥瘡の発生には、表の要因が挙げられる[3]。

褥瘡発生の要因

局所的要因	●加齢による皮膚の変化 ●摩擦・ずれ ●失禁・湿潤 ●局所の皮膚疾患
全身的要因	●低栄養・痩せ ●加齢 ●基礎疾患 ●抗がん剤・ステロイドなどの薬剤内服 ●放射線治療
社会的要因	●ケアのマンパワー不足 ●経済力不足 ●情報不足

文献3より引用

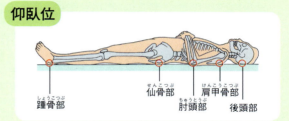

仰臥位：踵骨部、仙骨部、肩甲骨部、肘頭部、後頭部

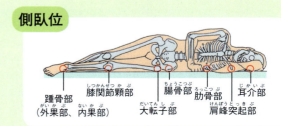

側臥位：踵骨部（外果部、内果部）、膝関節顆部、大転子部、腸骨部、肋骨部、肩峰突起部、耳介部

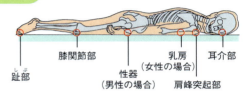

腹臥位：趾部、膝関節部、性器（男性の場合）、乳房（女性の場合）、肩峰突起部、耳介部

文献2より引用

基礎知識

褥瘡の分類

- EPUAP（European Pressure Ulcer Advisory Panel：ヨーロッパ褥瘡諮問委員会）／NPUAP（National Pressure Ulcer Advisory Panel：米国褥瘡諮問委員会）合同ガイドラインによる褥瘡の分類を示す（表）[4]。

カテゴリ／ステージⅠ：消退しない発赤

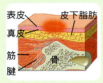

　通常骨突出部に限局された領域に消退しない発赤を伴う損傷のない皮膚。皮膚の変色、熱感、浮腫、硬結または疼痛が認められる場合もある。色素の濃い皮膚には明白な消退は起こらないが、周囲の皮膚と色が異なることがある。
　周囲の組織と比較して疼痛を伴い、硬い、柔らかい、熱感や冷感があるなどの場合がある。カテゴリⅠは皮膚の色素が濃い患者では発見が困難なことがある。「リスクのある」患者とみなされる可能性がある。

（次頁へつづく）

カテゴリ／ステージⅡ：部分欠損または水疱

　黄色壊死組織（スラフ）を伴わない、創底が薄赤色の浅い潰瘍として現れる真皮の部分層欠損。皮蓋が破れていないもしくは開放／破裂した、血清または漿液で満たされた水疱を呈することもある。
　スラフまたは皮下出血*を伴わず、光沢や乾燥した浅い潰瘍を呈する。このカテゴリを、皮膚の裂傷、テープによる皮膚炎、失禁関連皮膚炎、浸軟、表皮剥離の表現に用いるべきではない。
＊皮下出血は深部組織損傷を示す。

カテゴリ／ステージⅢ：全層皮膚欠損（脂肪層の露出）

　全層組織欠損。皮下脂肪は確認できるが、骨、腱、筋肉は露出していない。組織欠損の深度が分からなくなるほどではないがスラフが付着していることがある。ポケットや瘻孔が存在することもある。
　カテゴリ／ステージⅢの褥瘡の深さは、解剖学的位置によりさまざまである。鼻梁部、耳介部、後頭部、踝部には皮下（脂肪）組織がなく、カテゴリ／ステージⅢの褥瘡は浅くなる可能性がある。反対に脂肪層が厚い部位では、カテゴリ／ステージⅢの非常に深い褥瘡が生じる可能性がある。骨／腱は視認できず、直接触知できない。

カテゴリ／ステージⅣ：全層組織欠損

　骨、腱、筋肉の露出を伴う全層組織欠損。スラフまたはエスカー（黒色壊死組織）が付着していることがある。ポケットや瘻孔を伴うことが多い。
　カテゴリ／ステージⅣの褥瘡の深さは解剖学的位置によりさまざまである。鼻梁部、耳介部、後頭部、踝部には皮下（脂肪）組織がなく、カテゴリ／ステージⅣの褥瘡は浅くなる可能性がある。反対に脂肪層が厚い部位では、カテゴリ／ステージⅣの非常に深い褥瘡が生じることがある。カテゴリ／ステージⅣの褥瘡は筋肉や支持組織（筋膜、腱、関節包など）に及び、骨髄炎や骨炎を生じやすくすることもある。骨／筋肉が露出し、視認することや直接触知することができる。

米国向けの追加のカテゴリ

判定不能：皮膚または組織の全層欠損一深さ不明

　創底にスラフ（黄色、黄褐色、灰色、緑色または茶色）やエスカー（黄褐色、茶色または黒色）が付着し、潰瘍の実際の深さが全く分からなくなっている全層組織欠損。
　スラフやエスカーを十分に除去して創底を露出させない限り、正確な深達度は判定できないが、カテゴリ／ステージⅢもしくはⅣの創である。踵に付着した（発赤や波動がなく、乾燥し固着した損傷が無い）エスカーは「天然の（生体の）創保護」の役割を果たすので除去すべきではない。

深部組織損傷疑い一深さ不明

　圧力やせん断力によって生じた皮下軟部組織が損傷に起因する、限局性の紫色または栗色の皮膚変色または血疱。
　隣接する組織と比べ、疼痛、硬結、脆弱、浸潤性で熱感または冷感などの所見が先行して認められる場合がある。深部組織損傷は、皮膚の色素が濃い患者では発見が困難なことがある。進行すると暗色の創底に薄い水疱ができることがある。創がさらに進行すると、薄いエスカーで覆われることもある。進行は速く、適切な治療を行っても更に深い組織が露出することもある。

文献4より引用

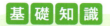

褥瘡局所状態を判定するためのスケール

- 褥瘡局所状態を判定するためのスケール（指標）として、日本褥瘡学会により2002年に提唱され、2013年に改訂された「DESIGN-R®」ツールがある（表）[5]。
- DESIGN-R®ツールを用いて採点することで、発生している褥瘡の重症度を分類し、治癒過程を数値で表して、経過を見ることができる。

DESIGN-R® 褥瘡経過評価用

カルテ番号（　　　）
患者氏名（　　　）

月日	/	/	/	/	/	/

Depth 深さ　創内の一番深い部分で評価し、改善に伴い創底が浅くなった場合、これと相応の深さとして評価する

d	0	皮膚損傷・発赤なし	D	3	皮下組織までの損傷
	1	持続する発赤		4	皮下組織を越える損傷
	2	真皮までの損傷		5	関節腔、体腔に至る損傷
				U	深さ判定が不能の場合

Exudate 滲出液

e	0	なし	E	6	多量：1日2回以上のドレッシング交換を要する
	1	少量：毎日のドレッシング交換を要しない			
	3	中等量：1日1回のドレッシング交換を要する			

Size 大きさ　皮膚損傷範囲を測定：[長径（cm）×長径と直交する最大径（cm）][*3]

s	0	皮膚損傷なし	S	15	100以上
	3	4未満			
	6	4以上　16未満			
	8	16以上　36未満			
	9	36以上　64未満			
	12	64以上　100未満			

Inflammation/Infection 炎症/感染

| i | 0 | 局所の炎症徴候なし | I | 3 | 局所の明らかな感染徴候あり（炎症徴候、膿、悪臭など） |
| | 1 | 局所の炎症徴候あり（創周囲の発赤、腫脹、熱感、疼痛） | | 9 | 全身的影響あり（発熱など） |

Granulation 肉芽組織

g	0	治癒あるいは創が浅いため肉芽形成の評価ができない	G	4	良性肉芽が、創面の10％以上50％未満を占める
	1	良性肉芽が創面の90％以上を占める		5	良性肉芽が、創面の10％未満を占める
	3	良性肉芽が創面の50％以上90％未満を占める		6	良性肉芽が全く形成されていない

Necrotic tissue 壊死組織　混在している場合は全体的に多い病態をもって評価する

| n | 0 | 壊死組織なし | N | 3 | 柔らかい壊死組織あり |
| | | | | 6 | 硬く厚い密着した壊死組織あり |

Pocket ポケット　毎回同じ体位で、ポケット全周（潰瘍面も含め）[長径（cm）×短径[*1]（cm）]から潰瘍の大きさを差し引いたもの

p	0	ポケットなし	P	6	4未満
				9	4以上16未満
				12	16以上36未満
				24	36以上

部位［仙骨部、坐骨部、大転子部、踵骨部、その他（　　　）］

合計[*2]

©日本褥瘡学会/2013

＊1："短径"とは"長径と直交する最大径"である
＊2：深さ（Depth：d, D）の得点は合計点には加えない
＊3：持続する発赤の場合も皮膚損傷に準じて評価する

＊日本褥瘡学会の許可を得て転載

基礎知識

慢性期褥瘡の治療

- 褥瘡は、局所状態によって「急性期褥瘡」と「慢性期褥瘡」に分類される[6]。

褥瘡発生!

急性期褥瘡
- 褥瘡が発生した直後から約1〜3週間。
- 局所の病態が不安定であることが多い。

慢性期褥瘡
- それ以降の時期。
- 局所の病態が比較的安定している。

- 特に慢性期褥瘡においては、「浅い褥瘡（DESIGN：d）」か、「深い褥瘡（DESIGN：D）」かを考えることが重要である[7]。

浅い褥瘡（d）の治療の進め方
- 創を保護し、適度な湿潤環境を保持する。
- 一般的に、経過を観察しやすい透明なドレッシング材（ポリウレタンフィルムなど）で、創を覆う。

深い褥瘡（D）の治療の進め方[6]
- 「深い褥瘡（D）」では、「壊死組織の除去（N→n）」「肉芽形成の促進（G→g）」「創の縮小（S→s）」を促すような治療が必要となる。
- また、「炎症／感染をなくす（I→i）」「滲出液を減らす（E→e）」「ポケットをなくす（P→（−））」と、DESIGN®分類で大文字を小文字にできるような方策を適宜考える。

基礎知識

褥瘡を予防するためのリスク評価

- 褥瘡は、発生する前に、リスクを評価して予防していく。
- 褥瘡を予防するには、局所に圧力がかからないよう体圧を分散させる（体位変換）ことと、皮膚の状態を観察していくことが重要。
- 褥瘡の発生を予測するために、褥瘡のリスクを評価するスケールを用いるとよい。
- 臨床でよく使われているものを以下に挙げる[8]。

ブレーデンスケール（表）
- BradenとBergstromによる。
  ①知覚の認知（1〜4点）
  ②湿潤（1〜4点）
  ③活動性（1〜4点）
  ④可動性（1〜4点）
  ⑤栄養状態（1〜4点）
  ⑥摩擦とずれ（1〜3点）
- 以上で採点し、合計6〜23点の範囲で、点数が低いほど褥瘡発生の危険が高いとされる。

次頁参照

金沢大学式褥瘡発生予測尺度（K式スケール）
- 東京大学・金沢大学 褥瘡・創傷研究グループによる。
- 全体は、以下のツーステップ評価に分けられる。
  ①前段階要因（自力体位変換不可、骨突出、栄養状態悪い）
  ②引き金要因（体圧、湿潤、ずれ）
- 「Yes」「No」の二者択一で、簡便でわかりやすい。

大浦・堀田（OH）スケール
- 大浦武彦ほかによる。
- 危険要因保有の程度のレベル分けを、以下の観点から行っている。
  ①自力体位変換能力（できる：0点、どちらでもない：1.5点、できない：3点）
  ②病的骨突出（仙骨部）（なし：0点、軽度・中程度：1.5点、高度：3点）
  ③浮腫（なし：0点、あり：3点）
  ④関節拘縮（なし：0点、あり：1点）
- 1〜3点を「軽度レベル」、4〜6点を「中等度レベル」、7〜10点を「高度レベル」とする。

文献8を参考に作成

ブレーデンスケール*

- ブレーデンスケールは、演繹的に抽出された褥瘡発生要因のなかで、特に看護が日常的に観察できる6項目を抽出して作成された。
- 合計6～23点の範囲で、点数が低いほど、褥瘡発生の危険が高い。

患者氏名：_____　　評価者氏名：_____　　評価年月日：_____

知覚の認知 圧迫による不快感に対して適切に反応できる能力	**1. 全く知覚なし** 痛みに対する反応（うめく、避ける、つかむ等）なし。この反応は、意識レベルの低下や鎮静による。あるいは、体のおおよそ全体にわたり痛覚の障害がある。	**2. 重度の障害あり** 痛みにのみ反応する。不快感を伝えるときには、うめくことや身の置き場なく動くことしかできない。あるいは、知覚障害があり、体の1／2以上にわたり痛みや不快感の感じ方が完全ではない。	**3. 軽度の障害あり** 呼びかけに反応する。しかし、不快感や体位変換のニードを伝えることが、いつもできるとは限らない。あるいは、いくぶん知覚障害があり、四肢の1、2本において痛みや不快感の感じ方が完全ではない部位がある。	**4. 障害なし** 呼びかけに反応する。知覚欠損はなく、痛みや不快感を訴えることができる。	
湿潤 皮膚が湿潤にさらされる程度	**1. 常に湿っている** 皮膚は汗や尿などのために、ほとんどいつも湿っている。患者を移動したり、体位変換するごとに湿気が認められる。	**2. たいてい湿っている** 皮膚はいつもではないが、しばしば湿っている。各勤務時間中に少なくとも1回は寝衣寝具を交換しなければならない。	**3. 時々湿っている** 皮膚は時々湿っている。定期的な交換以外に、1日1回程度、寝衣寝具を追加して交換する必要がある。	**4. めったに湿っていない** 皮膚は通常乾燥している。定期的に寝衣寝具を交換すればよい。	
活動性 行動の範囲	**1. 臥床** 寝たきりの状態である。	**2. 座位可能** ほとんど、または全く歩けない。自力で体重を支えられなかったり、椅子や車椅子に座るときは、介助が必要であったりする。	**3. 時々歩行可能** 介助の有無にかかわらず、日中時々歩くが、非常に短い距離に限られる。各勤務時間中にほとんどの時間を床上で過ごす。	**4. 歩行可能** 起きている間は少なくとも1日2回は部屋の外を歩く。そして少なくとも2時間に1回は室内を歩く。	
可動性 体位を変えたり整えたりできる能力	**1. 全く体動なし** 介助なしでは、体幹または四肢を少しも動かさない。	**2. 非常に限られる** 時々体幹または四肢を少し動かす。しかし、しばしば自力で動かしたり、または有効な（圧迫を除去するような）体動はしない。	**3. やや限られる** 少しの動きではあるが、しばしば自力で体幹または四肢を動かす。	**4. 自由に体動する** 介助なしで頻回にかつ適切な（体位を変えるような）体動をする。	
栄養状態 普段の食事摂取状況	**1. 不良** 決して全量摂取しない。めったに出された食事の1／3以上を食べない。蛋白質・乳製品は1日2皿（カップ）分以下の摂取である。水分摂取が不足している。消化態栄養剤（半消化態、経腸栄養剤）の補充はない。あるいは、絶食であったり、透明な流動食（お茶、ジュース等）なら摂取したりする。または、末梢点滴を5日間以上続けている。	**2. やや不良** めったに全量摂取しない。普段は出された食事の約1／2しか食べない。蛋白質・乳製品は1日3皿（カップ）分の摂取である。時々消化態栄養剤（半消化態、経腸栄養剤）を摂取することもある。あるいは、流動食や経管栄養を受けているが、その量は1日必要摂取量以下である。	**3. 良好** たいていは1日3回以上食事をし、1食につき半分以上は食べる。蛋白質・乳製品を1日4皿（カップ）分摂取する。時々食事を拒否することもあるが、勧めれば通常補食する。あるいは、栄養的におおよそ整った経管栄養や高カロリー輸液を受けている。	**4. 非常に良好** 毎食おおよそ食べる。通常は蛋白質・乳製品を1日4皿（カップ）分以上摂取する。時々間食（おやつ）を食べる。補食する必要はない。	
摩擦とずれ	**1. 問題あり** 移動のためには、中等度から最大限の介助を要する。シーツでこすれず体を動かすことは不可能である。しばしば床上や椅子の上でずり落ち、全面介助で何度も元の位置に戻すことが必要となる。痙攣、拘縮、振戦は持続的に摩擦を引き起こす。	**2. 潜在的に問題あり** 弱々しく動く。または最小限の介助が必要である。移動時皮膚は、ある程度シーツや椅子、抑制帯、補助具等にこすれている可能性がある。たいがいの時間は、椅子や床上で比較的よい体位を保つことができる。	**3. 問題なし** 自力で椅子や床上を動き、移動中十分に体を支える筋力を備えている。いつでも、椅子や床上でよい体位を保つことができる。		
				Total	

*Copyright: Braden and Bergstrom. 1988
訳：真田弘美（東京大学大学院医学系研究科）／大岡みち子（North West Community Hospital, IL. U.S.A.）

項目1 エアマットレスの圧の確認

褥瘡が発生した場合、あるいは褥瘡の発生を予防するには、体圧を分散させ、骨突出部に加わる圧力をできるだけ低く保つことが重要である。
体圧分散寝具（エアマットレスなど）を適切に選択し、同一部位へ加わる圧力持続時間を短くし、圧力を小さくすることが求められる。

ここがPOINT!

- ◆ エアマットレスを使用していても、圧の管理が十分でなければ、褥瘡予防にならない。
- ◆ ギャッチアップ時には、摩擦・ずれを予防するために、"背抜き"が必要である。
- ◆ 体位変換の間隔については、患者ごとのリスクを考えて設定する。

基礎知識
褥瘡予防のためのマットレス

圧切り替え型エアマットレス

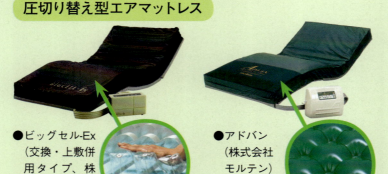

- ●ビッグセル-Ex（交換・上敷併用タイプ、株式会社ケープ）
- ●アドバン（株式会社モルテン）

- 褥瘡予防のためのマットレスには、「圧切り替え型エアマットレス（図）」「静止型エアマットレス」「ウレタンフォームマットレス」がある。
- 褥瘡のリスクの高い患者には、「圧切り替え型エアマットレス」が使用されることが多い。セル内の空気が交互に出入りすることで、膨張・収縮を繰り返し、骨突出部位に加わる圧力を小さく、時間を短くして、褥瘡を予防するものである。
- ただし、マットレスの圧力が適切に管理されなければ、褥瘡の発生や悪化につながる。

基礎知識

圧力を確認する方法

- 体圧分散のためにマットレスを使用する場合は、「骨突出部に圧力がかかっていないか？」「底づき（マットレスの圧が少なく、接地したり、圧分散が有効ではない状態）をしていないか？」を確認する必要がある。
- 皮膚表面の毛細血管を閉塞させる圧力は、32mmHg以上と言われている[9]。
- 臨床では、測定値が50mmHg以上であれば、使用している体圧分散寝具の圧力・使い方が適切ではないか、あるいは別の体圧分散寝具が必要と判断される[10]。
- 簡易体圧計を用いた体圧測定方法を図に示す。

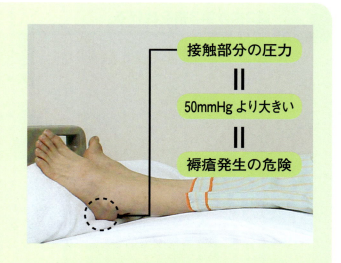

接触部分の圧力
＝
50mmHg より大きい
＝
褥瘡発生の危険

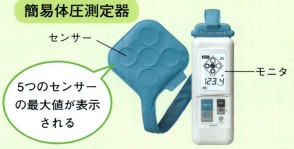

簡易体圧測定器
センサー
モニタ
5つのセンサーの最大値が表示される

パームQ（株式会社ケープ）
- センサー部を患者の骨突出部に当て、マットレスと体の接触圧を測定する簡易体圧測定器。

使用方法[11]

① モニタ部にセンサーを接続して、感染予防のためのビニール袋をかぶせる。

② モニタの電源を入れる。

③ センサーを測定したい骨突出部に当て、スタートボタンを押す。

④ 測定開始スイッチを押した約12秒後に、モニタに最高圧力値が表示される。

エアマットレス（上敷）の圧の確認：手による底づきの確認[12]

本来は簡易体圧測定器を使用することが望ましいが、「手による底づきの確認」もある。

1 手掌を上にして、指をまっすぐにし、マットレスの下に手を差し込む。

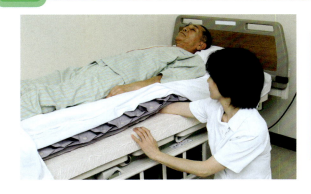
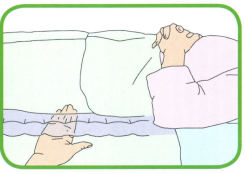

- 患者が臥床している上敷マットレスの、下（骨突出部の真下あたり）に手を差し入れる。

2 第2指か第3指を曲げる。

3 以下に基づいて判定する。

底づきの判定 文献12を参考に作成

状態	判定	対応
●曲げる余地がない ●すぐに骨突出部に触れる	✕ マットレスの底づき状態	マットレスの内圧を「高く」する
●指を約2.5cm曲げると骨突出部に触れる	○ 適切なマットレス内圧	―
●どれだけ曲げても、骨突起に触れない	✕ 空気の入れすぎ状態	マットレスの内圧を「低く」する

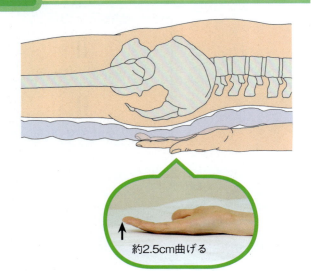

約2.5cm曲げる

項目 2　背上げ時のずれ防止

ここが POINT!

- ◆ 背上げ時は摩擦やずれが起こりやすいため、注意して行う。
- ◆ 大転子とベッドのリクライニングポイントを合わせ、ずれの発生を防ぐ。
- ◆ 背上げを実施後、背抜きを行い、踵を浮かすことで皮膚のずれをリセットする。

基礎知識

背上げ時のずれ

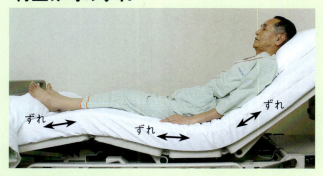

- 皮膚の表面がベッドにこすれると、摩擦が起こる。
- 摩擦を繰り返すとずれが生じ、筋肉から皮膚に向かう末梢血管が引き伸ばされて、血流障害が起こる。
- その結果、褥瘡が発生したり、褥瘡のポケットが拡大しやすくなる（図）[13]。
- この現象は、背上げのときなど、体がベッドからずり落ちた際によく見られる。そのため、ずれや摩擦が起こりやすい状況と回避方法を理解して、ケアを行う。

ずれの発生しやすい部位

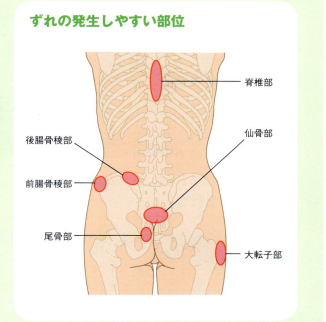

文献13より引用

ギャッチアップの実施（頭側30°の背上げ）

1 大転子と、ベッドのリクライニングポイントを合わせる。

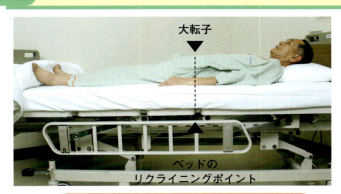

なぜ行う
- 背上げしたときのずれを防止するため。
- 支点が合っていないと体が動き、ずれが生じる。

2 下肢を10°程度、挙上する。

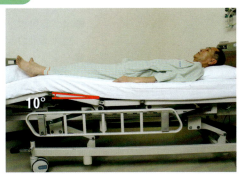

- 下肢を挙上せずに背上げすると体幹がずり下がってしまう。それを予防するため。

3 一度、上体を45°程度にまで背上げする。

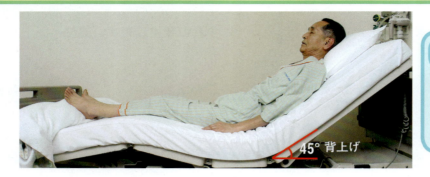

45°背上げ

ここがコツ
- ずれの程度を確認しながら、ゆっくり背上げする。

4 背抜きを行う。

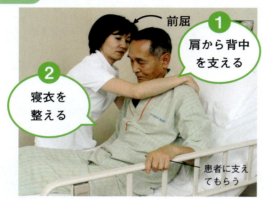

前屈
① 肩から背中を支える
② 寝衣を整える
患者に支えてもらう

- 背抜きとは、背中の圧力を一度解除する方法。
- 患者の肩から背中を支え（①）、患者を前屈させ、背中を浮かして、皮膚や寝衣のずれをリセットする（②）。
- 手を動かせる患者では、ベッド柵につかまり、動きを助けてもらう。

5 その後、30°の角度までベッドを戻す。

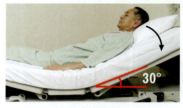

30°

- ずれの程度を確認しながら、ゆっくり30°程度に戻す。
- ベッドを戻した際にも、背抜き（この場合は一度、側臥位にして仰臥位に戻す）を行う。

6 踵を浮かし、皮膚のずれをなくす。

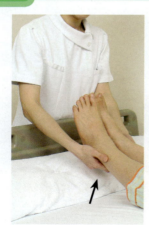

- 踵が直接ベッドについていると、踵の褥瘡の原因になる。
- クッションなどを用いて、接する面積を多くとり、踵を浮かせておく。
- 体どうしの接触によっても褥瘡ができるため、左右の膝や踝どうしが接触しないようにする。

リスクを防ぐ
- 円座は、接する部位が圧迫を受けやすくなるため、使用しない。

30°側臥位

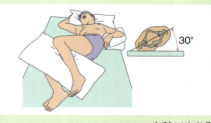

30°

文献14より引用

- 体位変換の1つとして、殿筋で体重を支える30°側臥位がある。
- しかし、殿筋のない患者に殿筋で支える体位は成り立たないため、エアマットレスなどの体圧分散寝具を使用する必要がある。

7 背下げの場合も、ずれを解除する。

- 背下げをした場合もずれが生じる。
- 体の片側を浮かすなどしてずれを解除する。

もっと知りたい

体位変換は「2時間ごと」?

"2時間ごと"と一律に考えない。患者ごとのリスクを考えることが必要!

褥瘡ケアでは、以前より「2時間ごとの体位変換」が推奨されてきた。

日本褥瘡学会の「褥瘡予防・管理ガイドライン─第3版」では、「ベッド上では、何時間ごとの体位変換が褥瘡予防に有効か」というクリニカルクエスチョンに対して「基本的に2時間ごとの(2時間を超えない)体位変換を行ってもよい。(推奨度C1)」とされている[1]。

また、「適切な体圧分散用具使用環境下では、4時間ごとの体位変換を検討してもよいが、患者の状態や皮膚のアセスメントを必ず行い決定していく」とされている[2]。

● **2時間が適切かどうか、まずは確認を**
このように、2時間の間隔がその患者にとって適切であるかどうかは、皮膚の状態で確認する。

2時間が経過して、次の体位変換を行うときに、「骨突出部位」や「圧迫されていた部位」に"発赤(写真)"があれば、褥瘡発生の危険があるため、体位変換の間隔を2時間より短く設定する。

発赤がなければ変更せず、2時間ごとに体位変換する。スケジュールの例を、図に示す。
● 2時間ごとの体位変換のスケジュール例
● ベッドサイドなどに掲示しておくとよい

発赤

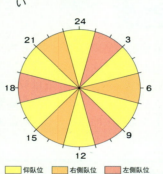

仰臥位　右側臥位　左側臥位

<引用文献>
1. 日本褥瘡学会 学術教育委員会 ガイドライン改訂委員会:褥瘡予防・管理ガイドライン(第3版). 日本褥瘡学会誌 2012;14(2):214.
2. 日本褥瘡学会 編:臥位における体位変換①予防. 褥瘡ガイドブック, 照林社, 東京, 2012:156.

<参考文献>
1. 大浦武彦, 田中マキ子:特集 褥瘡ケア 体位変換の根拠を問う 2時間毎の体位変換、本当に必要?. エキスパートナース 2012;28(15):30-55.

項目 3　褥瘡の洗浄

洗浄の目的は、褥瘡の創底から壊死物質や過剰な滲出液、および代謝産物を除去し、創傷の治癒環境を整えることである。

褥瘡部を生理食塩液で洗い流すとともに、周囲皮膚を石けんや弱酸性の洗浄剤で洗うことで、褥瘡の感染を予防する。

ここがPOINT!

◆ 褥瘡の創部は、十分な洗浄水で汚れを洗い流す。
◆ 洗浄水は37℃前後に温める。低温だと細胞の分裂が障害され、血管が収縮して血流が減少するためである。
◆ 褥瘡の周囲は油性の汚れが付着しやすいため、周囲皮膚を、石けんや洗浄剤を用いて洗うことが重要である。

周囲皮膚と褥瘡の洗浄

1 必要物品を準備する。

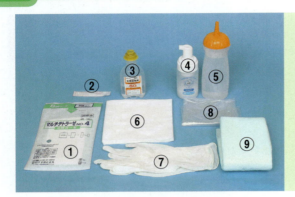

①滅菌ガーゼ
②注射針（18G）
③生理食塩液ボトル（ピッチャーなどに入れて温める）
④石けん（あるいは弱酸性の洗浄剤）
⑤シャワーボトル＋洗浄液（ピッチャーなどに入れて温める）
⑥清潔ガーゼ
⑦未滅菌手袋
⑧汚物入れビニール
⑨紙おむつ

- 洗浄液は、消毒薬などの細胞毒性のある製品の使用を避ける。「生理食塩液」または「水道水」から選択する[15]。創傷表面から壊死組織や残留物を除去するため、十分な量を準備する。
- 水道水を使用する場合は、使用するボトルを衛生的に取り扱う必要がある。管理に注意する。
- 洗浄液は温めて使用する。細胞分裂を促進させる温度は37℃前後と言われる。逆に、28℃以下では細胞の貪食能や細胞分裂は強く障害され[16]、血管は収縮し、血流が減少する。

2 手指衛生を行い、未滅菌手袋を装着する。

＊撮影協力：株式会社坂本モデル

3 褥瘡の創部を洗浄するため、生理食塩液に注射針を刺入する。

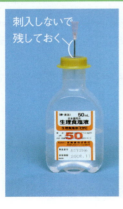

刺入しないで残しておく

- 洗浄に用いるため、太めの18G針またはプラスチック針を用いる。
- ゴム栓部分に刺入する。
- 注射針を全部刺入すると、ボトル内の生理食塩液を使い切ることができなくなるため、全部を刺入せず、少し残しておく。
- 洗面器などを用いて温めておく。

4 おむつを敷き、ドレッシング材を剥がし、褥瘡周囲の皮膚の汚れをシャワーボトルの温水で流す。

周囲を洗う

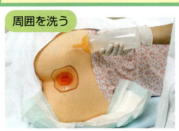

- 洗浄する部位以外は、バスタオルなどで保温する。
- 洗浄後の排液が透明になり、壊死組織、外用剤、ドレッシング材などの残渣がなくなるまで、十分な量で洗浄する。

なぜ行う
- 創と創周囲の皮膚を洗浄することで感染防止につながり、結果的に創傷治癒が促進される。
- 創内に異物や壊死物質があると慢性の炎症反応が持続し、創傷治癒が遅延する。

5 石けん、あるいは弱酸性の洗浄剤を、十分に泡立てる。

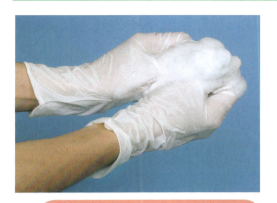

なぜ行う
- 創周囲には滲出液や軟膏、皮脂などの油性の汚れがついている。
- これらの油性の成分を石けんで乳化させ、皮膚の汚れを落とす。

6 泡を転がすように、褥瘡の周囲の皮膚をやさしく洗う。

周囲を洗う

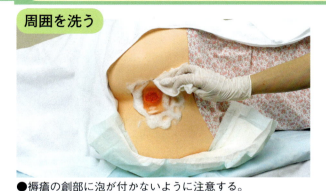

- 褥瘡の創部に泡が付かないように注意する。

7 泡や洗浄液が残らないように、濡れたガーゼで拭き取るか、シャワーボトルの温水で流す。

- このときも、褥瘡の創部にかからないように注意する。

8 生理食塩液を用い、褥瘡の内部を、水圧をかけながら洗浄する。

褥瘡を洗う

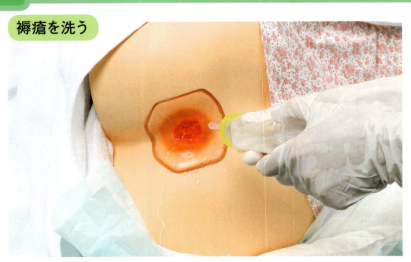

- 創面の細菌や壊死組織などの除去には、高い圧で十分に洗浄することが有効。
- 増殖期で良性な肉芽組織が増生している創や、表皮化の進んでいる創に対しては、新生組織の損傷を起こさないよう、低圧で愛護的に洗浄する。
- より高い圧で洗浄することは、創組織内部に細菌を押し込め、創損傷を起こす可能性がある。
- ビーズ状のドレッシング材などを使用している場合は、薬剤が残らないようていねいに洗浄する。

9 ガーゼを当てて水分を拭き取る。ドレッシング材、または軟膏による処置（「項目4」）へ。

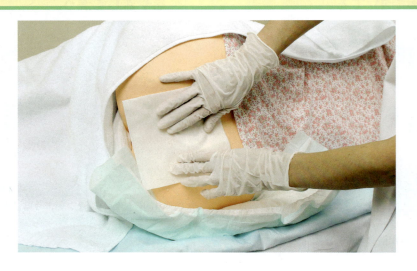

項目4　褥瘡のドレッシング材交換・軟膏処置

褥瘡におけるドレッシング材（創傷被覆材）は創面を保護して被覆する材料であり、感染の防止や滲出液・膿などの吸収、水分保持ほかを目的とする。
医師の指示のもと、適切なドレッシング材を選択する。

ここがPOINT!

- ◆ 褥瘡を被覆するドレッシング材は、それぞれの特徴を知って、褥瘡の治癒状態に適切なものを使用する。
- ◆ ドレッシング材を交換する際は、肉芽組織などの回復を障害しないよう、ていねいに行う。
- ◆ 創部の局所感染を防止するために、便による汚染を防ぐよう工夫する。

基礎知識

ドレッシング材・軟膏選択の原則

- ●ドレッシング材・軟膏（表）は、褥瘡の深達度や感染の有無、滲出液の量、壊死組織やポケットの状態をアセスメントして選択される。
- ●創感染を認める場合は、全身的・局所的に感染制御を最優先にした処置を行う。

ドレッシング材（例）

機能	種類	主な製品名
創面保護	ポリウレタンフィルム	オプサイト®ウンド、3M™ テガダーム™ トランスペアレント ドレッシング、バーミエイドS
創面閉鎖と湿潤環境	ハイドロコロイド	デュオアクティブ®、コムフィール®アルカス ドレッシング、アブソキュア®-ウンド
乾燥した創の湿潤	ハイドロジェル	ビューゲル®、ニュージェル®、グラニュゲル®、イントラサイト ジェル システム
滲出液吸収性	ポリウレタンフォーム	ハイドロサイト®プラス
	アルギン酸／CMC	アスキナ ソーブ
	ポリウレタンフォーム／ソフトシリコン	メピレックス®ボーダー
	アルギン酸塩	カルトスタット®
	アルギン酸フォーム	クラビオ®FG
	キチン	ベスキチン®W-A
	ハイドロファイバー®	アクアセル®、アクアセル®Ag
	ハイドロポリマー	ティエール®
感染抑制作用	銀含有ドレッシング材	アクアセル®Ag
		アルジサイト銀
疼痛緩和	ハイドロコロイド	デュオアクティブ®
	ポリウレタンフォーム／ソフトシリコン	ハイドロサイト®AD ジェントル、メピレックス®ボーダー
	ハイドロファイバー®	バーシバ®XC®
	キチン	ベスキチン®W-A
	ハイドロジェル	グラニュゲル®

文献17より引用

外用剤（軟膏）（例）

1．主に滲出液（E）、感染（I）、壊死組織（N）、の制御を目的とする外用剤	
1）カデキソマー・ヨウ素	カデックス®軟膏0.9％、カデックス®外用散0.9％
2）スルファジアジン銀	ゲーベン®クリーム1％
3）デキストラノマー	デブリサン®ペースト
4）ブロメライン	ブロメライン軟膏5万単位/g
5）ポビドンヨード・シュガー	イソジン®シュガーパスタ軟膏、スクロード®パスタ、ソアナース®軟膏、ドルミジン®パスタ、ネグミン®シュガー軟膏、ポビドリン®パスタ軟膏、ユーパスタコーワ軟膏
6）ヨウ素軟膏	ヨードコート®軟膏0.9％
7）フラジオマイシン硫酸塩・トリプシン	フランセチン・T・パウダー
2．主に肉芽の形成（G）、創の縮小（S）、を目的とする外用剤	
1）アルミニウムクロロヒドロキシアラントイネート	アルキサ®軟膏2％、イサロパン®外用散6％
2）リゾチーム塩酸塩	リフラップ®軟膏5％、リフラップ®シート5％
3）トラフェルミン	フィブラスト®スプレー250/スプレー500
4）トレチノイントコフェリル	オルセノン®軟膏0.25％
5）ブクラデシンナトリウム	アクトシン®軟膏3％
6）アルプロスタジルアルファデクス	プロスタンディン®軟膏0.003％
7）幼牛血液抽出物	ソルコセリル®軟膏5％
3．その他の外用剤	
1）ジメチルイソプロピルアズレン	アズノール®軟膏0.033％、ハスレン®軟膏0.033％
2）酸化亜鉛	亜鉛華軟膏、亜鉛華（10％）単軟膏、ウイルソン軟膏「東豊」、サトウザルベ軟膏20％、サトウザルベ軟膏10％、酸化亜鉛
3）ポビドンヨード	イソジン®ゲル10％、ネオヨジン®ゲル10％、ネグミン®ゲル10％
4）ヨードホルム	タマガワヨードホルムガーゼ、ハクゾウヨードホルムガーゼ、ヨードホルム

文献18より引用

ドレッシング材の貼付

1 必要物品を準備する。

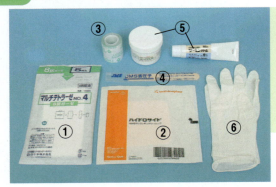

①滅菌ガーゼ
②指示されたドレッシング材(ここではハイドロサイト®、スミス・アンド・ネフュー ウンドマネジメント株式会社)
③ポリウレタンフィルム(例としてオプサイト®フレキシフィックス、スミス・アンド・ネフュー ウンドマネジメント株式会社)
④へら(ディスポーザブル舌圧子)
⑤指示された軟膏(例としてユーパスタコーワ軟膏、ゲーベン®クリーム)
⑥未滅菌手袋

2 手指衛生を行い、未滅菌手袋を装着する。

3 ガーゼで水分を拭き取り、ドレッシング材を褥瘡の形に合わせて当てる。

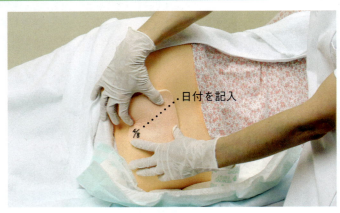

日付を記入

- 製品によっては、創のサイズに合わせてカットして使用する。
- 坐骨など、肛門周囲に創がある場合は、肛門部の水分をよく拭き、肛門部のしわを伸ばして貼付すると、便による汚染が防げる。
- 汚染を防ぐため、ストーマ用の板状皮膚保護材で保護したり、殿裂部に綿状の吸水コットンをはさむ場合もある。
- ドレッシング材は、滲出液の程度により、適宜交換する。貼付した日付を記入する。

4 剥がれやすいドレッシング材など、必要であればポリウレタンフィルムで上から固定する。

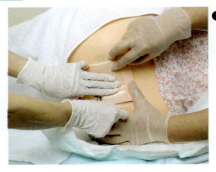

- ポリウレタンフィルムの土台を剥がし、ドレッシング材の上から貼る。

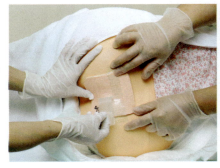

- はじめに真ん中を固定し、空気を逃がしてから外側を固定する。

軟膏の塗布

1 軟膏が処方されている場合は、軟膏の容器からへらですくい取り、滅菌ガーゼに置く。

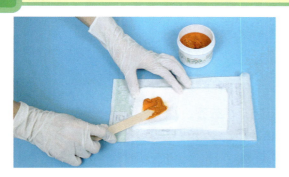

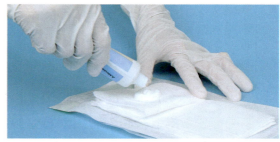

●チューブに充填されている薬剤は、チューブからしぼり出す。

2 薬剤の付いたガーゼを、褥瘡に貼る。

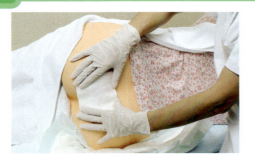

3 ポリウレタンフィルムを貼付して固定する。

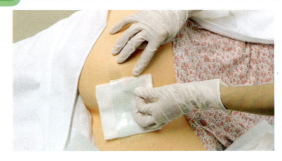

<引用文献>
1. 日本褥瘡学会：褥瘡の定義と疫学．日本褥瘡学会 編，褥瘡ガイドブック（褥瘡予防・管理ガイドライン第3版準拠），照林社，東京，2012：8．
2. 宮地良樹：第Ⅰ章・なぜ褥瘡はできるのか．厚生省老人保健福祉局老人保健課 監修，褥瘡の予防・治療ガイドライン，照林社，東京，1998：6．
3. 真田弘美：褥瘡対策マニュアル1・褥瘡の定義と発症メカニズム．真田弘美 編著，褥瘡対策のすべてがわかる本，照林社，東京，2002：25．
4. EPUAP（ヨーロッパ褥瘡諮問委員会）／NPUAP（米国褥瘡諮問委員会）著，宮地良樹，真田弘美 監訳：褥瘡の予防＆治療 クイックリファレンスガイド．株式会社ケープ，神奈川，2009：8-9．
5. 立花隆夫，松井優子，須釜淳子，他：学術委員会報告―DESIGN改訂について．日本褥瘡学会誌 2008；10(4)：594．
6. 日本褥瘡学会：急性期褥瘡の治療．日本褥瘡学会 編，科学的根拠に基づく 褥瘡局所治療ガイドライン，照林社，東京，2005：15．
7. 日本褥瘡学会：慢性期褥瘡における局所治療の基本スキーム．日本褥瘡学会 編，科学的根拠に基づく 褥瘡局所治療ガイドライン，照林社，東京，2005：17-19．
8. 真田弘美：褥瘡対策マニュアル3・褥瘡のリスクアセスメント．真田弘美 編著，別冊「エキスパートナース」褥瘡対策のすべてがわかる本，照林社，東京，2002：27-30．
9. Landis E.M. Micro-injection studies of capi-llary blood pressure in human skin. Heart 1930；15：209-228．
10. 大桑麻由美，熊谷あゆ美，飯塚真司，他：新マルチパッド型簡易体圧測定器の臨床における信頼性と妥当性の検討．日本褥瘡学会誌 2012；14(2)：129-133．
11. 日本褥瘡学会：臥位③ 体圧分散寝具・用具．日本褥瘡学会 編，在宅褥瘡予防・治療ガイドブック 第2版，照林社，東京，2012：59．
12. 真田弘美：褥瘡予防・ケア基準4・体圧分散（圧迫・ズレ力）．真田弘美 編著，別冊「エキスパートナース」褥瘡対策のすべてがわかる本，照林社，東京，2002：65-66．
13. 紺家千津子，真田弘美：難治性褥瘡と看護―ポケットについての新しい知見．エキスパートナース 2005；21(4)：106-110．
14. 宮地良樹：第Ⅱ章・褥瘡の予防．厚生省老人保健福祉局老人保健課 監修，褥瘡の予防・治療ガイドライン，照林社，東京，1998：14．
15. 日本褥瘡学会 学術教育委員会 ガイドライン改訂委員会：褥瘡予防・管理ガイドライン（第3版）．日本褥瘡学会誌 2012；14(2)：179．
16. 倉本秋：創傷治癒の局所因子 4・温度．穴澤貞夫 監修，改訂 ドレッシング 新しい創傷管理，へるす出版，東京，2005：43．
17. 日本褥瘡学会：保存的治療 ドレッシング材の概要．日本褥瘡学会 編，褥瘡ガイドブック（褥瘡予防・管理ガイドライン第3版準拠），照林社，東京，2012：36．
18. 日本褥瘡学会：保存的治療 外用剤の概要．日本褥瘡学会 編，褥瘡ガイドブック（褥瘡予防・管理ガイドライン第3版準拠），照林社，東京，2012：33．

<参考文献>
1. 日本看護協会認定看護師制度委員会創傷ケア基準検討会 編著：創傷ケア基準シリーズ③ スキンケアガイダンス．日本看護協会出版会，東京，2002．
2. 高橋誠：褥瘡の理解に必要な物理学と褥瘡発生．穴澤貞夫 監修，特集 基本に学ぶ褥瘡ケア，臨牀看護 2005；31(10)：1434-1437．
3. 田中秀子：褥瘡発生の危険因子．穴澤貞夫 監修，特集 基本に学ぶ褥瘡ケア，臨牀看護 2005；31(10)：1438-1440．
4. 小山恵美子：体圧分散寝具の選択と管理．穴澤貞夫 監修，特集 基本に学ぶ褥瘡ケア，臨牀看護 2005；31(10)：1441-1445．
5. 柴崎真澄：体位変換の実際．穴澤貞夫 監修，特集 基本に学ぶ褥瘡ケア，臨牀看護 2005；31(10)：1446-1451．
6. 須釜淳子，北川敦子，真田弘美：臥位時の褥瘡予防技術．真田弘美 監修，特集 褥瘡患者の看護技術 最新の知識と看護のポイント，臨牀看護 2001；27(9)：1396-1402．
7. 日本褥瘡学会 学術教育委員会 ガイドライン改訂委員会：褥瘡予防・管理ガイドライン（第3版）．日本褥瘡学会誌 2012；14(2)：165-226．

48 ストーマの造設と管理
（ストーマサイトマーキング、装具交換）

小林治子

ストーマは、腹壁につくられた排泄口である。
排泄経路の変更から生じる変化に対し、ストーマリハビリテーションの考え方に基づいて援助していく必要がある。

クローズアップ手技

- 項目1 ストーマサイトマーキング
- 項目2 ストーマ装具の交換
- 項目3 便・尿の廃棄方法（患者指導）

基礎知識

ストーマの特徴とケア

- ストーマとは、腹壁につくられた排泄口を指し、ギリシャ語で「口」を意味する。
- ストーマ自体は腸や尿管の粘膜でできているため、赤色で粘液により湿っている。
- ストーマには神経細胞がないため、痛みを感じない。
- ストーマ造設によって起こる変化は、「排泄口が肛門から腹部に変わる」「排泄のコントロールができなくなる」ことである。
- ストーマからの排泄物を、粘着材と皮膚保護剤／材のついた袋（ストーマ装具）を付けて管理する。
- ストーマリハビリテーションとは、ストーマと合併症の障害を克服して自立するだけでなく、ストーマ保有者の心身および社会生活の機能を回復させること、また、それを促進する技術と方法をいう[1]。

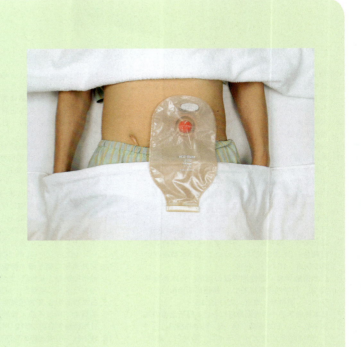

基礎知識

ストーマの種類

- 大腸や回腸に造設される「消化管ストーマ」と、回腸導管や尿管皮膚瘻などの「尿路ストーマ」がある（図）。
- 消化管ストーマには「単孔式」と「双孔式」がある。双孔式は、さらに「係蹄式（ループ式）」「2連銃式（ダブルバレル式）」「完全分離式」などに分けられる。

消化管ストーマ（イレオストミー、コロストミー）

- 便を溜める直腸と肛門括約筋が手術で切除されると、自分の意思で排泄物をコントロールすることができず、便やガスが意思とは関係なく出る
- 回腸につくられたストーマを「イレオストミー」、結腸につくられたストーマを「コロストミー」という

回腸ストーマ
- 回腸でつくられたストーマ
- 多量の水様便が排泄される

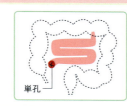 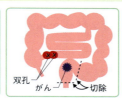 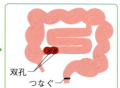

直腸前方切除術

横行結腸ストーマ
- 横行結腸でつくられたストーマ
- 泥状便が排泄される

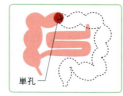 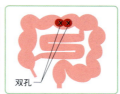

下行結腸ストーマ
- 下行結腸でつくられたストーマ
- 軟便〜固形便が排泄される

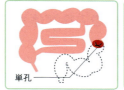 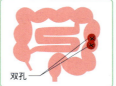

S状結腸ストーマ
- S状結腸でつくられたストーマ
- 軟便〜固形便が排泄される

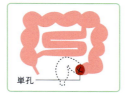

☐ ＝切除範囲

尿路ストーマ（ウロストミー）

- ほとんどの場合、膀胱と尿道が切除され、膀胱括約筋もないため、排尿をコントロールすることができない

回腸導管
- 回腸の一部を使ってストーマをつくる
- ストーマからは尿だけでなく、腸粘液が出る場合もある

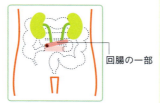

尿管皮膚瘻
- 尿管を直接腹部の外に出し、そこから尿を排泄する
- 尿管カテーテルが入っている場合もある

 一側性   両側性

項目1 ストーマサイトマーキング

ここがPOINT!

- ストーマ造設には、安定した平面が得られ、セルフケアしやすく、合併症を起こさない位置を選択する。
- マーキングの過程を患者と共有することで、ボディイメージの変容やストーマの受容、セルフケアへの参加を促す。
- 患者の日常生活に関する情報収集を行いながら、マーキングを実施する。

基礎知識

ストーマサイトマーキングの方法

- ストーマサイトマーキングとは、ストーマの位置決めのことである。術前に、ストーマをつくる位置を体表上に選定し、その選定した位置に印をつける一連の作業を指す[1]。
- ストーマサイトマーキングの原則の1つとして、「クリーブランドクリニックのマーキングの基準」[2]がある。標準体重の場合に当てはまりやすく、肥満や痩せている患者などの場合は、その状況に応じて優先順位を検討する。

クリーブランドクリニックのマーキングの基準（成人標準体重の場合）[2]

① 臍より低い位置：可動性が少なく平面が得られる
② 腹直筋を貫く位置：ストーマ傍ヘルニア（ストーマ孔に起こったヘルニア）予防
③ 腹部脂肪層の頂点：座位でもストーマが脂肪で隠れず本人が見える位置
④ 皮膚のくぼみ・しわ・瘢痕・上前腸骨棘の近くを避けた位置：ストーマ装具が貼付できる平面が得られる
⑤ 本人が見ることができてセルフケアしやすい位置

ストーマ造設部位によるマーキング位置

消化管ストーマ（図）	①右下腹部：回腸 ②右上腹部：横行結腸 ③左下腹部：下行結腸、S状結腸
尿路ストーマ	①腎瘻：側腹部、背側部 ②膀胱瘻：恥骨上部 ③尿管皮膚瘻：両側前腋窩線内側 ④回腸導管：右上腹部（腹直筋内とは限らない）

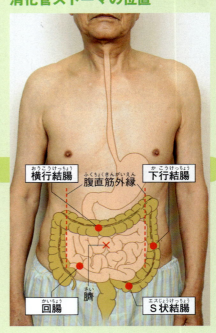

消化管ストーマの位置
横行結腸／腹直筋外縁／下行結腸／回腸／臍／S状結腸

＊Ｓ状結腸ストーマの場合

1 必要物品を準備する。

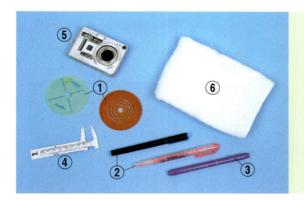

①マーキングディスク
②水性ペン
③油性ペン（または皮膚ペン）
④ノギス（または定規）
⑤記録用カメラ
⑥タオル
●患者がふだん着用しているズボン・スカート

2 患者に全体の手順を説明する。

●患者・家族に、「ストーマの位置を決める」ことを説明し、同意を得る。

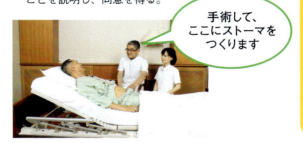

手術して、ここにストーマをつくります

リスクを防ぐ

●マーキングはできる限り医師とともに行う。
●医師と行うことが難しい場合は、マーキング後、その部位を必ず医師が確認する。

＜確認事項＞
☐ ストーマ造設について、患者自身が医師から説明を受け同意しているか？
☐ 患者はストーマ管理に装具を使用することを理解しているか？
☐ 主治医はストーマサイトマーキングに同意しているか？
☐ 担当看護師は患者の生活環境や背景を把握しているか？
☐ 担当看護師は「切除し造設する場所はどこか」「腸管の長さに余裕があるか」など、事前に主治医から情報を得ているか？

3 患者に仰臥位になってもらう。

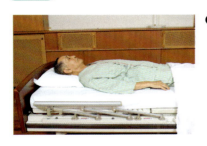

●保温のため、腹部以外はバスタオルをかけておく。

4 水性ペンで基線を引く。

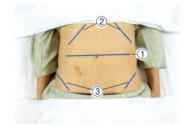

①臍を通る横線＝平面の確認のため
②肋骨弓
③上前腸骨棘

●患者の腹部に水性ペンや油性ペンで直接記入するため、患者の心的反応に十分に注意する。
●がんの診断・手術、あるいはストーマ造設に伴う多くの不安を抱えているため、患者の表情・言動をよく観察しながら行う。

5 患者に頭を軽く上げてもらい、腹直筋外縁を確認し、線を引く。

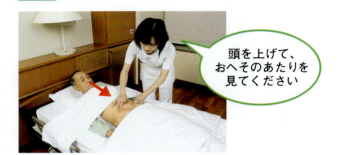

頭を上げて、おへそのあたりを見てください

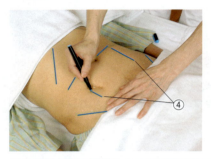

④ 腹直筋外縁＝緊張している部分を触れて確認する

リスクを防ぐ

● 腹直筋がわかりにくい場合や緊急手術などの際は、CT画像で腹直筋を確認する方法もある。

この数値は正中（臍）より腹直筋の幅が「58.68mm」であることを示す

右の腹直筋　臍　左の腹直筋

6 マーキングディスクを置く。マーキングディスクの中央から仮の印をつける。

- 仮の印のため、この時点では水性ペンで行う。
- 「クリーブランドクリニックのマーキングの基準」[2]（p.654）を参考にする。
  ① 臍より低い位置
  ② 腹直筋を貫く位置
  ③ 腹部脂肪層の頂点
  ④ 皮膚のくぼみ・しわ・瘢痕・上前腸骨棘の近くを避けた位置
  ⑤ 本人が見ることができてセルフケアしやすい位置

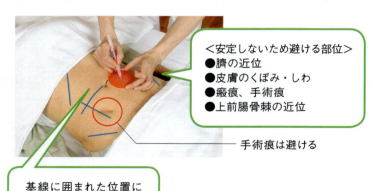

＜安定しないため避ける部位＞
● 臍の近位
● 皮膚のくぼみ・しわ
● 瘢痕、手術痕
● 上前腸骨棘の近位

手術痕は避ける

基線に囲まれた位置にマーキングディスクを置く

ここがコツ

● 位置決めに金属のマーキングディスクを使用する際は、冷感を与えないよう軽く手で温めておく。

7 患者にさまざまな体位をとってもらい、安定するストーマ造設部位を探す。

1 座位・前屈位・立位など、あらゆる体位をとってもらう

- 農作業など職業や特有の動きも考慮し、患者がよくとる体位で検討する。

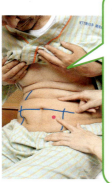

- 患者から見づらくなるため、マウンテントップ（腹部脂肪層の頂点）より、少しずらした位置を選択する
- 座った状態で、脂肪に隠れず患者本人が見える位置？
- しわに埋もれない？

2 患者自身にも、印をつけた位置を指さしてもらいながら確認する

「ご自身で印を指してください。見える位置ですか？」

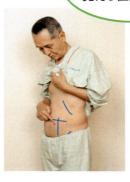

3 実際にふだん着を着用し、ベルトの位置を確認する

- ストーマがベルトやゴムで圧迫されないように、ベルトの位置（ベルトライン）を避ける。

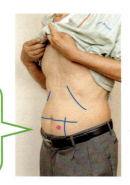

どうしてもベルトと重なる場合：サスペンダーなどを使用して服装を変更することで対応する

ここがコツ

- **肥満患者の場合**：本人が見やすい腹部脂肪層の頂点より、やや上の平面が得られる部位をとる。
- **痩せている患者の場合**：骨突出が著しく腹部面積が狭い。着衣の圧迫部位の個人差も大きいため、本人が見やすく安定した平面が得られる部位をとる。
- **放射線治療前後の場合**：放射線照射により皮膚トラブルを受けやすいため、照射野を避けた位置をとる。
- **円背のある患者の場合**：脊柱の弯曲と、心窩部が屈曲し下腹部がせり出しているため、腹部脂肪層の頂点ではなく、本人の見える位置で安定した面が得られる部位を選択する。

リスクを防ぐ

- 教材用の仮のストーマを装着し、患者が見ることができるか確認してもよい。

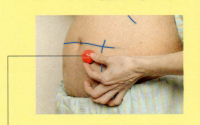

- 教材用ストーマ：ストマモデル「ストマ君」（株式会社いわさき）

8 マーキング位置が確定したら、医師に確認してもらう。

なぜ行う

- 腸管の長さなどにより、仮に決めたマーキング部位に、実際はストーマを造設できない場合もある。
- ストーマサイトマーキングに医師が同席できない場合は、マーキング後、その部位を確認してもらう。

9 確認後、確定した位置に油性ペンで印をつける。

- シャワーや入浴の際にマーキングが消えないよう注意することを患者に説明する。

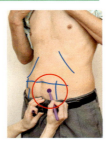

10 不要な線を拭き取る。

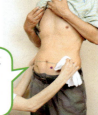

マーキングした位置を消さないように注意しながら、不要な線を消す

11 マーキングした位置を、記録のために計測する。

＊数値は一例

1 臍からの左右の距離

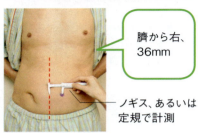

臍から右、36mm

ノギス、あるいは定規で計測

＊記録者から見た左右で計測する

2 臍からの上下の距離

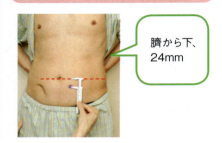

臍から下、24mm

3 臍からの直線距離

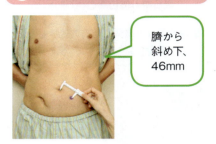

臍から斜め下、46mm

12 記録や写真に残しておく。

リスクを防ぐ
- 写真などで記録を残しておくと、もし印が消えた場合でも、計測データと写真からマーキング部位を決めることができる。

項目 2　ストーマ装具の交換

ここがPOINT!

- ◆ ストーマ装具はストーマや周囲皮膚の状態、排泄物の性状や患者状態、生活習慣に合わせて、適切に選択する。
- ◆ 装具交換は、起床時や食前など排泄の少ない時間帯に合わせて行う。
- ◆ 交換する際、ストーマの状態の変化や皮膚障害が起こっていないか、十分に観察する。

基礎知識

術後ストーマケアのポイント

- ストーマ造設術後は、創傷が治癒するまで十分に観察し、合併症を早期に発見し、予防する（表）。
- セルフケアの導入にあたり、患者自身のモチベーションを高められるようなかかわりが重要である。

1. 早期合併症の発見・予防	①麻痺性イレウスはないか？ 　…術後48〜72時間に出現しやすい ②吻合部の離開によるリーク（漏れ）はないか？ ③ストーマ局所の合併症はないか？ 　…壊死、浮腫、出血、ストーマ粘膜皮膚接合部の離開

2. ストーマとその周囲皮膚を観察する	①ストーマのサイズは？ 　…最大径、最小径、高さ ②ストーマの色は？ ③浮腫はないか？ ④出血はないか？ ⑤ストーマ周囲皮膚の皮膚トラブルはないか？ 　…発赤・発疹・掻痒感などの有無と程度 ⑥ストーマ粘膜皮膚接合部の状態は？
3. セルフケアを導入する	●第1段階：看護師のケアを見学 ●第2段階：看護師は必要時援助し、できる限り患者に実施してもらう ●第3段階：患者自身で行う
4. 創感染を予防する	●装具交換時に正中創やドレーンを汚染させないように注意する
5. 排泄物を観察する	●ガスや便の有無、排泄量と性状をチェックする ●排泄機能の開始：回腸ストーマは術後1〜2日、結腸ストーマは術後3〜4日ごろから排泄がみられる

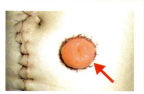
●単孔術直後のストーマ粘膜皮膚接合部の例

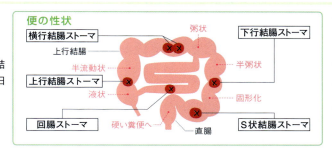
便の性状

基礎知識

ストーマ装具の種類

- ストーマ装具や皮膚保護剤／材、関連製品には多くの種類がある。ストーマや周囲皮膚の状態、排泄物の性状、患者の状態（握力、視力、操作性、使用感、経済性など）、生活習慣などに応じて選択する[3]。
- ストーマ装具は、ストーマから排泄された尿や便を溜めるための「ストーマ袋」と皮膚保護剤／材の付いた「面板」からなる。
- ストーマ袋は防臭フィルムで作られているため、ストーマ袋の中に便や尿が溜まっても臭いは漏れない。

装具の形状による分類

- ストーマ袋と面板が一体化している「単品系装具（ワンピースタイプ）」と、別々になっている「二品系装具（ツーピースタイプ）」がある。

消化器ストーマ用単品系平面型装具

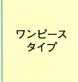
ワンピースタイプ

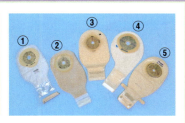

①ユーケアー®・D-F なし（アルケア株式会社）
②モデルマフレックスロックンロール（株式会社ホリスター）
③ノバ1フォールドアップ（株式会社ホリスターダンサック事業部）
④エステューム®インビジクローズ®ドレインパウチ（コンバテックジャパン株式会社）
⑤センシュラ1（コロプラスト株式会社）

（次頁へつづく）

消化器ストーマ用二品系平面型装具

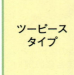

ツーピース
タイプ

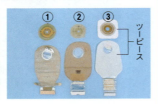

① 〔面板〕アシュラ セルフプレート ER（コロプラスト株式会社）
　〔ストーマ袋〕アシュラⅡ ロックパウチ EC（コロプラスト株式会社）
② 〔面板〕セルケア® 2・F-Mフリー（アルケア株式会社）
　〔ストーマ袋〕セルケア® 2・TDf-M（アルケア株式会社）
③ 〔面板〕バリケア®ナチュラ M フランジ（コンバテック ジャパン株式会社）
　〔ストーマ袋〕バリケア®ナチュラインビジクローズドレインパウチ（コンバテック ジャパン株式会社）

消化器ストーマ用凸型嵌め込み具内蔵型装具

凸型
嵌め込み具
内蔵タイプ
（貼付面の凹凸が
目立つ患者に向く）

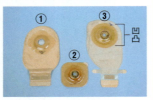

① 〔単品系〕ノバ 1 フォールドアップ ソフトコンベックス（株式会社ホリスター ダンサック事業部）
② 〔二品系〕ニューイメージ FTF 凸面（株式会社ホリスター）
③ 〔単品系〕アシュラ コンフォート LC-EC（コロプラスト株式会社）

回腸ストーマ用装具

回腸では
水様便で
量が多いので、
排出口が
キャップ式

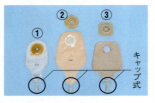

① 〔単品系〕イレファイン®-D キャップ 30（アルケア株式会社）
② 〔二品系〕アシュラ イレオパウチ（コロプラスト株式会社）
③ 〔二品系〕ニューイメージイレオストミーパウチ（株式会社ホリスター）

尿路ストーマ用装具

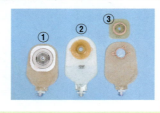

① 〔単品系〕モデルマフレックス FT ウロ（株式会社ホリスター）
② 〔単品系〕ユーケアー®・Uc（アルケア株式会社）
③ 〔二品系〕ニューイメージウロ（株式会社ホリスター）

排泄口の形状による分類

● 排泄口の形状として、「下部開放型」と「閉鎖型」がある。

下部開放型（オープンエンド）

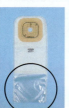

● 術直後に用いられることが多い
● 容量が大きく排出口が広いため、粉状皮膚保護剤／材をストーマ近接部に充填したり、排出口から操作しやすい
● 製品例：ポスパック・K（アルケア株式会社）
＊このほか、ドレナブル・キャップなどの種類がある

閉鎖型

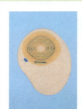

● 固形便で排泄回数が 1～2 回／日の下行結腸、S状結腸のストーマに適している
● 製品例：エスティーム®クローズパウチ（コンバテック ジャパン株式会社）

排泄口の閉じ口による分類

マジックテープ式	クリップ式	キャップ式
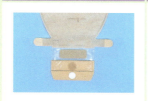	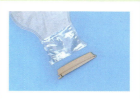	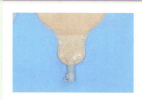

- 排泄口の閉じ方として、「マジックテープ式」「クリップ式」「キャップ式」などがある。

その他

- 消化管ストーマ用には、袋内に溜まったガスが自然に抜ける脱臭ガス抜きフィルター付き製品がある。

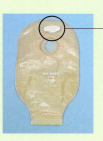
脱臭ガス抜きフィルター（ガスによって、ストーマ袋が膨らむことを防ぐ）

- 尿路ストーマ用には、逆行性の尿路感染を防止するため、溜まった尿がストーマ側へ戻らないよう逆流防止機構がついている。

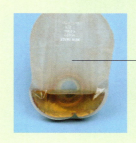
逆流防止機構（体表側へ戻らない構造）

リスクを防ぐ

- 装具交換のタイミングは、各社から出されている装具の装着期間のめやすや皮膚保護剤／材の特徴を参考に、便の性状や、面板の溶解の程度によって判断する。
- 排泄量の少ない時間帯に装具交換を行うと、あわてず、ていねいに行うことができる。
- 回腸ストーマの場合は、食後に多量の便が排泄されることが多いため、交換は食前に行う。
- 尿路ストーマの場合は、なるべく尿の少ない起床時や食前などの時間帯に行う。濃いお茶やコーヒーなど利尿作用のあるものや、水分を多く摂ったあとは尿量が多くなるため、装具交換のタイミングをずらす。

基礎知識

皮膚保護剤／材の特徴

- ストーマ装具をストーマ周囲の皮膚に密着させるために、皮膚保護剤／材（図）を補助的に用いる。
- 皮膚保護剤／材は、排泄物からストーマ周囲皮膚を保護し、健康な皮膚環境を維持する役割ももつ。

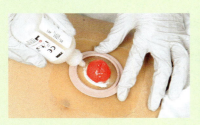

＜皮膚保護剤／材の作用＞
- 吸水作用：粘着面下の発汗を抑える
- 緩衝作用：皮膚のpHを弱酸性に維持する
- 静菌作用：細菌の繁殖を抑える
- 粘着作用：皮膚に付く
- 保温作用：皮膚表面を保温する

（次頁へつづく）

皮膚保護剤／材の種類

①粉状皮膚保護剤（パウダー状）
- びらんのある皮膚や、充填したい部位に薄く散布する

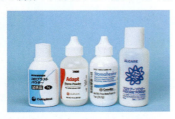

②練状皮膚保護剤（ペースト状）
- ストーマ周囲の皮膚の細かなしわや凹凸部分に充填する

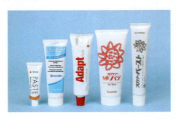

③板状皮膚保護材（ウエハー）
- はさみなどで必要な大きさにカットして使用する

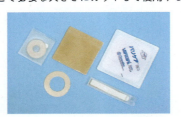

④用手成形皮膚保護材
- 粘土のように手で形成して使用する

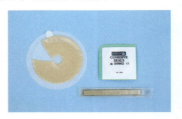

消化管ストーマ装具の交換

1 必要物品を準備する。

ここがコツ
- 装具の交換と同時にスキンケアを行うため、スキンケア用品もあわせて準備する。

＊S状結腸ストーマをもつ患者の場合（術後1日目、看護師による交換）

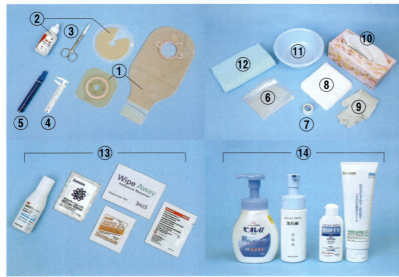

① 交換用装具（ここでは例として二品系平面型装具ニューイメージSFF、株式会社ホリスターを使用）
② 皮膚保護剤／材（ここでは粉状と用手成形）
③ はさみ　　　　　④ ノギス
⑤ 油性ペン　　　　⑥ ビニール袋
⑦ 固定用テープ　　⑧ ガーゼ
⑨ 未滅菌手袋
⑩ ティッシュペーパー
⑪ 洗面器　　　⑫ 防水シート
⑬ 剥離剤（リムーバー）
⑭ 弱酸性皮膚洗浄料または石けん
- タオル
- （必要時）透明フィルム
- （必要時）ベルト
- （必要時）ビニールエプロン

2 ベッドサイドで準備する。

- 必要物品をワゴンに乗せてベッドサイドへ向かう。
- 未滅菌手袋を装着する。

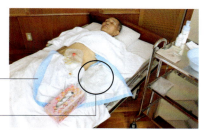

防水シーツ
ビニール袋

① 処置が行いやすいよう、ベッドの高さを上げる。
② 患者の腹部を出し、その他の部分は保温のためバスタオルなどをかける。
③ 防水シーツを広げる。
④ 廃棄用のビニール袋を広げておく。
⑤ ティッシュペーパーを取りやすい位置に置く。

3 ストーマ装具を愛護的に剥がす。

剥がれにくいとき：面板と皮膚の間に剥離剤（リムーバー）や濡れたガーゼを滑り込ませ、皮膚と面板の間を湿らせる。かつ皮膚を押さえながら、同時に面板をゆっくり剥がす

- 皮膚を傷つけないように、ゆっくりていねいに、患者の上方から下方に向かって剥がす。
- 皮膚トラブルの原因になるため、無理やり剥がさない。

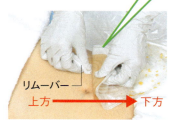
リムーバー
上方 → 下方

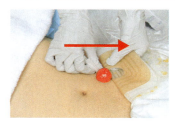

ここがコツ
- 剥離する面板の近接部の皮膚を指で押さえるとよい。

4 剥がしたストーマ装具の溶解の程度を観察し、廃棄する。

ここがコツ

皮膚保護剤／材がストーマにより溶解して（溶けて）、膨潤して（膨らんで）いる

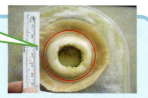

- 皮膚保護剤／材が溶解すると皮膚の保護作用がなくなり、便が皮膚に接触するため皮膚トラブルを起こしやすくなる。
- 10mm以上溶解していたら次回の交換を1日早くする。5mm以下なら1日延ばす。

5 ストーマ周囲の皮膚を洗浄する。

ここがコツ
- 在宅の場合、厚手のやわらかいキッチンペーパーなどを使用してもよい。

- ストーマより遠い位置から、ストーマに向かって洗浄する。
- 術創や留置されているドレーンを汚染させないように注意する。
- 皮膚トラブルの原因となるため、強くごしごしと洗わない。

石けん（泡）

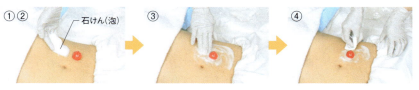

① ストーマや周囲皮膚に付着している便を、濡れたガーゼで拭き取る。
② 石けんをストーマから遠い位置にのせる。
③ 石けんで清拭する。よく泡立てて、泡を転がすように、周囲から中心に向けて洗う。
④ 石けん分が残らないように、濡れたガーゼで十分に拭き取る。

6　ストーマとストーマ粘膜皮膚接合部、皮膚の観察を行う。

- 皮膚障害などが起こっていないか、よく観察する。
  - ストーマの色、浮腫、出血、ストーマ粘膜皮膚接合部の離開の有無
  - ストーマ周囲皮膚の発赤、発疹、掻痒感などの有無と程度
  - ストーマ周囲皮膚の凹凸やしわの有無と程度

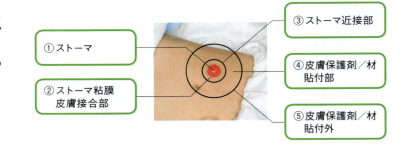

① ストーマ
② ストーマ粘膜皮膚接合部
③ ストーマ近接部
④ 皮膚保護剤／材貼付部
⑤ 皮膚保護剤／材貼付外

7　ストーマの大きさを測定する。

＊数値は一例

- 面板をカットするために、大きさを測定する必要がある。
- 測定後は、経過観察のために記録しておく。

1 ノギスを用いて最大径を測定する。

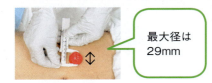

最大径は29mm

2 最小径を測定する。

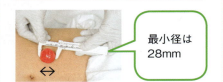

最小径は28mm

3 排泄口からの高さを測定する。

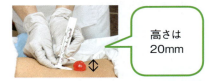

高さは20mm

- 頂点からではなく、排泄口からの測定であることに注意する。

リスクを防ぐ
- 術直後はストーマにむくみが生じていることが多い（6～8週間で軽快する）ため、「最大径」と「ストーマ粘膜皮膚接合部」のサイズが異なる場合がある。
- 必要時は両方を計測する。

ここがコツ
- 患者自身が行う場合は、前回使用した剥離紙や付属のストーマガイドを使用し、おおよそのサイズの経過を確認してもよい。

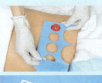
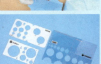
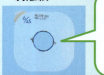

- ストーマガイド
- 前回使用した剥離紙

ペンで縁取りをしておくとサイズがわかりやすい

8　測定したストーマのサイズに応じ、面板を2～3mm大きくカットする。

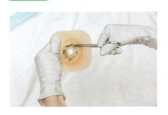

- 面板はストーマのサイズに応じてはさみでカットするものと、あらかじめ3～5mmごとにカットされているプレカットのものがある。
- 患者がはさみを使用するのが難しい場合は、プレカットの装具やウエハーなどを使用する。
- カットした断面がギザギザしているとストーマ粘膜を傷つけるため、はさみはストーマ専用のもの、もしくはよく切れるものを使用し、断面を指で確認しながら調整する。
- むくみがある間は、剥離紙などでサイズを確認し、適切なサイズの装具を使用してもよい。

ここがコツ

- 楕円形のストーマの場合、透明フィルムをストーマの上に置き、ストーマの形にマジックで印をしてカットする。
- これを次回のゲージとして使用する。あるいは、装具の剥離紙に日付を書いて保存しておく。

①透明フィルムには上下を書いておく

②装具と合わせるときには、表裏が逆になることに注意！

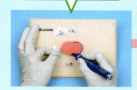
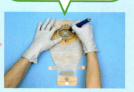

リスクを防ぐ

- ストーマサイズよりも装具のサイズが大きすぎると、露出した皮膚に排泄物が接触するため、発赤やびらんなど、皮膚トラブルの原因となる。
- 小さすぎると、ストーマ粘膜の損傷や漏れなどが起こりやすくなる。

＊交換時は二品系平面型装具を使用

9 装具（二品系装具の場合は面板）を、ストーマの中心に合わせ貼付する。

- 特に術直後から抜糸までの期間は、ストーマ粘膜皮膚接合部と露出した皮膚を排泄物から保護するために、皮膚保護剤／材を使用する。

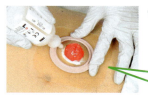

- 粉状皮膚保護剤／材の場合は、ストーマ袋の排泄口からたっぷり散布する。

粉状は押さえつける必要がなく、術直後やがん終末期など腹部痛のある患者に適している

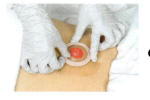

- 用手成形皮膚保護剤／材の場合は、ストーマ周囲に直接貼付するか、面板につけてから貼付する。

① ストーマ周囲の皮膚が乾いていることを確認してから行う。
② 装具をストーマの中心に合わせて貼付する。
③ ストーマ近接部が密着するように指で押さえる。
④ 周囲を密着させる。

 なぜ行う
- 術直後はストーマのむくみによりサイズが変化しやすい。ストーマ粘膜皮膚接合部から2〜3mmのすきまをつくっておき、皮膚保護剤／材で埋める。

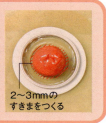
2〜3mmのすきまをつくる

10 二品系装具の場合は、ストーマ袋を嵌合する。

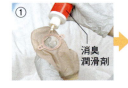
① 消臭潤滑剤

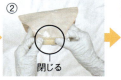
② 閉じる

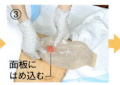
③ 面板にはめ込む

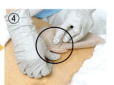
④

① ストーマ袋に消臭潤滑剤を入れる。
② 排泄口を閉じる。
③ 面板と嵌合する（はめ込む）。
④ 確実に嵌合できているか確認する。

なぜ行う
- 袋内に残りやすい性状の便の場合、ストーマ袋を使用する前に消臭潤滑剤を袋内に入れておくと排出しやすくなる。
- 入れすぎると面板に付着し、漏れの原因となるため注意する。

ここがコツ

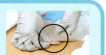

- この装具の場合、下に指を入れて、パチンと嵌合したことを確認し、確実に取り付ける。

＊装具によって、嵌合方法は異なる

リスクを防ぐ

- 表面の凹凸が大きく装具が剥がれやすい場合は、ベルトを使用すると安定する。
- ベルトの使用は漏れを予防するため、皮膚トラブルの軽減にも効果がある。

＊術直後は使用しない

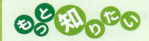

尿路ストーマの装具交換

● 尿路ストーマの特徴
- 排泄物が水様で、持続的に排泄される。
- 術直後や狭窄対処などで尿路ストーマにカテーテルが留置される場合がある。
- 腸管を尿路ストーマとしたものは、粘液混入がみられる。
- 尿流停滞や吻合部狭窄で、尿路感染を引き起こすことがある。

尿路ストーマ

リスクを防ぐ
- 尿管カテーテルが留置されている場合は、長さを確認する。
- 逆行性尿路感染予防のため、尿管カテーテルが逆流防止機構の内側にくるように医師に調整してもらう。
- 装具交換時に尿管カテーテルが抜けないよう注意する。

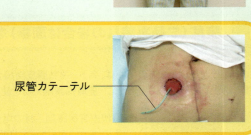
尿管カテーテル

● 装具交換時のポイント
- 基本的な手順は消化管ストーマに準じる。
  ① 必要物品として、ロールガーゼを4〜5本作って準備しておく。
  ② 尿で衣服が汚染されないようビニール袋をテープで固定するか、専用のタオルやキッチンペーパーなどを衣服の間に挟む。
  ③ ロールガーゼでストーマから排泄される尿を吸い取りながら、反対の手で皮膚が乾いていることを確認する。

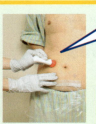

ロールガーゼを使用して、ストーマから排泄される尿を吸い取りながら、反対の手で清拭や洗浄を行う

リスクを防ぐ
- 尿管カテーテルが留置されている場合：
  入浴時は、逆行性尿路感染予防のため、装具を装着したまま入る。シャワー時は、装具をつける必要はない。
- 尿管カテーテルがない場合：
  入浴・シャワー時ともに装具をつける必要はない。

皮膚トラブルの原因と対応

- ストーマ周囲の皮膚は、排泄物にさらされたり、面板の装着による粘着・剥離といった物理的な刺激によって、皮膚トラブルを生じやすい。

びらん
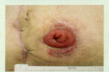
- 便の付着する部位に一致してびらんが発生
- 皮膚保護剤／材などで便が付着しないように工夫

真菌感染
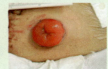
- 便が付着しない部位に小丘疹があり、真菌検査にて陽性
- 抗真菌薬を使用

皮膚トラブルの原因	対応
排泄物による皮膚トラブル	● ストーマサイズに合わせて面板をカットする ● 使用期間に応じて適切に装具を交換する ● 漏れの対策を検討する ● 尿路感染予防と、尿のアルカリ化を防ぐため、十分な尿量を確保する（尿路ストーマ）
皮膚保護剤／材による皮膚トラブル	● 皮膚保護剤／材を変更する ● 装具交換間隔を検討する ● 状況に応じて、パッチテストを行う
物理的刺激	● 剥離・洗浄を愛護的に行う ● 皮膚保護剤／材を変更する ● 剥離剤を使用する
感染 （一般細菌や真菌感染など）	● 原因に応じた治療を行う

項目 3 便・尿の廃棄方法（患者指導）

ここがPOINT!

◆ 指や便器を汚さずに排泄物を廃棄する方法を患者とともに検討する。
◆ あらかじめ準備を行うことで、廃棄を失敗なくスムーズに行える。
◆ 装具に基づく具体的な排泄後の処置について検討する。

基礎知識

使用済み装具の廃棄方法の指導

- ストーマ袋の中身（便・尿）をトイレに捨て、装具は持ち帰り廃棄する。廃棄時は地方自治体ごとの分別に従う。
- 廃棄時は、中身が見えないように新聞紙などで包み、臭いが漏れないようにビニール袋に入れ、袋の口を結ぶ。ごみ回収日まで臭気の漏れにくい蓋付きごみ箱に保管し、冷暗所に保管するとよい。

＊消化管ストーマをもつ患者の場合

1 ストーマ袋の排出口を開け、便を押し出す。

- ストーマ袋内に便が1/3程度溜まったとき、または外出前や寝る前に廃棄する。
- 漏れを防ぐため、排出口を上に向けて開けるようにする。
- 洋式便器の横に座る、あるいは洋式便器の前に立つ、和式便器にしゃがむなどの廃棄方法もある。

- あらかじめトイレットペーパーを20cm程度切り取って巻いたものを、2〜3本準備しておくと、拭き取りなどがスムーズに行える。
- 便器の中にトイレットペーパーを敷いて行うと、便が流れやすく、便器に付着して残ることが避けられる。

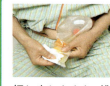

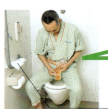
押し出したあと、排泄口に付着した便は準備したトイレットペーパーで拭き取る

トイレットペーパーを巻いたもの

2 必要に応じて、消臭潤滑剤を使用する。

3 排出口を閉じる。手を洗う。

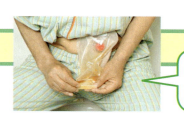
上向きに丸めてマジックテープを留める

- 排出口の種類により、「マジックテープを留める」「クリップで留める」「キャップをする」などの方法がある。適切な方法を指導する。

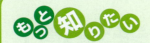

尿の廃棄方法のポイント

- 基本的には消化管ストーマに準じる。
  ① 1日の尿量がわかるよう、使用しているストーマ袋の1/3の量は何mLかを確認しておくとよい。
  ② 排泄口を上に向けキャップを外し、尿を排出する。キャップを閉める。
- 排泄口を振って尿を出し、必要があればトイレットペーパーで拭き取る。
- 排泄口に尿が残っていると、下着を濡らしたり、臭いの原因となる。

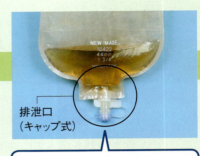

排泄口（キャップ式）

この装具の場合、弁を回し、三角の印を正面に合わせる

＊装具によって操作方法は異なる

尿の廃棄が長時間できないとき

- 就寝時は採尿バッグを使用する。
- 日中、尿を長時間廃棄できない場合はレッグバッグを使用する。

● 就寝時の対応

袋が下向きのままの場合（単品形装具を使用している場合）

- 採尿バッグのチューブは、両足の間から足の下を通すと、チューブのねじれや接続部の外れがなく、寝返りも楽にできる。

袋が斜め45°程度に方向転換できる場合（二品系装具を使用している場合）

- 日中は下向きにしている袋の向きを、斜め45°程度に変更する。
- そのまま横に採尿バッグをつなぐだけで、チューブのねじれを防げる。

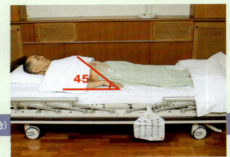

●二品系装具は斜め45°に

● 日中におけるレッグバッグの使用

- 尿を排出する回数が減るため、外出時や運転中などに便利である。
- 尿の重さが直接装具にかからず、剥がれによる尿漏れを予防する。

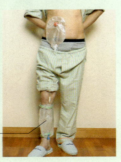

レッグバッグ（足に取り付ける蓄尿袋）

- 廃棄時は装着した片足をトイレに上げる。

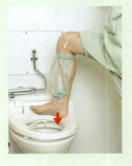

<引用文献>
1. 日本ストーマリハビリテーション学会 編：ストーマリハビリテーション学用語集 第2版．金原出版，東京，2003．
2. 徳永恵子，石川眞里子，中條俊夫，他：ストーマの位置決定．ストーマリハビリテーション講習会実行委員会 編，ストーマケア 基礎と実際 改訂第2版，金原出版，東京，1989：173．（Turnbull R.B.Jr：Selecting site for the Ileostomy. C.C.F.E.T.program.）
3. 小林治子：ストーマ．落合慈之 監修，消化器疾患ビジュアルブック 第2版，学研メディカル秀潤社，東京，2014：378．

<参考文献>
1. 大村裕子 編：これだけはマスターしたい 画像で学ぶストーマケアの基本の基本．消化器外科ナーシング 2005；10（2）：23-32．
2. 渡邉光子：ストーマ造設術前に行うこと．田村由美 監修，特集 ストーマ患者さんを支えるケアの基本，エキスパートナース 2008；24（9）：84-87．
3. 日本ET/WOC協会 編：ストーマケア エキスパートの実践と技術．照林社，東京，2007．

Part 9

移動・移送・その他のケア

49 移動・移送介助①
車椅子・ストレッチャーでの移送、歩行介助

50 移動・移送介助②
移動・移乗動作（トランスファー）

51 死亡時のケア（エンゼルケア）

49 移動・移送介助①
車椅子・ストレッチャーでの移送、歩行介助

堀川慶子

自力で移動できない患者に対して、手術室や検査室への移動などで、車椅子やストレッチャーなどを用いた移送が行われる。
また、歩行介助は、リハビリテーションおよび生活援助として行われる。
転倒・転落を防ぐためのポイントを確認しながら対応することが重要である。

クローズアップ手技

- 項目1 車椅子による移送
- 項目2 ストレッチャーによる移送
- 項目3 歩行器を使用した歩行介助（四輪型歩行器）

基礎知識

移動・移送介助、歩行介助の注意点

- 移動や移乗、歩行を介助することにより、患者の生活範囲が拡大し、身体機能の回復を促す。
- 患者の動きを助けるため、「車椅子」「ストレッチャー」「歩行器」など、さまざまな用具を用いる（図）。用具は日ごろから整備・点検を行う。
- 移動の際には、患者の姿勢が崩れていないか注意するとともに、体外のルート類（輸液ライン、栄養チューブ、ドレーン類、尿道留置カテーテルなど）を整え、安全・安楽に移送できているか確認しながら行う。

車椅子	ストレッチャー	歩行器
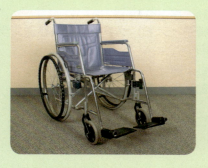	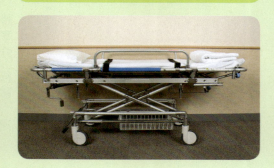	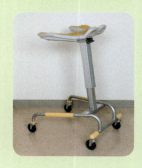

● 事前に機器の点検を行い、安全に使用できるか確認する。

項目 1　車椅子による移送

ここがPOINT!

- ◆ 使用前に車椅子の点検を行い、安全に使用できるか確認する。
- ◆ ルート類がある場合は、からんだり、引っ張られることのないように整理する。
- ◆ 患者に不安・不快を感じさせないように、声をかけながら行う。

＊病棟から手術室までの、自分で移乗可能な患者の移送の場合

1　たたんである車椅子を組み立て、点検を行う。

- ●患者が、座位をとれる状態であるかどうかを確認する。
- ●痩せていたり、仙骨部に褥瘡がある場合は、座面にクッションを置いて安楽を図る。

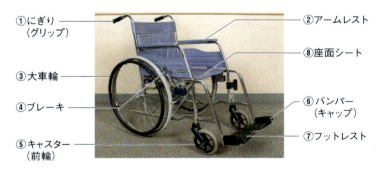

① にぎり（グリップ）
② アームレスト
③ 大車輪
④ ブレーキ
⑤ キャスター（前輪）
⑥ バンパー（キャップ）
⑦ フットレスト
⑧ 座面シート

リスクを防ぐ

- ●使用前には必ず、転倒・転落事故を防ぐため、以下の点を確認する。

点検箇所	点検内容
①にぎり(グリップ)	ゆるみはないか？
②アームレスト	ぐらつきはないか？ 亀裂はないか？
③大車輪	空気は十分か？ 亀裂はないか？
④ブレーキ	しっかりブレーキがかかるか？
⑤キャスター（前輪）	スムーズに動くか？
⑥バンパー（キャップ）	キャップが外れていないか？
⑦フットレスト	スムーズに動くか？ 左右対称であるか？
⑧座面シート	シートの張りは十分か？

2　点検後に、ベッドサイドへ車椅子を持参する。

- ●車椅子は患者の健側（障害のない側）、かつベッドに対して30°の位置に配置する。
- ●移動側のベッド柵を降ろす。

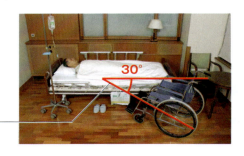

ベッドに対して30°の位置に

3 患者に起きてもらい、車椅子に深く座ってもらう。アームレストとフットレストの高さを調節する。

＊自分で移乗できない患者の「ベッドから車椅子への移乗」の方法は、「50：移動・移送介助②」を参照。

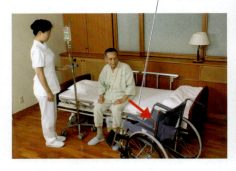
移乗する

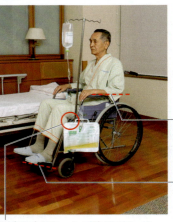
膝窩と座面シートの隙間が2～3cm

なぜ行う
●患者の手や足が外側に落ち、車輪に患者の手や足が巻き込まれることを防ぐため、高さを調節する。

リスクを防ぐ
●麻痺がある、あるいは意識状態の悪い患者では、ベルト・小枕などを使用して、安全な姿勢にして転落を防ぐ。

＜アームレストの高さ＞
アームレストの高さを調整できる車椅子では、「肘屈曲90°」「前腕全体がつく位置より2～3cm高くなる」ように調節する

＜フットレストの高さ＞
膝窩と座面シートの隙間が2～3cm程度になるように調節する

4 点滴スタンドを車椅子に固定し、ルート類を整理する。

＜輸液＞
顔の前に置かない（患者の邪魔になる位置）
車椅子より外に飛び出させない

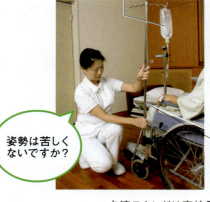
姿勢は苦しくないですか？
点滴スタンドは車椅子にしっかりと固定する

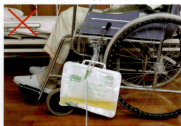
ブレーキレバーに引っかけない

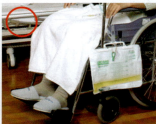
アームレストの支柱に固定する

＜尿道留置カテーテル・ドレーン類＞
●ブレーキレバーに引っかけるとレバーの固定が不十分となるため、必ずアームレストの支柱に固定する
●逆流によるカテーテル感染を防ぐため、採尿バッグの位置は尿道口より上にしない

●ルート類は、からんだり、屈曲・閉塞しないように整理する。
●ルート類にゆとりがあるか、患者の体の下に巻き込まれていないか確認する。
●患者の姿勢が安楽かどうか、声をかけて確認する。

リスクを防ぐ
●点滴スタンドを別に持ち運ぶと、看護師が点滴スタンドを押しながら、片手で車椅子を操作することになり、不安定になる。必ず点滴スタンドの上半分を外し、車椅子にしっかりと固定する。
●患者自身に点滴スタンドを押してもらうことは負担となるため、避ける。

5 患者に声をかけ、車椅子を押しはじめる。

●車椅子を押す際には、左右のグリップに均等に力を入れる。
●曲がるときは、曲がる方向と反対側のグリップに力を入れる。

それではこれから手術室に移動します

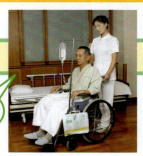

6 段差がある場合、キャスター（前輪）を先に乗せて、段差を越える。

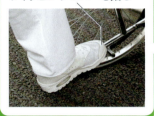

ティッピングレバーを踏む

段差を越えるので、少し後ろに傾きます

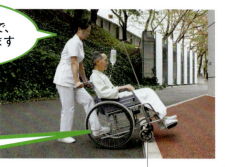

キャスター（前輪）

① 一時停止し、"段差を越えるため、車椅子を後ろに傾ける"ことを患者に説明する。
② 看護師はティッピングレバーを踏む。キャスター（前輪）が上がるので、段差に乗せる。
③ グリップを持ち上げて、タイヤを段差に乗せて、段差を越える。衝撃を与えないように静かに行う。

なぜ行う
● ティッピングレバーを踏むと、「てこの原理」でキャスター（前輪）を持ち上げることができ、患者に衝撃を与えない。

7 ドアがある場合、方向に注意して通過する。

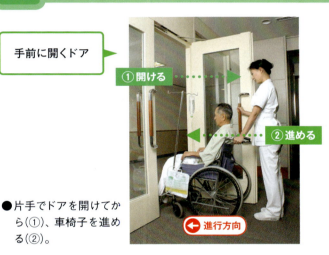

手前に開くドア
① 開ける
② 進める
進行方向

● 片手でドアを開けてから（①）、車椅子を進める（②）。

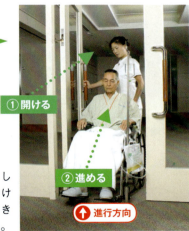

奥に開くドア・横に開くドア
① 開ける
② 進める
進行方向

● 車椅子を後ろ向きにして、片手でドアを開けながら（①）、後ろ向きのまま通過する（②）。

8 転倒しないよう声をかけながら、車椅子から降りる準備をする。

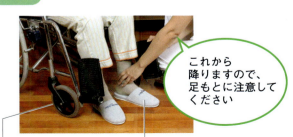

これから降りますので、足もとに注意してください

① キャスター（前輪）を前向きにする
② フットレストを上げて、足を片方ずつ床につける

リスクを防ぐ
● キャスター（前輪）が後ろ向きだと、前方に倒れやすくなってしまう。
● 患者がフットレストに足を乗せたまま立ち上がらないようにする。

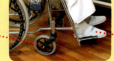

✗ キャスター（前輪）が後ろ向きだと、前方に倒れやすくなる
✗ フットレストに足を乗せたまま、立ち上がると、転倒を招く

項目 2　ストレッチャーによる移送

ここが POINT!
- ストレッチャーの点検を行い、安全に使用できるかを確認する。
- 原則として看護師2人で移送する。
- 患者に不安・不快を感じさせないように、方向に注意しながら移送する。

＊病棟から手術室までの移送の場合

1　使用するストレッチャーの点検を行う。

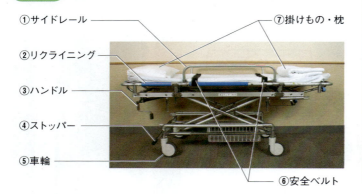

① サイドレール
② リクライニング
③ ハンドル
④ ストッパー
⑤ 車輪
⑥ 安全ベルト
⑦ 掛けもの・枕

リスクを防ぐ

● 使用前には必ず、転倒・転落事故を防ぐため、以下の点を確認する。

点検箇所	点検内容
① サイドレール	きちんと上がるか？ ぐらつきはないか？
② リクライニング	スムーズに動くか？
③ ハンドル	動きはスムーズか？ 高さの調節ができるか？
④ ストッパー	しっかりかかるか？
⑤ 車輪	スムーズに動くか？
⑥ 安全ベルト	しっかり固定できるか？
⑦ 掛けもの・枕	患者に必要なものが準備されているか？

酸素ボンベを使用する場合

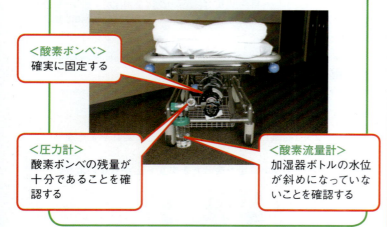

＜酸素ボンベ＞
確実に固定する

＜圧力計＞
酸素ボンベの残量が十分であることを確認する

＜酸素流量計＞
加湿器ボトルの水位が斜めになっていないことを確認する

● 原則的に、酸素ボンベは頭側に、点滴スタンドは足側に固定する。

なぜ行う

● 点滴スタンドが頭側にあると、万一、点滴ボトルが外れた場合に、患者の顔や頭を傷つける恐れがある。
● 患者にとって、顔の近くに点滴ボトルやチューブが見えるのは落ち着かない。また、顔に点滴チューブが触れたりすると不快感を与える。

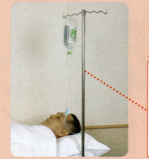

✗ ＜点滴が頭側にあると…＞
● 点滴ボトルが外れた場合、顔や頭を傷つけやすい
● 顔に点滴チューブが触れると不快感を与える

2 患者をベッドからストレッチャーに移動し、掛けものをかけ、安全ベルトを装着する。ルート類を整理する。

＊臥床状態にある患者の、「ベッドからストレッチャーへの移乗」の方法は「50：移動・移送介助②」を参照。
- ルート類は、からんだり、屈曲・閉塞しないように整理する。
- ルート類にゆとりがあるか、患者の体の下に巻き込まれていないか確認する。

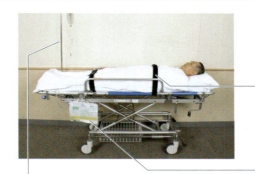

点滴スタンドは、ねじで確実に固定する

安全ベルトを上半身・下半身に装着する

点滴ルート・尿道カテーテルがからんだり、屈曲・閉塞していないか、体の下敷きになっていないか確認する

リスクを防ぐ
- ストレッチャーで移送する患者は、重症、あるいは安静を必要とすることが多い。
- 意識がある患者でも、転落や外傷を防止するため、安全ベルトを必ず装着する。

3 患者に声をかけ、平地で移送を始める。

- 患者の足側を進行方向に向けて移送する。

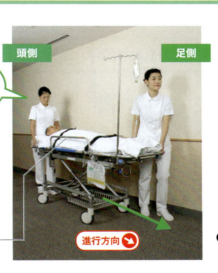

足側に進んでいきます

頭側　足側
進行方向

ここがコツ
- 患者の頭側を進行方向にすると、恐怖心が強くなるので、必ず足の方向から進む。

安定性がなく危険なため、移送の際にサイドレールを持たない

リスクを防ぐ
- 移送のスピードが速すぎると、めまいなどの不快感を起こすので、注意する。
- 患者によっては目を閉じていたほうが、不快感が軽減する。
- カーブを曲がるときは患者に声をかけ、頭側を軸にして、ゆっくり大きく回ると不快感が少ない。

- 頭側の看護師は、患者に声をかけるとともに、患者の状態を観察する。

4 段差がある場合、一時停止して車輪を持ち上げ、段差を越える。

- 段差や床の継ぎ目などを通過するときは、一時停止して車輪を持ち上げ、ゆっくりと進む。

段差を越えるので、少しガタンとします

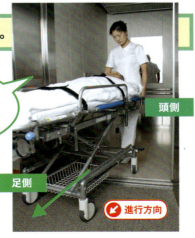

頭側　足側　進行方向

5 傾斜のあるスロープでは、進行方向に注意する。

ここがコツ

| 上り坂 | 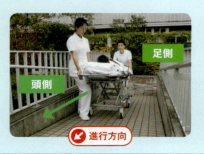 | 下り坂 | 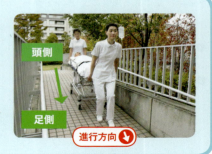 |

- 上り坂：患者の頭側を進行方向にする。
- 下り坂：患者の足側を進行方向にして進む。

なぜ行う
- 傾斜のある場所を移送するときは、必ず患者の足よりも頭部が上になるようにする。
- 頭部が下がると不快であり、恐怖心が増す。また、傾斜により患者の体がずれた場合に、頭部から転落すると、頭部外傷などを負う危険性が高い。

6 ドアを通過する場合は、看護師の1人が開け、通過する。

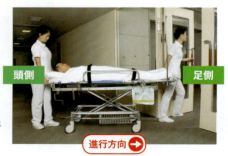

①足側からドアを通過する。

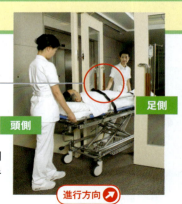

1人の看護師がドアを確実に押さえておく

②通過中は、ドアを開けた状態のまま手を使って押さえる。

項目 3　歩行器を使用した歩行介助（四輪型歩行器）

ここがPOINT!
- ◆ 歩行器の点検を行い、安全に使用できるかどうかを確認する。
- ◆ 正しい姿勢になるように歩行器を調節する。
- ◆ 転倒を招かない安全な使用方法を、患者に指導する。

基礎知識

歩行器の種類

- 歩行器は、立位・歩行バランスが悪い患者や、高齢者の歩行補助具として用いられる。
- 一般には、金属製のフレームが患者の体を囲む形で、四輪型のものが多く使用されている。床面をスムーズに移動でき、安定性がある。
- 安全に歩行するために、看護師は正しい使用方法を指導するとともに、患者の身支度を整える。
- 歩行時の履物はスリッパではなく運動靴で行う。
- ズボンの裾を踏まないことにも注意する。

四輪型歩行器

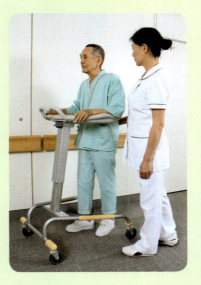

- 歩行補助器 KA-391
（パラマウントベッド株式会社）

交互前進型歩行器

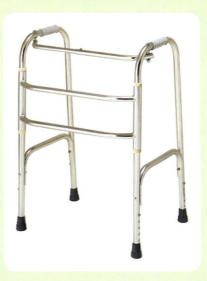

- アルコー 11 型
（株式会社星光医療器製作所）

サイドウォーカー

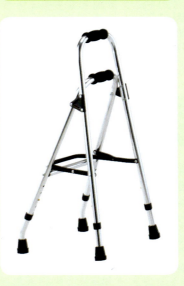

- セーフティーサイドケーン
（株式会社イーストアイ）

＊以下は例として歩行補助器 KA-391で示す

1　使用する歩行器の点検を行う。

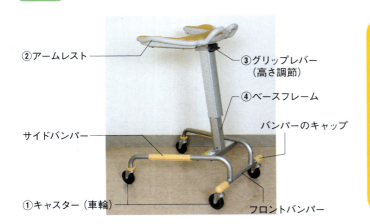

②アームレスト
③グリップレバー（高さ調節）
④ベースフレーム
サイドバンパー
バンパーのキャップ
①キャスター（車輪）
フロントバンパー

リスクを防ぐ

- 使用前には必ず、転倒・転落事故を防ぐため、以下の点を確認する。

点検箇所	点検内容
①キャスター（車輪）	スムーズに動くか？ ねじにゆるみはないか？
②アームレスト	しっかり固定できているか？
③グリップレバー（高さ調節）	上下に動かすときの動きはスムーズか？ しっかり固定できているか？
④ベースフレーム	ぐらつきはないか？

[49] 移動・移送介助① 車椅子・ストレッチャー、歩行介助

2 患者に歩行器を手にとってもらい、正しい姿勢になるように調節する。

- 四輪の中に両足が入る位置に立ち、背筋を伸ばしてまっすぐ前を向く。

前腕全体を安定させて置く

<握りの高さ>
肘屈曲 90°にする
その状態で、前腕全体がつく位置より 2～3cm 高くなるように

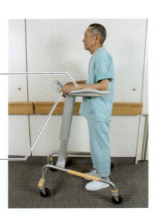

リスクを防ぐ
- 手先だけで握ると不安定になり、転倒を招く。

× 手先だけで握らない

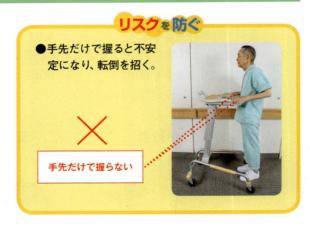

3 最初は看護師が見守りながら、正しい姿勢で歩行してもらう。

- 背筋を伸ばして歩行してもらう。
- 重心の位置が高いので、転倒する危険がつねにあることを患者に説明し、注意してもらう。
- 介助者は患者の斜め後ろ（あるいは患側）に位置し、患者がバランスを崩したときは、腰背部を支える。

<歩く順番>
①歩行器を前に出す
②両下肢を交互に前に出して進む

背筋を伸ばして歩いてください

転倒に注意しながら進んでください

看護師は患者の斜め後ろに位置する

進行方向

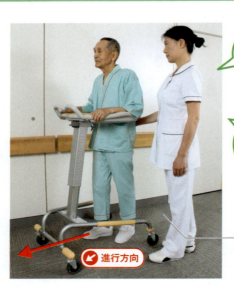

リスクを防ぐ

危険な歩行器の使い方

- 歩行器の前方の握りに体重をかけるような姿勢は、「前方に転倒する」「歩行器だけが先に動いてしまう」など、危険である。

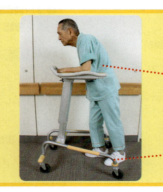

× 前方に転倒しやすい

× 歩行器だけが前進してしまう

4 患者に、方向転換や段差の越え方について説明する。

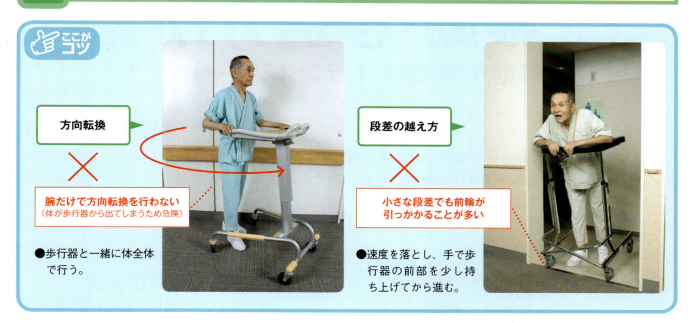

方向転換
× 腕だけで方向転換を行わない
（体が歩行器から出てしまうため危険）
●歩行器と一緒に体全体で行う。

段差の越え方
× 小さな段差でも前輪が引っかかることが多い
●速度を落とし、手で歩行器の前部を少し持ち上げてから進む。

<参考文献>
1. 高澤喜代美：車椅子による移送．これだけは避けたい！看護技術，ナーシング・トゥデイ 2006；21(9)：32-35.
2. 高澤喜代美：ストレッチャーによる移乗・移送．これだけは避けたい！看護技術，ナーシング・トゥデイ 2006；21(10)：32-35.
3. 岩崎紀子, 小池純子：リハビリテーション・介護福祉機器．越智隆弘，菊地臣一 編，NEW MOOK 整形外科20 リハビリテーション，金原出版，東京，2007：146-148.
4. 林静子：基本的活動の援助，系統看護学講座 専門分野Ⅰ 基礎看護学[3] 基礎看護技術Ⅱ，医学書院，東京，2013：104-115.

50 移動・移送介助②
移動・移乗動作（トランスファー）

藤田淑子、稲川利光

移動・移乗動作の自立は、日常生活の幅を広げる。
看護師は早期に離床を促し、患者が座位をとる・立位をとることで廃用（不活発）を予防する。
日常生活動作の自立と拡大に向けて、できる限り移動動作が行えるよう支援する。

クローズアップ手技

- **項目1** ベッド上での体位変換（仰臥位から側臥位へ／寝返りの介助）
- **項目2** ベッドから車椅子への移乗（端座位／立位）
- **項目3** ベッドからストレッチャーへの移乗

基礎知識

移動・移乗動作（トランスファー）の定義

- 定義として、一般に「トランスファー」とは、移乗・移動動作（transfer and location）をいう。ある場所から他の場所へ、身体の位置を変化させること[1]を指す（図）。

移動

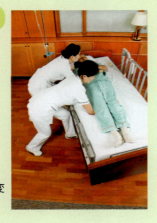

- ベッド上での体位変換や起き上がり

移乗

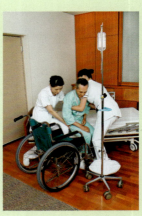

- ベッドから他の場所へ移る

> 基礎知識

移動・移乗動作に活用するボディメカニクス技術と援助の基本的な考え方

ボディメカニクス

- 安全・安楽に動作を行うために、ボディメカニクス（よい姿勢の保持やADLを効果的に行うための身体の使い方）[2]を活用する。

援助の基本的な考え方

1. 人が動くときは、必ず頭が動く。動作時は、頭の動きを妨げないよう介助する。
2. 介助する際は、ふだん人が行う自然な動き（図）を意識する。
3. 動作の主体は患者であることを忘れない。

座位から立位へ　頭の位置の自然な動き

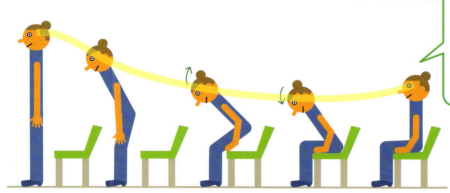

- 自然な動きは頭が弧を描くような（らせん状）の動きとなることが多い
- 頭部から体幹を前傾させ、下肢の力と頭の振り子運動の効果を利用して立ち上がる

文献3、p.102を参考に作成

仰臥位から座位への自然な動き

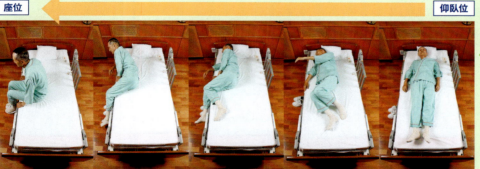

動きの解説は「項目1」参照

ボディメカニクス1　介助者が「作用・反作用の原理」を使う

援助：側方に移動する

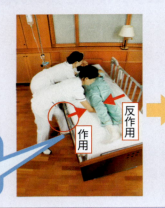

作用：膝でベッドを押す力
反作用：患者の身体を手前に引き寄せる力

ボディメカニクス技術①
● 膝を支点とした「作用・反作用の原理」を活用。

看護師2人の重心（A・B）を同じ高さにすると、少ない力で移動できる。

ボディメカニクス2　患者の重心と「支持基底面」[*1]を考える

- 患者の支持基底面を小さくする（重心を中心に、摩擦力を小さく）。
- 看護師は、患者に近づき、足幅を広くし、重心を低くするなど、安定した作業姿勢をとる。

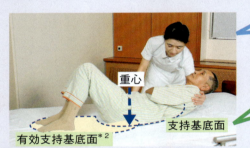

ボディメカニクス技術②
患者の支持基底面積を小さくする。

支持基底面が大きく、重心が低いと安定する。支持基底面が小さく重心が高いと、不安定だが、楽に動く。

[*1]【支持基底面】＝二足で起立したときの支持基底の面積で、両足底とその間の部分を合計した面積のこと。
[*2]【有効支持基底面】＝体を支えている基底面積のすべてを指す。

ボディメカニクス3　介助者が「てこの原理」を使う

- 肘を支点にして身体を起こす。
- 看護師は片方の手を患者の背部に回して肩を支え、もう一方の手は肘のすぐ下を把持する。

ボディメカニクス技術③
「てこの原理」を活用。

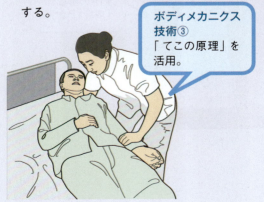

ボディメカニクス4　介助者がてこの原理と「力のモーメント」[*3]を使う

援助：仰臥位から側臥位への体位変換

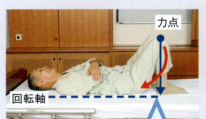

ボディメカニクス技術④
回転軸と力点の距離を長くとる。

ボディメカニクス技術④
力を加える力点が回転軸から離れるほど回転作用が大きくなり（力のモーメント）、小さな力で回転させることができる（トルクの原理）。

[*3]【力のモーメント】＝回転軸から力点までの距離×力の大きさ（回転作用の大きさ）。

項目 1 ベッド上での体位変換（仰臥位から側臥位へ／寝返りの介助）

ここが POINT!

- ◆ 患者の自立に向けて介助は最小限に行い、患者の意欲を引き出しながら動きを安全に支援する。
- ◆ 次の動作をイメージし、それを活かせる姿勢や動作をつかめるよう支援する。
- ◆ 移動後のスペースをあらかじめ確保し、転落や損傷などが起こらないよう注意する。

基礎知識

自立支援のポイント1：介助は最小限に。患者の意欲を引き出し、動きを安全に支援する

- ●「寝返り・起き上がり・座位」は一連の動きと考える。これらは日常動作の基本となる[2]。
- ●援助者は、できない動きを介助し、患者が自然な動き（p.681、図参照）をとれるようにする。
- ●患者に声をかけ、動くことに意識を集中してもらう。その際、恐怖心を抱かないように行う。

自立支援のポイント2：患者が次の動作をイメージし、運動感覚をつかめるように支援する

- ●仰臥位から側臥位の移動（寝返り）では、首と体軸の回旋運動を促すように介助する。患者が運動感覚をつかめるようにする。
- ●繰り返し行うことで、次の動作（起き上がり／側臥位から端座位）に必要な動きができるようになる。

1 ベッドを水平にし、高さを調節する。

- ●ギャッチアップの制限がある場合には、できる範囲で水平にする。

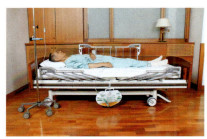

ここがコツ

- ●ベッドの高さは、原則として患者の両足が自然に床につく高さにする。
- ・全介助の体位変換の場合：介助者のボディメカニクスを考えて調節する。
- ・車椅子への移乗がある場合：車椅子へ移乗しやすいように、車椅子の座面の高さと同じにする。

リスクを防ぐ

- ●付属物（輸液ライン、尿道留置カテーテル、経腸経管栄養カテーテルなど）、ドレーン（胸腔・腹腔ドレーンなど）が引っ張られる・下敷きになる・屈曲する・抜去することを予防するため、ライン・ドレーンの位置や長さを確認しておく。
- ●人工呼吸器装着中の場合は、蛇管が引っ張られないようにゆとりを持たせる。

| **2** | 枕を患者が移動する側に引き寄せる、または外す。 |

| **3** | 患者の顔を移動する方向へ向ける。 |

- 「私の方を向いてください」と声をかける。
- 患者と介助者の目線の高さを合わせるとよい。

> **なぜ行う**
> ●声をかけて患者の「先行動作」を促すことで無理なく動ける。

| **4** | 患者の腕を体幹に近づけ、膝を立てる。 |

一部介助、自立している場合

- 患者が主体的に動くのを待ち、介助が必要なところを探す。
- 頭が弧を描くように介助する（赤点線の動き）。

全介助の場合

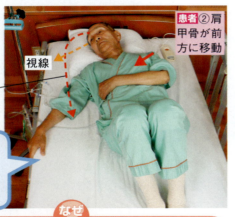

- 視線
- 頭の自然な動き
- 患者②肩甲骨が前方に移動
- ボディメカニクス③④ てこの原理と力のモーメント

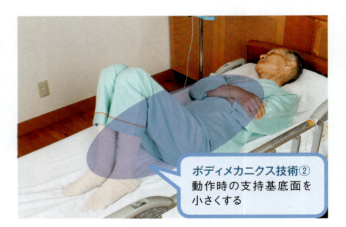

- ボディメカニクス技術② 動作時の支持基底面を小さくする

> **なぜ行う**
> ●声かけの効果：患者の「先行動作」を促すことで、以下の理由で無理なく動ける。
> ・患者が、移動する方向に意識を向けることができる。
> ・運動の方向を予測できることで患者が安心でき、恐怖心を抱かせない。
> ・患者の協力が得やすくなる。
> ・緊張したり、体を反らせたりせず、安全に動けるようになる。

声かけの例
「○○さん、これから右側に向きを変えますがよろしいですか」
「左手を胸に載せてください」
「右腕を伸ばして、ベッドの端に手を置いてください」
「顎を引き、おへそを見る感じで頭と首を起こします」
「私のほうを向いてください」
「膝を曲げて右側に倒し、横向きになります」

声かけの例
「○○さん、これから右側を向きます」
「右手で左腕を支え、腕を組んでください」*4
「膝を曲げてください」
「顎を引き、おへそを見る感じで頭と首を起こします」*5
「私のほうを向いてください」
「身体の向きを変えますよ。いち、にの、さん」

*4【左片麻痺の場合】＝肩甲骨が手前に動き、上体が回転しやすくなる。
*5 頭・首が後方に反り、緊張しないようにする。麻痺や制限がある場合は、できる範囲で行う（＝「自立支援のポイント2」参照）。

5 肩と殿部〜膝に手を添える。患者の膝を手前に倒し、肩を引き寄せる。

- 急激に側臥位をとると、患者は転がされているように感じる。
- 一連の動作は、声をかけながらゆっくり行う。支えている面を実感できるように行う。
- 重心が移動することで体感し、姿勢を保つ手がかりにする。

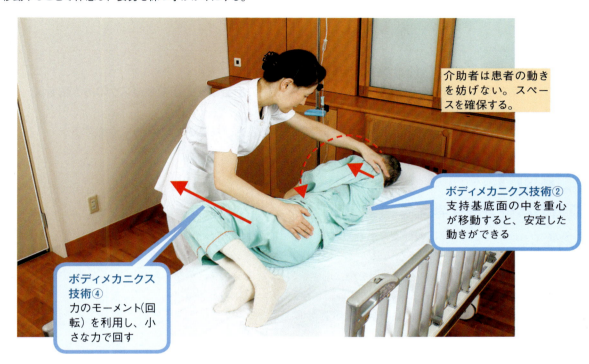

介助者は患者の動きを妨げない。スペースを確保する。

ボディメカニクス技術②
支持基底面の中を重心が移動すると、安定した動きができる

ボディメカニクス技術④
力のモーメント(回転)を利用し、小さな力で回す

リスクを防ぐ

- 転落を防止するため、以下を行う。
①ベッドのストッパーを確認する。
②移動後に患者の体がベッドの端から出たり、腕がぶら下がったりすることのないよう、側臥位をとる方向に十分なベッドの広さを確保しておく。
③回転時に手や足が柵にぶつかるなど、損傷の危険がないよう注意する。

ここがコツ

- (動き始め時)膝頭を移動する方向に倒し、肩甲骨が前に出るように肩を引く。
- 首を曲げ、体は屈曲するような姿勢で側臥位をとる。
- 側臥位になったら、一連の動きとして起き上がり動作につなげる。側臥位をとる場合は、腰がベッド中央にくるようにし、安定した姿勢をとる。

6 安定した側臥位をとれるように体位を整える。

項目 2　ベッドから車椅子への移乗（端座位／立位）

> **ここが POINT!**
> - 移乗動作は、原則として健側から行う。
> - 長期臥床患者・術後患者・降圧薬初回服用後の患者など血圧変動リスクのある患者は、移動前後のバイタルサインの変動に注意する。
> - 筋力や身体のバランス保持能力が低下していることがあるので、転倒に注意する。

基礎知識

最善の移乗方法を考える

- 移乗の方法は、疾患や障害の程度、患者の意欲、回復過程などにより、さまざまな方法がある。患者に合った方法を考えるための視点の例を表に示す。
- 初回の移乗動作の印象（怖い、痛い、苦しい、心配、安楽だ、嬉しいなど）が、その後の活動意欲に影響する場合がある。"患者が安楽で安心できる移乗"をめざし、患者が主体の動作を介助する。
- 本来の（自然な）起居動作、援助の基本的な考え方に則り援助する。

最善の移乗方法を考えるための視点（例）

1. 安静度に合った方法か？	●ベッド上で体位変換（仰臥位から側臥位）ができる段階での方法。 ●ベッド上で端座位（起き上がり）ができる段階での方法。 ●ベッドから車椅子への移乗ができる段階での方法。	
2. 残された機能でできることは何か？	●脳血管障害・外傷や腫瘍などで片麻痺（一側上下肢の麻痺）がある場合。 ●麻痺は不完全麻痺であることが多いので、バランス保持能力の低下がなければ、麻痺していない健側を中心に動作できる。 ●段階を経て、動作は自立するだろうと考える。	
3. 安全で、恐怖心や不安感が少ない方法か？	●患者は、麻痺があるとバランス感覚が変化し、動作が不安定になる。そのうえ、「体をどう動かしてよいのかわからない」などの恐怖心や不安感をもつ場合もある。 ●例えば片麻痺がある場合、足の位置がどこにあるのかわからないことで、動作の際に足を巻き込んだり、ぶつけたりする可能性がある。軽く手を引いたつもりでも肩関節が亜脱臼することもある。 ●皮膚感覚の鈍磨は危険の認知力を低下させている。移動・移乗動作がこうしたリスクや痛みを生じる恐れがあることをしっかり意識して、安全で無理のない援助方法を考える。	

ベッド上での仰臥位→端座位（部分介助、看護師1人で行うとき）

＊のちに車椅子に移乗する状況での端座位

1 ベッドを水平にし、高さを調節する。

- 患者がベッドに座ったとき、膝を直角に曲げ、足底面が床につく高さにする（めやすとして）。

2 患者の移動前に、輸液ルートや採尿バッグを整理する。履きものをそろえる。

- 採尿バッグは、ルートが引っ張られないように移動し、あとで車椅子に付け替える。
- 項目1「手順1」を参照。

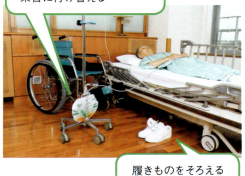

いったん採尿バッグを点滴架台に付け替える

履きものをそろえる

リスクを防ぐ
- かかとが覆われた安全な履きものを履いて移動（移乗）してもらう。
- スリッパは転倒の原因になるため避ける。

3 ベッドと体の位置を調整する。車椅子を適切な位置に置く。

- 車椅子は、回転角度を最小にし、健側上肢を有効に使えるような位置に置く（原則は、ベッドに対して30〜45°の角度）。

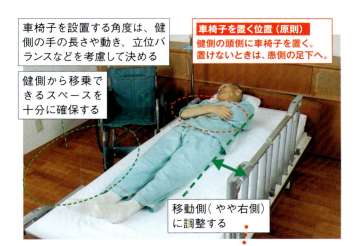

車椅子を設置する角度は、健側の手の長さや動き、立位バランスなどを考慮して決める

健側から移乗できるスペースを十分に確保する

車椅子を置く位置（原則）
健側の頭側に車椅子を置く。置けないときは、患側の足下へ。

移動側（やや右側）に調整する

なぜ行う
- 端座位になったとき"殿部がベッドの端"に来るように調整すると、起き上がりが楽にできる。
- 転落リスクもあるので、右に寄りすぎない。

リスクを防ぐ
- 安全に移動するため、以下の点を事前に確認しておく。
  ①車椅子の各部位を確実に点検したか？（特にブレーキ）
  ②車椅子を設置する際は、ストッパーをかけてフットレストを上げたか？

4 患者の腕を組み、膝を曲げる。

- 患者には移動する方向を見てもらう。
- 項目1「手順3〜4」を参照。

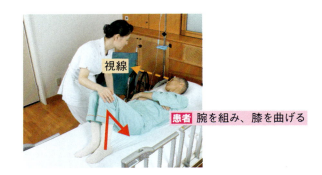

視線

患者 腕を組み、膝を曲げる

5 患者の足脚を引き寄せ、足を下ろす。足の重みで、上半身が起き上がるのを介助する。

- 患者に側臥位をとってもらう。
- 看護師は、患者の頭部・頸部〜肩を支える。

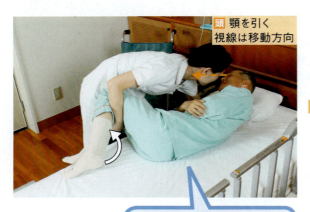

頭 顎を引く 視線は移動方向

ボディメカニクス技術④
殿部を支点に「てこの原理と力のモーメント」を活用する

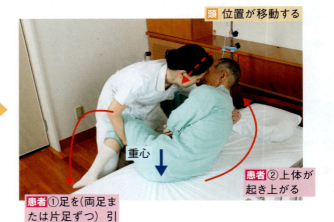

頭 位置が移動する

重心

患者①足を（両足または片足ずつ）引き寄せ、下ろす

患者②上体が起き上がる

ここがコツ
- 患者の恐怖心を取り除くため、動作をする前に具体的に体がどう動くのかを伝える。
- 介助のスピードが速くなりすぎないように気をつける。
- 看護師の足は軽く前後に開く。重心の移動がスムーズにできるよう足の位置を工夫する。

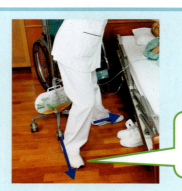

片足を患者が起きる方向に向ける

6 安定した端座位がとれるように、患者を支える。

- 背中と膝で支える。
- 麻痺がある側に体が傾くことがあるので、しっかり支える。

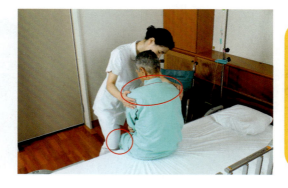

リスクを防ぐ
- 移動前後のバイタルサインの変動に留意する。
- 長期臥床患者が身体を起こす場合、起立性低血圧を起こすことがある。術後患者や降圧薬の初回服用後なども、血圧変動のリスクがあるため注意する。

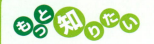

徐々に"自分でできること"を増やしていくように対応したい！

端座位：自立度が上がってきたときの部分介助（一例）

● 患者に起き上がる動作を行ってもらい、看護師はそれを介助する。

自力で側臥位をとる

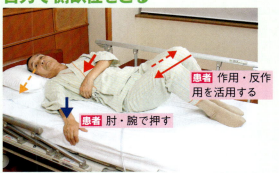

患者 作用・反作用を活用する
患者 肘・腕で押す

- ベッドの端につかまる
- 視線を移動方向へ移し、顔を横に向ける
- 肘と前腕でベッドを押す
- 膝を曲げ、移動したい側と反対に倒す。その反作用で移動したい側に膝が倒れる力を利用し、回転する

動き始めを介助し、側臥位をとる

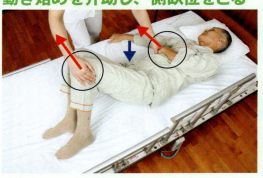

- 腕を伸ばしベッドの端につかまる
- もう一方の腕を胸に置く。看護師は軽く把持する。顔は移動方向を見てもらう
- 膝を曲げてもらう
- 介助者が膝を手前に倒す
- 肘と前腕でベッドを押しながら回転する

側臥位になる（寝返りができる）

上半身を自力で起こす：動き始めと終わりを部分介助する

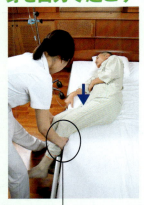

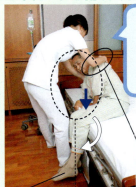

ボディメカニクス技術④
「てこの原理と力のモーメント」を活用する

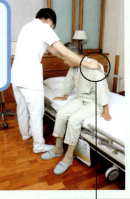

看護師 膝頭を抱き込むようにして、下側の足から片足ずつ降ろす

足の重力を利用しながら、上体を起こすとよい

患者 肘で体を支え、頭部を前に出しながら肘・前腕でベッドを押して起き上がる

看護師 肩を支え、起き上がりの始まりを介助する

看護師 起き上がった反動で反対側に倒れずに動きを終えられるよう、肩を支える

端座位→車椅子への移乗（部分介助、看護師1人で行うとき）

1　患者の体を支えながら、車椅子への移動を説明する。

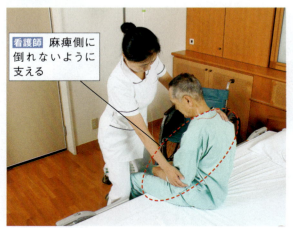

看護師：麻痺側に倒れないように支える

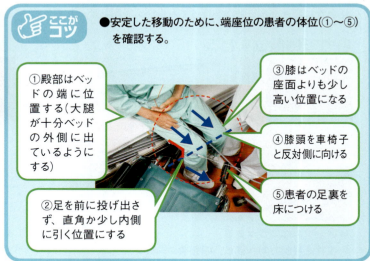

ここがコツ
- 安定した移動のために、端座位の患者の体位（①〜⑤）を確認する。

① 殿部はベッドの端に位置する（大腿が十分ベッドの外側に出ているようにする）
② 足を前に投げ出さず、直角か少し内側に引く位置にする
③ 膝はベッドの座面よりも少し高い位置になる
④ 膝頭を車椅子と反対側に向ける
⑤ 患者の足裏を床につける

2　患者に車椅子のアームレストを持ってもらう。

- バランスが悪く、患側（ここでは左側）に傾くこともあるので注意する。
- 看護師の膝を患者の膝に添え、膝折れを予防する。

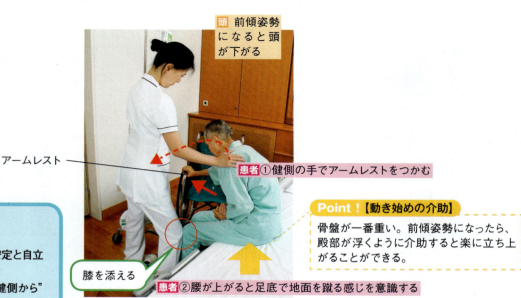

頭：前傾姿勢になると頭が下がる

アームレスト

患者①健側の手でアームレストをつかむ

膝を添える

患者②腰が上がると足底で地面を蹴る感じを意識する

Point！【動き始めの介助】
骨盤が一番重い。前傾姿勢になったら、殿部が浮くように介助すると楽に立ち上がることができる。

ここがコツ
- 健側を使い、動作の安定と自立を促す。
- 動作は、原則として"健側から"始める。

3 患者を支え、座位から車椅子へ移乗する。

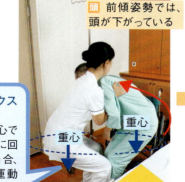

頭 前傾姿勢では、頭が下がっている

ボディメカニクス技術④
同じ高さの重心で両者間の中心に回転軸がある場合、小さな力で円運動が起こる(=遠心力)

重心　重心

リスクを防ぐ
●転倒のリスクを予防するため、以下の点に注意する。
①立位動作をとりやすいように、患者の健側の足を膝より少し内側に引いておく。
②患側の足が巻き込まれないように、健側のつま先は少し内側を向けておく。

Point！【動きのコントロール】
①腰が浮いたら、前傾姿勢を保持しつつ、殿部を車椅子の方向に誘導する。
②回転したら、膝折れを防ぎながら、頭を起こし座る。

4 車椅子での安定した姿勢を整える。

- 仮に浅い場所に置いた殿部を、深く置き直して安定させる。
- 座り直すときは、一度前かがみになり、腰を浮かせて深く座る。何度か繰り返し、座面の奥に座るようにする。

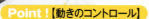

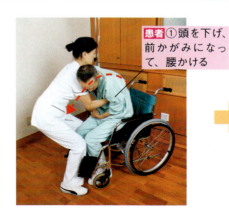

患者①頭を下げ、前かがみになって、腰かける

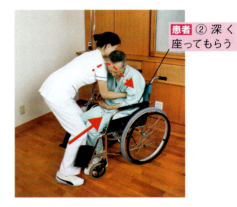

患者② 深く座ってもらう

5 健側の手を車椅子のアームレストに置き、付属物の位置を整える。

輸液ラインや採尿バッグの位置を整える

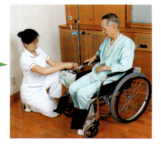

6 フットレストに足を乗せる。

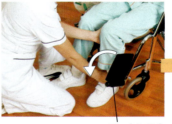

フットレスト

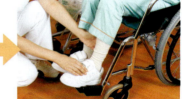

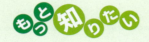

全介助が必要なときなど、2人で行うときのポイントは？

看護師が2人で行う場合：車椅子への移乗のポイント

- 看護師が2人で行ったほうがよいと考えられる場合は、全介助が必要で体格が大きい場合、協力動作が得られない場合（認知症なども含め）、固く緊張して突っ張っている場合などである。
- 手順は1人で行う場合と同様である。

端座位から車椅子への移動
- 手順は「項目2：端座位から車椅子への移動、手順2～3」を参照。

1. 端座位になり、準備している状態。

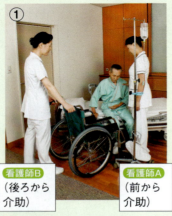

看護師B（後ろから介助）
看護師A（前から介助）

看護師A は、1人で介助する場合と同様に行う。
看護師B 車椅子の位置を調整する。

2. 動作の前に説明を行う。

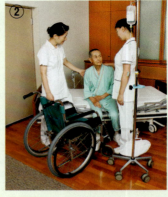

看護師A 車椅子に移動することを伝える。しっかり声をかけ、移動する先を示す。
看護師B は、患者の後方に立ち、患者の動き始めの動作を介助する。

3～5. 患者の立ち上がりを介助する。

ここがコツ
患者の自然な動きを介助し、患者が重心移動の感覚をもてるようにする。

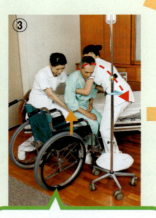

患者の体を誘導する向き
看護師A： →　看護師B： →

看護師A 患者が頭を下げ、前傾姿勢をとるよう介助する。
看護師B 腰部が浮くよう介助する。

看護師A 患者の右足を軸に、立ち上がりを介助する。
看護師B 腰部を支え、車椅子の方向へ誘導する。（患者はアームレストを持ち、押すようにして立ち上がる）

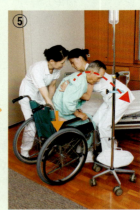

看護師AB 右足を軸に方向転換したら、患者が重心移動のタイミングをつかめるよう、ゆっくり座らせる。

項目 3 ベッドからストレッチャーへの移乗

ここが POINT!

- ◆ スライディングシートを利用すると、患者・看護師にとって負担が少なく安全・安楽に移動が行える。
- ◆ 転落や段差による損傷を防ぐため、ベッドとストレッチャーの高さを同じにし、隙間を最小にする。
- ◆ 移乗後は、ベッド柵をすみやかに上げるなど安全に十分配慮する。

基礎知識

ベッドからストレッチャーの移乗

- ● スライディングシートには、「内部に芯があるタイプ」と「シートのみのタイプ」がある（図）。
- ● 内部に芯があるタイプは、ベッドとの隙間や段差がある場合の移動でも安全性が高いといわれている。
- ● スライディングシートを使用時は、ベッドとストレッチャーなど双方のストッパーが確実にはたらいていることを必ず確認する。

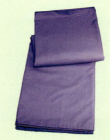
●ラクラックス® レギュラー（防水）

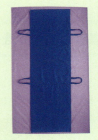
●ラクラックス® スライド・ユニット（防水）
（いずれも株式会社帝健）

＊スライディングシートを利用して看護師2人で行う場合（健側方向に移動する場合）

1 背中の下にスライディングシートを差し込む。

①患者に半臥位（側臥位）をとってもらう。

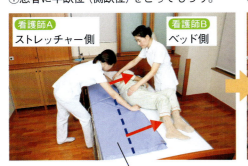

看護師A ストレッチャー側　　看護師B ベッド側

スライディングシート

②シートの半面に患者を乗せる。

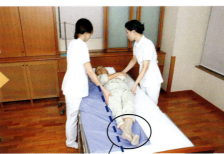

患側の足を健側の上に乗せる（患側の足がベッドに残らないようにする）

リスクを防ぐ

- ●看護師2人の場合は、それぞれ「ベッド側」「ストレッチャー側」から、看護師1人の場合は、「ベッド側」から介助する（転落に注意する）。
- ●輸液ライン、尿道留置カテーテル、ドレーン類などが引っ張られる・下敷きになる・屈曲・抜去することを防ぐため、挿入位置や長さを確認しておく。
- ●人工呼吸器装着中の場合は、蛇管が引っ張られないようにゆとりをもたせる。

2 ストレッチャーを準備する。

- ベッドの横にストレッチャーを準備する。

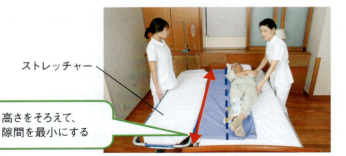

ストレッチャー

高さをそろえて、隙間を最小にする

3 患者が乗っていない側のシートの半面を、ストレッチャーに乗せる。

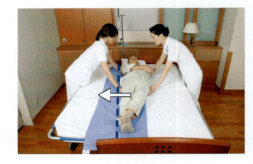

- ベッドとストレッチャーの高さをそろえることで隙間が最小になり、転落や段差による損傷を防ぐ。

4 患者の肩と腰をベッド側から押す。

- スライディングシートがストレッチャー側に移動する。
- 患者がストレッチャーに水平移動する。

看護師A 患者の肩と腰がシートを巻き込まないよう注意し、手前に引き寄せる

看護師B 患者の肩と腰を静かに押し出す

スライディングシートの外側が回転する

5 ストレッチャーへ移動できたことを確認する。

- ストレッチャーの柵を上げる。
- 患者が転落しないように、安全に留意する。

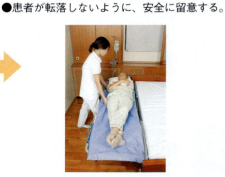

＜引用文献＞
1. 奈良勲 監修, 内山靖 編, 理学療法辞典, 医学書院, 東京, 2006：37-38.
2. バイオメカニズム学会 編, バイオメカニズム・ライブラリー 看護動作のエビデンス, 東京電機大学出版局, 東京, 2003；ⅲ.
3. 林静子：基本的活動の援助. 系統看護学講座 専門分野Ⅰ 基礎看護学［3］基礎看護術Ⅱ, 医学書院, 東京, 2013：90, 102.

＜参考文献＞
1. 香春知永, 齋藤やよい 編：看護学テキストNICE 基礎看護技術 看護過程のなかで技術を理解する 改訂2版, 南江堂, 東京, 2014.
2. 太田仁史, 三好春樹, 東田勉 編：完全図解 新しい介護 全面改訂版. 講談社, 東京, 2014.
3. 稲川利光, 齋竹一子：QOL向上につなげるベッドサイド実践ガイド. 学研メディカル秀潤社, 東京, 2012.
4. 稲川利光 編：患者の"できる"が増えるちょっとリハ. エキスパートナース 2014；30（10）：15-42.
5. 落合慈之, 稲川利光：リハビリテーションビジュアルブック. 学研メディカル秀潤社, 東京, 2012.

51 死亡時のケア
（エンゼルケア）

坂田貴代

死亡時のケア（エンゼルケア）は、死亡確認後のケア全体を指す。
死者の身体を清潔にし、病原菌等の飛散を防ぎ、死によって生じる外観の変化をできるだけ目立たないように、その人らしく整えることが重要である。
死後の処置は、残された家族が死者との別れができるように援助する、グリーフケアの一環でもある。
そのため、できる限り家族とともに行うことが望ましい。

クローズアップ手技

- 項目1 死亡時の対応とクーリング
- 項目2 死亡時の保清
- 項目3 死亡時の整容

基礎知識

死後の処置の変化

- かつては古くからある文化的な風習を継承する目的などで、表のような処置が行われてきた。
- それによって帰宅後などご遺体にさまざまな変化や悪影響が起こることがあり、現在では行われないことも多い。

必ずしも行わなくてよいケア

- 孔（鼻腔、口腔、耳、肛門、腟）に詰めものをする
- 手を組ませる
- 顎を縛って口を閉じる
- 白布をかける
- 着物を左前に着用する、縦結びにする
- 紐を結び切りにする

項目 1　死亡時の対応とクーリング

ここが POINT!

- 看護師は死者の尊厳を守りながら、大切な人を失った家族の思いに寄り添えるような環境を整える。
- 腐敗を遅延させるためにクーリングを行う。
- 死者のプライバシーが確保できるように、周囲の環境に留意する。

基礎知識

遺体のクーリング（冷却）

- 死後の腐敗は、敗血症や重篤な肺炎を引き起こしていた場合は、6～12時間程度で起こるとされる[1]。不可逆的な現象であるため、できるだけ進行を遅延させることが重要である。
- 起こりうる変化としては、「体液の流出」「腹部、顔面あるいは全身の膨張」「変色・変形」「腐敗臭」がある。
- 腐敗を遅延させるために、最も効果的な方法がクーリングである。遺体の腐敗の主な原因細菌の繁殖至適温度が25～40℃であり、体内深部の温度をより早く、25℃以下まで下げることにより、腐敗のスピードを遅らせることができるとされる[2]。
- 冷却剤（あるいはビニール袋に入れた氷）を体表に置く。感染予防の点から、冷却剤はディスポーザブル製品を用いるか、ビニール袋などに入れて使用するのが望ましい。
- 可能であれば図の①～⑤の全箇所に実施することが望ましいが、少なくとも「②胸腔（左右の肺）」「④腹腔（肝・腸）」は行う[1]。

冷却箇所

- ディスポーザブルの冷却剤、あるいはビニール袋に入れた冷却剤や氷を置く。

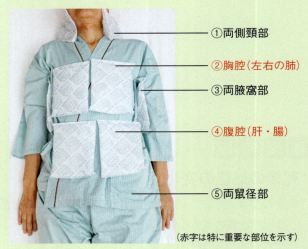

①両側頸部
②胸腔（左右の肺）
③両腋窩部
④腹腔（肝・腸）
⑤両鼠径部

（赤字は特に重要な部位を示す）

1 死亡確認を行う。

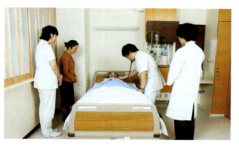
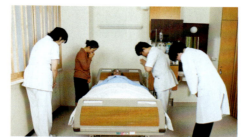

- 死亡確認のために医師と入室した際は、看護師は家族の傍らに立つようにする。家族を支える立場であることを表し、また疲労やショックで倒れたときなどにすぐ対応できるようにするため。
- 主治医が臨終を告げて頭を下げたとき、看護師も患者や家族に向かってていねいにおじぎをする。

> **ここに配慮**
> - このとき、不用意な勇気づけやねぎらいの言葉をかけることで逆に家族の気持ちを傷つけてしまうこともあるため、無理に声をかけなくてもよい。

2 家族にいったん退室してもらい、ベッド周囲の治療の機器類を外す。

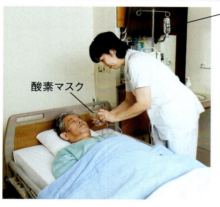

酸素マスク

輸液、シリンジポンプ（外してベッドから遠ざける）

- 死亡確認後、家族が患者に近寄りやすくなるように、機器類（人工呼吸器、輸液ポンプ、心電図モニタなど）を外し、ベッドから遠ざける。
- その後、できるだけ安らかな顔を見ながら過ごしていただくために、顔に付いているチューブ類（酸素マスク、挿管チューブ、胃管など）も外す。

> **ここに配慮**
> - 家族が患者の近くに来られるよう、ベッド周囲の機器を、手早く整理する。
> - 創処置や中心静脈カテーテルの抜去、尿道留置カテーテルの抜去など、処置が必要なものは、"お別れの時間"後に改めて行う。

3 必要物品を準備する。

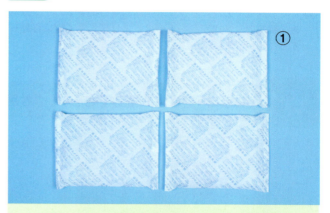

①冷却剤・4～10個（ここではディスポーザブル製品、チルメイツ® 高機能保冷剤／株式会社アイスジャパン）
- マスク
- 未滅菌手袋
- ビニールエプロン

> **リスクを防ぐ**
> - 感染防御は、通常と同様のスタンダードプリコーションで行う。

4 部屋の温度を下げ、冷却を行う。

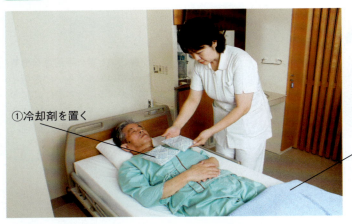

①冷却剤を置く
②毛布・布団などの掛けものを戻す

声かけの例
（冷却について）
ご自宅に戻られてからのお体の変化を少なくするために、冷たくて申しわけないのですが、お部屋の温度を下げて、○○さんのお体も冷やさせていただきます

- 敗血症や高体温が持続していた場合は、腐敗の進行が早いと予測されるので、室温を下げる、冷却剤を増やすなどクーリングをより強化して行う。
- ただし病棟でのクーリングでは冷却を持続するのが困難であるため、腐敗のリスクが高い場合は、より早く霊安室に移動し、冷却することが望ましい。

ここに配慮
- 家族にとって「腐敗」という言葉はつらく聞こえる。代わりに「変化」と伝える。

5 家族に声をかけ入室してもらい、"お別れの時間"を設ける。

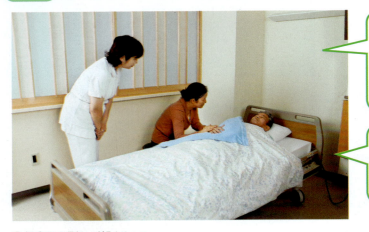

声かけの例
しばらく皆さま（家族とは限らない）でお過ごしください
30分ほど経ちましたら、声をかけさせていただきます

ナースステーションにおりますので、何かございましたら声をおかけください

- 個室での別れが望ましい。
- 皆が患者の近くに寄り添えるよう、椅子を用意し、ベッドの高さを下げ、位置を調整する。
- 他者の目を気にせず静かに過ごせるよう、必要時、カーテンやスクリーンなどで遮蔽する。
- 死亡直後のお別れの時間は30分程度とし、死亡時の保清（「項目2」）を含め、1時間程度をめやすにする。

ここに配慮
- 清掃や設備点検の業者などが誤って入室しないよう、「ケア中」などの掛札を扉にかける。

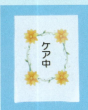

6 退院までの流れを説明する。

ここに配慮
- 説明する対象はキーパーソンが望ましい。
- キーパーソンの動揺が強いときは、話しかけられそうな家族に声をかける。

説明する内容	家族に確認したいこと
これから保清・着替え・メイクを進めること	●退院時に着用したい衣服があるかどうか。ある場合は持参されているか ●メイクを希望されるかどうか。希望される場合は患者、または家族のメイク道具を持参されているか（メイクの希望があっても道具の持参がない場合は、整容のみで行う。病棟に常備しているメイク道具を使用する場合があるが、他の亡くなった患者との併用であることに家族が気づき、嫌な思いをされることもあるため） ●エンゼルケアに家族も参加されるかどうか
退院後の遺体の変化について	●顔色、滲出液、鼻出血、室温の影響などについて ●変化は自然の過程であることも説明
退院後の搬送方法について	●すでに決まっている葬儀社があるか ●いつ退院（出棺）されるか ●病院と提携している葬儀社があれば、葬儀社が調整する場合もある

なぜ行う
- エンゼルケアを行うことは、グリーフケアの一環になる。無理強いはしないが、できるだけ参加を促し、いざなう。
- エンゼルケアに参加し、患者の体に触れながら生前の振り返りを行うことで、悲嘆を軽減できることが多い。
- 患者との生前の関係性や悲嘆の程度によって、ケア全部ではなく、着衣後に顔や手足を拭くだけや、整容のみなどの参加でもよい。

項目 2　死亡時の保清

ここがPOINT!
- ◆ 最後まで人として尊重し、生前と同様に、患者に声をかけるなどしながらケアを行う。
- ◆ 感染対策は、通常のスタンダードプリコーションと同様に行う。
- ◆ ケア中は家族の意向を尊重し、要望をうかがいながら承諾を得てケアを進める。

基礎知識

保清までの間隔（時間）

- 個人差はあるが、心肺停止後、1時間～3時間ほどで死後硬直が始まるとされる。
- 看取りに家族が間に合わなかった場合は、家族到着前の死後の処置は極力行わない。1時間程度であれば家族を待ってから保清を行う。
- 家族の到着までに数時間以上かかり、死後硬直などの変化が発生してからになりそうな場合は、「洗髪」「メイク」「整容」など、死後硬直後でも家族と行えるケアは残しておく。「医療機器の撤去」「チューブ類の除去」「血液や体液などの汚れの拭き取り」「口腔ケア」「下顎の固定」に関しては、家族の到着前に行う。

1 必要物品を準備する。

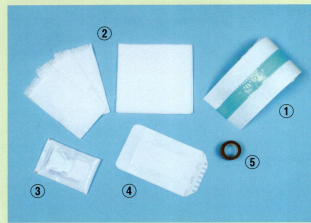

＜創処置用＞

①ポリウレタンフィルム（防水性のあるもの。テガダーム®、オプサイト®、優肌パーミロール等）
②ガーゼ
③圧迫止血用絆創膏（ここではステプティ®）
④ガーゼ付き絆創膏（ここでは優肌パーミパッド®）
⑤固定用テープ（色が肌色に近いものが望ましい。ここでは優肌絆）
●汚物用ビニール袋

＜カテーテルなどの抜去・縫合に必要な器材＞
●ストーマ用品（ストーマのある場合）
●シリンジ（膀胱留置カテーテル抜去用）　など

＜頭髪の清拭・洗髪用＞
●洗面器
●洗髪用の洗浄ボトル（微温湯を入れる）
●吸水パッド、または洗髪用ケリーパット等（必要時）
●シャンプー・リンス（患者のものがあれば患者のもの）
●ドライヤー
●ヘアブラシ
●タオル

＜口腔ケア用＞
●スポンジブラシ
●歯ブラシ（本人のものがあれば本人のもの）
●洗浄用コップ（本人のものがあれば本人のもの）
●口腔用保湿剤

＜全身清拭用＞
●清拭用タオル（可能な限り本人のものを使用）
●陰部洗浄用の洗浄ボトル（微温湯を入れる）と拭き取り用のディスポーザブルガーゼ
●石けん
●バスタオル
●保湿剤（可能な限り本人のもの、市販のボディクリームなどを使用。なければヒルドイド®ローションなど）

＜必要時＞
●電気カミソリ
●シェービングクリーム（カミソリを使用する場合）

2 "お別れの時間"後、家族にいったん退室していただき、付属物の抜去や創処置を行う。

抜去などの処置の方法（例）

中心静脈ルート	●医師が抜去する ●抜去部は圧迫し、ポリウレタンフィルムで固定する
末梢静脈ライン	●抜去部は圧迫し、固定用テープで固定する

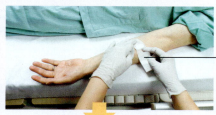
圧迫止血用絆創膏で固定

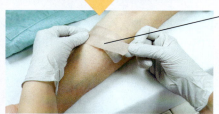
目立たないよう肌の色に近い固定用テープで上から覆う

なぜ行う
●体液や薬液の漏出が予測される場合は圧迫止血用絆創膏を用いる。
●上から固定用テープで覆うのは、圧迫止血用絆創膏を目立たなくするため。

ドレーン類	●抜去部は圧迫し、ポリウレタンフィルムで固定する
ペースメーカやペイン治療の埋め込み電極	●医療機器が体内に埋め込まれている場合は抜去するかどうかを医師と確認する ●そのままにする場合は、埋め込まれていることを火葬場に伝えるよう、家族にのちほど説明する
胃瘻・腸瘻カテーテル	●カテーテルをまとめ、上からポリウレタンフィルムを貼付する

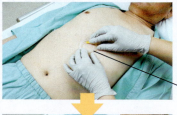
カテーテルをまとめる

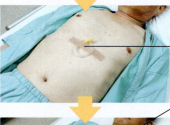
いったん固定する

ガーゼで覆い、上からポリウレタンフィルムで全体を覆う

なぜ行う
●体液や消化液の漏出が予測される場合はポリウレタンフィルムを用いる。

（次頁へつづく）

気管切開孔	●チューブを抜去し、なるべく目立たないポリウレタンフィルムを貼付する
ストーマ	●パウチが便で汚れている場合、新しいパウチに貼り替える
褥瘡	●すでにドレッシング材が貼られていて溶解していない場合は、そのままガーゼで保護する ●滲出液がある場合はガーゼを剥がしてポリウレタンフィルム製のドレッシング材を貼付する
浮腫（リンパ液の漏出を伴う）	●ガーゼやモイスキンパッドなど吸収性の高いドレッシング材を当て、その上から防水性の高い処置用シーツなどで覆う

3 処置が終わったら、家族に声をかけ入室してもらう。

4 これから保清を行うことを伝え、家族の参加を促す。

声かけの例
- ●ご相談しながら進めさせていただきたいので、ご一緒にお支度をしませんか？
- ●○○さんが寂しくないようにそばにいていただけますか？
- ●お１人では寂しいでしょうから、そばにいていただきたいと思いますが、いかがでしょうか？

5 頭髪の清拭、あるいは洗髪を行う。

- ●清拭の場合は、ドライシャンプー剤などを用いるか、熱布で清拭を行う。
- ●洗髪の場合は、洗髪用ケリーパッド等を頭の下に敷き、寝衣が濡れないように、通常と同様に行う。シャンプー・リンスをし、ドライヤーをかけ、整える。

6 口腔ケアを行う。

- ●通常の方法と同様に行う。スタンダードプリコーションについても生体と同様に行う（以下も同様）。
- ●義歯がある場合は、ケア後に装着する（顔貌を整え、閉口しやすくするため）。
- ●入れ歯が入らない、または合わない場合はその状況を家族に説明し、無理に挿入しない。

7 陰部洗浄を行う。

- ●通常の方法と同様に行う。

8 全身清拭を行う。

- ●通常の方法と同様に行うが、皮膚が脆弱になっているためあまり力を入れずに、微温湯（30～40℃）で清拭する。
- ●アロマオイルを数滴垂らした微温湯を使用すると、におい対策にもなり、家族の不安や緊張緩和にも効果的な場合がある。

9 保湿剤を塗布する。

- ●口唇は乾燥が早いため、油分の多い保湿剤（ワセリンなど）をたっぷり使用して厳重に保湿する。

なぜ行う
- ●水分摂取による内側からの保湿がなくなり、乾燥する一方になるため[3]。乾燥が進むと変色やひび割れなどが起こり、容貌の変化に強く影響する。

10 男性では髭剃りを行う。

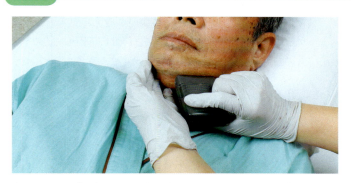

●逆剃りや電気髭剃りを左右に動かさないようにし、皮膚面に垂直に、そっと当てるように使用する。

リスクを防ぐ
- カミソリにより、表皮がそぎとられて真皮が露出してしまい、乾燥の進行とともに皮のベルトのように硬く、色が褐色化してしまう、「革皮化現象」が起こりやすくなる[4]ため、極力、電気シェーバーや低刺激の2枚刃・3枚刃のカミソリを用いて、傷をつけないように行う。
- カミソリを用いる場合は、髭剃り前に、クリームかシェービングクリームを必ず使用する。

リスクを防ぐ
- 必ずマスク、手袋、ビニールエプロンを装着して行う。

項目3 死亡時の整容

ここが POINT!
- 以前に行われていた方法で、かえって傷害を与えてしまう場合があるので注意する。
- 整容については宗教的な方針もあるので、家族に確認しながら進める。
- 看護師が行う化粧（メイク）は整容の範疇として行う。

基礎知識

整容時の注意点

①家族に確認する
- 慣習やその人の信仰する宗教も関係してくるため、それぞれの処置について無理強いはしない。家族の意向に沿ってケアをすることが、最もグリーフケアに通じる。

②吸引・圧排を行わない
- 原則として吸引や腹部圧迫による排出は、粘膜を傷つけ、腐敗を進行させる恐れがあるため行わない。
- 清拭の際や体位変換の際に、口腔・鼻腔より体液の流出が持続的にみられるときのみ、口腔・鼻腔の見えている部分について、粘膜を傷つけないように注意しながら吸引を実施する。

（次頁へつづく）

③T字帯を用いない
- T字帯は陰部があらわになるため、使用しないほうがよい。
- 便については、死亡確認時に便が出ていなければ、その後、排便の可能性はほとんどない。心配な場合は、紙おむつをあて、その上から下着をはかせるようにする。
- 死亡時に便の流出がある場合は、厚めのガーゼなどで肛門を圧迫固定し、おむつを当てるようにする。

④詰めもの（綿詰め等）を行わない
- 詰めものを挿入する理由は、慣習や宗教的要素が主で、医療行為としての意味はないと考えられる。
- クーリングなどの適切な処置を行えば、死後、詰めものをしなくても流出物はないか、拭う程度で済む。また、持続的な流出がある場合は、詰めものをしていても防ぐことはできない。
- 場合によっては詰めものが有効な場合もある（表）。
- 詰めもの実施の有無については、家族に必要性・不必要性を十分説明し、了承を得る。

例外的に詰めものを検討する場合

状況		理由
合併症の影響が考えられる場合	●高熱 ●敗血症 ●DIC（播種性血管内凝固症候群） ●出血傾向 ●消化管からの出血 ●脳内出血 ●著明な腹水・胸水の貯留 ●縊死	●多量の持続的な体液の流出が予想されるため
保清時点から流出が多い場合	●ケア時から流出がみられる ●ケア終了後も持続する場合	一時的に服などが汚染することを予防するため（流出を防ぎきることはできない）

1 必要物品を準備する。

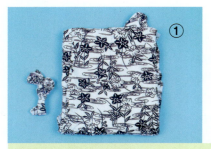

①着替え用寝衣（患者家族の持参品）
- 蒸しタオル
- メイク（化粧）をする場合はクレンジングクリーム、道具（患者家族の持参品：ファンデーション、スポンジ、チーク、チークブラシ、眉ブラシ、眉墨、口紅、口紅ブラシのうち、用意できるもの）

ここに配慮
- 亡くなるまでに時間があり、ある程度家族の心構えができているようであれば、あらかじめ最期に着せたい服があるかどうかを確認し、準備をしてもらう。
- 化粧道具については、できるだけ家族に患者自身のものや家族のものを準備してもらう。化粧品がなければ、院内の共用品を用いる場合もあるが、家族が不快に感じる場合もあるため、メイク以外の整容に留める場合もある。

2 着替え用寝衣を着せ、整える。

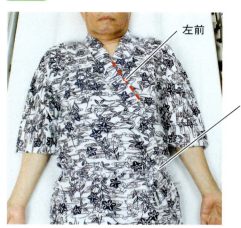
左前
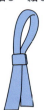
縦結び・結びきり

- 着物などでは左前や縦結び、結びきりにする場合もある。四角い白布（顔布）は慣習によるものなので原則行わない。
- 着物の帯など、難しい場合は折りたたんでお腹の上に乗せるだけでもよいが、これも家族と一緒に行いながら相談する。

3 体位や顔貌を整える。

1 閉口

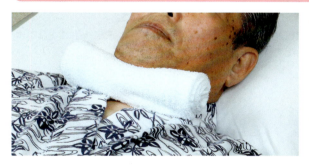

- 開口していて閉口させたい場合は、枕を高くし、顎の下にタオルを当てるなどして対応する。
- 首の屈曲が強いと血液の流れを妨げるため、注意する。
- 宗教によっては閉口させてはいけないこともあるため、必ず家族の意向を確認する。

リスクを防ぐ
- 以前は顎～頭にかけて紐などで縛って閉口させていたが、血液の流れを遮断することで、鬱血して顔面浮腫をきたし、顔貌が変わることがあるため[5]、縛る行為は行わない。

2 手を組む

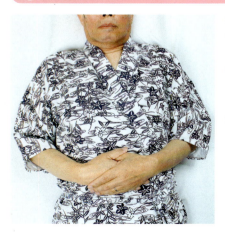

- 自然に手をのせる。
- 難しいときは、肘の下にタオルを敷いて、肘の位置を高くする。
- 必ずしも手を組ませる必要はないが、慣習によって行われていたため、行うかどうか家族と相談する。
- 宗教によって注意が必要である。

リスクを防ぐ
- 固定のために手首を縛ると、鬱血し、グローブのようになるため[6]、縛る行為は行わない。

3 閉眼

- 自然に閉眼させる。
- 閉眼しない場合は、化粧用接着ノリなどを用いる場合もある。

リスクを防ぐ
- まぶたの内側に綿を入れ閉じるという方法は、眼球を損傷し、分泌物の流出を促すことにつながる[7]ため、避ける。

4 綿つめについて

- 綿つめは原則、行わない。
- 例外的に詰めものをする場合（p.704参照）は、鼻腔と口腔のみに行う。ディスポーザブル鑷子で、綿を少しずつ、外観を損なわないように奥に押し込む。

リスクを防ぐ
- 割り箸などは角で組織を損傷する恐れがある。損傷した場合はそこから腐敗が進むこともある。

---

5 メイクについて

- メイク（化粧）を行うことを希望される場合は、家族に確認しながら進める

リスクを防ぐ
- 通常と同様、スタンダードプリコーションで行う（手袋、マスク、ビニールエプロンを装着）。

なぜ行う
- "エンゼルメイク"は、病状や医療行為、死後の変化に伴って失われる面影を、可能な限り生前に近い状態に整え、その人らしさを取り戻すための化粧である。男女問わず行う。
- 一連の流れを家族とともに行うことによって、"その人らしさ"を振り返る行為となり、グリーフケアへもつながる。
- メイクアップの技術にとらわれず、できる範囲の技術で「退院準備の1つ」「グリーフケアの一環」として行う。

4 仕上がりを家族に確認する。

声かけの例
- 違和感はないですか？
- 直してほしいところはありますか？

5 今後の説明を行う。

- 出棺前までに、医師から死亡診断書が家族へ手渡されるよう手配する。

<引用文献>
1. 伊藤茂：腐敗．"死後の処置"に活かす ご遺体の変化と管理，照林社，東京，2009：31-33．
2. 伊藤茂：冷却．"死後の処置"に活かす ご遺体の変化と管理，照林社，東京，2009：49．
3. 小林光恵：説明できるエンゼルケア．医学書院，東京，2011：41．
4. 伊藤茂：髭剃り行為に起因する革皮様化．"死後の処置"に活かす ご遺体の変化と管理，照林社，東京，2009：105-107．
5. 小林光恵：説明できるエンゼルケア 40の声かけ・説明例．医学書院，東京，2011：56．
6. 小林光恵：説明できるエンゼルケア 40の声かけ・説明例．医学書院，東京，2011：105．
7. 小林光恵：説明できるエンゼルケア 40の声かけ・説明例．医学書院，東京，2011：73．

<参考文献>
1. 小林光恵 編著：改訂版 ケアとしての死化粧 エンゼルメイクから見えてくる最期のケア．日本看護協会出版会，東京，2007．
2. 高橋聡美：グリーフケア 死別による悲嘆の援助．メヂカルフレンド社，東京，2012．
3. 小林光恵 編：特集 あなたのエンゼルケア見直してみませんか？"死後のケア"で必要なこと．エキスパートナース 2009；25（15）：38-73．

索引

和文

あ
- アームダウン法 ... 85
- 圧迫止血 ... 93
- 圧迫療法 ... 531
- アナフィラキシーショック ... 161
- アネロイド血圧計 ... 36
- アレルゲンテスト ... 160
- 安全器材 ... 164

い
- 遺体のクーリング ... 696
- 痛み ... 107
  - ──のアセスメント ... 112
  - ，──緊急対応すべき ... 113
- 一次救命処置 ... 420
- 移乗 ... 686
- 移動・移送介助 ... 670, 680
- 胃内容物の吸引 ... 582
- 医療用麻薬 ... 141
- 胃瘻 ... 589
- インスリン注射 ... 254
- インスリンペン型注入器 ... 267
- 陰部洗浄 ... 618, 631

う
- ウォータートラップ ... 352
- 運動療法 ... 543

え
- エアウェイ ... 456, 467
- エアマットレス ... 640
- エアリーク ... 484
- 永久気管孔 ... 409
- 栄養サポートチーム ... 599
- 栄養状態の評価 ... 578
- N95マスク ... 16
- 嚥下アセスメント ... 560
- 嚥下障害スクリーニングテスト ... 568
- 嚥下体操 ... 565
- エンゼルケア ... 695

お
- オシロメトリック法 ... 35
- おむつ交換 ... 618, 626

か
- 咳嗽 ... 340
- 開放式ドレナージ ... 490
- 開放式吸引 ... 396
- 加温加湿器 ... 352, 354
- 加温器 ... 281
- 下顎挙上法 ... 427
- 隔壁開通 ... 227
- 下肢挙上 ... 543
- 加湿 ... 294
- 片肺挿管 ... 466
- カテーテル関連血流感染 ... 191
- カニューレホルダー ... 414
- カフ圧 ... 374
- カフ圧計 ... 374, 389, 391
- 簡易懸濁法 ... 602
- 換気モード ... 362, 383
- 環境整備 ... 12
- 間欠的空気圧迫法 ... 531
- 患者調節鎮痛法 ... 224, 544
- 患者による疼痛評価 ... 115
- 感染経路別予防策 ... 13
- 含嗽 ... 318
- 浣腸 ... 618
  - ，──立位での ... 623
- 眼軟膏 ... 132

き
- キーゼルバッハ部位 ... 309
- 機械浴 ... 617
- 気管吸引 ... 387
- 気管支喘息治療薬 ... 343
- 気管切開 ... 400
- 気管切開チューブ ... 401
  - ──からの吸引 ... 404
  - ──からの酸素投与 ... 415
- 気管挿管 ... 454
- 気管チューブ ... 391, 458
  - ──のカフ圧測定 ... 375
- 基線の揺れ ... 79
- 気道確保 ... 427, 460
- 気道分泌物 ... 325
- 気泡 ... 204
- 気泡音の聴取 ... 582
- 吸引圧制御ボトル ... 486
- 吸引カテーテル ... 311, 388, 406
- 吸引ポンプ接続チューブ ... 480
- 救急カート ... 456
- 救急蘇生法 ... 420
- 吸入ステロイド ... 343
- 吸入補助器 ... 344
- 吸入薬 ... 345
- 救命の連鎖 ... 421
- 胸腔ドレーン ... 470
- 胸腔内穿刺針 ... 471
- 胸腔廃液用装置 ... 473
- 胸骨圧迫 ... 428
- 局所麻酔薬中毒 ... 554
- 筋電図 ... 79
- 筋肉内注射 ... 150, 153
- 筋ポンプ ... 530

く
- 空気予防策 ... 15
- クエッケンステットテスト ... 524
- 駆血帯 ... 86, 168
- クッシング現象 ... 114
- グリーフケア ... 699
- グリセリン浣腸 ... 619
- 車椅子 ... 670
- クローズドシステム ... 183, 191

け
- 経口的気管挿管 ... 454
- 経腸栄養 ... 583
- 経鼻経管カテーテル ... 577
- 経皮経食道胃管挿入術 ... 604
- 経皮内視鏡的胃瘻造設術 ... 589
- 経皮内視鏡的空腸瘻 ... 604
- 経皮ペーシング ... 448
- 血圧測定 ... 35
- 血圧低下 ... 50

血液ガス分析	89
血液培養検査	99
血糖コントロール	263
血糖測定	254

こ

口咽頭エアウェイ	467
口腔・鼻腔吸引	308
口腔ケア	308
，──人工呼吸器装着中の	376
，──非挿管時の	314
口腔内アセスメントツール	315
口腔内吸引	378
交差適合試験	277
喉頭鏡	457
硬膜外PCA	546
硬膜外カテーテル	551
交流障害	79
高流量システム	292
誤嚥	122, 317, 460
ゴーグル	10
小型シリンジポンプ	217
呼気CO_2モニタ	440
呼吸状態	41
個人用防護具	7

さ

サージカルマスク	19
採血	81
採尿	514
坐薬の投与	127
酸塩基平衡	98
酸素化	42
酸素解離曲線	43
酸素吸入療法	288
酸素流量	289, 417
3点誘導	57, 442
三方活栓	179

し

シーツ汚染	607
ジェットネブライザー	335, 341
自己血輸血	274
指示薬	133
死戦期呼吸	426
持続皮下注射	215, 220
下シーツ	611
自動体外式除細動器	137, 432
ジャクソンリース	392
シャワー浴	615
修正体位	326
12誘導心電計	66
手指衛生	2
手指消毒	2
，──速乾性手指消毒薬を用いた	6
術後急性疼痛管理	544
潤滑剤	130
消化管ストーマ	653
静脈血採血	80
静脈血栓塞栓症	529
静脈内PCA	546
静脈内注射	162, 164
食事介助	560, 571
褥瘡予防・局所ケア	634
食道挿管	466
除細動	435
ショック	48
──の5P	48
──の定義	48
，──浣腸による	621
初流血除去	285
シリンジポンプ	195
──のアラーム対応	212
──の調整	205
真空管採血	80
神経脱落症状	114
人工気道	305
人工呼吸器	351
──アラーム	366
──関連肺炎	376
──装着のための挿管	370
人工鼻	351, 356, 359
心電図	52
心肺蘇生	426, 436
深部静脈血栓症	529
心リズム	445, 448

す

髄液圧	524
髄液所見	517
水性点眼薬	134
水封室	486
ストーマ	652
ストーマサイトマーキング	652, 654
ストレッチャー	670
スニッフィング・ポジション	461
スパイナル針	518
スピーチカニューレ	409
スポルディングの分類	27
スライディングシート	693
3wayカテーテル	504

せ

背上げ	642
清潔区域	24
生食ロック	187
咳エチケット	11
舌下スプレー剤	127
舌下薬	124
摂食嚥下障害	560
接触予防策	20
背抜き	644
セプタム	245
穿刺具	257, 260
全身性炎症反応症候群	50
全身清拭	612
全脊髄くも膜下麻酔	554

そ

挿管チューブ固定	373
装具交換	652
足関節背屈	543
速乾性手指消毒薬	6

た

体位ドレナージ	321
体位変換	645
体温異常	50
タイムアウト	V, 228
段階的圧迫療法	536

弾性ストッキング･････････････････ 532
弾性包帯･････････････････････････ 536

=== ち ===
チェスト・ドレーン・バック･････ 472
力のモーメント･････････････････ 682
遅発性溶血性輸血副作用･････････ 284
中心静脈栄養法･････････････････ 225
　──の感染経路･････････････ 237
超音波ネブライザー･････････････ 335
貼付剤･･･････････････････････････ 137
直流除細動器･･･････････････････ 446

=== つ・て ===
ツベルクリン反応･････････ 160, 161
手洗い･･･････････････････････････ 2
低圧持続吸引システム･･･････････ 489
底屈運動･････････････････････････ 543
低血糖症状･･････････････････････ 266
低髄圧性頭痛････････････････････ 527
低流量システム･････････････････ 290
定量噴霧式吸入器･･･････････････ 343
滴下数･･････････････････････････ 178
テストラング･･････････････････ 358
デルマトーム･･･････････････････ 111
点眼薬･･････････････････････････ 132
電極パッド･･････････････････････ 434
電子血圧計････････････････････････ 40
点滴････････････････････････････ 177
　──静脈内注射･････････････ 162
　──セット･････････････････ 178
　──中のチェックポイント･･ 185
転落予防･･･････････････････････ 608

=== と ===
疼痛････････････････････････････ 495
　──評価･･･････････････････ 106
頭部後屈あご先挙上法･･･････････ 427
動脈触知･････････････････････････ 31
動脈穿刺･････････････････････････ 91
トータルペイン･････････････････ 106
ドライパウダー吸入器･･･････････ 347
ドレッシング材･････････････ 234, 371

トロッカーカテーテル･･･････････ 471
トロミ（調整）剤･･･････････････ 573

=== な ===
内服薬（経口薬）の投与･････････ 120
軟膏処置･････････････････････････ 648

=== に ===
二次救命処置･･････････････････ 438
尿道留置カテーテル･･･････････ 502
尿とりパッド･･････････････････ 629
尿路ストーマ･････････････････ 653

=== の ===
脳圧亢進症状････････････････････ 524
濃厚流動食･･･････････････････ 600

=== は ===
排液ボトル･････････････････････ 486
廃棄物の区分･･････････････････････ 12
肺雑音･･････････････････････････ 322
排泄ケア･････････････････････ 618
バイタルサイン測定････････････ 30
排痰法･･････････････････････････ 321
バイトブロック･････････････････ 372
パイロット採血･･･････････････ 277
バッグバルブマスク･･･････ 392, 430
白血球除去フィルター･････････ 275
パドル･･････････････････････････ 446
バネ式低圧持続吸引システム･･ 491
針刺し･･････････････････････････ 105
パルスオキシメータ　44, 379, 389, 459
半固形化投与････････････････ 604

=== ひ ===
BLS（一次救命処置）アルゴリズム･･ 422
鼻咽頭エアウェイ･･････････････ 468
皮下注射･･･････････････････ 150, 158
ピギーバック法･････････････････ 181
非侵襲的陽圧換気･･････････････ 382
皮内注射･･･････････････････ 150, 160
ビニールエプロン･･････････････ 8, 20
腓腹部････････････････････････ 541

皮膚の発赤･･････････････････････ 139
皮膚保護剤／材･･･････････････ 661
飛沫予防策･･･････････････････････ 18
標準（双極）肢誘導･･････････････ 60
標準予防策････････････････････････ 2
微量点滴･････････････････････ 215

=== ふ ===
フィルター一体型輸液ルート･･ 194
フェイスシールド･････････････ 425
不整脈････････････････････････････ 61
フットポンプ･････････････････ 539
フラップアップ･･･････････････ 498
フリーフロー･････････････････ 203
ブレーデンスケール･･･････････ 639
プレフィルドシリンジ･････････ 190
分注用器具･････････････････････ 104

=== へ ===
閉鎖式吸引･･････････････ 396, 490
閉鎖式採尿バッグ････････････ 504
閉鎖式輸液システム･････････ 191
ペインスケール･････････････ 110
ヘパリンロック････････････ 188
ベンチュリー効果･･･････ 293, 306

=== ほ ===
膀胱訓練･･････････････････････ 515
膀胱洗浄･････････････････････ 515
ポート針････････････････････ 245
ボーラス投与･･･････････････ 547
保温材････････････････････････ 166
ポケットマスク･･･････････････ 425
歩行器････････････････････････ 670
保清ケア･････････････････････ 606
発疹････････････････････････ 139
ホッホシュテッターの部位･･ 154
ボディメカニクス技術･････････ 681

=== ま ===
マーキング･･････････････････ 521
マキシマルバリアプリコーション･･ 228
マスク･･････････････････････････ 9

709

マッキントッシュ型ブレード……457	リザーバー付きマスク……292	JDS値……263
末梢挿入式中心静脈カテーテル……226	リネン交換……607	Leopold（の5期モデル）……561
麻薬管理者……147	リバロッチ・コロトコフ法……35	
麻薬処方箋……142	流量設定……200	───── M・N ─────
	輪状軟骨圧迫法……460	MDI……343
───── み・む ─────		NGSP値……263
未滅菌ガウン……8	───── る・れ・ろ ─────	NPA……468
未滅菌手袋……20	レッグバッグ……668	NPPV……382
脈拍測定……31	ローリング……268	NST……599
ミルキング……500	ロックアウト時間……548	
霧化量……338		───── O・P ─────
無菌的操作……24	───── わ ─────	OPA……467
	ワンショット……164	PCA……224,544
───── め・も ─────		PCEA……546
メイラード反応……228		PEG……589
滅菌水溶性潤滑剤……508	欧　文	PEJ……604
滅菌物……22		PICC……226
モニター心電計……51	───── A ─────	PPE……7
	AED……137,432	PT-GVHD……284
───── や ─────	ALS……438	PTEG……604
薬剤性アレルギー……121	Aライン……95	
薬剤の確認……148		───── S ─────
薬物吸入療法……332	───── B ─────	SIRS……50
ヤコビー線……522	BLS……420	Spaulding（の分類）……27
8つのR……119,148,165,200	BURP法……462	standard precaution……2
───── ゆ ─────	───── C ─────	───── T・V ─────
輸液ポンプ……195	CO_2ナルコーシス……417	TCIモード……214
輸液ルートのロック……187	CPR……426,436	TPN……225
輸血……272	CRBSI……191	VAP……376
輸血用血液製剤……273	CVポート……239	
油性点眼薬……134		
	───── D・E ─────	
───── よ ─────	DC……446	
陽圧フラッシュ……188,190	DESIGN-R®……637	
腰椎穿刺……516	DHFR……284	
翼状針……164	DPI……347	
横シーツ……611	DVT……529	
与薬……118,132	EC法……430	
───── り ─────	───── H・I・J・L ─────	
リークテスト……360	HbA1c……263	
リクライニング位……574	IV-PCA……546	

710

完全版 ビジュアル 臨床看護技術ガイド

2007年5月10日	第1版第1刷発行	監修	坂本 すが
2011年1月25日	第1版第10刷発行	編集	木下 佳子
2011年8月3日	第2版第1刷発行	発行者	有賀 洋文
2014年5月15日	第2版第6刷発行	発行所	株式会社 照林社
2015年2月4日	第3版第1刷発行		〒112-0002
2023年7月10日	第3版第11刷発行		東京都文京区小石川2丁目3-23

電話 03-3815-4921(編集)
03-5689-7377(営業)
https://www.shorinsha.co.jp/

印刷所　大日本印刷株式会社

- 本書に掲載された著作物(記事・写真・イラスト等)の翻訳・複写・転載・データベースへの取り込み、および送信に関する許諾権は、照林社が保有します。
- 本書の無断複写は、著作権法上の例外を除き禁じられています。本書を複写される場合は、事前に許諾を受けてください。また、本書をスキャンしてPDF化するなどの電子化は、私的使用に限り著作権法上認められていますが、代行業者等の第三者による電子データ化および書籍化は、いかなる場合も認められていません。
- 万一、落丁・乱丁などの不良品がございましたら、「制作部」あてにお送りください。送料小社負担にて良品とお取り替えいたします。(制作部☎0120-87-1174)

検印省略(定価はカバーに表示してあります)
ISBN978-4-7965-2340-0
©S.Sakamoto, Y.Kinoshita/2015/Printed in Japan